PARASITOLOGIE CLINIQUE DU CHIEN

Gilles BOURDOISEAU

Docteur Vétérinaire
Agrégé des Ecoles Nationales Vétérinaires
Docteur de l'Université C. Bernard Lyon-I
Ancien élève de l'Institut d'Elevage et de Médecine
Vétérinaire des Pays Tropicaux
Professeur de Parasitologie et Maladies parasitaires
à l'Ecole Nationale Vétérinaire de Lyon

Ecole Nationale
Vétérinaire de Lyon

ISBN 2-9516046-0-2

NÉVA - Nouvelles éditions vétérinaires et alimentaires - Europarc 1, allée des Rochers-
94045 Créteil Cedex, tél. 01 41 94 51 51, Fax 01 41 94 51 52, E-mail : neva@neva.fr

à Thomas,
à Antoine,

à mes amis,
JF. A, JL. C, JL. C, C. P, M. et T. P.

« Nous ouvrons simplement les voies. D'autres que nous reculeront les bornes auxquelles nous nous sommes arrêtés. Le champ vaste et inculte dont nous arrachons avec tant de peine les ronces et les épines deviendra fertile dans leurs mains ; ils extirperont peut-être jusqu'à la racine des préjugés, et leurs travaux, ainsi que leur succès, apprendront vraisemblablement enfin que les lumières qu'exige le traitement des animaux n'ont point été et ne seront jamais données et accordées indifféremment à quiconque veut s'y livrer. »

C. Bourgelat
Précis anatomique du corps du cheval, 1766
In R. Hubscher, Les Maîtres des bêtes,
Odile Jacob, 1999

« - Mais cependant, Monsieur, vous étiez bien réellement médecin, dit Madame de Villefort, puisque vous avez guéri des malades.
- Molière ou Beaumarchais vous répondraient, Madame, que c'est justement parce que je ne l'étais pas que j'ai, non point guéri mes malades, mais que mes malades ont guéri ; ... »

A. Dumas
Le Comte de Monte Christo, Toxicologie
Gallimard, Folio n°3142, 1998, chap. LII

« Le discours médical est comme le cancer. Il prolifère. Chaque nom de maladie renvoie à des sens multiples, des allusions, des prolongements, des sous-entendus, des variantes d'autant plus nombreuses que, pour une même maladie, il n'existe presque jamais d'aspect caractéristique, mais des formes, plus ou moins fréquentes, « typiques » ou « exceptionnelles », définies selon les signes étonnants qu'elles peuvent provoquer, mais jamais par la personne qui en souffre. Dans ce pays, les maladies, comme les syndromes, portent le nom des médecins qui les ont, sinon observés, du moins décrits pour la première fois. Elles ne portent jamais le nom de la personne qui en souffrait. »

M. Winckler
La maladie de Sachs
P.O.L., 1998

PRÉFACE

A une époque où trop de publications intéressant les Sciences vétérinaires ne sont que des traductions d'ouvrages américano-anglais, j'ai le plaisir et l'honneur de présenter un livre enfin écrit en langue française.

A l'âge où un enseignant chercheur atteint sa pleine maturité et la pleine possession de ses moyens, le professeur Gilles Bourdoiseau a voulu partager avec ses confrères son savoir et son expérience. Tel est l'objectif de l'ouvrage qu'il propose. Cet ouvrage est réalisé avec la rigueur intellectuelle conférée par la rude mais indispensable préparation du concours d'agrégation, que la fâcheuse tendance actuelle au nivellement par le bas a, malheureusement, aujourd'hui, marginalisée.

Le vieux traité de L. G. Neumann de l'Ecole Nationale Vétérinaire de Toulouse, publié en 1914, avait eu le mérite d'introduire dans la science parasitologique les données cliniques et thérapeutiques nécessaires à l'exercice professionnel. Mais Neumann avait considéré les maladies et affections parasitaires du chien en tenant compte de la systématique parasitologique. J'avais moi-même, dans mes ouvrages, suivi un plan identique, même si j'avais pris soin de faire, dans un index, la synthèse de nos connaissances par appareil organique.

L'ouvrage de G. Bourdoiseau a l'avantage d'un abord original, fondé sur l'étude des syndromes déterminés par les infections et infestations parasitaires. Il situe ainsi les parasitoses dans l'ensemble de la nosologie, facilitant considérablement les démarches diagnostiques. Selon la conception qu'ont les Français de la Parasitologie, il fait une place aux mycoses et aux paramycoses, ce que j'ai appelé (1994) les phycomycoses, dues à la pathogénicité d'algues vertes ayant perdu leurs chloroplastes et devenues parasites, les *Prototheca*, agents de protothécoses.

Les premiers chapitres exposent successivement les maladies et les affections des divers tissus, organes et appareils. Le dernier chapitre, pour sa part, rassemble en une utile synthèse les données mises en évidence dans la première partie. L'auteur ne manque pas d'y évoquer le caractère zoonosique de certaines parasitoses du chien – il en expose les caractères épidémiologiques et cliniques – et les moyens de leur prophylaxie. Enfin, l'ouvrage comporte un ensemble de précisions sur les méthodes et techniques des examens paracliniques nécessaires à la confirmation des diagnostics.

Gilles Bourdoiseau a rédigé son livre avec la méthode, la concision et la clarté caractéristiques des auteurs francophones. Ainsi se montre-t-il l'héritier de Descartes et le disciple d'Antoine (de) Rivarol, lauréat en 1874 de l'Académie de Berlin, pour son Discours sur l'universalité de la langue française, auteur de la célèbre maxime : « *Ce qui n'est pas clair n'est pas français* ».

Gilles Bourdoiseau a su aussi se libérer de l'anglomanie que trop d'auteurs francophones, masochistes, s'imposent, estimant par cet artifice valoriser leurs travaux. Ainsi confirme-t-il la mise en garde de Frédéric Mistral, prix Nobel de littérature, pour son œuvre, écrite en provençal : « *Qui tient sa langue, tient la clé de sa prison* ».

Ce faisant, Gilles Bourdoiseau démontre que « les cannes anglaises », qui n'ont jamais guéri les paralytiques, ne sont pas davantage indispensables à la marche.

Je souhaite au livre du professeur G. Bourdoiseau tout le succès qu'il mérite. Ainsi sera confirmé le splendide défi que Victor Hugo mettait dans la bouche du roi Don Carlos, candidat à l'Empire, mais qui ignorait le latin *(cf. Hernani)* :

« *Ils (les électeurs) se contenteront d'un espagnol hautain ;*
Car il importe peu, croyez-en le roi Charle,
Quand la voix parle haut, quelle langue elle parle ».

Pr J. Euzéby
de l'Académie de Médecine et de l'Académie Vétérinaire
Mai 2000

REMERCIEMENTS

Cet ouvrage est le résultat de connaissances théoriques et d'une expérience pratique et acquises grâce à la compétence de diverses personnes que nous tenons, ici, à remercier :

- le professeur J. Euzeby, dont l'enseignement, les ouvrages et l'expérience ont constitué bien souvent une des bases essentielles auxquelles nous nous sommes référés pour la rédaction ;
- le professeur J. Gevrey, à qui nous devons notre formation de parasitologiste et dont les conseils avertis et la rigueur scientifique nous ont été fort utiles ; MM. Euzeby et Gevrey ont accepté avec gentillesse de lire et relire ce manuscrit, me soumettant leurs critiques et suggestions ;
- le professeur C. M. Chauve, à qui nous devons également notre formation et avec laquelle nous partageons, depuis près de vingt ans au sein de notre Ecole, une amitié durable et des conceptions communes ;
- le professeur J. L. Cadoré, qui nous a fait part de ses critiques constructives et dont nous avons pu, au fil du temps, apprécier les qualités scientifiques, pédagogiques et cliniques lors de multiples discussions fructueuses, et mesurer l'amitié chaque jour plus profonde ;
- le professeur J. P. Magnol, qui nous a confié pendant quelques années la responsabilité de la consultation de dermatologie de l'Ecole et qui nous a prodigué amicalement conseils, soutien et encouragements ;
- le docteur vétérinaire L. Zenner, pour son aide en consultation et la réalisation de certains clichés photographiques d'animaux ;
- le docteur vétérinaire C. Hugnet, pour la lecture critique de l'ouvrage, associant une solide expérience de praticien et un sens critique fort utiles ;
- les confrères praticiens et les collègues de l'Ecole qui m'ont fourni conseils et, parfois, diapositives : Mme le professeur C. Fournel, les docteurs vétérinaires I. Goy-Thollot et L. Chabanne du service de Médecine interne de l'Ecole, le docteur vétérinaire T. Marchal du service d'Anatomie pathologique et les docteurs vétérinaires P. Denerolle et E. Guaguère ;
- les docteurs vétérinaires J. Drouault et J.P. Fléché, praticiens qui m'ont accueilli, il y a fort longtemps, comme confrère débutant, stagiaire, aide-longue durée, et dont j'ai pu apprécier les compétences cliniques et pédagogiques et les qualités humaines ;
- Mmes M. C. Reynaud et C. Fournier, Mrs. J. M. Gounel et C. Dang Quoc, du laboratoire de Parasitologie de l'Ecole Nationale Vétérinaire de Lyon, pour leur aide technique dans la réalisation de préparations, de méthodes diagnostiques et de clichés photographiques ;
- la Bibliothèque centrale de l'Ecole, sous la responsabilité de Mme P. Lorgue-Pineau et avec l'aide de Mme I. Saez, mine incomparable d'ouvrages, de thèses et de revues ;
- Mme S. Thomas-Touzé et Mlle M. Roseeuw, du pôle Aventi (Audio-visuel et Nouvelles Technologies de l'Information) de l'Ecole, pour la transcription sur CD-Rom de la totalité de l'ouvrage et des diapositives ;

enfin, Mme M. Barbaray - et ses collaborateurs des Nouvelles Editions Vétérinaires et Alimentaires - pour leur écoute, leur enthousiasme et leur compétence sans lesquels cet ouvrage n'existerait pas.

Pr G. BOURDOISEAU
Lyon, octobre 2000

AVANT-PROPOS

C. Leblois écrivait en 1926, en préface de son ouvrage *Documents pour servir à l'édification d'une Dermatologie animale (chien et chat)*..., La Chaire de Parasitologie était nantie d'un rôle purement théorique. A peine l'avait-on quittée qu'on ne savait plus d'elle que son existence, si tant est qu'on s'en souciât. Ce qu'un Maître illustre y disait paraissait lointain, désuet, difficile à comprendre, pénible à apprendre et, pour parler net, inutile ».
Ce constat sévère reposait sur le fait que la parasitologie était enseignée comme partie d'un vaste ensemble « d'histoire naturelle », et c'est seulement en 1914 que la Chaire prit le nom de Parasitologie et Maladies parasitaires. Le caractère clinique de la discipline était reconnu.

Dans les décennies suivantes, les maladies parasitaires furent alors présentées de deux façons :
- soit en s'appuyant sur une description morphologique et biologique des diverses espèces parasites, directement issue de la classification, et de leurs conséquences logiques, c'est-à-dire des maladies parasitaires correspondantes ;
- soit en n'accordant, parmi les divers chapitres de médecine interne, de gastro-entérologie, de dermatologie, de cardiopneumologie..., qu'une place annexe à l'étiologie parasitaire au sein des autres hypothèses.

La première façon, que nous qualifierons de zoologique et logique, présente l'inconvénient majeur de ne pas être adaptée aux préoccupations des cliniciens :
- en effet, la taxinomie conduit le parasitologiste à enseigner successivement, au sein d'un taxon donné, des familles parasites différentes et des maladies parasitaires intéressant des appareils différents de groupes d'espèces parasitées parfois fort éloignées : au sein du taxon des *Ascarida* par exemple, doivent être enseignées les ascaridoses des mammifères, les anisakidoses des poissons, les hétérakidoses des oiseaux..., succession hétérogène d'entités très variées, d'inégale importance et, par conséquent, mal appréhendées par les étudiants ;
- ensuite, il n'existe pas – et il n'existera jamais – d'animal présenté en consultation pour une ascaridose, une babésiose ou une leishmaniose, mais le plus souvent, respectivement, pour un mauvais état général, une hyperthermie et des ulcères cutanés.

La seconde façon, souvent adoptée pour la rédaction d'ouvrages médicaux, ne présente l'hypothèse parasitaire que d'une manière très accessoire, parfois simpliste ou au terme des autres hypothèses envisagées. Fréquemment, il est difficile d'obtenir une description complète d'un parasite (et de la maladie parasitaire correspondante) dans les ouvrages de médecine interne ou de spécialité.

C'est pour répondre – ou tenter de répondre – à ces deux obstacles (et critiques) que nous proposons cet ouvrage de Parasitologie clinique du chien fondé sur les principes suivants :
- cet écrit est consacré volontairement au chien seul, refusant d'assimiler dans un même ensemble chien et chat, pour éviter d'induire confusions et assimilations trompeuses ;
- il est construit selon un plan adapté aux préoccupations des généralistes, internistes et spécialistes, c'est-à-dire par appareil et au sein de celui-ci, selon le symptôme majeur qui caractérise la maladie. C'est pourquoi, au sein de la dermatologie par exemple (sous-entendue parasitaire), nous envisageons les maladies responsables du prurit, puis celles à l'origine de l'alopécie, enfin celles caractérisées par d'autres lésions (nodules, ulcères...). Ainsi, le clinicien peut placer, au sein de l'étiologie générale, les maladies parasitaires, telles qu'elles doivent être envisagées au cours du raisonnement médical ;
- pour des raisons de clarté, nous nous sommes limités aux zones tempérées, excluant de notre propos, sauf exception, toute espèce parasite tropicale.

Toujours dans le même esprit, chaque maladie parasitaire est présentée selon un plan simple :
- après les généralités regroupant la définition et les éventuelles synonymies, les caractères épidémiologiques essentiels ;

- le parasite est présenté à la fois dans un court paragraphe, rassemblant les caractères morphologiques et biologiques importants et utiles, et dans un encadré plus développé de couleur bleue dans lequel le clinicien peut trouver des renseignements plus précis et détaillés. La taxinomie est abordée de façon simplifiée, limitée volontairement aux taxons principaux : embranchement ou classe et famille, les autres subdivisions n'intéressant que les taxinomistes. Le cycle évolutif est toujours représenté selon les règles suivantes :

- le chien par un demi-cercle bleu, dans la partie supérieure de la figure ; y sont parfois ajoutés d'autres demi- ou quarts de cercle pour représenter un autre chien (chienne en reproduction ou chiot, par exemple) ;
- le milieu extérieur par un demi- ou un quart de cercle vert, dans la partie inférieure de la figure ;
- les autres espèces animales par un quart de cercle jaune, qu'il s'agisse des vecteurs, des hôtes intermédiaires ou paraténiques, quand ils existent ;
- l'homme par un quart de cercle orange, quand le caractère zoonosique est confirmé ;

- les caractères pathogènes de ce parasite permettent d'aborder la pathogénie et la façon avec laquelle l'organisme va réagir à cette agression, c'est-à-dire les réactions immunologiques, elles-mêmes à la base de manifestations cliniques et de méthodes diagnostiques.

Là encore, nous n'avons volontairement retenu dans cet aspect que les connaissances utiles à la compréhension du tableau clinique et à la mise au point de méthodes diagnostiques (encadrés de couleur jaune). Bien souvent, ces connaissances sont établies chez l'homme ou à partir d'infestations expérimentales de l'animal de laboratoire, données que nous n'avons pas toujours reproduites ou dont nous n'avons tiré que l'essentiel, car éloignées trop souvent de notre préoccupation de clinicien ;
- l'ensemble de ces données est à la base de la clinique, c'est-à-dire de la description des symptômes, des lésions et du raisonnement diagnostique et pronostique ;
- avant d'envisager les méthodes de lutte, thérapeutiques et prophylactiques (les molécules sont développés dans les encadrés de couleur verte).

Toute étude de maladie parasitaire se termine par l'aspect zoonosique et des références sommaires. Les localisations variées, erratiques, les migrations, la possibilité de dissémination des parasites font qu'une maladie parasitaire donnée peut, et parfois doit, être développée en plusieurs chapitres. Une certaine redondance n'est pas exclue, que nous nous sommes efforcés d'éviter en ne développant la maladie en question dans son intégralité que dans un seul chapitre, déterminé en fonction de son symptôme majeur.

L.G. Neumann, professeur de parasitologie à l'Ecole Nationale Vétérinaire de Toulouse, avait ouvert cette voie de présentation d'une parasitologie clinique, dans son ouvrage *Parasites et maladies parasitaires du chien et du chat*, dont la première édition date de 1914. Il n'était pas inutile de reprendre cette idée, plus de quatre-vingts ans plus tard, compte tenu des découvertes et des progrès considérables accomplis depuis.
Ce livre est destiné à nos confrères, c'est-à-dire à d'anciens et de perpétuels étudiants, confrontés quotidiennement à la clinique, « au chevet du malade » ; aux biologistes et hygiénistes, responsables de laboratoires, chargés d'enseignement, dont la mission est de participer activement au développement de la santé publique, et pour lesquels nous avons toujours tenté d'associer les points de vue médical et vétérinaire, convaincus que nous sommes de l'existence d'une seule et unique médecine.
Cet ouvrage s'adresse également aux étudiants de nos Ecoles auxquels, depuis de nombreuses années, nous dispensons, tout au moins à l'Ecole de Lyon, l'enseignement de la parasitologie selon ce principe. Notre souhait est de faciliter l'insertion des maladies parasitaires, en tant qu'hypothèses cliniques, au sein du raisonnement médical, dans les consultations de médecine interne et de spécialités. Les consultations de parasitologie, pour leur part, n'y font pas appel : leur caractère exceptionnel est d'exister dans nos seules Ecoles, aggravant encore la nature ésotérique et difficile de notre discipline, confinant notre enseignement dans une place à part, isolée. Notre désir est d'effacer autant que possible ces cloisons séparant l'enseignement dit théorique (en amphithéâtre) et clinique, frontières artificielles que toute pédagogie et toute pratique efficaces souhaitent estomper. ❒

Pr G. BOURDOISEAU
Lyon, mai 2000

ABRÉVIATIONS

Ac : anticorps
Ag : antigène
C.D. : cluster of differentiation
C.I.C. : complexe immun circulant
C.L. : cellule de Langerhans
C.M.H. : complexe majeur d'histocompatibilité
C.P.A. : cellule présentatrice d'antigènes
D.A.P.P. : dermatite par allergie aux piqûres de puces
E.L.I.S.A. : enzyme-linked immunosorbent assay
gp : glycoprotéine
H.I.V. : human immunodefiency virus
H.S. I : hypersensibilité de type I ou immédiate
H.S. II : hypersensibilité de type II
H.S. III : hypersensibilité de type III
H.S. IV, H.S.R. : hypersensibilité de type IV ou retardée
Hsp : heat shock protein
I.F.I. : immunofluorescence indirecte
I.F.N. : interféron
Ig : immunoglobuline
I.L. : interleukine
Ly : lymphocyte
LyB : lymphocyte B
LyT : lymphocyte T
LyTh : lymphocyte T helper ou auxiliaire
LyTc : lymphocyte T cytotoxique
LyTs : lymphocyte T suppresseur
S.N.C. : système nerveux central
T.N.F. : tumor necrosis factor

1

Les maladies parasitaires du revêtement cutané du chien, et par extension du tissu sous-cutané, sont nombreuses et cliniquement très variées. Lors de la consultation, le dermatologue évoque toujours en premier lieu, au sein des diverses hypothèses, celles qui reposent sur l'action pathogène d'éléments figurés, parmi lesquels les parasites.

C'est pourquoi nous présentons ces diverses maladies selon le symptôme majeur qui les caractérise. Ainsi sont-elles développées et analysées non pas selon un ordre taxinomique (maladies dues à des champignons, des protozoaires, etc.) mais selon plusieurs grands syndromes :

- en premier lieu, les maladies à l'origine de prurit ;
- ensuite, les maladies dépilantes ;
- enfin, les maladies productives et/ou destructrices, c'est-à-dire à l'origine de nodules, de fistules et/ou d'ulcères.

Ces grands syndromes peuvent éventuellement être associés : dans ce cas, l'ordre d'apparition des divers symptômes doit être défini ***(tableau 1)***.

Regroupées par symptôme majeur, les différentes maladies parasitaires pourront être différenciées entre elles d'abord et d'avec les autres maladies susceptibles de donner un tableau clinique similaire. Le diagnostic différentiel en est alors plus aisé.

Tableau 1 - Liste des maladies parasitaires cutanées selon leur symptôme majeur (c'est-à-dire, le plus souvent, le motif de consultation).

symptôme majeur	maladies parasitaires
prurit	gales et pseudogales pulicoses et dermatite par allergie aux piqûres de puces phtirioses dermatite à *Malassezia pachydermatis* candidose cutanée kérions
alopécie	teignes démodécie
nodules, fistules, ulcères	phæohyphomycoses leishmaniose nodulaire nématodoses et cysticercose myiases piqûres dues aux tiques

Sommaire de la partie 1

Toutefois, une maladie parasitaire donnée peut être caractérisée par deux des symptômes majeurs retenus dans notre présentation : le prurit et l'alopécie en matière de gales (le premier étant à l'origine du second), ou l'alopécie, des nodules et des ulcères dans le cas de leishmaniose. C'est pourquoi nous avons retenu le symptôme qualifié de majeur : caractéristique de la maladie, ou particulièrement fréquent, il est à l'origine de la consultation et en constituant le motif.

Pour en savoir plus

GREENE CE. Infectious diseases of the dog and cat. WB Saunders., 1998, 934.
GUAGUERE E et le Groupe d'Etude en Dermatologie des Animaux de Compagnie. Les indispensables de l'animal de compagnie. Dermatologie. PMCAC Ed., 1991, 192.
HARVEY RG, McKEEVER PJ. Skin diseases of the dog and cat. Manson, 1998, 240.
MORIELLO K, MASON I. Handbook of small animal dermatology. Pergamon, 1995, 334.
SCOTT DW, MILLER WH, GRIFFIN CE. Small animal dermatology. 5th edition. WB Suanders Comp. 1995., 1213.

1. Les acarioses : les gales et les pseudogales

Définitions et caractères généraux

Définition et synonymies

Les gales et les pseudogales regroupent diverses maladies parasitaires. Toutes sont dues à des acariens, assez proches cliniquement, et sont caractérisées par un prurit parfois violent, des dépilations et du squamosis ***(tableau 2)***.

Les gales sont des maladies parasitaires infectieuses, prurigineuses, contagieuses, souvent spécifiques, dues au développement et à la multiplication, dans la couche cornée de l'épiderme ou en surface de celui-ci, d'acariens psoriques, espèces appartenant aux familles des Sarcoptidés, des Psoroptidés et des Épidermoptidés. Seule la première famille intéresse le chien, chez qui trois gales d'inégale importance sont observables :

- la gale sarcoptique due à *Sarcoptes scabiei* variété *canis* ;
- la gale notoédrique due à *Notoedres cati* ;
- la gale otodectique ou otacariose (souvent et improprement appelée « gale d'oreille », alors qu'il s'agit d'une gale du conduit auditif externe) due à *Otodectes cynotis*. Parfois responsable d'une extension sur le corps, elle ne sera pas abordée ici mais parmi les affections du conduit auditif externe.

Les gales sont donc des acarioses psoriques ou psores (mange en anglais).

Les pseudogales sont des affections parasitaires, infectieuses ou non, parfois contagieuses et spécifiques, toujours prurigineuses, dues au développement d'acariens proches des précédents mais non psoriques :

- la cheyletiellose due à *Cheyletiella yasguri* ;
- la t(h)rombiculose (ou thrombidiose) due à *T(h)rombicula autumnalis* ;
- l'infestation à *Dermanyssus gallinæ*.

Le terme de pseudogales est justifié par le fait que ces maladies sont proches cliniquement des vraies gales (en particulier à l'origine de prurit). C'est pourquoi gales et pseudogales sont souvent associées dans le cadre du diagnostic différentiel. Toutefois, elles diffèrent entre elles sur le plan de l'épidémiologie, du pronostic et de la thérapeutique.

La démodécie a été considérée parfois comme une pseudogale : ses caractères cliniques (nature et

Tableau 2 - Liste des gales et pseudogales observables chez le chien.

maladie	parasite	maladie parasitaire
gales	*Sarcoptes scabiei*	gale sarcoptique
	Notoedres cati	gale notoèdrique
	Otodectes cynotis	gale otodectique = otacariose = « gale d'oreille »
pseudogales	*Cheyletiella yasguri*	cheyletiellose
	Thrombicula autumnalis	thrombiculose
	Dermanyssus gallinæ	acariose dermanyssique

répartition des lésions) et épidémiologiques (âge de l'animal, modalités de transmission) tout à fait particuliers lui confèrent une place à part et impliquent une étude spécifique *(chapitre 2. Maladies parasitaires non prurigineuses à l'origine d'alopécie).*

Espèces affectées, répartition géographique et importance

Spécificité

Quelques parasites responsables de gales et de pseudogales sont spécifiques du chien (ou des canidés). D'autres sont communs au chien et au chat. D'autres, enfin, ne sont pas caractéristiques.

- *Sarcoptes scabiei* variété *canis,* agent de la gale sarcoptique, est propre au chien. Toutefois, au sein de cette espèce *S. scabiei,* ont été définies différentes variétés, capables d'assurer diverses transmissions interspécifiques. Le sarcopte du chien a été décrit exceptionnellement chez le chat, espèce chez laquelle n'existe pas de « vraie gale sarcoptique », bien qu'elle soit sensible au sarcopte du chien (rares cas cliniques décrits). Chez l'homme, le sarcopte du chien est capable de provoquer un prurigo, c'est-à-dire l'apparition de papules prurigineuses sur les mains, les avant-bras et les mollets (zones de contact avec la source de parasites que représente l'animal galeux). En revanche, chez l'espèce humaine, le parasite est le plus souvent incapable d'effectuer son cycle complet : l'affection correspondante disparaît d'elle-même en une quinzaine de jours si la source du contage est éliminée : cas d'une zoonose incomplète ou hémizoonose (l'homme étant une impasse évolutive).
- *Notoedres cati,* agent de la gale notoèdrique féline, est à l'inverse un parasite propre au chat, qui, exceptionnellement, peut se développer chez le chien.
- *Otodectes cynotis,* agent de la gale otodectique, est commun au chien et au chat.
- *Cheyletiella yasguri,* agent de la cheyletiellose, est spécifique du chien, même si, à l'image de la gale sarcoptique, cet acarien est capable de provoquer chez l'homme un prurigo siégeant dans les zones de contact avec l'animal source de parasites (mains, bras, mollets) : cas d'une hémizoonose. La cheyletiellose du chat est due à un parasite spécifique différent : *Cheyletiella blakei.*
- *Thrombicula autumnalis* (aoûtat, vendangeur), responsable de la thrombiculose, est un acarien non spécifique, susceptible d'infester de nombreuses espèces animales domestiques et sauvages et l'homme.
- *Dermanyssus gallinæ,* agent de l'acariose dermanyssique présente une préférence trophique pour les oiseaux. Toutefois, cet acarien peut parasiter de nombreuses espèces de mammifères, notamment les équidés, et parfois l'homme.

Cette grande différence dans la spécificité de ces acariens est lourde de conséquences épidémiologiques, cliniques et prophylactiques : la transmission aux autres animaux du foyer, de la même espèce ou non et au(x) propriétaire(s) peut constituer un élément utile au diagnostic. Celui-ci confirmé, les mesures de protection à l'égard des congénères et du maître sont évidemment différentes.

Répartition

Ces différents acariens sont responsables d'acarioses cosmopolites, même si leur répartition n'est pas homogène sur l'ensemble du territoire. C'est le cas de la thrombiculose, dont l'agent causal, à la manière de ce que l'on observe avec les tiques, est inféodé à certains biotopes précis (jardins, bosquets…) et peut être absent dans un lieu voisin.

Importance

Les gales et les pseudogales du chien sont d'inégale importance.

- **D'un point de vue médical** : seule la gale sarcoptique, maladie cutanée extensive, qui tend à se généraliser rapidement, et responsable d'une véritable intoxication de l'organisme, peut provoquer la mort en quelques semaines en l'absence de traitement. A ce titre, la gale sarcoptique peut être considérée, pour certains auteurs, comme une maladie générale, dans laquelle la totalité de l'organisme est impliquée, et non comme un processus pathologique strictement cutané. Les autres acarioses peuvent être chroniques, récidivantes, à l'origine de complications cutanées et/ou générales, sans atteindre toutefois la gravité de la gale sarcoptique.

- **D'un point de vue économique** : certaines de ces maladies sont capitales dans un élevage ou dans toute collectivité à cause de leur caractère contagieux : la gale sarcoptique, l'otacariose et la cheyletiellose nécessitent alors un traitement de tous les individus du groupe et interdisent parfois la commercialisation des animaux issus de cet élevage.

- **D'un point de vue social** : seules la gale sarcoptique et la cheyletiellose sont des hémizoonoses responsables de lésions prurigineuses chez l'homme. Celles-ci sont toujours bénignes car d'évolution systématiquement favorable. La thrombiculose et l'acariose dermanyssique ne sont pas de vraies zoonoses : l'homme n'est pas contaminé par le chien (il n'y a donc pas de transmission animal-homme), mais par une source commune aux deux espèces (le milieu extérieur ou le poulailler, par exemple), même si elle est créée et entretenue par des animaux.

ÉPIDÉMIOLOGIE

Les divers caractères épidémiologiques sont rassemblés dans les ***tableaux 3*** (prévalence / incidence, endémie / épidémie) et ***4*** (sources et résistance des parasites, modes d'infestation et facteurs favorisants).

La gale sarcoptique

DÉFINITION ET SYNONYMIES

La gale sarcoptique est une maladie infectieuse, contagieuse, due au développement et à la multiplication, en surface et dans la couche cornée de l'épiderme, d'un acarien psorique *Sarcoptes scabiei* variété *canis*. Elle est caractérisée par un prurit violent, par une alopécie extensive et la présence de papulo-vésicules surmontées d'une croûtelle appelées « boutons de gale ».

La gale sarcoptique reste une acariose sous-évaluée, négligée, alors que des cas de gale sont très régulièrement diagnostiqués : la gale représente entre

Tableau 3 - Caractères épidémiologiques essentiels des gales et pseudogales [1].

	prévalence/incidence	**endémie/épidémie**
gale sarcoptique	prévalence moyenne de l'ordre de quelques p. cent	maladie de collectivité, tout chien sensible
gale notoèdrique	des consultations de dermatologie	cas isolés
gale otodectique		tout chien sensible
cheyletiellose	incidence inconnue	maladie de collectivité tout chien sensible
thrombiculose		maladie d'extérieur
acariose dermanyssique		tout chien sensible

Tableau 4 - Caractères épidémiologiques essentiels des gales et pseudogales [2].

maladie	**sources de parasites**	**résistance des parasites (dans le milieu extérieur)**	**modes d'infestation et facteurs favorisants**
gale sarcoptique	chien, accessoirement le milieu extérieur et le matériel	modérée, de l'ordre de 2 semaines dans un chenil	contact, séjour dans un chenil
gale notoèdrique	chat, accessoirement le milieu extérieur et le matériel	faible, moins de 2 semaines	contact avec un chat
gale otodectique	chien et chat, accessoirement le milieu extérieur et le matériel	faible, moins de 2 semaines	contact avec un chien ou un chat
cheyletiellose	chien, milieu extérieur et matériel	de l'ordre de plusieurs semaines, survie aux dépens d'autres acariens libres	contact avec un chien, séjour dans un chenil
thrombiculose	milieu extérieur uniquement	très grande, tout le cycle évolutif se déroule dans le milieu extérieur	traversée de taillis, buissons infestés
acariose dermanyssique	milieu extérieur, poulailler en général	longue survie au jeûne, plusieurs mois	vie à proximité d'un poulailler, volière...

2 et 4 p. cent environ des cas examinés en consultation générale de dermatologie (Bourdeau, Ecole nationale vétérinaire de Nantes; Carlotti). Cette acariose demeure l'une des hypothèses majeures lors d'une consultation motivée par le prurit.

La gale sarcoptique est appelée gale du corps, gale extensive ou gale sèche. Alors que le rôle d'un acarien dans l'apparition et la transmission de la maladie est fortement suspecté durant plusieurs siècles, la théorie parasitaire reste contestée jusqu'au début du XIXe. En 1834, à la consultation de l'hôpital Saint-Louis, Renucci isole à plusieurs reprises le sarcopte à partir de prélèvements effectués sur plusieurs malades, démontrant ainsi l'origine parasitaire de la gale.

ÉPIDÉMIOLOGIE

La variété *canis* de l'espèce *Sarcoptes scabiei* est quasi spécifique du chien. Elle peut affecter le renard qui, dans le sud-est de l'Angleterre, est reconnu comme source indirecte de contamination pour le chien, et exceptionnellement le chat, habituellement indemne de gale sarcoptique, et parfois l'homme. Chez cette espèce, les acariens ne peuvent accomplir un cycle complet, ne pénètrent pas dans la couche cornée, et les femelles ovigères ne sont jamais observées: l'homme ne constitue pas qu'une impasse évolutive et il ne peut, en aucune façon, contaminer à son tour l'animal.

La gale sarcoptique est cosmopolite, d'allure épidémique, sans caractère saisonnier, sévissant avec une particulière acuité en chenil, en élevage, au sein d'effectifs, de meutes, du fait de sa contagiosité. Il n'existe pas, à la différence de la gale humaine, de pics épidémiques plus ou moins réguliers établissant des cycles. Toutefois, la contamination des chiens exposés n'est pas systématique: il est possible d'observer des animaux indemnes au sein d'un effectif contaminé. L'hypothèse d'une sensibilité individuelle particulière n'est donc pas à exclure.

Tout chien, quels que soient sa race, son âge et son sexe, mis en contact avec un congénère galeux, peut exprimer une gale: certains auteurs signalent la fréquence élevée des cas chez les jeunes animaux (environ un tiers à la moitié des cas avant l'âge d'un an). Cette observation ne relève pas d'une sensibilité particulière due à l'âge, les jeunes étant souvent plus exposés que les adultes (promiscuité, élevage en chenil...) et plus représentés dans les chenils.

Le parasite ne présente pas de résistance suffisante dans le milieu extérieur pour que celui-ci constitue une source importante de contage (cage, panier, matériel divers, etc.): entre 15 et 25°C avec une humidité relative de 25 à 85 p. cent, le sarcopte résiste au maximum neuf jours, davantage lors de température plus basse, et ne garde son pouvoir infestant que durant trois à cinq jours dans les mêmes conditions. La source essentielle de la contagion est donc représentée par le chien: chien galeux (c'est-à-dire exprimant des symptômes caractéristiques de gale), chien infecté, chez qui les symptômes ne sont pas exprimés de façon caractéristique (animal en début de maladie, animal souffrant de la gale dite «norvégienne»).

LE PARASITE *Sarcoptes scabiei var. canis*

Les données morphologiques et biologiques propres au parasite, telles qu'elles sont développées dans *l'encadré 1,* sont à la base de certaines conséquences d'ordre diagnostique, clinique et thérapeutique.

Conséquences diagnostiques

- Parasite microscopique et profond, le sarcopte ne peut être observé qu'à la faveur d'un raclage cutané effectué jusqu'à la rosée sanguine, l'apparition de sang en surface démontrant que la totalité des couches épidermiques est concernée par le raclage.
- Les parasites se déplacent dans des galeries et entraînent des modifications cutanées importantes (hyperkératose orthokératosique), qui compromettent l'identification du parasite: le raclage doit être effectué dans les zones cutanées les moins modifiées (non altérées par les processus de complica-

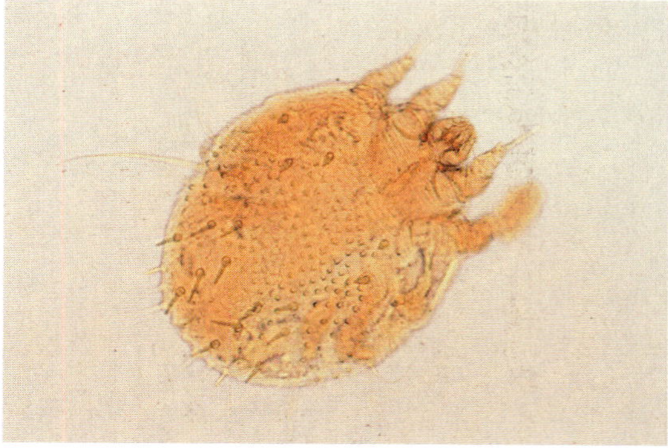

1. Sarcoptes scabiei var. canis *(Gx125): forme globuleuse, rostre court et carré, pattes courtes, écailles et épines sur la face dorsale.*

Figure 1 - Cycle évolutif de *Sarcoptes scabiei* var. *canis*.

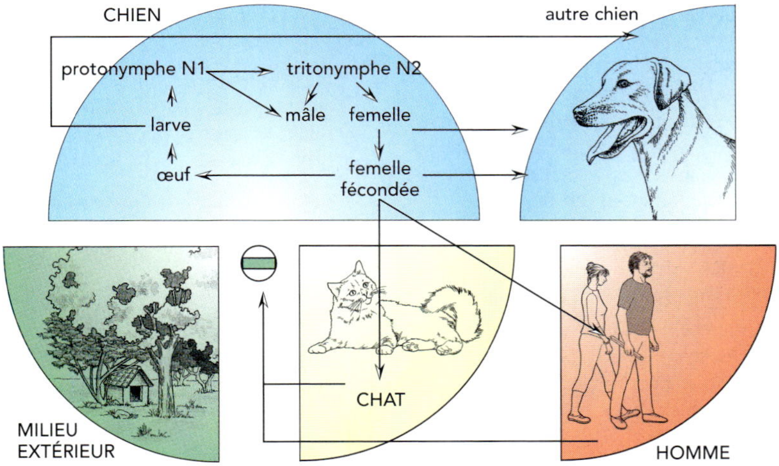

Encadré 1. Caractères morphologiques et biologiques de Sarcoptes scabiei var. canis

Définition taxinomique simplifiée

Cet arthropode est:

- un ACARIEN (arthropode au corps apparemment non segmenté, adulte octopode);
- de la famille des SARCOPTIDÉS:
  - les pattes sont courtes: les antérieures ne dépassent pas le rostre en avant;
  - les postérieures ne dépassant pas le bord postérieur du corps;
  - le rostre est court et carré.

Les sarcoptidés sont agents de gales profondes et le plus souvent extensives chez les mammifères. Etymologiquement, le mot sarcopte (de sarco-, et gr. koptein «couper») signifie «je coupe la chair».

Morphologie

(des éléments susceptibles d'être observés dans le produit d'un raclage cutané et permettant donc de confirmer un diagnostic), ***photo 1.***

L'adulte

- Le mâle mesure 200-250 µm de diamètre, la femelle 350-500 µm;
- de contour ovalaire;
- la face dorsale porte des écailles triangulaires disposées en rangées transversales;
- et des épines ou clous: 3 paires antérieures, 7 paires postérieures;
- la face ventrale présente un orifice de ponte chez la femelle situé entre les pattes 1;
- et un orifice génital chez le mâle situé en arrière des pattes 1.

La nymphe

- est de taille légèrement plus réduite;
- octopode comme l'adulte;
- dépourvue d'orifice génital.

La larve

- est petite, de 150 µm de longueur environ;
- avec une petite constriction en arrière de la deuxième paire de pattes;
- hexapode.

L'œuf

- est ellipsoïde, de 100 à 150 µm pour le grand axe sur 50 µm pour le petit;
- renfermant une morula dense, souvent sombre.

Biologie

Habitat

- Tous les stades du parasite sont présents chez l'animal: parasite permanent;
- les mâles et les femelles non fécondées se situent en surface de la peau;
- les femelles fécondées, les œufs, les larves et les nymphes sont présents dans la couche cornée de l'épiderme. La gale sarcoptique est une gale profonde, d'où la nécessité d'un raclage cutané jusqu'à la rosée sanguine (c'est-à-dire jusqu'aux vaisseaux du derme superficiel) pour mettre en évidence les parasites. Les femelles fécondées se déplacent dans l'épiderme selon une progression de 2 mm par jour.

Nutrition

- **Les formes de surface** se nourrissent de débris épidermiques et de squames.

- **Les formes profondes** de sérosités dermiques, de grains de kératohyaline (observables dans l'œsophage des acariens) : elles sont donc histophages grâce à des enzymes, présentes dans la « salive », qui lysent le tissu épidermique (processus de digestion externe) et provoquent la libération d'un certain nombre de substances antigéniques et allergisantes, responsables de l'inflammation, d'une sensibilisation et du prurit.

Reproduction

Parasites permanents, tout le cycle évolutif ***(figure 1)*** se déroule chez le chien.

- Après accouplement, la femelle ovigère perfore l'épiderme qu'elle creuse en une véritable galerie dans laquelle elle progresse et pond ses œufs : ponte d'un œuf par jour pendant un mois. Cette galerie est visible chez l'homme à peau claire, mais le plus souvent invisible chez le chien. Certains auteurs contestent même l'existence de ces galeries chez le chien.

- Ces œufs éclosent en quatre-cinq jours en larves : certaines d'entre elles regagnent la surface de l'épiderme (par la galerie initiale ou par un chemin différent).

- D'autres larves vont se transformer en protonymphe (N1) puis en tritonymphe (N2) dans une poche creusée dans l'épiderme : la poche de nymphose.

- Les N1 peuvent donner en surface des adultes mâles ou des N2 qui, en surface, génèrent des mâles et des femelles.

Ainsi, les adultes et les larves sont responsables de l'extension du processus et de la contagion d'un nouveau sujet ; les femelles ovigères, les larves et les nymphes, de l'apparition des symptômes.

Le cycle dure de 15 à 21 jours.

tion septique) et les plus récentes (peu épaissies, recouvertes encore de quelques poils, correspondant au processus d'extension).
- La dispersion du parasite et, par conséquent, sa densité extrêmement faible rapportée à la surface cutanée concernée par le raclage, imposent la répétition du raclage en différents endroits du corps.
- L'observation d'un seul des stades évolutifs du sarcopte, stade pré-imaginal ou œuf, suffit à établir le diagnostic de gale sarcoptique (parasite pemanent) ; le sarcopte est toujours pathogène chez le chien.
- La diagnose spécifique est facile (corps globuleux, pattes et rostre courts, écailles et clous sur la face dorsale). Seule la confusion avec le notoèdre du chat, rarement observé chez le chien (***tableau 5*** dans le diagnostic expérimental), est possible.

Conséquences d'ordre thérapeutique

- Le traitement doit porter sur la totalité du corps : en effet, les sarcoptes ont tendance à se disperser et à quitter les aires lésées pour les aires saines. Limiter le traitement aux zones macroscopiquement lésées peut provoquer une rechute.
- La gale sarcoptique est une maladie infectieuse au sens strict du terme, c'est-à-dire dont l'agent responsable a la capacité de se reproduire chez son hôte : la persistance d'élements préimaginaux ou d'œufs viables favorise les rechutes : le traitement, généralement non ovicide, doit être renouvelé au fur et à mesure de l'éclosion des larves.
- La prophylaxie de la gale sarcoptique est fondée sur le traitement des animaux, seuls réservoirs de parasites.

PATHOGÉNIE ET IMMUNOLOGIE *(figure 2)*

La pathogénie est connue essentiellement à partir de la maladie observée chez l'homme et chez l'animal de laboratoire. S'il est toujours imprudent d'extrapoler, il semble raisonnable de penser que des mécanismes similaires, bien que de moindre inten-

Tableau 5 - Eléments morphologiques différentiels entre le sarcopte et le notoèdre.

	Sarcoptes scabiei	*Notoedres cati*
dimensions : mâle femelle	200-250 µm 350-500 µm	200 µm 215-230 µm
forme	ovalaire	circulaire
autres caractères	écailles triangulaires en rangées transversales pas de stries clous : 3 paires antérieures, 7 paires postérieures anus terminal	écailles en tuiles stries circulaires concentriques clous : 4 paires antérieures, 6 paires postérieures anus dorsal

sité, existent à propos de la gale sarcoptique du chien.

a. Le sarcopte est pathogène au moins pour une raison mécanique et traumatique.

- Il y a toujours effraction du revêtement cutané par le rostre de l'acarien: soit pour creuser une galerie et y pondre ou muer, soit pour effectuer un repas de sang, constituant ainsi le « bouton de gale » dû aux femelles de sarcopte. La plaie ou la papule correspondante recouverte d'une croûte n'est pas toujours visible, soit parce que les lésions secondaires sont nombreuses, soit parce que la pigmentation naturelle de la peau masque l'érythème et les papules.
- Cet effet traumatique est amplifié par le fait que le parasite se développe, se déplace et se multiplie au sein de l'épiderme. Le sarcopte n'a pas un comportement grégaire comme le choriopte par exemple: les femelles fécondées ont tendance à creuser un tunnel dans les zones saines pour y pondre. Sinclair a montré que des prélèvements de peau lésée étaient moins riches en acariens que ceux effectués en périphérie des lésions: tout se passe comme si la peau lésée devenait défavorable à la survie du parasite, le poussant à se développer en zone saine, à l'origine du processus d'extension.
- En outre, ces sarcoptes sont recouverts d'épines et creusent de véritables galeries et poches où s'accomplissent mues, nymphose et ponte.
- Les conséquences de cette action traumatique intéressent, au fur et à mesure de l'évolution de la maladie, une partie de plus en plus grande du revêtement cutané, conférant à la maladie son caractère extensif.

b. Le sarcopte a également un pouvoir pathogène d'ordre inflammatoire et immunopathologique.

En effet, ce parasite est à l'origine d'un certain nombre de substances libérées dans les tissus parasités, substances issues du parasite et de l'animal, à caractère antigénique et à l'origine de réactions inflammatoires et d'hypersensibilité.

Ces substances sont très variées:

- des molécules d'origine parasitaire:
  - des protéines anticoagulantes, vasodilatatrices, favorisant l'absorption de la lymphe, regroupées sous le terme de « salive ». Elles constituent une partie importante des antigènes, dits exo-Ag (exo-antigènes éliminés par le parasite, opposés aux endo-antigènes ou Ag somatiques, constitutifs du parasite, libérés après sa mort et sa lyse) ;
  - des produits du métabolisme du parasite, au terme de la digestion ;
  - des substances éliminées à la faveur des mues et nymphoses: antigènes cuticulaires, autre fraction des exo-Ag;
- des molécules constitutives des tissus et des cellules, lysés et traumatisés, libérées dans la trame conjonctive et l'espace intercellulaire, au fur et à mesure de la multiplication et de la dispersion des parasites.

Ces molécules sont douées de propriétés antigéniques et peuvent être captées par les cellules présentatrices d'antigènes, cellules dendritiques épidermiques que sont les cellules de Langerhans. « Normalement », celles-ci migrent en direction du ganglion lymphatique satellite où se produit une réaction immunitaire: présentation aux lymphocytes T, multiplication des lymphocytes B et différenciation en plasmocytes. Ce phénomène général décrit chez l'animal de laboratoire est démontré chez le chien galeux à la faveur d'infestations puis de réinfestations expérimentales.

A la suite de cette sollicitation antigénique, se produit dans le derme une réaction générale non spécifique: l'inflammation, elle-même à l'origine de la vasodilatation, de la diapédèse et de l'afflux de macrophages, de lymphocytes, de plasmocytes et de polynucléaires. Les immunoglobulines (IgM, IgG, IgE) ont ainsi la possibilité de se fixer sur les mastocytes et sur les polynucléaires basophiles. De l'ensemble de ces mécanismes découlent des conséquences importantes:

- **un phénomène d'hypersensibilité de type I,** lui-même responsable de la libération d'histamine, de sérotonine…, de médiateurs préformés et néoformés à l'origine du prurit et de l'aggravation de l'inflammation. Ce phénomène est confirmé par le test de Prausnitz-Küstner: observation d'une réaction positive à l'injection intradermique d'un sérum provenant d'un animal sensibilisé, suivie de celle des allergènes. Des basophiles, mis *in vitro* en présence de sérum de sujets galeux, subissent le phénomène de dégranulation avec libération d'histamine;
- **un phénomène d'hypersensibilité de type III** reposant sur le dépôt de complexes immuns sur la membrane basale des vaisseaux dermiques (à l'origine d'hémorragies) et des néphrons (glomérulonéphrite);
- **un phénomène d'hypersensibilité de type IV** (participation des lymphocytes T) à l'origine de spongiose, d'exocytose et d'exosérose. Chez des

Figure 2 - Pathogénie de la gale sarcoptique.

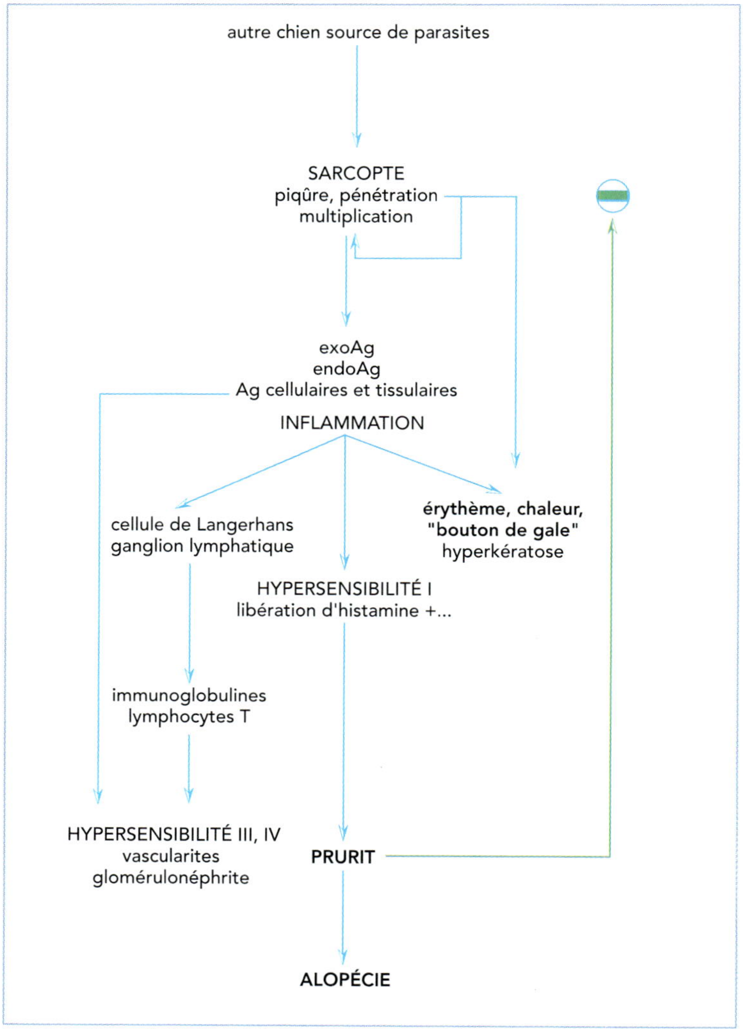

- Les phénomènes biologiques et/ou pathologiques sont écrits en lettres capitales, les lésions et symptômes en caractères gras.
- Le signe "sens interdit" indique un effet négatif, inhibiteur du prurit sur la multiplication du parasite.

sujets atteints de gale puis traités, l'injection intradermique d'extraits de sarcoptes entraîne une réaction érythémateuse au moins 48 heures plus tard.

c. L'ensemble de ces réactions induit un certain nombre de conséquences capitales pour le parasite et pour l'animal parasité.

- **des manifestations néfastes pour l'animal** :
  - apparition d'une dermite papuleuse, érythémateuse et surtout prurigineuse (du fait de la libération de certains médiateurs de l'inflammation);
  - raréfaction puis disparition des poils, consécutives non pas directement à l'effet pathogène du parasite, mais au grattage, au frottement;
  - épaississement de la couche cornée, puis de l'épiderme dans son ensemble: hyperkératose orthokératosique et parakératosique (formation de squames);
  - réactions ganglionnaires;
  - disparition du rôle protecteur de la peau.

L'ensemble de ces manifestations, surtout quand elles sont intenses et qu'elles ont tendance à se généraliser (cas de la gale sarcoptique), aboutit à une véritable intoxication de l'organisme.

- **des manifestations néfastes pour le parasite**: l'inflammation et le prurit qui poussent l'animal à se gratter, à se lécher, etc. constituent un obstacle à la persistance et à la multiplication du parasite: gêne pour le repas de sang, pour la formation de galerie... En effet, plusieurs faits et observations cliniques étayent le rôle défavorable du prurit pour le parasite:

- chez l'homme tétraplégique (donc incapable de soulager son prurit) et atteint de gale, on observe généralement une pullulation du parasite. En revanche, lors d'infestations expérimentales chez des sujets normaux, Mellanby observe un pic en densité parasitaire, dans les trois à quatre mois qui suivent l'infestation, puis une diminution de cette densité au fur et à mesure qu'augmente le prurit ;
- chez des sujets immunodéprimés ou débilités (sujets atteints du SIDA, malades et vieillards carencés), la gale prend une forme clinique particulière, dite « gale norvégienne » (car observée historiquement sur des sujets lépreux norvégiens) qu'il conviendrait plutôt d'appeler « gale hyperkératosique », caractérisée par une hyperkératose massive associée à une pullulation parasitaire (avec observation de tous les stades) et un prurit modéré ou absent. L'immunodépression ou la moindre efficacité des réactions immunitaires et inflammatoires observable par une baisse du prurit semble être à l'origine de la prolifération du parasite ; des cas apparentés à la « gale norvégienne » ont été observés chez des chiens recevant de fortes doses de corticostéroïdes ;
- paradoxalement, chez des sujets très bien entretenus, on observe une gale qualifiée de « patricienne » par Leblois, caractérisée par des manifestations prurigineuses peu marquées, et en même temps par la pullulation parasitaire ;
- enfin, lors de réinfection, l'incubation est plus courte et l'apparition du prurit précoce.

Tout se passe comme si les réactions de défense du sujet parasité visaient autant à diminuer (ou à soulager) les conséquences défavorables de certaines réactions qu'à limiter la population parasite. Des expériences de réinfestation chez le chien ont démontré l'existence d'une immunité : le parasite est spontanément éliminé en un à deux mois suivant la réinfestation. La réaction cellulaire dermique observable est beaucoup plus intense et rapide que lors de l'infestation initiale, signant des mécanismes d'hypersensibilité.

ÉTUDE CLINIQUE

a. Incubation

L'incubation est très variable en fonction du sujet, du fonctionnement de son système immunitaire et de la quantité de parasites transmis. Elle est en général de une à deux semaines : plus longue chez les sujets très bien entretenus, adultes, plus courte chez les sujets infestés par le passé (en relation avec une réaction d'hypersensibilité).

b. Symptômes

Au terme de cette incubation, apparaissent trois symptômes majeurs : le purit, la modification du pelage, des lésions cutanées variables.

- **Le prurit** est un signe clinique facile à observer, parfois le motif même de consultation. La gale sarcoptique est l'une des maladies les plus prurigineuses qui soit. Il est important de caractériser, avec le maximum de précision, le prurit observable au cours de la consultation. Il est :
  - violent : l'animal se gratte, se lèche, se mordille, se frotte contre tout support susceptible de soulager ses démangeaisons. Aussi le prurit est-il facilement observable au cours de la consultation ;
  - permanent : le jeu, le travail, par exemple, sont facilement interrompus par ces manifestations. Le stress de la consultation n'empêche pas le chien de se gratter ;
  - quasi constant : les cas de gale sont presque systématiquement associés aux manifestations du prurit. Seuls les rares cas de « gale norvégienne » ou de syndrome juvénile sont peu prurigineux. Le prurit s'intensifie au cours de l'évolution de la maladie pour s'atténuer en phase finale (état de « grand galeux »), lorsque l'animal, épuisé, n'est plus en mesure de réagir ;
  - spontané : nul besoin de faire appel aux réflexes de sollicitation habituels, même si celui qualifié d'otopodal se révèle très souvent positif, dans une proportion de 75 à 90 p. cent des cas (observation d'un mouvement de pédalage avec le membre postérieur correspondant lorsque l'on frotte ou l'on irrite avec la main le bord postérieur du pavillon auriculaire). Ce réflexe caractéristique de la gale sarcoptique n'est pas pathognomonique pour autant, puisqu'il est observé dans d'autres maladies (phtiriose, otacariose, qui elle, induit plutôt un réflexe audito-podal positif) ;
  - souvent rebelle aux anti-prurigineux comme les corticoïdes qui, dans le meilleur des cas, ne font qu'atténuer de façon modérée et provisoire les démangeaisons (environ un cas sur deux).
- **La modification du pelage est constante :** la raréfaction (calvescence), voire l'absence de poil (alopécie), est la conséquence du prurit qui pousse l'animal à se frotter, à se lécher…, et non celle de la multiplication parasitaire. On observe de grandes aires alopéciques irrégulières qui s'étendent et ont tendance à confluer : initialement sur la face

externe des pavillons auriculaires et des membres, secondairement sur le tronc. Toutefois, le syndrome juvénile, peu prurigineux et surtout parakératosique, n'est pas systématiquement à l'origine d'un pelage raréfié.

- **Des lésions cutanées variables :**
  - décelables à l'examen visuel : un érythème important, observable dans les zones cutanées où le poil est rare et où la peau est encore peu remaniée ; des papules particulières surmontées d'une croûte, appelées « boutons de gale », caractéristiques de la maladie qui correspondent à la lésion élémentaire provoquée par la pénétration d'une femelle ovigère de sarcopte (la dénomination « nodule scabieux », utilisée en médecine humaine, est de loin préférable) ; des ulcères et des excoriations dus au grattage ; parfois des squames, abondantes et larges, évoquant des lamelles de son (psoriasiformes) ;
  - décelables par le toucher : de très nombreuses croûtelles disséminées dans le pelage, sur le bord postérieur de la conque auriculaire en particulier, qui constituent le « sable conchinien » caractéristique de la gale sarcoptique ; des croûtes consécutives aux saignements des excoriations provoquées par l'animal en se grattant (croûtes brunes) ;
  - enfin, des modifications qualitatives et quantitatives du film de sébum décelables chez l'animal par l'aspect de sa peau et par son odeur : peau luisante, brillante, grasse et malodorante, signes d'une séborrhée.

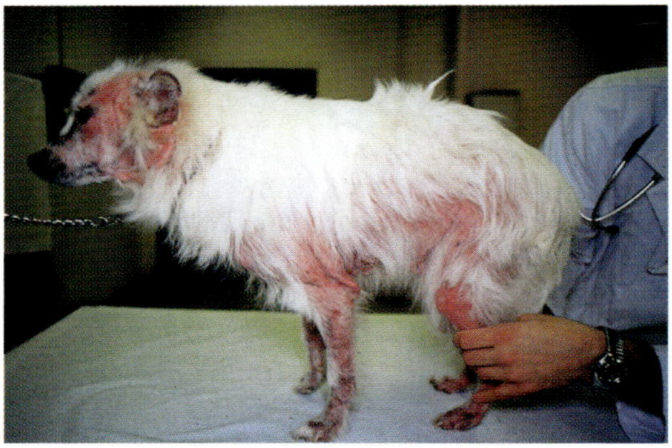

2. Gale sarcoptique
noter la topographie lésionnelle : éryhtème et alopécie sur la tête et la ligne inférieure du corps, la région dorso-lombaire semble épargnée.

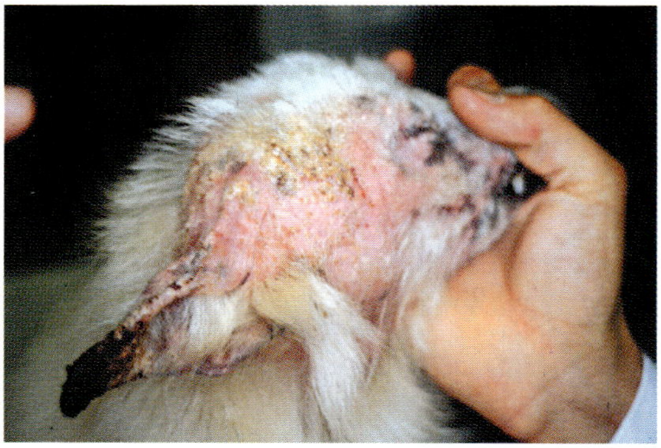

3. Gale sarcoptique
face de façon rapprochée (même chien que le chien précédent) : alopécie, sable conchinien et croûtes abondantes à l'extrémité du pavillon auriculaire ; la sollicitation manuelle de cette région provoque un réflexe oto-podal positif.

L'ensemble de ces lésions cutanées se répartit selon une topographie particulière : sont concernés la tête (face, face externe des pavillons auriculaires), les membres (poignets, olécranes, jarrets) et la ligne inférieure du corps (ars, région sternale, abdomen). La gale n'affecte pas, hormis dans sa phase finale, la région dorso-lombaire : la partie supérieure du corps reste épargnée durant la plus grande période d'évolution ***(photos 2, 3 et 4).***

Ces trois symptômes essentiels (prurit, alopécie, croûtes), variables en intensité et en étendue, se combinent pour donner diverses situations :

- **une forme classique de gale sarcoptique,** fréquente, dont la chronologie peut être assez tranchée :
  - une phase de début caractérisée par le prurit puis par la calvescence : les zones concernées sont la tête (en particulier, la face externe des pavillons auriculaires), la pointe de l'olécrane, la pointe du jarret et la poitrine ;
  - ensuite, une phase d'état reposant sur l'extension du processus, sur la confluence des zones préala-

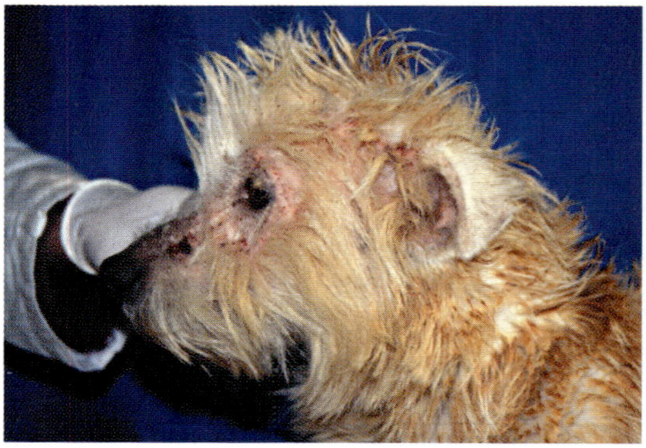

4. Gale sarcoptique chez un West Highland White Terrier : lésions faciales caractéristiques.

blement affectées : les lésions touchent l'ensemble de la face, l'encolure, le haut des membres (épaules et cuisses) tout en épargnant la ligne du dessus. C'est en général à cette période que tous les symptômes s'expriment avec le plus d'acuité et le plus de clarté ;

- enfin, une phase finale caractérisée par l'absence d'altération de la seule région interscapulaire, et par les complications de dermite séborrhéique et de pyodermite. Une grande partie du corps est glabre, recouverte de croûtes et de squames. La lichénification couvre des zones importantes. Le prurit est moins violent, et l'état général de l'animal se dégrade. Rares sont les animaux, en cet état, observés en consultation.

- **une forme, dite « syndrome juvénile » ou « squamosis sarcoptinique »,** fréquemment observée chez le jeune sujet et parfois chez l'adulte : le prurit est modéré, le sable conchinien discret, les boutons de gale rares ou absents. En revanche, les squames sont abondantes ;
- **une « gale norvégienne ou hyperkératosique » :** dermite très étendue, peu ou non prurigineuse, mais croûteuse et squameuse, caractérisée par une pullulation parasitaire ***(photo 5).*** Cette forme très rare apparaît chez certains sujets immunodéprimés : les cas décrits, rares, manifestent un hyperadrénocorticisme spontané ou iatrogénique.

c. Lésions

Elles affectent la peau et l'organisme dans son ensemble.

- Des lésions cutanées :
  - hyperkératose parfois considérable ;
  - spongiose, exocytose ;
  - infiltrat périvasculaire éosinophilique et plasmocytaire.

Ces modifications ne constituent pas un « pattern » pathognomonique de la gale sarcoptique (sauf si un acarien est observé dans la pièce biopsique, ce qui est rarissime). Aussi l'histopathologie est-elle rarement diagnostique.

- Des lésions générales :
  - amaigrissement et cachexie parfois très prononcés ;
  - glomérulonéphrite ;
  - adénomégalies surtout lors de complications septiques ;
  - modifications sanguines inconstantes : leucocytose, neutrophilie et hyperéosinophilie modérées ; diminution progressive du nombre de globules rouges et des valeurs de l'hématocrite et de l'hémoglobine au cours de l'évolution de la maladie. Ces constantes redeviennent normales quelques semaines après la fin du traitement.

d. Évolution

L'évolution de la gale sarcoptique, dans sa forme classique et sans traitement, est mortelle.

- Les lésions précédemment décrites se généralisent, intéressent les membres, la tête, les faces latérales du thorax et de l'abdomen pour épargner la ligne du dessus.
- L'animal a un aspect misérable : rares touffes de poil entre les épaules et sur les lombes, peau croûteuse, séborrhéique et nauséabonde, apathie, maigreur et cachexie, état d'intoxication généralisée due aux modifications cutanées et à la glomérulonéphrite (état de « grand galeux »).

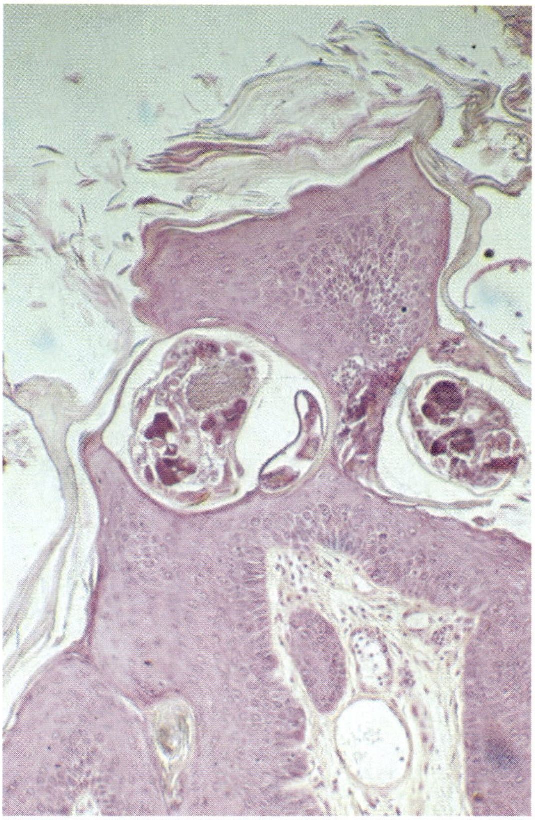

5. Coupe histologique à partir d'une biopsie cutanée provenant d'un cas de « gale norvégienne » : éléments globuleux en coupe transversale situés dans la couche cornée de l'épiderme, serrés les uns contre les autres (lame laboratoire anatomie pathologique ENVL)

- En revanche, les cas de gale « norvégienne » peuvent évoluer vers un état chronique relativement satisfaisant : l'état de la peau est moins modifié, le poil moins rare en raison d'un prurit modéré, l'état général de l'animal moins dégradé.

- Tout à fait exceptionnellement, et dans le cas d'infestations expérimentales à partir de sarcoptes de renard, il a été observé des cas de guérison spontanée. Rien n'est moins sûr dans les conditions naturelles.

e. Diagnostic

Diagnostic clinique

Le diagnostic clinique repose sur des éléments épidémiologiques et des symptômes.

- **Les éléments épidémiologiques** : la forme classique de la gale sarcoptique s'observe chez un sujet plutôt jeune, provenant d'un chenil ou y ayant fait un séjour récent (même bref), acheté récemment dans un élevage.

Les congénères peuvent présenter les mêmes symptômes, éventuellement d'intensité différente. L'évaluation du caractère de contagiosité, qui n'est pas systématiquement vérifiable (absence de congénères, animaux peu sensibles exprimant une forme fruste ou atypique), est déterminante lors du diagnostic.

Souvent, le propriétaire (à condition de l'interroger avec précision lors de l'évaluation des commémoratifs) signale un prurigo dans les zones de contact avec l'animal (mains, avant-bras, jambes) : ces manifestations apparaissent dès les premiers jours de contact, suivent l'évolution de la maladie du chien et rétrocèdent spontanément une fois la source de parasites traitée de façon spécifique.

- **Les symptômes,** au premier rang desquels retenons le prurit : prurit violent, persistant, rebelle, associé à

Technique du raclage cutané

Cette technique est simple, facile à mettre en œuvre, et permet de confirmer le diagnostic au cours de la consultation.

- Elle repose sur la mise en évidence au moins d'un parasite (ou d'un simple fragment), quel que soit le stade (œuf, larve, nymphe ou adulte), ou de ses déjections.

- Elle suppose l'observation de certaines règles et précautions :

- choix de l'aire à étudier : il convient d'éviter les zones où la peau est profondément remaniée, épaissie, modifiée, où le processus de lichénification est important ; en revanche, il faut choisir les zones d'extension du processus, là où la peau n'est pas encore épaissie, si possible à la périphérie du bouton de gale afin de recueillir un parasite, zones caractérisées par une densité parasitaire plus élevée.

- Les zones préférentielles sont la zone du dédoublement de l'oreillon, ou zone de Henry, la pointe de l'olécrane ou du jarret.

- Elle nécessite peu de matériel : un microscope, des lames et des lamelles, une lame de bistouri, du chloral-lactophénol d'Amman (ou à défaut de l'huile minérale). Celui-ci est commercialisé*, ou peut être préparé facilement : piler les cristaux d'acide phénique (une partie) et l'hydrate de chloral (deux parties) dans un mortier, puis ajouter progressivement l'acide lactique (une partie). La solution ainsi préparée est à conserver dans un flacon teinté à la température de la pièce. Cette préparation a pour objet d'éclaircir les produits kératinisés et, par conséquent, d'éclaircir la préparation, d'en faciliter la lecture. En revanche, l'observation au microscope doit être assez rapide afin d'éviter la digestion de certains parasites.

- Elle consiste en plusieurs étapes :

- le raclage s'effectue avec une lame de bistouri sur laquelle on a préalablement déposé une goutte de lactophénol afin de recueillir le produit de raclage : racler un pli de peau maintenu entre le pouce et l'index, perpendiculairement à celui-ci et énergiquement, jusqu'à la rosée sanguine (donc jusqu'aux vaisseaux dermiques superficiels), pour que la couche cornée de l'épiderme soit concernée en totalité. Le raclage doit investir une surface minimale de deux centimètres carrés ;

- déposer sur une lame, dans une goutte de lactophénol, le produit de raclage, bien étaler, écraser sous une lamelle, observer au faible puis au fort grossissement. La phase d'éclaircissement peut être accélérée par un chauffage modéré : passer la lame au-dessus d'une flamme quelques secondes, retirer le noir de fumée, observer.

- Elle est interpétée de la façon suivante :

- le diagnostic de certitude peut nécessiter la lecture de plusieurs lames correspondant à plusieurs zones (au moins cinq). Un diagnostic de gale sarcoptique ne peut et ne doit pas être écarté si les raclages se montrent négatifs ;

- les raclages doivent être multipliés en divers endroits du corps, renouvelés au cours des visites. L'observation d'un seul représentant d'un stade, y compris l'œuf, a valeur diagnostique.

Seul le notoèdre peut prêter à confusion avec le sarcopte *(**tableau 5**).*

*Réactif RAL, Rhône-Poulenc, 60470 Villiers-Saint-Paul, tél. 03 44 71 15 57

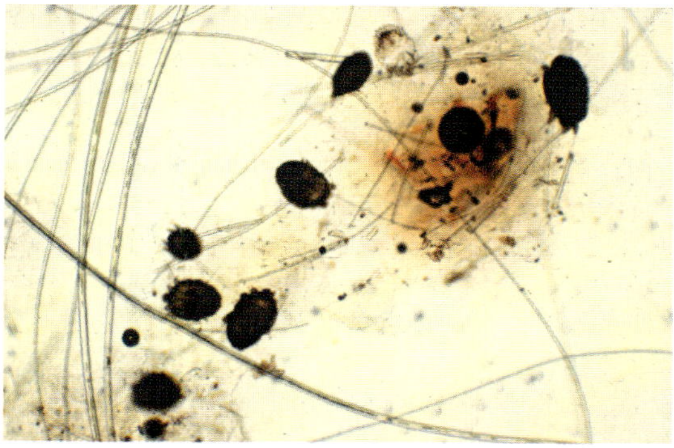

6. Gale sarcoptique : résultat de raclages cutanés positifs ; noter les éléments globuleux et sombres, éparpillés (Gx50).

une alopécie extensive et à une modification importante du revêtement cutané (squames, épaississement, croûtes, sable conchinien, boutons de gale);

La triade prurit-papule-squamocroûte est très évocatrice d'une gale. Toutefois, le prurit seul doit obligatoirement la faire suspecter, et si la topographie lésionnelle est évocatrice, l'hypothèse de gale doit être systématiquement confirmée par des raclages cutanés répétés.

Diagnostic différentiel

Le diagnostic différentiel, qui implique les autres maladies prurigineuses, s'établit en fonction de la région anatomique concernée:

- **la tête**:
  - l'atopie: frottement des babines, coups de patte sur la face, léchage des extrémités;
  - la gale notoèdrique: rarissime chez le chien, observable dans les quelques foyers persistants de gale notoèdrique féline (par exemple, Italie, DOM-TOM);
  - la thrombiculose: manifestations de prurit souvent violent affectant les paupières, les babines, les oreilles, mais aussi les régions interdigitées. Outre l'érythème et les ulcères, il est possible d'observer des éléments orangés ou rouge vif, visibles à l'œil nu et correspondant aux larves de *Thrombicula*;
  - la pyodémodécie: dermite pustuleuse et croûteuse, modérément prurigineuse, souvent extensive, non contagieuse;
  - certains processus pathologiques modérément prurigineux mais à l'origine de croûtes: maladies auto-immunes;
  - des pyodermites faciales (en particulier la pseudopyodermite juvénile, appelée anasarque);

Figure 3 - Principe général d'une réaction type IFI (immunofluorescence indirecte) ou ELISA *(Enzyme linked immunosorbent assay).*

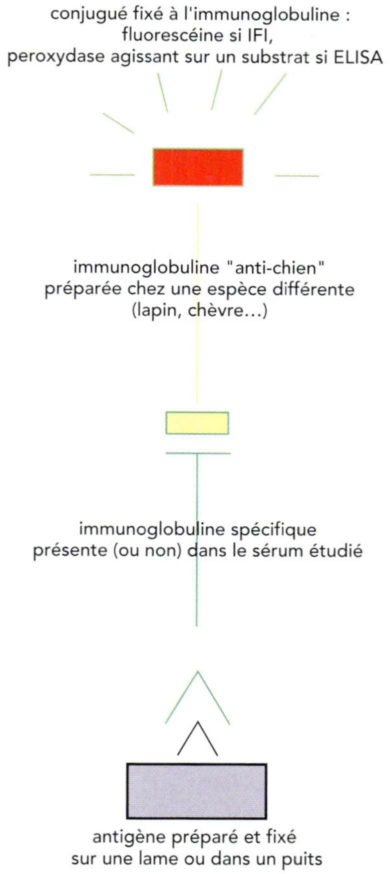

- observation d'une fluorescence ou d'une réaction colorée par rapport à un témoin positif et un témoin négatif : la réaction est qualifiée de positive. Le sérum renferme des Ig spécifiques qui se fixent sur l'épitope antigénique correspondant, permettant la fixation de l'Ig anti-chien asociée à un conjugué ;
- l'absence d'Ig spécifiques dans le sérum testé n'entraîne aucune fluorescence ou réaction colorée (ou inférieure au seuil) : réaction qualifiée de négative.

Ce schéma très général est valable pour toutes les autres maladies parasitaires pour lesquelles nous évoquerons un diagnostic sérologique fondé sur la méthode IFI ou ELISA.

- **la ligne inférieure du corps:** les allergies de contact, les infestations helminthiques dues aux ankylostomes et aux anguillules;
- **le corps d'une façon générale:** la pyodémodécie; la cheyletiellose localisée essentiellement à la ligne du dessus, la région dorso-lombaire révélant un squamosis important.

Diagnostic de confirmation

Le diagnostic de confirmation fait appel à la technique du raclage cutané pour la mise en évidence des parasites ***(encadré, photo 6).***

L'absence d'acariens sur les divers prélèvements ne permet en aucun cas d'infirmer une suspicion de gale sarcoptique : les raclages ne seraient positifs que dans 20 p. cent à 50 p. cent des cas. Si les éléments épidémiologiques et cliniques sont en faveur de la gale, malgré des examens complémentaires négatifs, il est conseillé de traiter. L'amélioration clinique, dès les premières applications acaricides, conforte l'hypothèse de départ (« diagnostic thérapeutique » de certains auteurs) : baisse très importante du prurit dès la première semaine, disparition totale dès la troisième semaine, modification du comportement de l'animal et disparition spontanée des lésions de prurigo chez le propriétaire.

Figure 4 - Conduite diagnostique lors de suspicion de gale sarcoptique.

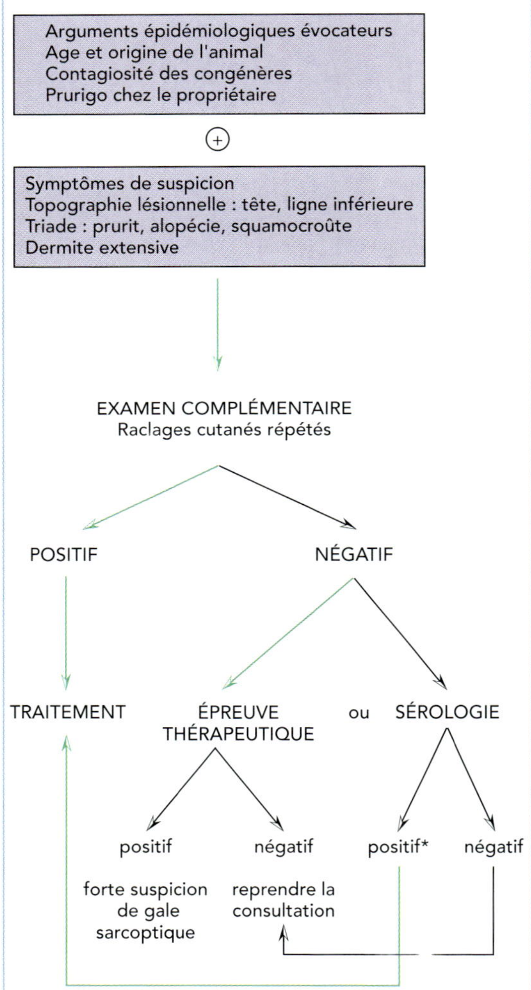

* le diagnostic peut être considéré comme confirmé compte tenu du résultat sérologique, seulement si le contexte épidémiologique et clinique est en faveur d'une gale sarcoptique

- Récemment, un examen sérologique (méthode ELISA détectant des IgG, ***figure 3***), utilisant un sarcopte de renard comme antigène, s'est révélé spécifique (96 p. cent) et sensible (92 p. cent). Le prélèvement (sérum) est envoyé au laboratoire Vétoquinol, à Lure. La séroconversion est observée, dans des conditions d'infestation expérimentale, une à trois semaines après l'observation des premiers symptômes. Les sérums de chiens infestés par *Cheyletiella yasguri, Demodex canis, Linognathus setosus* et *Otodectes cynotis,* ou des chiens allergiques aux piqûres de puces, se sont révélés négatifs en ELISA avec cet Ag.
- La coproscopie microscopique permet d'observer des acariens (et des œufs), du fait du léchage important de l'animal et de l'ingestion passive des parasites. Toutefois, la sensibilité de cette technique n'est pas connue.
- la biopsie peut apporter des éléments de forte suspicion : hyperkératose, exocytose, dermite focale périvasculaire avec des neutrophiles et des éosinophiles... Mais la biopsie est rarement diagnostique (sauf les cas exceptionnels où l'on observe sur la lame des acariens en coupe).

En conclusion, le diagnostic de la gale sarcoptique repose ***(figure 4)*** :

- sur des éléments épidémiologiques évocateurs : animal issu d'un élevage ou susceptible d'être ou d'avoir été en contact avec d'autres animaux, à l'origine de la contamination de congénères et de son propriétaire ;
- sur la triade prurit-alopécie-squamocroûte, constituant une dermite évolutive, extensive, affectant l'état général de l'animal ;
- sur une mise en évidence du parasite par raclages cutanés répétés ;
- à défaut, sur une confirmation par un traitement spécifique.

f. Pronostic

Le pronostic de la gale sacoptique est réservé dans la mesure où :

- le processus pathologique est extensif ;

- une glomérulonéphrite s'est installée;

- enfin, les acaricides utilisés ne sont jamais des substances inoffensives et sont appliqués chez un animal, dont les défenses et les capacités d'élimination sont amoindries.

MÉTHODES DE LUTTE

a. Traitement *(encadrés ci-après)*

Traitement spécifique

Le traitement fait appel aux acaricides (et quelques insecticides: ***tableau 6***) et à des macrolides ***(tableau 7).*** Il est efficace à la condition de suivre quelques règles élémentaires:

- **pour un traitement local,** il est indispensable de mettre en contact l'acaricide utilisé avec le parasite responsable: il est nécessaire alors de nettoyer la peau, de la débarrasser des croûtes et du sébum, afin que le principe actif pénètre la couche cornée;

- le traitement local limité aux zones lésées est inefficace et dangereux: l'extension du processus est telle que l'animal doit être traité obligatoirement dans sa totalité, quelle que soit l'étendue des lésions;

- il convient d'appliquer l'acaricide avec précaution car il s'agit toujours de produit toxique utilisé chez un animal malade et déficient. Il est conseillé de fractionner les applications par moitié de corps, chez les animaux très jeunes ou âgés;

- aucun acaricide n'est ovicide. Il est donc nécessaire de renouveler l'application du produit selon un intervalle de temps au moins égal à la durée d'incubation des œufs: soit, de manière classique, cinq-six applications tous les quatre jours;

- le produit doit persister sur la peau. Pour l'utilisation de topiques, on fera appel à des lotions, sans rincer après l'application du produit;

- enfin, il est nécessaire de traiter les autres congénères vivant avec le chien galeux.

Tableau 6 - Liste des produits «sarcopticides» utilisables et conditions de leur utilisation [à partir du Dictionnaire des médicaments vétérinaires 1999].

produit: nom chimique et commercial®	conditions d'utilisation	inconvénients
organochloré: lindane Acarexane®, Lindacanin®, Vetacar®A, Veticide®, shampooing antiparasitaire	de 0,25 à 0,5 p. mille 1/semaine x 4 topique shampooing	polluant et toxique nécessité de tonte manipulations répétées
organophosphoré: dimpylate Diazadip®, Dimpygal®	1 p. mille 1/semaine x 4 topique	toxique nécessité de tonte manipulations répétées
amitraze: Ectodex®**	de 0,25 à 0,5 p. mille 1/semaine x 4* topique	peut être toxique pas d'AMM gale
ivermectine cf ***tableau 7***	cf. ***tableau 7*** p.o, SC, *pour-on*	pas d'AMM gale toxicité chez certaines races et certains individus
abamectine: Enzec®***	0,2 mg/kg, 2 fois à 15 j	pas d'AMM
sélamectine: Stronghold®	6 mg/kg, *spot-on* 2 fois à 30 J	AMM gale sarcoptique
milbémycine oxime: Interceptor®	2 mg/kg *per os* à J0, J7 et J14, (J21)* ou 1 jour sur 2 durant 15 j	pas de toxicité y compris chez les races sensibles pas d'AMM à cette posologie
moxidectine: Cydectine® Equest®	0,2 - 0,4 mg/kg SC 2 fois à 15 j p.o	pas d'AMM toxicité ?
fipronil ****: Frontline® spray	3 ml/kg,*** 3 fois à 15 j	pas d'indication gale

** 1/semaine x 4 signifie un traitement hebdomadaire, quatre semaines de suite; (les chiffres entre parenthèses indiquent, selon les auteurs, des traitements facultatifs effectués à certaines dates);*
*** l'amitraze est présenté dans le chapitre consacré à la démodécie;*
****l'abamectine semble être efficace chez le chien (Dr. Hugnet: communication personnelle), sans toutefois prendre le risque de son administration chez le colley et chez les chiens de races apparentées;*
***** le fipronil est présenté dans le paragraphe consacré aux pulicoses;*
l'absence d'AMM peut signifier que le médicament n'est pas du tout utilisé chez le chien, ou qu'il est employé mais pour une indication autre que la gale sarcoptique, ce qui, pour le prescripteur, engage respectivement sa responsabilité totale ou partielle

Si le traitement topique à base de lotions acaricides, précédé d'une tonte, reste d'une très grande efficacité et applicable dans la grande majorité des cas, il existe toutefois des situations particulières pour lesquelles le choix entre les différents produits sera conditionné par divers critères :

- **l'état du sujet** : chiot sous la mère, très jeune animal ou chien âgé, dont l'état général est déjà dégradé : il convient alors de privilégier des principes actifs peu toxiques, même si leur utilisation est délicate, peu pratique et nécessite d'être renouvelée : par exemple, le fipronil chez les jeunes (même si des études complémentaires doivent être réalisées) ;
- **l'effectif** : cas où plusieurs chiens sont atteints ou susceptibles de l'être, pour partager le même local, *a fortiori* les grands effectifs, les meutes, les chenils, dans lesquels la manipulation, surtout renouvelée, est très difficile, voire impossible. Les formes orales, injectables et *pour on* sont évidemment les plus satisfaisantes. Il convient alors de retenir d'abord la sélamectine, la milbémycine et la moxidectine, en seconde intention et seulement dans certaines races, l'ivermectine ;
- **la docilité du chien** (et la collaboration du propriétaire) : cas du chien de grand format, lourd, peu manipulable, rétif, peureux, appartenant à un propriétaire peu coopératif ou maîtrisant mal son animal. Il faut retenir également les formes orales ou injectables, au risque d'avoir, avec les topiques classiques, un traitement mal conduit, insuffisant, appliqué sur une fraction du corps, non renouvelé et, par conséquent, suivi d'une rechute.

Ce traitement doit faire systématiquement l'objet d'un suivi : raclages cutanés négatifs dès la troisième semaine de traitement, *a fortiori* ultérieurement, en retenant les mêmes endroits du corps. Ces raclages, en cas de guérison, doivent toujours être associés à une nette amélioration clinique dès la deuxième semaine (en particulier une nette diminution du prurit, confirmée par le propriétaire). Les congénères, même en parfait état clinique, doivent faire l'objet au moins d'une application d'acaricide (ou d'une injection d'endectocide) à titre préventif, afin de tarir toute source potentielle de parasites.

Traitement complémentaire

Le traitement complémentaire est facultatif : topiques antiseptiques, kératinolytiques et antiséborrhéiques sont à utiliser un autre jour que celui de l'application acaricide.

b. Prophylaxie

La désinfection de la niche, du panier, le lavage de la couverture sont indispensables afin d'éviter une réinfection à partir d'œufs ou de formes préimaginales (nettoyage par la chaleur, utilisation de solutions acaricides diluées).

En chenil, les simples mesures d'hygiène générale (nettoyage des cages, vide sanitaire, utilisation d'acaricide dilué) suffisent à stériliser le milieu en raison de la faible résistance du parasite dans le milieu extérieur.

Tableau 7 - Liste des diverses présentations commerciales d'ivermectine.

présentations commercialisées	concentration d'ivermectine nature du solvant	modes d'utilisation chez l'espèce correspondante	modes d'utilisation chez le chien galeux
ivermectine injectable	1 p. cent dans propylène glycol		
Ivomec® bovin	id	par la voie SC, 200 µg/kg	400 µg/kg SC, 2 fois à 15 j
Ivomec® ovin	id	par la voie SC, 200µg/kg	ou
Ivomec® porcin	id	par la voie SC, 300 µg/kg	200 µg/kg SC, 3 fois à 8 J
Ivomec® *pour-on* bovin	0,5 p. cent dans isopropyl alcool	*pour-on*, 500 µg/kg	500 µg/kg, *pour-on* 2 fois à 15 j
ivermectine ovin sol. orale : Oramec®	0,8 p. cent dans alcool benzylique	orale, 200 µg/kg	400 µg/kg, p.o 2-3 fois à 8 J
ivermectine orale cheval	1,87 p. cent dans propylène glycol		
Eqvalan®		orale, 200 µg/kg	400 µg/kg, p.o
Furexel®		id	2-3 fois à 8 J
ivermectine orale*			J1 : 50 µg/kg p.o J2 : 100 µg/kg p.o J3 : 150 µg/kg p.o J4 : 200 µg/kg p.o J5 : 300 µg/kg, puis à cette dose, 4 fois à 8 J d'intervalle

* vraisemblablement présentation destinée aux ruminants (non précisé dans l'article)

Le lindane

Présentation chimique

Le lindane est l'isomère γ de l'hexachlorocyclohexane, molécule organochlorée.

Mode d'action - Efficacité

Le lindane, absorbé par le parasite <essentiellement par contact, agit selon plusieurs modalités : inhibition de la cytochrome-oxydase, perturbation de fonctionnement des pompes Na+/K+, antagoniste du GABA (acide gamma-aminobutyrique) : les lésions membranaires et fonctionnelles des motoneurones aboutissent à la mort par convulsions. Le lindane associe des propriétés insecticides (pulicose, phtirioses) et acaricides (gales, cheyletiellose, thrombiculose, infestations par les tiques). Son caractère lipophile et le fait que la molécule se dégrade lentement lui confèrent une grande rémanence.

Toxicité - Innocuité

La DL 50 chez le chien est de 30 à 200 mg/kg par la voie orale. Son utilisation doit toujours être entourée de grandes précautions, à la fois pour l'animal et pour son propriétaire : ne pas utiliser le lindane chez de très jeunes animaux, des chiens affaiblis ou débilités, les femelles gestantes et en lactation ; l'application doit être faite dans des locaux aérés, et nécessite le port de gants.

L'intoxication aiguë se traduit par des troubles nerveux et musculaires (fasciculations, tremblements, ataxie, mouvements de pédalage, convulsions, coma) aboutissant à la mort en quelques heures à quelques jours. Le traitement est purement symptomatique (élimination du toxique, tranquillisants, barbituriques).

Présentation - Utilisation

Les présentations autorisées chez le chien sont des solutions à diluer dans l'eau, à des concentrations de l'ordre de 1 p. mille au maximum. L'application ne doit pas être suivie de rinçage. Elle doit être renouvelée en fonction du cycle du parasite (en moyenne une fois par semaine pendant quatre semaines). Chez les chiens fragiles et/ou jeunes, on traite une moitié du corps à la fois.

Avantages - Inconvénients

L'efficacité et la rémanence du lindane font que cette molécule est encore largement utilisée dans le traitement de la gale sarcoptique. Toutefois, sa toxicité et son caractère polluant dans le milieu extérieur ne sont pas négligeables.

Le dimpylate

Présentation chimique

Le dimpylate est un thionophosphate de la famille des organophosphorés. Il est également appelé diazinon.

Mode d'action - Efficacité

Les organophosphorés sont de puissants insecticides et acaricides agissant comme des anti-acétylcholinestérases (groupe des estérases B) : l'inhibition de ces enzymes est due à l'analogie de structure entre la molécule organophosphorée et l'acétylcholine, empêchant l'enzyme d'agir sur le site. S'ensuit une accumulation d'acétylcholine, neuromédiateur agissant sur les synapses centrales et périphériques et sur les jonctions neuromusculaires.

Très liposolubles, les organophosphorés ont la capacité de traverser la cuticule des arthropodes : il s'agit essentiellement d'insecticides agissant par contact, accessoirement par inhalation du fait de leur volatilité.

Appliqué sur l'ensemble du corps sous la forme de lotion diluée, le diazinon est efficace à l'encontre des adultes, nécessitant par conséquent un renouvellement de son application.

Toxicité - Innocuité

Le dimpylate, comme tous les organophosphorés, est une molécule toxique, agissant selon le même principe chez le mammifère (ces molécules étaient historiquement utilisées comme gaz de combat). L'intoxication se caractérise par des signes à la fois muscariniques : hypersalivation, augmentation des secrétions digestives et pulmonaires, et nicotiniques : tremblements, fasciculations musculaires, paralysies.

Outre le traitement symptomatique visant à éliminer le toxique (perfusions, diurétiques), il est nécessaire d'utiliser un parasympatholytique : l'atropine à la dose de 0,2-0,4 mg/kg par la voie intra-veineuse ou sous-cutanée.

Il est conseillé :

- d'utiliser les organophosphorés avec une très grande attention chez les sujets jeunes, débilités, insuffisants rénaux, souffrant d'une autre pathologie ;
- d'éviter leur utilisation chez les sujets sous l'effet d'un autre cholinergique comme le lévamisole, qui potentialiserait l'effet toxique de l'organophosphoré ;
- d'employer ce produit dilué dans un local aéré, si possible dehors, en portant des gants afin d'éviter l'absorption cutanée ; d'attirer l'attention du propriétaire sur le caractère toxique du produit.

Présentation commerciale

Le diazinon se présente sous la forme de solution à diluer dans l'eau afin d'obtenir une solution finale concentrée à 1 p. mille au maximum.

Avantages - Inconvénients

Les organophosphorés sont de bons acaricides, très efficaces dans le cas de la gale sarcoptique. Toutefois, les modalités de l'application (manipulations répétées de l'animal, impossibilité de traiter un effectif) et les risques toxiques constituent des facteurs limitants importants.

L'ivermectine

Présentation chimique

L'ivermectine est une substance élaborée par un actinomycète *Streptomyces avermitilis.* Douée de propriétés acaricides, insecticides et nématodicides, l'ivermectine est classée parmi les macrolides antiparasitaires (c'est-à-dire le groupe des avermectines regroupant l'ivermectine, la doramectine: Dectomax®, et l'éprinomectine: Eprinex®; et celui des milbémycines regroupant la milbémycine oxime: Interceptor®, et la moxidectine: Cydectine®).

Seule la spécialité dénommée Cardomec® possède une AMM en France pour le chien dans le cadre de la prévention de la dirofilariose cardiaque. Aucune autre présentation de l'ivermectine commercialisée ne compte d'AMM chez le chien en France. Lors de leur prescription, le prescripteur engage donc sa responsabilité.

Mode d'action - Efficacité

Ces endectocides se fixent sur des récepteurs situés dans les canaux chlore de la membrane des neurones, très proches des récepteurs de l'acide gamma-aminobutyrique (GABA): leur action est donc GABA-ergique. Le GABA est un neuromédiateur inhibiteur très important chez les invertébrés (insectes, acariens et certains helminthes), présent également chez les mammifères. L'action ainsi potentialisée du GABA (augmentation de sa libération pré-synaptique et de sa fixation post-synaptique) entraîne un afflux d'ions chlore dans la cellule (canaux chlore ouverts), d'où une hyperpolarisation et une paralysie. Chez les arthropodes, le GABA intervient dans la transmission nerveuse assurée par le motoneurone sur les muscles.

Fortement lipophile, l'ivermectine diffuse dans de nombreux tissus (dont le derme) et présente une rémanence variable selon la voie d'administration:

- **après une administration intraveineuse,** la demi-vie plasmatique est de 1,8 jour;
- **par la voie orale,** le pic plasmatique est atteint trois-quatre heures après son administration;
- **injectée par la voie sous-cutanée,** l'ivermectine présente une rémanence d'au moins deux semaines à la dose de 200µg/kg: les injections peuvent être espacées de quinze jours, alors que, par la voie orale, il est nécessaire de répéter les administrations tous les huit jours.

A propos des arthropodes, l'ivermectine n'est efficace que pour un certain nombre d'espèces, en relation avec leur localisation et leur biologie: en particulier, à l'encontre des espèces en localisation profonde (cas du sarcopte par opposition aux epidermoptidés moins sensibles à l'ivermectine), hématophages et/ou histophages, à l'origine de processus inflammatoires importants. En règle générale, l'ivermectine est plus efficace contre les arthropodes cutanés après une administration parentérale plutôt qu'orale.

Toxicité - Innocuité

L'ivermectine est douée d'une toxicité importante chez certains individus. Chez les chiens sensibles, elle peut traverser la barrière hématoméningée et se fixer sur les récepteurs GABA (plus nombreux?) de neurones du système nerveux central (encéphale): cette propriété particulière s'exprime chez des sujets porteurs d'un gène autosomique récessif.

Chez le colley, le bobtail, l'australian shepard, les races écossaises et australiennes, la toxicité peut se manifester dès la dose de 100 µg/kg. L'emploi de l'ivermectine chez de tels individus est donc à proscrire rigoureusement. Malheureusement, les accidents mortels peuvent également survenir (quoique avec une moindre fréquence) chez de nombreuses autres races et chez des corniauds. En dessous de 50 µg/kg, il semble que la toxicité de l'ivermectine soit quasi nulle: malheureusement, l'efficacité antiparasitaire est alors très faible (en particulier, dans les cas de gales). En dehors de ces races prédisposées, la plus forte dose administrée et non suivie d'effet toxique est de 2 mg/kg, et la dose létale moyenne (DL50) est approximativement de 80 mg/kg. L'administration orale d'ivermectine entraîne une mydriase à la dose de 2500 µg/kg, des tremblements musculaires et une ataxie à 10000 µg/kg.

Les manifestations d'intoxication sont l'adynamie puis la prostration, des modifications comportementales, l'ataxie, la paralysie, l'amaurose et la mydriase, le ptyalisme puis l'évolution vers le coma et la mort. Aucun traitement spécifique antidote n'est connu, et la mort est de règle. En dehors de ce phénomène d'idiosyncrasie, aucun effet tératogène, embryotoxique ou portant sur la fertilité n'est signalé.

En plus de ce phénomène strict, l'ivermectine peut entraîner, chez des chiens parasités, une destruction massive des microfilaires circulantes de *Dirofilaria immitis*: la libération massive d'Ag parasitaires associée à des phénomènes d'hypersensibilité provoque des vomissements, de la dyspnée, une ataxie dans les quatre heures suivant l'administration du produit. Dans les foyers d'endémie de dirofilariose cardiaque et chez les animaux suspects d'être parasités, un contrôle parasitologique doit être effectué avant toute utilisation d'ivermectine.

Présentation commerciale - Utilisation

Officiellement, aucune présentation commerciale avec AMM ne peut être utilisée chez le chien (sauf le Cardomec®, dont la posologie ne permet pas d'obtenir un résultat en présence de la gale). Pour les cas de gale sarcoptique, le thérapeute peut avoir recours aux présentations injectables destinées aux bovins ou aux ovins, aux présentations orales réservées aux chevaux et à la présentation pour-on pour les bovins: ***tableau 7***.

Avec une présentation injectable destinée aux grands animaux et utilisée chez des chiens de petit format, il est nécessaire de diluer le produit dans le propylène glycol, produit irritant et qui peut entraîner une bradycardie et une dépression cardiorespiratoire. Il est préférable, chez de tels animaux, d'utiliser les pâtes orales.

Afin d'éviter l'apparition de cas graves d'intoxication, certains auteurs proposent d'utiliser, dans les premiers jours, une dose faible puis croissante d'ivermectine afin de déceler, dès que possible, des manifestations d'intolérance, alors réversibles : d'après cette étude (Mueller et al), sur 222 cas de gale sarcoptique et de démodécie, seuls deux chiens ont présenté des symptômes indésirables (dernière ligne du ***tableau*** *7*). La dose de 300 µg/kg à J5 semble constituer l'étape critique décisive, autorisant la poursuite du traitement si aucune manifestation n'est observée. Dans le cas contraire, l'arrêt et le recours à une autre molécule sont préconisés.

Avantages - Inconvénients

L'avantage de l'ivermectine est de disposer de présentations injectables. Grâce à la forte rémanence de cette molécule, des animaux difficiles à manipuler (peureux, agressifs), évoluant en grands effectifs, chiens de meute, de chenils, peuvent être traités. Le propriétaire, pour sa part, est dispensé des bains et des applications hebdomadaires de lotions. En outre, à la différence d'autres acaricides, l'ivermectine ne présente pas de danger pour le manipulateur.

En revanche, sa toxicité élevée chez certains sujets (y compris de race *a priori* peu sensible) et son absence de présentation adaptée impliquent d'en réduire l'utilisation. La prescription de l'ivermectine reste sous l'entière responsabilité du prescripteur après accord du propriétaire préalablement averti. Le produit doit être réservé à quelques cas particuliers échappant aux traitements classiques topiques.

Pour en savoir plus

BEUGNET F, BOURDOISEAU G. Intérêts et risques de l'utilisation des macrolides antiparasitaires chez les carnivores domestiques. Point Vét., 1997, 28, 1529-1534.

MUELLER RS, BETTENAY SV. A proposed new therapeutic protocol for the treatment of canine mange with ivermectin. J. Am. An. Hosp. Assoc., 1999, 35, 77-80.

PARADIS M. Ivermectin in small animal dermatology. Part I. Pharmacology and toxicology. Comp. Cont. Educ., 1998, 20, 193-200.

PARADIS M. Ivermectin in small animal dermatology. Part II. Extralabel applications. Comp. Cont. Educ., 1998, 20, 459-469.

PARADIS M, de JAHAM C, PAGÉ N. Topical (pour-on) ivermectin in the treatment of canine scabies. Can Vet J., 1997, 38, 379-382.

La milbémycine oxime

Présentation chimique

La milbémycine oxime est une substance élaborée par un actinomycète *Streptomyces aureolacrymosus*. Douée de propriétés acaricides, insecticides et nématodicides, cette molécule est classée parmi les macrolides antiparasitaires (c'est-à-dire le groupe des avermectines - l'ivermectine, la doramectine : Dectomax®, et l'éprinomectine : Eprinex® -, et celui des milbémycines réunissant, en plus de la milbémycine oxime, la moxidectine : Cydectine®).

Mode d'action - Efficacité

Le mode d'action de cette famille semble très proche (et peut-être identique) à celui des avermectines. Pour certains auteurs, la milbémycine oxime est très efficace à l'encontre du sarcopte à la dose de 2 mg/kg, par la voie orale, selon un rythme hebdomadaire, trois semaines de suite au minimum (J0, J7 et J14, le J21 semblant être superflus). En revanche, dans les mêmes conditions (trois traitements hebdomadaires à 2 mg/kg/semaine par la voie orale), Bergvall n'obtient que 71 p. cent de réussite, 29 p. cent des chiens (sur un effectif total de 56 individus) présentant une rechute dans les deux semaines suivant l'arrêt du traitement : la durée de trois semaines n'est donc pas suffisante. En revanche, une dose de 1 mg/kg per os, un jour sur deux durant deux semaines, est efficace ***(photo 7)***.

Toxicité - Innocuité

La milbémycine oxime présente l'avantage par rapport à l'ivermectine, de ne pas être responsable de manifestations toxiques, y compris chez les sujets de races sensibles : l'administration de la molécule à la dose de 5 mg/kg chez des chiens réputés sensibles à l'ivermectine ne provoque qu'une légère dépression réversible.

Présentation commerciale

La milbémycine oxime est commercialisée en France sous le nom déposé de Interceptor®.

Pour en savoir plus

BERGVALL K. Clinical efficacy of milbemycin oxime in the treatment of canine scabies : a study of 56 cases. Vet. Dermatol., 1998, 9, 231-233.

de JAHAM C, HENRY CJ. Treatment of canine sarcoptic mange using milbemycin oxime. Can Vet J., 1995, 36, 42-43.

MILLER WH, de JAHAM C, SCOTT DW, CAYATTE SM, BAGLADI MS, BUERGER RG. Treatment of canine scabies with milbemycin oxime. Can. Vet. J., 1996, 37, 219-221.

SHIPSTONE M, MUELLER R, BETTENAY S. Milbemycin oxime as a treatment for canine scabies. Aust. Vet. Practit., 1997, 27, 170-173.

La sélamectine : Stronghold®

Présentation chimique

La sélamectine est un endectocide du groupe des avermectines, produit semi-synthétique fabriqué à partir de la doramectine (Dectomax® utilisé chez les bovins).

Mode d'action - Efficacité

Le mode d'action de cette molécule repose sur le dysfonctionnement de la neurotransmission chez les arthropodes et les nématodes induisant leur paralysie puis leur mort. La sélamectine est très efficace à l'encontre du sarcopte : dans la plupart des cas décrits, une application de la formulation spot-on à raison de 6 mg/kg débouche presque systématiquement sur la guérison. Toutefois, l'observation d'un cas de sarcopte persistant a conduit à l'administration répétée, selon le même protocole, d'une deuxième dose un mois plus tard.

Toxicité - Innocuité

A la différence de l'ivermectine, cette molécule présente une totale innocuité chez le chien, toutes races confondues, y compris chez le colley (l'administration expérimentale de la molécule à des colleys « ivermectine-sensibles » est totalement inoffensive). La seule précaution consiste à ne pas utiliser ce médicament chez le chiot de moins de 6 semaines d'âge.

Présentation commerciale

Cinq présentations sont proposées en fonction du poids de l'animal :

- < 2,5 kg : pipette de 15 mg (0,25 ml de produit concentré à 6 p. cent), bouchon rose ;
- de 2,6 à 5 kg : pipette de 30 mg (0,25 ml à 12 p. cent), bouchon violet ;
- de 5,1 à 10 kg : pipette de 60 mg (0,75 ml à 6 p. cent), bouchon brun ;
- de 10,1 à 20 kg : pipette de 120 mg (1 ml à 12 p. cent), bouchon rouge ;
- de 20,1 à 40 kg : pipette de 240 mg (2 ml à 12 p. cent), bouchon vert ;
- au-delà de 40 kg, utiliser les combinaisons de tubes appropriées.

Pour en savoir plus

Numéro spécial Vet. Parasitol., 2000, 91, 161-405

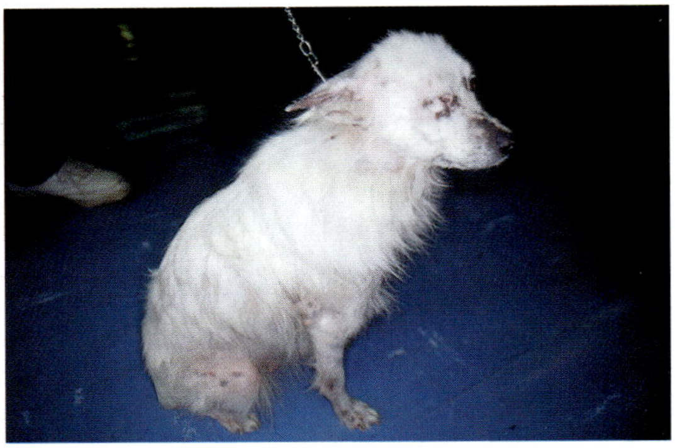

7. Gale sarcoptique (même chien que le chien précédent) : évolution après 2 semaines de traitement à la milbémycine.

La moxidectine

Elle est présentée à propos de la démodécie (chapitre II). Elle semble efficace chez le chien galeux à la dose de 200 à 400 µg/kg SC, deux fois à quinze jours d'intervalle. Toutefois, des études complémentaires portant sur des effectifs plus importants doivent confirmer ces résultats.

Pour en savoir plus

CARLOTTI DN, BENSIGNOR E. La gale sarcoptique du chien : étude rétrospective de 38 cas. Prat. Méd. Chir. An. Comp., 1997, 32, 117-127.

Le fipronil

Il est présenté dans la partie consacrée aux pulicoses. Retenons ici son intérêt dans le cas de gale sarcoptique observé chez de très jeunes animaux : sa très faible toxicité constitue alors un avantage indéniable par rapport aux autres acaricides. Il doit être appliqué de façon répétée en y associant la mère et les congénères, même si ceux-ci ne présentent aucun symptôme.

Pour en savoir plus

BORDEAU W. Traitement d'un cas de gale sarcoptique canine par le fipronil. Prat. Méd. Chir. An. Comp. 1998, 33, 521-526.
CURTIS C. Use of O.25 per cent fipronil spray to treat sarcoptic mange in a litter of five week old puppies. Vet. Rec., 1996, 139, 43-44.

L'amitraze

Il est présenté en détail dans le chapitre consacré à la démodécie *(chapitre 2)*. La seule présentation commercialisée en France est l'Ectodex® avec une AMM chez le chien pour le traitement de la démodécie. L'amitraze n'a pas officiellement d'indication de gale sarcoptique chez le chien.

ASPECT ZOONOSIQUE GALE HUMAINE

La transmission à l'homme du sarcopte du chien est fréquente : tous les stades évolutifs du parasite en surface de la peau sont susceptibles d'assurer la contamination, provoquant un érythème papuleux et prurigineux (« prurigo ») qui régresse spontanément si le chien-source de parasites est traité. Ces lésions apparaissent surtout sur les avant-bras, sur les mains et les mollets. L'animal représente la source principale, le matériel étant peu infectant et pendant un temps très court.

Hormis cette contamination à partir de l'animal, l'homme est sensible à une variété spécifique *Sarcoptes scabiei* variété *hominis,* responsable de la gale humaine caractérisée par :

- une incubation de quinze jours environ, cette durée étant diminuée lors de réinfestation (ramenée de un à trois jours) à cause des phénomènes d'hypersensibilité ;
- un prurit à recrudescence nocturne, localisé initialement aux régions interdigitées, puis s'étendant aux doigts, aux avant-bras, à la région du bassin. Il est associé à de multiples lésions de grattage (coup d'ongles, excoriations) ;
- des « sillons scabieux », trajets noirs sinueux observables sur les mains ;
- des vésicules ou éminences acariennes correspondant à la position cutanée du parasite, ainsi que des chancres, lésions excoriées très prurigineuses.

Cette symptomatologie est modifiée :

- chez le nourrisson (présence de « nodules scabieux » persistants) ;
- chez « les gens propres » chez qui les sillons scabieux sont absents ou invisibles ;
- chez l'immunodéprimé atteint par la « gale norvégienne » ou gale hyperkératosique, caractérisée par une érythrodermie croûteuse généralisée, très contagieuse et très riche en parasites.

Elle est observée chez les malades carencés, souffrant de pathologies chroniques, chez les vieillards alités, les sujets infectés par le VIH et ceux atteints de trisomie 21 (ou mongolisme) : l'insuffisance immunitaire serait à l'origine de la pullulation parasitaire et de l'absence des phénomènes d'hypersensibilité, donc d'une clinique « plus pauvre ».

Pour en savoir plus

ANDERSON RK. Norwegian scabies in a dog: a case report. J. Am. An. Hosp. Assoc., 1981, 17, 101-104.

ARLIAN LG, MORGAN MS, RAPP CM, VYSZENSKI-MOHER DL. Some effects of sarcoptic mange on dogs. J. Parasitol., 1995, 81, 698-702.

ARLIAN LG, MORGAN MS, RAPP CM, VYSZENSKI-MOHER DL. The development of protective immunity in canine scabies. Vet. Parasitol., 1996, 62, 133-142.

BOND R. Diagnosis and treatment of canine scabies. In Practice., 1998, 308-315.

BORNSTEIN S, THEBO P, ZAKRISSON G. Evaluation of an enzyme-linked immunosorbent assay (ELISA) for the serological diagnosis of canine sarcoptic mange. Vet. Dermatol., 1996, 7, 21-28.

BOURDEAU P. Evolution de la dermatologie des carnivores : progrès et problématique. Point vétérinaire, 1993, 25, 507-520.

BURGESS I. *Sarcoptes scabiei* and scabies. Advances in parasitology, 1994, 33, 235-292.

BURTON G. Sarcoptic mange and iatrogenic hyperadrenocorticoidism in a dog undergoing hyposensitisation for atopy based on RAST testing. Aust. Vet. Pract., 1997, 27, 27-33.

CARLOTTI DN. La gale sarcoptique du chien. CES V Dermatologie, 1998/1999.

CARLOTTI DN, BENSIGNOR E. La gale sarcoptique du chien : étude rétrospective de 38 cas. Prat. Méd. Chir. Anim. Comp., 1997, 32, 117-127.

CHOSIDOW O. Scabies and pediculosis. The Lancet, 2000, 355, 819-826.

CHRISTOPHERSEN J. Epidemiology of scabies. Parasitol. Today, 1986, 2, 247-248.

EUZEBY J. Les parasites agents de dermatoses humaines d'origine zoonosique et leur rôle pathogène. étiologie, épidémiologie, caractères cliniques, contrôle. diffusion par les laboratoires Merck Sharp & Dohme-Chibret, 1999, 304.

FOLZ SD. Canine scabies infestation. Comp. Cont. Educ., 1984, 6, 176-180.

GRIFFIN CE. Scabies. in Current veterinary dermatology. The science and art of therapy, Mosby year book, 1993, 85-89.

GROSSHANS E. Gale sarcoptique : épidémiologie, diagnostic, principes du traitement. Rev. Prat. (Paris), 1991, 41, 1958-1960.

MORRIS DO, DUNSTAN RW. A histomorphological study of sarcoptic acariasis in the dog: 19 cases. J. Am. An. Hosp. Assoc., 1996, 32, 119-124.

PATERSON S, PIKE R, BOYDELL P. Norvegian scabies in a dog. Vet. Rec., 1995, 136, 393-394.

STEMMER B L, ARLIAN LG, MORGAN MS, RAPP CM, MOORE PF. Characterization of antigen presenting cells and T-cells in progressing scabietic skin lesions. Vet. Parasitol., 1996, 67, 247-258.

VAN NESTE D JJ. Immunology of scabies. Parasitology today, 1986, 2, 194-196.

Infestation due à Notœdres cati

DÉFINITION

La gale notoèdrique est une maladie contagieuse due au développement et à la multiplication en surface (sans formation de galeries dans la couche cornée de l'épiderme) d'un acarien psorique *Notoedres cati,* agent de la gale notoèdrique féline. Cette gale, propre au chat, est aujourd'hui très rare en Europe. Elle est encore observée dans quelques foyers parmi lesquels des chiens peuvent être infectés.

Toutefois, plus qu'une véritable gale notoèdrique, il convient d'évoquer, chez le chien, une infestation due à *Notoedres cati*. En effet, l'espèce responsable semble inféodée au chat et ne peut pas véritablement s'installer et se multiplier chez le chien. De même que les acariens agents de gales animales peuvent s'égarer chez l'homme sans induire de véritables gales, le notoèdre félin serait simplement responsable de lésions prurigineuses chez l'espèce canine.

Figure 8 - Cycle supposé de *Notœdres cati*.

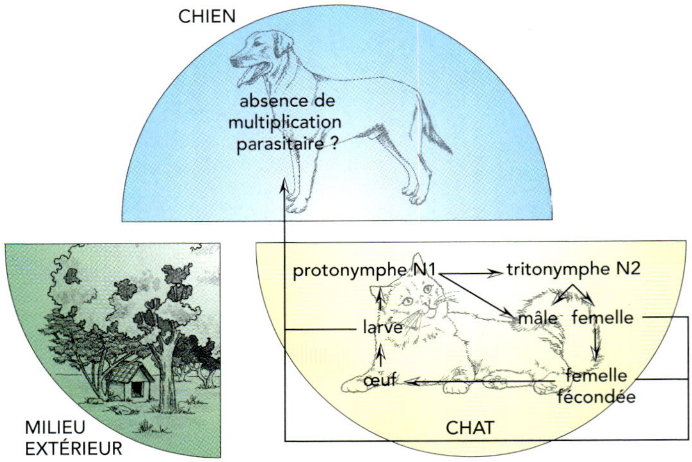

Encadré 2. Caractères morphologiques et biologiques de Notoedres cati

Définition taxinomique simplifiée

Cet arthropode est :
- un acarien (arthropode au corps apparemment non segmenté, adulte octopode),
- de la famille des sarcoptidés :
  - les pattes sont courtes : les antérieures ne dépassent pas le rostre en avant ;
  - les postérieures ne dépassent pas la ligne inférieure du corps en arrière ;
  - le rostre est court et carré.

Morphologie

Adulte

L'adulte est de forme circulaire

- La face dorsale présente des stries concentriques caractéristiques (observables lorsque l'on fait varier la mise au point), ainsi que l'anus rétrodorsal (qui est terminal chez le sarcopte).
- On note :
  - la présence d'épines : 4 paires antérieures, 6 paires postérieures ;
  - et de petites écailles semi-circulaires (en tuile) ;
  - la femelle mesure 220 µm environ ;
  - le mâle 150 µm environ.

Nymphe

- Elle est octopode ;
- dépourvue d'orifice génital.

Larve

La larve est hexapode

Œuf

L'œuf est identique à celui du sarcopte.

Biologie

Habitat

- Tous les stades du parasite sont présents chez l'animal : parasite permanent.
- Les notoèdres, chez le chien, ne se situeraient qu'en surface de l'épiderme.

Nutrition

Les adultes se nourrissent de débris épidermiques, de sérosités dermiques, de grains de kératohyaline. Ils sont donc histophages.

Reproduction (figure 8)

- Parasites permanents, tout le cycle évolutif se déroule chez l'animal.
- Ce parasite évolue habituellement chez le chat, exceptionnellement chez le chien. Le cycle évolutif est a priori identique chez les deux espèces, mais cette extrapolation serait à confirmer. En outre, rien ne permet d'affirmer que la reproduction, donc l'apparition de nouvelles générations de parasites, se produise chez le chien. En raison de la spécificité du notoèdre, la maladie chez le chien pourrait évoluer favorablement et spontanément en quelques semaines.

ÉPIDÉMIOLOGIE

La gale notoèdrique féline est encore observable dans les DOM-TOM, par exemple (due à l'existence de nombreux chats errants?). En revanche, elle semble avoir disparu de la métropole. Aussi, l'infestation est exceptionnelle chez le chien car elle repose sur le contact entre chiens et chats galeux.

LE PARASITE *Notoedres cati*

Les caractéristiques morphologiques et biologiques exposées en détail dans ***l'encadré 2*** sont à la base de conséquences d'ordre clinique et prophylactique.

Conséquences cliniques

- Parasite spécifique du chat et peu résistant dans le milieu extérieur, le notoèdre n'est observé chez le chien qu'à deux conditions: vie en contact avec des chats infestés qui eux-mêmes, ne sont observés qu'en zones de foyer (de plus en plus rares).
- Parasite semble-t-il superficiel chez le chien, le raclage cutané superficiel est suffisant pour le mettre en évidence.

Conséquences prophylactiques

La prévention passe par le traitement des chats galeux.

PATHOGÉNIE ET IMMUNOLOGIE

La pathogénie et l'immunologie ne sont pas connues avec précision. Elles ne sont vraisemblablement pas différentes de celles observées avec le chien atteint de gale sarcoptique. Une différence, toutefois: le notoèdre ne semble pas s'enfoncer dans la couche cornée épidermique pour y creuser des galeries.

CLINIQUE

La clinique est peu connue.

a. La localisation des lésions

La localisation des lésions est proche de celle observée lors de gale notoèdrique féline, selon les cas décrits: encolure et tête, pourtour oculaire et pavillons auriculaires, associée à une hyperkératose importante et à un prurit modéré.

b. Le diagnostic

Le diagnostic est assez difficile: maladie rarissime reposant sur la promiscuité entre chats galeux et chiens, sa confirmation nécessite la mise en évidence du parasite, facilitée par sa position superficielle.

c. Le traitement

Le traitement fait appel aux mêmes acaricides que ceux utilisés lors de gale sarcoptique. La prophylaxie repose sur le traitement des chats galeux sources de parasites.

ASPECT ZOONOSIQUE

La transmission du parasite à l'homme est possible. Toutefois, seul le chat galeux semble être responsable de la contamination par le notoèdre. Comme pour la gale sarcoptique d'origine zoonosique, les lésions disparaissent spontanément chez l'homme une fois la source de parasites traitée. ❒

Pour en savoir plus

KELLY J D. Canine parasitology. Veterinary review, n°17, 1977.SCOTT D W, MILLER W H, GRIFFIN C E. Chap 6. Parasitic skin diseases, in Small animal dermatology, 5th edition, Saunders Company, 1995, pp 392-468.

La cheyletiellose

DÉFINITION

La cheyletiellose est une acariose infectieuse, contagieuse et très spécifique due au développement et à la multiplication en surface de la peau (ou dans les couches les plus superficielles de l'épiderme) d'un acarien *Cheyletiella yasguri*. Elle se caractérise par un squamosis important, surtout dorso-lombaire, associé à du prurit.
La cheyletiellose est un exemple de «pseudogale», maladie prurigineuse due à un acarien non psorique.

ÉPIDÉMIOLOGIE

Cheyletiella yasguri est un parasite quasi spécifique du chien. Deux autres espèces animales sont susceptibles de présenter une cheyletiellose: le chat, parasité par *Cheyletiella blakei* et le lapin infecté par *C. parasitivorax,* sans qu'il ne soit décrit de transmission entre ces trois espèces. Toutefois, ces cheyletielles sont à l'origine de prurigo chez l'homme, d'évolution toujours favorable dans la mesure où le parasite n'y accomplit pas un cycle évolutif complet (hémizoonose).

Cette acariose est essentiellement observée chez le jeune animal (chiot de quelques semaines à quelques mois), non pas parce que le jeune est plus sensible que l'adulte, mais parce que la cheyletiellose est très contagieuse : de ce fait, elle sévit particulièrement en chenil. La cheyletiellose est souvent diagnostiquée chez le chien lors des premières visites effectuées pour les vaccinations. Elle semble plus fréquemment observée chez les sujets de race à poil long (yorkshire, cocker, bichon...).

La transmission est assurée par le contact entre chiens infestés et chiens sains. Toutefois, le milieu extérieur, souillé d'adultes et d'œufs, peut constituer pendant quelques semaines une source de parasites.

LE PARASITE *Cheyletiella yasguri*

Les caractéristiques morphologiques et biologiques exposées dans ***l'encadré 3*** sont à la base de conséquences d'ordre clinique et thérapeutique.

Conséquences cliniques

- Parasite superficiel, difficilement visible à l'œil nu, sa mise en évidence nécessite soit la méthode de la cellophane adhésive (scotch-test), soit le brossage de l'animal sur une alaise blanche, ou *a fortiori* le raclage cutané.
- L'observation d'un seul des stades évolutifs de la cheyletielle a valeur diagnostique.

Conséquences thérapeutiques

- Parasite permanent assez spécifique, seul le chien est impliqué comme source animée de parasites. La prophylaxie concerne essentiellement les congénères.
- Dans certains locaux favorables, la persistance des cheyletielles est possible, d'où la nécessité, dans des chenils par exemple, de procéder à un nettoyage acaricide.

PATHOGÉNIE ET IMMUNOLOGIE

L'action pathogène essentielle des cheyletielles est traumatique : déplacement en surface de l'épiderme, piqûre pour se nourrir. Elle est également antigénique en raison de la « salive » utilisée par ces parasites lors de la digestion externe : cette salive induirait des phénomènes d'hypersensibilité responsables de l'inflammation et du prurit, lui-même indirectement à l'origine de la chute des poils. En effet, aucune relation de proportionnalité entre la densité parasitaire et la gravité des symptômes n'est notée.

Selon la nature et l'intensité de ces phénomènes d'hypersensibilité, l'infestation aboutit à une relative résistance observée chez les adultes, en particulier, ou à des individus porteurs asymptomatiques.

ÉTUDE CLINIQUE

a. Incubation

Elle n'est pas connue avec précision.

b. Symptômes

Les symptômes sont assez caractéristiques. Deux formes peuvent être observées selon le statut de l'animal :

- **une forme décrite chez le chien adulte,** caractérisée par un squamosis modéré en région dorsale, un prurit très faible, voire absent, sans altération du revêtement cutané ou de l'état général : ces sujets apparemment sains contribuent à l'entretien du foyer et à la contamination des jeunes animaux. Ces chiens, particulièrement bien entretenus et nourris, peuvent être des porteurs sains : forme asymptomatique ;
- **une forme classique chez le jeune et le chiot** caractérisée par :
  - un prurit constant, parfois violent, intéressant la ligne supérieure du corps et la tête. Il ne rétrocède pas à l'utilisation d'anti-inflammatoires et d'antihistaminiques. Il est facilement observé lors de sollicitation manuelle ou mécanique de la région lombaire ou de la zone de Henry (réflexe auditopodal positif). Ce prurit est moins violent que celui observé lors de la gale sarcoptique ;
  - un squamosis important en région dorso-lombaire ***(photo 8),*** pouvant remonter jusqu'à l'encolure, parfois sur la tête, constitué de grandes squames disséminées dans le pelage ou restant collées à l'épiderme par du sébum. Les auteurs anglophones parlent de «walking dandruffs» pour désigner ces squames et débris épidermiques bousculés par les cheyletielles en mouvement ;
  - une alopécie souvent modérée, conséquence du prurit, qui peut s'installer progressivement en région dorso-lombaire ;
  - une peau érythémateuse rapidement séborrhéique au cours du développement de la maladie.

c. Lésions

Les lésions affectent uniquement la peau : hyperkératose parakératosique, infiltration du derme superficiel et périvasculaire par des polynucléaires éosinophiles.

d. Évolution

L'évolution de la maladie est toujours favorable : la généralisation est exceptionnelle, l'état général reste bon, une immunité relative s'installe aboutissant à une raréfaction parasitaire et à un état asymptomatique chez l'adulte. Les complications septiques sont exceptionnelles.

e. Diagnostic

Il est relativement aisé.

Diagnostic clinique

Le diagnostic clinique est fondé sur :

- **des éléments épidémiologiques** : il s'agit le plus souvent d'un sujet jeune, d'une race à poil long, provenant d'un élevage ou ayant fait un séjour récent en chenil, contaminant de façon quasi systématique ses congénères et son propriétaire qui présente un prurigo dans les zones de contact avec l'animal (mains, avant-bras, mollets) ;
- **des symptômes** : l'animal présente un squamosis dorso-lombaire important associé à du prurit.

Diagnostic différentiel

Le diagnostic différentiel est à faire avec :

- les autres maladies parasitaires prurigineuses intéressant la ligne supérieure du corps : la pulicose et sa complication allergisante, les phtirioses, la

Encadré 3. Caractères morphologiques et biologiques de Cheyletiella yasguri

Définition taxinomique simplifiée

Cet arthropode est :

- un ACARIEN (arthropode au corps apparemment non segmenté) ;
- de la famille des CHEYLÉTIDÉS définie par :
  - des chélicères courtes et styliformes ;
  - des palpes bien développées munies d'un crochet puissant.

Morphologie *(photo 9)*

Adulte

- de forme ovalaire ;
- de 260-320 µm de longueur (mâle) ;
- de 390-450 µm (femelle) pour une largeur de 200 µm ;
- avec des stigmates en forme de M sur le rostre ;
- il porte sur la face dorsale un bouclier chez la femelle, deux chez le mâle ;
- un sillon sépare les quatre paires de pattes en deux groupes ;
- la patte I porte en son quatrième article (= genou) un organe sensoriel particulier, appelé solénidion en forme de cœur.

Deux stades nymphaux de la taille du mâle

- Protonymphe : corps couvert de soies ;
- Tritonymphe : en plus du corps, pattes couvertes de soies.

Larve

Hexapode de 150 µm de longueur

Œuf

Elliptique, blanc, de 150-200 µm pour le grand axe sur 80 µm pour le petit axe.

Biologie

Habitat

- Ce parasite est spécifique et quasi permanent du chien, visible en région dorso-lombaire, généralement fixé au poil grâce à ses pédipalpes terminées par un crochet. Les adultes piquent l'épiderme que, selon certains auteurs, les femelles auraient la faculté de percer pour y creuser des poches.
- Toutefois, on ne peut formellement exclure la possibilité pour le parasite de persister dans le milieu extérieur *(cf. nutrition).*

Nutrition

- Ce parasite se nourrit aux dépens de débris cutanés (squames) et pourrait, selon certains auteurs, piquer la peau pour absorber un mélange de lymphe et de sang. Les chélicères auraient la faculté de s'enfoncer dans le tégument, favorisant l'injection de « salive » qui assurerait une digestion externe.
- Les cheyletielles ont également la possibilité de se nourrir dans le milieu extérieur aux dépens d'autres acariens (d'où le nom de l'espèce parasite du lapin : parasitivorax). Aussi pourraient-ils y survivre en moyenne deux semaines, durée nettement supérieure dans des conditions d'humidité et de température favorables. Cette persistance expliquerait les difficultés à éradiquer le parasite dans un élevage ou dans un chenil.

Reproduction (figure 9)

Le cycle complet se déroule sur l'hôte (œuf, larve, deux stades nymphaux, puis adulte) en 18 à 20 jours environ : parasite permanent.

- Dans le milieu extérieur, pourraient survivre des adultes, capables de se nourrir (au détriment d'autres acariens), mais sans s'y reproduire de façon sexuée. Sans animal-hôte, le parasite meurt en quelques jours à deux semaines.

Figure 9 - Cycle évolutif de *Cheyletiella yasguri*.

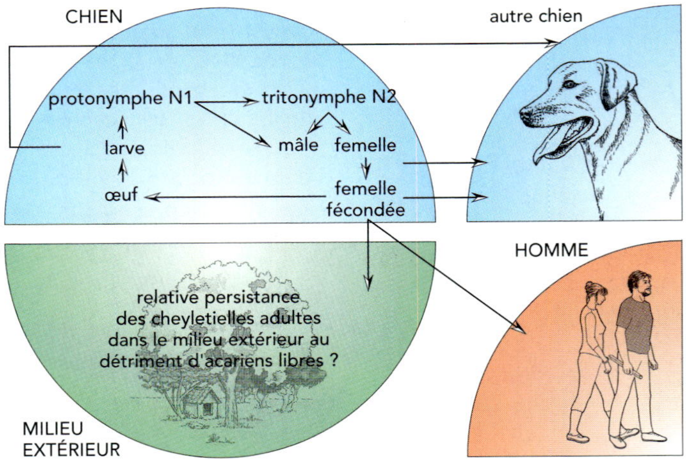

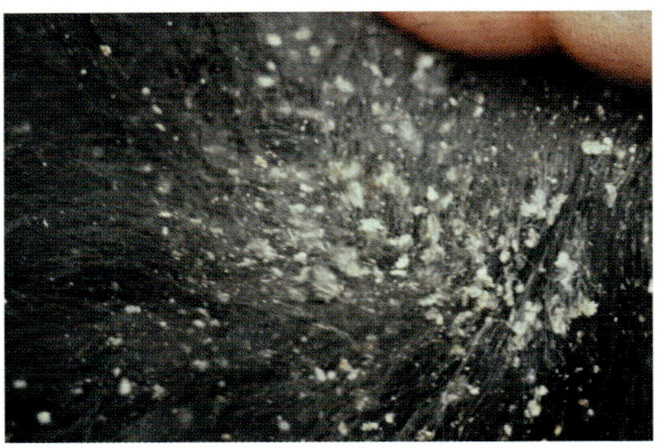

8. Cheyletiellose : *squamosis abondant en région dorso-lombaire d'un jeune caniche.*

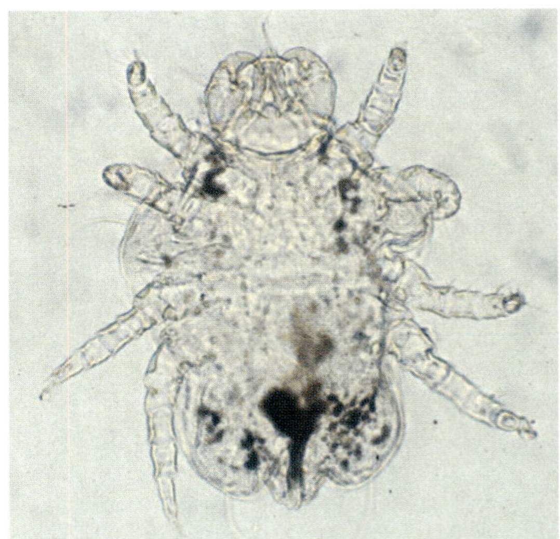

9. Cheyletiella yasguri *(Gx100) : acarien dont le corps est divisé en deux par un sillon transversal, pédipalpes terminées par de forts crochets.*

thrombiculose, en sachant que ces diverses entités peuvent être associées à la cheyletiellose ;

- les autres causes de prurit : les phénomènes d'hypersensibilité en général comme l'atopie, l'utilisation abusive de shampooings ou de produits de toilettage irritants ou non destinés au chien ;

- les autres causes d'un syndrome kératoséborrhéique : la séborrhée idiopathique de certaines races, le syndrome juvénile de la gale sarcoptique (ligne inférieure et tronc), la démodécie compliquée.

Mise en évidence

Le diagnostic sera confirmé par la mise en évidence du parasite :

- par l'observation à la loupe (voire à l'œil nu) de ces « walking dandruffs » qu'il suffit de saisir avec une pince, puis d'examiner au microscope : toutefois, la méthode très facile n'est pas totalement fiable ;

- par le brossage de l'animal couché sur une feuille de papier blanc permettant de récolter les squames et les débris épidermiques qui sont observés ensuite à la loupe ;

- par le raclage cutané *(cf. technique développée à propos de la gale sarcoptique)* : la méthode est identique et concerne la région dorso-lombaire de l'animal ;

- par la technique du ruban adhésif (« scotch ») cutané *(encadré ci-après)*.

Pour notre part, nous préférons avoir recours au raclage cutané classique : cette méthode nous semble plus sensible que celle du scotch-test.

f. Pronostic

Il est toujours bon.

MÉTHODES DE LUTTE

a. Traitement

Traitement spécifique

Un traitement spécifique doit être entrepris à l'aide d'acaricides ou d'insecticides ***(tableau 8).*** En effet, la plupart d'entre eux, quelle que soit la présentation (poudre, solution, shampooing...) sont efficaces, à la condition de traiter tous les congénères et de renouveler l'application du produit (toutes les semaines durant au moins trois semaines ou moins, si le produit est très rémanent).

Aucun produit n'a officiellement d'indication cheyletiellose chez les carnivores domestiques. Aussi, le choix du produit sera fondé sur le nombre de sujets à traiter, la taille, le poids et la docilité des animaux. Tous les acaricides sont efficaces contre ce parasite : les difficultés proviennent le plus souvent de la persistance de la cheyletielle chez quelques individus porteurs sains ou présentant peu de lésions. En général, il est préférable de recourir à des topiques acaricides appliqués de façon renouvelée plutôt qu'à des produits systémiques.

Traitement symptomatique

À ce traitement spécifique peut être associé un traitement symptomatique : shampooing antiséborrhéique, voire tonte de la région en vue de supprimer les œufs qui échappent à l'action des acaricides. Bien que les éléments parasites soient rares dans le milieu extérieur et peu résistants, il est utile de nettoyer (et/ou de traiter) le panier, la couverture, les housses de sièges de voiture afin d'éviter une réinfestation.

b. Chenils

Dans les chenils, il est conseillé de traiter tous les animaux, y compris les chiens apparemment sains,

Technique du ruban adhésif

Cette technique est simple, facile à exécuter dans le cadre de la consultation. Elle permet d'obtenir un résultat confirmé rapidement.
- Elle repose sur la mise en évidence d'au moins une cheyletielle, quel que soit le stade, y compris l'œuf.
- Elle suppose le choix judicieux de la zone anatomique à examiner : la région dorso-lombaire.
- Elle nécessite le même matériel que celui exigé par le raclage cutané.
- Elle consiste en plusieurs étapes :
  - couper les poils de la zone suspecte ;
  - appliquer sur la peau un fragment de papier adhésif transparent (type scotch) ;
  - coller ce papier adhésif sur une lame porte-objet et examiner au microscope.

L'observation d'une cheyletielle (ou d'un œuf collé au poil sur une de ses extrémités, de 150-200 μm de longueur, donc beaucoup plus petit qu'une lente) suffit à confirmer le diagnostic.

Tableau 8 - Liste non exhaustive de produits efficaces contre *Cheyletiella yasguri*.

produit	conditions d'utilisation	inconvénients
organochloré : lindane Acarexane®, Lindacanin®, Vetacar®A, Veticide®	de 0,25 à 0,5 p. mille 1/semaine x 4	polluant et toxique, nécessité de tonte, manipulations répétées
organophosphoré : dimpylate Diazadip®, Dimpygal®	1 p. mille 1/semaine x 4	toxique nécessité de tonte, manipulations répétées
fipronil : Frontline® *spot-on*	2 fois à un mois d'intervalle	-
amitraze : Ectodex®	de 0,25 à 0,5 p. mille 1/semaine x 4	peut être toxique (cf. la démodécie)
ivermectine : Ivomec formes orales Ivomec® bovin ou ovin injectable, Ivomec® *pour-on* bovin	- 200 à 300 μg/kg, p. o plusieurs fois à 8 j d'intervalle - 400 μg/kg SC, plusieurs fois à 15 j - pour on, 2 fois à 15 j, à 500 μg/kg	pas d'AMM, toxicité chez certaines races et certains individus
autres endectocides ?		

et d'utiliser de l'eau crésylée à 5 p. cent dans le milieu extérieur, deux fois à dix jours d'intervalle. Un vide sanitaire d'au moins une dizaine de jours, associé à l'utilisation renouvelée d'acaricides (eau crésylée à 5 p. cent) donne satisfaction.

ASPECT ZOONOSIQUE

La contamination de l'homme à partir d'un chien porteur de cheyletielles (animal présentant des troubles ou non):

- est fréquente: Marchand cite que la contamination humaine a lieu dans 48 p. cent des cas avec le chien, alors qu'elle est plus fréquente avec le chat;
- affecte de façon majoritaire les femmes et les enfants;
- n'est pas systématique: certains individus, pour des raisons inconnues, vivant avec des animaux atteints, ne présentent aucune lésion cutanée;
- est à l'origine d'un prurigo: papules prurigineuses évoluant vers l'apparition de pustules qui se déchirent, siégeant dans les zones de contact de l'homme avec le chien responsable: mains, avant-bras, mollets. Ce prurigo est tout à fait superposable à celui observé dans le cas de la gale sarcoptique;
- évolue toujours favorablement à condition qu'aucune réinfestation n'ait lieu, puisque le parasite spécifique ne peut accomplir son cycle évolutif complet chez l'homme.

Pour en savoir plus

BOURDEAU P. Les cheyletielloses des carnivores domestiques. Rec. Méd. Vét., 1988, 164, 979-989.

BOURDEAU P. Pseudogales et acarioses assimilées. CES V Dermatologie, 1998/1999.

BOURDEAU P, LECANU JM. Traitement de la cheyletiellose à Cheyletiella yasguri et de l'otacariose à Otodectes cynotis chez le chien par le fipronil. 13es journées annuelles du GEDAC, Lille, 27-29 mars 1998.

CHADWICK AJ. Use of a 0.25 per cent fipronil pump spray formulation to treat canine cheyletiellosis. JSAP, 1997, 38, 261-262.

CHAUVE C. Utilisation de l'ivermectine (hors AMM) chez les carnivores domestiques. Congrès régional CNVSPA Sud-Est, Camargue, 9-11 sept. 1994.

EUZEBY J. Les parasites agents de dermatoses humaines d'origine zoonosique et leur rôle pathogène. Étiologie, épidémiologie, caractères cliniques, contrôle. Diffusion par les laboratoires Merck Sharp & Dohme -Chibret, 1999, 304.

MARCHAND A. Les cheyletielloses des carnivores domestiques et leur transmission à l'homme. Animal de compagnie, 1970, 14, 553-558.

PARADIS M. Ivermectin in small animal dermatology. Part II. Extralabel applications. Comp. Cont. Educ., 1998, 20, 459-469.

SCHMEITZEL L P. Cheyletiellosis and scabies. Vet Clinics of North America, 1988, 18, 1069-1076.

La t(h)rombiculose

DÉFINITION

La thrombiculose est une acariose non infectieuse due à l'action pathogène des larves de *Thrombicula*. Elle est caractérisée par un prurit violent. Le stade adulte de cet acarien est libre dans le milieu extérieur. La thrombiculose s'écrit aussi trombiculose. On parle parfois de trombidiose ou « d'érythème automnal » (l'écriture thrombiculose est issue du mot *thrombus,* par analogie avec le caractère rouge, gorgé de sang, du parasite lorsqu'il est observé à l'état frais, mais l'écriture trombiculose est dorénavant acceptée).

En Europe, seule l'espèce *Thrombicula autumnalis* (synonyme: *Neotrombicula*) est observée chez les carnivores, alors que la famille des Thrombiculidés regroupe plusieurs centaines d'espèces.

ÉPIDÉMIOLOGIE

Les larves de *Thrombicula* sont des parasites ubiquistes, observés chez de très nombreuses espèces animales (mammifères, reptiles, oiseaux), tant sauvages que domestiques, ainsi que chez l'homme. Les *Thrombicula* adultes sont inféodés à des biotopes très précis et bien définis, et la thrombiculose sévit sous forme de foyers extrêmement délimités: jardins, prés, pelouses, haies... Ainsi, de même qu'avec les tiques dures, un jardin ou une propriété sera infestée, un autre pourtant limitrophe sera épargné. On parle de répartition en mosaïque. Une zone infestée constitue un petit foyer stable, dans lequel les conditions climatiques, la flore, l'ensoleillement et la présence d'hôtes nourriciers contribuent à l'entretien et à la multiplication des acariens.

Aucune prédisposition particulière n'est notée au sein de l'espèce canine: tout chien, quels que soient son âge, son sexe et sa race, vivant ou traversant une zone infestée, peut être parasité.

L'activité des larves est saisonnière: la thrombiculose sévit avec une particulière fréquence au cours de la seconde moitié de l'été et durant l'automne, les adultes s'étant reproduits au cœur de l'été. Toutefois, il n'est pas rare d'observer des cas de thrombiculose en plein hiver, si les conditions climatiques sont clémentes.

Ces deux caractères (répartition et saison) font que la thrombiculose est observée chez des animaux vivant en certaines zones (que le praticien finit par identifier au moins approximativement au sein de sa clientèle), et à certaines moments de l'année (vagues successives de cas observés en consultation). La thrombiculose n'est pas contagieuse, même si, en quelques jours, apparaissent, dans un biotope donné, de nombreux individus parasités : la transmission entre hôtes nourriciers n'existe pas, puisque la larve gorgée quitte son hôte lors du stade nymphal. En fait, il s'agit de plusieurs individus contaminés à partir d'une source commune.

Figure 10 - Cycle évolutif de *Thrombicula autumnalis*.

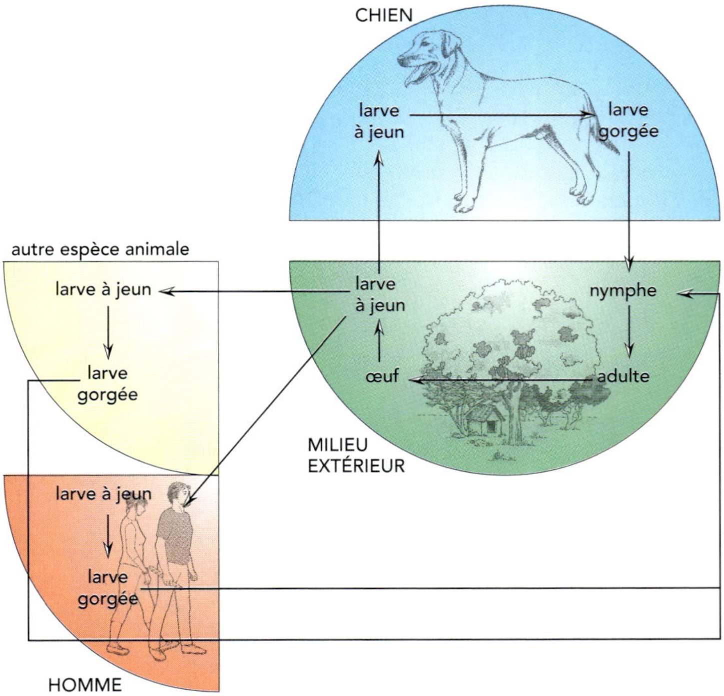

Encadré 4. Caractères morphologiques et biologiques de Thrombicula autumnalis ***(figure 10)***

Définition taxinomique simplifiée

Cet arthropode est :

- un acarien (arthropode au corps apparemment non segmenté),
- de la famille des thrombiculidés définie par :
  - un corps généralement de grandes dimensions ;
  - présentant une constriction transversale ;
  - velu et coloré en orange ou rouge ;
- fréquemment appelé « vendangeur », « aoûtat », « rouget », « lepte d'automne » ;
- pour lequel l'adulte et la nymphe sont libres dans le milieu extérieur.

Morphologie *(photo 11)*

Seule la larve est parasite :

- de 250 µm à jeun, jusqu'à 750 µm quand elle est gorgée (donc visible à l'œil nu) ;
- hexapode ;
- de couleur orangée due à la présence de pigments ;
- elle est munie d'un rostre :
  - à 2 pédipalpes se terminant en pince (cinq articles) ;
  - et à 2 chélicères en serpette.
- le corps est couvert de soies :
  - disposées en rangées transversales ;
  - abondantes et plumeuses.

Biologie

Habitat

- L'adulte et la nymphe sont libres.
- Seule la larve est parasite temporaire du derme. Elle affecte fréquemment les zones à peau fine :
  - les pavillons auriculaires, en particulier le dédoublement de l'oreillon ;
  - les régions interdigitées ;
  - les babines et les paupières ;
  - la zone périnéale.

La larve reste en surface de la peau, reliée au rostre par un siphon, le corps s'écartant plus ou moins obliquement de la surface de l'épiderme au fur et à mesure du gorgement. A l'instar de la tique, la larve se gorge puis quitte son hôte nourricier.

Nutrition

- La larve est histophage. Elle secrète une substance d'origine salivaire constituant un siphon à même d'absorber le résultat d'une digestion externe des tissus de l'hôte. Le repas dure de 24 à 72 heures en moyenne (parfois davantage : 8 jours !).
- Aucune préférence trophique ne peut être signalée : de nombreuses espèces de mammifères domestiques et sauvages, de reptiles et d'oiseaux, ainsi que l'espèce humaine peuvent être parasitées.

Reproduction

La reproduction a lieu exclusivement dans le milieu extérieur. Une génération de larves apparaît par an, en général dans la seconde moitié de l'été.

LE PARASITE

Thrombicula (Neothrombicula) autumnalis

Les caractéristiques morphologiques et biologiques exposées dans ***l'encadré 4*** sont à la base de conséquences d'ordre clinique et thérapeutique.

Conséquences cliniques

- La thrombiculose est une infestation saisonnière et localisée.
- La mise en évidence des parasites est fondée sur la récolte des parasites à la pince, puis sur l'observation à la loupe ou au faible objectif du microscope (stade hexapode visible à l'œil nu lorsqu'il est gorgé, de couleur vive).

Conséquences thérapeutiques

La prophylaxie est fondée sur une intervention dans le milieu extérieur, puisque le parasite est intermittent et non spécifique.

PATHOGÉNIE ET IMMUNOLOGIE

Le pouvoir pathogène de ces acariens repose sur :

- **une action traumatique** entraînant la formation d'une plaie cutanée à partir de laquelle, grâce à l'histosiphon, la larve se nourrit ;
- **une action antigénique** : les phénomènes d'hypersensibilité sont fortement suspectés dans la mesure où les manifestations de prurit sont très variables d'un sujet à l'autre. Ils reposent sur l'inoculation de la « salive » (à propriété antigénique) lors du gorgement.

ÉTUDE CLINIQUE

a. Incubation

L'incubation est parfois très courte, de l'ordre de quelques heures mais, en général, assez variable, du fait de l'existence de phénomènes d'hypersensibilité (incubation plus courte lors de la réinfestation).

b. Symptômes

Les symptômes consistent en :

- un prurit soudain et violent : grattages et mordillements continuels et intenses intéressant la face (babines, paupières), les pavillons auriculaires, les régions interdigitées et la ligne inférieure du corps. Parfois, le prurit est très discret ;
- l'apparition des lésions de grattage (croûtes et alopécie) et des ulcères.

c. Lésions

Les lésions microscopiques consistent en une dermite périvasculaire à caractère éosinophilique.

d. Évolution

L'évolution est toujours bénigne : une fois gorgée, la larve quitte son hôte et se transforme en nymphe. La persistance de l'infestation (maintien de l'animal dans un biotope fortement infesté) et l'absence de traitement peuvent entraîner des complications septiques.

e. Diagnostic

Le diagnostic est en général aisé :

- Le diagnostic clinique repose sur :
  - **des éléments épidémiologiques** : Il s'agit le plus souvent d'un animal d'extérieur, de chasse, ou simplement ayant accès à un jardin..., vivant dans un biotope infesté, examiné en fin d'été et en automne ;
  - **des symptômes :** le prurit parfois violent est d'apparition brutale (quelques heures après un week-end à la campagne, une promenade ou une chasse), associé à des ulcères dans les régions à peau fine. Il n'est pas rare d'observer un tableau similaire chez le propriétaire.
- le diagnostic différentiel doit évoquer d'autres maladies prurigineuses :
  - **la gale sarcoptique** (topographie lésionnelle proche, contagion, contamination du proprié-

taire), mais le prurit est plus violent et l'extension de règle ;

- **la cheyletiellose** (prurit moins violent, topographie lésionnelle dorso-lombaire, contamination du propriétaire) ;
- **l'atopie** (localisation faciale et podale, exacerbation des symptômes au cours de l'été), mais sans contagion.

- Le diagnostic peut être confirmé par l'observation des éléments parasites : organismes hexapodes, très velus, visibles à l'œil nu quand ils sont gorgés, de couleur vive (rouge, orange). Aussi peuvent-ils être prélevés à la pince, puis observés au microscope, *a fortiori* après un raclage cutané classique (cf. technique développée à propos de la gale sarcoptique).

f. Pronostic

Le pronostic est généralement bon, la guérison spontanée obtenue en quelques jours, sauf lors de réinfestation ou de complications septiques des plaies.

MÉTHODES DE LUTTE

a. Traitement

Le traitement implique avant tout de retirer si possible l'animal du biotope infesté. Si nécessaire, on peut recourir à :

- **un traitement acaricide classique** : à la fois pour tuer les larves parasites et pour éviter une réinfestation. Le lindane et l'amitraze dilués, traitement commun aux autres acarioses (cf. gale) sous forme de lotions, sont efficaces. De nombreux insecticides (pyréthroïdes, fipronil, ...) le sont également (deux applications à quatre-cinq jours d'intervalle). Les acaricides systémiques semblent peu intéressants, leur mode d'action nécessitant une ingestion par le parasite, donc un repas de sang.

- **un traitement symptomatique éventuel** : antiseptique, cicatrisant.

b. Prophylaxie

La prophylaxie est illusoire en raison du caractère libre des stades nymphal et adulte et de l'ubiquité du stade larvaire parasite. Seule l'interdiction de la zone infestée peut constituer une mesure de protection.

ASPECT ZOONOSIQUE

La thrombiculose existe chez l'homme. Toutefois, il ne s'agit pas d'une véritable zoonose, puisque le stade parasite va continuer son évolution dans le milieu extérieur : aucune transmission possible de l'agent pathogène d'un sujet à un autre, d'un animal parasité à un autre ou à l'homme. Cependant, à l'instar du chien, l'homme, évoluant dans un biotope infesté, pourra être parasité par des *Thrombicula* **(photo 10)** : il y a apparente contagion, et la thrombiculose est un exemple de pseudozoonose due à l'existence d'une source commune de parasites, le milieu extérieur.
La larve est à l'origine, à partir de son point de fixation, d'un érythème plutôt circulaire, affectant les membres inférieurs, associé à un prurit parfois violent.

Pour en savoir plus

BOURDEAU P. Pseudogales et acarioses assimilées. CES V Dermatologie, 1998/1999.
SMAL D. La trombiculose des carnivores. Action vétérinaire, n°1256, pp12-15.

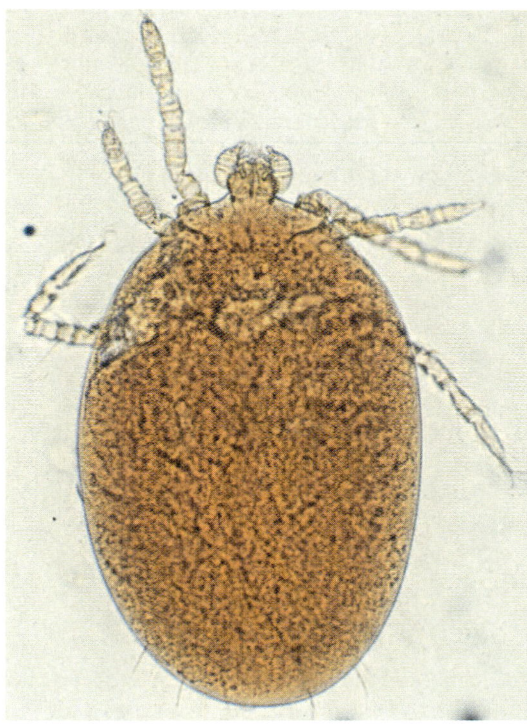

10. Thrombicula sp *: larve gorgée : rostre court, présence de 3 paires de pattes (Gx100).*

L'infestation à Dermanyssus gallinæ

DÉFINITION

Cette infestation désigne l'ensemble des phénomènes pathologiques déclenchés par la piqûre et l'action pathogène d'un acarien appartenant au genre *Dermanyssus*. Le parasite ne se multipliant pas chez le chien, on peut employer le terme d'infestation à dermanysse. Celle-ci n'est pas fréquente. En effet, cet acarien parasite préférentiellement les oiseaux, accessoirement les mammifères dont le chien, et parfois l'homme.

ÉPIDÉMIOLOGIE

Ce parasite est assez fréquemment observé dans les poulaillers traditionnels, beaucoup plus rarement dans les élevages industriels de galliformes, sauf depuis quelques années où l'on constate une multiplication inquiétante de cet acarien devenu résistant à de nombreuses molécules.

L'acariose correspondante est surtout observée chez les chiens de ferme, de chasse…, susceptibles d'entrer en contact avec ces animaux parasités ou de s'approcher de tels biotopes (poulaillers, volières, abris divers susceptibles d'héberger des oiseaux ou des nids : granges, greniers…). L'acariose sévit donc sous forme de petits foyers endémiques au sein desquels peuvent être observés des cas sporadiques chez le chien.

LE PARASITE *Dermanyssus gallinæ*

Les caractéristiques morphologiques et biologiques exposées en détail dans ***l'encadré 5*** sont à la base de conséquences d'ordre clinique et thérapeutique.

Conséquences cliniques

Parasite rare chez le chien, visible à l'œil nu mais à mœurs nocturnes, son observation est difficile.

Conséquences thérapeutiques

La prophylaxie repose sur l'assainissement des poulaillers et volières et sur le traitement des éventuels animaux.

Encadré 5. Caractères morphologiques et biologiques de Dermanyssus gallinæ

Définition taxinomique simplifiée

Cet arthropode est :

- un ACARIEN (arthropode au corps apparemment non segmenté),
- de la famille des DERMANYSSIDÉS définie par :
  - des pattes longues ;
  - terminées par une ventouse et deux griffes.
- fréquemment appelé « pou rouge » ou « faux pou » des volailles, caractérisé par :
  - une plaque anale chez la femelle, en forme de trapèze ;
  - abritant l'anus dans sa moitié postérieure.

Morphologie

Habituellement, seuls les adultes sont observés chez le chien :

- de 600-700 µm de longueur (donc visible à l'œil nu) ;
- rouge à l'état frais ;
- le corps est piriforme, à l'extrémité postérieure plus large que l'antérieure ;
- présentant une plaque dorsale trapézoïdale avec un anus postérieur ;
- et un écusson anal ventral triangulaire.

Biologie

Habitat

- **Les adultes sont des parasites habituels** des volailles, occasionnellement des mammifères dont le chien et le cheval. Ils peuvent être observés également chez l'homme ;
- **parasites à activité nocturne,** ils sont cachés durant la journée dans les poulaillers et volières, à l'abri de la lumière : cas de parasitisme intermittent.

Nutrition

Les adultes femelles et les nymphes sont hématophages, les adultes mâles, eux, le sont très peu, les larves ne se nourrissent pas ; les adultes ont la possibilité de résister au jeûne dans le milieu extérieur pendant plusieurs mois.

Reproduction

La reproduction a lieu dans le milieu extérieur. La durée totale du cycle en laboratoire (conditions optimales de 20°C. est de treize jours ***(figure 11)***.

Figure 11 - Cycle évolutif de *Dermanyssus gallinœ*

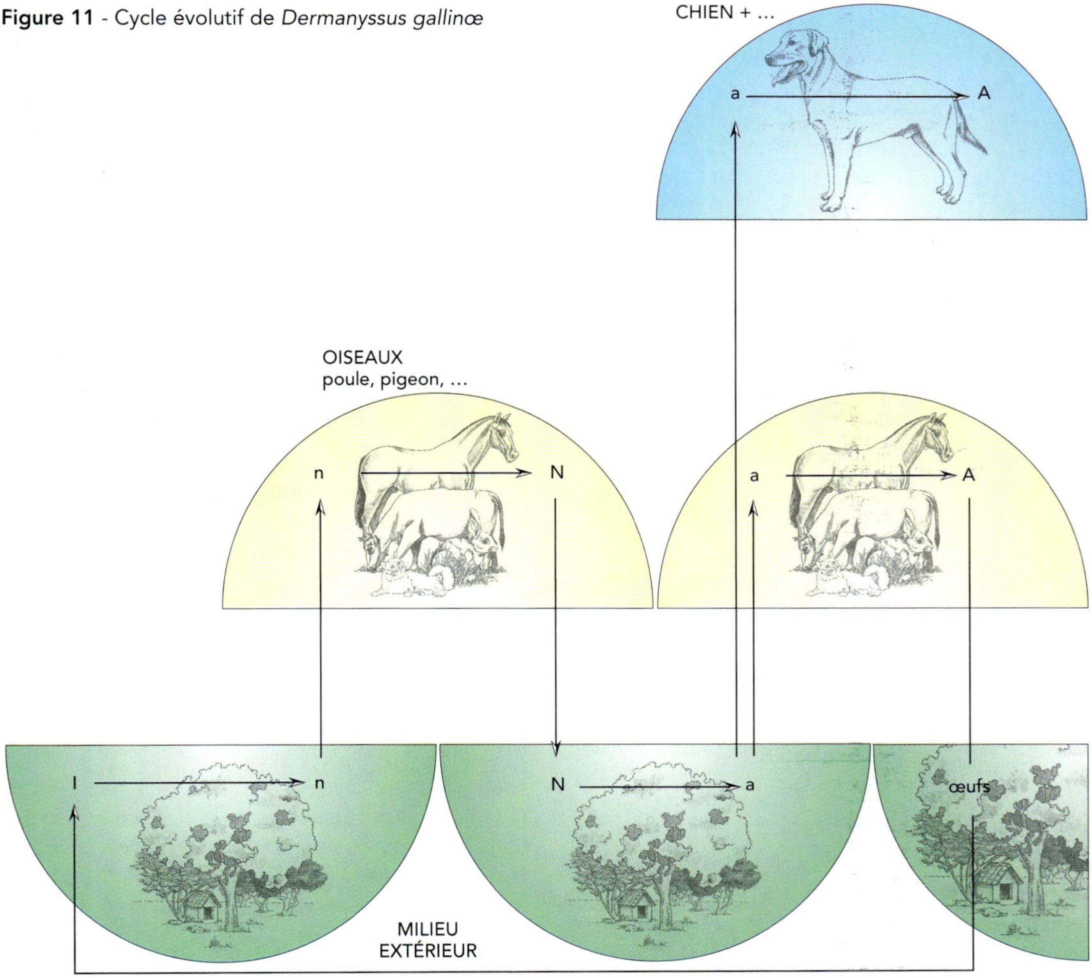

l : larve non gorgée, L : larve gorgée
idem avec n et N : nymphe ; a et A : adulte.

PATHOGÉNIE ET IMMUNOLOGIE

L'action pathogène, essentiellement traumatique (nécessité de la piqûre pour effectuer un repas de sang), peut être associée à des phénomènes d'hypersensibilité.

ÉTUDE CLINIQUE

a. Incubation

L'incubation n'est pas connue chez le chien.

b. Symptômes

Les symptômes sont :

- un prurit assez violent, à l'origine de plaies de grattage ;
- un érythème, des papules et une alopécie. Les complications de séborrhée et de pyodermite ne sont pas rares (adénomégalies satellites) ;
- ces symptômes concernent l'ensemble du corps : régions en contact avec le sol et la ligne supérieure du corps.

c. Lésions

Les lésions microscopiques consistent en une dermite périvasculaire associée à un infiltrat éosinophilique.

d. Évolution

L'évolution est généralement favorable, sauf si l'animal n'est pas soustrait aux sources de parasites: complications septiques (pyodermites, lymphangites), dégradation de l'état général chez des jeunes animaux massivement parasités (abattement, amaigrissement, anémie).

e. Diagnostic

Le diagnostic est difficile: cette affection est rare et le parasite difficilement observable:

Diagnostic clinique

Le diagnostic clinique est fondé sur:
- **des éléments épidémiologiques**: chien d'extérieur ayant accès ou vivant à proximité de poulaillers; plus rarement, chien d'appartement où est installée une volière abritant des oiseaux parasités;
- **des symptômes**: dermite papuleuse et prurigineuse.

Diagnostic différentiel

Le diagnostic différentiel est à faire avec toutes les dermites prurigineuses: gale sarcoptique, cheyletiellose, thrombiculose, pulicose et phtirioses, dermites allergiques...

Diagnostic de confirmation

le diagnostic de confirmation est fondé sur l'observation du parasite, bien visible à l'œil nu. Toutefois, celle-ci n'est pas aisée: les parasites ne sont pas toujours très nombreux et sont présents sur l'animal durant la nuit; le jour, ils se réfugient dans les anfractuosités des murs et du sol.

Pronostic

Le pronostic est toujours bon.

MÉTHODES DE LUTTE

a. Traitement

Le traitement repose sur:

- **le retrait de l'animal du biotope infesté** ou l'assainissement du poulailler parasité;
- **l'utilisation d'acaricide** (lindane, amitraze) aux concentrations acaricides habituelles *(cf. gale sarcoptique)*. Le renouvellement des applications n'est pas nécessaire si l'on tarit la source de parasites. Chez les oiseaux, l'ivermectine semble efficace;
- **l'utilisation de topiques antiseptiques** et d'une antibiothérapie dans le cas des complications septiques.

b. La prophylaxie

consiste en un traitement acaricide des poulaillers, des volières, et des animaux qu'ils abritent.

ASPECT ZOONOSIQUE

L'acariose dermanyssique est observée fréquemment chez l'homme, en particulier chez les sujets travaillant dans des locaux abritant des oiseaux (ou des rongeurs) ou ayant accès à des poulaillers, à des volières, des locaux abandonnés où nichent des pigeons aussi. Il ne s'agit pas d'une zoonose à transmission directe d'un individu à un autre, mais d'une infestation par séjour dans un local contaminé (pseudozoonose à partir d'une même source de parasites, comme pour la thrombiculose).

Chez l'homme, elle se manifeste par une dermite papuleuse et prurigineuse, eczématiforme, siégeant dans les zones de contact avec le milieu extérieur: mains, avant-bras, mollets. ❐

Pour en savoir plus

BOURDEAU P. Pseudogales et acarioses assimilées. CES V Dermatologie, 1998/1999.
DECLERQ J, NACHTEGAELE L. Dermanyssus gallinæ infestation in a dog. Canine practice, 1993, 18, 34-36.
REYNAUD M C, CHAUVE C M, BEUGNET F. Dermanyssus gallinae (De Geer, 1778): reproduction expérimentale du cycle et essai de traitement par la moxidectine et l'ivermectine. Rev. Méd. Vét., 1997, 148, 433-438.

Les entomoses : pulicoses, dermatites par allergies aux piqûres de puces et phtirioses

Les pulicoses et la dermatite par allergie aux piqûres de puces

DÉFINITION ET SYNONYMIES, IMPORTANCE

Les pulicoses sont des entomoses reposant sur l'action pathogène d'insectes siphonaptères (= aphaniptères). Chez le chien, l'espèce la plus souvent incriminée est *Ctenocephalides felis,* la puce du chat. Les entomoses se caractérisent par une dermatite papuleuse, prurigineuse associée à l'alopécie.

Toutefois, les connaissances nouvelles en biologie, propres à l'action pathogène de ces insectes, entérinent l'existence de deux entités :

- **la pulicose vraie,** *sensu stricto* ou pulicose simple, qui repose sur l'action irritative, traumatique, spoliatrice et inflammatoire des puces, sans intervention des phénomènes d'hypersensibilité. Elle est souvent discrète cliniquement, ne provoque pas de modifications cutanées importantes et est associée à la présence de puces facilement observables. Elle correspond à la phase de sensibilisation de l'animal vis-à-vis des allergènes parasitaires ;
- **la dermatite par allergie** (ou hypersensibilité) aux piqûres de puces (respectivement DAPP ou DHPP) due à des mécanismes d'hypersensibilité immédiate et/ou retardée. Elle est à l'origine d'un tableau clinique caractéristique, parfois chronique, récidivant, à la base de nombreuses complications.

Toutefois, cette distinction pathogénique ne doit pas introduire une séparation absolue entre les deux entités : en effet, l'origine de la pulicose et de la DAPP repose sur la présence et l'action pathogène des puces. En outre, la DAPP est la complication classique et fréquente d'une simple pulicose et sur le plan clinique, la distinction entre les deux entités n'est pas toujours simple. Enfin, le traitement et la prophylaxie de la pulicose et de la DAPP consistent en la destruction de la population parasite. Pour toutes ces raisons, la pulicose s.s. et la DAPP doivent être présentées conjointement.

La pulicose en tant que telle est une entomose peu fréquente et bénigne. La DAPP, au contraire, est extrêmement fréquente, et constitue le motif n°1 des consultations de dermatologie : une statistique récente effectuée à l'Ecole vétérinaire de Nantes montre que près d'un chien sur trois souffre de DAPP ou de ses complications.

En outre, il est médicalement impossible de traiter toute dermatose, quelle qu'en soit l'étiologie, si l'animal affecté est parasité, même de façon temporaire, par quelques puces. Enfin, n'oublions pas que la puce est l'hôte intermédiaire du principal cestode du chien, *Dipylidium caninum,* et que la prophylaxie de ce teniasis passe obligatoirement par un traitement insecticide.

ÉPIDÉMIOLOGIE

La pulicose et la DAPP sont des dermatoses cosmopolites, sans caractère saisonnier marqué. Les parasites responsables sont peu spécifiques.

La pulicose vraie, reposant sur la simple action traumatique des puces et correspondant à la phase de « l'injection sensibilisante » du phénomène d'hypersensibilité, concerne essentiellement les jeunes animaux (âgés de quelques mois), quels que soient leur race, leur sexe et leur mode vie. En revanche, la DAPP, conséquence d'un mécanisme immunopathologique (à la suite de « l'injection déclenchante » du phénomène d'hypersensibilité), est observée préférentiellement chez certains individus, comme tout mécanisme d'allergie :

- **certaines races** semblent échapper au phénomène ou présentent rarement une DAPP: le caniche et le cocker, par exemple, alors que d'autres sont particulièrement exposées: le berger allemand, le setter, le beagle... ;
- **la biologie de la puce** fait que la DAPP s'observe aussi bien sur le chien d'extérieur (de chasse, de ferme...) que d'intérieur (d'appartement), et quelle que soit la saison;
- **le caractère épidémiologique essentiel de la DAPP concerne l'âge:** l'implication indispensable du système immunitaire dans la pathogénie permet d'établir une tranche d'âge (minimal et maximal) d'observation des symptômes. La classe d'âge à la prévalence maximale est celle des chiens âgés de 1 à 5 ans, en sachant que les sujets examinés en consultation correspondent à une classe d'âge légèrement différé (de 2 à 6-7 ans): les «premières crises» sont discrètes cliniquement ou font l'objet d'un traitement symptomatique entrepris par le propriétaire. A l'Ecole nationale vétérinaire de Nantes, 80 p. cent des cas cliniques confirmés de DAPP concernent des chiens âgés de 2 à 7 ans. Cette répartition correspond en fait, comme pour de nombreux phénomènes biologiques, à une courbe de Gauss présentant deux extrémités: celle des animaux très jeunes (âgés de quelques semaines), celle des animaux âgés (au-delà de 10 ans), entre les deux, l'essentiel de la population concernée;
- **aucune prédisposition sexuelle** n'est observée;
- **il existe une forte relation entre la dermatite atopique et la DAPP:** la majorité des chiens atteints de DAPP souffrent de dermatite atopique, un tiers des chiens affectés d'une dermatite atopique sont atteints de DAPP.

LES PARASITES

Ctenocephalides felis, Ctenoce-phalides canis, Pulex irritans, Archæopsylla erinacei, Spilopsyllus cuniculi.

Plusieurs espèces de puces sont susceptibles de parasiter le chien et de provoquer chez lui une DAPP. Toutefois, les diverses enquêtes entomologiques effectuées dans nos régions ont montré qu'il s'agissait de façon prépondérante de *Ctenocephalides felis* (dans près de 90 p. cent des cas): aussi traiterons-nous cette espèce comme modèle en donnant quelques éléments complémentaires à propos des autres espèces susceptibles d'être observées chez le chien ***(encadré 6)***. Les caractéristiques morphologiques et biologiques de ces diverses espèces de puces exposées dans ***l'encadré 6*** sont à la base de conséquences d'ordre clinique et thérapeutique.

Conséquences cliniques

La mise en évidence du parasite chez le chien est difficile, aléatoire, nécessite du temps, de la patience et une observation minutieuse de la totalité du corps de l'animal. L'absence apparente de puces chez l'animal, lors de la consultation, ne peut en aucune façon exclure une hypothèse de DAPP. La confirmation diagnostique doit faire appel à d'autres méthodes que la simple recherche du parasite: observation des crottes de puces, des papules, de segments de *Dipylidium,* tests intradermiques.

Conséquences thérapeutiques

Parasite non permanent et non spécifique, le traitement insecticide de l'animal ne peut concerner qu'une fraction de la population parasite adulte, celle présente sur l'animal nourricier.
Les œufs, en raison de leur dispersion assurée par l'animal et de leur protection, sont peu sensibles aux insecticides, à l'instar des larves: leur comportement les pousse à se réfugier dans des microbiotopes peu accessibles.
Les nymphes constituent les éléments de résistance du parasite dans le milieu, assurent la pérennité du parasitisme dans un biotope donné en raison de leurs besoins énergétiques réduits, de leur immobilité et de la difficulté à les atteindre (mêmes biotopes que les derniers stades larvaires).
Parasite capable d'effectuer son repas rapidement après le passage sur l'hôte, il est indispensable d'utiliser des produits insecticides à effet rapide («effet *knock-down*» élevé) pour que le pouvoir allergisant de l'insecte ne s'exerce pas. En outre, la ponte se produisant à distance du repas, plus l'effet létal est rapide, plus les risques d'infecter le milieu extérieur sont faibles.

Pour ces deux raisons suivantes:
- stades présents dans le milieu extérieur, peu accessibles et/ou peu sensibles aux insecticides;
- parasite n'ayant qu'une tendance à persister chez l'animal au stade adulte; parasite non spécifique;

la lutte pulicide est difficile et doit passer obligatoirement par trois axes complémentaires: traitement de l'animal concerné, des autres animaux (de la même espèce ou non) et du milieu extérieur. Négliger l'un de ces axes, c'est autoriser le maintien du parasite dans le biotope.

PATHOGÉNIE ET IMMUNITÉ

La pathogénie repose sur l'action traumatique, irritative, inflammatoire et allergisante de la puce en relation avec la prise d'un repas de sang. Cette action complexe et multifactorielle, dont les diverses modalités sont indissociables, conduit à la pulicose, pour la composante strictement traumatique, et à la DAPP pour la composante allergique ***(figure 13)***. De loin, c'est cette dernière modalité qui est la plus importante. Toutefois, cette distinction n'a de sens que pour la compréhension des mécanismes mis en jeu et pour la définition de la thérapeutique.

a. Le rôle allergisant des puces est démontré par les expériences de Benjamini réalisées en 1960 chez le cobaye :

- l'injection intradermique « d'extraits de puces » ne provoque aucun trouble et aucune lésion cutanée dans les minutes qui suivent : l'action pathogène n'est donc pas de nature toxique. D'un point de vue clinique, la pulicose est caractérisée par une symptomatologie très discrète : traces de piqûre associées à un érythème, c'est-à-dire des papules ;

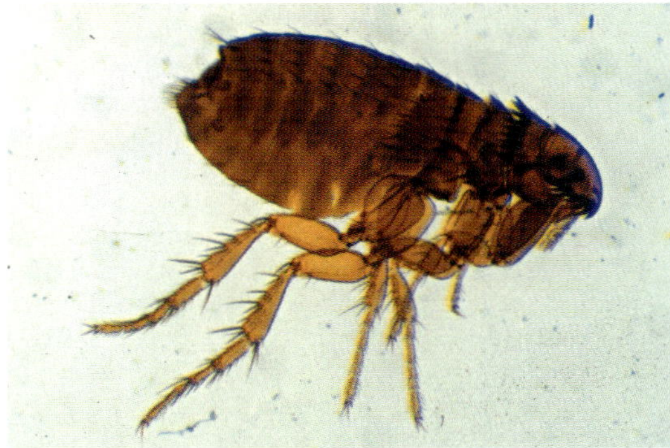

11. Ctenocephalides felis *adulte (Gx25) : insecte aplati latéro-latéralement, couleur jaune-brun, 3 paires de pattes, 2 peignes (céphalique et prothoracique) à disposition perpendiculaire.*

- en revanche, si l'injection « d'extrait salivaire » ne provoque aucune réaction, la même injection associée à l'adjuvant de Freund, suivie d'une seconde injection, provoque des manifestations cutanées : le(s) composant(s) salivaire(s) est un haptène (substance étrangère à l'organisme du cobaye, donc antigénique, mais dénuée de propriété immunologique) qui, associée à des molécules de collagène,

Encadré 6. Caractères morphologiques et biologiques de Ctenocephalides felis *et de quelques espèces voisines*

Définition taxinomique simplifiée

Ctenocephalides felis est un INSECTE (arthropode hexapode dont le corps est divisé en trois parties : tête, thorax, abdomen) appartenant :

- à l'ordre des SIPHONAPTÈRES (= aphaniptères) :
  - insecte pterygote devenu secondairement aptère (adaptation au parasitisme) ;
  - aplati latéralement ;
  - présentant une troisième paire de pattes très développées (adaptation au saut) ;
- de la famille des pulicidés caractérisée par :
  - un thorax bien développé (trois parties : pro-, méso, méta-thorax) ;
  - plus long que le premier segment abdominal ;
  - des peignes (rangée de fortes épines à pointe dirigée vers larrière) qui sont :
    - soit absents (genre *Pulex*) ;
    - soit au nombre de deux : l'un céphalique, l'autre prothoracique ;
- le genre cténocéphalides est caractérisé par :
  - l'existence de deux peignes ou cténidies ;
  - la cténidie céphalique étant horizontale, la prothoracique verticale.

Morphologie *(photo 11)*

Seul l'adulte est parasite :
- bien visible à l'œil nu : quelques millimètres de longueur ;
- de couleur brune ;
- il est aplati latéro-latéralement ;
- aptère ;
- muni d'antennes très courtes et repliées dans un sillon antennaire ;
- armé de pièces buccales : labrum, épipharynx, deux maxilles et un labium, constituant un « siphon » (adaptation à l'hématophagie) ;
- deux cténidies (ou peignes) : peigne céphalique et peigne prothoracique à disposition parallèle ou perpendiculaire, parfois absents (élément de diagnose générique : ***tableau 9***).

Biologie

Habitat

- **La puce adulte** est un parasite temporaire, présent sur l'hôte pour se nourrir, avec une tendance à la persistance dans la fourrure.

Chez des individus incapables de soulager leur prurit (animaux dégriffés, munis de collerettes, animaux paralysés, comateux, grabataires...), les puces peuvent persister dans le pelage de l'animal. Elles constituent donc des parasites enclins à la sédentarisation dans la fourrure de leur hôte, et sont parfois qualifiées, à tort, de parasites permanents (le qualificatif de permanent signifiant que tous les stades évolutifs du parasite sont présents chez l'animal : les poux sont des parasites permanents, les puces ne le sont pas dans la mesure où les stades préimaginaux sont observables uniquement dans le milieu extérieur). Pendant de nombreuses années, on a affirmé que les puces quittaient leur hôte nourricier peu de temps après leur repas de sang, ce qui est faux. A l'opposé, la persistance des puces dans la fourrure de l'animal avec cycle complet est également fausse. La vérité se situe entre ces deux affirmations : **seul l'adulte est observable chez l'animal, avec une tendance à persister dans le pelage de son hôte.**

En outre, la plus ou moins grande persistance des parasites chez l'animal est elle-même variable selon de nombreux facteurs : température, hygrométrie, présence d'autres hôtes nourriciers, nature de l'état physiologique de l'hôte et de son comportement.

- **Les œufs** ne sont observables que dans le milieu extérieur : en effet, ils ne sont pas entourés d'une substance collante et, à la suite de leur émission par la femelle après le repas de sang effectué sur l'hôte, tombent de la fourrure de l'animal. Ils sont particulièrement nombreux dans tous les endroits de passage, de couchage de l'animal.
- **Les premiers stades larvaires** occupent les mêmes biotopes que les œufs. En outre, les larves présentent un géotropisme positif (attirance pour le sol) et un phototropisme négatif (fuite de la lumière). Ainsi simmiscent-elles dans les tapis, dans les moquettes, sous les lames de parquet, derrière les plinthes… Ce comportement diminue considérablement l'efficacité des insecticides répandus de façon classique dans un biotope donné, puisque le contact insecticide-larves est très faible ;
- **Le stade nymphal** est immobile et occupe les mêmes biotopes que les larves.

La répartition géographique des diverses espèces de puces est différente : *C. felis* est présente sur l'ensemble du territoire, chez des chiens vivant aussi bien à l'intérieur qu'à l'extérieur. En revanche, 75 p. cent des chiens hébergeant *C. canis* sont des animaux dextérieur. D'une façon générale, *C. felis*, d'origine africaine, est adaptée aux températures clémentes des habitations humaines et animales, alors que *C. canis,* restée proche des conditions naturelles initiales, est observée essentiellement chez le chien de ferme, de troupeau, de meute.

Nutrition

- **La femelle et le mâle sont hématophages.** La femelle peut absorber plus de 13 µl de sang par jour, provoquant chez certains sujets une anémie par spoliation. A la suite du repas, l'élimination des fèces est très rapide. Elles contiennent encore de l'hémoglobine peu ou non digérée, source protéique pour les larves.

- Le repas est effectué très rapidement après le passage sur l'hôte (quinze minutes au maximum chez le chat), ce qui a des conséquences importantes pour le traitement : dans le cadre du traitement de la DAPP, doivent être retenues les molécules insecticides et les présentations douées d'un effet *knock-down* élevé, c'est-à-dire capables de tuer le plus rapidement possible les parasites avant la piqûre allergisante.

- **Le repas est bref** (quelques minutes), mais fréquent : plusieurs fois par jour, en particulier pour les femelles qui se gorgent dans les cinq à dix minutes après l'infestation.

- La puce n'a qu'une préférence trophique, plus ou moins étroitement adaptée à une espèce d'hôte ou un groupe d'espèces (les carnivores, par exemple), mais la spécificité n'est jamais étroite. Aussi, en absence de l'hôte préférentiel, la puce est-elle capable de se nourrir sur un hôte d'espèce différente : *Ctenocephalides* peut se nourrir aux dépens de l'homme, en l'absence de chien ou de chat (observation de papules prurigineuses nombreuses sur les mollets de personnes rentrant dans un local abandonné où subsistaient de nombreuses nymphes : *cf. cycle évolutif*), chez les bovins. A l'inverse, on peut observer chez le chien la puce de l'homme *Pulex irritans,* celle du lapin *Spilopsyllus cuniculi* et celle du hérisson *Archæopsylla erinacei.*

Tableau 9 - Diagnose spécifique des puces observables chez le chien.

espèces parasites (famille des PULICIDÉS)	hôte principal	caractères morphologiques essentiels
Ctenocephalides felis	chat et chien	- 2 peignes perpendiculaires entre eux - épine antérieure de la cténidie frontale aussi longue que les autres
Ctenocephalides canis	chien et chat	- 2 peignes perpendiculaires entre eux - épine antérieure moitié moins longue que les autres
Pulex irritans	homme	pas de peigne
Archæopsylla erinacei	hérisson	peigne céphalique réduit à 3 épines, peigne thoracique à 2
Spilopsyllus cuniculi	lapin	2 peignes parallèles

Figure 12 - Cycle évolutif des puces du genre *Ctenocephalides.*

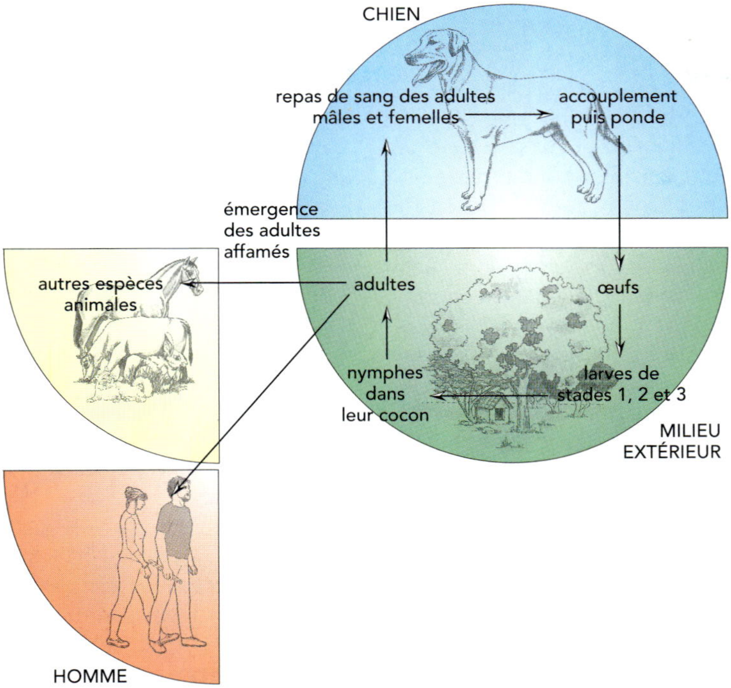

- En présence d'hôte nourricier, la puce adulte est capable de survivre jusqu'à une année. Le jeûne réduit sa longévité à deux mois.
- Les larves ne sont pas hématophages. Elles se nourrissent des excréments des puces adultes et de diverses matières organiques présentes dans le milieu extérieur, en particulier des matières fécales de l'hôte nourricier (cf. cycle évolutif de *Dipylidium caninum)* et de la puce adulte.
- Les nymphes ne se nourrissent pas.

Reproduction (figure 12)

- Au terme du repas de sang, la femelle s'accouple et pond juqu'à 40 œufs par jour. Le repas de sang est indispensable au processus de reproduction, et la ponte ne débute qu'au minimum 48 heures après la fin du repas. Le pic de production, maximal dans les premiers jours, décroit régulièrement dès la deuxième semaine;
- Les œufs, éléments blanchâtres d'un millimètre de longueur au maximum, ne sont pas adhérents aux poils, ils tombent sur le sol. L'éclosion varie en fonction de la température et de l'humidité relative, la durée sétendant de deux à six jours, lors des conditions optimales (respectivement 25°C et 75 p. cent).
- Les larves sont vermiformes, apodes, de deux millimètres de longueur (trois stades larvaires). Elles sont très sensibles à la dessiccation (mort en-dessous d'une humidité relative de 33 p. cent) alors qu'elles supportent des températures supérieures à 25°C. Ces conditions sont plus facilement respectées dans un appartement, à lintérieur d'une maison ou d'un chenil que dans le milieu extérieur. A une température de 13°C et une humidité relative de 75 p. cent, un mois est nécessaire avant l'apparition des nymphes.
- Les adultes éclosent après cinq jours à 80 p. cent d'humidité relative et 27°C. A 32°C et 60 p. cent HR, 60 p. cent des adultes émergent dans la première semaine.

Les nymphes assurent la pérennité du parasite dans un biotope donné: le cocon entourant la pupe la protège des variations extérieures et de laction des insecticides, l'immobilité et un métabolisme très réduit favorisent la survie sans besoins énergétiques élevés: aussi l'émergence des adultes se produit-elle au minimum en cinq jours, au maximum en six mois si les conditions ne sont pas favorables. L'éclosion est conditionnée par la présence des hôtes nourriciers: le dégagement de CO^2, la chaleur et les vibrations semblent la déterminer (phototropisme positif et géotropisme négatif pour l'adulte à la différence des larves), ce qui explique les infestations brutales (en quelques minutes) et massives observées chez l'animal (et son propriétaire!) une fois celui-ci dans des locaux abandonnés pendant plusieurs mois. En effet, les conditions climatiques durant l'hiver ont autorisé la survie des pupes (surtout dans une maison dont le chauffage est maintenu à un niveau minimal), desquelles éclosent brutalement des adultes affamés lors de l'irruption des hôtes nourriciers.

Dans les conditions optimales de température et d'humidité, le cycle évolutif dure environ un mois (extrêmes de douze jours à plus de deux mois). Si l'on retient une ponte moyenne de 20 œufs par jour et un pourcentage d'éclosion de 50 p. cent, une puce adulte donne naissance à 20000 puces adultes en deux mois !

devient allergisante. En revanche, l'existence d'Ag véritables, c'est-à-dire capables d'induire par eux-mêmes de véritables phénomènes d'hypersensibilité, est démontrée chez le chien.

L'apparition des lésions cutanées repose donc sur un phénomène d'hypersensibilité : la première injection sensibilisante correspond à l'introduction dans l'organisme d'une substance allergisante. Après une période de latence nécessaire à la mise en place des mécanismes immunologiques, une deuxième injection dite déclenchante est à l'origine du phénomène d'hypersensibilité. Cette étude chez le cobaye a montré en outre que ce phénomène relevait, chronologiquement, d'abord d'une hypersensibilité de type IV (ou retardée ou à médiation cellulaire) puis d'une hypersensibilité mixte (IV et I), suivie d'une hypersensibilité de type I ou immédiate seule et, enfin, d'une anergie, c'est-à-dire d'une absence de réponse du système immunitaire.

Toute extrapolation au chien, de ce schéma pathogénique établi chez le cobaye, n'est pas entièrement exacte, en particulier pour la chronologie des phénomènes. Les antigènes reconnus chez l'animal de laboratoire expérimentalement infesté ont été isolés à partir des glandes salivaires de *C. felis*. Leurs poids moléculaires indiquent 40, 42, 54 et 56 kD. Ces Ag doivent ensuite être testés chez le chien sensibilisé afin d'apprécier leur rôle.

b. Diverses études immunologiques et biochimiques ont tenté d'identifier les allergènes responsables des phénomènes d'hypersensibilité, à partir des glandes salivaires de *C. felis* : par extraction des diverses protéines, injections expérimentales intradermiques chez des chiens souffrant de DAPP et chez des chiens sains, il a été possible d'identifier deux protéines majeures : l'une de 40 kD, l'autre située dans une fourchette de 8-12 kD. L'isolement purifié de ces allergènes serait évidemment intéressant pour affiner le diagnostic de DAPP ***(figure 13)***.

c. Grâce aux études de Halliwell, études *in vivo* et *in vitro*, diverses différences par rapport au cobaye ont pu être établies chez le chien :

- l'injection intradermique d'extrait de puce provoque quinze minutes plus tard l'apparition d'un œdème et l'afflux de polynucléaires et, 24 heures plus tard, de cellules mononucléées ;
- la plupart des chiens présentent une hypersensibilité mixte : immédiate et retardée, mais certains d'entre eux (25 p. cent) n'ont qu'une hypersensibilité immédiate (donc une réaction positive aux tests intradermiques seulement vingt minutes après l'injection), d'autres seulement une hypersensibilité retardée (donc une réaction positive aux tests uniquement 48 heures après l'injection). Aussi est-il nécessaire, en clinique, de fixer la lecture à 48 heures, si celle effectuée à vingt minutes s'est révélée négative ;
- chez des chiens exposés aux piqûres de façon intermittente, les taux d'IgG et d'IgE sériques sont élevés, les réactions intradermiques importantes, alors que les chiens parasités de façon permanente expriment une clinique moins aiguë. On peut en déduire que les animaux exposés de façon permanente aux piqûres deviendraient totalement ou partiellement tolérants sur le plan immunitaire ;
- enfin, l'anergie n'existerait pas chez le chien : l'animal sensibilisé est susceptible d'exprimer une DAPP durant toute sa vie.

ÉTUDE CLINIQUE

a. Incubation

L'incubation concernant la pulicose est extrêmement réduite ; elle correspond à la période de latence pour la DAPP, nécessaire à la mise en jeu des phénomènes immunitaires.

b. Symptômes

Les symptômes sont nombreux et variés et peuvent être présentés selon trois aspects successifs :

- la pulicose proprement dite équivalant à la phase de sensibilisation ;
- puis la DAPP ou expression clinique correspondant aux « injections déclenchantes » successives ;
- enfin, les manifestations de complication de la DAPP. Cet aspect chronologique est utile à la compréhension de la clinique, mais il ne s'agit en aucun cas de séparation étanche entre les trois phases.

Figure 13 - Phénomène d'hypersensibilité en matière de DAPP.

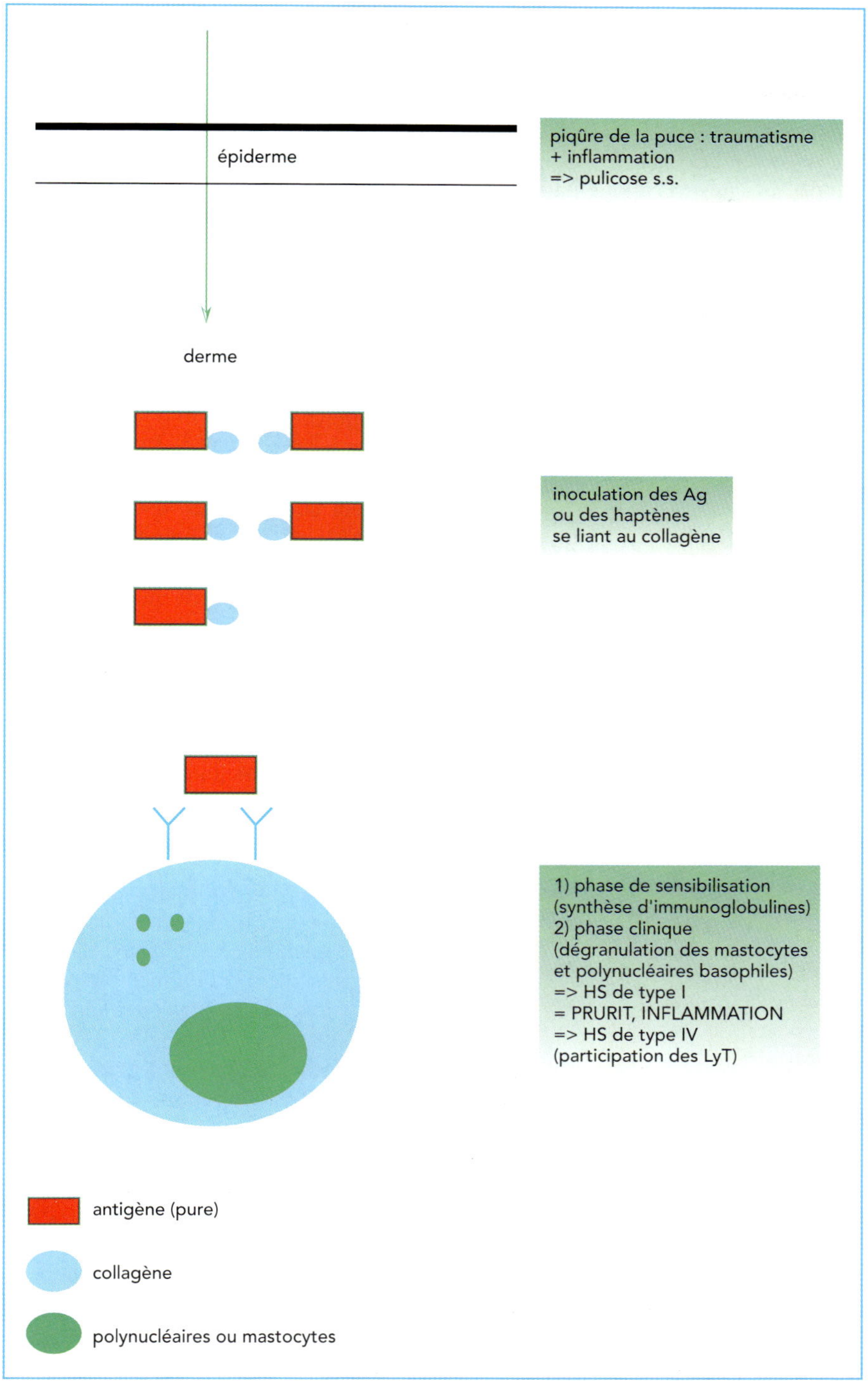

Première phase: la pulicose s.s. ou phase de sensibilisation

Cette phase est très discrète cliniquement, voire totalement asymptomatique. En outre, elle est brève, de quelques jours à quelques semaines au maximum, généralement observée chez de jeunes animaux. Par définition, elle n'implique pas de phénomènes exprimés d'hypersensibilité, ni de modifications sensibles des taux d'IgG et d'IgE: elle repose sur des mécanismes inflammatoires non spécifiques, conséquence de l'action traumatique et de la libération dans le derme de protéases salivaires anticoagulantes et vasodilatatrices.

Cette phase se caractérise par:

- un prurit modéré, inconstant, sans localisation particulière;
- l'existence de papules correspondant aux points de piqûre des puces;
- l'observation des parasites, parfois en grand nombre, dans le pelage de l'animal. Elle corrobore les propres observations de Dryden: la puce a tendance à rester sur la peau de l'animal tant que celui-ci ne se défend pas contre cette agression. Or, c'est le cas ici: les mécanismes immunopathologiques se mettant en place, le prurit est modéré. S'ensuit l'apparition des phénomènes d'hypersensibilité, qui conduisent à l'expression du prurit et, par conséquent, à des réactions de l'animal qui cherche à se soulager. Elle entraîne une diminution du degré d'infestation chez l'animal.

La deuxième phase ou DAPP:

La deuxième phase ou DAPP est la conséquence des mécanismes immunopathologiques, eux-mêmes induits par les piqûres allergisantes répétées et déclenchantes des puces. Cette phase, assez caractéristique cliniquement, évolue de façon aiguë, voire suraiguë, ou selon un processus chronique.

L'évolution classique de la DAPP est caractéristique:

- le symptôme le plus marqué, souvent motif de la consultation, est un prurit intense, principalement localisé dans la moitié postérieure du corps de l'animal: région dorso-lombaire, faces postérieures des cuisses, région périnéale et inguinale. Ce prurit peut parfois sembler généralisé (région dorso-lombaire, mais aussi l'encolure, les flancs). L'animal se mordille, se lèche, s'arrache les poils, se frotte contre tout support (table, clôtures, murs...), se retourne brutalement pour mordre la région dorso-lombaire. En revanche, la tête proprement dite et les extrémités ne sont jamais affectées;
- la peau des régions concernées présente des modifications qui s'intensifient et s'étendent au fur et à mesure de l'évolution du processus: érythème et papules (lésions primaires), puis des lésions de grattage (excoriations) et des croûtes (lésions secondaires), tableau que le propriétaire assimile à de «l'eczéma»;
- le poil se fait de plus en plus rare: clairsemé en début d'évolution, totalement absent enfin, poil cassé, comme tondu, sec, décoloré ou rougeâtre;
- finalement, lorsque le processus est déjà avancé, s'installent des lésions secondaires: lichénification, hyperpigmentation, hyperkératose, pyodermite, parfois état kérato-séborrhéique. La peau est alors totalement glabre, épaisse, plissée et noire (lichénification).

Chez l'animal, ces lésions sont réparties selon une topographie particulière, sous la forme d'un triangle dont une pointe est dirigée vers la tête et dont une base réunit les pointes ischiales ***(photos 12 et 13)***.

Certains auteurs décrivent une forme particulière chez le berger allemand âgé: «nodules fibroprurigineux» multiples, fermes et alopéciques en région dorso-lombaire.

Quelquefois, la DAPP évolue sur un mode suraigu, donnant une symptomatologie particulière: la dermatite pyotraumatique (*«hot-spot»* des auteurs anglosaxons) observée fréquemment chez des chiens à poil long. Cette pseudopyodermite consiste en:

- une apparition en quelques heures d'une lésion humide («pus stérile» épais, jaunâtre), très prurigineuse, glabre et érythémateuse, souvent localisée sur la face latérale d'un membre postérieur, parfois sur une joue, à peu près circulaire (de 1 à 2 cm de diamètre);
- cette forme, d'apparition brutale, parfois douloureuse (réactions de défense de l'animal lors de l'examen) est associée à un léchage et des mordillements violents s'intensifiant rapidement, inquiètent fortement le propriétaire (*«mon chien s'arrache la peau!»; «mon chien s'est brûlé!»*). La DAPP non traitée, ou traitée de façon intermittente (uniquement lors des crises), se révèle chronique.

Diverses complications peuvent apparaître:

- dermatite séborrhéique: la peau est luisante, grasse et malodorante;
- cette séborrhée fait le lit d'une pyodermite superficielle: apparition de pustules et de croûtes,

lésions de folliculite, parfois d'une pyodermite profonde (cellulite).
Un tel tableau n'est pas rare, et il est souvent difficile de relier de telles lésions (secondaires et de complication) à une DAPP initiale, sauf si la topographie caractéristique est encore respectée.

c. Lésions

Les lésions (avant complication) de la DAPP consistent en une dermite périvasculaire et superficielle, dont les polynucléaires éosinophiles constituent la population dominante. Les lésions de folliculite, l'observation de microabcès intraépidermiques ne sont pas rares. La dermatite pyotraumatique repose sur des lésions de vascularite induites par des phénomènes d'hypersensibilité.

d. Diagnostic

Le diagnostic de la DAPP est en général facile, en raison de la topographie caractéristique des lésions et de l'existence du prurit.

Diagnostic clinique

Le diagnostic clinique est fondé :
- **sur des considérations épidémiologiques** : il s'agit le plus souvent d'un chien adulte de 2 à 6 ans (sans exclure formellement une DAPP sur un animal plus jeune ou plus âgé), vivant avec d'autres congénères ou avec des chats, dépourvu de protection insecticide ou traité incomplètement, irrégulièrement. Chez le sujet, le prurit est récidivant, quoiqu'il rétrocède de façon provisoire à l'administration de corticoïdes. Les manifestations observées ne sont ni contagieuses (même si des congénères peuvent présenter un tableau clinique similaire), ni zoonosiques (même si le propriétaire peut présenter un prurigo) ;
- **sur les symptômes** : dermatite prurigineuse, papuleuse et érythémateuse, extensive, observée initialement et essentiellement en région dorsolombaire, associée à une raréfaction des poils.

Le diagnostic est toutefois délicat dans un certain nombre de cas :

- soit parce que les puces ne peuvent être mises en évidence chez l'animal ;
- soit parce que les lésions primaires ont disparu, ou sont masquées par les complications ou par la lichénification ;
- soit, enfin, parce que la DAPP peut être associée à d'autres processus pathologiques : allergie alimentaire, dermatite atopique, pyodermite, autre maladie parasitaire...

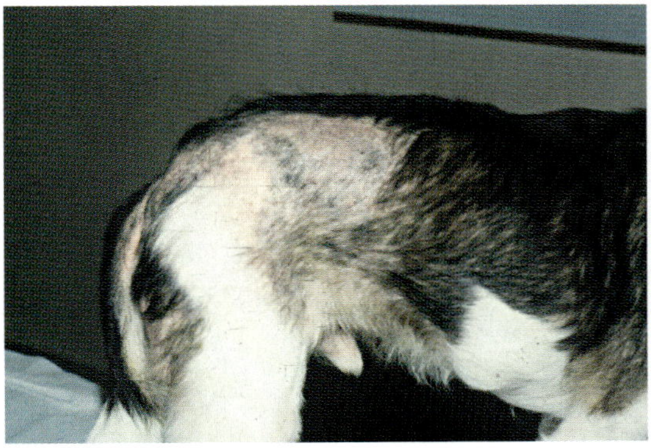

12. Dermatite par allergie aux piqûres de puces (DAPP) : noter la topographie lésionnelle intéressant la région dorso-lombaire et postérieure de lanimal, de façon symétrique par rapport au rachis.

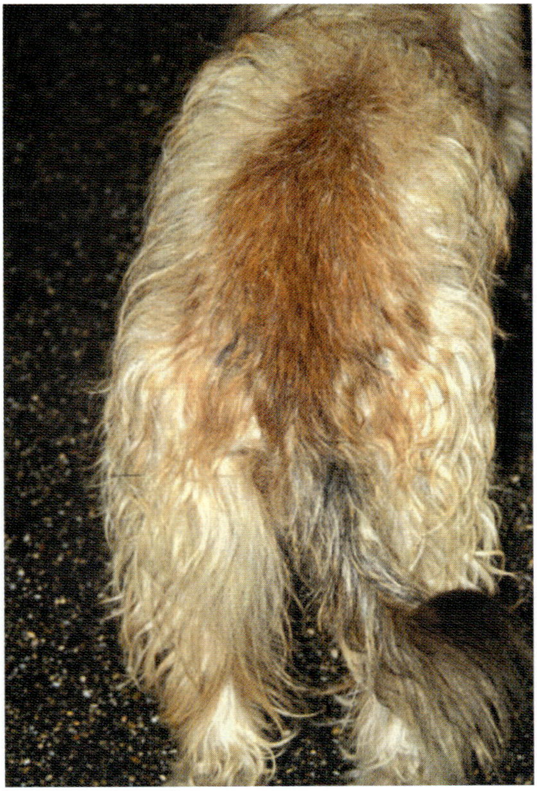

13. Dermatite par allergie aux piqûres de puces (DAPP) : séquelles chez un chien ayant souffert dune DAPP compliquée, le poil repoussant dune couleur différente selon une région de forme triangulaire.

Diagnostic différentiel

Il est donc souvent nécessaire de différencier la DAPP d'autres affections, en particulier prurigineuses :

- **maladies parasitaires,** dont la topographie et/ou les manifestations cliniques sont voisines de celles de la DAPP : la cheyletiellose, le syndrome sarcoptinique, les phtirioses. Ces maladies sont contagieuses, potentiellement zoonosiques (sauf les phtirioses), caractérisées par un prurit qui ne rétrocède pas aux corticoïdes. Elles sont confirmées par la mise en évidence du parasite responsable ;
- **maladies prurigineuses** (parasitaires ou non) : dermatite atopique, allergie et intolérance alimentaires. Le diagnostic différentiel d'avec ces entités n'est pas toujours possible cliniquement. En effet, les tableaux cliniques sont très proches et ils peuvent être associés sur le même animal : seuls des tests intradermiques et/ou le régime d'exclusion permettent de trancher ;
- **pyodermite superficielle, dermatite séborrhéique.**

Examens complémentaires

Il est souvent indispensable de recourir alors à des examens complémentaires de confirmation, fort utiles en outre pour convaincre le propriétaire. En effet, celui-ci a souvent entrepris des traitements insecticides, mais de façon incomplète, occasionnelle, ne concernant qu'un seul animal (en l'occurrence celui qui souffre de prurit), ou inefficaces parce que non adaptés. Le propriétaire refuse d'admettre que son animal a des puces, et reste très sceptique sur la responsabilité de l'insecte dans un tel tableau clinique. La réussite du traitement étant fortement conditionnée par la participation du propriétaire, celui-ci, par conséquent, doit être convaincu.

Plusieurs méthodes peuvent être utilisées :

- **la mise en évidence des puces** : il convient d'examiner l'animal avec le plus grand soin, sur la totalité de la surface corporelle, en privilégiant la région dorso-lombaire. Il est nécessaire de retourner l'animal, d'observer la région périnéale, de soulever la queue. Il est possible aussi d'utiliser des peignes. Il est conseillé d'effectuer les mêmes opérations sur les autres animaux, chien ou chat, malades ou apparemment sains ;
- **la mise en évidence des déjections** de puces ressemblant à des grains de poivre disséminés dans le pelage ***(photo 14)***. Il est utile de brosser l'animal, surtout la région dorso-lombaire, de recueillir le produit de brossage dans une boîte de Pétri pour une observation microscopique (éléments brunâtres en virgule), puis sur un papier filtre préalablement humidifié : les matières fécales de puces renfermant de l'hémoglobine laissent une tache rougeâtre sur le papier ;
- **l'observation de segments ovigères de *Dipylidium caninum*** en région périnéale ou par une coproscopie macroscopique : une telle infestation entraîne obligatoirement celle préalable des puces, hôtes intermédiaires du cestode ;
- **le test intradermique** (*« skin-test »*) ou intradermoréaction utilisant comme allergène des extraits totaux de puces (obtenus après broyage des corps de puces puis extraction protéique). Ce test, facile à réaliser, appelle certaines précautions et peut, parfois, être à la base d'interprétations erronées ***(photo 15, encadré ci-après)***.

Comme toute méthode expérimentale, ce test intradermique, ne fait que confirmer, ou infirmer, une suspicion diagnostique : une réaction positive ne fait que révéler l'état d'hypersensibilité de l'animal vis-à-vis de la puce, sans signifier pour autant qu'il souffre d'une DAPP. Une réaction positive, chez un sujet présentant une dermatite prurigineuse et papuleuse en région dorso-lombaire, ne peut que conforter la suspicion de DAPP. En revanche, un test positif ne doit en aucune façon éliminer d'autres hypothèses cliniques formulées lors de la consultation : dermatite atopique, allergie alimentaire... ou gale sarcoptique ! En d'autres termes, le test intradermique utilisant l'extrait de puce n'a de signification que s'il est effectué chez un animal suspect, c'est-à-dire à la fin d'une consultation évocatrice sur les plans épidémiologique et symptomatique. On peut attribuer à ces tests une sensibilité de 70-80 p. cent et une spécificité de 60 p. cent, donc une proportion de faux positifs importante.

Le dosage des IgG et/ou des IgE spécifiques de C. felis

Il est *a priori* séduisant de recourir à l'identification et au dosage des immunoglobulines spécifiques impliquées dans ces phénomènes (*via* une technique de type ELISA). Une quantité supérieure à un seuil préalablement défini peut alors confirmer une suspicion diagnostique.

Ces techniques posent toutefois un certain nombre de problèmes importants, soit en ce qui concerne la préparation des antigènes, soit pour l'interprétation des résultats, difficultés liées à des raisons multiples :

- les Ag de puces sont de nature variée: extraits totaux de puces de différentes espèces ou uniquement de *C. felis*, «salive» de puces élevées sur membrane et récoltée *in vitro,* fractions purifiées des mêmes extraits totaux (c'est-à-dire les Ag apparaissant comme majeurs car reconnus dans la majorité des cas, sans toutefois dépasser 60 p. cent des cas), antigènes recombinants. Cette grande variété dans la nature et la préparation d'allergènes très différents (de 14 à 150 kD) constitue un obstacle à des études comparatives et contribue à l'instauration d'une très grande disparité des résultats;
- un test utilisant un allergène recombinant et un récepteur spécifique des IgE de chien (FcεR1α), donc *a priori* très prometteur, effectué chez des chiens beagle expérimentalement sensibilisés (réaction positive au test intradermique), est réactif sur seulement 89 p. cent des animaux parmi un effectif de 66 individus;
- la majorité des animaux souffrant de DAPP présente des taux d'IgG et d'IgE spécifiques significativement plus élevés que ceux détectés chez des chiens sains. D'un point de vue statistique, cette différence ne se répercute pas de manière aussi significative sur une population de chiens. En revanche, elle se révèle beaucoup plus aléatoire une fois ramenée à l'individu seul;
- en outre, de récentes études ont montré que le taux sérique global des IgE chez le chien varie en fonction de l'âge et du sexe de l'animal: le taux moyen augmente de 1 à 4 ans, et est significativement plus élevé chez la femelle. Il n'est pas impossible, en raison d'un certain support génétique, d'observer une variation raciale significative.

En plus de ces arguments scientifiquement recevables et qui doivent conduire le clinicien à une grande prudence, il en est un souverain, applicable à toutes les maladies infectieuses, parasitaires et allergiques: les tests sérologiques, aussi performants, sensibles et spécifiques soient-ils, révèlent la présence et parfois la quantité d'immunoglobulines totales et/ou spécifiques vis-à-vis d'un (ou de plusieurs) antigène. Par conséquent, ils permettent d'affirmer seulement l'existence d'une sensibilisation du sujet, et non un état pathologique. Etablir un diagnostic de DAPP à partir d'un simple résultat sérologique évocateur est une erreur.

- Comme pour tout phénomène pathologique reposant sur des phénomènes d'allergie, il est également possible de démontrer indirectement le rôle allergisant des puces en instaurant un traitement d'éviction, c'est-à-dire un traitement insecticide strict, dépourvu de toute thérapeutique antiprurigineuse.

Si l'instauration et le suivi d'un tel traitement sont à l'origine d'une amélioration clinique importante,

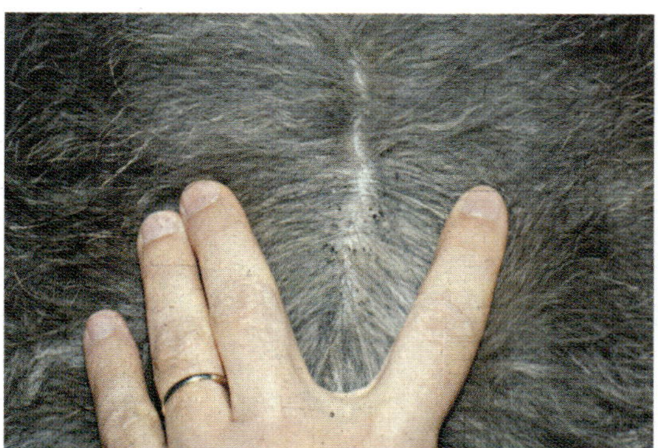

14. « Crottes » de puces : grains noirs ressemblant à des grains de poivre, disséminés dans le pelage dun chien souffrant de pulicose.

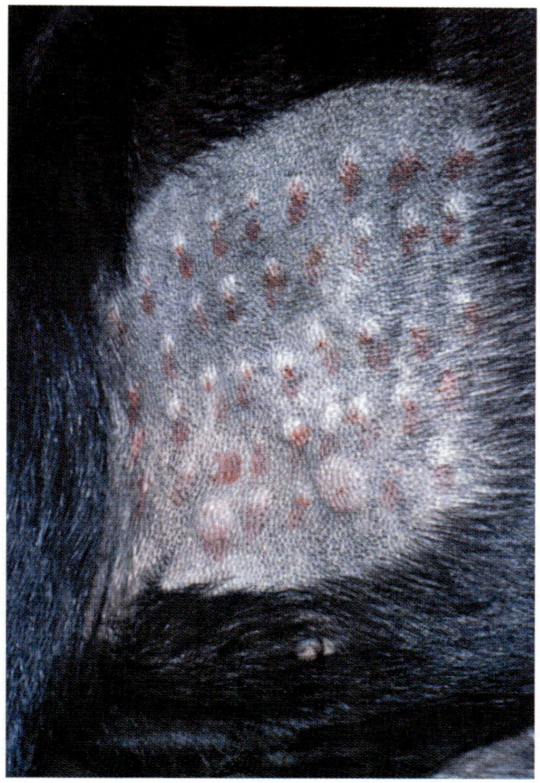

15. Test intradermique réalisé chez un chien suspect de dermatite allergique aux piqûres de puces : chaque point dinjection est identifié par une marque de feutre ; sur la ligne inférieure, on observe deux papules réactionnelles, lune correspondant au témoin positif (histamine), lautre à lextrait de puces (à 20 mn).

la suspicion d'une DAPP en sera renforcée. Toutefois, il est excessif d'apporter à cette démonstration une valeur diagnostique certaine : le traitement insecticide n'est pas strictement pulicide et, parfois, il présente aussi des propriétés acaricides.

- **En conclusion, le diagnostic ne peut être établi qu'au terme d'une consultation complète** révélant un animal cliniquement suspect pour lequel les examens complémentaires (tests intradermiques, par exemple) sont compatibles, et/ou une thérapeutique pulicide stricte débouche rapidement sur une amélioration clinique importante.

e. Pronostic

Le pronostic de la DAPP est bénin. Néanmoins, l'absence de traitement d'un tel animal peut aboutir à une alopécie irréversible et à une dermatite séborrhéique.

MÉTHODES DE LUTTE

Le traitement de l'animal atteint de pulicose ou de DAPP repose sur l'association de plusieurs mesures complémentaires : d'une part, un traitement insecticide et hygiénique, d'autre part, une protection obligatoire et prolongée contre les puces. C'est

Le test intradermique

Le test intradermique repose sur l'existence de réactions d'hypersensibilité (immédiate et/ou retardée) vis-à-vis d'extraits de puces chez le chien souffrant de DAPP : cette hypersensibilité se traduit par l'apparition (immédiate : environ 20 minutes plus tard ; et/ou retardée : 48 heures plus tard) d'une papule érythémateuse et prurigineuse au point d'injection.

Il suppose :

- **la réalisation de deux témoins** : un témoin positif consistant en l'injection intradermique d'histamine (apparition d'une papule érythémateuse d'au moins 1 mm de diamètre), un témoin négatif fondé sur l'utilisation de l'excipient ou du solvant des extraits de puce utilisés (observation d'une légère déformation du derme correspondant au volume injecté, dépourvue d'érythème et non prurigineuse) ;

- **l'absence de tout traitement antiprurigineux,** qui peut être à l'origine de faux négatifs car intervenant sur le fonctionnement du système immunitaire : la dernière administration doit dater d'au moins six semaines pour les formes injectables de corticoïdes-retard, de trois semaines pour les corticoïdes par voie orale ou les antihistaminiques. A défaut, il est nécessaire de recourir au test de façon différée ;

- **l'absence de traitement anti-conceptionnel** chez la chienne depuis au moins quatre mois ;

- **une peau propre et saine** : les états séborrhéiques et les pyodermites doivent être traités avant de procéder aux tests. Le traitement antibiotique ne constitue pas une contre-indication à la réalisation du test.

Il consiste :

- **en une tonte** d'une surface cutanée de 5 cm^2, sur une face latérale du thorax, en veillant à ne pas léser la peau avec le peigne de la tondeuse ;

- **en une identification des points d'injection** par une marque au feutre : contrôle positif, contrôle négatif, extrait de puce (éventuellement d'autres allergènes si l'on cherche à confirmer une hypothèse de dermatite atopique). On utilise classiquement les extraits standardisés totaux de puces (1/1 000 en poids par volume) ;

- **en injection** de 0,05 ml dhistamine (témoin +), de solvant (témoin -) et d'extrait de puce, immédiatement à côté de chaque point de feutre (et non à travers l'encre qui pourrait induire une fausse réaction positive), par voie intradermique stricte, à l'aide de seringues à insuline.

Ces injections (surtout si elles sont nombreuses) exigent la plus grande attention : les seringues renfermant les principes actifs et les marques au feutre sur la peau de l'animal doivent être numérotées. Cette manipulation ne doit en aucun cas être interrompue, au risque de perdre l'ordre des injections, de procéder à celle d'un allergène déjà administré ou d'en omettre un. La tranquillisation ou l'anesthésie générale de l'animal ne sont pas contre-indiquées et n'interfèrent pas avec le test.

Il est suivi de deux lectures :

- **une lecture 20 minutes après les injections** en vue de détecter une hypersensibilité immédiate. Si elle conclut à un résultat positif, la lecture différée est facultative ;

- **une lecture différée à 48 heures** dans le cas d'une hypersensibilité retardée, si la lecture immédiate s'est révélée négative.

La réaction est considérée comme positive : si la papule ortiée à l'extrait de puce est au moins égale à la moitié de la somme des réactions observées à l'histamine et au solvant. La réaction est négative, si la papule observée est inférieure à cette même moitié. Elle est ininterprétable, si le témoin positif n'est associé à aucune réaction, ou si le témoin négatif atteste d'une réaction positive.

pourquoi les mesures curatives (désignées habituellement par le terme de traitement) et protectrices (résumées sous le terme de prophylaxie) sont ici indissociables. Aussi abordons-nous la thérapeutique, non pas sous l'angle habituel du traitement versus prophylaxie, mais selon les trois axes qu'impose la lutte contre les puces:

- traitement de l'animal;
- traitement des autres animaux, de la même espèce ou non;
- traitement du milieu.

Traitement de l'animal parasité

Ce traitement doit atteindre deux buts: débarrasser l'animal de toutes ses puces; le protéger le plus longtemps possible contre toute réinfestation.

Débarrasser l'animal de ses puces (ou traitement ponctuel) sous certaines conditions, toutefois:

- le but est l'élimination de 100 p. cent des puces présentes sur l'animal: aucune puce ne doit être capable de survivre sur la peau de l'animal au risque d'entretenir le processus pathologique et de pérenniser la population parasite dans le milieu extérieur;
- il est nécessaire de tuer les puces immédiatement, par simple contact, sans période de latence pendant laquelle le parasite pourrait encore se nourrir: c'est l'effet chute (« coup de poing » ou knock-down) qui doit être quasi instantané. En présence de la DAPP, ce caractère essentiel détermine le choix de la molécule;
- ces objectifs doivent être atteints si possible avec une seule présentation médicamenteuse pour tous les animaux, quels qu'en soient l'espèce et l'état clinique: chien ou chat, adulte ou jeune non sevré, animal âgé en mauvais état, femelle gestante ou en lactation. En effet, prescrire une seule présentation n'est pas seulement une mesure de confort pour le propriétaire, mais aussi de sécurité pour les animaux en supprimant les risques d'erreur et d'intoxication;
- le traitement doit être sans danger pour l'animal, son propriétaire et leur environnement: il faut systématiquement privilégier, parmi les molécules les plus efficaces, la moins toxique, la moins dangereuse, la moins polluante, celle pour laquelle le coefficient thérapeutique (rapport entre la dose toxique et la dose thérapeutique) est le plus élevé ***(tableau 14);***
- le traitement doit nécessiter un minimum d'applications ou de manipulations: la présentation qui, en une seule application, élimine toutes les puces présentes sur la peau du chien, doit être retenue ***(tableau 15)***.

Une fois ce traitement ponctuel effectué, l'animal doit bénéficier d'une véritable couverture insecticide, c'est-à-dire d'une protection contre les puces aussi totale et prolongée que possible. En effet, l'animal souffrant d'une DAPP ne doit en aucun cas être piqué par une puce, même occasionnellement, auquel cas se manifesteraient de nouveau les conséquences de l'hypersensibilité, l'état d'anergie n'existant pas chez le chien. C'est l'état « zéro-puce » qu'il convient d'obtenir, de façon idéale, pour toute la vie de l'animal.

Pour atteindre cet objectif, il convient de choisir la molécule:

- adaptée à l'animal, c'est-à-dire choisie:
  - en fonction de son mode de vie: chien d'appartement ou d'extérieur, chien isolé ou vivant en meute;
  - de sa docilité: animal pouvant être baigné facilement, ou animal craintif, peureux (élément important pour l'utilisation de sprays);
  - de la longueur de son poil, de la pression parasitaire de son environnement...: chien évoluant dans une propriété avec des dépendances, des granges, des greniers, confronté à des animaux sauvages (lapins, hérissons), à des chats errants, ou chien seul vivant dans un appartement;
- caractérisée par la plus longue rémanence qui soit, afin qu'une seule application puisse protéger l'animal le plus longtemps possible;
- présentant un effet knock-down élevé (effet-chute), c'est-à-dire un insecticide capable de tuer les adultes avant qu'ils n'aient eu la possibilité de piquer;
- et/ou un effet répulsif (*repellent effect*), un effet anti-gorgement (*antifeeding effect*), un effet fuite (*flushing effect*).

• les molécules disponibles sont relativement nombreuses ***(tableaux 10 et 11).*** Les inhibiteurs de développement et de croissance des puces sont cités dans un tableau différent: ils sont dénués de toute activité adulticide *(cf. intervention sur les congénères).*

Signalons l'inefficacité de certaines molécules contre les puces: les endectocides comme l'ivermectine (qui nécessiterait, en outre, un repas de sang pour intoxiquer l'insecte) et l'amitraze (excellent acaricide peu insecticide).

Il est possible de classer les diverses molécules en fonction de certaines propriétés: stabilité dans le milieu extérieur, importance de l'effet *knock-down* ***(tableaux 12 et 13)***.

Selon ces critères, quatre groupes peuvent être définis :

- **les pyréthrines :** malgré leur bonne efficacité et leur effet *knock-down*, ces molécules sont à éliminer du fait de leur très faible rémanence et de leur caractère potentiellement toxique. **A ne pas retenir.**
- **les organochlorés, organophosphorés et carbamates :** molécules efficaces à très efficaces, assez à fortement rémanentes, mais aux caractères de toxicité et/ou de pollution importants, ce qui limite considérablement leur intérêt. Elles peuvent être conservées dans des conditions précises et, pour certains sujets (en fonction des présentations et des critères individuels, chapitres ultérieurs). **A restreindre.**
- **les pyréthroïdes, le phénylpyrazolé et la chloronicotinylguanidine :** molécules très intéressantes car très efficaces, à effet *knock-down* modéré à très élevé, parfois très stables (donc rémanentes), à caractère peu toxique, voire non toxique. Ces molécules constituent aujourd'hui le groupe thérapeutique le plus intéressant, pour lequel le choix s'effectue en fonction des présentations et des critères propres à l'animal. **A retenir.**
- **Les inhibiteurs de croissance** : molécules utiles dans le cadre de la prophylaxie car non ou faiblement adulticides, intéressantes en raison de leur facilité d'administration et/ou de leur caractère atoxique ou très peu toxique, à réserver pour des indications précises. **A retenir pour certaines indications.**

La selamectine semble être un cas particulier : cette molécule administrée sous la forme d'un spot-on diffuse à la fois en surface de la peau et dans la totalité de l'organisme de manière systémique. La présence de la molécule dans les glandes sébacées, ce qui expliquerait sa rémanence, serait la conséquence de cette deuxième voie.

Le ***tableau 16*** résume l'ensemble des propriétés, avantages-inconvénients des présentations commercialisées.

Nous développons trois exemples : les pyréthroïdes, le fipronil ou l'imidaclopride en raison de leur efficacité et de leur grande utilisation (cf encadrés ci-après).

Ces diverses molécules ont été testées *in vitro* et *in vivo*, et parfois de façon comparative. Toutefois, ces essais expérimentaux sont difficiles à comparer en raison de conditions expérimentales et de critères d'appréciation différents (***tableau 18***, non exhaustif) :

- les essais *in vitro* sont effectués en laboratoire. Ils permettent de retenir l'efficacité insecticide *sensu stricto* de diverses molécules contre les puces entretenues. Il s'agit en général de la première phase d'essai du produit ;
- les essais *in vivo* sont beaucoup plus intéressants, bien qu'ils reposent sur deux types d'expérimentations très différentes :
  - **soit il s'agit de chiens de laboratoire** (tous identiques et « standards » : même race, même poids...) soumis à une infestation expérimentale : on mesure alors l'efficacité du produit en estimant la réduction de la population parasite par rapport à des animaux non traités ou recevant l'excipient, en fonction du temps (exprimée en p. cent). De telles conditions permettent d'apprécier l'efficacité insecticide du produit (population de départ parfaitement connue, animaux soumis aux mêmes conditions...) ; ces études sont souvent qualifiées d'études précliniques ;
  - **soit il s'agit de chiens parasités observés dans le cadre de clientèles.** Si on ne connaît pas l'importance précise de la population parasite au départ, on ne peut estimer le pourcentage de réduction des puces : le critère retenu est alors la proportion d'animaux sans puce par rapport à J0 en fonction du temps (exprimée en p. cent). Ces études sont donc *a priori* moins précises, puisqu'elles se fondent surtout sur des critères cliniques. Elles présentent toutefois l'énorme avantage d'être réalisées sur le tout venant, des chiens de races, de poids, de modes de vie, de biotopes, totalement différents (études qualifiées d'« essais terrain »). En outre, elles intègrent les facteurs cutanés susceptibles de modifier l'activité et la rémanence du produit testé : peau modifiée, pathologique, présentant des lésions de complication...

Traitement des autres animaux

Le traitement des autres animaux, de la même espèce ou non, est indispensable : non traités, ils peuvent constituer une source de parasites non négligeable et assurer ainsi la pérennité de l'infestation dans le milieu extérieur. *A priori*, ils souffrent de pulicose et relèvent alors de protocoles thérapeutiques parfois différents *(cf. traitement de l'animal parasité : débarrasser l'animal de ses puces)*. Dans le cas où ils présenteraient une DAPP, ils appellent alors des procédures définies antérieurement.

Les animaux sauvages (lapins, lièvres, hérissons, souris, etc.) ne peuvent évidemment être traités : il est

Tableau 10 - Liste non exhaustive des présentations pulicides commercialisées [à partir du DMV, 1999].

famille chimique	nom chimique	nom déposé	avantages/inconvénients
organochlorés	lindane	Acarexane® Clémiderm® Lindacanin® shampooing insect. Biocanina Vetacar A® Veticide®	insecticide et acaricide stable, rémanent toxique et polluant
organophosphorés	coumaphos cythioate diazinon = dimpylate dichlorvos+fénitrothion fenthion tetrachlorvinphos	Asuntol® 50 Pustikan®, Vectocyt® Preventef®, collier antiparasitaire Diazadip®, Dimpygal®, Clément insecticide spray® Tiquanis® Tiguvon chien 20 p. cent® Tetratic®	insecticide et acaricide peu rémanent (1 semaine) facilement hydrolysé toxique topique ou systémique
carbamates	bendiocarb carbaryl propoxur	Prevenpuce® Carbyl Clément® insecticide poudre poudre insecticide Vétoquinol Tigal® poudre collier insecticide Biocanina Kiltix®	peu rémanent moins toxique que les organophosphorés
roténone		Polyinsectol® chiens Shampooing sec Biocanina	insecticide naturel
pyréthrines	pyréthrines tétraméthrine	Thionicapil « S » ® lotion insecticide Biocanina	insecticide strict effet *knock-down* élevé rémanence très faible toxicité faible
pyréthrinoïdes	bioalléthrine perméthrine deltaméthrine sumithrine	Ectoskin® Pulvo-Insectol® Defendog® spray Dog-Net® spot Duowin® Duowin® contact Puce-Stop® direct Pulvex® shampooing Pulvex® spot Scalibor®* Biozool « S » ®	surtout insecticide rémanence variable effet *knock-down* élevé toxique lors dutilisation abusive ou erronée
phénylpyrazolé	fipronil	Frontline® spray pompe Frontline® *spot-on* chien	insecticide, ixodicide bonne rémanence non toxique *knock-down* modéré
chloronicotinyl- nitroguanidine	imidaclopride	Advantage® chien	insecticide bonne rémanence non toxique *knock-down* modéré
avermectine	selamectine	Stronghold®	insecticide bonne rémanence non toxique

* Le collier Scalibor® na pas lindication puces en France. En outre, il existe une présentation shampooing.

Tableau 11 - Liste des molécules inhibitrices de croissance [à partir du DMV, 1999].

famille chimique	molécule	nom commercial
analogues de lhormone juvénile : juvénoïdes	pyriproxyfène	Duowin® Duowin® contact Cyclio®
inhibiteurs de la synthèse de chitine : benzoylphényl-urées	lufénuron	Program® P, M, G

Tableau 12 - Classification des molécules en fonction de leur stabilité.

molécules très stables	molécules intermédiaires	molécules instables
- lindane : stable à la lumière, la chaleur, le CO_2, les acides forts - fipronil : stable à la lumière et à leau - imidaclopride : stable à leau - pyriproxyfène : photostable - selamectine : stable	- organophosphorés : instables en présence deau - carbamates : rapidement hydrolysés en milieu basique - bioalléthrine sensible à leau et à la chaleur	- pyréthrines : très photosensibles, facilement hydrolysés
activité élevée rémanence importante pollution éventuelle	activité sous conditions rémanence pollution potentielle	activité réduite rémanence nulle pollution absente

Tableau 13 - Classification des molécules en fonction de leur effet *knock-down* [kd] ou effet-chute.

molécules à kd nul	molécules à kd modéré	molécules à kd élevé
pyriproxyfène lufénuron	fipronil imidaclopride	lindane pyréthrines pyréthroïdes organophosphorés carbamates

aucune donnée précise n'est fournie à propos de la selamectine

Tableau 14 - Classification des molécules en fonction de la toxicité des molécules insecticides.

famille chimique	risques toxiques
pyréthrines	faible
organochloré	élevé
organophosphorés	élevé
carbamates	élevé
pyréthroïdes	faible
phénylpyrazolé	très faible
chloronicotinylguanidine	très faible
selamectine	nul
pyriproxyfène	très faible
lufénuron	nul

Tableau 15 - Avantages et inconvénients en fonction de la galénique.

présentations	facilité dutilisation	fréquence dutilisation	effet *knock-down*	efficacité lors de DAPP	risques dintoxication
crème	nulle	élevée	?	-	+
poudre	très variable	< 1 sem.	++	+	+
lotion	très variable	environ 1 sem.	++	+	+
shampooing	très variable	quelques jours	++	-	-
mousse	facile	10-15 j	++	+	±
collier	facile	1-2 mois très variable	±	±	+
spray	variable	15 jours ? très variable	++	+	+
pump-spray	facile	plusieurs sem.	++	+	±
spot-on de surface	très facile	plusieurs sem.	±	+	-
spot-on systémique	très facile	id		-	variables
systémique oral	variable	quelques jours		-	++

Les pyréthroïdes (tableau 17)

Les pyréthroïdes utilisés chez le chien sont assez peu nombreux: la bioalléthrine, la sumithrine, et surtout la perméthrine, largement utilisée sous de nombreuses présentations.

Présentation chimique

Les pyréthroïdes sont des esters constitués d'un seul ou de plusieurs stéréo-isomères, regroupant les pyréthrines et les pyréthrinoïdes.

Mode d'action - Efficacité

Les pyréthrines sont des insecticides naturels d'origine végétale, rapidement dégradés par la chaleur et la lumière (4 heures dans les conditions naturelles par les rayons UV): cette très faible rémanence limite considérablement leur intérêt.
Les pyréthrinoïdes sont des insecticides de synthèse pour lesquels les propriétés de photostabilité ont été augmentées. On les classe en générations successives: première génération (substances encore instables), seconde génération (substances actuelles largement utilisées car photostables). Ces substances sont liposolubles, agissent par contact (*via* lexosquelette de larthropode) pour gagner le système nerveux où leur action porte sur les membranes et les synapses. Ces insecticides ont pour rôle essentiel daugmenter la perméabilité de la membrane neuronale aux ions Na+. En outre, ils inhibent la transmission GABA-ergique, lactivité de certaines enzymes (ATP-ases Na+/K+ dépendantes encore appelées pompes à Na+/K+), et les récepteurs post-synaptiques nicotiniques de lacétylcholine.

Les pyréthroïdes sont très efficaces contre les insectes en général et les puces en particulier: effet *knock-down* et pulicide élevé, strictement adulticide (69 p. cent de mortalité en 15 minutes, proche de 100 p. cent dans les trois heures qui suivent l'application de la perméthrine), stable en lumière ultra-violette. Toutefois, leur nature desters augmente considérablement leur sensibilité à l'hydrolyse.

Toxicité - Innocuité

Les pyréthroïdes en général, en comparaison avec d'autres insecticides comme les organophosphorés, ont la réputation en partie justifiée de produits de haute sécurité: en effet, les mammifères possèdent des estérases efficaces capables d'inactiver les pyréthrinoïdes. La DL50 orale chez le chien de la perméthrine est de 2 g/kg, quantité d'insecticide correspondant à un flacon de Defendog®! Toutefois, le CNITV relève des cas d'intoxication chez le chien (plus fréquents chez le chat) et les facteurs favorisants sont les suivants:

- surtout chez le jeune animal (moins de un an), de race petit format (yorkshire, teckel, caniche), à poil long, traité par des aérosols ou sprays (dans 45 p. cent des cas dintoxication);
- dans 40 p. cent des cas, avec la perméthrine;
- majoritairement observés lors de non-respect des conditions d'utilisation: doses, fréquence d'application, utilisation de présentations destinées à des espèces différentes ou destinées au traitement des locaux!

Les symptômes apparaissent en moyenne dans les quelques heures suivant l'application du produit: troubles nerveux (ataxie, trémulations musculaires, parésie, agitation ou coma), troubles digestifs (hypersalivation, vomissements, diarrhée) et respiratoires. L'évolution de ces intoxications est généralement favorable en 24 à 48 heures (traitement symptomatique pour favoriser l'élimination du toxique, décontamination cutanée par lavage au savon, utilisation datropine: de 0,1 à 0,5 mg/kg SC et de Diazépam®: de 1 à 2 mg/kg IV).

Présentations commerciales

Récemment, un collier à base de d'eltaméthrine (Scalibor®) a été commercialisé avec l'indication «tiques», sans préciser «puces», alors que ce pyréthoïde est un bon pulicide. En outre, la présentation shampooing présente un effet anti-gorgement (efficacité supérieure à 90 p. cent à J7 en conditions expérimentales).
Les travaux de Franc et al. permettent de confirmer l'intérêt de la deltaméthrine:

- **sous la présentation shampooing:** des infestations expérimentales répétées permettent d'obtenir une efficacité de 100 p. cent dans les 24 heures et durant une semaine suivant l'application du shampooing, 98 p. cent pour la seconde, 95 p. cent pour la troisième semaine;
- **sous la présentation collier** à 4 p. cent lors d'infestations expérimentales: protection de J15 à J150; on mesure bien, à propos de cette molécule, la différence entre la présentation shampooing, à efficacité précoce, et la présentation collier à effet plus tardif mais plus long.

Avantages - Inconvénients

Les pyréthroïdes d'une façon générale sont de bons insecticides, peu toxiques, pourvu qu'ils soient utilisés conformément aux indications fournies par le laboratoire. Ils possèdent en outre un effet *knock-down* élevé ce qui est utile dans le cadre de la DAPP; les diverses présentations commercialisées permettent de traiter les animaux au cas par cas: à chaque animal caractérisé par sa taille, son comportement, sa docilité, etc... correspond une présentation optimale. Leur principal inconvénient réside dans leur rémanence limitée par rapport à d'autres molécules.

Pour en savoir plus...

DURAND F. Risques toxiques des insecticides pyrethroïdes pour les carnivores domestiques. Etude épidémiologique daprès les cas du centre antipoison vétérinaire de Lyon (1990-1992). Thèse Doct. Vét., 1993, Univ. C. Bernard Lyon I, 139 pp.

FRANC M, CADIERGUES M C. Activité anti-gorgement dun shampooing à 0,07 p. cent de deltaméthrine sur les puces du chien, *Ctenocephalides felis*. Rev. Méd. Vét., 1998, 149, 791-794.

FRANC M, CADIERGUES M C. Comparative activity in dogs of deltamethirn- and diazinon-impregnated collars against *Ctenocephalides felis*. Am. J. Vet. Res., 1998, 59, 59-60.

FRANC M, CADIERGUES M C. Activity of a deltamethrin shampoo against *Ctenocephalides felis* and *rhipicephalus sanguineus* in dogs. Vet. Parasitol., 1999, 81, 341-346.

HANSEN S R, STEMME K A, VILLAR D, BUCK W B. Pyrethrins and pyrethroids in dogs and cats. Comp. Cont. Educ., 1994, 16, 707-712.

KOLF-CLAUW M, POLETTI V. Principales intoxications médicamenteuses chez les carnivores domestiques. 1. Surdosage par les pyréthrinoïdes antiparasitaires. Point Vétérinaire 1998, 29, 56-62.

Tableau 16 - Aspect synthétique en fonction de la nature de la molécule et de la galénique.

	organoCl	organoP	carbamate	pyréthroïde	fipronil	imidaclop.	selamectine
shampooing	+			+			
pommade, crème	+						
poudre			+	+			
mousse				+			
lotion	+	+		+			
collier		+	+				
spray		+	+	+			
pump spray				**+**	**+**		
***spot-on* de surface**				**+**	**+**	**+**	**+**
spot-on systémique		+					**+**
systémique oral		+					

la selamectine semble être un cas particulier : cette molécule administrée sous la forme dun *spot-on* diffuse à la fois en surface de la peau et dans la totalité de lorganisme de manière systémique. La présence de la molécule dans les glandes sébacées, ce qui expliquerait sa rémanence, serait la conséquence de cette deuxième voie.

- **les cases vides** signifient une absence de présentation commercialisée ayant une AMM chien et l'indication « puces » ;
- **les cases jaunes** désignent des présentations inintéressantes, quel que soit le motif de consultation : shampooing, pommade et présentations à base de pyréthrines, soit du fait de leur absence totale de rémanence, soit du fait du caractère très localisé de leur application. Le shampooing peut présenter un intérêt uniquement pour un traitement cutané hygiénique mais non pulicide. En effet, son application est suivie d'un rinçage, donc d'une élimination du principe actif. Une publication récente recommande toutefois l'emploi du shampooing à base de deltaméthrine pour son effet anti-gorgement ;
- **les cases violette** regroupent des présentations à intérêt limité :
- pour des raisons thérapeutiques : présentations inintéressantes dans le cas d'une DAPP *sensu lato* : systémiques vrais sous forme de spot-on ou sous forme orale, présentations qui, pour être efficaces, doivent être ingérées par la puce à la faveur du repas de sang, donc après une piqûre allergisante. Leur intérêt, toutefois, repose sur la facilité d'application. Ces présentations doivent être limitées aux congénères souffrant uniquement de pulicose simple, afin de tarir la source de parasites ;
- pour des raisons chimiques : les organochlorés, les organophosphorés et les carbamates, produits toxiques, polluants et sensibles à l'hydrolyse ;
- pour des raisons galéniques : les lotions (suspensions et solutions), les mousses, les colliers et les sprays nécessitent des applications fastidieuses ou sont d'efficacité très limitée et/ou variable ;
- **les cases en bleu** désignent des présentations associant de bonnes propriétés insecticides et galéniques : présentations à base de pyréthroïdes, du fipronil ou de l'imidaclopride et sous forme de pump spray ou de *spot-on* de surface.

Tableau 17 - Pyréthroïdes commercialisées en 1999 [daprès le DMV 1999].

	perméthrine	sumithrine	bioalléthrine
aérosol (spray et spray pompe)	Puce Stop® direct Defendog® spray Duowin®		Pulvo-Insectol®
spot-on à effet de surface	Duowin® contact Pulvex® spot Dog-Net® spot		
shampooing	Pulvex®shampooing	Biozool® « S »*	Ectoskin®

*bien que présenté sous lappellation shampooing, ce médicament doit être utilisé sans rinçage ce qui lapparente plus à une lotion.

Le fipronil (Frontline®)

Présentation chimique

Le fipronil est une molécule appartenant à la famille des phénylpyrazolés.

Mode d'action - Efficacité

Le fipronil est un inhibiteur non compétitif d'un neurorégulateur du système nerveux, le GABA (acide gamma-aminobutyrique). Le GABA, en se fixant à la surface du neurone, permet l'ouverture du canal chlore, ce qui entraîne une baisse de l'activité électrique. Le fipronil se fixe à l'intérieur du canal chlore, interdit le fonctionnement du canal et inhibe ainsi indirectement l'effet du GABA (GABA-antagoniste); le neurone ne peut plus alors être mis au repos, le parasite est tué par hyperexcitation.

Le fipronil est un adulticide, à effet *knock-down* modéré.

La puce sintoxique par contact avec la peau et les poils de l'animal traité: traversant l'exosquelette de l'arthropode, le fipronil gagne son site d'action, le système nerveux. 95 p. cent des puces présentes sur l'animal sont éliminées dans les 24 heures qui suivent l'application du produit (ce délai est trop important pour que la molécule soit retenue en première intention pour le traitement d'un animal souffrant de DAPP). La rémanence à l'encontre des puces est de deux mois au minimum: après une application topique (Frontline spot-on®), le fipronil diffuse dans les structures riches en lipides, en particulier la glande sébacée qui joue ainsi le rôle de réservoir; le sébum chargé d'insecticide est relargué régulièrement, et tapisse les poils et la surface de l'épiderme. Lipophile, le fipronil résiste bien à l'action des bains et des shampooings (toutefois, il est déconseillé de baigner le chien durant les deux jours qui précèdent et qui suivent l'application du produit).

Toxicité - Innocuité

La conformation du canal chlore des neurones des vertébrés est sensiblement différente de celle observée chez les arthropodes: chez le mammifère, le fipronil ne se fixe pas et ne peut donc inhiber durablement l'afflux intracellulaire de lion chlore. Ce mode d'action sélectif explique la très faible toxicité chez les mammifères: la DL50 orale chez le chien est de 640 mg/kg, dose qui correspond au flacon de 250 ml de Frontline® spray !

Aucun effet secondaire n'est observé (photosensibilisation, irritation cutanée ou muqueuse); le produit peut être utilisé en toute sécurité chez le chiot, l'animal âgé et la chienne gestante (pas d'effet tératogène) ou en lactation; toutefois, la présentation *spot-on* est contre-indiquée chez le chiot de moins de 10 semaines ou le chien de moins de 2 kg; aucune incompatibilité n'est connue avec les autres médicaments utilisés couramment chez le chien (autres antiparasitaires, anesthésiques). En France, les effets secondaires sont minimes: on relève un incident sur 200000 cas traités pour plus de 3 millions de traitements effectués.

Le produit n'est pas systémique, le *spot-on* commercialisé étant uniquement un *spot-on* à effet de surface: en moins de 24 heures après son administration, le produit est retrouvé à une concentration efficace dans les structures lipidiques de la peau, sur l'ensemble de la surface corporelle. Le produit n'est pas inhalé, la taille des goutelettes obtenues par le spray ne leur permettant pas de franchir la muqueuse nasale.

Présentation - Utilisation

La dose de base est de 7,5 mg/kg, ce qui correspond à 3 ml de solution par kg.

Six présentations sont utilisables chez le chien:

- Frontline® spray pompe 100 ml délivrant 0,5 ml par pulvérisation, soit 6 pulvérisations par kg; cette présentation est adaptée aux chiens de petit format;
- Frontline® spray pompe 250 ml délivrant 1,5 ml de solution par pulvérisation, soit 2 pulvérisations par kg;
- Frontline® spray pompe 500 ml délivrant 1,5 ml de solution par pulvérisation, soit 2 pulvérisations par kg;
- Frontline® spot-on S (chien de 2 à 10 kg),
- Frontline® spot-on M (chien de 10 à 20 kg)
- Frontline® spot-on L (chien de 20 à 40 kg).

Avantages - Inconvénients

Les avantages sont multiples : efficacité, facilité dutilisation (en particulier la présentation *spot-on* pour des animaux craintifs, stressés par les pulvérisations), rémanence, spectre à l'encontre des puces et des tiques, résistance à l'eau, absence de toxicité.

En revanche, le produit est odorant et n'a pas un effet *knock-down* (effet chute immédiat) très élevé (capacité à tuer les puces le plus rapidement possible, avant la piqûre, dès les premiers contacts) : dans les 15 mn qui suivent son application, le fipronil tue 13 p. cent des puces alors que la perméthrine à 2 p. cent élimine 69 p. cent des insectes dans le même temps ; or, leffet *knock-down* est très important en matière de traitement de la DAPP qui doit éliminer toutes les puces, avant toute piqûre.

Pour en savoir plus

BIRCKEL P, COCHET P, WEIL A. Etude de la distribution du Fipronil radiomarqué (14C-Fipronil) dans la peau et le poil par microautoradiographie parès application topique chez le chien Beagle. 6e congrès de biopharmacie et de pharmacocinétique, Athènes 22-24 avril 1996.

COLE LM, NICHOLSON RA, CASIDA JE. Action of phenylpyrazole insecticides at the GABA-Gated chloride channel. Pesticide biochemistry and physiology. 1993, 46, 47-54.

JEANNIN P, POSTAL JM, HUNTER J, BOTREL MA, CONSALVI PJ, KEISTER M, BAYLE R. Efficacité dune formulation « pump spray » dun nouvel insecticide, le fipronil, contre la puce (*Ctenocephalides felis*) chez le chien. Doc. Rhône-Mérieux Fipronil.

POSTAL JM, JEANNIN P, CONSALVI PJ. Field efficacy of a mechanical pump spray formulation containing 0,25 p. cent fipronil in the treatment and control of flea infestation and associated dermatological signs in dogs and cats. Vet. Dermatol., 1995, 6, 153-158.

POSTAL JM, LE NAIN S, LONGO F, ROBATTO I. Field efficacy of a 10 p. cent fipronil spot-on formulation in the treatment and control of flea infestation. Proc. 3th World Congress of Dermat., Edinburgh, 11-14/9/96.

Documentation Mérial-Frontline®: Technical papers & abstracts. 67.

L'imidaclopride (Advantage®)

Présentation chimique

L'imidaclopride est un nouvel insecticide de la famille des chloronicotinyl-nitroguanidines.

Mode daction - Efficacité

Cette molécule se fixe sur les récepteurs nicotiniques postsynaptiques, empêchant ainsi l'action de l'acétylcholine, non dégradé par les cholinestérases. Ces récepteurs sont très nombreux chez les insectes, beaucoup moins chez les mammifères. L'interruption de l'influx nerveux chez l'arthropode entraîne la mort. Il est intéressant de noter que ce mode d'action est totalement différent de ceux des autres insecticides préalablement cités.

Le produit tue 97 p. cent des puces dans les premières 24 heures, avec une efficacité maintenue à ce niveau à la fin de la première semaine, puis d'importance décroissante pour se maintenir à plus de 95 p. cent à la fin du premier mois. Il présente donc un effet létal (« *kill effect* ») satisfaisant mais un « *knock-down effect* » insuffisant pour que cette molécule, comme le fipronil, soit retenue en première intention dans le traitement de la DAPP. Il est dénué de toute activité acaricide.

Dans une étude portant sur 60 chiens souffrant de DAPP, un traitement mensuel, répété trois fois de suite à un mois d'intervalle, a permis de réduire le nombre de puces vivantes de 97 p. cent ainsi que l'indice lésionnel (prurit, papules, erythème, alopécie) de 82 p. cent en 84 jours.

Toxicité - Innocuité

L'affinité de la molécule pour les récepteurs nicotiniques est beaucoup plus importante chez les invertébrés que chez les mammifères, de sorte que la toxicité chez le chien est très faible. Des doses 20 fois supérieures à celle préconisée ont été administrées chez de très jeunes chiots (de moins de 10 jours) et chez des chiens adultes, plusieurs jours de suite ou de façon hebdomadaire pendant huit semaines sans provoquer aucun trouble ni lésion. Le produit peut être utilisé chez les femelles gestantes ou en lactation.

Présentation - Utilisation

Le traitement consiste en :

- une application *spot-on* entre les épaules pour les chiens de moins de 25 kg (les présentations étant adaptées à des classes de poids : moins de 4 kg : Advantage®40 ; de 4 à 10 kg : Advantage®100 ; de 10 à 25 kg : Advantage®250),
- deux applications de Advantage®250 (une entre les épaules, la seconde à la base de la queue) pour les chiens de plus de 25 kg, soit une dose de 7,5-10 mg/kg.

La protection ainsi conférée à l'animal à l'égard des puces étant de quatre semaines, il est donc conseillé de traiter les animaux tous les mois.

Avantages - Inconvénients

Les avantages d'une telle présentation sont multiples : innocuité, efficacité, facilité dadministration, rémanence. En outre, des expérimentations effectuées à partir des squames spontanément éliminées par les chiens traités et présentes dans le milieu extérieur, ont montré un effet larvicide.

Le produit garde sa rémanence au contact de l'eau (bain, pluie) de sorte qu'il n'est pas nécessaire de renouveler le traitement après de telles circonstances : un chien recevant une dose de Advantage à J0, un shampooing à J4 présente encore un degré de protection contre les puces (de 92 p. cent) quatre semaines plus tard, puis progressivement décroissant (65,5 p. cent à J35). Toutefois, après utilisation d'un shampooing et immersion dans l'eau, plus de 95 p. cent d'efficacité est obtenue avec le Frontline® spot 9 semaines plus tard, une semaine seulement seulement avec Advantage®.

Pour en savoir plus

ARTHER RG, CUNNINGHAM J, DORN H, EVERETT R, HERR LG, HOPKINS T. Efficacy of imidacloprid for removal and control of fleas (*Ctenocephalides felis*) on dogs. Am. J. Vet. Res., 1997, 58, 848-850.

GUAGUERE E, LIMET A, FEVE C. Efficacité de limidaclopride dans le traitement de la dermatite par allergie aux piqûres de puces chez le chien. Prat. Méd. Chir. An. Comp., 1999, 34, 231-235.

HOPKINS TJ, KERWICK C, GYR P, WOODLEY I. Efficacité de limidaclopride dans le contrôle et la prévention de linfestation des chiens et des chats par *Ctenocephalides felis*. Comp. Cont. Educ. suppl., 1997, 19, 10-15.

GRIFFIN L, KRIEGER K, LIEGE P. Imidaclcpride : un nouveau principe actif pour le contrôle de linfestation par les puces et de la dermite engendrée par les puces. Comp. Cont. Educ. suppl., 1997, 19, 16-19.

N° spécial collectif Clinical Advances. Suppl Comp. Cont. Educ., 1997, 19, 47.

The Bayer International Flea Control Symposium, BSAVA / WSAVA / FECAVA Birmingham, 1997, 30.

conseillé de soustraire, dans la mesure du possible, les chiens à ces sources potentielles de parasites.

Les autres chiens doivent être traités, non pas en vue d'éviter les processus d'hypersensibilité susceptibles d'apparaître, mais surtout afin de tarir la source de parasites. On peut alors les employer à deux fins : traiter ces animaux pour tuer les puces, utiliser ces animaux pour stériliser la population parasitaire.

Traiter ces animaux

Les molécules présentées dans le ***tableau 19*** peuvent être utilisées. Les molécules peu ou moins rémanentes, à effet *knock-down* non immédiat et les insecticides systémiques peuvent être retenus, puisque c'est l'effet insecticide strict qui nous intéresse ici.

Stériliser les puces

- Il convient de traiter ces animaux pour stériliser les puces : les animaux sur lesquels se déplacent et/ou se nourrissent les puces peuvent servir de pièges, de sources de substances « stérilisantes » des parasites ou perturbatrices de leur développement. On a l'habitude de désigner ces produits sous le sigle de ICI (inhibiteurs de la croissance des insectes) ou, en anglais, de IGR *(insect growth regulators)*. Actuellement, deux substances de ce type sont utilisées chez le chien : le lufénuron (Program®) et le pyriproxyfène (Cyclio® et in Duowin®).

Tableau 19 - Présentations commerciales des inhibiteurs de croissance utilisables dans le milieu extérieur.

nom chimique	nom déposé	surface traitée approximative
fenoxycarbe	Parastop® aérosol	60 m²
	Parastop® diffuseur	de 30 m² à 125 m²
	Parastop® pour arrosage	340 m²
	Parastop® pulvérisateur	60 m²
pyriproxifène	Parastop® diffuseur	de 30 m² à 125 m²
	Parastop® pulvérisateur	60 m²
flufénoxuron	Thékan habitat aérosol	petits biotopes
	Thékan habitat mini-fogger	30 m²
	Tiquanis® habitat diffuseur	80 m²
	Tiquanis® habitat mini-diffuseur	de 20 m² à 30 m²
	Tiquanis® habitat pulvérisateur	40 m²
	Tiquanis® habitat sol. pressurisée	traitement de petites surfaces

La selamectine (Stronghold®)

Cette molécule a été présentée dans le détail en ce qui concerne la gale sarcoptique : molécule de la famille des avermectines, inhibiteur de la neurotransmission chez les arthropodes, dénuée de toute toxicité y compris chez les races canines « ivermectine-sensibles » comme les colleys. Son effet est double : de surface et systémique, qui lui permet de se concentrer dans les glandes sébacées et d'assurer ainsi une rémanence notable de un mois contre les puces.

Les caractéristiques essentielles de cette molécule sont les suivantes :

- efficacité de près de 100 p. cent au terme de 36 heures, ce qui semble limiter son intérêt en matière de DAPP : la propriété capitale recherchée est l'effet chute immédiat (effet *knock-down*) interdisant le plus rapidement possible à la puce de piquer ;
- à la suite d'infestations expérimentales, il est démontré que l'administration de cette molécule procure une protection de plus de 99 p. cent durant au moins 30 jours. Elle agit également dans un environnement contaminé, démontrant ainsi son effet ovicide.

Tableau 18 - Classification des molécules en fonction de la durée d'efficacité, soit lors d'essais pré-cliniques (mesurée en p. cent de réduction de la population parasite), soit lors d'essais terrain (mesurée en p. cent d'animaux sans puce) chez le chien. L'effet kd est l'effet *knock-down* ou effet chute.

présentation commerciale	essais précliniques : infestation expérimentale	essais terrain : infestation naturelle	commentaires
Defendog® spray [1]	J1 : 100 p. cent J30 : 71 p. cent J60 : 21 p. cent	J1 : 100 p. cent J30 : 73 p. cent J35 : 42 p. cent	effet kd très élevé (qq h) application mensuelle
Duowin® [2]	J1 : 100 p. cent J30 : 97 p. cent J44 : 95 p. cent	J1 : 100 p. cent J30 : 97 p. cent J42 : 93 p. cent	effet kd très élevé (qq h) rémanence accrue par le pyriproxyfène
Pulvex® spot [3]	J1 : 100 p. cent J22 : 95 p. cent		effet kd très élevé (qq h) application toutes les 3 semaines
Frontline® pump-spray [4]	J1 : 100 p. cent J30 : 99 p. cent J60 : 91 p. cent	J1 : 100 p. cent J30 : 93 p. cent J60 : 61 p. cent	effet kd modéré (< 24 h) applications mensuelles
Frontline® *spot-on* [5]		J1 : 100 p. cent J35 : 73 p. cent J65 : 47 p. cent	effet kd modéré applications toutes les 4 à 6 semaines
Advantage® [6]	J1 : 100 p. cent* J28 : 95 p. cent	J1 : 94 p. cent** J15 : 96 p. cent J35 : 90 p. cent	effet kd modéré (12 h) applications toutes les 4 à 6 semaines
[7]		J7 : 96 p. cent J21 : 96,5 p. cent J40-45 : 99,4 p. cent J54-60 : 100 p. cent	

[1] POSTAL J M, JEANNIN P C, CONSALVI P J. Field efficacy of a mechanical pump spray formulation containing 0,25 p. cent fipronil in the treatment and control of flea infestation and associated dermatological signs in dogs and cats. Vet. Derm., 1995, **6**, 153-158.
POSTAL J M, LE NAIN S, LONGO F, ROBATTO I. Fiel efficacy of a 10 p. cent fipronil spot-on formulation in the treatment and control of flea infestation. Proc. 3th World Congress of Dermat., Edinburgh, 11-14/9/96. in GORTEL K. Advances in topical and systemic therapy for flea control in dogs. Canine Practice, 1997, **22**, 16-21.

[2] dossier AMM Virbac et monographie technique Duowin®. En outre, l'activité ovicide due au pyriproxyfène est maintenue à 100 p. cent jussqu'à 70 jours. L'essai terrain montre une différence d'activité entre les chiens fortement infestés et moyennement infestés (respectivement 97,4 et 92,7 p. cent) d'après les mêmes documents in BOURDEAU P. Les traitements contre les puces chez les carnivores domestiques : comment concevoir la lutte ? Point vétérinaire, 1997, **28**, 1503-1514.

[3] FISCHER M A, HUTCHINSON M J, JACOBS D E, DICK I G C. Comparative efficacy of fenthion, dichlorvos/fenitrothion andd permethrin against the flea, *Ctenocephalides felis*, on the dog. J. Small An. Practice, 1994, **35**, 244-246.

[4] JEANNIN P, POSTAL J M, HUNTER J, BOTREL M A, CONSALVI P J, KEISTER M, BAYLE R. Efficacité d'une formulation pump-spray d'un nouvel insecticide, le fipronil, contre la puce (*Ctenocephalides felis*) chez le chien. Doct. Rhône-Mérieux Fipronil.
POSTAL J M, JEANNIN P, CONSALVI P J. Field efficacy of a mechanical pump spray formulation containing 0,25 p. cent fipronil in the treatment and control of flea infestation and asociated dermatological signs in dogs and cats. Vet. Dermatol., 1995, **6**, 153-158.

[5] POSTAL J M, LE NAIN S, LONGO F, ROBATTO I. Field efficacy of a 10 p. cent fipronil spot-on formulation in the treatment and control of flea infestation. Proc. 3th World Congress of Dermat., Edinburgh, 11-14/9/96.

[6]* HOPKINS T J, KERWICK C, GYR P, WOODLEY I. Efficacité de l'imidaclopride dans le contrôle et la prévention de l'infestation des chiens et des chats par *Ctenocephalides felis*. Comp. Cont. Educ. suppl., 1997, **19**, 10-15. Ces animaux ont été infestés expérimentalement de façon hebdomadaire pendant un mois.
** GRIFFIN L, KRIEGER K, LIEGE P. Imidaclopride : un nouveau principe actif pour le contrôle de l'infestation par les puces et de la dermite engendrée par les puces. Comp. Cont. Educ. suppl., 1997, **19**, 16-19. Cette expérimentation est effectuée sur des chiens « tout venant » mais avec comme critère d'appréciation le p. cent de réduction du nombre de puces et non le p. cent de chiens sans puce.

[7] DRYDEN M W, PEREZ H R, ULITCHNY D M. Control of fleas on pets and in homes by use of imidacloprid or lufenuron and a pyrethrin spray. J. Am. Vet. Med. Assoc., 1999, **215**, 36-39. Cette expérimentation est effectuée sur des chiens « tout venant » mais avec comme critère d'appréciation le p. cent de réduction du nombre de puces et non le p. cent de chiens sans puce.

Des vaccins pourraient être utilisés chez l'animal afin de tuer les puces : selon le même principe que celui retenu pour les tiques (particulièrement, le genre *Boophilus,* tique des bovins), des Ag issus du tube digestif de la puce (« normalement » non présentés à l'animal) sont administrés en vue d'induire la production d'Ac par l'animal ainsi vacciné, Ac ingérés par la puce lors du repas de sang. Ils provoquent la formation de complexes Ag-Ac capables de lyser la membrane digestive et tuent la puce. Ce type de vaccins suppose donc la piqûre de la puce et n'est aujourd'hui qu'un outil strictement expérimental.

Les autres animaux vivant dans le même biotope doivent également être traités, en particulier les chats : à l'instar des chiens ne souffrant pas de DAPP, ces animaux relèvent d'un traitement insecticide classique (molécules à effet *knock-down* plus ou moins élevé, systémiques ou non...). Pour la commodité et la simplification du traitement, il est conseillé de recourir à la même molécule et à la même présentation pour traiter tous ces animaux.

Le principe du traitement des autres animaux se heurte au fait que le milieu dans lequel évolue cet animal n'est jamais totalement clos et que des réinfestations à partir du biotope et d'autres espèces, est toujours possible et difficilement évitable.

Le traitement du milieu extérieur

Le traitement du milieu extérieur vise à tarir (ou réduire à un niveau minimal) la source de parasites. Il implique quelques règles :

- nettoyer de façon approfondie la surface totale du local, de l'appartement, de la maison, passer à plusieurs reprises l'aspirateur en insistant particulièrement dans les endroits favoris du chien (puis détruire le sac !), retirer (et si possible nettoyer) coussins, couvertures, tapis, paniers... Ne négliger aucun biotope susceptible d'héberger le chien même occasionnellement (garage, grange, voiture...) ;

- si la totalité du local où vit l'animal est potentiellement suspect d'être infesté, il est néanmoins utile de porter ses efforts sur quelques endroits privilégiés, susceptibles d'abriter les œufs, les stades préimaginaux et les adultes au repos. Si ces adultes peuvent être atteints chez l'animal par le traitement insecticide classique, en revanche il est très difficile d'agir sur les autres stades du cycle évolutif : les œufs et les pupes sont immobiles, ne se nourrissent pas, sont réfugiés dans des anfractuosités du sol, sous les planchers, à l'abri de la lumière. Diverses études ont montré que les œufs et les deux premiers stades larvaires sont présents dans les endroits où l'animal a l'habitude de se coucher : panier, tapis, coussins, canapé,... En revanche, le dernier stade larvaire est plus mobile, fuit la lumière, et son aire de dispersion (et, par conséquent, celle des nymphes qui en découlent) est plus importante. Les substances intervenant sur les mues larvaires doivent être diffusées essentiellement dans les zones où l'animal séjourne la plus grande partie de la journée.

- s'il est utile de recourir à des insecticides classiques (c'est-à-dire adulticides), il est préférable d'y associer des inhibiteurs de développement (insect growth regulators) ou juvénoïdes. Deux juvénoïdes sont utilisés : le fenoxycarbe et le pyriproxyfène. Le choix porte sur la présentation : association d'un insecticide ou non, le procédé de diffusion (spray, brouillard ou « *fogger* », diffuseur) selon l'habitat considéré, etc. Un inhibiteur de la synthèse de chitine peut être employé dans le milieu extérieur : le flufénoxuron selon les mêmes principes que ceux définis antérieurement.

ASPECT ZOONOSIQUE

Les puces de carnivores étant peu spécifiques, *Ctenocephalides sp.* est susceptible de piquer l'homme, fréquemment lorsqu'il pénètre dans un local inhabité depuis longtemps mais dans lequel a séjourné, de façon plus ou moins longue, un animal parasité : des nymphes persistantes émergent des adultes affamés qui piquent l'intrus. Les lésions provoquées sont celles d'un prurigo, d'évolution toujours bénigne. ❐

Pour en savoir plus

BOURDEAU P. Les traitements contre les puces chez les carnivores domestiques : comment concevoir la lutte ? Point Vet., 1997, 28, 1503-1514.

BOURDOISEAU G. Les puces : biologie, pathologie et méthodes de lutte. CES III de dermatologie vétérinaire, 1993.

BOURDOISEAU G. Critères de choix d'un traitement pulicide chez l'animal. Proceedings 13es journées du GEDAC, Lille, 27/29 mars 1998, 219-228.

CARLOTTI DN. La lutte contre les puces. CNVSPA sud-est, Camargue 94, 9-10-11 septembre.

CARLOTTI DN, JACOBS DE. Therapy, control and prevention of flea allergy dermatitis in dogs and cats. Vet. Dermatology, 2000, 11, 83-98.

FRANC M, CHOQUART P, CADIERGUES MC. Répartition des espèces de puces rencontrées chez le chien en France. Rev. Méd. Vét., 1998, 149, 135-140.

LEE S E, JOHNSTONE IP, LEE R P, OPDEBEECK JP. Putative salivary allergens of the cat flea, *Ctenocephalides felis* Vet. Immunol. Immunopathol., 1999, 69, 229-237.

MACDONALD JM. Flea control : an overview of treatment concepts for north America. Vet. dermatology, 1995, 6, 121-130.

MARSELLA R. Advances in flea control. Vet. Clinics of North Am., 1999, 29, 1407-1424.

MENIER K, LEJEUNE T, PLE F, BEAUCOURNU JC. Infestation massive de veaux par la puce *Ctenocephalides felis* (Bouché, 1835) (*Insecta-Siphonapetra*) dans le Jura (France). Rev. Méd. Vét., 1997, 148, 619-620.

PRÉLAUD P. Tests allergologiques sériques in vitro. Prat. Méd. Chir. An. Comp., 1998, 33, 425-426.

PRÉLAUD P. Allergies aux parasites et aux insectes piqueurs. Chapitre 5 in Allergologie canine. Ed. Masson, 1999, 150.

PRÉLAUD P, GUAGUÈRE E. Diagnostic de la dermatite par allergie aux piqûres de puces. Prat. Méd. Chir. An. Comp., 1998, 33 (n° spécial), 373-387.

RACINE BP, MARTI E, BUSATO A, WEILENMANN R, LAZARY S, GRIOT-WENK ME. Influence of sex and age on serum total immunoglobulin E concentration in Beagles. Am. J. Vet. Res., 1999, 60, 93-97.

ROBINSON WH. Distribution of cat flea larvae in the carpeted household environment. Vet. dermatology, 1995, 6, 145-150.

SHIPSTONE MA, MASON KV. The use of insect development inhibitors as an oral medication for the control of the fleas *Ctenocephalides felis, C. canis* in the dog and cat. Vet. dermatology, 1995, 6, 131-137.

Le lufénuron (Program®)

Présentation chimique

Le lufénuron est un composé appartenant à la famille des benzoyl-phénylurées.

Mode d'action - Efficacité

Ces substances inhibent la synthèse, la polymérisation ou le dépôt de la nouvelle chitine constitutive de lexosquelette de la puce, intervenant ainsi dans les processus de croissance et de mues. En effet, les insectes ont une croissance par paliers: à chaque stade un peu plus grand que le précédent, doit correspondre une nouvelle enveloppe fabriquée à partir des éléments constitutifs de l'ancienne. Ces mécanismes de lyse, puis de polymérisation font intervenir diverses enzymes que le lufénuron inhibe ou détruit (en particulier, la chitine-synthétase).

Cette substance, *via* le sang de lanimal parasité et donc nourricier, est ingérée par la puce adulte lors de son repas et agit sur sa descendance: perturbation de la formation de l'œuf, inhibition de l'éclosion du premier stade larvaire à cause de l'insuffisance de la chitinisation de la dent nécessaire à léclosion, incapacité des nouveaux stades larvaires à constituer une cuticule neuve. Ces larves sont soumises alors à un processus de dessiccation fatale. Le lufénuron est dénué d'effet adulticide.

Des études ont révélé une réduction de 94 p. cent de la population parasite après quatre mois dadministration chez le chien. Dès la 4e semaine après la première administration, la population diminue, et à la 7e semaine, les animaux traités hébergent moins de deux puces par animal, alors que les animaux non traités en abritent plus de trente.

Toxicité - Innocuité

Les enzymes nécessaires à la polymérisation de la chitine nexistant pas chez les mammifères, le lufénuron est donc dénué de toute toxicité chez ces espèces. La tolérance à des doses très élevées (dix fois la dose recommandée pendant dix mois) et à des doses étalées dans le temps (études de toxicité chronique: administration quotidienne de 2 g/kg/j pendant trois mois) montrent une parfaite tolérance du produit chez le chien et le chat. Aucun effet tératogène, aucune synergie avec les insecticides classiques ne sont enregistrés.

Présentation - Utilisation

Trois présentations sont commercialisées en fonction du poids de lanimal:

- Program®P (chien de 2,5 kg à 7 kg),
- Program®M (chien de 7 à 20 kg),
- Program®G (chien de plus de 20 kg):

à la dose respective d'un comprimé par mois, administré au cours du repas, deux comprimés Program®G pour les chiens de plus de 40 kg. Le lufénuron est une substance lipophile: administré par la voie orale (à la dose de 10 mg/kg), il passe dans la circulation générale, puis est stocké dans le tissu graisseux, ce qui confère une rémanence d'un mois (concentration minimale active maintenue dans le sang pendant 40 jours). La présentation injectable doit être réservée strictement au chat dans la mesure où elle peut provoquer chez le chien des réactions locales sévères.

Avantages - Inconvénients

Le lufénuron est très efficace, dépourvu de toute toxicité et de contre-indication, pratique d'utilisation (une administration mensuelle). Toutefois, il présente certains inconvénients:

- il est nécessaire de traiter tous les animaux vivant dans le même biotope, sous peine de risquer le maintien d'une population parasite;
- l'effet obtenu n'est pas immédiat: c'est seulement à partir de la quatrième semaine qui suit l'administration du produit que l'on note une diminution significative de la population parasite;
- le produit est dénué de tout effet adulticide ou pupicide, ce qui explique, que, pendant les premières semaines du traitement, quelques puces puissent continuer à infester les animaux («*pupal window*» des auteurs anglosaxons). Il est donc parfois nécessaire d'y associer, au moins lors des premières semaines, un traitement insecticide classique;
- enfin, le produit doit être absorbé, *via* le sang du chien, par la puce pour que sa descendance soit atteinte. La nécessité du repas de sang, donc de la piqûre, est malheureusement incompatible avec le traitement de la DAPP qui suppose une éviction complète des allergènes inoculés. Si l'association d'insecticides classiques

n'est pas contre-indiquée, elle est contradictoire en revanche avec l'utilisation du Program®: l'insecticide tue les puces adultes, alors que seules celles capables de reproduction et ayant échappé par conséquent à l'action insecticide peuvent être atteintes par le lufénuron.

Pour en savoir plus

Collectif. Proceedings of the Novartis International Symposium: injecting new life into flea control. British Small An. Vet. Assoc., Birmingham, 1er avril 1998.

BLAGBURN BL, HENDRIX CM, VAUGHAN JL, LINDSAY DS, BARNETT S. Efficacy of lufenuron against developmental stages of fleas (*Ctenocephalides felis felis*) in dogs housed in simulated home environments. Am. J. Vet. Res., 1995, 56, 464-467.

HINK WF, ZAKSON M, BARNETT S. Evaluation of a single oral dose of lufenuron to control flea infestations in dogs. Am. J. Vet. Res., 1994, 55, 822-824.

SMITH RD, PAUL AJ, KITRON UD, PHILIP JR, BARNETT S, PIEL M, NESS RW, EVILSIZER M. Impact of an orally administered insect growth regulator (lufenuron) on flea infestations of dogs in a controlled simulated home environment. Am. J. Vet. Res., 1996, 57, 502-504.

Le pyriproxyfène (Cyclio® et in Duowin®)

Présentation chimique

Le pyriproxyfène est un inhibiteur de la croissance des insectes de type analogue de l'hormone juvénile ou juvénoïde.

Mode d'action - Efficacité

L'hormone juvénile est secrétée chez les arthropodes par les *corpora allata,* glande endocrine thoracique. Elle intervient à plusieurs niveaux et à tous les stades du développement de l'insecte: pour la croissance des ovocytes et la maturation des œufs, pour le maintien, au cours du développement post-embryonnaire, des caractères larvaires ou juvéniles (d'où le nom de l'hormone). C'est l'inactivation physiologique (ou la disparition?) de l'hormone juvénile qui, en revanche, permet de déclencher la mue imaginale et ainsi de faire apparaître les caractères de l'adulte: en effet, l'ablation des *corpora allata* induit l'apparition de pupe précoce et d'adulte nain, et à l'inverse, les greffes de cette glande (ou l'administration de l'hormone juvénile) provoquent la formation de larves géantes et/ou surnuméraires.

Le pyriproxyfène est un analogue de l'hormone juvénile, donc il mime l'activité de l'hormone naturelle, y compris dans les périodes du cycle où son taux naturel est effondré. Apporté dans le milieu extérieur, cet analogue pénètre l'exosquelette (action par contact) et va perturber le déroulement du cycle à tous les stades:

- sur l'adulte: perturbation de la maturation des ovocytes et de l'embryogénèse, ponte prématurée, destruction progressive de la paroi digestive entraînant une action adulticide vraie (*in vitro*) mais lente: mort des puces adultes en six jours par simple mise en contact du parasite avec des poils imprégnés du produit;

- sur l'œuf pondu: développement incomplet ou inhibé, mortalité rapide après la ponte;

- sur les premiers stades larvaires: durée des premiers stades augmentée, mortalité élevée;

- sur le stade pupal: inhibition de la mue nymphale, apparition de stades intermédiaires entre la larve de stade 3 et la nymphe, persistance de caractères larvaires, impossibilité démergence d'un adulte.

La présentation Duowin® associe le pyriproxyfène et un pyréthroïde, la perméthrine: insecticide agissant par contact, à effet *knock-down* élevé (ralentissement de la fermeture des canaux à Na+ entraînant une hyperactivité puis une paralysie mortelle). Quinze minutes après l'application du produit dans le pelage du chien, 69 p. cent des puces sont tuées par la perméthrine. L'activité adulticide est de 100 p. cent à 24 heures, 95 p. cent à 44 jours, l'activité ovicide de 100 p. cent jusquà 10 semaines.

Le Cyclio® est strictement composé de pyriproxyfène: effet ovicide (> 95 p. cent) jusquà 15 semaines après l'application. Sa diffusion dans le sébum et le film lipidique de surface assure une action sur les puces et leur descendance à la fois sur l'animal, par l'intermédiaire des poils, dans le milieu extérieur (tapis, moquette...): l'activité ovicide et larvicide est encore élevée dans les tapis (respectivement 92 p. cent et 98 p. cent) 71 jours après le traitement.

Toxicité - Innocuité

L'hormone juvénile n'existe pas chez les mammifères, et le pyriproxyfène est dénué de toute toxicité chez le chien. En outre, la perméthrine na pas deffet systémique (aucune quantité insecticide n'est décelable dans le sang, jusquà 72 heures après l'application du produit).

Présentation - Utilisation

Trois présentations sont commercialisées:

- Duowin® est une solution à 0,02 p. cent de pyriproxyfène et 2 p. cent de perméthrine (flacons de 250 et 500 ml). L'application se fait par pulvérisation sur le corps de lanimal: une pression complète délivre 3 ml de produit, la dose de base est de 5 ml de solution par kilo de poids (ce qui correspond à 1 mg de pyriproxyfène et 94 mg de perméthrine par kilo). Il est nécessaire de mouiller totalement l'animal à raison de cinq pressions pour trois kilos, puis de le laisser sécher sans l'essuyer;

- Duowin® contact est une solution destinée à être appliquée sur la ligne du dos, de la base de la queue aux épaules (équivalent d'un *pour-on* destinés aux animaux de production) : une présentation petit chien (< 7,5 kg), chien moyen (de 7,5 kg à 15 kg), grand chien (de 15 à 30 kg). Pour les chiens de plus de 30 kg, il est nécessaire d'appliquer deux pipettes grand chien ;

- Cyclio® (pyriproxyfène et excipient : Transcutol®) est un spot commercialisé sous trois présentations : petit chien (< 6 kg), chien moyen (de 6 à 15 kg) et grand chien (de 15 à 30 kg), les chiens de plus de 30 kg recevant deux pipettes grand chien. La dose utilisée est de 2 mg/kg. Le schéma thérapeutique est fondé sur l'utilisation trimestrielle du produit : le principe actif est stocké dans la partie lipidique de l'épiderme et dans les glandes sébacées, assurant ainsi un relargage régulier et efficace sur la totalité de la surface corporelle durant trois mois.

Avantages - Inconvénients

Le Duowin® associe une action insecticide à effet *knock-down* élevé (de lordre de quelques heures) et une action ovicide et larvicide de longue durée (au moins quatre semaines) : cette présentation est donc intéressante à la fois pour le traitement de l'animal atteint de DAPP et la stérilisation du milieu extérieur, dans de bonnes conditions d'utilisation et de sécurité. Le pyriproxyfène n'est pas détruit par les rayons ultraviolets ni par les estérases naturelles de l'hormone juvénile. Il nest pas hydrolysé et persiste de façon efficace chez l'animal, même après un shampooing.

Le Cyclio® doit être utilisé sous certaines conditions : chien faiblement à moyennement infesté (< 20 puces) et traité régulièrement tous les trimestres afin de maintenir, chez l'animal et dans l'environnement, une pression suffisante pour obtenir la stérilisation du milieu.

En outre, ces produits agissent par contact et non de façon systémique, après absorption transcutanée et transport par le sang. Par conséquent, cette molécule ne nécessite pas, pour agir, un repas de sang, donc une piqûre susceptible d'induire un état d'hypersensibilité.

Pour en savoir plus

Anonyme. Duowin, monographie technique. Laboratoire Virbac

Anonyme. Cyclio, monographie technique. Laboratoire Virbac.

Les phtirioses

DÉFINITION

Les phtirioses sont des entomoses infectieuses, contagieuses et spécifiques dues à la multiplication et à l'action pathogène d'insectes phtiraptères (ou poux) appartenant aux genres *Trichodectes* et *Linognathus*. Ces maladies se caractérisent par l'apparition de calvescence, de squames et de prurit.

ÉPIDÉMIOLOGIE

Les phtirioses sont spécifiques : les poux du chien ne se développent que chez cette espèce, l'homme et le chat (ainsi que les autres espèces animales) ayant leurs propres espèces parasites.

Les phtirioses sont rares chez le chien.

Elles sévissent surtout en collectivités : chenils, élevages ou meutes dans lesquels a été introduit, même de façon provisoire, un animal malade ou porteur du parasite. En effet, elles sont contagieuses : la transmission se fait par contact entre animaux, le matériel, les niches et les cages ne constituent pas une source importante de parasites, peu résistants dans le milieu extérieur.

LES PARASITES

***Trichodectes canis* (pou broyeur ou mallophage) et *Linognathus setosus* (pou piqueur ou anoploure)**

Les caractéristiques morphologiques et biologiques exposées dans l'***encadré 7*** sont à la base de conséquences d'ordre clinique et thérapeutique :

Conséquences cliniques

- Parasite permanent et de grande taille (parfaitement visible à l'œil nu), le pou est facilement observable chez l'animal.
- L'observation d'un seul stade évolutif (y compris les lentes) a valeur diagnostique.

Conséquences thérapeutiques

- Parasite peu résistant dans le milieu extérieur, le traitement des congénères (et non des animaux d'une espèce différente, du fait de sa spécificité) est la base suffisante de la prophylaxie.

PATHOGÉNIE ET IMMUNOLOGIE

Le pouvoir pathogène des poux repose sur leur action traumatique (surtout marquée chez les anoploures) et spoliatrice (à cause de l'hématophagie pouvant entraîner des conséquences importantes chez l'individu affaibli ou le jeune). En outre, le pou broyeur ayant tendance chez le chien à s'étendre sur une grande partie du corps, son action pathogène n'est pas négligeable.

Le trichodecte peut intervenir comme hôte intermédiaire dans la transmission du principal cestode du chien *Dipylidium caninum* (rôle accessoire par rapport à la puce).

Figure 14 - Cycle évolutif des poux.

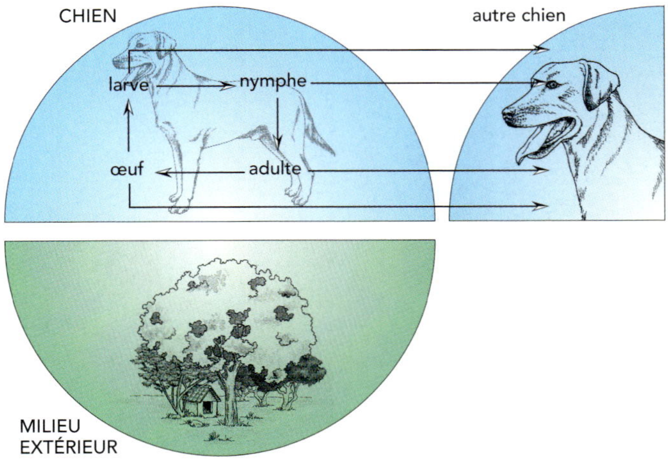

Encadré 7. Caractères morphologiques biologiques des phtiraptères ***(figure 14)***

Définition taxinomique simplifiée

Ces arthropodes sont :
- des INSECTES : arthropode hexapode dont le corps est divisé en trois parties : tête, thorax et abdomen,
- de l'ordre des PHTIRAPTÈRES :
  - insectes aptères ;
  - aplatis dorsoventralement.
    - du sous-ordre des mallophages (pou broyeur) : ***tableau 20*** ;
    - du sous-ordre des anoploures (pou piqueur) : ***tableau 20.***

Morphologie

Adulte (**tableau 20** de diagnose différentielle entre les deux genres)
- de 1 à 2 mm de longueur ;
- l'insecte présente un abdomen à 9 segments ;
- portant chacun deux rangées de soies courtes : *Linognathus* ;
- ou deux petites taches par segment abdominal : *Trichodectes.*

Nymphe

La nymphe est très proche de l'adulte.

Larve

La larve est de taille plus réduite.

Œuf

L'œuf (= lente) est un élément :
- blanchâtre et ovoïde de 1 mm de longueur ;
- fixé et adhérent au poil sur la plus grande partie de sa longueur ;
- sa coque est ponctuée ***(tableau 21)***.

Biologie

Habitat

- Les poux sont des parasites permanents : tous les stades (adultes et stades préimaginaux, y compris les lentes) sont présents chez l'animal. Les éléments susceptibles de tomber dans le milieu extérieur ont une longévité réduite : quelques jours pour les adultes, très sensibles à la chaleur et à la dessiccation.
- Ces parasites sont spécifiques de façon stricte. Le pou broyeur semble être plus mobile en surface de la peau et a tendance à investir une grande partie du corps, alors que le pou piqueur semble plus grégaire.

Nutrition

- Les anoploures sont hématophages dans les deux sexes.
- Les mallophages se nourrissent de « débris épidermiques », cellules et squames. Ils ne sont pas hématophages.

Reproduction

Le cycle évolutif se déroule entièrement chez le chien. Il est tout à fait comparable entre les deux espèces et dure en moyenne trois semaines. Le cycle est de type infectieux.

Chez le mouton, divers auteurs ont montré que l'immunité existe exclusivement avec les anoploures: immunité locale caractérisée par un infiltrat éosinophilique, des lésions de vasoconstriction et d'atrophie vasculaire; les antigènes salivaires inoculés par l'insecte lors de la piqûre seraient responsables de ces phénomènes. La démonstration des mêmes phénomènes chez le chien est encore à faire.

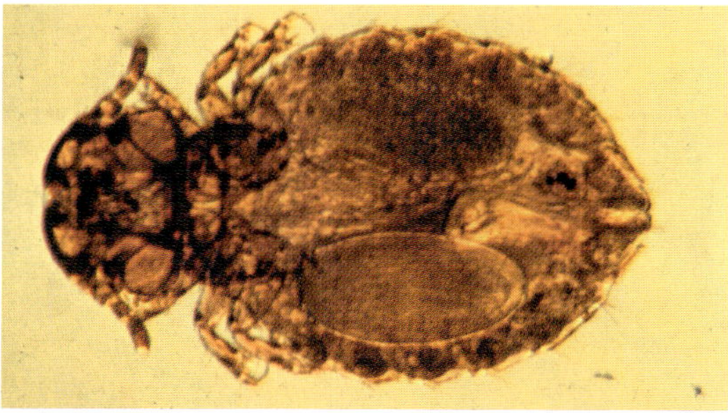

13a. Trichodectes canis *adulte femelle (Gx25), pou broyeur ou mallophage, insecte aplati dorso-ventralement muni de trois paires de pattes, la tête étant plus large que le thorax et inscriptible dans un rectangle.*

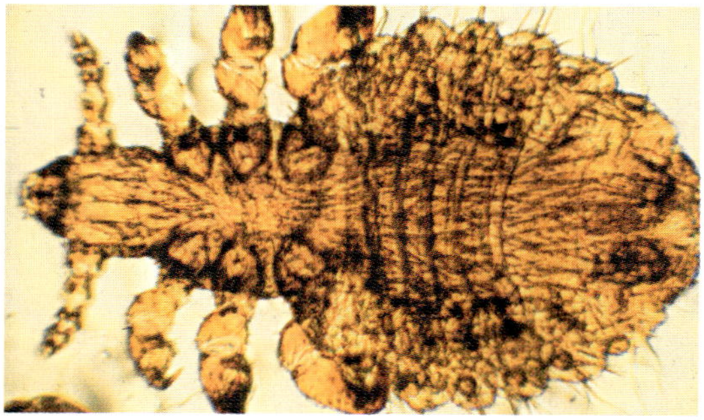

13b. Linognathus setosus *adulte(Gx25), pou piqueur ou anoploure, insecte aplati dorso-ventralement muni de trois paires de pattes, la tête étant plus étroite que le thorax, chaque segment abdominal portant deux rangées de soies courtes.*

ÉTUDE CLINIQUE

a. Incubation

L'incubation est de l'ordre d'une à deux semaines.

b. Symptômes

Les symptômes sont équivoques.

- Il existe des individus, en particulier des chiens adultes en bon état, qui, bien que parasités, peuvent n'extérioriser aucun symptôme marqué si ce n'est une séborrhée sèche et un prurit modérés: parasitisme asymptomatique ou cryptosymptomatique.

Tableau 20 - Diagnose différentielle des deux espèces de pou.

Linognathus setosus	*Trichodectes canis*
Anoploures = poux piqueurs tête plus étroite que le thorax	Mallophages = poux broyeurs tête plus large que le thorax
famille des HÉMATOPINIDÉS absence d'yeux, trompe longue	famille des TRICHODECTIDÉS antennes à 3 articles
genre *Linognathus* 2 rangées de soies par segment abdominal	genre *Trichodectes* tête inscriptible dans un rectangle 2 petites taches par segment abdominal

Tableau 21 - Diagnose différentielle des œufs de cheyletielles et des lentes.

lentes	œufs de *Cheyletiella*
coque ponctuée taille: 1 mm adhérentes au poil sur une grande partie de leur longueur	coque non ponctuée taille: 150-200 µm adhérents au poil par une de leurs extrémités

- A l'opposé, il est possible d'observer des symptômes généraux, lors d'infestation massive par les anoploures, chez des sujets jeunes ou débilités: apathie, anémie.

- Les symptômes sont essentiellement d'ordre cutané:
  - une topographie différente entre les deux espèces: le pou piqueur est observé essentiellement dans la région du cou et sur la tête, alors que le pou broyeur intéresse le tronc, puis la totalité du corps;
  - un prurit marqué avec le pou piqueur ;
  - des aires de calvescence puis d'alopécie conséquentes au prurit,
  - un furfur abondant avec le pou broyeur.

c. les lésions

Les lésions consistent en une dermite papuleuse et croûteuse. La phtiriose sans traitement évolue vers la généralisation du processus: alopécie et prurit intéressant la totalité du corps.

d. le diagnostic

Le diagnostic est en général aisé.

Diagnostic clinique

- Le diagnostic clinique est fondé sur des faits épidémiologiques (maladie contagieuse et spécifique, non zoonosique. Chien issu ou ayant vécu en collectivité) et sur des symptômes (association de prurit, d'alopécie et de squamosis).

Diagnostic différentiel

Le diagnostic différentiel est à faire avec les autres affections prurigineuses et contagieuses (ou apparemment contagieuses) d'étiologie parasitaire ou non : des acarioses (en particulier, la cheyletiellose), la pulicose, la dermatite atopique et les autres allergies.

Diagnostic expérimental

Le diagnostic expérimental est facile, fondé sur :

- l'existence d'un réflexe otopodal positif, commun à d'autres maladies parasitaires prurigineuses comme la gale sarcoptique ou la cheyletiellose ;
- l'observation à l'œil nu des parasites : le pou piqueur n'est pas très mobile et peut facilement être observé et capturé. Le pou broyeur, en revanche, est beaucoup plus mobile. Outre la récolte à la pince, la technique du scotch-test est adaptée aux adultes et aux lentes *(cf. cheyletiellose)* ;
- l'observation des lentes qu'il convient de distinguer des œufs de *Cheyletiella* ***(tableau 21)***. Le prélèvement de poils porteurs de petits éléments blanchâtres adhérents (donc non mobiles comme le sont les squames), puis l'observation à la loupe ou au microscope, sont concluants.

e. Le pronostic

Le pronostic des phtirioses est bon.

MÉTHODES DE LUTTE

a. Le traitement

Le traitement est facile :

- il est indispensable de traiter tous les animaux de l'élevage, malades ou non (porteurs sains) de la même espèce, en vue de tarir les sources de recontamination ;
- chez les races à poil long, il est conseillé de tondre afin d'éliminer et de tuer les lentes, sources d'une infection chronique et sur lesquelles les insecticides classiques sont sans effet ;
- il convient de recourir à l'utilisation d'insecticides *(cf. pulicose)* :
  - le lindane, les organophosphorés, les carbamates et les pyréthroïdes sont efficaces, surtout sous la présentation de lotion, de shampooing ou de bain. Il faut renouveler l'application : une fois par semaine pendant trois semaines ;
  - l'ivermectine, sous sa présentation injectable, est efficace contre le pou piqueur, peu efficace à l'encontre du pou broyeur qui, non hématophage, n'absorbe pas l'endectocide. De même que pour les cas de gale sarcoptique, l'ivermectine, sous la forme *pour-on* serait intéressante, en particulier pour traiter des effectifs. Les autres endectocides utilisables chez le chien (en dehors de toute AMM) sont à tester ;
  - les pyréthroïdes, associées à un traitement symptomatique, et à une excellente alimentation chez les très jeunes sujets massivement parasités ;
  - l'imidaclopride (Advantage®) a démontré son efficacité à l'encontre des deux espèces de poux : dimunition du prurit au cours de la première semaine, disparition des poux dès les premières 24 heures ;
  - récemment, une publication a fait état de l'efficacité du fipronil à l'encontre du trichodecte, à raison d'une seule application.

Le phénomène de résistance des poux aux insecticides est bien connu chez le genre *Pediculus* (parasite de l'homme), chez le *Damalinia* du mouton, et n'a jamais été décrit chez les poux de carnivores. Toutefois, le risque potentiel existe. En effet, ce parasite est très prolifique, peu résistant dans le milieu extérieur et très spécifique.

b. La prophylaxie

La prophylaxie repose sur le traitement de tous les individus de la même espèce, associé à des mesures d'hygiène du milieu : en effet, les poux sont spécifiques et leur résistance dans le milieu extérieur est faible. En particulier, il est très important d'examiner avec le plus grand soin tout animal introduit dans un élevage, quel qu'en soit le motif.

Aucun risque zoonosique n'existe en matière de phtirioses, les poux étant spécifiques et l'homme étant parasité par ses propres poux : *Pediculus humanus,* le pou du corps et de la tête, et *Phtirius pubis,* le morpion. A l'inverse, de rares cas de parasitisme du morpion chez le chien ont été décrits. ❐

Pour en savoir plus

BORDEAU W. Traitement d'un cas de phtiriose à Trichodectes canis par le fipronil chez un chiot. Point Vét., 1999, 30, 655-658.
COOPER P R, PENALIGGON J. Use of fipronil to eliminate recurrent infestation by Trichodectes canis in a pack of bloodhounds. Vet. Rec., 1996, 139, 95.
HANSSEN I, MENCKE N, ASSKILDT H, EWALD-HAMM D, DORN H. Field study on the insecticidal efficacy of Advantage against natural infestations of dogs with lice. Parasitol. Res., 1999, 85, 347-348.
SCOTT D W, MILLER W H, GRIFFIN C E. Small animal dermatology, Chap 6. Parasitic skin diseases, Saunders, 1995, pp 392-468.

Les mycoses : la dermite à *Malassezia pachydermatis*, les candidoses cutanées et les kérions

La dermite à Malassezia pachydermatis

DÉFINITION ET SYNONYMIES

La dermite à *Malassezia* est une dermatose séborrhéique, prurigineuse et non contagieuse due à la multiplication et à l'action pathogène d'une levure lipophile, *Malassezia* (= *Pityrosporum*) *pachydermatis* (= *canis*). Cette levure est habituellement trouvée dans le conduit auditif externe, à la surface de diverses muqueuses et de la peau, en situation physiologique et pathologique : la simple présence de la levure ne signifie donc pas l'existence d'une dermite. Le champignon toutefois exerce, chez certains chiens, un pouvoir pathogène à la faveur de facteurs particuliers : cette dermite est donc une mycose opportuniste provoquée par une levure saprobiote.

Le terme de malasseziose doit être réservé à une mycose profonde, systémique provoquée par cette levure et non à cette entité clinique strictement cutanée.

ÉPIDÉMIOLOGIE

Malassezia pachydermatis est une levure zoophile (historiquement mise en évidence chez le rhinocéros, d'où le nom d'espèce), isolée chez le chien principalement, chez le chat, l'homme accessoirement, et de nombreuses espèces animales. Elle diffère de *M. furfur* espèce typiquement anthropophile.

Malassezia pachydermatis est une levure identifiée en surface de la peau chez de nombreux chiens sans qu'elle soit à l'origine de troubles cutanés particuliers. La dermite à *Malassezia* repose donc sur une conjonction de facteurs différents (génétiques, immunologiques, thérapeutiques… *cf. chapitre pathogénie*). Aussi les cas cliniques observés sont-ils sporadiques.

Elle est à l'origine de pathologies, préférentiellement chez certains sujets :

- **de races particulières** : le whest highland white terrier, le cocker spaniel, le basset hound (chez qui le portage est très fréquent et intense), le shar-peï, le setter anglais, le shih tzu et le teckel ; le berger allemand est considéré comme prédisposé pour certains auteurs ; le caniche plus rarement ;
- **chez des sujets souffrant d'autres maladies ou pathologies** : dermatite atopique, DAPP, état kératoséborrhéique, allergie alimentaire, pyodermites ;
- ayant reçu au préalable de multiples traitements antibiotiques, parfois associés à des médicaments antiprurigineux, dont les corticoïdes.

La moyenne d'âge citée par les auteurs se situe entre 2 et 5 ans, catégorie des jeunes adultes. Selon certains, la prévalence clinique est plus importante chez les mâles et les femelles castrés.

LE PARASITE *Malassezia pachydermatis*

Les caractéristiques morphologiques et biologiques exposées en détail dans l'***encadré 8*** sont à la base de conséquences d'ordre clinique et thérapeutique.

Conséquences cliniques

La simple mise en évidence de la levure à partir d'un calque ou d'un raclage cutané ne suffit pas à établir un diagnostic de dermatite à *Malassezia*, en raison de son caractère saprophyte (espèce épisaprobie stricte). D'autres éléments (cliniques et épidémiologiques) doivent venir appuyer cet examen complémentaire pour une confirmation diagnostique.

Conséquences thérapeutiques

Le traitement antifongique, nécessaire et bénéfique en première intention, doit être associé à un traitement symptomatique et étiologique s'attaquant aux causes favorisantes, au risque de s'exposer à des rechutes.

Le chien héberge de façon physiologique cette levure : les études effectuées donnent des résultats extrêmement variables en prévalence, parce qu'elles portent sur des animaux de races très variées et parce que les prélèvements ont été effectués selon des techniques différentes. Le fait que le chien soit porteur sain expose les animaux souffrant de dermite à *Malassezia* à des rechutes.

PATHOGÉNIE ET IMMUNOLOGIE *(figure 16)*

a. *Malassezia pachydermatis* est une levure épisaprophyte (ou épisaprobiote, car il s'agit d'un champignon et non d'un végétal), c'est-à-dire trouvée en surface du tégument normal (peau et conduit auditif externe), de certaines muqueuses (buccale, anale, vaginale) chez de nombreux chiens sans provoquer le moindre trouble. Une enquête à l'Ecole vétérinaire de Maisons-Alfort a montré que c'est le cas de 65 p. cent des chiens. D'autres études confirment ces résultats, même si les chiffres sont parfois différents, les variations enregistrées étant imputables à des techniques de prélèvement différentes.

Encadré 8. Caractères morphologiques et biologiques de Malassezia pachydermatis

Définition taxinomique simplifiée

Le genre *Malassezia* est :
- un DEUTÉROMYCÈTE : pas de reproduction sexuée connue ;
- de la famille des CRYPTOCOCCACÉES ;
- caractérisé par :
  - un aspect levuriforme ;
  - l'absence de capsule ;
  - une reproduction par l'intermédiaire de blastospores.

Le terme générique de *Pityrosporum* encore cité dans la littérature doit être abandonné au profit de *Malassezia*. Le terme spécifique *canis* est synonyme de *pachydermatis*.

Morphologie

En culture

Sur milieu de Sabouraud banal (l'addition d'huile n'est pas nécessaire), on observe :
- des cultures lisses, crèmeuses, rondes ou en dôme, renfermant :
- des levures isolées, à bourgeonnement unipolaire et itératif ;
- dépourvues de capsule ;
- de forme sphérique ou ellipsoïde ;
- de 3-4 µm, jusqu'à 7 µm.

La levure-fille est reliée à la la levure-mère par un goulot large et séparée d'elle par une cloison (à la différence du genre *Candida* pour lequel le goulot est au contraire étroit, étranglé), ce qui confère à ces champignons une forme caractéristique, dite en «bouteille Perrier» ou en cacahuète.

Il est possible d'observer des filaments : courts et trapus, de 3 µm de diamètre pour une longueur maximale de 15 µm, parfois ramifiés.

En lésion

On observe le même aspect qu'en culture : levures isolées ou regroupées an amas, mycélium rarement observé ***(photo 16)***.

Biologie

Habitat

M. pachydermatis n'a jamais été isolé dans le milieu extérieur. Chez le chien, cette levure est isolée :

- **dans le conduit auditif externe** : résultats très variables selon la race et le port des oreilles (beaucoup plus fréquent si les oreilles sont tombantes), portage classiquement cité alors qu'il est moins fréquent sur le reste du corps. On estime en moyenne un chien sur trois porteurs de levures dans le conduit auditif externe ;

- **à la surface de la peau** (région labiale, interdigitée, périnéale, l'ars et l'aine), même saine (levures épisaprophyte ou épisaprobie) et sur certaines muqueuses (buccale, rectale : un chien sur deux, et vaginale).

Nutrition

La nutrition est caractérisée par :

- l'impossibilité pour ces levures de fermenter les sucres ;

- leur lipophilie, qui explique leur présence dans le cérumen et en surface de peaux séborrhéiques. Si la culture de cette levure, en milieu de Sabouraud, est favorisée par l'addition d'huile d'olive (à raison de 10 p. cent), *Malassezia pachydermatis* est toutefois une levure dite non lipodépendante : elle assimile des acides gras à courte chaîne (moins de 12 atomes de carbone), toujours présents dans les milieux usuels, sans adjonction de lipides. Ce caractère oppose *M. pachydermatis* à *M. furfur*, levure anthropophile dite lipodépendante, capable d'assimiler des acides gras à chaînes longues (C12 à C24).

En culture, l'actidione peut être ajoutée au milieu, la levure étant insensible à cet antibiotique.

Reproduction

Seule la multiplication végétative est connue et assurée par les blastospores ***(figure 15)***.

Figure 15 - Cycle évolutif de *Malassezia pachydermatis.*

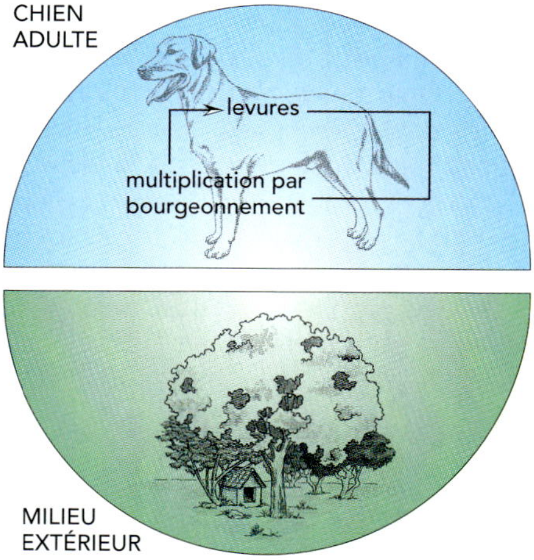

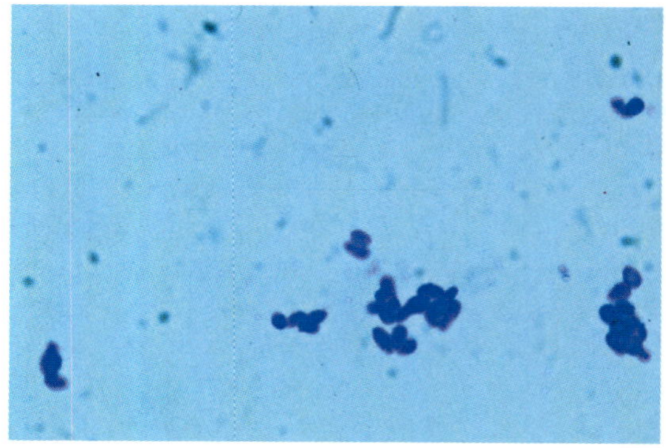

16. Malassezia pachydermatis *(Gx1250) à partir d'un claque cutané effectué chez le chien précédent, puis coloré au May Grünwald Giemsa : noter les levures « en bouteille Perrier » ou « en cacahuète » du fait de la zone large séparant la levure-mère de la levure-fille.*

Le chien, quel que soit son état clinique et en particulier dermatologique, est porteur, en diverses localisations, de la levure: l'existence de ces foyers-réservoirs (tube digestif, en particulier) constitue le premier élément de la pathogénie. Il s'instaure en effet un cercle vicieux entre le tube digestif et la peau, l'un servant de source de parasites à l'autre, comme le démontrent les essais de Bond R et al (1998):

- des chiens souffrant d'une dermatite à *Malassezia* sont traités par un shampooing antifongique;

- les prélèvements suivis de mise en culture démontrent une diminution des populations parasites, de façon concordante, non seulement au niveau cutané mais également dans la cavité orale: le «portage buccal» constituerait un réservoir miroir de la contamination cutanée.

A partir de cette notion de réservoirs anatomiques confirmés, y compris chez les chiens sains, il est nécessaire de faire intervenir des facteurs de nature variée, indispensables à la multiplication du parasite et à l'instauration (ou exacerbation ?) de son pouvoir pathogène. Si la pathogénie exacte de la dermatite n'est pas connue avec précision, un certain nombre d'hypothèses peuvent être formulées.

b. La levure peut être incriminée dans l'instauration du processus pathologique, soit comme agent pathogène directement responsable, soit comme élément aggravant un processus pathologique antérieur d'origine différente. En effet, plusieurs arguments plaident en faveur de la responsabilité (directe ou indirecte) de la levure:

- **la quantité de parasites**: la dermite est associée à une pullulation du champignon comme le révèlent les calques cutanés effectués sur de tels chiens. Généralement, la densité est élevée (moyenne supérieure à dix levures par champ microscopique à l'objectif à immersion);

- **le traitement topique antifongique** par l'enilconazole (Imavéral®), sans corticoïdes ni antibiotiques, permet d'abaisser simultanément la densité parasitaire et les manifestations cliniques comme le prurit. L'amélioration obtenue avec un traitement antifongique à base de kétoconazole ne constitue pas un argument irréfutable. En effet, ce produit est également anti-inflammatoire et semblerait intervenir dans la prolifération kératinocytaire;

- **des chiens atopiques** pour lesquels les calques cutanés révèlent la présence importante de *Malassezia* présentent des réactions d'hypersensibilité cutanée à l'injection intradermique d'extraits purifiés de culture fongique. En outre, les réactions observées sont plus intenses que chez les chiens atopiques dépourvus de levures. Démonstration est faite que le champignon est capable d'induire des réactions d'hypersensibilité de type I. Les allergènes d'origine fongique seraient libérés lors de la rupture du champignon à la faveur des mouvements de grattage de l'animal ou à la suite de l'action des cellules inflammatoires normalement présentes dans une peau lésée.

Toutefois, si la levure peut être impliquée comme agent pathogène responsable de cette dermatite, restent à définir les facteurs qui contribuent à sa multiplication.

c. Les facteurs nécessaires à la multiplication du champignon sont de quatre ordres :

- **des conditions d'ordre anatomique** : la topographie des lésions observées *(cf. étude clinique)* est caractéristique. Elles siègent dans les régions de plis de peau : racine des membres (aine, aisselle), ars, plis de la face (paupières, babines), face interne des pavillons auriculaires, plis périnéaux, vulvaires, mammaires, interdigités... (et de l'ensemble du corps lorsqu'il s'agit d'un shar-peï !). Ces régions anatomiques sont caractérisées par l'existence de conditions favorables à la multiplication de la levure (la température, l'humidité, la séborrhée). Le sébum, le frottement permanent propice à l'inflammation (donc à une température plus élevée), et par conséquence favorable au léchage ou au mordillement (donc à une humidité entretenue), constituent

Figure 16 - Pathogénie de la dermatite à *Malassezia*.

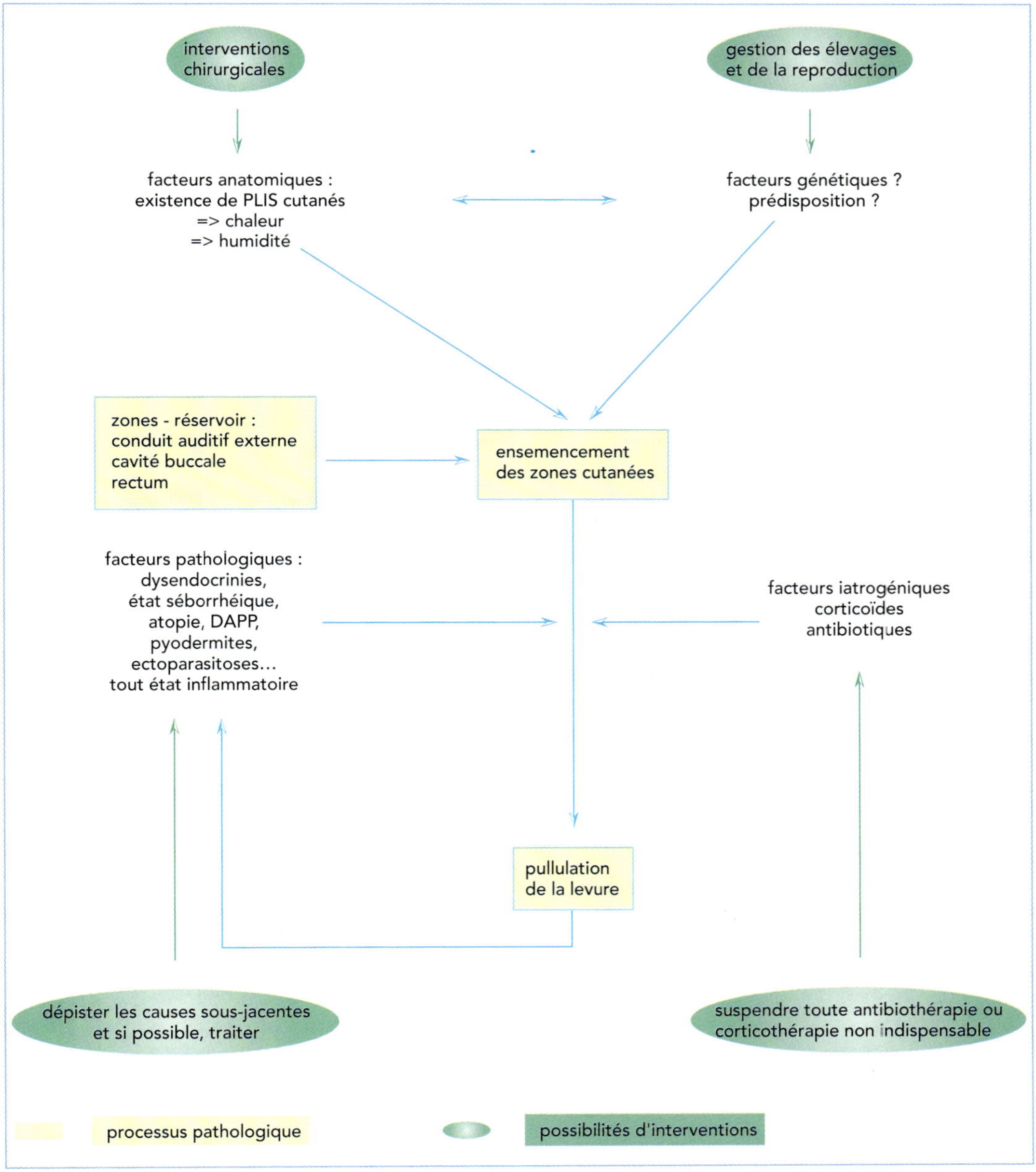

les conditions idéales à l'ensemencement de ces aires anatomiques à partir de zones-réservoirs.
En effet, de nombreuses études ont montré que le chien sain héberge le champignon, à la surface de la peau (et, dans ce cas, en quantités très modérées), mais également et surtout, dans certaines zones anatomiques : pendant de nombreuses années, le conduit auditif externe a été considéré comme le seul biotope de prédilection. Cette observation, en effet, s'appuie sur les conditions locales favorables : présence de cerumen, humidité et température entretenues par l'étroitesse physiologique du conduit chez le chien, *a fortiori* parfois par la présence de poils et le port tombant de l'oreille. Depuis, sans remettre en cause cette notion, d'autres zones anatomiques-réservoirs ont été identifiées et considérées comme bien plus importantes et fréquentes : l'anus, à partir duquel, par léchage, le chien ensemencerait ensuite les diverses zones anatomiques précitées, en particulier celles qui subissent déjà un processus inflammatoire banal, quelle qu'en soit l'origine ; la cavité buccale.
- des conditions d'ordre génétique : si l'observation fréquente de la dermatose, chez certaines races, pourrait avoir comme support l'existence physiologique de tels plis (et pourrait alors expliquer la prévalence élevée observée chez le shar-peï, le basset hound...), ceci, toutefois, ne doit pas exclure une autre hypothèse, celle d'une prédisposition d'ordre génétique : par exemple, la dysplasie épidermique du west highland terrier (ou dermite hyperplasique idiopathique) est un syndrome, dans lequel la levure est associée, fréquemment observé dans certaines familles, et dont la transmission serait de type autosomique récessif. En dehors de ce cas typique propre à cette race, il n'est pas impossible que, chez d'autres races, soient associées à la fois une prédisposition à l'expression de certaines pathologies (l'atopie par exemple, ou un état séborrhéique) et une anatomie particulière du revêtement cutané (existence de plis), conjugaison d'éléments favorables à l'instauration d'une dermatite à *Malassezia*.

Des études comparatives ont montré que la prévalence de l'isolement et la quantité de levures isolées en régions axillaires, vulvaires et nasales étaient significativement plus importantes chez les bassets hounds séborrhéiques que chez des chiens de même race en bonne santé, également chez ces derniers chiens par rapport à des sujets de races variées : ces travaux confirment ainsi l'association potentielle de facteurs raciaux et pathologiques.
- des conditions d'ordre pathologique : l'inflammation locale peut être la conséquence de processus pathologiques divers qui, indirectement, vont faire le lit d'une dermatite à *Malassezia*. Tout ce qui instaure (ou favorise) l'inflammation est propice à la multiplication de la levure :

- les états allergiques : l'atopie, la dermatite par allergie aux piqûres de puces, l'allergie alimentaire, la dermatite de contact ;
- les dysendocrinies : le syndrome de Cushing, l'hypothyroïdie, le syndrome hépatocutané, le diabète sucré ;
- toute dermatite séborrhéique : idiopathique ou secondaire à une démodécie ou à une hypothyroïdie, héréditaire chez le cocker spaniel ;
- les pyodermites, les ectoparasitoses (cheyletiellose, gale sarcoptique, démodécie...), la dermatose améliorée par le zinc, les processus néoplasiques cutanés ou internes, et toutes les combinaisons possibles entre ces diverses entités.

- des conditions d'ordre iatrogénique : l'administration d'antibiotiques et/ou de corticoïdes est fréquemment relevée dans les commémoratifs. Il est toutefois difficile d'attribuer un rôle direct, à de tels médicaments, dans l'instauration de la dermite à *Malassezia* : les antibiotiques sont administrés dans le cadre des pyodermites, et les corticoïdes parfois dans celui des dermatites allergiques, états pathologiques favorables au développement du champignon, donc associés à la prolifération de la levure.

- Les antibiotiques pourraient intervenir en perturbant l'équilibre de la flore cutanée, bactéries et champignons s'inhibant mutuellement. Le même dérèglement pourrait également se produire dans l'équilibre de la flore digestive, favorisant ainsi la pullulation fongique au niveau anal.
- Les corticoïdes interviendraient en tant qu'immunodépresseurs, le processus immunologique essentiel en matière de mycoses étant l'immunité à médiation cellulaire (l'homme atteint de SIDA présente fréquemment une dermite séborrhéique à *Malassezia*).

Chez le chien, l'administration de cyclosporine, puissant immunodépresseur des LyT, donc de la médiation cellulaire de l'immunité, sous forme de pommade pour traiter la kératoconjonctivite sèche, peut induire l'apparition d'une dermite à *Malassezia* dans les zones de plis faciaux infra-orbitaires.
Le rôle des molécules immunodépressives toutefois n'est pas clairement démontré, dans la mesure où le système immunitaire est peu sollicité. En effet, la levure en position superficielle, n'est pas observée dans la profondeur du derme et n'est donc pas en contact avec les vaisseaux lymphatiques : il s'agit en fait davantage d'une épidermite

que d'une dermite. Enfin, les corticoïdes par leurs propriétés anti-inflammatoires seraient au contraire favorables au contrôle du parasite.

d. Les biopsies effectuées chez les chiens atteints révèlent la présence de la levure, mais toujours en position superficielle, dans la couche cornée de l'épiderme et dans les infundibulums pilaires, sans déceler obligatoirement une colonisation profonde du derme (auquel cas il conviendrait de parler de malasseziose). Cette position permet au champignon d'échapper en grande partie à l'action du système immunitaire cutané.

Or, les mêmes biopsies montrent un infiltrat cellulaire mixte (lymphocytes, polynucléaires neutrophiles et éosinophiles), signe d'un phénomène d'hypersensibilité. Les allergènes responsables de ce phénomène seraient des produits du métabolisme du champignon ou les enzymes nécessaires à ce métabolisme (par exemple, des acides gras libérés sous l'action de lipases).

e. Des études immunologiques, en comparant la réponse immunitaire donnée par la levure chez des chiens sains et chez d'autres souffrant de dermite à *Malassezia,* ont montré les résultats suivants:

- il existe une prolifération lymphocytaire vis-à-vis des Ag d'origine fongique, dont l'indice est plus faible chez des bassets hounds malades que chez des chiens sains. Cette différence peut alors être en relation avec le développement de la maladie;
- toutefois, cette observation doit être interprétée: de même qu'en matière de démodécie, cette insuffisance peut être la cause de la dermatite, autorisant la prolifération de la levure, ou la conséquence, en particulier, d'une multiplication bactérienne classiquement associée à la dermite fongique;
- comme lors de dermatophytie, les mécanismes à médiation humorale n'interviennent pas dans l'instauration de l'immunité: aucune différence significative n'est observée, entre chiens malades et sains, dans les taux d'immunoglobulines sériques spécifiques (IgG et IgA).

Ces diverses hypothèses avancées dans les paragraphes précédents ne s'excluent nullement et peuvent même parfois se conjuguer, selon diverses combinaisons, pour faire le lit d'une dermatite à *Malassezia.*

ÉTUDE CLINIQUE

a. Incubation

L'incubation est difficile à établir avec précision, mais semble de l'ordre de quelques mois, période nécessaire à la fois à la multiplication du parasite et à son éventuelle action allergisante.

b. Symptômes

Les symptômes sont assez équivoques et, selon leur intensité et selon la topographie correspondante, définissent une forme générale et des formes locales.

- **La forme générale**: une dermatose chronique, érythémateuse, très prurigineuse, séborrhéique, intéressant essentiellement les zones de plis. Cette dermite, apparue chez le chien âgé au moins de quelques mois, s'étend très rapidement pour atteindre une forme généralisée avant l'âge d'un an.
  - La topographie est caractéristique: sont concernées la face (paupières, babines, face interne des pavillons auriculaires, zone des plis faciaux chez les races brachycéphales), l'encolure (les plis équivalant au fanon), la région périnéale (plis vulvaires, marges de l'anus), la racine des membres (aines et aisselles, puis face interne des bras et des cuisses), les régions interdigitées. En l'espace de quelques semaines, ce processus se généralise à l'ensemble du corps;
  - Le poil est gras, terne, raréfié, agglutiné par le sébum;
  - La peau est très érythémateuse, séborrhéique (grasse, luisante et nauséabonde), épaissie, alopécique, hyperpigmentée et lichénifiée.

Il est fréquent d'observer chez le même animal ces différentes lésions selon une répartition particulière: des zones lichénifiées et très séborrhéiques aux aines et aux aisselles, des plis ***(photo 19)***. Puis, à distance de ces plis, des zones alopéciques et encore peu pigmentées, peu épaissies. Enfin, à une distance plus grande encore, sur les faces latérales du tronc, des aires simplement érythémateuses, recouvertes d'un pelage à peu près normal et abondant. On observe ainsi une répartition quasi concentrique des lésions que l'on peut interpréter selon l'ancienneté et la chronicité du processsus inflammatoire et parasitaire. Les zones physiologiques de frottement cutané (comme les racines des membres) représentent les aires initialement intéressées par le processus (donc les plus remaniées). S'ensuit, par l'intermédiaire du léchage, une extension à des aires anatomiques primitivement moins propices, c'est-à-dire plus exposées aux conditions du milieu extérieur (faces latérales du tronc), localisations où l'on observe des lésions plus récentes (peau moins remaniée, poil encore présent, séborrhée discrète).

La même observation peut porter sur les membres antérieurs de certains chiens (comme les teckels ou

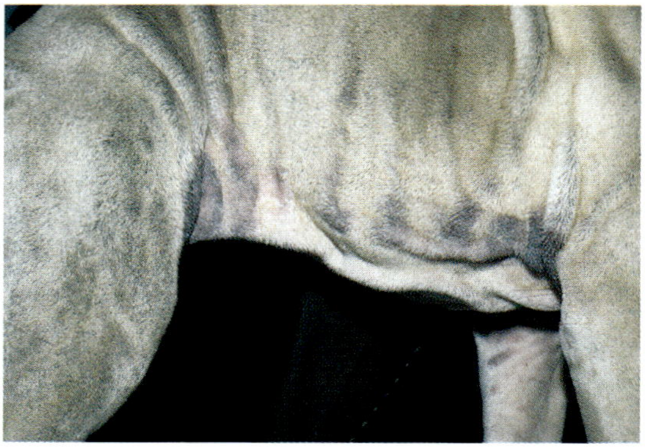

19. Dermatite à Malassezia pachydermatis *chez un Shar-Peï : noter, sur la ligne inférieure du corps, l'alternance de zones érythémateuses et d'hyperpigmentation correspondant à des plis de la peau, signe d'une inflammation chronique*

les bassets) : le revêtement cutané présente une alternance de plis et de zones cutanées non plissées, sur lesquelles il est possible d'observer les lésions évocatrices (respectivement zébrures lichénifiées dans les plis alternant avec des zones érythémateuses).

- Le prurit est important, généralisé (l'animal se frotte la gueule sur le sol, se gratte, se mordille, se lèche les extrémités). Il est quasi constant, rétrocède peu et de façon transitoire aux corticoïdes.

- **Des formes locales** :
  - Une otite externe bilatérale, erythémateuse et céruminipare, prurigineuse, fréquemment observée chez les chiens à poil long et à oreilles tombantes, comme si les conditions d'humidité et de température propres au conduit auditif étaient proches des conditions optimales de multiplication de la levure (*chapitre 4*) ;
  - des cas de pododermatite, de dermite faciale, de pseudopyodermite des plis…, dans lesquelles sont impliquées les levures, ont été décrits.

c. Lésions

Les lésions sont assez caractéristiques.
Outre la « dysplasie épidermique » observée chez certaines races prédisposées comme le west highland white terrier et fondée sur la prolifération des cellules basales de l'épiderme et de la gaine externe folliculaire, on observe :
- la présence de nombreuses levures dans la partie superficielle de la couche cornée épidermique associée à une parakératose orthokératosique ;
- une dermite périvasculaire et hyperplasique, avec un infiltrat inflammatoire constitué de cellules mononucléées (majoritairement LyT CD3+) et de polynucléaires neutrophiles (signant ainsi le phénomène d'hypersensibilité) ;
- un « festonnage » de l'épiderme : hyperplasie et formation de véritables bourgeons s'enfonçant dans la partie superficielle du derme.

Les levures sont observées dans ces pièces biopsiques dans 75 p. cent des cas : présence abondante dans la couche cornée épidermique et les infundibulums pilaires.

d. Évolution

L'évolution de la dermatite sans traitement est la chronicité et la généralisation : chien d'aspect misérable, nauséabond, abattu, souffrant de complications septiques et se grattant en permanence.

e. Diagnostic

Diagnostic clinique

Le diagnostic clinique est fondé sur :
- des **éléments épidémiologiques** : la race et l'âge du sujet, l'échec des traitements antibiotiques, l'antécédent de traitements antiprurigineux (parfois modérément et passagèrement bénéfiques sur le plan du prurit : exemple des corticoïdes) ou immunodépresseurs, l'absence de contagion et de caractère zoonosique ;
- des **symptômes** : une dermite séborrhéique, chronique, érythémateuse et prurigineuse et de topographie évocatrice.

Diagnostic différentiel

Le diagnostic différentiel est à faire avec toutes les autres dermites prurigineuses :
- maladies parasitaires :
  - la gale sarcoptique, dont la topographie des lésions est proche : la tête, la ligne inférieure du corps, associée à un prurit important et à une alopécie extensive ;
  - la cheyletiellose : squamosis et prurit intéressant la ligne du dessus chez le jeune chien ;
  - la dermatite par allergie aux piqûres de puces : érythème, alopécie et papules observables sur la ligne dorso-lombaire et la zone périnéale ;
  - la démodécie : état séborrhéique qui apparaît chez un jeune chien pouvant se compliquer de pyodermite et être ainsi à l'origine de prurit, lésions faciales et podales ; les candidoses cutanées ;
- dermatite atopique, les allergies d'origine alimentaire et les dermatites de contact : les tests intradermiques, l'instauration d'un régime d'exclusion et la soustraction du chien aux allergènes suspectés

permettent en général de trancher. Ne pas oublier que le chien atteint de dermatite à *Malassezia* est fréquemment atopique et peut être en outre allergique à divers allergènes;

- états séborrhéiques quelle qu'en soit l'origine;
- dysplasie épidermique du west highland terrier.

Il convient évidemment de retenir le fait que ces diverses hypothèses diagnostiques ne s'excluent nullement, un même sujet pouvant présenter une DAPP ou une dermatite atopique; compliquée par une dermatite à *Malassezia*.

Diagnostic expérimental

Il est donc nécessaire de recourir à un diagnostic expérimental fondé sur:

- **l'observation des levures *(photo 16)***: un simple calque, un étalement sur lame ou un raclage superficiel à sec (avec un scalpel, avec une lame de bistouri, ou directement avec la lame porte-objet qui sera examinée) suivis d'une coloration simple (May-Grünwald et Giemsa, bleu en acide lactique, technique rapide type Diff Quick®) permettent facilement l'observation et l'identification du champignon. Il est difficile de comparer ces diverses méthodes: dans la littérature, elles sont pratiquées sur des lésions de nature différente. Toutefois, Bensignor E et al. ont montré, qu'en ce qui concerne les lésions interdigitées, le prélèvement par la cellophane adhésive (Scotch®), par calque après raclage ou par simple impression était satisfaisant, à la différence de l'écouvillonnage moins intéressant.

En outre, ces techniques faciles à réaliser ont deux avantages: elle permettent la mise en évidence d'éventuels autres agents pathogènes responsables de maladies symptomatiquement voisines ou associés (les dermatophytes, les levures du genre Candida, les acariens). Enfin, elles peuvent être pratiquées au cours de la consultation et, dans le cas où leur lecture est concluante, ont valeur diagnostique immédiate.

- Toutefois, *Malassezia pachydermatis* étant systématiquement présent en surface de la peau chez le chien, il convient d'en apprécier le rôle pathogène en estimant, même approximativement, le nombre: certains auteurs considèrent que l'observation de cinq levures au minimum par champ microscopique est synonyme de dermatite à *Malassezia*. Cependant, les résultats varient en fonction de la méthode de prélèvement, de la zone cutanée considérée et de l'animal.
- **La mise en culture** sur milieu de Sabouraud additionné d'actidione (ou autres milieux utilisés en mycologie comme le milieu de Dixon). A la température du laboratoire, la croissance est rapide: développement de colonies blanc-crèmeux en 24-72 heures. Cette technique permet également l'isolement d'autres agents fongiques pathogènes éventuels. Malheureusement, elle n'autorise pas un diagnostic immédiat.
- **La biopsie** est très utile: le prélèvement est effectué au trépan (sans nettoyer au préalable la peau, au risque de retirer la couche la plus superficielle renfermant les levures), fixé dans du formol, puis coloré selon les méthodes classiques (HE: hémalun-éosine; PAS: acide periodique de Schiff; éventuellement par la méthode d'imprégnation argentique selon la technique de Gomori-Grocott); Outre les lésions histologiques évocatrices *(cf. lésions)*, on peut observer les levures en abondance dans l'épiderme superficiel et dans les infundibulums pilaires.

f. Pronostic

Le pronostic est réservé: en effet, sans traitement, la dermite évolue vers la chronicité, la généralisation et les complications septiques. De tels animaux doivent être suivis médicalement et traités plus ou moins régulièrement.

MÉTHODES DE LUTTE

a. Traitement

Le traitement comporte trois volets.

Traitement symptomatique et hygiénique

L'utilisation de topiques sébolytiques (nombreuses présentations commerciales contre la séborrhée dite grasse) vise à supprimer la séborrhée, source de nutriments favorables à la multiplication du champignon. Elle peut être associée à celle de topiques kératinolytiques et antiseptiques (peroxyde de benzoyle: Paxcutol®, Peroxydex®,; chlorhexidine: Pyoderm®, Hibitan® 5 p. cent sachet dermatologique). Ces shampooings doivent être utilisés en alternance et de façon continuelle: de deux à trois fois par semaine au moins, éventuellement de façon plus espacée en cas d'amélioration notable, en veillant à respecter le temps de contact du produit avec la peau (cinq minutes au minimum) puis à rincer abondamment.

Traitement antifongique

Le traitement antifongique peut être local et/ou général.

On peut recourir à l'utilisation de diverses solutions antifongiques :
- l'Imavéral® (énilconazole, *cf. présentation complète du produit dans le chapitre consacré aux teignes)* : application d'une solution aqueuse à 2 p. mille préparée de façon extemporanée (soit 20 ml de la solution-mère à 10 p. cent dans un litre d'eau) sur l'ensemble du corps, au moins deux fois par semaine pendant un mois, sans rinçage et en alternance avec les autres lotions utilisées précédemment (auquel cas l'Imavéral® constitue la base indispensable du traitement). Ce produit très efficace exige malheureusement une manipulation régulière de l'animal ;
- le Ketoderm® (kétoconazole : *cf. présentation de la molécule dans le traitement des teignes* ; sachet à 2 p. cent renfermant un gel à utiliser comme un shampooing, médicament de médecine humaine) : application sur les lésions préalablement mouillées, masser pour faire mousser, laisser agir pendant cinq minutes, rincer abondamment, renouveler au moins une fois par semaine ;
- les shampooings à base de chlorhexidine (à une concentration supérieure à 1 p. cent : Hibitane®, médicament de médecine humaine ; Pyoderm®, présentation vétérinaire) sont également efficaces à raison de deux à trois fois par semaine. Des études comparatives de différents shampooings à base de chlorhexidine ont démontré l'intérêt du Pyoderm®, capable d'éliminer la levure en huit minutes au maximum.

Traitement topique

Le traitement topique, quel que soit le produit utilisé, est suffisant lors d'une infection très localisée ou pour l'entretien et le suivi de l'animal.
- L'atteinte généralisée et parfois les difficultés de manipulation de l'animal peuvent faire préférer l'administration par la voie orale d'un antifongique : le kétoconazole (Ketofungol® ; Nizoral® de médecine humaine plus adapté aux sujets lourds car moins onéreux, cf. présentation du médicament dans le chapitre consacré aux teignes) à la posologie de 10 mg/kg/j, en deux fois, tous les jours pendant un mois. Outre les propriétés antifongiques, ce produit possède des propriétés anti-inflammatoires et régulatrices de la prolifération kératinocytaire.

Des cas de toxicité hépatique ont été notés : il peut être utile, chez certains individus (chiens âgés, souffrant de pathologie hépatique), de surveiller certains paramètres comme les enzymes hépatiques (ALAT).

Outre ces deux aspects essentiels,
- il est formellement déconseillé d'administrer, sous quelque forme que ce soit (topique ou par voie générale), des corticoïdes qui, bien que diminuant ou supprimant les manifestations de prurit, ne pourraient que favoriser la multiplication des levures (et des bactéries associées). Sitôt l'arrêt de leur administration, l'inflammation cutanée, la séborrhée et le prurit réapparaissent avec une intensité accrue.
- Il est prudent de considérer la possibilité de rechute. En effet, il n'est ni envisageable ni souhaitable de rendre ces animaux totalement indemnes (persistance d'une certaine immunité), la levure persistant au niveau de la peau, dans la lumière du conduit auditif externe ou en surface de certaines muqueuses. Aussi est-il nécessaire de les contrôler de façon régulière (par un raclage cutané par exemple) et d'éviter, autant que possible, toute antibiothérapie prolongée.
- Il est indispensable de dépister (et si possible de supprimer) toute pathologie sous-jacente favorable à la multiplication de la levure : l'atopie, une dysendocrinie (hypothyroïdie ou syndrome de Cushing, dysendocrinie sexuelle), un état kératoséborrhéique, une pyodermite, une DAPP...

Il n'est pas impossible qu'à l'avenir, un traitement de désensibilisation à base d'extraits allergisants de *Malassezia pachydermatis* soit envisageable dans la mesure où des mécanismes d'hypersensibilité ont été mis en évidence.

b. Prophylaxie

Il n'existe pas de véritable prophylaxie dans la mesure où la pathogénie n'est pas connue avec précision. Tout au plus est-il possible d'envisager :
- une élimination de la reproduction des individus atteints, si la prédisposition génétique est prouvée ;
- une hygiène générale et cutanée très stricte, sans recourir à une thérapeutique abusive.

Le caractère zoonosique n'a été décrit que rarement et chez des sujets très fragiles comme les enfants prématurés, au sein d'unités de soins intensifs. En revanche, l'homme est parasité fréquemment par une espèce voisine : *Malassezia furfur,* responsable du *pityriasis versicolor,* de dermatites séborrhéiques, de folliculites et de dermatites atopiques.

Pour en savoir plus

BENSIGNOR E, CARLOTTI D N, PIN D. Comparaison de quatre techniques cytologiques pour la mise en évidence de *Malassezia pachydermatis* sur la peau du chien. Prat. Méd. Chir. An. Comp., 1999, 34, 33-41.

BOND R, LLOYD D H. Skin and mucosal populations of *Malassezia pachydermatis* in healthy and seborrheic Basset Hounds. Vet. Dermatol., 1997, 8, 101-106.

BOND R, LLOYD D H. Effect of topical therapy of *Malassezia pachydermatis* - associated seborrhoeic dermatitis on oral carriage of M. pachydermatis. Vet. Rec., 1998, 142, 725-726.
BOND R, COLLIN N S, LLOYD D H. Use of contact plates for the quantitative culture of *Malassezia pachydermatis* from canine skin. J. Small An. Pract., 1994, 35, 68-72.
BOND R, ELWOOD CM, LITTLER RM, PINTER L, LLOYD DH. Humoral and cell-mediated responses to *Malassezia pachydermatis* in healthy dogs and dogs with *Malassezia dermatitis*. Vet. Rec., 1998, 143, 381-384.
GUAGUÈRE E, PRÉLAUD P. Étude rétrospective de 54 cas de dermite à *Malassezia pachydermatis* chez le chien : résultats épidémiologiques, cliniques, cytologiques et histopathologiques. Prat. Méd. Chir. An. Comp., 1996, 31, 309-323.
GUILLOT J. Importance du genre Malassezia chez les carnivores domestiques. Thèse doct. vét., 1993, ENVA.
GUILLOT J. Prévalence du genre Malassezia chez les mammifères. J. Mycol. Med., 1994, 4, 72-79.
GUILLOT J, CHERMETTE R. Le traitement des mycoses des carnivores domestiques. Point Vétérinaire 1997, 28, 1649-1659.
GUILLOT J, GUÉHO E, MIALOT M, CHERMETTE R. Importance des levures du genre Malassezia en dermatologie vétérinaire. Point Vét., 1998, 193, 691-701.
LLOYD D H, LAMPORT A I. Activity of chlorhexidine shampoos in vitro against *Staphylococcus intermedius, Pseudomonas aeruginosa* and *Malassezia pachydermatis*. Vet. Rec., 1999, 144, 536-537.
MAULDIN E A, SCOTT D W, MILLER W H, SMITH C A. *Malassezia dermatitis* in the dog: a retrospective histopathological and immunopathological study of 86 cases (1990-95). Vet. Dermatol., 1997, 8, 191-202.
MORRIS D O. *Malassezia dermatitis* and otitis. Vet. Clinics of North Am., 1999, 29, 1303-1310.
MORRIS D O, BARI OLIVIER N, ROSSER E J. Type-1 hypersensitivity reactions to *Malassezia pachydermatis* extracts in atopic dogs. Am. J. Vet. Res., 1998, 59, 836-841.
PLANT J D, ROSENKRANTZ W S, GRIFFIN C E. Factors associated with and prevalence of high *Malassezia pachydermatis* numbers on dog skin. J. Am. Vet. Med. Assoc., 1992, 201, 879-882.
PLANT J D, ROSENKRANTZ W S, GRIFFIN C E. Factors associated with prevalence of high *Malassezia pachydermatis* numbers on dogs skin. J. Am. Vet. Med. Assoc., 1992, 201, 879-882.
REBERG BRUNER S, BLAKEMORE J C. *Malassezia dermatitis* in dogs. Veterinary medicine, 1999, 613-622.

Les candidoses cutanées

DÉFINITION

Les candidoses sont des mycoses dues au développement, à la multiplication et à l'action pathogène de levures du genre *Candida,* particulièrement *C. albicans,* toujours pathogène sur la peau. Le plus souvent, les espèces du genre *Candida* sont saprobies. Lors de conditions favorables (locales ou générales), elles peuvent exercer un pouvoir pathogène important.

Très fréquentes chez les oiseaux, qui présentent des candidoses respiratoires et digestives, ces levuroses sont assez rares chez les mammifères : chez le chien, les candidoses ont des localisations cutanées, digestives *(cf. chapitre de gastro-entérologie)* ou systémiques. Il n'est pas rare d'observer l'association de lésions cutanées, muqueuses et profondes, conséquence d'une candidose systémique.

ÉPIDÉMIOLOGIE

Candida albicans peut être isolée, en plus du milieu extérieur, chez l'homme et chez de très nombreuses espèces animales.
Les candidoses cutanées sont cosmopolites, sans caractère saisonnier. Elles sont observées de façon sporadique, chez un ou quelques individus, sans contagion. Si elles sont présentes aussi bien chez les mâles que chez les femelles, elles concernent certains individus caractérisés par :
- **leur âge** : chiens adultes, voire âgés ;
- **l'existence d'une maladie ou d'une pathologie associée** : dysendocrinies, dysimmunité, autre maladie cutanée parasitaire (démodécie) ou microbienne (pyodermite), état séborrhéique, traumatismes cutanés (plaies, léchage) ;
- **des facteurs iatrogéniques** : traitements antibiotiques et/ou corticoïdes répétés, immunodépresseurs (antimitotiques, anticancéreux), antiprurigineux.

LES PARASITES *Candida sp.*

Les caractères morphologiques et biologiques, exposés en détail dans l'***encadré 9***, sont à l'origine de conséquences d'ordre diagnostique et thérapeutique :
- la simple présence de la levure révélée à partir d'un raclage cutané, d'un calque... permet de suspecter fortement l'existence d'une candidose dans la mesure où *Candida albicans* est considéré comme systématiquement pathogène en situation cutanée ;
- la diagnose spécifique nécessite toutefois des examens complémentaires de confirmation ;
- l'existence d'une candidose cutanée doit obligatoirement faire suspecter une maladie ou pathologie sous-jacente chronique, grave, responsable d'une dysimmunité.

PATHOGÉNIE ET IMMUNITÉ

a. Caractères et variations du pouvoir pathogène du genre *Candida*

Toutes les espèces du genre ne sont pas pathogènes : indiscutablement *C. albicans* est la plus pathogène. Toutefois, au sein de l'espèce, il a été

Encadré 9. Caractères morphologiques et biologiques de Candida sp.

Définition taxinomique simplifiée

Le genre *Candida* est:
- un DEUTÉROMYCÈTE: en général, pas de reproduction sexuée connue;
- de la famille des CRYPTOCOCCACÉS (pour certains auteurs: Candidacées);
- caractérisé par:
  - un aspect levuriforme;
  - l'absence de capsule.

Certains caractères biologiques et morphologiques différencient le genre *Candida* des genres voisins *Malassezia* (pas de fermentation de sucres, bourgeonnement différent) et *Cryptococcus* (existence d'une capsule). Les espèces impliquées dans des mycoses cutanées sont: plus fréquemment *C. albicans* qui, sur la peau, doit toujours être considérée comme pathogène: plus rarement, *C. parapsilosis*. Le genre *Torulopsis,* longtemps considéré comme distinct parce qu'incapable de produire un pseudomycélium, est maintenant intégré dans le genre *Candida.*

Morphologie

a. En culture sur milieu de Sabouraud, on observe:
- des colonies lisses, brillantes, arrondies, blanc-crème apparaissant rapidement (24-48 heures);
- renfermant uniquement des levures;
- isolées;
- dépourvues de capsules (≠ *Cryptococcus*);
- ovalaires, de dimensions variables: 2-4 µm x 8-10 µm;
- capables de bourgeonnement (blastoconidies): bourgeon relié à la levure-mère par un col étroit (≠ *Malassezia*).

b. En culture sur milieux pauvres (PCB: pomme de terre, carotte, bile de bœuf; RAT: riz, agar, Tween 80), on observe:
- des blastoconidies isolées préalablement décrites;
- des blastoconidies alignées et jointives, par groupes de cinq à dix, constituant ainsi des pseudofilaments ou pseudomycélium, présentant des constrictions;
- des chlamydospores, cellules de 10 µm de diamètre, globuleuses, à paroi épaisse et réfringente, situées en position intercalaire latérale, ou terminale sur le pseudomycélium, considérées comme des formes de résistance et caractéritiques de *C. albicans.*

Sur milieux riches en protéines comme le sérum, on peut observer un véritable mycélium issu de la germination d'une levure (phénomène de filamentation ou de blastèse) sans constrictions, les hyphes septés étant à bords parallèles. Ce mycélium caractérise les espèces *C. albicans* et parfois *C. tropicalis.*

c. En lésions

Deux caractères morphologiques sont intéressants à relever:
- la présence des blastospores, des vrais et faux myceliums;
- mais l'absence de chlamydospores.

Biologie

Habitat

Les espèces du genre *Candida* sont saprophytes, isolées dans le milieu extérieur sur de très nombreux supports: eau, fruits, légumes, lait..., sur lesquels la levure est capable de résister sans toutefois s'y multiplier. Chez l'homme et l'animal, la levure est isolée en surface de nombreuses muqueuses: orale, digestive, génitale, où elle vit en saprophyte. Elle exerce un pouvoir pathogène lors de certaines conditions: c'est la définition des organismes opportunistes.

Toutefois, si *C. albicans* est invariablement saprophyte dans le tube digestif, elle est en revanche toujours pathogène sur la peau. Quelques conséquences en découlent:

- l'isolement d'espèces du genre *Candida* dans les fèces ou en surface de la muqueuse digestive n'a en général pas de signification pathologique, sauf lors de dénombrement très élevé (cf. dermite à *Malassezia*). De telles candidoses digestives peuvent être alors à l'origine d'une contamination cutanée;
- le tube digestif distal peut constituer un réservoir de champignons à partir duquel, lors de conditions favorables, l'animal peut ensemencer son revêtement cutané périnéal puis d'autres régions anatomiques.

Nutrition

Fondamentalement, les levures du genre *Candida* sont caractérisées par les éléments suivants:

- la capacité de fermenter les sucres, c'est-à-dire de les assimiler en anaérobiose (≠ *Malassezia* et *Cryptococcus*), capacité mise à profit pour l'identification des espèces de *Candida*: par le dégagement de CO^2 (d'où la formation de bulles de gaz) et par la formation d'acide lactique (d'où la baisse du pH décelable grâce à un indicateur coloré);
- la capacité d'assimiler des sources de carbone en présence d'oxygène, par exemple des sucres ou de l'azote: auxanogramme;
- l'incapacité à hydrolyser l'urée, par absence d'uréase. Lors de réaction positive, le métabolisme de l'urée aboutit à la formation de carbonate d'ammonium, donc à une alcalinisation du milieu visible à l'œil nu grâce à un indicateur coloré: les levures du genre *Candida* sont uréase;
- la possibilité pour *C. albicans* de pouvoir se développer sur milieu de Sabouraud additionné d'actidione, alors que d'autres espèces sont inhibées dans les premières 24 heures.

Reproduction (figure 17)

Seule la multiplication asexuée est connue: bourgeonnement des levures.

Figure 17 - Cycle évolutif du genre *Candida*.

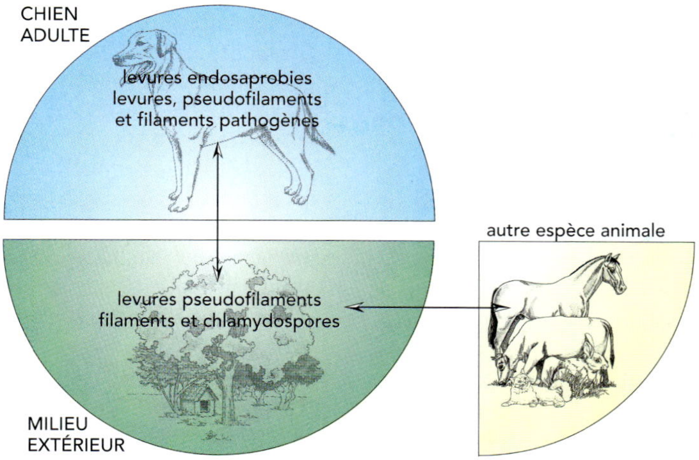

démontré expérimentalement des variations importantes en fonction de la souche, de la quantité de l'inoculum et de la voie d'inoculation.

Le pouvoir pathogène d'une souche donnée repose sur la possibilité qu'ont les levures à filamenter. En effet :

- les biopsies effectuées dans des lésions cutanées (et muqueuses) révèlent invariablement la présence de filaments ou de pseudomycéliums, alors que la simple observation des levures n'est pas systématiquement associée à un état pathologique ;
- *in vitro,* l'épreuve de filamentation (ou de blastèse) consiste à observer la capacité de certaines souches à filamenter en moins de 4 heures, à 37 °C, en présence de sérum (de cheval, de veau ou d'homme). Or les souches qui filamentent le plus rapidement sont les plus pathogènes.

b. Mécanismes du pouvoir pathogène intrinsèque

Celui-ci se manifeste en plusieurs étapes :

- d'abord, la levure (qui est la forme de contamination, exogène : à partir du milieu extérieur, ou endogène : à partir du tube digestif) se multiplie et adhère aux cellules épidermiques. La multiplication n'est possible que si le substrat, en l'occurence la peau, peut constituer un support propice, selon certains facteurs individuels. L'adhérence suppose des mécanismes plus complexes :
  - la mise en jeu de mécanismes non spécifiques (forces électrostatiques) ;
  - l'intervention de molécules particulières, propres au champignon et plus abondantes dans les filaments que dans les levures : des adhésines, la chitine, des molécules capables de se lier à des molécules de l'hôte : le fibrinogène, les intégrines (protéine de la substance intercellulaire), la laminine (constituant essentiel de la jonction dermo-épidermique) ;
- ensuite, la capacité des levures à filamenter : les filaments, en effet, sont capables de pénétrer en profondeur dans les tissus, de dissocier l'architecture tissulaire et cellulaire. Cette capacité repose sur la présence de certaines enzymes (phospholipase, protéases, kératinase), les souches mutantes qui en sont dépourvues étant peu pathogènes ;
- enfin, les souches pathogènes sont capables d'inhiber le processus de phagocytose par les polynucléaires neutrophiles et, par une protéase, de détruire les macrophages.

c. Facteurs favorisant et/ou exacerbant le pouvoir pathogène du champignon

La peau saine n'est pas colonisée par les espèces du genre *Candida*, et les observations cliniques démontrent l'association candidose cutanée-état pathologique (cutané et/ou général). D'où la grande importance (pour le diagnostic et la thérapeutique) des facteurs individuels locaux (cutanés) et/ou généraux :

- **facteurs cutanés** : certaines caractéristiques du revêtement cutané peuvent favoriser l'une des étapes préalablement décrites. Par exemple :
  - des modifications de l'intégrité : plaies, brûlures ;
  - des modifications des conditions physicochimiques : macération, forte humidité et température élevée (assurées par le léchage, un

écoulement vaginal, la diarrhée, le frottement des plis de peau);
- des modifications de la kératinisation de l'épiderme, du renouvellement cellulaire de surface, de la secrétion de sébum: syndrome kératoséborrhéique, séborrhée primaire ou secondaire (dysendocrinie);
- la perturbation de la flore bactérienne et fongique inhibitrice par des traitements antibiotiques et corticoïdes locaux répétés.

- **facteurs généraux**:
- toute dysimmunité et immunodépression, conséquentes à une dysendocrinie, une maladie métabolique (hypothyroïdie, diabète sucré). Ces états pathologiques, outre les conséquences sur le fonctionnement du système immunitaire (phagocytose inhibée ou moins efficace), modifient considérablement la physiologie cutanée, créant un cercle vicieux favorable à la multiplication de la levure: état séborrhéique à l'origine de prurit, donc de léchage et de grattage, donc de conditions favorables au champignon;
- des facteurs iatrogéniques: corticoïdes utilisés comme antiprurigineux ou immunodépresseurs (syndrome de Cushing iatrogénique); antibiothérapie prolongée (surtout par la voie orale) perturbant l'équilibre de la flore digestive (augmentant ainsi la population candidienne au niveau de la muqueuse intestinale, puis favorisant l'instauration d'une diarrhée, éléments favorables à l'apparition d'une candidose périnéale) et de la flore cutanée.

ÉTUDE CLINIQUE

a. Lésions

La localisation des lésions cutanées est la conséquence des éléments cités dans la pathogénie, favorables à l'installation et à la multiplication de la levure:
- régions des plis définissant ainsi un intertrigo: racines des membres, régions sous-caudale, périnéale, mammaire;
- espaces interdigités;
- région abdominale en contact avec le sol et des substrats souillés.

La répartition des lésions est en général symétrique.

b. Symptômes

Les symptômes d'évolution assez lente, chronique, consistent en:
- **du prurit,** systématiquement observé, limité aux zones lésées, constant, poussant l'animal à se lécher (entretenant ainsi le processus inflammatoire et l'humidité favorables à la multiplication de la levure). Il n'est pas violent comme dans la gale sarcoptique, mais facilement observé au cours de la consultation, pour peu que le chien soit rassuré et non sollicité;
- **un érythème** constant et important, bien visible dans les zones cutanées alopéciques et peu pigmentées. Si l'inflammation est très ancienne, on observe une alopécie, une hyperpigmentation et de l'hyperkératose (lichénification);
- **un exsudat** donnant aux lésions un aspect humide, brillant («macération»), très proche de celui observé lors de dermatite pyotraumatique (cf. DAPP). Parfois, il existe, dans le fond du pli non accessible au léchage, un enduit blanchâtre crémeux, identique à celui relevé dans la cavité buccale («muguet»); l'exsudat soumis à la dessiccation est à l'origine de croûtes;
- **des papules et des pustules** en périphérie des lésions, en marge de l'érythème et de l'alopécie;
- des lésions secondaires au grattage: excoriations, ulcérations, complications septiques (pyodermites).

Ces lésions sont en outre extensives et ne guérissent jamais spontanément. La candidose étant une complication, les lésions précitées sont associées à celles qui caractérisent le processus initial mais qui sont masquées, modifiées et/ou amplifiées par la mycose: alopécie, séborrhée, pustules, comédons, atrophie cutanée...

c. Diagnostic

Le diagnostic clinique

Le diagnostic clinique repose sur:
- des éléments épidémiologiques: animal adulte (voire âgé), ayant reçu des traitements antibiotiques et/ou corticoïdes locaux et/ou généraux, souffrant d'une autre pathologie (dysendocrinie, dysimmunité);
- des symptômes: lésions alopéciques, érythémateuses, exsudatives, prurigineuses, chroniques, non contagieuses et symétriques.

Le diagnostic différentiel

Le diagnostic différentiel est à faire avec les autres maladies prurigineuses chroniques:
- la dermatite à *Malassezia*, qui présente de nombreux points communs: topographie et aspect des lésions, prurit, chronicité;
- tout état kératoséborrhéique primaire ou secondaire (démodécie, dysendocrinie);
- la dermatite atopique et ses complications;
- la dermatite pyotraumatique;
- les pyodermites superficielles.

Le diagnostic expérimental

Le diagnostic expérimental repose sur l'isolement et sur l'identification de la levure. Rappelons que dans l'immense majorité des cas, il s'agit de *C. albicans* et que cette espèce est toujours pathogène sur la peau.

- **Le prélèvement par raclage cutané,** calque ou écouvillonnage suivi d'une mise en culture sur milieu de Sabouraud à des fins d'identification *(cf encadré)*.
- **La biopsie cutanée** *(cf encadré)* est utile dans la mesure où elle signe le caractère pathogène de la levure, et parce que le tableau clinique est équivoque.
- **Les techniques immunologiques** ne sont pas utilisées en matière de suspicion de candidose cutanée chez le chien :
  - soit par la recherche d'anticorps : cette méthode ne présente aucun intérêt, puisque le genre *Candida* est un opportuniste présent chez tous les chiens, induisant obligatoirement la synthèse d'immunoglobulines ;
  - soit par la recherche d'antigènes candidiens, signant une septicémie et utilisée en milieu hospitalier chez l'homme.

Le diagnostic confirmé de candidose cutanée doit obligatoirement inviter le clinicien à adopter une double attitude :

- rechercher une pathologie sous-jacente et identifier les facteurs favorables à la multiplication de la levure :
  - suspicion d'une dysendocrinie (hypothyroïdie, diabète sucré, syndrome de Cushing), d'une autre maladie cutanée (démodécie, pyodermite, dermite séborrhéique), d'une dysimmunité (déficits immunitaires primitifs, autre maladie parasitaire, maladie virale), d'une insuffisance pancréatique ;
  - identification de facteurs iatrogéniques : traitements antérieurs ou en cours (antibiothérapie, corticothérapie, anticancéreux), locaux et/ou généraux, prescrits par un praticien ou administrés sur l'initiative du propriétaire ;

Prélèvement par raclage cutané

Le prélèvement par raclage cutané, repose sur l'isolement et l'identification de la levure. Dans le cas de *C. albicans*, l'interprétation est aisée : le diagnostic de candidose cutanée peut être confirmé.

Ce prélèvement suppose :
- un choix judicieux des aires cutanées faisant l'objet de prélèvement : aires récentes, extensives, non lichénifiées, non traitées, non suppurées ;
- le matériel de raclage cutané stérile : lames de bistouri, lames de verre, écouvillons.

Il consiste en une récolte de matériel :
- par un raclage cutané effectué selon les règles précédemment énoncées *(cf. gale sarcoptique)* ;
- ou, préférable parce que moins irritant, par un simple écouvillonnage : frotter les zones choisies avec l'extrémité d'écouvillons stériles en cherchant à recueillir le maximum d'exsudat ;
- ou par un simple calque cutané : apposition d'une lame de verre sur les lésions ;
- répéter l'opération en différentes zones lésées, avec plusieurs écouvillons ;
- étaler le produit d'un écouvillonnage ou d'un raclage sur une lame ;
- colorer éventuellement la lame selon les techniques classiques.

Ce prélèvement consiste en une mise en culture :
- procéder avec les autres écouvillonnages à l'ensemencement de boîtes de Pétri renfermant un milieu de Sabouraud (milieu gélosé peptoné et sucré) additionné d'antibiotiques antibactérien (chloramphénicol, car non dégradé à la température de l'étuve) et antifongique (cyclohéximide : Actidione®) ;
- l'ensemencement doit être effectué en plusieurs endroits de la gélose (d'où l'intérêt de la boîte de Pétri et non du tube), afin de procéder à l'identification des différentes subcultures correspondant à différentes espèces de champignons ;
- l'ensemencement doit se faire en ambiance stérile, à proximité d'un bec Bunzen, afin d'éviter l'isolement de nombreux contaminants et de bactéries, ces derniers ayant la capacité d'inhiber alors la multiplication de la levure responsable ;
- les boîtes de Pétri doivent être mises à 27-30 °C (donc à l'étuve) dans des conditions d'aérobiose (boîtes de Pétri normales dont le couvercle est plus large que le fond, tubes dont le bouchon n'est pas vissé totalement).

L'identification s'effectue ensuite grâce à :
- une observation macroscopique des colonies dans les premières 48 heures ;
- une observation microscopique directe des cellules, des filaments, des pseudomycéliums et des chlamydospores (éventuellement après repiquage en milieu pauvre PCB : pomme de terre, bile et carotte ; RAT : riz, agar, tween) ;
- des tests d'utilisation du carbone (auxanogramme), test à l'uréase, test de fermentation des sucres (zymogramme), pour l'identification spécifique (kits commercialisés : Api 20C Aux, ID 32C du laboratoire bio-Mérieux) ;
- un test de filamentation en sérum à 37°C en moins de 4 h, à partir de cultures jeunes de moins de 48 heures.

- identification de facteurs favorisants : obésité (à l'origine de plis de peau), séborrhée, léchage, mauvais entretien (souillures diverses, urines, fèces).

- vérifier l'extension éventuelle de la candidose cutanée à d'autres territoires, l'existence d'autres foyers, antérieurs à la pathologie cutanée ou secondaires à celle-ci :
  - examen de la cavité buccale afin de déceler un éventuel « muguet » *(cf. maladies parasitaires du tube digestif)* : enduit caséocrèmeux sur la muqueuse linguale, la face interne des joues, masquant des ulcères ;
  - examen du tube digestif afin de déceler une diarrhée chronique, traitée par une antibiothérapie prolongée, souillant la région anale et à l'origine d'une candidose périnéale ;
  - envisager l'existence de candidose systémique : atteinte rénale, pulmonaire, osseuse, cardiaque et/ou hépatique.

d. Pronostic

Le pronostic médical de la candidose cutanée stricte est en général bénin, malgré son caractère chronique. En revanche, s'il s'agit d'une expression cutanée d'une candidose systémique, elle-même conséquente à une dysimmunité et/ou une dysendocrinie, le pronostic est beaucoup plus réservé.

La biopsie cutanée

La biopsie cutanée repose sur l'observation du champignon sous sa forme pathogène (filamenteuse) et dans l'épaisseur même du tissu : ces deux caractères signent l'existence d'une mycose.

Cette technique suppose :

- un matériel classique stérile de biopsie cutanée : champs, pinces, fils de suture, compresses, trépan de 6 mm de diamètre, formol à 10 p. cent ;
- le choix de la région à biopsier : aire récente, en extension, non traitée, peu remaniée (écarter les zones lichénifiées, les ulcères). Ne pas hésiter à multiplier les biopsies, en particulier si les lésions sont variées. Ne pas frotter, ni nettoyer la lésion au préalable. Recueillir, avec le fragment cutané proprement dit, les croûtes et les squames.

Elle consiste à traiter le prélèvement biopsique de façon classique par un laboratoire d'anatomopathologie vétérinaire. Les lames sont ensuite colorées (coloration de base hémalun-éosine, ou PAS : acide periodique de Schiff).

L'observation de levures, de filaments fins septés et de calibre régulier (bords parallèles, sans dilatations ou renflements ≠ *Aspergillus*) dans la profondeur de la pièce biopsique permet de conclure à une levurose cutanée. Si toutefois la diagnose spécifique est impossible compte tenu des lésions, en revanche la localisation intratissulaire signe le caractère pathogène.

MÉTHODE DE LUTTE

Le traitement de la candidose cutanée suppose la mise en œuvre de mesures à la fois locales, générales, hygiéniques et médicales.

a. Traitement local

Le traitement local est obligatoire, spécifique et symptomatique.

Traitement spécifique

- Imavéral® (*cf. présentation de la molécule d'enilconazole dans le chapitre consacré aux teignes*) : solution aqueuse d'énilconazole préparée extemporanément (20 ml de la solution-mère à 10 p. cent dans un litre d'eau, soit une solution à 2 p. mille) ;
- Hibitane® à 5 p. cent : solution aqueuse de chlorhexidine (2 « giclées » de pompe dans un litre d'eau), médicament de médecine humaine, dépourvu d'AMM chez le chien, ou les présentations vétérinaires (Hexid®, Hibitex®, Vetriderm®) ;
- des préparations antifongiques de médecine humaine : l'éconazole (Pévaryl®), le miconazole (Daktarin®) ;
- des colorants en solution alcoolique à 1 p. cent : violet de gentiane.

Ces topiques doivent être appliqués : au moins deux fois par jour, très largement, sur une peau préalablement tondue. Il est parfois nécessaire de traiter la totalité du corps si les lésions sont multiples et étendues. Ne soigner que les aires lésées présente un risque de recontamination à partir d'aires apparemment saines, mais déjà contaminées. Les préparations antifongiques *a priori* efficaces sous forme de pommades ou de crèmes sont déconseillées car le caractère humide, exsudatif des lésions est incompatible avec l'excipient gras.

Traitement symptomatique

En alternance, il est parfois utile d'utiliser des topiques antiséborrhéiques et antiseptiques à la condition d'alterner leur application avec celle des topiques antifongiques.

b. Traitement général

Les maladies générales sous-jacentes, après confirmation diagnostique et accord du propriétaire, doivent être traitées si possible : correction de la dysendocrinie, arrêt des médications abusives (en particulier interdiction des corticoïdes sous quelque forme que ce soit), hygiène générale et cutanée…

Il est possible de recourir à un traitement spécifique systémique, soit comme complément du traitement local, soit parce que celui-ci n'est pas rigoureusement et régulièrement effectué. Il présente en outre l'avantage de tarir la source de parasites que représente le tube digestif, et d'agir sur des foyers candidiens non cutanés (muqueux, en particulier buccaux) non décelés lors de la consultation. On utilise :

- le kétoconazole (Kétofungol®) : 10 mg/kg/j, par la voie orale, de préférence avec un repas, pendant deux semaines au minimum. Le mode d'action de ce médicament nécessite une surveillance hépatique suivie *(cf. traitement de la dermite à Malassezia et présentation de la molécule dans le chapitre consacré aux teignes)* ;
- les autres antifongiques administrés *per os* : le miconazole (Daktarin®) : 20-30 mg/kg/j, 2 semaines), fluconazole (Triflucan®), moins fréquemment utilisés en médecine canine.

Lors d'association d'une candidose cutanée et d'une entérite diarrhéique, il est logique de penser à une candidose digestive initiale, devenue cutanée par la suite : il est important alors de traiter cette entérite par :

- des pansements digestifs, des antidiarrhéiques,
- des antifongiques administrés *per os* (y compris ceux qui ne sont pas absorbés par la muqueuse intestinale) : le kétoconazole *(cf. supra)*, la nystatine (Mycostatine®), médicament de médecine humaine, 20-40 mg/kg/j pendant deux semaines).

L'animal doit être suivi régulièrement sur le plan clinique et mycologique (un contrôle négatif, après l'arrêt du traitement, par des prélèvements et des mises en culture est indispensable).

L'aspect clinique chez l'homme des infections cutanées et muqueuses à *C. albicans* est tout à fait superposable à ce qui est décrit chez l'animal : colonisation muqueuse et cutanée à la suite d'une dysimmunité et de l'influence de facteurs locaux, formes localisées intéressant les plis avec, sur un fond érythémateux, un enduit crémeux malodorant (intertrigo). L'isolement de *C. albicans* à partir de prélèvements cutanés conduit obligatoirement au diagnostic de candidose. Toutefois, il ne s'agit pas de zoonose puisque la transmission animal-homme n'existe pas. ❐

Pour en savoir plus

CHERMETTE R. Les examens de laboratoire utilisables en mycologie chez les carnivores domestiques. Point Vét., 1994, 26 (N° spécial Biologie clinique), 464-480.
CRICKX B. Infections cutanées et muqueuses à Candida albicans. Revue du Praticien, 1999, 49, 2149-2152.
DELMAS H, CARLOTTI D N, EESTERMANS B. Deux cas de candidose cutanée chez le chien. 12es journées annuelles du GEDAC, Toulouse, 21-23 mars 1998.
EUZEBY J. Mycologie médicale comparée. Les mycoses des animaux et leurs relations avec les mycoses de l'homme. Tome II, Fond. Mérieux, 1994, 530 pp.
GUILLOT J, CHERMETTE R. Le traitement des mycoses des carnivores domestiques. Point Vét., 1997, 28,1649-1659.
GUILLOT J, CHERMETTE R, MAILLARD R. Les candidoses des carnivores domestiques : actualisation à propos de 10 cas. Point Vét., 1996, 28, 51-63.

Les kérions

DÉFINITION

Les kérions sont des teignes (ou dermatophyties folliculaires) suppurées dues à l'action pathogène de *Trichophyton mentagrophytes* (en particulier sa variété *erinacei* du hérisson), exceptionnellement *Microsporum canis*. Ces teignes particulières se caractérisent par une inflammation marquée (d'où un prurit), leur conférant un aspect de folliculites associées à une suppuration.

Cliniquement, le caractère prurigineux parfois marqué doit faire rentrer ces dermatophyties dans le cadre des maladies prurigineuses. Toutefois, l'étiologie, le diagnostic et la thérapeutique les classent parmi les teignes, mycoses superficielles classiquement non prurigineuses *(cf. cadre des alopécies)* ***(photo 17)***. ❐

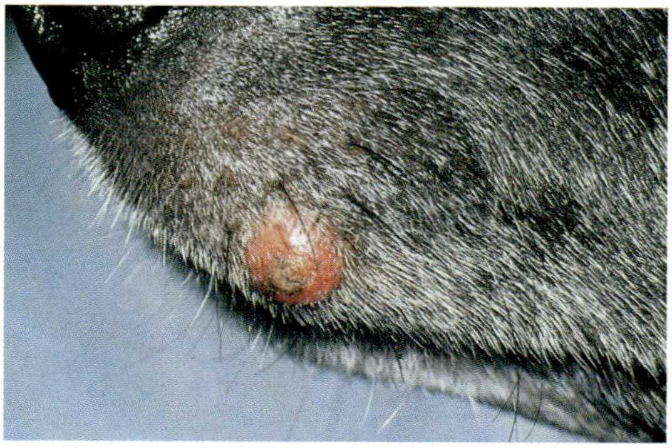

17. Kérion sur la babine d'un chien (unité de dermatologie ENVL) : noter l'aspect d'une folliculite

Applications diagnostiques concernant les maladies prurigènes

Dans la mesure où le prurit constitue l'un des motifs les plus fréquents d'une consultation de dermatologie, il importe de replacer l'ensemble des maladies parasitaires cutanées impliquées au sein de l'étiologie générale d'un tel syndrome et de redonner les éléments essentiels permettant de les discerner entre elles. Dans une étude portant sur 270 dossiers d'animaux présentés à la consultation de dermatologie de l'Ecole vétérinaire de Maisons-Alfort, 50 p. cent des cas sont motivés par le prurit (seul ou associé à des dépilations).

Place des maladies parasitaires au sein de l'étiologie du prurit

Il est classique, lors d'une consultation motivée par le prurit, d'envisager en premier lieu les causes parasitaires. Elles sont présentées avec les autres causes (non parasitaires) dans le ***tableau 22*** présentant l'étiologie générale du prurit.

Il est important de noter deux éléments importants :

- Certains parasites sont également pathogènes de par leur action traumatique, irritante... et allergisante (comme la puce responsable de la DAPP, peut-être également des acariens et la levure *Malassezia*).

- Il est en outre possible d'observer chez le même animal deux maladies tout à fait différentes, c'est-à-dire association d'une gale sarcoptique ou d'une pulicose et de complications septiques (pyodermites) ***(encadré pyodermites)***.

ELÉMENTS ÉPIDÉMIOLOGIQUES ET CLINIQUES

Les éléments épidémiologiques et cliniques utiles au diagnostic des maladies parasitaires parmi les autres maladies responsables de prurit sont présentés dans la ***figure 18*** et le ***tableau 23.***

Ce schéma très général, envisagé ici dans le cadre de la dermatologie, doit aboutir à la définition de quelques hypothèses diagnostiques qu'il est nécessaire de confirmer (ou d'infirmer) une à une, par des examens complémentaires appropriés. Toutefois, cette représentation schématique ne définit que des axes très généraux qu'il est utile de suivre au cours de la consultation. Cette figure appelle quelques commentaires.

Commémoratifs

A propos des commémoratifs, c'est-à-dire de ce qui définit l'animal et son histoire, il importe de relever :

- **l'origine** : l'achat de l'animal dans un élevage ou un séjour récent de celui-ci dans un chenil dans les jours ou semaines précédant l'apparition des premiers symptômes doit faire penser à des maladies contagieuses (gale, phtirioses, cheyletiellose) ;
- **le mode de vie** : la vie à la campagne, dans un appartement, en contact avec des animaux d'autres espèces (chat, lapin, rongeurs, bétail, oiseaux...), l'existence de congénères ;
- **le passé pathologique** : la connaissance de maladies antérieures, de processus pathologiques touchant d'autres appareils et persistants (pyodermites récurrentes par exemple) ou ayant fait l'objet de traitements concluants.

A ce propos, il est intéressant de relever les anciennes descriptions de diverses parasitoses digestives banales (ascaridose, ankylostomoses, coccidioses) faisant état de dermite prurigineuse : de tels animaux, jeunes, le plus souvent issus d'un élevage, pour lesquels la coproscopie est positive, ne présentent plus de lésions cutanées et de prurit après un simple traitement anthelminthique et anticoccidien (hypothèse avancée d'hypersensibilité).

Anamnèse

A propos de l'anamnèse, c'est-à-dire de ce qui définit le passé de la maladie ou du symptôme qui motive la consultation :

- trois critères liés concernent le caractère chronique du processus : l'ancienneté, l'extension, le siège initial

La première question à poser au propriétaire concerne l'ancienneté du prurit ; deux cas peuvent se présenter.

Tableau 22 - Étiologie générale du prurit.

étiologie générale du prurit (par rubrique)	maladies ou pathologies
causes parasitaires	gale sarcoptique infestation à *Notoedres* cheyletiellose thrombiculose infestation à *Dermanyssus* pulicose et DAPP phtirioses dermatite à *Malassezia* candidoses parasitisme digestif
causes allergiques : état d'hypersensibilité	DAPP dermatite atopique allergie alimentaire dermatite de contact
causes infectieuses	pyodermites superficielles ± profondes (dont pyodémodécie)
cause néoplasique	mycosis fongoïde
cause inconnue	prurit idiopathique

- Si le prurit est une manifestation récente (de quelques jours par exemple), il est important de relever la région anatomique intéressée, la nature des lésions primaires et l'existence éventuelle d'une alopécie. L'apparition brutale et suraiguë du prurit est parfois caractéristique d'un processus particulier, une dermatite pyotraumatique par exemple.
- A l'opposé, si le prurit est ancien, plusieurs questions doivent être posées afin d'apprécier : l'ancienneté et le mode d'évolution du prurit (permanent, récurrent, s'aggravant en intensité ou constant, se généralisant, se manifestant au cours de certaines périodes, de certaines saisons…) ;
  - le caractère localisé ou, au contraire, la tendance à la généralisation ;
  - enfin, la connaissance du siège initial du prurit, l'existence d'éventuels manifestations et symptômes (séborrhée, alopécie…) et leur ordre d'apparition par rapport au prurit.

Très souvent, l'ancienneté et la chronicité du prurit ont poussé le propriétaire à consulter ou à médicaliser son animal. Il est essentiel d'enregistrer les thérapeutiques entreprises et les résultats obtenus, en particulier, la réponse aux corticoïdes est à prendre en considération. Une réponse favorable, même provisoire, privilégie la composante allergique (sauf

Tableau 23 - Synthèse rappelant les principaux caractères cliniques et épidémiologiques des maladies parasitaires à l'origine de prurit.

maladie	topographie des lésions initiales	sujet type atteint épidémiologie	extension	prurit
gale sarcoptique	tête pavillons auriculaires olécrâne, anconés, jarrets	plutôt jeune animal issu d'un chenil contagieux zoonosique	ligne inférieure du corps extension d'avant en arrière et de bas en haut	intense, violent, permanent sauf lors de syndrome juvénile réflexe otopodal (+)
gale notoèdrique	tête	contact avec chat galeux	peu d'extension	modéré
cheyletiellose	ligne dorsolombaire tête	animal issu d'un chenil contagieux zoonosique	extension rare	important
thrombiculose	tête : paupières, babines, pavillons auriculaires régions interdigitées	saisonnier pseudocontagieux pseudozoonosique	pas d'extension	apparition brutale parfois violent
infestation par les dermanysses	pas de topographie particulière	proximité de poulaillers	possible	important
phtirioses	tête, ligne supérieure du corps	animal issu d'un chenil contagieux spécifique	possible	modéré à important
dermite à *Malassezia*	zones de plis conduits auditifs externes	non contagieux non zoonosique	possible	modéré à important

Figure 18 - Démarche diagnostique lors de consultation motivée par le prurit.

COMMÉMORATIFS

Espèce (ici, seulement le chien)
Race : prédispositions génétiques
Age : jeune, adulte, âgé
Sexe : mâle, femelle, castré, entier
Mode de vie : seul, congénères, campagne,..
Etats pathologiques antérieurs
("= ERASME")

ANAMNÈSE

Extension éventuelle, siège initial
Contagiosité éventuelle
Zoonose potentielle
Essais thérapeutiques antérieurs
Maladies associées
Aire géographique (voyage, séjour)
Saison
("= ECZEMAS")

EXAMEN CLINIQUE GÉNÉRAL et CUTANÉ
topographie lésionnelle
nature des lésions : primaires/secondaires
alopécie précédant ou suivant le prurit
examen général/appareil
BILAN CLINIQUE COMPLET

HYPOTHÈSES DIAGNOSTIQUES
raisonnées et hiérarchisées < 5
dans le cas d'une consultation motivée par le prurit,
il convient de retenir en priorité
les hypothèses parasitaires

suspicion de
gales sarcoptique, notoèdrique
cheyletiellose
dermatite à Malassezia
candidose cutanée

RACLAGE CUTANÉ

si ⊕ confirme :
gale sarcoptique
gale notoèdrique
cheyletiellose
d. à *Malassezia*
candidose

si ⊖
ne pas éliminer
une gale

suspicion de
pulicoses
phtirioses
thrombiculose
acariose dermanyssique

PRÉLÉVEMENT À LA PINCE

si ⊕ confirme :
pulicose, phtirioses
pseudogales

si ⊖
ne pas éliminer
pulicose
et DAPP
thrombiculose

dans le cas où les hypothèses parasitaires ont été écartées ou infirmées,
envisager les autres causes de prurit :
étiologie infectieuse (pyodermite), allergique...
en n'excluant pas une combinaison de plusieurs causes différentes surajoutées

l'allergie alimentaire) ou infectieuse, alors qu'une absence complète de réponse est en faveur d'une maladie parasitaire comme la gale sarcoptique;

- deux critères concernent la contagion éventuelle :

Le caractère contagieux n'est pas toujours facile à apprécier: il ne peut s'exprimer que s'il existe des congénères. En outre, l'absence de lésions sur ces congénères ne signifie pas absence de contagion (cas de chiens adultes en parfait état et n'exprimant que des symptômes très discrets). Enfin, l'observation du même tableau clinique chez plusieurs individus n'est pas automatiquement synonyme de maladie contagieuse (cas de pseudocontagion chez des individus mis en contact d'une même source de parasites: la thrombiculose). La contagion peut affecter le propriétaire de l'animal malade: le caractère zoonosique, même s'il s'agit d'une pseudozoonose, oriente le diagnostic. Mais il n'est pas systématique et n'a qu'une valeur de suspicion ou d'orientation diagnostique.

Cette première étape de la consultation qui repose sur des questions adressées au propriétaire doit permettre, dans le meilleur des cas, de caractériser ce prurit:
- chronique-récent;
- localisé-généralisé, permanent
- récurrent-saisonnier ;
- apparemment associé à des manifestations de même nature chez les autres chiens (contagieux ou pseudocontagieux) et le propriétaire (zoonosique ou pseudozoonosique)...

Examen clinique

L'examen clinique sera général d'abord, affectant tous les appareils, particulièrement cutané ensuite. Tout le corps doit être inspecté (y compris les zones corporelles non concernées par le prurit, apparem-

Pyodermites

Le terme de pyodermite désigne une infection bactérienne cutanée pyogène, conséquence d'une rupture de l'équilibre écologique de la flore cutanée. Les pyodermites sont très fréquentes, variées cliniquement et complexes sur le plan pathogénique.
Il est classique de distinguer ***(tableau 24)***:
- les pyodermites superficielles ou profondes: les premières intéressent l'épiderme et les follicules pileux, regroupant les intertrigos, les impétigos et les folliculites, les secondes intéressant le derme: furonculoses et cellulites;
- les «pseudopyodermites» (ou pyodermites non bactériennes?), entités cliniques qui ressemblent aux pyodermites mais ne répondent pas à la définition stricte: dermatite pyotraumatique, pyodermite du chanfrein, cellulite juvénile;
- les pyodermites primaires ou secondaires: les premières sont la conséquence directe de la multiplication et de l'action pathogène de bactéries, les secondes la conséquence d'un autre processus pathologique (dermatite atopique, dysendocrinies, dysimmunité...).
Généralement, les pyodermites superficielles sont associées à un prurit marqué, de sorte que cette manifestation peut constituer le motif de consultation (les lésions n'étant visibles qu'après la tonte ou un examen minutieux) et que les pustules, lésions élémentaires caractéristiques, peuvent être déchirées: le pus se répand en surface de la peau et se déssèche, se transforme en croûte, le reste de la pustule constituant la «collerette épidermique», zone inflammée, en voie de désquamation, circulaire. L'état général de l'animal est conservé. A l'opposé, les pyodermites profondes sont plus douloureuses que prurigènes (réactions de défense lors de la manipulation de l'animal ou lors de la tonte), associées à une altération de l'état général (hyperthermie modérée constante, abattement, adénomégalie, soif augmentée). Sauf exception, les pyodermites canines sont imputables à *Staphylococcus intermedius* (coagulase +, nucléase

Tableau 24 - Classification et présentation des pyodermites.

		épidémiologie	clinique
pyodermites superficielles	intertrigos	zones de plis: labial, facial, vulvaire, caudal...	érythème + pus + prurit
	impétigos	impétigos du jeune, de l'adulte	pustules sous-cornées impétigo bulleux
	folliculite	folliculite du jeune, du chien à poil court, secondaire à de nombreuses causes	microabcès centrés sur les follicules
pyodermites profondes	furonculoses		acné pododermatite
	cellulites	cellulite idiopathique du berger allemand, secondaire à de nombreuses causes	colonisation du derme fistules

thermostable +, non pigmenté, mannitol -, galactosidase +, glucuronidase -), espèce très proche culturalement de *S. aureus,* très rarement observée chez le chien.

Démarche clinique et thérapeutique

La démarche clinique est la suivante:

- lors de pyodermite, surtout lorsqu'elle est étendue et récurrente ou chronique, il est obligatoire d'effectuer plusieurs raclages cutanés et examens directs afin d'éliminer toute démodécie ou dermatophytie, auquel cas le traitement spécifique de la pyodermite n'entraîne au mieux qu'une amélioration, toujours passagère et suivie de rechutes;
- toute pyodermite récurrente ou chronique doit faire l'objet d'investigations complémentaires, afin de déceler des causes favorisantes et/ou des pathologies sous-jacentes: dysendocrinies (hypothyroïdie, syndrome de Cushing spontané ou iatrogénique), dermatite atopique, association à une dermite à *Malassezia pachydermatis,* séborrhée...;
- recourir à une tonte, si possible, afin d'évaluer l'étendue et la nature des lésions (celles immédiatement visibles ou désignées par le propriétaire n'étant pas automatiquement représentatives du processus): en outre, l'élimination des poils favorise le contact entre le topique antiseptique et la peau;
- prescrire un topique antiseptique (***tableaux 25 et 27***) qui peut suffire lors de pyodermite superficielle localisée, non récidivante. Associer à ce traitement local une antibiothérapie raisonnée d'au moins quatre semaines lors de pyodermite superficielle étendue et/ou récurrente, d'au moins huit semaines lors de pyodermite profonde quelle qu'elle soit ***(tableau 26)***.

Toutefois, cette prescription, pour être efficace, doit suivre un certain nombre de règles:

- se fonder sur un diagnostic aussi précis que possible;
- conseiller au propriétaire le port de gants;
- tester préalablement le produit en question sur une petite surface corporelle avant de traiter la totalité du corps du chien particulièrement sensible, atopique;
- respecter scrupuleusement les temps opératoires: mouiller la totalité du corps, verser le shampooing, faire mousser, laisser agir pendant une durée donnée, rincer abondamment, recommencer éventuellement l'opération, sécher;
- respecter la fréquence d'utilisation;
- ne pas associer plusieurs shampooings différents;
- protéger les yeux;
- suspendre immédiatement l'application dans le cas d'irritation généralisée, de prurit exacerbé, d'aggravation de l'état cutané (dessiccation excessive, par exemple).

Les corticoïdes sont toujours formellement interdits dans la thérapeutique de toute pyodermite, quels qu'en soient le stade, l'étendue, la gravité et l'origine. Ils ne font qu'améliorer passagèrement l'état inflammatoire cutané, que diminuer le prurit, mais ils augmentent considérablement la colonisation bactérienne en raison de l'immunodépression induite.

Tableau 25- Principaux topiques antibactériens.

molécule	présentation	avantages	inconvénients
peroxyde de benzyle	shampooing 2-3 p. cent Paxcutol®	antiseptique antiséborrhéique anticomédoneux	irritant assèche la peau induit du prurit
chlorhexidine	shampooing 0,5-3 p. cent Pyoderm®, Vetriderm® Hibitan® 5 p. cent	antiseptique antifongique	
agents iodés	povidone iodée Iodoskin®, Vétédine® savon, solution	antibactérien antifongique	irritant colorant asséchant
lactate d'ethyle	solution moussante Etiderm®	surtout bactériostatique	

ment saines): il est indispensable d'observer la tête et les régions interdigitées.

Cet examen doit relever les lésions primaires (érythème, papules, pustules) et secondaires (squame, croûte, lichénification, comédon). Si le prurit est associé à d'autres symptômes (l'alopécie, la séborrhée...), il est essentiel de connaître l'ordre dans lequel ces manifestations apparaissent: le prurit est-il survenu en premier, suivi de l'alopécie (conséquence du grattage, du frottement)? la séborrhée ou l'alopécie qui a attiré l'attention du propriétaire en premier, a-t-elle été suivie d'un prurit, auquel cas celui-ci peut être la conséquence d'une complication comme une pyodermite?

Les commémoratifs, l'anamnèse et l'examen clinique permettent de dessiner, sur une silhouette, les zones concernées (en relevant si possible celles initialement lésées), afin d'apprécier leur étendue et leur topographie (aspect symétrique, bilatéral, tronculaire, facial...). Cet ensemble de renseignements

Démarche clinique en matière d'allergologie
(N° spécial Prat. Med. Chir. An. Comp. 1998, 33, 267-407. Allergologie clinique).

Fondamentalement, il existe chez le chien quatre entités cliniques reposant sur des mécanismes d'hypersensibilité («allergie»): la dermatite atopique, la dermatite par allergie aux piqûres de puces (DAPP), la dermatite due à une intolérance ou une allergie alimentaire et les dermatites de contact.

Les dermatites allergiques ne doivent être envisagées qu'après avoir éliminé toute hypothèse parasitaire (gale sarcoptique, cheyletiellose, pulicose...), fongique et bactérienne (pyodermite, dermite à *Malassezia*), en sachant que l'association de deux entités est possible (pathologies différentes et associées: par exemple, dermatite atopique et pyodermite) et qu'un agent pathogène donné peut être également allergisant (pulicose et DAPP).

La dermatite atopique (DA)

La dermatite atopique (DA) est «une dermatite prurigineuse corticosensible récidivante du jeune adulte, localisée à la face, aux extrémités des membres et aux grands plis» (P. Prélaud, Diagnostic de la dermatite atopique canine: un diagnostic clinique. Prat. Méd. Chir. An. Comp., 1998, 33, 331-342).

Le diagnostic repose sur les éléments suivants:

- mordillement, léchage des doigts des membres antérieurs, de la face crâniale des carpes, des plis du coude et du jarret, frottements de la face. Ce prurit s'atténue considérablement, parfois disparaît à l'administration de corticoïdes;
- papules et érythème (lésions primaires), puis excoriations, alopécie, lichénification (lésions secondaires), l'ensemble de ces lésions apparaissent secondairement au prurit;
- apparition des premières manifestations à un âge compris entre 6 mois et 3 ans, avec tendance à la chronicité;
- réaction d'hypersensibilité immédiate à des aéroallergènes dans 80 p. cent des cas, essentiellement à l'encontre de *Dermatophagoides farinæ*.

Le diagnostic de DA peut être confirmé:

- chez un chien dont le contexte clinique et épidémiologique est évocateur;
- pour lequel le traitement insecticide bien conduit (et éventuellement antiseptique et antibiotique) est sans effet;
- qui présente des réactions d'hypersensibilité immédiate à l'injection intradermique de divers allergènes.

Le résultat des divers examens complémentaires proposés (tests intradermiques, dosage des IgE et des IgGd), même s'il est évocateur, ne peut conduire, à lui seul, à un diagnostic de DA. En effet, de 30 à 50 p. cent des chiens sains peuvent présenter des réactions positives aux tests!

La dermatite par allergie aux piqûres de puces (DAPP)

La dermatite par allergie aux piqûres de puces (DAPP) est exposée dans le *chapitre 1, paragraphe 2*. Retenons simplement ici que la DAPP n'est en rien antinomique avec la DA: la plupart des chiens souffrant de DA présentent des IDR positives aux extraits de puce.

Les dermatites par intolérance ou allergie alimentaires

Les dermatites par intolérance ou allergie alimentaires sont plus rares. Les allergies alimentaires strictes regroupent toutes les manifestations cliniques dues à une [GB3] hypersensibilité à un trophallergène donné.

Le diagnostic repose sur l'apparition de papules parfois coalescentes, prurigineuses, sur des symptômes de dermatite atopique (cheilite, blépharite bilatérale, inflam-

Tableau 26- Principaux antibiotiques.

molécule	présentation	mode d'utilisation
pénicilline M	oxacilline	30-50 mg/kg/j en 2-3 prises
amoxycilline + a. clavulanique	Synulox® 25 mg/kg/j	25 mg/kg/j en 2 prises
céphalosporines	cefalexine: Rilexine®	30-60 mg/kg/j en 2 prises
aminosides	gentamycine kanamycine	peu intéressants car mauvaise diffusion cutanée utilisables si antibiogramme
macrolides	erythromycine lincomycine	30-50 mg/kg/j en 2 prises 40-50 mg/kg/j en 2 prises
sulfamides-pyrimidines	Bactrim®	accidents cutanés!!
fluoroquinolone	enrofloxacine: Baytril® marbofloxacine: Marbocyl®	5 mg/kg/j 2 mg/kg/j

mation de la face interne des pavillons auriculaires, pododermatite quadripodale). Ces manifestations peuvent apparaître à tout âge, y compris avec un aliment ingéré depuis très longtemps. Le prurit est corticosensible en début d'évolution.

Le diagnostic est confirmé par un régime d'éviction (les autres tests expérimentaux n'ont aucune valeur): alimentation exclusivement constituée d'aliments que l'animal n'a jamais ingérés, donc vis-à-vis desquels le chien n'est pas sensibilisé, distribués dans des récipients neutres (assiette, jamais le plastique) durant au moins quatre semaines: une très nette diminution du prurit est très évocatrice; puis la réintroduction des aliments initiaux, un par un à raison de un par semaine: la réapparition de prurit dans les deux à trois jours suivants confirme l'allergie alimentaire.

Cette procédure permet alors de dresser deux menus: l'un constitué d'aliments non allergisants et autorisés, l'autre d'aliments interdits. Les aliments industriels «hypoallergéniques» ne sont pas satisfaisants: de nature complexe, ils renferment des agents conservateurs potentiellement allergisants.

Tableau 27 - Propriétés respectives de principaux produits topiques utilisables.

	effet antibactérien	effet antifongique	effet anti-prurigineux	effet kératolytique
peroxyde de benzyle	+		+	+
chlorhexidine	+	+		
iodine	+	+		
miconazole		+		
acide salicylique	+		+	+
sulfure de sélénium		+	+	
lactate d'éthyle	+			

d'après REES CA. *Noninsecticidal veterinary shampoo components.* Comp. Cont. Educ., 1999, 21, 55-64.

CURTIS C. Use and abuse of topical dermatological therapy in dogs and cats. Part 1. Shampoo therapy. In Practice, 1998, 244-251.; Part 2. in Practice, 1999, 448-454.
HALIWELL REW. Rational use of shampoos in veterinary dermatology. J. Small An. Pract., 1991, 32, 401-407.
IHRKE PJ, PAPICH MG, DEMANUELLE TC. The use of fluoroquinolones in veterinary dermatology. Vet. Dermatol., 1999, 10, 193-204.
MASON IS, KIETZMANN M. Céphalosporins - pharmalogical basis of clinical use in vetérinary dermatology`. Vet. Dermatol., 1999, 10, 187-192.

correctement récoltés et intégrés constitue une base à partir de laquelle pourront être formulées des hypothèses: celles-ci doivent être argumentées et hiérarchisées, c'est-à-dire établies selon un ordre précis, en partant de la plus probable (n°1) vers la moins probable (n°4 ou 5).

Examens complémentaires

A chacune de ces hypothèses, correspond au moins un examen complémentaire de choix, associant la fiabilité (sensibilité-spécificité), la facilité (possibilité de réalisation dans le cadre de la consultation) et le coût.

La suspicion d'une maladie parasitaire cutanée peut être confirmée par quelques examens complémentaires au premier rang desquels il convient de retenir le raclage cutané, puis le calque ou le scotch-test. Le raclage, pour être fiable, doit être répété, multiple, réalisé en différentes aires corporelles: un raclage négatif ne peut exclure la présence de parasites.

La biopsie cutanée n'est pas, dans ce cadre parasitologique, un examen complémentaire de choix: il est rare, à la faveur de cet examen, de mettre en évidence le parasite responsable, et le compte rendu histopathologique ne donne que des éléments évocateurs (caractère éosinophilique, par exemple) ou équivoques.

Toutefois, lors d'observation du parasite (quel que soit le stade évolutif), le diagnostic de certitude peut alors être formulé. Parfois, il n'est pas toujours possible d'atteindre cette étape, il est alors nécessaire de recourir à une épreuve thérapeutique (réponse de l'animal à un traitement spécifique, par exemple à un acaricide lors d'une suspicion de gale sarcoptique); enfin, une hypothèse diagnostique confirmée ne doit pas exclure l'association d'un autre processus pathologique: une DAPP et une cheyletiellose, une DAPP et une atopie... ❐

Les teignes

DÉFINITION ET SYNONYMIES

Les teignes sont des folliculites fongiques contagieuses, infectieuses, inoculables dues au développement, à la multiplication et à l'action pathogène de champignons kératinophiles et kératinolytiques appelés dermatophytes.

En médecine vétérinaire, les teignes sont des dermatophyties folliculaires car elles affectent les follicules pileux. L'infection due à *M. persicolor* n'est pas une véritable teigne (car l'agent ne se développe que dans la couche cornée et les squames) et elle est une épidermophytie. En médecine humaine, seules les dermatophyties du cuir chevelu sont appelées teignes, celles de la peau glabre étant désignées sous le terme d'herpès circiné (rappelant ainsi l'existence de vésicules comme dans l'infection herpétique et le contour circulaire des lésions) ou tinea cutis. De la même façon, les auteurs anglo-saxons nomment *ringworm* l'aspect annelé, circulaire des lésions chez les animaux.

Dues aux genres *Microsporum* et *Trichophyton*, les teignes sont respectivement appelées microspories et trichophyties. Classiquement, elles se caractérisent par des aires alopéciques, circulaires (au moins en début d'évolution), généralement peu inflammatoires et non prurigineuses. Toutefois, cette forme classique n'est pas systématique. Parfois, les teignes prennent un aspect de folliculite avec des lésions très inflammatoires, suppurées et prurigineuses que l'on nomme kérions.

En médecine canine, les teignes ne constituent pas, à l'inverse de la médecine féline, un motif de consultation extrêmement fréquent (de l'ordre de 1 à quelques p. cent des consultations de dermatologie selon les auteurs, mais toujours dans une proportion inférieure à 5 p. cent), ce qui n'est pas comparable avec d'autres agents pathogènes comme les puces, par exemple. Toutefois, au sein des dermatomycoses, les teignes sont les infections fongiques les plus fréquemment observées chez les carnivores domestiques. En outre, selon diverses enquêtes, l'existence d'animaux porteurs du parasite, sans expression clinique ni manifestation de lésion cutanée, est confirmée et non négligeable : jusqu'à 10 p. cent des chiens « tout venant », présentés à la consultation pour des motifs très variés, y compris une vaccination (pourcentage beaucoup plus élevé chez le chat : jusqu'à 50 p. cent !).

Sur le plan strictement médical, les teignes canines sont des maladies bénignes.

Enfin, si les teignes peuvent constituer un problème au sein des collectivités en raison de la contagion (problème toutefois mineur par rapport à celui observé en chatteries), elles sont surtout importantes pour la santé publique, dans la mesure où elles sont responsables de zoonoses. En effet, plus de 50 p. cent des teignes humaines sont d'origine animale et plus particulièrement dues à *M. canis*.

ÉPIDÉMIOLOGIE

Les dermatophytes ne sont pas spécifiques du chien ***(tableau 28)***. Certaines d'entre elles ont même des préférences marquées, pour d'autres espèces animales. Le chien peut héberger plusieurs espèces de dermatophytes.

Les teignes sont contagieuses, sévissant en particulier en collectivités. Elles peuvent également être observées de façon spontanée, chez des sujets vivant dans des locaux contaminés ou en contact avec des supports souillés. Elles sont diagnostiquées fréquemment chez les individus jeunes ou fragiles, indépendamment du sexe et de la race. Elles sont dépourvues de caractère saisonnier chez le chien. Après une teigne, s'installe la plupart du temps un état d'immunité.

Les deux espèces les plus fréquemment isolées chez le chien sont : d'abord *Microsporum canis* de façon largement majoritaire (environ 80 p. cent des cas), ensuite *Trichophyton mentagrophytes* (quelques p. cent des cas).

LES PARASITES

Genres Microsporum et Trichophyton

Les caractères morphologiques et biologiques exposés dans ***l'encadré 10*** sont à l'origine de conséquences d'ordre clinique et thérapeutique :

Conséquences cliniques

Kératinophiles, les dermatophytes sont observables dans les tissus et éléments kératinisés, en particulier le follicule pileux : le symptôme majeur des teignes est l'alopécie.

La simple mise en évidence du dermatophyte ne suffit pas à confirmer l'existence d'une teigne, du fait du nombre important des sujets porteurs sains. *Microsporum canis* est le dermatophyte le plus fréquemment rencontré. La morphologie observable en lésions est la plus pauvre et se réduit essentiellement à l'observation de spores.

Conséquences thérapeutiques et prophylactiques

Il est difficile d'éliminer le champignon dans un local, une pièce où vivent ou ont vécu des animaux parasités (présentant des lésions ou porteurs sains). Le champignon peut se nourrir et se reproduire dans le milieu extérieur, en l'absence d'animaux. Il peut aussi persister et rester infectant pendant plusieurs années.

La transmission des spores d'un sujet à l'autre par l'intermédiaire des poils, squames s'effectue facilement.

Pour la prophylaxie, il est nécessaire de prendre en considération la totalité des espèces animales (et l'espèce humaine) ayant été en contact avec le sujet parasité.

Encadré 10. Caractères morphologiques et biologiques des dermatophytes

Définition taxinomique simplifiée

Ces champignons appartiennent :

- à la classe des ASCOMYCÈTES :
  - les filaments sont septés
  - la reproduction sexuée est connue et aboutit à la formation des ascospores
- à la famille des GYMNOASCÉES (= gymnoascacées ou arthrodermatacées), définie par :
  - un gymnothèce ou variété d'ascocarpe muni d'une paroi interrompue, lâche ;
  - laissant les asques à nu ;
  - présentant à la base des filaments ornementaux, de formes variées, appelés fulcres ;
  - des spores directes de type macroaleuries ou fuseaux, des arthrospores, des chlamydospores et des aleuriospores.

Les genres sont définis par des caractères morphologiques, tant en culture qu'en lésion.

Morphologie

La morphologie est différente selon plusieurs facteurs :

- selon le milieu dans lequel évolue le champignon : en culture (morphologie riche et variée) ou chez l'animal (morphologie pauvre) ;
- selon le type de milieu de culture : standard (milieu d'épreuve de Sabouraud) ou milieu très pauvre (à base de terre) dans lequel le champignon présente des gymnothèces. Le champignon isolé, pour être entretenu au laboratoire, doit être conservé sur des milieux « naturels » ou « pauvres », au risque d'observer un phénomène de pléomorphisme (dégénérescence morphologique) : milieux à base de terre, de pomme de terre et de carotte... ou milieu de Sabouraud dit dilué ;
- selon le genre et l'espèce du dermatophyte.

En culture (photos 18, 19, 20, 21 et 22 ; tableau 29)

- Il convient tout d'abord de retenir l'aspect macroscopique en boîte de Pétri, sur milieu de Sabouraud (gélosé, peptoné et glucosé, additionné de chloramphénicol et de cycloheximide), maintenu à la température de la pièce (20-25°C), en aérobiose : cet aspect macroscopique est très important. Il oriente le mycologiste vers une forte suspicion qu'il peut confirmer ensuite par un examen microscopique. Les colonies qui se développent en deux semaines au minimum (jusqu'à cinq pour le genre *Trichophyton*) prennent un aspect « plâtreux, neigeux, poudreux... ». Elles sont en outre le plus souvent d'une couleur claire au recto, beaucoup plus sombre au verso.

Toutefois, l'aspect des cultures, en particulier pour *M. persicolor*, peut être différent selon le milieu utilisé : milieu de Sabouraud classique (peptoné et glucosé), milieu peptoné sans sucre à 3. p. cent, ...

- L'observation microscopique permet d'identifier les éléments caractéristiques ***(tableaux 30, 31)*** :
  - des filaments végétatifs à extrémité élargie, appelés « filaments en raquette », cloisonnés, plus ou moins ramifiés. Ils portent des chlamydospores (spores à paroi épaisse) et peuvent se fragmenter en arthrospores ;
  - des filaments sporifères qui donnent naissance :
    - à des chlamydospores de disposition variée ;
    - à des microaleuries ou aleuriospores insérées latéralement sur le filament ;

Tableau 28 - Liste (non exhaustive) des espèces de dermathophytes isolés chez le chien [CHERMETTE R, BUSSIÉRAS J. 1980-1991].

espèce de dermathophyte	% par espèce	espèce parasite et localisation
Microsporum canis	86	chat, homme, cheval, porc, chèvre, lapin, rongeurs, mammifères sauvages
M. persicolor	2,86	campagnol roussâtre
M. gypseum	2,72	sol, cheval, chat, rongeurs, homme
M. cookei	1,23	sol, rongeurs
M. praecox	0,14	sol
Trichophyton mentagrophytes	3,68	chat, cheval, rongeurs, homme
T. erinacei	0,14	hérisson, chat, rongeurs, homme
T. simii	0,27	singe (zoo et laboratoire), chat, cobaye, poule, homme
T. equinum	0,14	cheval, homme
T. rubrum	0,14	homme
T. terrestre	2,45	sol, cheval
T. ajelloi	0,27	sol, cheval...

D'autres espèces ont été décrites, *M. distortum,* y compris *M. audouini* pourtant considérée comme spécifique de l'homme: *T. gallinæ, T. quinckeanum, T. verrucosum* et *Epidermophyton floccosum.* Dans une étude récente, Carlotti DN et Bensignor E. décèlent *M. persicolor* et *M. gypseum* dans une proportion respective de 0,5 p. cent et 0,8 p. cent. En Grande-Bretagne, la distribution des diverses espèces parasites chez le chien est sensiblement comparable: *M. canis* (65 p. cent),
T. mentagrophytes (23 p. cent), *T. erinacei* (5,2 p. cent), *M. persicolor* (4 p. cent), *T. verrucosum* (1,6 p. cent), *M. gypseum* (0,8 p. cent), *T. terrestre* (0,4 p. cent).

- à des macroaleuries ou fuseaux, éléments de 20 à plus de 100 µm de longueur, à paroi épaisse, parfois échinulée. Ces fuseaux sont très importants à observer car très utiles pour la diagnose d'espèce de champignon parasite ***(photo 20)***.

- des fulcres, vestiges des gymnothèces, ou filaments ornementaux de formes très variées: bois de cerf, vrille, chandelier. Ils ne sont pas systématiquement observés sur les milieux de culture usuels. En outre, l'entretien, par repiquages successifs de souches de dermatophytes sur milieux classiques, peut aboutir à un appauvrissement de la morphologie (pléomorphisme). Il est nécessaire, pour recouvrer une morphologie plus complète, de recourir à des milieux pauvres appropriés à l'observation de gymnothèces avec des hyphes péridiaux et des filaments ornementaux ou fulcres, éléments et vestiges de la reproduction sexuée ayant permis d'intégrer ces dermatophytes aux gymnoascacées.

Les formes parfaites (ou téléomorphes) sont désignées sous des noms de genre qui diffèrent des noms donnés aux formes observées chez l'animal ou en culture classique: le téléomorphe de *Microsporum* est *Nannizia*, celui de *Trichophyton Arthroderma.*

Chez l'animal

La morphologie est beaucoup plus réduite, et on n'observe, fait particulier, jamais de forme sexuée. La disposition des spores et des filaments dans le poil et les squames est un élément essentiel pour l'identification du parasite. On y distingue ***(tableaux 32, 33 et 34)***:

- des filaments ramifiés et des spores issues de leur désarticulation ou arthrospores, totalement disséminées ou encore réunies en chaînette ou en mosaïque. Ces spores sont capables de filamenter (en particulier dans d'autres follicules pileux) et assurent la contamination et l'extension de l'infection;
- les spores et les filaments ont bien entendu le même diamètre: selon les espèces, soit inférieur à 5 µm (et il s'agit de microspores), soit supérieur à 5 µm (mégaspores);
- la disposition des filaments et des spores permet de distinguer quatre types de parasite:

- **le type endothrix**: les éléments parasitaires ne sont visibles qu'à l'intérieur du poil, aucun n'est observé en dehors de la matrice pilaire. Selon la prédominance relative des filaments ou des spores, on définit une variété filamenteuse ou sporulée.

Exemple de ce type : *Trichophyton rubrum* ;

- **le type endo-ectothrix** : les éléments parasitaires sont observés dans le poil (filaments) et en dehors du poil (spores). Selon leur calibre, on distingue une variété microïde : petites spores plus ou moins alignées, à disposition dite « en chaînette », et une variété à grosses spores, sans disposition particulière ou variété mégasporée. Ce type est observé au sein du genre *Trichophyton* ;
- **le type microsporique** : la disposition est de type endo-ectothrix, mais les spores de petite dimension sont serrées les unes contre les autres, constituant un véritable manchon entourant le poil et en masquant le contour, à la façon d'une mosaïque. Les filaments sont peu visibles. Ce type définit le genre *Microsporum* ;
- ***l*e type favique** : les spores disposées dans le poil sont reliées entre elles, simulant des filaments qui se ramifient, à l'image des os du tarse. Les filaments s'accumulent avec les spores en un magma jaune miel autour de l'orifice folliculaire.

Un cas particulier existe, celui de *Microsporum persicolor* : présence de filaments mycéliens dans les squames, absence de spores dans les poils, de telle sorte que la dermatophytie due à cette espèce n'est pas une teigne au sens strict, mais une épidermophytie (multiplication du dermatophyte en surface de l'épiderme et dans les squames, et non dans les follicules).

Biologie

Habitat

Les dermatophytes sont des champignons plus ou moins adaptés au parasitisme, et leur habitat est conditionné par leur kératinophilie.

- **Dans le milieu extérieur :** les dermatophytes ont la possibilité de se développer et de se reproduire, puisqu'on y observe les formes parfaites correspondantes (espèces qualifiées de géophiles comme *M. gypseum*). Ce n'est qu'ensuite, au cours de leur évolution, que certains d'entre eux ont pu s'adapter au parasitisme (espèces anthropophiles ou zoophiles). Selon le caractère plus ou moins récent de leur parasitisme, ces champignons sont plus ou moins pathogènes (plus l'adapatation est ancienne, plus le caractère inflammatoire et pathogène est réduit, et réciproquement).

Important à retenir :

- **le sol, les locaux** susceptibles de conserver des substrats divers plus ou moins kératinisés (les poils, les éléments cornés, etc.) constituent le milieu naturel où persistent, se nourrissent et vivent les dermatophytes. La reproduction sexuée sur de tels supports assure à ces espèces une longévité importante.
- **Chez l'animal** : les dermatophytes sont caractérisés par leur forte kératinophilie et leur faible spécificité. On trouve donc ces parasites dans les aires et substrats kératinisés (poils, cornes, squames, ongles, griffes : onychomycoses ; parfois le derme et le tissu conjonctif sous-cutané : mycétome dermatophytique) et, de façon très générale, chez de nombreux sujets de même espèce ou non.

Selon leur préférence trophique, on distingue des espèces zoophiles, anthropophiles mais la plupart d'entre elles sont intermédiaires, ubiquistes et gardent toujours la possibilité de se développer dans le milieu extérieur. Classiquement, trois groupes sont définis :

- un groupe d'espèces zoophiles, primitivement pathogènes pour l'animal mais potentiellement zoonosiques : *M. canis, T. mentagrophytes var. mentagrophytes* ou *var. erinacei.*, *M. persicolor* ;
- un groupe d'espèces anthropophiles, rarement observées chez l'animal : *T. rubrum, T. mentagrophytes* var. *interdigitale*, *Epidermophyton floccosum* ;
- un groupe d'espèces géophiles, se développant dans le sol, occasionnellement pathogènes chez l'homme et chez l'animal : *M. gypseum.*

Nutrition

- Ces champignons, pour la même raison que celle qui préside à leur habitat, sont définis par leur kératinophilie. Ils se nourrissent de kératine qu'ils assimilent grâce à des enzymes appelées kératinases, de nature mannopeptidique ou glycopeptidique. Géophiles, ils se nourrissent aux dépens de kératine trouvée dans le milieu extérieur.
- Ces enzymes assurent en partie le pouvoir pathogène et antigène de ces champignons, c'est-à-dire à la fois la lyse du poil au détriment duquel ils se développent et l'induction d'immunoglobulines chez l'organisme parasité.
- Les dermatophytes, grâce à d'autres enzymes, synthétisent diverses substances dans le milieu ambiant dans lequel ils se développent, et en particulier dans le milieu de culture :
  - des protéines antigéniques ;
  - des pigments variés, dont l'un, appelé ptéridine, est responsable de la fluorescence en lumière ultraviolette, révélant ainsi indirectement la présence du champignon (application diagnostique par l'utilisation de la lumière de Wood). Cette synthèse n'est assurée toutefois que par les filaments et non par les spores, et seulement dans le cas de certaines souches de *M. canis* ;
  - des osides qui alcalinisent le milieu de culture et en provoquent ainsi une modification de couleur de ce milieu préalablement additionné d'indicateur coloré (application diagnostique pour la mise en culture sur des milieux commercialisés) ;
  - des substances antibiotiques.

Reproduction (figure 19)

- chez l'animal (et chez l'homme) le champignon ne présente qu'une multiplication végétative reposant sur la formation d'arthrospores à partir des filaments. Les spores ainsi formées, lors de conditions favorables (traumatisme, inflammation, excoriation cutanée, immunodépres-

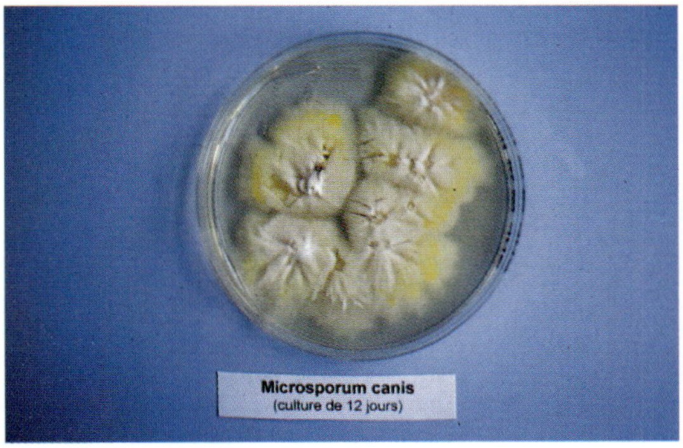

18. Culture de Microsporum canis *sur milieu de Sabouraud (recto) : couleur blanc crèmeux.*

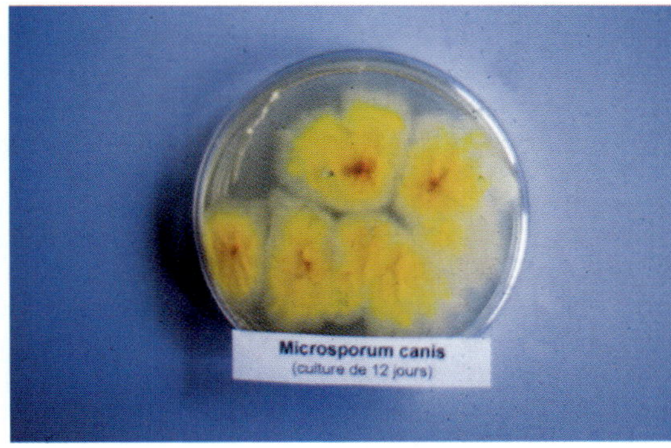

19. Culture de Microsporum canis *sur milieu de Sabouraud (verso) : couleur jaune orangé.*

Tableau 29. Éléments morphologiques observables en culture et définissant les genres *Microsporum* et *Trichophyton*.

caractères observables	genre *Microsporum*	genre *Trichophyton*
en milieu de culture standard : milieu de Sabouraud	macroconidies abondantes de grandes dimensions (>50 µm) fusiformes d'aspect symétrique (extrémités pointues identiques) renfermant plus de 6 logettes ; microconidies de type *acladium**	macroconidies rares de petites dimensions (< 50 µm), « en saucisse » aux extrémités différentes à 5 logettes au maximum ; microconidies très nombreuses
en milieu de culture pauvre : à base de terre, de pomme de terre et de carotte,...	gymnothèces typiques pas de fulcres hyphes péridiaux à paroi rugueuse télomorphe : genre *Nannizia*	nombreux filaments fulcres variés : bois de cerf, vrille hyphes péridiaux courts en haltère télomorphe : genre *Arthroderma*

**acladium* : type de disposition des spores sur des rameaux simples, non ramifiés ≠ disposition en buisson ou en grappe.

Tableau 30. Éléments morphologiques observables en culture définissant les principales espèces du genre *Microsporum*.

critères	*M. canis*	*M. gypseum*	*M. persicolor*
aspect macroscopique de la culture	aspect duveteux, blanc au recto, orange au verso	aspect plâtreux blanc-crème au recto, brun-rouge au verso	aspect feutré rose ou jaune pêche au recto, brun rougeâtre au verso
filaments	pas de filaments ornementaux	absence de fulcres	observation possible de vrilles et de crosses
macroconidies	nombreuses paroi échinulée extrémités pointues et identiques	nombreuses paroi mince non échinulée une extrémité avec appendice flabelliforme	peu nombreuses paroi épaisse finement échinulée fusiforme
	40-150 µm L, 10-20 µm l 6 à 12 logettes	50 µm L 9 logettes au maximum	40-60 µm L, 10 µm l 6 logettes au maximum
microconidies	peu abondantes	peu nombreuses	très nombreuses disposées en acladium ou en buisson*

*exception par rapport à la définition du genre
l'aspect microscopique des fuseaux de *M. persicolor* dont les épines sont difficilement visibles est à l'origine de confusion classique avec *T. mentagrophytes*.

sion...), donnent naissance à des filaments. Cette reproduction asexuée assure l'extension du processus sur le corps de l'animal et la contamination de sujets sains;

- dans le milieu extérieur et en milieu de culture, le champignon peut présenter, sous certaines conditions, une reproduction sexuée suivie de la formation de gymnothèces. Au sein d'un lacis de filaments, se forme une « boîte à asques » ou ascocarpe particulier, car globuleux et fermé, dont la paroi est interrompue, laissant ainsi les asques à nu. Si, toutefois, dans une boîte de Pétri on confronte deux souches différentes (+ et -) d'une même espèce, il est possible d'observer, sur la ligne de jonction des deux colonies, une ligne de gymnothèces constitués d'un enchevêtrement sphérique de filaments.

Longévité et résistance

- Chez l'animal, la forme pathogène avec élaboration de filaments est le plus souvent de longévité brève (de l'ordre de quelques semaines). La teigne, en particulier chez le chien, évolue le plus souvent vers la guérison, surtout lorsque la lésion est fortement inflammatoire, provoquant un rejet rapide du parasite. En revanche, les spores, non pathogènes, peuvent persister longtemps chez un sujet qualifié alors de porteur sain, c'est-à-dire asymptomatique et capable de transmettre le parasite à un autre sujet: ceci est très fréquent chez le chat (jusqu'à 50 p. cent des sujets), beaucoup moins chez le chien (de l'ordre de 10 p. cent).

- Dans le milieu extérieur, les dermatophytes sont capables de se reproduire et ainsi de persister très longtemps, de l'ordre de plusieurs années, surtout avec des espèces géophiles. La possibilité pour ces champignons de recourir à une reproduction sexuée fait qu'un local dans lequel ont vécu des animaux teigneux peut rester source de parasites durant plusieurs années.

- En outre, seuls des antiseptiques et antifongiques à forte concentration (de l'ordre de 1 à 3 p. cent), comme la soude ou le formol ou les deux associés, se révèlent efficaces contre les dermatophytes. Les antiseptiques classiques (alcool, eau de Javel) aux concentrations habituelles sont inefficaces.

Tableau 31. Éléments morphologiques observables en culture définissant les principales espèces du genre *Trichophyton*.

critères	*T. mentagrophytes*	*T. ochraceum*
aspect macroscopique	aspect plâtreux avec des rayons s'enfonçant plus ou moins profondément dans la gélose: disposition radiaire	aspect plissé, cérébriforme (synonyme: verrucosum), ocre d'un côté, incolore de l'autre culture difficile et lente
filaments	vrilles et bois de cerf	filaments en bois de cerf
macroconidies	peu nombreuses, paroi lisse, forme irrégulière: 20-50x6-8µm, 3-5 alvéoles	peu nombreuses, paroi mince, 3-5 alvéoles
microconidies	abondantes, en grappe	peu nombreuses, chlamydospores

D'autres espèces du genre *Trichophyton* peuvent être occasionnellement identifiées chez le chien:
T. quinckeanum: culture recto lilas clair, verso chamois; *T. erinacei*: culture duveteuse, recto blanc, verso jaune avec des macroconidies à paroi mince et des fulcres en vrille.

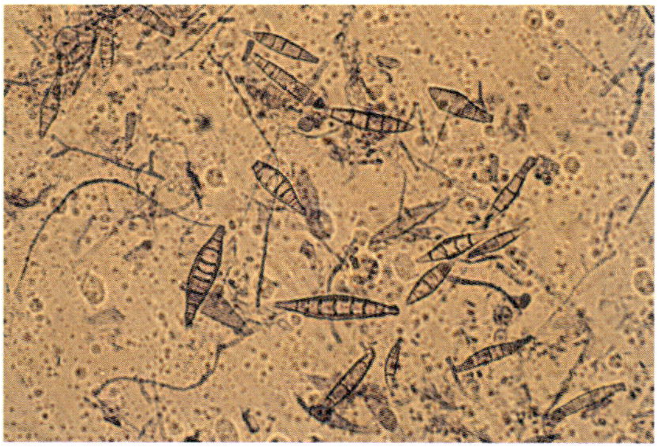

20. Fuseaux ou macroconidies de Microsporum canis *que l'on peut observer en culture au laboratoire: éléments à extrémités pointues et identiques, à paroi épaisse et échinulée, renfermant plus de 6 logettes.*

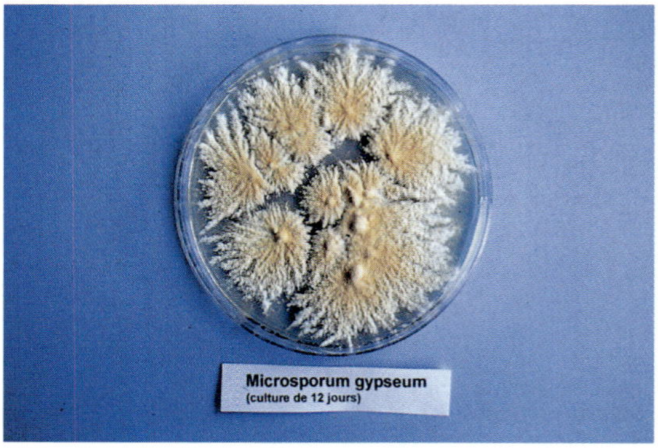

21. Culture de Microsporum gypseum *sur milieu de Sabouraud (recto): aspect plâtreux.*

Figure 19 - Cycle évolutif des dermatophytes.

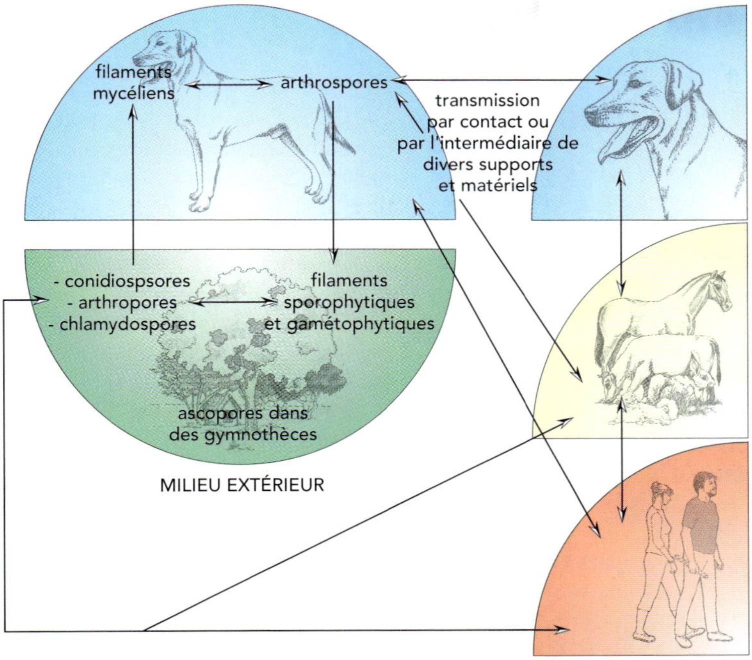

Tableau 32. Éléments morphologiques observables en lésions et définissant les genres *Microsporum* et *Trichophyton*.

critères	genre *Microsporum*	genre *Trichophyton*
taille des spores	spores de petites dimensions	spores petites : variété microïde grandes spores : variété mégasporée
disposition des spores	type endoectothrix variété microsporique	type endoectothrix variété microsporique jamais observée

Tableau 34. Éléments morphologiques observables en lésions définissant les espèces du genre *Trichophyton*.

critères	*T. mentagrophytes*	*T. ochraceum* mégasporé
taille des spores	microïde	(spores de 4 à 12 µm)
disposition des spores	ectothrix disposition en chaînette	ectothrix

D'autres espèces sont susceptibles d'être observées chez le chien : *T. quinckeanum*, développement endothrix ou favique ; *T. erinacei*, développement endo-ectothrix microïde.

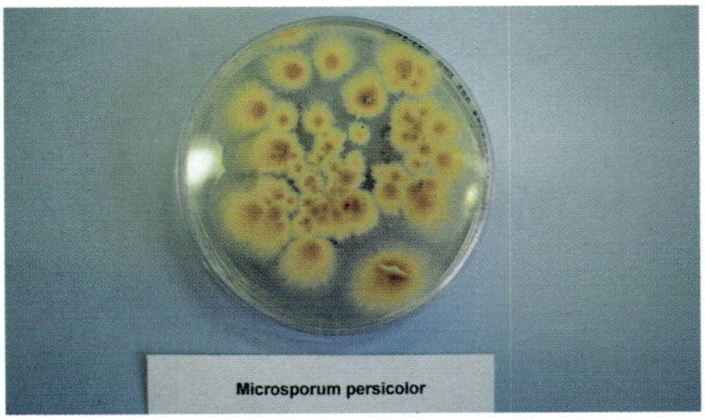

22. Culture de Microsporum persicolor *sur milieu de Sabouraud (recto).*

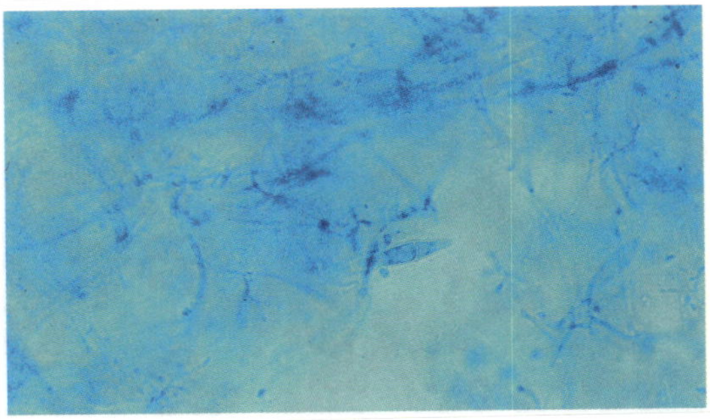

23. Culture de Microsporum persicolor *sur milieu de Sabouraud : fuseaux, vrilles et microaleuries après coloration au bleu lactique (Gx400).*

Tableau 33. Éléments morphologiques observables en lésions définissant les espèces du genre *Microsporum*.

critères	*M. canis*	*M. gypseum*	*M. persicolor*
taille des spores	de l'ordre de 2 µm	petites et grosses spores	
disposition des spores	disposition de type microsporique caractéristique sur et autour du poil	disposition de type endo-ectothrix	uniquement dans les squames pas de développement pilaire

PATHOGÉNIE ET IMMUNOLOGIE

Comme processus pathologique, la teigne suppose un certain nombre de conditions et d'éléments favorables. Elle entraîne, quelques réactions dans l'organisme parasité.

a. Infection

L'infection dermatophytique repose sur :
- en premier lieu, la contamination de la peau par des spores provenant d'un autre sujet (malade ou porteur sain) ou du milieu extérieur ;
- puis, la filamentation de spores : dans les conditions physiologiques, la flore bactérienne et fongique normale, la secrétion de sébum aux propriétés antifongiques et le fonctionnement du système immunitaire interdisent leur filamentation. En revanche, lors de traumatisme cutané, d'inflammation, de séborrhée (le sébum en grandes quantités perdant ses propriétés), d'incompétence ou de déficience du système immunitaire, les spores peuvent filamenter : les filaments ainsi formés s'immiscent dans un follicule, y descendent jusqu'à la limite maximale de présence de la kératine, c'est-à-dire l'infundibulum, puis gagnent le poil ;
- les filaments se développent à la surface du poil, puis dans la tige pilaire, sous la cuticule qu'ils cassent, se fragmentent en spores (arthrospores) qui filamentent à leur tour : le poil est parasité ainsi dans sa totalité, et le champignon est repoussé vers le milieu extérieur au fur et à mesure de la croissance du poil. Une fois la totalité de la kératine « consommée », le champignon est contraint, pour survivre, de se développer dans un follicule voisin, d'où une extension du processus de façon centrifuge.

b. Multiplication

La multiplication du parasite dans le follicule et au détriment du poil est limitée par la présence de la kératine (frange d'Adamson) : le bulbe proprement dit n'est donc pas atteint en principe, et le poil est cassé à sa base. C'est ce qui survient dans la teigne classique, dite tondante. La zone de croissance du poil n'étant pas détruite, le poil repousse (sensation décelable au toucher de la peau récemment parasitée).

A l'opposé, certaines espèces de dermatophytes, chez certains sujets, provoquent une inflammation violente : cette propriété phlogogène est observée auprès d'espèces de champignons récemment adaptées au parasitisme ou « égarées » chez une espèce animale différente (cas du genre *Trichophyton*, par exemple, chez le chien, ou d'espèces « normalement » observées chez les bovins). La lésion présente souvent un aspect suppuré (sans relation avec une complication septique quelconque). Cette inflammation aboutit au rejet du parasite, parfois à une avulsion du poil (teigne épilante).

c. Immunité

Cette capacité de lyse de la kératine est assurée par des enzymes, appelées kératinases (au moins de trois types) : parmi elles, la kératinase I de *T. mentagrophytes* serait capable d'induire une acantholyse des kératinocytes et même une disjonction dermo-épidermique. Parfois, d'autres enzymes (des protéases) permettent au champignon de s'immiscer dans le derme (maladie dermatophytique, mycétomes...). Bien que se développant dans l'épiderme (dépourvu de vaisseaux sanguins et lymphatiques), le dermatophyte peut entraîner des réactions d'ordre immunitaire, grâce à diverses substances antigéniques (enzymes, produit de dégradation de la kératine...). Celles-ci diffusent à travers l'épiderme puis le derme, sollicitant ainsi le système immunitaire.

Chez des espèces animales de laboratoire et chez le chat, il est possible de mettre en évidence des immunoglobulines (IgM et IgA). Pour autant, il n'existe pas d'immunité humorale, ces anticorps sont simplement des témoins. En revanche, les réactions immunitaires à médiation cellulaire sont importantes.

Les substances antigéniques préalablement citées peuvent être à l'origine de phénomène d'hypersensibilité de type IV. Ce dernier, se traduisant cliniquement par l'apparition d'une inflammation souvent importante *(cf. description du kérion)* et désagréable pour le sujet parasité, est en revanche défavorable à la multiplication parasitaire, entraînant le rejet du parasite et l'expulsion des dermatophytes de ré-infection (phénomène de Bruno Bloch). A l'instar des démonstrations faites lors d'autres maladies parasitaires ou chez d'autres espèces, la cellule de Langerhans semble jouer un rôle-clé : l'internalisation des antigènes, leur présentation dans le ganglion aux lymphocytes T, l'induction d'une immunité.

Il est ainsi possible de comprendre le rôle néfaste des corticoïdes lors de teignes : leurs propriétés anti-inflammatoires et parfois immunodépressives inhibent les mécanismes de défense de l'organisme et favorisent ainsi des teignes à caractère chronique et/ou récidivant.

ÉTUDE CLINIQUE

a. Symptômes

Selon les espèces parasites en cause et selon les modalités de réaction de l'animal, il est possible de distinguer plusieurs formes cliniques :

- une teigne sèche tondante ou microsporique, (forme classique) :
  - cette teigne est la forme la plus fréquente et la plus typique (plus de 80 p. cent des cas). Elle est due à *Microsporum canis*, espèce la plus fréquemment incriminée chez le chien ;
  - les lésions siègent le plus souvent sur le tronc et sur les membres, parfois sur la tête, mais elles peuvent être observées sur l'ensemble du corps ;
  - au début, on observe des touffes de poils hérissés, en pinceau, dressés, donnant au chien (surtout dans les races à poil court) un aspect « mité » typique : cette phase est brève, difficilement repérable car évoluant rapidement vers l'alopécie ;
  - ces touffes de poils tombent, laissant apparaître des taches alopéciques circulaires, de quelques millimètres de diamètre : la peau est peu modifiée, peu érythémateuse, recouverte de quelques squames. Les poils persistant dans la périphérie de la lésion s'arrachent facilement. Au centre de la lésion, on peut déceler une repousse des poils dans les follicules initialement atteints, d'où le terme de tonsure ou de teigne tondante ;
  - ces aires alopéciques évoluent de façon centrifuge. Toutefois, le poil repousse au centre des lésions, qui disparaissent ainsi spontanément. D'autres lésions apparaissent à proximité, parfois confluent en aires plus grandes dont l'aspect circulaire peut alors s'effacer ;
  - ces lésions ne sont que rarement prurigineuses, l'état général de l'animal n'est jamais altéré. L'évolution est variable : dans la majorité des cas, les lésions guérissent spontanément. Parfois, lors d'immunodépression ou de dégradation de l'état général, la teigne se révèle chronique et relativement étendue.
- des « teignes », épidermophyties dues à *M. persicolor* ***(photos 24, 25)*** :
  - majoritairement observée chez le chien de chasse, en contact avec des petits rongeurs, cette dermatophytie n'est pas au sens strict une teigne, puisqu'elle n'est jamais folliculaire ;
  - classiquement, elle est à l'origine de lésions faciales, alopéciques et érythémateuses, parfois papuleuses, pouvant simuler une furonculose ou une cellulite. Le prurit observé peut être modéré ou important.
- des teignes dues à *M. gypseum* :
  - cette teigne est fréquemment observée en région du chanfrein, de la face, parfois généralisée, chez le chien de chasse ou susceptible de creuser le sol ;
  - les lésions sont alopéciques, croûteuses, généralement non prurigineuses.
- des teignes suppurées ou kérions ***(photo 26)*** :
  - ces teignes sont définies par leur caractère inflammatoire très marqué, à l'origine d'une suppuration (différente d'une suppuration de pyoder-

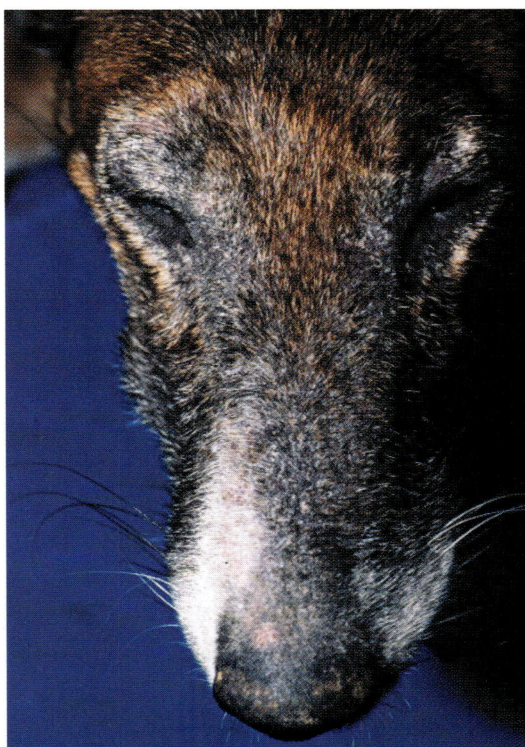

24. Lésions faciales et du chanfrein chez un Fox Terrier à poils lisses souffrant d'une dermatophytie à Microsporum persicolor *(photo E. Guaguère).*

mite bactérienne, car ici la suppuration est la conséquence du pouvoir phlogogène du dermatophyte, sans intervention bactérienne ni complication). Elles sont dues à certaines souches de *M. canis* et surtout à *T. mentagrophytes* et ses diverses variétés (en particulier *T. mentagrophytes erinacei* du hérisson). Elles siègent fréquemment sur la face (joues, babines, chanfrein);

- cliniquement, ces teignes se présentent sous forme de folliculites suppurées et prurigineuses: lésion circulaire très érythémateuse, en relief, montrant des ostioles folliculaires dilatés d'où sourd un pus épais et rougeâtre. Elles sont le plus souvent épilantes, conséquence de l'inflammation;
- ces teignes, d'aspect beaucoup plus spectaculaire que la teigne microsporique, sont d'évolution plus favorable: l'inflammation aboutit au rejet du parasite.

- des infections cliniquement inapparentes et/ou atypiques:
  - le chien peut être porteur sain et responsable éventuel d'une transmission à un congénère ou à son propriétaire: l'animal héberge des spores de *M. canis* qui ne filamentent pas, en raison de l'absence de conditions favorables à ce processus;
  - par définition, aucune lésion n'est évidemment décelable. Au sein d'une population tout venant, de 5 à 10 p. cent des chiens seraient des porteurs sains (alors que cette proportion est beaucoup plus élevée chez le chat, jusqu'à 50 p. cent!);
  - il existe des granulomes, des mycétomes et des onychomycoses à dermatophytes (trois cas dus à *T. mentagrophytes* sur 196 chiens souffrant d'onychodystrophie);
  - récemment, ont été décrits des cas de dermatophytose pustuleuse cornéophilique dus à *Trichophyton mentagrophytes*: dermatite squamo-croûteuse et modérément prurigineuse intéressant la face et les extrémités, caractérisée microscopiquement par l'existence de pustules sous-cornées renfermant des polynucléaires neutrophiles et des cellules acantholysées. L'aspect clinique évoque un pemphigus foliacé, seule la coloration PAS utilisée sur les pièces histologiques permet de révéler la présence des hyphes mycéliens.

b. Diagnostic

Diagnostic clinique

Le diagnostic clinique est fondé sur des éléments épidémiologiques et symptomatiques:

- grande fréquence chez des chiens vivant en collectivité;
- affection extensive, contagieuse, zoonosique, mais pouvant aussi apparaître sous la forme de cas sporadiques, erratiques (chien de chasse, chien vivant au contact d'autres espèces animales...);
- affection caractérisée par une alopécie en taches circulaires, en général peu squameuse et peu inflammatoire, non prurigineuse (sauf le kérion), les poils situés en périphérie s'arrachant facilement, même si cet aspect classique ne constitue qu'une des formes cliniques de teignes.

Diagnostic différentiel

Plusieurs maladies ou affections peuvent être confondues avec une teigne sèche:

- **la démodécie,** sous sa forme sèche nummulaire, est caractérisée par l'apparition de taches alopéciques, non prurigineuses, séborrhéiques, le plus souvent chez un jeune animal. L'aspect clinique et la topographie des lésions sont souvent proches de celles des teignes, les deux étant parfois associées. Le raclage cutané, à défaut la biopsie, permet de trancher;

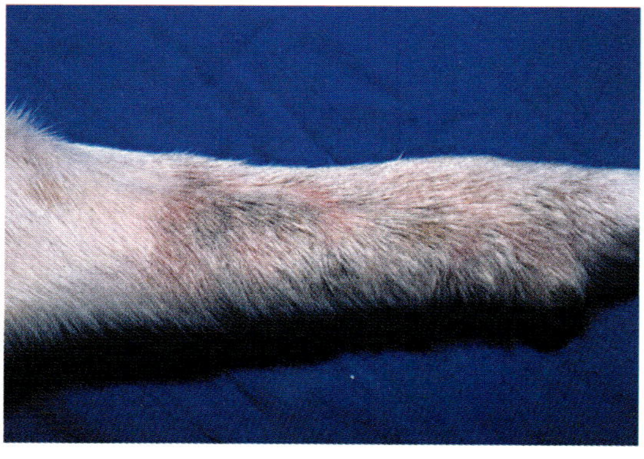

25. Lésions au niveau d'un membre antérieur (même chien que précédent, photos E. Guaguère)

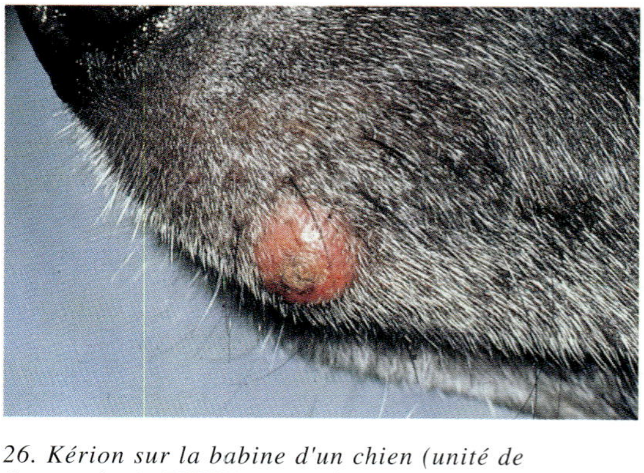

26. Kérion sur la babine d'un chien (unité de dermatologie ENVL): noter l'aspect d'une folliculite

- **l'alopécie neuroendocrinienne** observée chez des chiens souvent plus âgés se présente sous la forme de larges aires alopéciques symétriques, tronculaires ou nucales, non prurigineuses (sauf lors de complications septiques comme des pyodermites), associées à une atrophie cutanée ;
- **l'alopécie produite par une injection médicamenteuse,** souvent à localisation interscapulaire, non prurigineuse, apparaît dans les semaines qui suivent l'injection de certains produits (certains vaccins, contraceptifs, présentations dites « retard ») : la peau n'est pas modifiée, et en périphérie, les poils ne s'arrachent pas ;
- **certaines pyodermites,** l'adénite sébacée pyogranulomateuse peuvent se présenter sous la forme de taches alopéciques circulaires modérément squameuses.

D'autres processus pathologiques sont à différencier des teignes suppurées :
- **une folliculite bactérienne banale** : présence de pustules, de collerettes épidermiques, de croûtes et souvent de prurit. La confusion est malheureusement très facile lors de localisation faciale ;
- **une pyodémodécie** qui peut être à l'origine de lésions céphaliques : pustules évoquant une folliculite et une cellulite (respectivement caractérisées par un pus blanchâtre et violet aubergine), souvent chez des chiens jeunes, ayant tendance à la généralisation (lésions tronculaires, podales). Le raclage cutané et la biopsie sont utiles ;
- **des affections auto-immunes** comme le lupus discoïde, certains pemphigus (en particulier, le pemphigus foliacé assez proche cliniquement de l'infection à *T. mentagrophytes*), affectant la face : lésions modérément prurigineuses, assez croûteuses, pustuleuses, alopéciques, parfois extensives : la biopsie associée à une coloration type PAS permet de trancher.

Diagnostic expérimental

Il est donc nécessaire de confirmer par un diagnostic expérimental fondé sur diverses techniques que l'on peut hiérarchiser en fonction de leur complexité : examen en lumière de Wood, examen direct de poils et de squames suspects, mise en culture, biopsie cutanée *(cf. encadrés).*

c. Pronostic

Le pronostic est toujours bénin. Chez certains sujets dont l'état général n'est pas satisfaisant ou immunodéficients, le processus infectieux peut quitter le revêtement cutané pour se généraliser : cas de la maladie dermatophytique au pronostic très réservé. En dehors de ces cas, les teignes peuvent s'exprimer de façon chronique ou récidivante, sans jamais compromettre la vie de l'animal.

MÉTHODES DE LUTTE

Si certaines teignes sont suivies de guérison clinique spontanée, il est conseillé toutefois de procéder, dans la majorité des cas, à un traitement afin de minimiser les risques d'extension, de contamination aux congénères et au propriétaire.

Examen en lumière de Wood

Cette technique est simple, facile à exécuter et permet de confirmer le diagnostic dans le cas de positivité. Toutefois, elle n'est fiable que dans la mesure où certaines règles sont scrupuleusement suivies.

Elle repose sur l'observation, au travers d'un filtre renfermant de l'oxyde de nickel, d'une fluorescence jaune verdâtre, conséquence de la présence d'un pigment, la ptéridine, synthétisé par le filament mycélien.

Elle consiste à :
- utiliser une lampe allumée depuis au moins cinq minutes, afin que les rayons émis correspondent à la longueur d'onde requise ;
- choisir une zone lésée, si possible récente, peu remaniée, non traitée ;
- effectuer la lecture en chambre noire.

L'interprétation est facile :
- l'examen est considéré comme positif si l'on observe une lumière jaune vert de même nature que celle émise par les aiguilles d'une montre, par exemple ;
- il existe toutefois des faux positifs lors d'applications sur les lésions de produits comme le mercurochrome, qui induit une fausse fluorescence verdâtre. La valeur prédictive positive est de 90 p. cent d'après une étude portant sur plus de 300 chiens ;
- il existe en outre de nombreux faux négatifs :
  - cas de lésions traitées au préalable par des solvants (alcool, éther) de la ptéridine,
  - cas des animaux porteurs sains, qui n'hébergent que des spores,
  - cas des animaux parasités par des espèces autres que *M. canis*,
  - ou par certaines souches de *M. canis*, (environ 40 p. cent des souches),
  - cas des animaux atteints de teignes très inflammatoires ou de kérions.
- en particulier, les teignes à *M. persicolor* et *M. gypseum* ne sont jamais fluorescentes.

Examen direct de poils et de squames suspects ***(photo 27)***

Cette technique est simple, facile d'exécution et permet de confirmer une suspicion clinique dans le cadre de la consultation, de façon assez rapide.

Elle repose sur l'examen microscopique, dans du lactophénol, de divers éléments fongiques: spores et/ou filaments mycéliens.

Elle consiste à:
- prélever des poils en périphérie de lésions récentes, non traitées. Si les poils sont longs (plus de 2 cm de longueur), il convient de les couper et de n'examiner que la partie proximale, la partie distale exposée aux conditions extérieures étant moins propice au développement du champignon. Les poils fluorescents en lumière de Wood sont évidemment d'excellents candidats à l'examen microscopique;
- racler éventuellement, afin de recueillir les squames et les débris de poils;
- observer, d'abord avec un faible objectif (G = 10, par exemple), afin de repérer les poils parasités: ceux-ci paraissent flous, avec des contours irréguliers, plus clairs que les autres (moins de kératine) et sur lesquels il est difficile de mettre au point, alors que les poils sains ont un bord net, franc, régulier. Cette phase est essentielle et permet de déceler rapidement au sein d'une grande surface à examiner les éléments suspects;
- observer ensuite ces poils suspects avec un objectif plus grand (X 40) afin de repérer des spores et des filaments: l'observation de petits (ou gros) éléments réfringents plus ou moins globuleux, serrés les uns contre les autres, formant un manchon enserrant le poil ou disposés en chaînette, visibles en surface du poil et/ou à sa périphérie permet de confirmer le diagnostic;
- seules les squames, lors d'infection à *M. persicolor*, sont parasitées;
- la valeur prédictive positive est de 93 p. cent dans une étude portant sur plus de 300 chiens.

a. Traitement

Le traitement doit être double, à la fois local et général.

Traitement local

Avant tout traitement local, il est utile parfois de procéder à une tonte de l'animal, dans les cas suivants: animal de race à poil long ou à pelage dense, animal présentant des lésions diffuses, disséminées sur de grandes zones du corps. La tonte permet alors de supprimer une grande quantité de matériel infectant (spores) qu'il convient de brûler, diminuant ainsi les risques de réinfestation et de contamination. Toutefois, cette tonte est contre-indiquée pour certains auteurs en raison d'un risque de traumatismes cutanés, portes d'entrée à la multiplication fongique. Chez les animaux à poil court, il est conseillé d'arracher les poils situés en périphérie des lésions récentes, poils parasités supports à l'entretien de l'infestation.

Le traitement local est fondé sur l'utilisation de topiques antifongiques. Il suffit à traiter les animaux porteurs sains et les congénères en contact avec les animaux malades:
- les médicaments iodés (alcool iodé à 2 p. cent, alcool iodé à 2 p. cent et salicylé à 10 p. cent, Bétadine®): ces solutions sont efficaces, antifongiques et antiseptiques, mais colorées et irritantes lors d'applications répétées et fréquentes. Elles ne peuvent être prescrites que pour des lésions peu nombreuses et réduites. Leur application doit être quotidienne;
- la chlorhexidine, principe antibactérien, aurait une action antifongique à partir d'une concentration de 3 p. cent et d'une utilisation comme solution sans rinçage (Pyoderm®, Hibitane®);
- les dérivés imidazolés: l'énilconazole (Imavéral®, AMM pour chien), des présentations destinées à l'homme (éconazole: Pévaryl®, kétoconazole: Kétoderm®, miconazole: Daktarin®, sous forme de gel, crème ou pommade);
- d'autres substances: l'amorolfine (Locéryl®), la ciclopiroxolamine (Mycoster® destiné à l'homme), l'acide undécylénique (Pruritex® lotion, association avec un antibiotique et un anti-inflammatoire, AMM chien).

Traitement général

Le traitement général s'impose lors de lésions multiples, diffuses. Les risques d'extension et de contamination ne pouvant être définis avec précision, le traitement général est théoriquement indispensable. Il peut toutefois être facultatif dans les cas de teigne très localisée, à lésion unique, pour des animaux vivant seuls et très bien suivis. Le traitement général repose sur l'utilisation au choix de deux médicaments actifs à l'encontre de tous les dermatophytes: la griséofulvine et le kétoconazole ***(cf. encadrés).***

Les échecs thérapeutiques ne sont pas imputables à un phénomène de chimiorésistance, mais à des erreurs dans l'application du traitement: refus de la tonte, interruption de traitement, sous-dosage, absence de traitement des autres animaux sources de parasites (autres congénères, chats apparemment sains), absence d'hygiène et de désinfection du milieu extérieur (l'application d'une solution

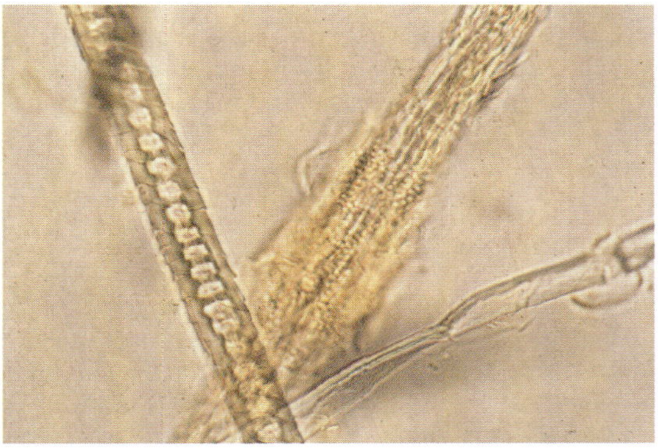

27. Teigne microsporique à l'examen direct (Gx100) : noter l'aspect différent des deux poils disposés en V ; le poil constituant la branche droite du V présente un aspect flou, irrégulier, dû à la multitude spores réfingentes, serrées les unes contre les autres et constituant un véritable manchon pré-pilaire, alors que le poil sain (branche gauche du V) est sain.

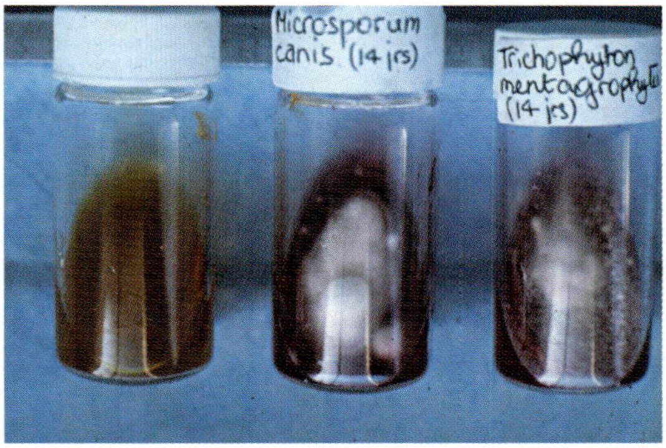

28. Mise en culture de dernatophytes sur milieu de Sabouraud additionnés d'un indicateur coloré de pH (rouge de phénol), Fungassay® : à gauche, milieu stérile, au milieu culture de Microsporum canis *(colonie blanchâtre sur une gélose rouge franc), à droite culture de* Trichophyon mentagrophytes.

Mise en culture ***(photo 28)***

Cette technique est un peu plus lourde, nécessite plus de temps, et ne permet pas un diagnostic immédiat au cours de la consultation. Toutefois, elle permet une identification spécifique du champignon à partir des éléments développés en culture (morphologie plus riche qu'en lésion).

Elle présente en outre l'avantage de pouvoir déceler les animaux porteurs sains, c'est-à-dire n'hébergeant que des spores, pour lesquels l'examen direct et l'examen en lumière de Wood ne peuvent être concluants. Enfin, elle est indispensable dans le cas de dermatophytie à *Microsporum persicolor*, espèce parasite des squames et non des follicules.

Elle repose sur l'observation d'une culture dans un milieu de Sabouraud ensemencé à partir de poils et de squames prélevés en périphérie de lésions suspectes, récentes et non traitées.

Elle consiste à :

- prélever des poils et des squames dans les mêmes conditions que celles d'un examen direct. Dans le cas d'un animal porteur sain incriminé dans une contamination, on utilise un carré de moquette (ou une brosse à dents) préalablement stérilisé, que l'on applique sur l'ensemble du corps de l'animal suspect ***(photo 24)***;
- ensemencer, à partir de ces poils ou de ce carré de tissu, un milieu de Sabouraud (additionné d'antibiotiques et de cycloheximide) ou des trousses commercialisées qui associent, à ce milieu, un indicateur coloré (rouge de phénol) d'une couleur initiale orange en milieu acide (DTM® pour Dermatophytes Test Medium : laboratoire Vétoquinol, Mycoline® : laboratoire bio-Mérieux, Fungassay® : laboratoire Janssen-Cilag, RapidVet®-D : Sanofi, Dermatophytest® : laboratoire Bio-Véto-Test), ***(photo 23)***;
- garder ce milieu, en aérobiose, à la température de la pièce, pendant au moins dix jours (ne pas mettre le kit au réfrigérateur, ne pas fermer complètement le bouchon du flacon).

L'interprétation est parfois délicate. Elle suppose :

- l'observation, dans les premiers jours suivant l'ensemencement, d'un changement de couleur (passage de l'orange au rouge), avant même l'apparition d'une colonie visible : ceci est dû à la synthèse, par le champignon, de substances alcalinisantes (oses), induisant le changement de couleur, visible dans les jours suivants sur la totalité du milieu ;
- ensuite, après le changement de couleur, en surface de la gélose, on observe le développement d'une culture dont on relèvera les couleurs (verso et recto), l'aspect et le délai d'apparition. Il est possible de prélever, par une anse de platine, un morceau de tissu stérile ou une bande de ruban adhésif (technique du drapeau de Roth), la partie superficielle et centrale de cette culture et de l'observer au microscope : le fragment de ruban est déposé sur une lame porte-objet (éventuellement dans une goutte de bleu lactique ou de chloral-lactophénol), puis recouvert d'une lamelle. On recherche alors au microscope des filaments en raquette, des spores et des fuseaux à même de confirmer le diagnostic ;
- toutefois, cette chronologie (changement de couleur suivi du développement d'une colonie) n'est pas considérée par tous les auteurs comme obligatoire et caractéristique d'un dermatophyte ;
- les faux négatifs existent dans quelques cas (indépendamment de mauvaises conditions de prélèvement ou d'entretien des milieux) : *T. mentagrophytes* peut être parfois un parasite des cornéocytes, *M. persicolor*

toujours un parasite des squames, de sorte que les prélèvements de poils se révèlent faussement négatifs ;

- en revanche, cette technique peut conduire à des résultats faux positifs : des contaminants présents dans la fourrure de l'animal sont susceptibles de se développer dans ce milieu. Toutefois, ils sont d'abord à l'origine d'une culture, puis d'un changement de couleur éventuel. En outre, on observe alors plusieurs cultures d'aspects, de tailles, de couleurs différents dues à des espèces différentes.

Biopsie cutanée

La technique est plus lourde que les précédentes dans le cadre d'une dermatophytie. Toutefois, elle peut être intéressante lors de teignes atypiques, croûteuses : la biopsie n'est pas une indication diagnostique des teignes, mais le diagnostic de teigne peut être établi à la faveur d'une biopsie réalisée dans le cadre d'autres suspicions. A l'opposé, elle peut être faussement négative dans le cas de dermatophytie à *Microsporum persicolor,* espèce parasite observable dans les squames uniquement.

Elle consiste en un prélèvement d'un fragment cutané par un trépan (6 millimètres de diamètre), acheminé au laboratoire d'histopathologie dans le formol, puis traité selon les techniques classiques.
Elle permet d'observer des filaments et des spores enserrant des fragments pilaires subsistant au sein de follicules, que l'on peut éventuellement confirmer de façon encore plus évidente par la coloration PAS.

antifongique dans la niche, le nettoyage des tissus contaminés sont indispensables, *cf. § prophylaxie*). Toutes ces erreurs ou ces insuffisances aboutissent à une réinfestation permanente de l'animal.

b. Prophylaxie

Les mesures de prophylaxie sont indispensables, en particulier pour limiter les risques de contagion et de réinfestation à partir du milieu extérieur.

- **Le traitement des animaux malades et des porteurs sains** : les premiers relèvent du traitement préalablement défini, les seconds de l'application d'un topique antifongique (Imavéral®) pendant deux semaines. Il est particulièrement important de questionner le propriétaire sur la cohabitation éventuelle du chien parasité avec des chats, même si ceux-ci sont apparemment dépourvus de toute lésion, et de procéder au traitement de l'ensemble des animaux :
- **la stérilisation du milieu extérieur** : tout matériel kératinisé susceptible d'entretenir la multiplication du parasite (poil, griffe...) doit être recueilli (aspirateur) et détruit. Le sol, les murs, les cages peuvent être stérilisés par un mélange de soude à 4 p. cent et de formol à 2 p. cent. L'énilconazole utilisé pour le traitement des animaux peut également être retenu pour les locaux : Clinafarm® (solution ou générateur de fumée utilisée contre l'aspergillose aviaire), eau de Javel pure, formol à 5 p. cent ;
- **la stérilisation du matériel** (laisses, colliers...) : Imavéral®, eau de Javel pure, formol à 5 p. cent.
- **le contrôle des animaux introduits** dans un élevage et susceptibles de contaminer le milieu et les congénères: examen clinique rigoureux, contrôle par la lumière de Wood (mais il existe de nombreux faux négatifs), éventuelle mise en culture.

Ces diverses mesures sont toutefois contraignantes et parfois inefficaces. Elles doivent être définies dans le moindre détail avec le propriétaire ou avec l'éleveur dans le cas d'effectifs importants, de locaux variés et surtout lors de cohabitation avec des chats. La visite de l'élevage peut être nécessaire. A chaque cas correspond un plan prophylactique optimal. En particulier, on s'attache à :
- **connaître l'étendue et la nature des locaux** mis à la disposition des animaux : parcours herbeux, sol de terre battue, grillages ; possibilité pour les animaux de rentrer dans la maison et d'avoir accès aux tapis, coussins, canapés... ;
- **connaître les autres animaux** (chien, chat...) : nombre, race, type de poil, animaux en reproduction, antécédents pathologiques... ;
- **contrôler les introductions de nouveaux animaux,** même de façon provisoire...
- **procéder à l'inventaire exhaustif du matériel** nécessaire à l'entretien, au toilettage, à l'alimentation des animaux...

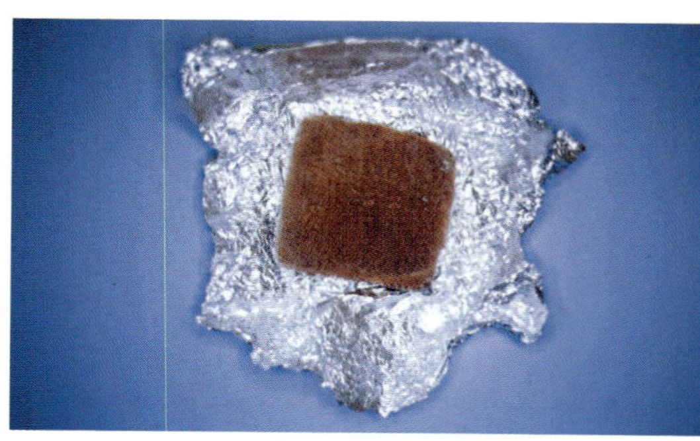

29. Carré de moquette stérile, protégé par du papier d'aluminium, servant à confirmer les cas de teigne asymptomatiques

L'énilconazole

Présentation chimique

L'énilconazole est un dérivé de la famille des imidazolés.

Modes d'action - Efficacité

Comme tous les imidazolés, l'énilconazole agit sur la synthèse de l'ergostérol, molécule essentielle de la paroi des champignons (et des bactéries Gram +). Cette inhibition est elle-même la conséquence de l'affinité pour le cytochrome P 450, co-enzyme de la stérol-déméthylase nécessaire à la synthèse de l'ergostérol. Il en résulte l'incapacité pour les champignons d'élaborer une paroi stable. Les modifications pariétales et l'accumulation des précurseurs de l'ergostérol provoquent la mort du champignon.

Administré par la voie orale, le médicament est faiblement distribué dans les tissus, essentiellement les reins et le foie, de sorte que cette voie n'est pas utile pour le traitement des teignes. En revanche, l'application topique d'une solution aqueuse est efficace. Des études *in vitro* portant sur des poils infectés ont montré que, parmi plusieurs produits antifongiques, l'énilconazole utilisé à raison de deux fois par semaine durant quatre semaines, donnait les meilleurs résultats: dès le deuxième traitement, les cultures sont négatives.

Toxicité - Innocuité

Outre une très bonne marge de sécurité, l'énilconazole appliqué sur le tégument est très faiblement absorbé (traces indétectables dans le foie): même si l'animal ainsi traité se lèche, les risques d'intoxication sont dérisoires. Aucune irritation cutanée ou accident de photosensibilisation n'a été décrit, le produit pouvant être utilisé chez les femelles gestantes, chez les jeunes et les animaux en mauvais état général.

Présentation commerciale - Utilisation

L'utilisation de l'énilconazole (Imavéral®) consiste en l'application externe, renouvelée, d'une solution aqueuse préalablement diluée à 2 p. mille (soit 20 ml de la solution-mère à 10 p. cent dans un litre d'eau tiède). Un certain nombre de règles doivent être suivies:

- préparation extemporanée de la solution diluée, au risque de perdre l'efficacité de la préparation;
- tonte préalable (en y associant la destruction des poils ainsi récoltés),
- application effectuée sur la totalité du corps, y compris les zones apparemment saines,
- applications renouvelées à raison de quatre traitements séparés de quatre-cinq jours;
- applications non suivies de rinçage.

Pour en savoir plus

Anonyme. Imavéral. Document Janssen Pharmaceutica.

EUZEBYJ. Mycologie médicale comparée. Les mycoses des animaux et leurs relations avec les mycoses de l'homme. Coll. Fond. Mérieux, 1992, tome I, 452.

GUILLOT J, CHERMETTE R. Le traitement des mycoses des carnivores domestiques. Point Vétérinaire, 1997, 28, 1649-1659.

HEIT MC, RIVIÈRE JE. Antifungal therapy: ketoconazole and other azole derivatives. Comp. Cont. Educ., 1995, Jv, 21-31.

WHITE-WEITHERS N, MEDLEAU L. Evaluation of topical therapies for the treatment of dermatophyte-infected hairs from dogs and cats. J. Am. Anim. Hosp. Assoc., 1995, 31, 251-253

La griséofulvine

Présentation chimique

La griséofulvine est un antibiotique produit par *Penicillium griseofulvum* (aspergillacées).

Mode d'action - Efficacité

La cible sur laquelle agit la griséofulvine est le noyau du champignon: elle se fixe sur les microtubules constitutives du fuseau mitotique et sur la tubuline, molécule nécessaire à la construction du réseau intracytoplasmique (système de transport interne à la cellule). De ces propriétés, il résulte deux conséquences importantes:

- la griséofulvine n'est que fongistatique, puisqu'elle inhibe la multiplication du champignon: son administration doit donc être prolongée jusqu'à l'élimination naturelle du dermatophyte. L'interruption prématurée du traitement expose à des rechutes. En outre, après une liaison à 80 p. cent aux protéines sériques, elle s'incorpore à la kératine épidermique et pilaire, la rendant «résistante» à l'action des kératinases, des dermatophytes qui ne peuvent plus se nourrir et progresser et filamenter au sein du revêtement cutané. Ainsi inhibés, les champignons sont progressivement et naturellement éliminés dans le milieu extérieur au fur et à mesure que la couche cornée épidermique et les poils sont reconstitués;
- l'existence du réseau intracytoplasmique propre aux dermatophytes explique le spectre de cet antibiotique: la griséofulvine n'est utilisable qu'à l'encontre des agents de teignes.

Toxicité - Innocuité

La griséofulvine ne doit pas être administrée aux femelles gravides du fait des risques d'embryotoxicité et de tératogénicité. Elle est déconseillée chez les très jeunes animaux de moins de 6 semaines.

Elle peut être à l'origine de troubles digestifs (vomissements, anorexie, entérite). Elle présente un danger particulier chez des individus infectés par un virus d'immunodéficience (HIV chez l'homme, FIV chez le chat): neutropénie et agranulocytose mortelles. L'absence de virus immunodéficient décrit chez le chien permet *a priori* d'écarter ce risque.

Présentations commerciales - Utilisation

La griséofulvine doit être administrée par voie orale (les présentations locales à base de griséofulvine étant peu efficaces chez l'animal) : présentations de la forme micronisée en comprimés (Fulviderm®, Fulsan®, Fungekil®) ou présentations en poudre (adaptée à des effectifs ou à des animaux de grand format : Dermogine®), à la dose de 40-50 mg/kg/j, fractionnée en deux prises, si possible avec un repas riche en matières grasses afin de favoriser son absorption intestinale, durant quatre semaines au minimum, une durée de six semaines étant préférable. L'action fongistatique de la griséofulvine semble perdue en grande partie lors d'application percutanée.

Il est important de faire respecter cette durée d'administration par le propriétaire qui, observant une amélioration dès les premières semaines, peut être tenté d'arrêter le traitement : le champignon, persistant dans les poils, reprend sa multiplication et provoque une rechute.

Avantages - Inconvénients

La griséofulvine est efficace à l'encontre de toutes les espèces de dermatophytes. Correctement administrée, durant une période suffisante, elle constitue encore la base du traitement des teignes du chien. Toutefois, elle nécessite une administration biquotidienne, par la voie orale, durant une période importante, ce qui est parfois difficile. En outre, les vomissements (donc le rejet du médicament) ne sont pas rares.

Pour en savoir plus

EUZEBY J. Mycologie médicale comparée. Les mycoses des animaux et leurs relations avec les mycoses de l'homme. Coll. Fond. Mérieux, 1992, tome I, 452.
GUILLOT J, CHERMETTE R. Le traitement des mycoses des carnivores domestiques. Point Vétérinaire, 1997, 28, 1649-1659.
de JAHAM C, PARADIS M, PAPICH MG. Traditional antifungal dermatologic agents. Comp. cont. Educ., 2000, 22, 461-468.
MEDLEAU L, WHITE-WEITHERS N. Treating and preventing the various forms of dermatophytosis. Vet. Med., 1992, 1096-1100.

ASPECT ZOONOSIQUE

Cinquante pour cent des teignes observées chez l'homme, selon les dermatologues, sont d'origine animale. Rappelons que le terme de teigne désigne en médecine humaine une infection dermatophytique du cuir chevelu, et que l'infection concernant les zones cutanées glabres est désignée sous celui d'herpès circiné. *M. canis* est l'espèce la plus souvent incriminée. Toutefois, d'autres espèces peuvent être transmises à l'homme : *T. quinckeanum* et *M. persicolor*, que le chien peut contracter auprès de rongeurs (rats, souris, campagnols).

Les sources de contamination sont représentées par les animaux : chien (et surtout chat) malade ou porteur sain (source de spores, cliniquement en parfait état, ne présentant aucune fluorescence en lumière de Wood), et le matériel servant à l'entretien et à l'élevage de tels animaux. Les teignes dues à *M. persicolor* et *M. gypseum* ne sont pas des zoonoses, le chien (ou d'autres animaux) ne transmettant pas l'agent pathogène à l'homme, qui se contamine à partir d'un milieu souillé.

L'aspect clinique est particulier en raison du caractère zoophile du dermatophyte ***(photo 30)***: souvent, il s'agit de lésions très inflammatoires, se présentant sous forme de folliculites suppurées, ou de lésion d'herpès circiné (tache circulaire au pourtour érythémateux vésiculaire souvent prurigineuse). Les lésions siègent dans les zones de contact avec l'animal : mains, bras et avant-bras, visage et cou lorsqu'il s'agit de chiots pris par des enfants, par exemple. Ceux-ci sont plus réceptifs que les adultes, et les filles plus que les garçons. La guérison spontanée est rare. La thérapeutique doit obligatoirement être associée au dépistage de (ou des) l'animal porteur et de son traitement.

Pour en savoir plus

BENSIGNOR E. A propos d'un cas de dermatophytose à *Microsporum persicolor* chez un chien. Méd. Vét. Québec, 1997, 27, 63-66.
BENSIGNOR E, FEUILHADE de CHAUVIN M. *Microsporum persicolor* (Sabouraud) Guiard et Grigorakis, 1929, chez l'animal et chez l'homme : étude in vitro et revue de la littérature. Rec. Méd. Vét., 1999, 175, 45-61.
BOURDEAU P, CHERMETTE R. Formes rares de dermatomycoses des carnivores. 3e cas : dermatite localisée du chien due à une infection mixte par *Trichophyton mentagrophytes* et *Trichophyton erinacei*. Point Vét., 1987, 19, 619-629.
BOURDEAU P, CHERMETTE R, BUSSIERAS J. Quelques formes rares de dermatomycoses des carnivores domestiques. 2e cas : dermatite généralisée du chien due à une infection mixte à *Microsporum persicolor* et *Microsporum gypseum*. Point Vét., 1983, 14, 69-72.
BUSSIERAS J, CHERMETTE R, BOURDEAU P. Quelques formes rares de dermatomycoses des carnivores domestiques. 1er cas : dermatite généralisée du chien due à une infection mixte par

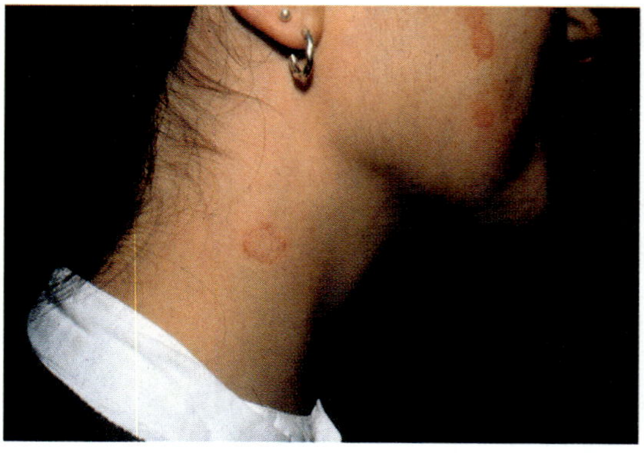

30. Lésions typiques "d'herpès circiné" chez une jeune propriétaire d'un chat teigneux : lésions circulaires, éryhtémateuses

Le kétoconazole

Présentation chimique

Le kétoconazole est un produit de synthèse de la famille des imidazolés.

Modes d'action - Efficacité

Le kétoconazole agit selon plusieurs modalités.

- Fondamentalement, comme tous les imidazolés, il inhibe la synthèse de l'ergostérol, molécule essentielle de la paroi des champignons (et des bactéries Gram +). Cette inhibition est elle-même la conséquence de l'affinité du kétoconazole pour le cytochrome P 450, co-enzyme de la stérol-déméthylase nécessaire à la synthèse de l'ergostérol. Il en résulte l'incapacité pour les champignons de fabriquer une paroi stable : le premier effet du kétoconazole, en particulier à faibles doses (10 mg/kg), est donc un effet fongistatique.
- Secondairement, l'inhibition de la synthèse provoque l'accumulation dans le cytoplasme du champignon des précurseurs de l'ergostérol : associée aux modifications pariétales, cette accumulation provoque une perturbation de la pression osmotique et de la perméabilité pariétale, entraînant une fuite d'acides aminés et la mort du champignon. Il diminue sa capacité respiratoire (action nocive sur les mitochondries), inhibe l'absorption des nutriments nécessaires à la vie du parasite. Administré de façon prolongée ou à des doses élevées, le kétoconazole peut être fongicide.

La présence de l'ergostérol dans la paroi étant un caractère général des champignons et la large diffusion du produit dans l'organisme expliquent l'importance du spectre d'activité du kétoconazole : dermatophytes, cryptocoques, levures... aussi bien dans le cadre des mycoses superficielles que profondes (à défaut de celles du système nerveux central, du fait de l'impossibilité du kétoconazole à franchir la barrière hématoméningée).

Toxicité - Innocuité

Le kétoconazole n'est pas sans effets secondaires et parfois toxiques : à la différence de substances voisines (itraconazole), l'affinité pour le cytochrome P 450 du champignon n'est pas exclusive et le kétoconazole exerce une certaine nocivité à l'encontre du cytochrome des mammifères, d'où un certain nombre de perturbations dans la physiologie hépatique et endocrinienne :

- hépatotoxicité : augmentation du taux des transaminases hépatiques, anorexie, ictère, potentialisation de l'effet des anti-vitamines K. Le traitement au long cours, sur plusieurs semaines à plusieurs mois (cas des mycoses profondes, systémiques, chroniques plus que celui des teignes), doit être associé à une surveillance régulière du fonctionnement hépatique (dosage des transaminases) ;
- inhibition de la synthèse des hormones stéroïdiennes, dont le cortisol (d'où l'intérêt porté au kétoconazole pour le traitement du syndrome de Cushing ou hyperadrénocorticisme) et la testostérone (azoospermie, gynécomastie, hypofertilité) ;
- pouvoir tératogène (en relation avec son effet sur les hormones stéroïdiennes), de sorte que son administration est interdite chez les femelles gestantes.

Présentation commerciale - Utilisation

Le kétoconazole (Ketofungol®) s'administre par la voie orale (de préférence au cours des repas afin de favoriser son absorption intestinale) à raison de 10 mg/kg/j (dose fongistatique) à 20-30 mg/kg/j (dose fongicide). Le traitement des teignes doit être pouruivi au moins quatre semaines. Pour les chiens de poids élevé, on peut prescrire (hors AMM) la présentation humaine (Nizoral®) proportionnellement moins onéreuse.

Le kétoconazole est surtout intéressant chez les chiens souffrant d'intolérance à la griséofulvine.

Pour en savoir plus

EUZEBY J. Mycologie médicale comparée. Les mycoses des animaux et leurs relations avec les mycoses de l'homme. Coll. Fond. Mérieux, 1992, tome I, 452.

GUILLOT J, CHERMETTE R. Le traitement des mycoses des carnivores domestiques. Point Vétérinaire, 1997, 28, 1649-1659.

HEIT MC, RIVIÈRE JE. Antifungal therapy: ketoconazole and other azole derivatives. Comp. Cont. Educ., 1995, Jv, 21-31.

Microsporum canis et *Trichophyton mentagrophytes*. Point Vét., 1982, 13, 43-47.

CARLOTTI D N, BENSIGNOR E. Dermatophytosis due to *Microsporum persicolor* (13 cases) or *Microsporum gypseum* (20 cases) in dogs. Vet. Dermatol., 1999, 10, 17-27.

EUZEBY J. Mycologie médicale et comparée. Les mycose des animaux et leurs relations avec les mycoses de l'homme. Tome I, Fond. Mérieux, 1992, 452.

EUZEBY J. Les parasites agents de dermatoses humaines d'origine zoonosique et leur rôle pathogène. Étiologie, épidémiologie, caractères cliniques, contrôle. Diffusion par les laboratoires Merck Sharp & Dohme-Chibret, 1999, 304.

GUILLOT J, CHERMETTE R. Le traitement des mycoses des carnivores domestiques. Point Vét., 1997, 28, 51-61.

MEDLEAU L, KUHL KA. Dealing with chronic recurring dermatophytosis. Vet Med, nov 1992, 1101-1104.

MEDLEAU L, WHITE-WEITHERS NE. Treating and preventing the various forms of dermatophytosis. Vet. Med., nov 1992, 1096-1100.

PARKER M, YAGER JA. Trichophyton dermatophytosis. A disease easily confused with pemphigus erythematosus. Can. Vet. J. 1997, 38, 502-505.

POISSON L, MUELLER RS, OLIVRY T. Dermatophytose pustuleuse cornéophilique canine évoquant un pemphigus foliacé. Prat. Méd. Chir. An. Comp., 1998, 33, 229-234.

SCOTT DW, MILLER WH. Disorders of the claw and clawbed in dogs. Comp. Cont. Educ., 1992, 14, 1448-1458.

SPARKES AH, GRUFFYDD-JONES TJ, SHAW SE, WRIGHT AI, STOKES CR. Epidémiological and diagnostic features of canine and feline dermatophytosis in the United Kingdom from 1956 to 1991. Vet. Rec., 1993, 133, 57-61.

THOMSETT LR. Fungal diseases of the skin of small animals. British Vet. J., 1986, 142, 317-325.

La démodécie

DÉFINITION

La démodécie est une acariose infectieuse, spécifique, difficilement contagieuse, due au développement et à la reproduction, dans les follicules pilosébacés, d'un acarien prostigmate *Demodex canis*. Cette acariose se présente sous diverses formes cliniques pour lesquelles l'aspect, l'évolution et le traitement sont différents: une forme sèche, localisée ou généralisée; et une forme compliquée, pyogène.

Deux autres espèces parasites sont citées dans la littérature: *D. cornei* (forme courte) et une espèce correspondant à une forme longue (*Demodex sp*).

La démodécie devrait être désignée sous la dénomination de demodexose, terme peu utilisé. En revanche, d'autres synonymies, dont quelques-unes erronées, sont données à cette acariose:

- «gale démodécique ou folliculaire», synonymie à proscrire car la gale est une affection contagieuse, prurigineuse due à la multiplication d'un acarien psorique. Or, la démodécie ne répond pas à cette définition, et l'acarien responsable n'est pas un acarien psorique. Afin d'éviter cette confusion, cette synonymie doit être rejetée;
- démodécidose, terme parfois utilisé par les médecins dermatologues;
- démodécie suppurée ou pyodémodécie, terme désignant l'association d'une démodécie stricte à une pyodermite. Elle est appelée parfois staphylodémodécie, terme trop restrictif car les staphylocoques ne sont pas toujours les seuls germes en cause dans cette complication;
- pododémodécie et otodémodécie pour désigner les localisations particulières de l'affection respectivement aux extrémités et aux conduits auditifs externes.

ÉPIDÉMIOLOGIE

a. Transmission

Comme toutes les espèces du genre *Demodex*, l'acarien responsable est spécifique: aucune transmission entre espèces animales différentes n'a été démontrée. Le chat est parasité par deux espèces différentes qui lui sont propres. La démodécie canine n'est jamais zoonosique, l'homme étant parasité par deux espèces particulières spécifiques.

b. Importance

Elle revêt une grande importance en dermatologie canine, importance qui peut être appréciée sur divers plans:

- **sur le plan médical,** au moins pour deux raisons:
  - d'abord parce que la démodécie est la conséquence d'une immunodépression de nature parfois génétique *(cf. pathogénie et prophylaxie)* et qu'elle révèle, en ce sens, un état de moindre résistance de l'animal ou la conséquence d'un état pathologique grave. Elle présente ainsi un caractère chronique et parfois des rechutes nécessitant un traitement prolongé. Elle ne peut être guérie que si la cause sous-jacente est identifiée et contrôlée;
  - ensuite, parce que, sous sa forme compliquée ou suppurée, elle correspond à une cellulite généralisée ou pyodermite profonde, véritable intoxication générale de l'organisme et que, dans ces cas, elle peut être mortelle;
- **sur le plan économique**: la démodécie nécessite des traitements de plusieurs semaines fondés sur l'utilisation de molécules parfois onéreuses (antibiotiques en particulier lors de pyodémodécie). En outre, la démodécie reposant en partie sur une prédisposition génétique à l'origine de l'immunodépression, les chiennes démodéciques ou ayant donné des chiots démodéciques (et pour certains auteurs, également les mâles) doivent être retirées de la reproduction et castrées, ce qui constitue une perte importante au sein d'un élevage.

La prévalence de la démodécie est assez faible: diverses enquêtes ont montré qu'elle représente en moyenne de 2 à 3 p. cent des consultations de dermatologie canine, soit en général plus que la gale sarcoptique. L'incidence n'est pas connue mais elle semble relativement importante, dans la mesure où certains des facteurs favorisant la multiplication du parasite sont eux-mêmes de plus en plus fréquents: dysendocrinies, abus de traitements immunodépresseurs, processus cancéreux...

c. Répartition

La démodécie n'a pas de répartition géographique particulière. Elle est cosmopolite et sporadique, affectant un ou quelques individus isolés, parfois un petit groupe au sein d'un élevage. En effet, la démodécie est difficilement contagieuse, ne se transmet entre individus que lors de contacts répétés et intimes, c'est-à-dire entre la chienne et ses chiots, au cours des premiers jours de la vie, par l'intermédiaire des éléments parasites présents à la surface du revêtement cutané (deutonymphes): des chiots nés par césarienne de chienne infestée et retirés immédiatement de leur mère n'hébergent pas de parasites. Aussi, la démodécie est-elle observée par les praticiens sous la forme de quelques cas isolés, diagnostiqués occasionnellement, sauf lorsqu'il s'agit d'une descendance de sujets eux-mêmes malades.

La maladie s'observe fréquemment:

- chez des chiens de race pure (west-highland-white-terrier, cocker, berger allemand, shar pei, labrador, teckel, terrier, king charles, dalmatien, doberman...) plutôt que chez des individus croisés, et plus précisément au sein de lignées ou de familles, traduisant ainsi une «prédisposition transmissible»;
- dans 80 p. cent des cas, chez le chien âgé au maximum d'un an;
- essentiellement chez des individus à poil court;
- parfois chez des individus âgés (8 ans et plus, 20 p. cent des cas totaux), mais toujours atteints d'une pathologie sous-jacente grave: essentiellement une dysendocrinie (syndrome de Cushing spontané ou iatrogénique, hypothyroïdie), accessoirement un processus cancéreux (lymphosarcome par exemple, associant deux facteurs favorables: une atteinte de l'état général et des traitements immunodépresseurs);
- sans prédisposition de sexe. Chez la femelle, la démodécie apparaît plus fréquemment dans les semaines suivant les chaleurs, la mise-bas ou le début de la lactation.

Dans une étude relatée par S.E. Shaw portant sur 25 cas de démodécie du chien adulte, tous les sujets sont de race pure (15 terriers, 6 west-highland-white-terrier et 4 shihtzus). Vingt et un cas ont reçu des glucocotricoïdes pendant quatre semaines ou davantage pour diverses pathologies cutanées (dont la dermatite atopique et le pemphigus foliacé), et parmi eux six ont en outre un syndrome de Cushing iatrogénique. Cinq chiens souffrent d'un processus néoplasique, quatre d'hypothyroïdie et un d'une glomérulopathie. Ces informations rejoignent celles présentées dans le ***tableau 31*** *(cf. chapitre pathogénie).*

LE PARASITE *Demodex canis*

Des caractères morphologiques et biologiques, développés en détail dans l'***encadré 11***, peuvent être déduits des conséquences cliniques et thérapeutiques.

Conséquences cliniques

- Le demodex est un parasite aisé à reconnaître: aucune confusion n'est possible avec un autre acarien parasite de la peau. Il en est de même avec les stades préimaginaux qui signent une reproduction du parasite, donc une démodécie en évolution.
- Toutefois, sa simple observation ne signe pas une démodécie, puisqu'il est présent chez tous les chiens. Il convient donc de faire la différence entre une population stabilisée, contrôlée et une pullulation parasitaire avec une forte prédominance des stades pré-imaginaux à l'origine d'une démodécie. Seule une fraction de la population canine développe une démodécie clinique.
- La mise en évidence du parasite se fait par l'observation du contenu folliculaire qu'il faut faire sourdre en surface de la peau par pression d'un pli de peau, et recueillir sur une lame.
- Le parasite est très sensible à la dessiccation: le milieu extérieur ne peut être source de parasites. Le demodex se multiplie dans des zones corporelles pour lesquelles l'humidité est entretenue, d'où une topographie lésionnelle particulière.
- La corrélation demodex-sébum est telle qu'il existe un véritable cercle vicieux lors de la démodécie canine, la séborrhée étant favorable à la multiplication du parasite qui, à son tour, favorise la sécrétion de sébum. L'absence d'hématophagie fait que certaines molécules fortement liées aux molécules plasmatiques ne sont guère efficaces ou nécessitent des concentrations élevées et des administrations répétées.

Conséquences thérapeutiques

- Les produits acaricides (essentiellement adulticides) utilisés dans la démodécie devront être appliqués de façon répétée. Le stade responsable de l'extension de la maladie (passage d'un follicule à un autre) et de sa transmission (passage d'un individu porteur à un individu non parasité) est la nymphe, qui, en outre, est moins sensible que l'adulte aux acaricides classiques.
- La guérison ne sera certaine que si la population préimaginale est fortement diminuée et faible par rapport à la population imaginale.

PATHOGÉNIE ET IMMUNOLOGIE *(figure 21)*

a. Modalités

Le pouvoir pathogène du demodex repose sur plusieurs modalités:

Figure 20 - Cycle évolutif de *Demodex canis.*

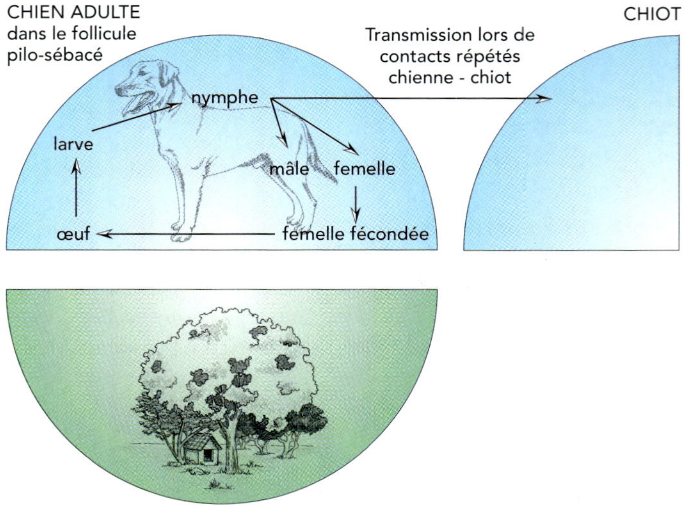

Encadré 11. Caractères morphologiques et biologiques de Demodex canis

Définition taxinomique simplifiée

Cet arthropode est :
- un ACARIEN Thrombidiforme (= Prostigmate = Thrombidoïdea) : stigmates à la base du rostre (difficilement visibles) ;
- de la famille des DÉMODÉCIDÉS (= Démodicidés) :
  - caractérisé par un aspect général vermiforme,
  - des pattes atrophiées.

Morphologie

(des stades observables à la faveur d'un raclage cutané, y compris les stades pré-imaginaux)

Adulte (photo 31)
- de 150 µm de longueur pour le mâle à 200-250 µm pour la femelle ;
- pour une largeur de 40 µm ;
- muni d'un rostre court ;
- et un podosoma (segment du corps portant les pattes) avec :
  - 4 paires de pattes atrophiées (5 articles), rassemblées en un seul groupe ;
  - dont le premier article est fixé sur des épimères transversaux ;
  - réunis par une ligne longitudinale ;
  - donnant un aspect de double croix de Lorraine caractéristique ;
- un orifice génital femelle entre les coxa IV ;
- un pénis sur la face dorsale au niveau des pattes II ;
- un opisthosoma allongé (partie postérieure au podosoma) :
  - 2/3 de la longueur totale,
  - annelé, fusiforme,
  - en pointe mousse.

Certains auteurs ont décrit une forme courte de Demodex (espèce nouvelle ?, forme intermédiaire entre deux espèces ?, forme mutante de la première ?) : 120 µm de longueur en moyenne, soit significativement différent de la forme longue (en moyenne 220 µm de longueur), dénommée *Demodex cornei* en position relativement superficielle, alors que la forme longue (nouvelle espèce : *Demodex sp*) est observable dans le follicule et la glande sébacée.

Nymphe
- est octopode, de 130 µm de longueur ;
- dépourvue d'orifice génital.

Larve (photo 32) :
- est hexapode ;
- de 100 µm de longueur.

Œuf
- est allongé, fusiforme, en citron ;
- de 80 µm de longueur, sur 30 µm de largeur.

Biologie

Habitat
- Le demodex est un parasite permanent du follicule pilosébacé : tous les stades sont présents dans le follicule. Le parasite est localisé à l'orifice excréteur de la glande sébacée, l'extrémité antérieure dirigée vers le bas en direction de la profondeur du follicule ;
- accessoirement, le demodex est observé dans les sécrétions préputiales, le lait, le sang, la lymphe, les nœuds lymphatiques, le tube digestif, le conduit auditif externe, les glandes de Meibomius… Ces localisations sont dues à l'effondrement de follicules pilosébacés dans le tissu adjacent, puis à la dispersion par voie san-

guine et lymphatique, sans qu'il y ait de cycle interne véritable. La forme longue de *Demodex* est observée dans le follicule et la couche cornée de l'épiderme (comme la forme courte de *Demodex cati*);
- pratiquement tous les chiens sont parasités par le demodex, seuls certains souffrent de démodécie.

Nutrition
- Le demodex se nourrit de sébum dont il contribue à augmenter la production;
- il n'est pas hématophage.

Reproduction (figure 20)
- Parasite permanent et spécifique, tout le cycle se déroule dans le follicule pilosébacé;
- ce cycle est à caractère infectieux: les femelles fécondées s'enfoncent dans le follicule, pondent et meurent. les œufs donnent des larves, puis des nymphes. Celles-ci remontent à la surface de la peau à la faveur de la sécrétion de sébum. La durée du cycle est 10-12 jours.

Longévité
La longévité des stades adultes est réduite, de l'ordre de quelques semaines. La résistance dans le milieu extérieur est très faible: soit quelques heures, le parasite étant très sensible à la dessiccation.

- une action mécanique et irritative, la pullulation du parasite au sein du follicule provoquant l'étouffement du poil et l'effondrement de la glande sébacée;
- une action antigénique (antigènes libérés lors des mues successives, produits du métabolisme, produits de lyse des tissus parasités) à l'origine d'immunoglobulines de divers isotypes, concourant à l'apparition de phénomènes immunopathologiques.

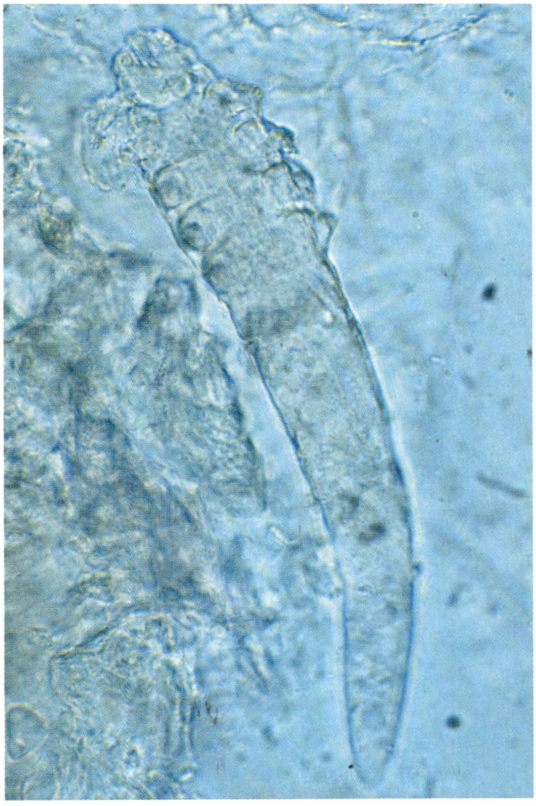

31. Demodex canis *adulte (Gx400): 4 paires de pattes atrophiées, idiosoma allongé, rostre court, aspect général vermiforme.*

b. Processus

L'action pathogène du parasite ne permet pas d'expliquer à elle seule l'apparition du processus pathologique: en effet, de nombreux chiens sont porteurs sains et seuls quelques-uns d'entre eux, sous l'effet de certains facteurs, expriment la maladie.

La mise en évidence de ces facteurs s'est faite progressivement, au fur et à mesure d'observations cliniques. Certains d'entre eux ne sont pas encore précisément identifiés ou leur rôle parfaitement apprécié.

La pathogénie de la démodécie est complexe, faisant intervenir des facteurs de nature variée que l'on peut présenter selon leur identification chronologique:
- l'apparition de cas au sein d'un même élevage ou d'une portée de chiots pose la question de la transmission: le dépôt de parasites en grand nombre sur la peau saine ou préalablement lésée n'entraîne pas la contamination de chiens sains. Pendant de nombreuses années, la reproduction expérimentale de la maladie a été impossible;
- Owen, en 1972, travaille sur des fibrosarcomes et les possibilités de transmission de chien à chien:

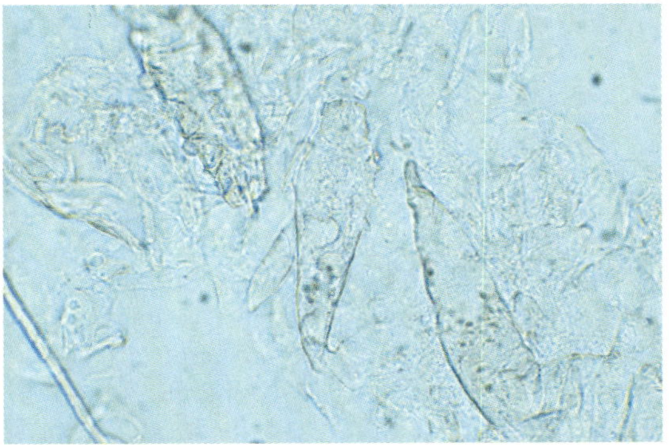

32. Demodex canis *larve (Gx400): aspect général identique à l'adulte mais taille plus réduite et présence de 3 paires de pattes; l'observation de nombreux stades larvaires signe une démodécie.*

pour cela, il injecte, aux chiens receveurs de la tumeur, du sérum antilymphocytaire préparé sur des lapins afin de déprimer les défenses de l'animal. Il constate alors des cas spontanés de démodécie généralisée chez les chiots préalablement traités, alors que les autres chiots, élevés dans les mêmes conditions comme témoins, restent sains. Cette observation est confirmée par Healey et Gaafar (1977), qui reproduisent le phénomène par une expérimentation concluante.
La première conclusion que l'on peut donc tirer de cette observation est que l'apparition de la maladie repose sur un dysfonctionnement du système immunitaire;
- Wilkie, Markham et Hazlett, en 1979, procèdent, sur des chiens démodéciques et sur des chiens sains, à des injections intradermiques de phytohémagglutinine (mitogène non spécifique): l'intensité de l'érythème et la surface de la papule sont moins grandes chez les chiens démodéciques que chez les chiens sains. Ces travaux ont été confirmés par les observations de Havrileck et de Ducos de Lahitte (1989): le dysfonctionnement immunitaire serait une immunodépression;
- après les travaux de Corbett et al (1975), qui avancent l'hypothèse d'une immunodépression à médiation cellulaire, Scott, Schultz et Baker (1976) confirment l'immunodépression et en précisent la nature:
  - cette immunodéficience repose sur un dysfonctionnement de l'immunité à médiation cellulaire: en effet, les chiens atteints de démodécie généralisée présentent une inhibition de la transformation lymphoblastique en présence de mitogènes non spécifiques. En revanche, après traitement, cet index reprend une valeur normale,
  - ce défaut repose sur l'existence d'un facteur sérique présent chez les chiens atteints de démodécie généralisée. Ce facteur n'existe pas chez les animaux souffrant de démodécie généralisée, lorsqu'elle est précoce ou traitée, ni de démodécie localisée, laissant penser que le parasite joue un rôle actif dans l'instauration ou l'aggravation de cette déficience;
- Hirsch et al (1975) démontrent que le sérum de chiens souffrant de démodécie généralisée inhibe la réponse lymphocytaire de chiens sains ou malades à l'égard de la phytohémagglutinine: il existe donc dans le sérum de chiens démodéciques un principe actif d'origine parasitaire doué de propriétés immunodépressives;
- Barta et al (1983, in Barriga), à partir d'une étude portant sur 12 chiens atteints de démodécie généralisée, concluent au contraire à une augmentation de la réponse lymphocytaire lors de démodécie généralisée sèche, et à une diminution lors de pyodémodécie;
- Barriga et al (1992) reprennent ces hypothèses sur une population homogène de chiens beagles suivis sur les plans clinique et immunologique. Ils concluent à une inhibition modérée des lymphocytes cytotoxiques et/ou suppresseurs lors de démodécie localisée, à une inhibition importante des diverses populations lymphocytaires (T et B) lors de démodécie généralisée. Ils notent en outre que l'immunodépression est davantage la conséquence de la maladie que sa cause.

De ces observations, on peut conclure que:
- l'immunodépression est un facteur important dans la genèse de la démodécie;
- l'immunité à médiation humorale est le plus souvent stimulée: en effet, on observe une augmentation du nombre de plasmocytes dans la rate, les ganglions, la peau. Alors que le taux des IgA et IgM sériques se situe à un niveau normal, celui des IgG sériques est à un taux 2,5 fois supérieur à celui observé chez des chiens normaux. Si les cellules dermiques capables de fixer les IgE (mastocytes) sont en densité normale, en revanche les complexes immuns circulants sont en quantité supérieure. Enfin, il n'est pas relevé de leucopénie ni de déficience du système du complément;
- en revanche, l'immunité à médiation cellulaire est déficiente lors de démodécie généralisée et constitue le support de l'immunodépression. Celle-ci peut être innée, présente dans certaines lignées de chiens, et repose alors sur une déficience à caractère génétique, transmissible. Cette immunodépression s'aggrave au cours de la maladie, conséquente à la multiplication parasitaire ou microbienne. Elle peut être acquise, conséquente à une autre maladie (dysendocrinie, leishmaniose) ou iatrogénique (utilisation prolongée, abusive de substances à propriétés immunodépressives).

Toutefois, quelques questions essentielles restent en suspens:
- la déficience fonctionnelle des lymphocytes T est-elle la cause de la démodécie ou, en d'autres termes, la prédisposition génétique et les facteurs iatrogéniques constituent-ils l'élément prépondérant de la démodécie? Cette hypothèse peut être retenue pour expliquer les cas de démodécie du jeune animal, mais ne peut expliquer les cas de guérison spontanée;

Figure 21 - Pathogénie simplifiée de la démodécie.

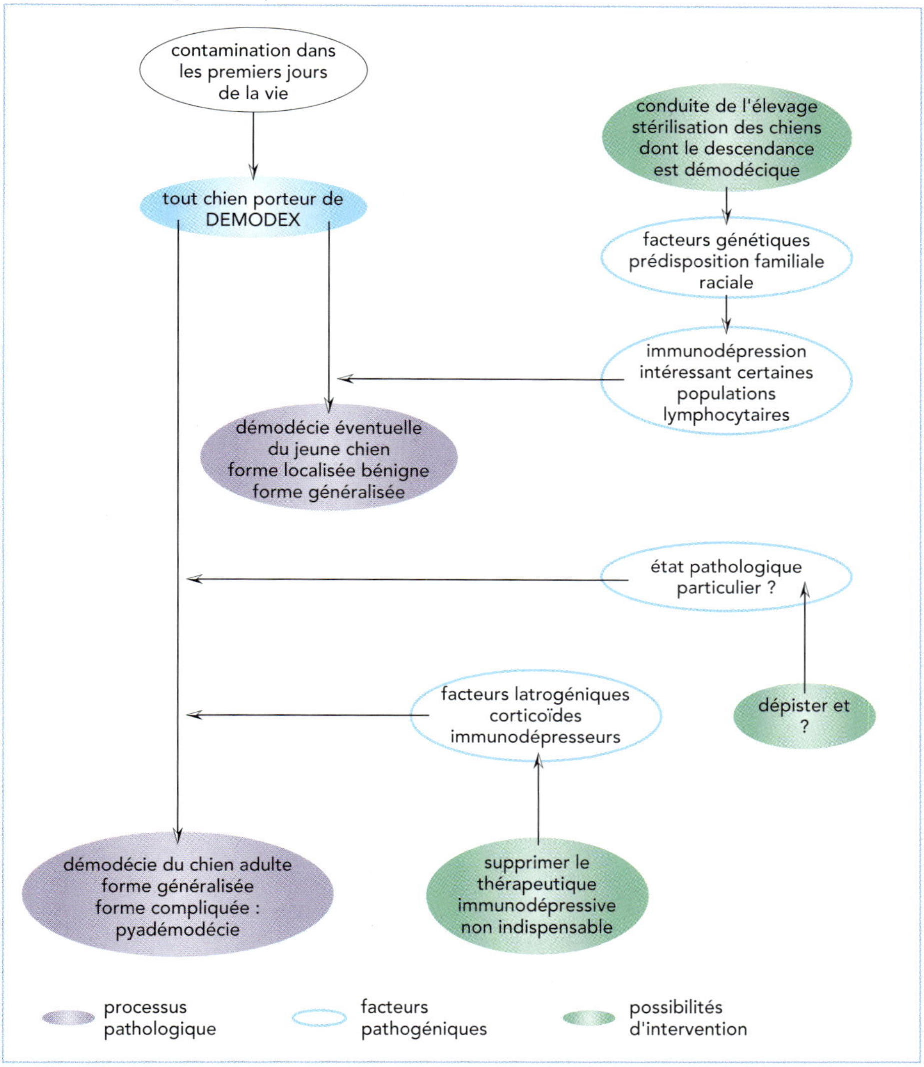

- la déficience fonctionnelle des lymphocytes T est-elle plutôt la conséquence de la démodécie ? Si oui, quels en sont les facteurs déclenchants ?

Les nombreuses études consacrées à la pathogénie de la démodécie présentent parfois des résultats insuffisants et contradictoires. Plusieurs raisons peuvent être avancées :

- le demodex, à l'instar d'autres espèces, ne constituerait pas une population homogène, et diverses souches, différentes de par leur pouvoir pathogène, circulent au sein de l'espèce canine. La forme courte de demodex (que certains auteurs définissent comme une nouvelle espèce) à localisation superficielle serait un exemple de cette hétérogénéité non seulement morphologique, mais aussi pathologique ;
- les chiens démodéciques décrits dans ces travaux sont eux-mêmes extrêmement différents sur les plans racial, physiologique et immunologique. Une population animale donnée, connue pour sa réceptivité à l'égard d'un agent pathogène, se caractérise par une grande diversité dans la réponse à cette agression et, ainsi, dans sa sensibilité : certains individus sont porteurs sains, d'autres cèdent devant l'agression dont ils sont l'objet.

Chez l'homme, l'exemple du SIDA est à cet égard démonstratif puisque l'on connaît des individus infectés par le virus VIH qui ne développent pas, depuis de nombreuses années, la maladie, et des individus extrêmement exposés à contracter le virus, qui restent réfractaires à l'infection. Or il est démontré aujourd'hui que, pour une partie de ces cas, cette observation repose sur une ou plusieurs mutations portant sur la configuration des récepteurs membranaires, qui interdit la pénétration intracellulaire du virus. Il n'est pas impossible d'envisager une hétérogénéité au sein de l'espèce canine vis-à-vis de cet acarien :

- les réponses immunologiques observées en clinique sont, elles aussi, hétérogènes, dans la mesure où les techniques employées sont très différentes : analyse de l'immunité à médiation humorale et/ou cellulaire, tests d'exploration divers (tests intradermiques, test de transformation lymphoblastique), antigènes utilisés variés spécifiques ou non (demodex, concanavaline-A, phytohémagglutinine...). En effet, les mitogènes utilisés pour le test de transformation lymphoblastique et les injections intradermiques stimulent des populations lymphocytaires différentes et peuvent ainsi induire des résultats expérimentaux différents ;
- enfin, si la dualité immunité humorale/immunité cellulaire est aujourd'hui en grande partie comprise, l'hétérogénéité ne s'arrête pas à la distinction LyB/LyT : cette dernière population est subdivisée en diverses sous-populations aux rôles différents (LyT cytotoxiques, suppresseurs, auxiliaires, et ces derniers en deux types 1 et 2). Aussi, l'augmentation (ou la diminution) des lymphocytes T pris d'une façon globale, sans préciser leur nature (par la définition de certains marqueurs appelés CD : cluster differentiation), constitue-t-elle une information limitée et difficile à interpréter.

En fonction des dernières observations cliniques et expérimentales et des connaissances du fonctionnement du système immunitaire, il est possible d'avancer des hypothèses de travail :

- les demodex sont des parasites habituels observés chez de nombreuses espèces animales et chez l'homme. Ces acariens ont élaboré une stratégie d'échappement au système immunitaire leur permettant, dans la majorité des cas, d'être en équilibre avec leur hôte ;
- la prédisposition héréditaire est vraisemblable : il reste à en définir la nature et le support, même si cette déficience concerne les lymphocytes T :
  - en matière de démodécie localisée, la dépression concernerait les LyTc/s (cytotoxiques/suppresseurs) dont le rôle est de moduler les réactions immunitaires. La dépression lymphocytaire enregistrée est alors favorable à l'animal ;
  - en matière de démodécie généralisée, la dépression intéresserait à la fois les LyTc/s et les LyTh (helper ou auxiliaires), ce qui favorise la multiplication parasitaire ;
  - lors de pyodémodécie, la dépression concernerait les LyTc/s, les LyTh et les LyB, dépression aggravée par les complexes immuns circulants ;
  - enfin, à l'image de ce qui est établi chez d'autres espèces animales à propos d'autres agents pathogènes, la dualité LyTh1/2 interviendrait peut-être en matière de démodécie : Lemarié, en 1992, démontre un déficit en IL-2, imputable à un dysfonctionnement ou une inhibition des LyTh1, responsable de la généralisation de la démodécie ;
- les cas observables chez le chien âgé ***(tableau 35)*** seraient imputables aux conséquences de maladie générale (dysendocrinie, par exemple) sur le fonctionnement du système immunitaire : la fréquence de la démodécie généralisée comme complication d'un syndrome de Cushing le démontre (près de un cas sur deux chez le chien adulte).

ÉTUDE CLINIQUE

a. Incubation

L'incubation n'est pas (et ne peut pas être) connue avec précision. Elle est très variable selon l'âge du chien, selon la cause sous-jacente et la forme clinique : de quelques semaines à plusieurs mois.

b. Symptômes

Trois formes cliniques distinctes sont observables. Si les trois reposent sur la multiplication du demodex dans les follicules pileux, chacune d'entre elles se caractérise par une conduite thérapeutique et un pronostic différents. Il n'existe pas de différences histologiques et cliniques entre la démodécie due aux « formes longues » de Demodex et celle due aux « formes courtes ».

Démodécie sèche localisée (photo 33)

Cette forme apparaît chez le jeune animal (moins de 1 an).

La topographie lésionnelle concerne :

- **la tête** : le pourtour des yeux (à l'origine des fameuses « lunettes » démodéciques, évocatrices mais non pathognomoniques), les babines, le conduit auditif externe (otodémodécie), les plis de la face ;
- **les membres antérieurs** : la face proximale, les extrémités, les régions interdigitées à l'origine de la pododémodécie ;
- **l'encolure,** l'entrée de la poitrine,
- **potentiellement toute région du corps.**

Ces diverses régions du corps ont en commun d'avoir une densité élevée en glandes sébacées et une humidité entretenue grâce à l'écoulement des larmes, à la salive apportée par le léchage, et/ou d'être souvent le siège de traumatismes répétés (extrémités).
Les lésions cutanées consistent en :
- un érythème, conséquence de la congestion, rétrocédant à la pression, constituant « la tache prédémodécique » (car apparaissant avant l'alopécie) : c'est le premier signe de multiplication du parasite, parfois difficilement visible à cause de la pigmentation naturelle et de la présence des poils,
- une alopécie : disparition des poils selon des surfaces circulaires (« démodécie nummulaire »), multiples, ayant tendance à fusionner ;
- un léger furfur : ces surfaces cutanées sont recouvertes de fines squames pytiriasiformes, collées à la peau par le sébum ;
- une séborrhée modérée qui s'accentue parfois au cours du processus et tend à se généraliser : peau luisante, grasse, malodorante ;
- une kératose folliculaire : les follicules sont obstrués par un bouchon de kératine et de sébum, faisant saillie en surface, décelables à la palpation (sensation de papier de verre). L'évolution aboutit à la présence de comédons, bien visibles dans les régions à peau fine et non pigmentée ;

Cette forme simple et sèche, dite nummulaire, n'est jamais accompagnée de prurit et d'atteinte de l'état général. Elle évolue dans 50 p. cent des cas vers la guérison spontanée : disparition sans séquelles, en quelques semaines au plus, de la totalité des lésions, sans traitement. Elle peut, évoluer très exceptionnellement, vers la forme sèche généralisée. En revanche, la pododémodécie progresse très souvent vers la forme compliquée chronique.

Démodécie sèche généralisée (photo 34)

Cette forme apparaît le plus souvent d'emblée, chez le chien jeune (80 p. cent des cas), parfois adulte et âgé (20 p. cent).
La topographie lésionnelle affecte de grandes parties du corps : la tête, les faces latérales du tronc. Elle se généralise rapidement.
Les lésions cutanées sont de même nature que celles de la démodécie localisée :
- l'alopécie, à l'origine de taches rondes, diffuses, plus ou moins confluentes, est d'extension très variable : elle concerne parfois la totalité du corps, ou elle reste limitée à de grands territoires : tronc, tête ;
- la séborrhée donne au chien un aspect luisant, une sensation de gras (enduit restant sur les doigts) et une odeur nauséabonde tenace (qui peut constituer en partie le motif de visite), décelable au cours de la consultation. Cette séborrhée est généralisée, affecte la totalité du corps (aires lésées et non lésées), peut être à l'origine de prurit et de complications septiques. Chez les races à pelage long, on peut observer des manchons de sébum entourant les poils.

Cette forme généralisée est associée à une modification de l'état général (abattement) et évolue rapidement et fréquemment vers la forme compliquée.

Démodécie compliquée ou suppurée : pyodémodécie (photos 35, 36 et 37)

Elle est la complication d'une démodécie généralisée, parfois d'une pododémodécie.
La topographie lésionnelle consiste en une atteinte généralisée de l'animal (cas fréquent) ou parfois en une atteinte restreinte des extrémités (cas particulier).
La forme généralisée compliquée se caractérise par l'association de symptômes généraux et cutanés.

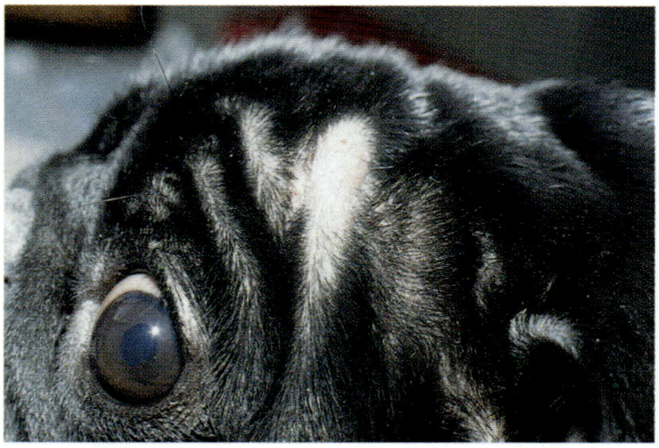

33. Lésion élémentaire alopécique de démodécie chez un jeune chien : forme sèche localisée.

Tableau 35. Pathologie sous-jacente (en p. cent) responsable de la démodécie de l'adulte (au-delà d'un an).

	Cushing spontané	Cushing iatrogénique	total des cas de Cushing	hypothyroïdie	chimiothérapie	idiopathique
d'après DUCLOS sur 25 cas	8	32	40	20	12	28
d'après GUAGUÈRE sur 28 cas	28	25	53	14	4	29

Symptômes généraux: le chien est abattu, son appétit est capricieux et sa soif accrue. Les ganglions lymphatiques sont hypertrophiés.
Les modifications cutanées consistent en:
- une alopécie étendue;
- une séborrhée importante: peau luisante et nauséabonde;
- une pyodermite profonde: on observe des pustules banales, superficielles, légèrement en relief, de couleur blanche, centrées sur un poil, conséquentes à la colonisation d'un follicule par le demodex puis par des bactéries. Ces pustules sont identiques à celles que l'on observe lors de folliculite banale. En outre, on décèle des pustules rouge sombre, violettes, de «couleur aubergine», caractéristiques, se déchirant facilement, à l'origine d'un mélange de pus, de lymphe et de sang observable sur la peau (pus sanieux) qui, en se desséchant, se transforme en croûtes: ce pus sourd du derme par l'intermédiaire de fistules, conséquence d'une pullulation parasitaire et bactérienne profonde, de type furonculose puis cellulite. La peau, dans son ensemble, est très rouge, chaude, douloureuse, luisante et nauséabonde.

Les deux types de pustules préalablement décrites sont très importants à distinguer pour le diagnostic, ils sont essentiels pour la compréhension de la maladie.

- **Les pustules banales, blanches, caractérisent une folliculite,** conséquence d'une colonisation superficielle, épidermique: le sac folliculaire bourré de demodex est le siège d'une multiplication bactérienne banale, qui s'évacue vers l'extérieur par l'intermédiaire de l'ostiole folliculaire. Cette folliculite d'origine parasitaire, comme lors des pyodermites superficielles, est prurigineuse.
- **A l'opposé, les pustules violettes sont la conséquence d'un processus profond, dermique**: le sac folliculaire colonisé par les demodex et par des bactéries se distend (stade de la furonculose), et l'évacuation ne se produit pas en première intention vers l'extérieur (l'ostiole est parfois obstrué par un bouchon de kératine et de sébum), mais dans le derme, après rupture du sac. Le pus (mélange de bactéries et de polynucléaires), par ses propriétés protéolytiques, diffuse dans le derme, lyse les parois des vaisseaux sanguins et lymphatiques: il se mélange au sang, d'où sa couleur rouge (stade de la cellulite). En outre, il est responsable de la formation de fistules communiquant avec l'extérieur. Le caractère septique, diffus, profond, intéressant les vaisseaux explique les répercussions générales (abattement, adénomégalie), absentes lors de pyodermite superficielle, ainsi que les manifestations de douleur exprimées lors de la consultation.

La pyodémodécie généralisée, sans traitement, est mortelle: dégradation de plus en plus accusée de l'état général, anorexie, soif intense, manifestations de septicémie et de glomérulonéphrite.

La pyodémodécie localisée aux extrémités présente les mêmes aspects lésionnels: pustules, fistules,

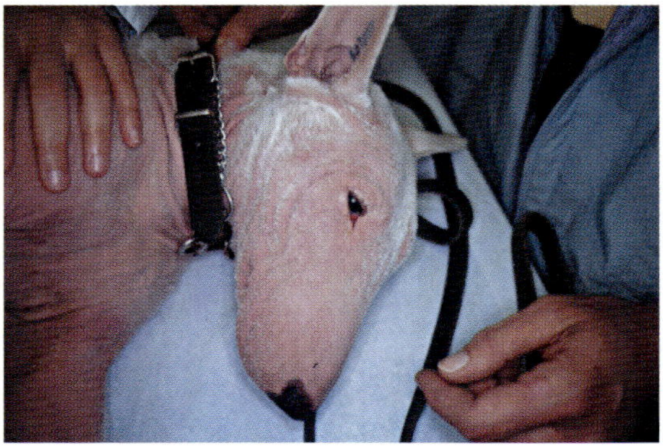

34. Démodécie sèche généralisée chez un jeune bull - terrier: alopécie, érythème, séborrhée.

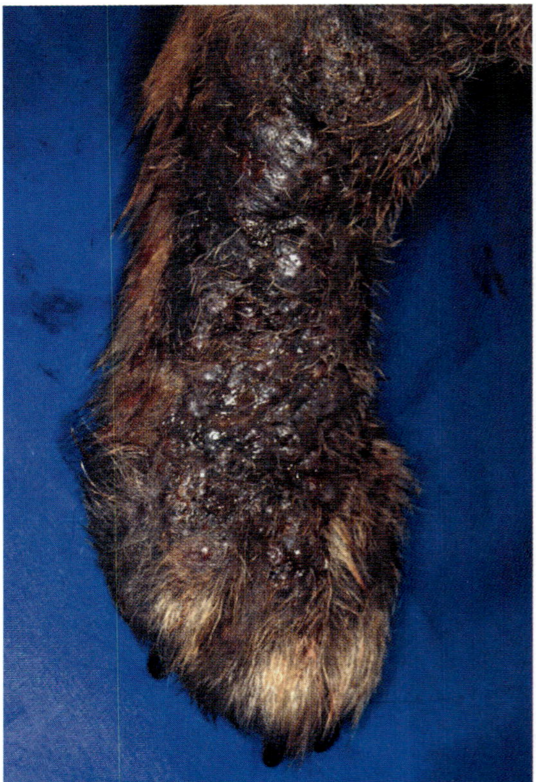

35. Pyodémodécie: association d'une pyodermite et d'une démodécie, en particulier au niveau des extrémités.

séborrhée et croûtes, pus (conséquence d'une cellulite et d'une furonculose). Elle revêt un caractère chronique prononcé. L'animal présente une locomotion difficile, douloureuse, se lèche en permanence. En dehors de l'adénomégalie satellite (préscapulaire et poplitée), on n'observe aucune répercussion générale.

c. Lésions

Les lésions sont systématiquement cutanées, parfois générales.
Les lésions d'ordre général existent lors de pyodémodécie diffuse :
- adénomégalies conséquentes à la pyodermite ;
- glomérulonéphrite ;
- cachexie.

Les lésions cutanées microscopiques sont de nature et d'intensité différentes selon la forme clinique :
- une folliculite murale, c'est-à-dire une infiltration périfolliculaire et épidermique de plasmocytes, de lymphocytes, de macrophages et de polynucléaires éosinophiles. Parfois, sont associées une dégénérescence hydropique et une incontinence pigmentaire mélanique. Les follicules ont gardé leur structure, et l'ostiole est obstrué par un comédon, bouchon de kératine et de sébum. Dans le sac folliculaire distendu mais encore intact, on observe de nombreux demodex. Ce pattern caractérise la forme localisée ;
- des granulomes périfolliculaires constitués de mastocytes, de macrophages, de lymphocytes et de cellules géantes, mélangés à des débris de parasites ;
- une furonculose : le sac folliculaire est considérablement distendu, quelques parasites peuvent être en position extrafolliculaire, le derme est envahi de polynucléaires neutrophiles et éosinophiles. La furonculose n'est qu'un stade transitoire, qui évolue rapidement et obligatoirement (sans traitement) vers la cellulite : les sacs folliculaires sont déchirés, et le derme est envahi par le processus parasitaire et bactérien. L'infiltrat extrêmement abondant est constitué de polynucléaires neutrophiles (avec de nombreuses bactéries phagocytées) et éosinophiles, de lymphocytes et de plasmocytes, la structure folliculaire ayant totalement disparu. Ce pattern caractérise la pyodémodécie.

Les analyses immunohistochimiques permettent d'identifier la nature des lymphocytes impliqués : LyT CD3+ et CD8+ (de façon moindre des LyT CD4+), les plasmocytes étant majoritairement des cellules synthétisant des IgG, accessoirement des IgA et des IgM. La mise en jeu de lymphocytes T laisse donc penser à l'intervention de phénomènes immunitaires à médiation cellulaire.

d. Diagnostic

Diagnostic clinique

Le diagnostic clinique est fondé sur :
- des considérations épidémiologiques : dans la majorité des cas (80 p. cent), il s'agit d'un jeune chien, souvent de race pure, à poil ras. Plus rarement (20 p. cent), d'un chien plus âgé souffrant d'une autre pathologie sous-jacente ;
- des symptômes majeurs : association d'alopécie extensive, de séborrhée, absence de prurit ; dégradation de l'état général, adénomégalies, pustules superficielles et profondes lors de pyodémodécie.

Toute alopécie nummulaire chez un jeune animal, toute séborrhée, toute pyodermite récidivante et/ou évoluant vers la cellulite doivent faire l'objet d'une suspicion de démodécie. Toute complication cutanée d'un syndrome de Cushing et/ou la persistance de manifestations cutanées, malgré le traitement

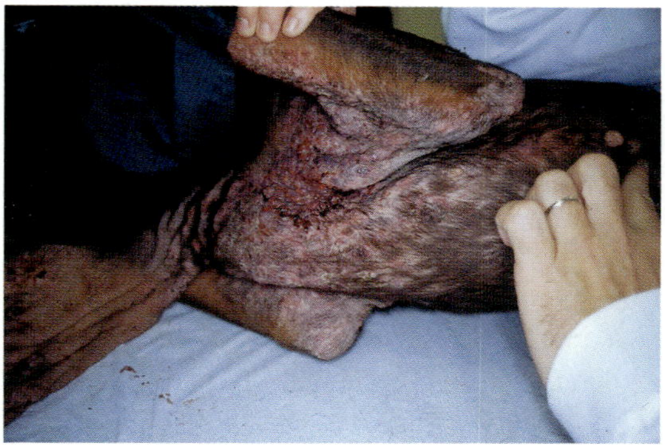

36. Pyodémodécie généralisée chez un jeune doberman.

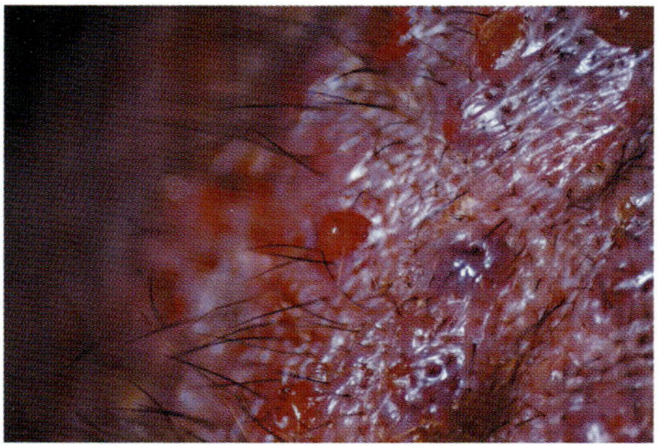

37. Pyodémodécie chez le même chien que précédemment : vue rapprochée ; pustules « aubergine » avec pus sanieux et fistules signant une pyodermite profonde (cellulite), pustules blanches riches en demodex, érythème.

spécifique de la dysendocrinie ne peut que confirmer (ou infirmer) une démodécie.

Diagnostic différentiel

Le diagnostic différentiel est vaste pour chacune des formes.

La démodécie sèche localisée peut prêter à confusion avec :
- des blépharites, un épiphora lors de présence de « lunettes » ;
- une chéilite, une otite bilatérale ;

La démodécie sèche généralisée doit être distinguée :
- des teignes ou dermatophyties folliculaires caractérisées par des aires d'alopécie souvent circulaires, non prurigineuses. Celles-ci sont toutefois contagieuses, zoonosiques, non séborrhéiques. L'examen direct et la mise en culture permettent de trancher. Néanmoins, il est possible de rencontrer les deux maladies associées chez le même chien ;
- des dysendocrinies définies par des alopécies non prurigineuses, d'aspect symétrique, extensives, associées à une atteinte de l'état général et d'autres appareils (d'où des troubles « généraux » : modification du comportement, de l'appétit, de l'importance et de la répartition des tissus musculaire et graisseux...). Les dysendocrinies sont toutefois observées surtout chez des animaux en deuxième moitié de vie. Il est possible de diagnostiquer une démodécie du chien adulte souffrant d'un syndrome de Cushing (spontané ou iatrogénique) ou d'une hypothyroïdie. Là encore, chez un adulte, les deux processus peuvent coexister, l'un ayant favorisé l'apparition de l'autre. En particulier, il est essentiel de chercher à identifier le processus pathologique sous-jacent lors d'observation de démodécie généralisée chez un chien adulte ou âgé : dysendocrinies, état kératoséborrhéique, dysimmunité, processus néoplasique, causes iatrogéniques... ;
- de la leishmaniose à l'origine de calvescence et d'alopécie associées à un furfur important (squames de grandes dimensions et brillantes), mais avec la présence d'ulcères et une atteinte de l'état général plus ou moins prononcée (adénomégalies, amaigrissement, épistaxis, anémie...) ;
- de diverses maladies auto-immunes à expression cutanée : pemphigus et pemphigoïde, lupus discoïde... d'aspect croûteux et ulcératif.

La pyodémodécie doit être différenciée :
- de la teigne suppurée ou kérion, définie par une aire alopécique fréquemment faciale (sur le chanfrein), ressemblant à une folliculite, très inflammatoire, prurigineuse ;
- de pyodermites banales, superficielles et profondes pour lesquelles l'aspect clinique n'est pas différent de celui décrit précédemment. Aussi, par principe, lors de pyodermite profonde, podale ou en voie de généralisation, surtout récurrente, veille-t-on à rechercher systématiquemment la présence de l'acarien.

Diagnostic expérimental

Le diagnostic expérimental repose sur deux techniques complémentaires : le raclage cutané et éventuellement la biopsie ***(cf encadrés)***.
- Le raclage cutané reste l'examen complémentaire de base en matière de démodécie.
- Toutefois, il n'est pas toujours aisé de procéder à cet examen dans des zones où le revêtement cutané est très épais (zones interdigitées), très remanié (pyodémodécie) ou chez certaines races (shar pei). L'existence de faux négatifs au raclage est possible, et si l'on peut et doit multiplier les raclages cutanés en différents endroits du corps, la biopsie est parfois utile, mais sans constituer toutefois l'examen de choix : le raclage reste l'examen de base incontournable, la biopsie en seconde intention, lors de forte suspicion et de raclages cutanés négatifs.

e. Pronostic

Le pronostic est variable en fonction de la forme de la maladie et de l'âge de l'animal.

La forme sèche

- La forme sèche localisée et nummulaire est de très bon pronostic : la plupart de ces formes cliniques régressent spontanément. Le traitement n'est donc pas indispensable, et une simple surveillance suffit.
- La forme sèche généralisée est habituellement d'un pronostic favorable, en particulier depuis l'arrivée sur le marché d'acaricides modernes comme l'amitraze. Le pronostic doit être précisé en fonction :
- **de critères cliniques :** étendue des lésions, séborrhée, vitesse d'évolution du processus, ancienneté de la maladie ;
- **de critères épidémiologiques :** la démodécie est de bon pronostic chez le jeune animal (possibilités de guérison chez le jeune d'environ 60 à 80 p. cent des cas), alors que son évolution est bien plus grave chez le chien adulte ou âgé (pourcentage beaucoup plus faible) : elle est alors la conséquence d'un autre processus pathologique qu'il convient d'identifier et, si possible, de traiter ;
- **de critères pathogéniques :** la démodécie, conséquence d'un syndrome de Cushing iatrogénique, est de bon pronostic (pourcentage élevé de guéri-

L'amitraze

C'est une molécule de synthèse de la famille des formamidines.

Mode d'action - Efficacité

Absorbé par la cuticule de l'arthropode, l'amitraze est un inhibiteur de la monoamine-oxydase (IMAO) du système nerveux. Après des études fondées sur l'utilisation d'antagonistes spécifiques de certains récepteurs adrénergiques, il est possible d'établir une analogie entre les effets de l'amitraze et des propriétés α2-agonistes (les récepteurs α2-adrénergiques sont pré- et post-synaptiques et responsables d'une vasoconstriction et d'une inhibition de certains neuromédiateurs).

Toxicité - Innocuité

Les accidents médicamenteux dus à cette molécule se placent en première position devant les autres anti-parasitaires. Ils constituent 14 p. cent des appels du C.N.I.T.V. (Centre national d'informations toxicologiques vététrinaires). Le chien est l'espèce concernée dans 95 p. cent des cas, à la suite de l'ingestion d'un collier acaricide ou, dans une minorité de cas, à la suite d'un traitement anti-démodécique mal conduit. La dose létale par la voie orale chez le chien est de 100 mg/kg.

Le syndrome d'intoxication consiste en un ralentissement de toutes les fonctions principales (syndrome en hypo): hypothermie, bradycardie, prostration, ataxie, ralentissement du transit digestif. Il est à noter une hyperglycémie quasi systématique (par inhibition du relargage de l'insuline à partir des îlots de Langerhans).
Le traitement spécifique fait appel à des médicaments aux propriétés -β-antagonistes: parmi eux, l'atipamézole (Antisédan®, antagoniste de la médétomidine: Domitor®) à la dose de 50 µg/kg par la voie intra-musculaire, rétablit toutes les fonctions de l'organisme dans les 10-20 minutes suivant son administration; l'atipamézole en empêchant le bloquage des récepteurs adrénergiques par l'amitraze permet le passage de la noradrénaline dans l'espace synaptique, rétablissant ainsi l'influx nerveux.

Présentation - Utilisation

Une seule présentation est officiellement utilisable chez le chien: Ectodex® (flacon de 50 ml) qui possède l'indication démodécie. Les colliers acaricides renfermant de l'amitraze (Préventic®) n'ont montré une efficacité que dans les cas de démodécie localisée non compliquée qui, de façon majoritaire, guérissent spontanément.

Plusieurs conditions sont à respecter:
- utiliser une solution diluée de façon extemporanée, à raison d'un flacon de 50 ml pour cinq litres d'eau: soit une concentration finale utilisable de 0,05 p. cent;
- cette solution doit être appliquée sur la totalité du corps (exceptés les cas de pododémodécies strictes confirmées), de façon répétée (une à deux fois par semaine, ou deux fois par semaine pendant le premier mois, puis une fois par semaine le mois suivant) et prolongée (au moins deux mois, jusqu'à la disparition des symptômes et la raréfaction de la population parasite: raclages cutanés négatifs après l'arrêt du traitement, deux fois de suite à deux semaine d'intervalle);
- ces applications ne doivent pas être suivies de rinçage;
- il est conseillé de frictionner l'animal pour faciliter la pénétration du produit;
- lors d'échecs ou de rechutes trop rapprochées, il est conseillé d'utiliser l'amitraze selon une fréquence plus importante: applications quotidiennes, par moitié de corps, d'une solution à 0,125 p. cent d'amitraze, jusqu'à l'obtention, deux semaines de suite, de raclages négatifs; ou de recourir à une autre thérapeutique.

Les chances de guérison sont liées à la concentration de la solution, à sa fréquence d'utilisation et à la durée du traitement. Bien des échecs sont imputables à l'utilisation de solutions trop diluées et à des traitements trop courts. Les pourcentages de guérison publiés sont très variables en fonction de la concentration de la solution, de la fréquence et de la durée des traitements, du cas clinique concerné (formes localisées et, parmi elles, la pododémodécie; formes généralisées et/ou compliquées: cf. pronostic). Le traitement doit obligatoirement être associé à un suivi clinique: examens cliniques répétés, raclages cutanés effectués dans les mêmes zones corporelles afin d'apprécier la raréfaction de la population parasite. L'arrêt du traitement ne peut être décidé qu'après plusieurs raclages négatifs (ou très pauvres en parasites et dépourvus de stades pré-imaginaux) obtenus au moins deux semaines après la disparition complète des symptômes.

Avantages - Inconvénients

L'amitraze reste l'acaricide de choix en matière de démodécie canine: l'existence d'une présentation commercialisée ayant cette indication et la très bonne efficacité de la molécule doivent conduire le praticien à prescrire (ou à utiliser lui-même) l'Ectodex®.

Toutefois, l'amitraze présente deux inconvénients majeurs:
- **sa toxicité** éventuelle (torpeur, prostration, parfois véritable intoxication: hypotension, bradycardie, anorexie, polyurie-polydipsie, hypothermie) et, en particulier, sa pancréatotoxicité, d'où trois précautions importantes:
  - la nécessité d'utiliser une solution encore plus faiblement concentrée (à 0,025 p. cent, soit un demi-flacon pour cinq litres d'eau) chez les sujets affaiblis ou très jeunes;
  - la surveillance étroite des chiens diabétiques du fait de la propriété anti-insulinique de l'amitraze: d'autres acaricides (comme les endectocides) seraient alors préférables;
  - enfin, pour la même raison, le propriétaire doit mettre des gants lors de la manipulation, et s'abstenir de participer au traitement dans le cas de diabète.

- l'intolérance de certains chiens aux applications répétées d'amitraze : érythème généralisé, prurit important, complications septiques, modifications comportementales (prostration)... observables pendant 24-48 heures, après l'application du produit et s'aggravant au fur et à mesure du traitement. L'utilisation d'un endectocide est alors incontournable.

Pour en savoir plus

GUAGUÈRE E. La démodécie canine : stratégie thérapeutique. Prat. Méd. Chir. An. Comp., 1995, 30, 295-307.
HUGNET C, BURONFOSSE T, KECK G, BOURDOISEAU G. Intoxication par l'amitraze chez les carnivores domestiques. Rec. Méd. Vét., 1995, 171, 143-147.
HUGNET C, BURONFOSSE F, PINEAU X, CADORÉ JL, LORGUE G, BERNY P. Toxicity and kinetics of amitraz in dogs. Am. J. Vet. Res., 1996, 57, 1506-1510.
HUGNET C, BERNY P, LORGUE G. Observations cliniques d'intoxication du chien par l'amitraze : intérêt de l'atipamézole (Antisédan(r)) dans le traitement. Rev. Méd. Vét., 1995, 146, 85-88.
HUGNET C, PINEAU X, BURONFOSSE F. Les antidotes en pratique vétérinaire chez les carnivores domestiques. Point Vét., 1997, 28, 1591-1598.
MEDLEAU L, WILLEMSE T. Efficacy of daily amitraz therapy for refractory, generalized demodicosis in dogs : two independent studies. J. Am. An. Hosp. Assoc., 1995, 31, 246-249.

Technique de raclage cutané

Le raclage cutané repose sur l'examen de contenus folliculaires afin d'apprécier l'importance de la population parasitaire. Il est fondamentalement superposable à la technique exposée à propos de la gale sarcoptique.

Cette technique suppose de bien choisir la zone à racler : il convient d'éviter les zones profondément remaniées. En particulier lors de pyodémodécie, il est indispensable d'effectuer le raclage des pustules blanches, signe de la folliculite, et d'écarter les pustules signes de furonculose et de cellulite, beaucoup moins riches en parasites.

Le raclage consiste en :
- une pression d'un fragment de peau entre les doigts ;
- le dépôt sur cette zone d'une goutte de lactophénol ou d'huile minérale ;
- un raclage cutané jusqu'à la rosée sanguine, perpendiculairement à ce pli ;
- l'étalement dans de l'huile minérale (le lactophénol ayant la propriété de lyser très rapidement les demodex) du produit de raclage.

L'interprétation consiste à apprécier :
- l'importance de la population parasitaire : généralement lors de démodécie évoluée, l'examen de la lame permet d'observer immédiatement de nombreux demodex dans le champ microscopique. Il est souvent superflu de procéder à l'examen de la totalité de la lame ;
- mais le demodex est systématiquement présent chez le chien. Il est utile d'apprécier le caractère de multiplication du parasite, c'est-à-dire le ratio stades pré-imaginaux/adultes, afin de trancher entre une population stabilisée et une population en pleine expansion. En outre, cette évaluation, même approximative, est utile pour le pronostic et le suivi de l'animal traité.

L'ivermectine

Présentation chimique *(cf. gale sarcoptique)*

Mode d'action - Efficacité

L'ivermectine a été utilisée dans certains cas de démodécie généralisée : difficulté de manipulation de l'animal, intolérance à l'amitraze. Certains chiens, en effet, présentent dans les premières heures suivant l'application du produit des manifestations générales (prostration) et cutanées (érythème, prurit, douleur).

Les auteurs ayant recours à l'ivermectine l'utilisent par la voie orale (Ivomec® bovin) pendant plusieurs semaines : 0,2 mg/kg/j pendant trois mois (O'Malley : 1 cas), 0,35 mg/kg/j (Fondati : 10 cas), 0,6 mg/kg/j pendant sept mois ! (Paradis : 1 cas, Ristic : 12 cas), 0,6 mg/kg/j pendant huit mois (Guaguère : 20 cas). Parfois, le nombre de cas traités est insuffisant pour se permettre une comparaison entre les divers protocoles. En outre, certains des chiens ainsi traités ont été sélectionnés parce qu'ils étaient réfractaires à l'amitraze. La durée du traitement est conditionnée par la clinique et pour l'obtention de raclages cutanés négatifs pendant au moins deux semaines.

L'utilisation de l'ivermectine en pour-on se révèle décevante : dans une étude portant sur 12 cas, une seule guérison a été enregistrée après un traitement à base d'une solution à 0,5 p. cent d'ivermectine pour-on pour bovins, à raison de 1,5 mg/kg (soit 0,3 ml/kg), trois fois par semaine durant trois à six mois.

Toxicité - Innocuité *(cf. gale sarcoptique)*

Pour éviter l'apparition de manifestations graves d'une intoxication irréversible, il est proposé un protocole thérapeutique fondé sur l'administration croissante d'ivermectine *(cf. protocole gale sarcoptique,* ***tableau 7,*** *dernière ligne)* : à partir de J5, la dose de 300 μg/kg, p. o est administrée quotidiennement, si aucune manifestation n'a été observée, jusqu'à guérison clinique et parasitologique.

Avantages - Inconvénients

Il semble que l'ivermectine, dans les cas de chiens atteints de démodécie chronique, soit efficace si elle est utilisée à fortes doses : à 0,35 mg/kg/j, Fondati obtient 30 p. cent de guérison à plus d'un an après la fin du traitement, 20 p. cent à moins de six mois, et le reste (50 p. cent) nécessitant une autre thérapeutique (de nouveau l'amitraze, ou l'ivermectine à des doses plus élevées). Mueller et al obtiennent une guérison de 23 parmi 27 chiens traités avec une durée moyenne de traitement de 21 semaines à 0,3 mg/kg/j. La dose de 0,6 mg/kg/j par voie orale semble donc être indispensable à l'obtention d'une guérison.

Les limites d'utilisation de ce produit sont connues *(cf. gale sarcoptique)*:
- toxicité particulière chez certains individus et/ou chez certaines races (colley…);
- nécessité de recourir à un test de dépistage de la dirofilariose au préalable;
- coût d'un tel traitement,

de sorte que l'ivermectine ne présente pas, à notre avis, d'avantages notables soit par rapport à l'amitraze, soit, dans le cas d'effets indésirables liés à cette molécule, par rapport à l'utilisation d'autres endectocides.

Pour en savoir plus

FONDATI A. Efficacy of daily oral ivermectin in the treatment of 10 cases of generalized demodicosis in adult dogs. Vet. Dermatol., 1996, 7, 99-104.
GUAGUÈRE E. La démodécie canine: stratégie thérapeutique. PMCAC, 1995, 30, 295-307.
GUAGUÈRE E. Traitement de la démodécie généralisée du chien par l'ivermectine: à propos de 20 cas. PMCAC, 1996, 31, 33-40.
MEDLEAU L, RISTIC Z, McELVEEN R. Daily ivermectin for treatment of generalized demodicosis in dogs. Vet. Dermatol., 1996, 7, 209-212.
MUELLER RS, BETTENAY SV. A proposed new therapeutic protocol for the treatment of canine mange with ivermectin. J. Am. An. Hosp. Assoc., 1999, 35, 77-80.
MUELLER RS, HASTIE K, BETTENAY SV. Daily oral ivermectin for treatment of generalised demodicosis in 23 dogs. Aust. Vet. Practit., 1999, 29, 132-137.
O'MALLEY KS. Oral use of ivermectin in the treatment and prophylaxis of generalized canine demodicosis. Canine Practice., 1994, 19, 23-29.
PARADIS M, PAGÉ N. Topical (pour-on) ivermectin in the treatment of chronic generalized demodicosis in dogs. Vet. Dermatol., 1998, 9, 55-59.
RISTIC Z, MEDLEAU L, PARADIS M, WHITE-WEITHERS N. Ivermectin for treatment of generalized demodicosis in dogs. J. Am. Vet. Med. Assoc., 1995, 207, 1308-1310.
PARADIS M, LAPERRIERE E. Efficacy of daily ivermectin treatment in a dog with amitraz-resistant generalized demodicosis. Vet. Dermatol., 1992, 3, 85-88.

sons). Au contraire, elle est difficile à guérir à la suite d'une hypothyroïdie (25 p. cent de guérison d'après Guaguère).

La forme compliquée

La forme compliquée ou pyodémodécie reste une maladie générale de pronostic très réservé: en effet, s'il est possible de contrôler la multiplication parasitaire sur de tels chiens, en revanche, la pyodermite profonde constitue une véritable intoxication de l'organisme, avec une atteinte de l'état général et, en particulier, une glomérulonéphrite. L'évolution du processus et les chances de guérison sont fonction:
- **de l'étendue des lésions et de l'ancienneté du processus.** La pododémodécie suppurée est à cet égard toujours d'un mauvais pronostic, car souvent installée depuis plusieurs semaines ou plusieurs mois, favorisée par le léchage permanent;
- **de l'origine de la démodécie,** de même que dans le cas de la démodécie sèche généralisée (bon pronostic lors de causes iatrogéniques, sombre lors d'hypothyroïdie);
- **de l'éventualité de phénomènes de résistance** des bactéries aux antibiotiques utilisés en dermatologie;
- **de la nécessité de recourir à un traitement long,** répété, associé à des contrôles, ne garantissant pas l'absence de rechutes: ces traitements acaricides, antiseptiques et antibiotiques nécessitent une collaboration importante du propriétaire (donc une excellente motivation de sa part). Ils ne sont pas toujours bien supportés par l'animal (érythème généralisé, aggravation apparente parfois après les premiers bains acaricides). Ils demandent le plus souvent l'utilisation d'une baignoire, et ne sont pas toujours aisément réalisables chez des chiens au comportement difficile (cas des pododémodécies parfois douloureuses).

Ce pronostic pourrait être davantage précisé à partir d'une exploration du fonctionnement du système immunitaire: tests intradermiques utilisant des mitogènes banals comme la phytohémagglutinine, tests de transformation lymphoblastique,

Technique de biopsie cutanée

La biopsie cutanée doit être effectuée selon les règles habituelles déjà décrites.

Le prélèvement doit être acheminé au laboratoire dans le formol. L'analyse histopathologique est en général facile, et l'observation de nombreux parasites, de sacs folliculaires distendus et des éventuelles lésions de folliculite ne posent généralement aucun problème.

La selamectine

Stronghold® ne semble pas avoir d'effet satisfaisant à l'encontre du demodex (études nécessaires en cours). Ce résultat ne semble pas étonnant compte tenu de l'efficacité généralement obtenue avec les avermectines sur ce parasite.

La milbémycine-oxime

Présentation chimique

La milbémycine-oxime fait partie, avec la moxidectine, du groupe des milbémycines, avermectines aglycones (c'est-à-dire dépourvues d'un radical sucre en position C13, par opposition aux avermectines classiques munies d'un composé disaccharidique en C13 : ivermectine, abamectine et doramectine). La milbémycine-oxime est le produit de fermentation d'une bactérie *Streptomyces aureolacrymosus*.

Mode d'action - Efficacité

La milbémycine-oxime agirait de la même façon que les avermectines, en tant que GABA-ergiques. Fortement lipophile, la molécule s'accumule dans le tissu graisseux et est relarguée progressivement dans l'organisme, d'où sa rémanence.

Le spectre est assez large : larves infestantes de *Dirofilaria immitis* (d'où son intérêt dans la prophylaxie de la dirofilariose cardiaque), adultes et larves d'*Ankylostoma caninum* et *Uncinaria stenocephala*, adultes de *Toxocara canis* et de *Trichuris vulpis*.
Sur 98 cas de démodécie généralisée, Bourdeau et al (in Guaguère) obtient 88 p. cent de guérison, dont un tiers environ après trois mois de traitement. Il semblerait qu'un traitement à la dose de 1 mg/kg/j permette d'obtenir 50 p. cent de guérison, une dose de 2 mg/kg/j par la voie orale, une guérison de 85 p. cent.

Toxicité - Innocuité

La milbémycine est beaucoup mieux supportée que l'ivermectine, y compris chez les sujets de « races sensibles », et son utilisation est donc plus intéressante. La DL50 est supérieure à 200 mg/kg, la marge de sécurité est donc très importante. Chez des chiens colleys, une administration du produit à raison de 5 mg/kg ou plus provoque des troubles semblables à ceux observés avec l'ivermectine, avec une gravité moindre toutefois : il n'est donc pas impossible que certains chiens manifestent à l'encontre de ce produit des manifestations d'intoxication.

Présentations commerciales - Utilisation

La milbémycine-oxime est commercialisée sous deux formes : Interceptor® (France, États-Unis, Italie), et associée au lufénuron sous le nom de Sentinel® (États-Unis). La milbémycine, dans le cas de traitement de chiens démodéciques, s'utilise à la dose de 1 à 2 mg/kg/j par la voie orale, durant un minimum de deux mois (parfois beaucoup plus, jusqu'à six mois !), avec un contrôle habituel par raclages cutanés.

Avantages - Inconvénients

Les avantages sont indéniables : pas de manipulation de l'animal, peu de risques d'intoxication comme avec l'ivermectine ou l'amitraze. En revanche, le coût reste élevé, en particulier pour les chiens de grand format.

Pour en savoir plus

BEUGNET F, BOURDOISEAU G. Intérêts et risques de l'utilisation des macrolides antiparasitaires chez les carnivores domestiques. Point Vét., 1997, 28, 1529-1534.
GUAGUÈRE E. La démodécie canine : stratégie thérapeutique. PMCAC, 1995, 30, 295-307.
MILLER WH, SCOTT DW, WELLINGTON JR, PANIC R. Clinical efficacy of milbemycin oxime in the treatment of generalized demodicosis in adult dogs. J. Am. Vet. Med. Assoc., 1993, 203, 1426-1429.
MILLER WH, SCOTT DW, CAYATTE SM, BUERGER RG, BAGLADI MS. Clinical efficacy of increased dosages of milbemycin oxime for treatment of generalized demodicosis in adult dogs. J. Am. Vet. Med. Assoc., 1995, 207, 1581-1584.

La moxidectine

Présentation chimique

La moxidectine est un endectocide du groupe des milbémycines, avermectines aglycones (dépourvues de radical sucre), produit de semi-synthèse obtenu à partir de la némadectine, produit de fermentation de *Streptomyces cyanogriseus.*

Mode d'action - Efficacité

Comme les autres endectocides, la moxidectine est un GABA-ergique, se fixant sur certains récepteurs des canaux chlore.

Toxicité - Innocuité

Il ne semble pas exister de toxicité particulière importante de la moxidectine chez le chien (léthargie, anorexie et ataxie ont pu être notées) : une étude portant sur l'observation d'effets secondaires chez des colleys « ivermectine-sensibles » après administration de moxidectine à des doses de 30, de 60 et de 90 µg/kg a démontré une tolérance satisfaisante de la moxidectine chez ces animaux. Toutefois, le recul permettant de mesurer l'effet de cette molécule chez le chien est insuffisant.
A l'opposé, un cas a été décrit concernant un chien ayant ingéré accidentellement une formulation destinée au cheval. Toutefois, on ne possède pas, à propos de ce cas, de données précises sur la quantité ingérée. Après l'ingestion, le chien colley présente une prostration marquée, une perte des réflexes moteurs et une évolution vers la tétraplégie et le coma.

Présentation commerciale - Utilisation

Il n'existe pas de présentation utilisable officiellement chez le chien. Sa prescription est donc sous la responsabilité du vétérinaire. Le praticien utilise la présentation destinée aux bovins : Cydectine® bovins injectable, par la voie orale, à la dose de 0,4 mg/kg/j, tous les jours, pendant deux mois au minimum, jusqu'à l'obtention de raclages cutanés négatifs. Ce protocole a permis d'obtenir 16 guérisons sur 18 cas traités.

Avantages - Inconvénients

Les avantages sont importants: pas de manipulation, pas de risques toxiques décrits comme ceux observables avec l'ivermectine, y compris dans des races sensibles.

Pour en savoir plus

BENSIGNOR E, CARLOTTI DN. Essai de traitement de la démodécie généralisée du chien par la moxidectine: résultats préliminaires (18 cas). Proc. 13es Journées du Gedac, Lille, 27-29 mars 1998.

BEAL MW, POPPENGA RH, BIRDSALL WJ, HUGHES D. Respiratory failure attributable to moxidectin intoxication in a dog. J. Am. vet. Med. Assoc., 1999, 215, 1813-1817.

PAUL AJ, TRANQUILLI WJ, HUTCHENS DE. Safety of moxidectin in avermectin-sensitive collies. Am. J. Vet. Res. 2000, 61, 482-483.

identification des sous-populations lymphocytaires et de leur proportion relative à la fois dans le sang et localement dans le derme. Ces analyses ne sont pas utilisables dans la routine et restent encore du domaine expérimental.

Il est indispensable de suivre le chien: par des examens cutanés répétés, au fur et à mesure des bains acaricides, en estimant la population parasitaire; par une exploration du fonctionnement rénal: créatininémie, urémie; par des examens non spécifiques: numération-formule.

La notion de risque potentiel de rechute doit toujours être signalée et expliquée au propriétaire de l'animal, à la fois pour une meilleure surveillance et une intervention thérapeutique aussi précoce que possible, donc efficace.

MÉTHODES DE LUTTE

a. Traitement

Le traitement est à définir en fonction de la forme clinique de la démodécie. Il comprend un traitement spécifique ou acaricide et un traitement complémentaire ou symptomatique.

Avant tout traitement, il est conseillé de tondre l'animal, à la fois pour apprécier l'étendue des lésions et leur nature (en particulier, un début de pyodémodécie localisée masquée par les restes du revêtement pileux) et pour augmenter l'efficacité du traitement en favorisant le contact acaricide-parasite lors de l'utilisation d'une solution.

L'aspect général, l'étendue et la nature des lésions, le caractère suppuré, l'atteinte plus ou moins prononcée de l'état général peuvent parfois conduire le praticien à conseiller l'euthanasie: cette décision est toutefois moins fréquente depuis l'utilisation des acaricides modernes.

Elle reste parfois inévitable lors de démodécie conséquente à un processus cancéreux (lymphome) ou à une dysendocrinie incurables.

Traitement spécifique

Le traitement spécifique acaricide repose sur l'utilisation de quatre produits qu'il convient de choisir en fonction de certains critères: l'amitraze et trois endectocides (l'ivermectine, la milbémycine-oxime et la moxidectine).

Dans l'état actuel de la thérapeutique, il semble préférable d'utiliser:
- en première intention, l'amitraze: produit efficace et possédant une indication de démodécie, malgré le caractère fastidieux et peu pratique de son utilisation et sa toxicité potentielle;
- en deuxième intention et seulement lors d'échec à l'amitraze, la moxidectine (pas d'AMM, pas assez de recul d'utilisation) ou la milbémycine (AMM démodécie) et, en dernier recours, l'ivermectine (pas d'AMM et risques toxiques);
- les acaricides classiques utilisés dans le traitement des gales (lindane, benzoate de benzyle, organophosphorés et pyréthrinoïdes) se révèlent totalement inefficaces et/ou sans avantages particuliers. Le lufénuron, en tant qu'inhibiteur de croissance des insectes, a été exploré comme acaricide potentiellement intéressant pour le traitement de la démodécie: même à doses élevées (15 mg/kg, trois fois/semaine pendant deux à trois mois), cette molécule n'est pas efficace.

Traitement complémentaire

Le traitement complémentaire n'est pas moins important que le traitement acaricide et consiste en l'utilisation de topiques et de produits administrés par voie générale:
- utilisation de topiques antiséborrhéiques selon un rythme hebdomadaire (un jour différent de celui de l'administration de l'amitraze) à utiliser comme un vrai shampooing, c'est-à-dire nécessitant un rinçage (Sebolytic®);
- utilisation de topiques antiseptiques lors de complication: Paxcutol®, Pyoderm®, Hibitane®... associés à une antibiothérapie par voie générale et selon les mêmes modalités que celles retenues pour le traitement d'une pyodermite profonde (traitement

quotidien sur six à huit semaines au minimum, et au moins deux semaines après la disparition totale de toute pustule ou lésion de pyodermite superficielle ou profonde : association d'amoxicilline et d'acide clavulanique : Synulox®; céfalexine : Rilexine®; quinolones : Marbocyl®, Baytril®);

- certains auteurs préconisent une alimentation de très bonne qualité associée à l'administration d'anabolisants et d'immunostimulants. En revanche, des médicaments comme les corticoïdes utilisés comme antiprurigineux sont ici formellement proscrits, aggravant l'immunodépression et favorisant l'apparition (ou l'extension) du processus bactérien.

Dans la très grande majorité des cas, la démodécie peut être guérie. Les échecs sont imputables à diverses causes parmi lesquelles :

- de façon prépondérante, un traitement mal conduit : l'impossibilité de la tonte complète de l'animal, la présence des poils diminuant l'intensité et la durée de contact du topique avec la peau ;
- une concentration trop faible du produit utilisé en solution, l'utilisation de bains et de shampooings immédiatement après l'application du topique acaricide, une durée totale d'administration trop courte (arrêt avant l'obtention de deux contrôles négatifs séparés d'au moins 15 jours, ou arrêt avant un délai d'au moins 15-30 jours après le dernier raclage négatif) ;
- des intervalles trop longs entre les administrations ;
- la non-identification de la cause sous-jacente responsable de l'immunodépression ou l'impossibilité de la traiter correctement (en particulier, certaines dysendocrinies) ;
- l'utilisation de substances immunodépressives.

b. Prophylaxie

Les mesures de prophylaxie consistent :

- en un ensemble de précautions visant à éviter la multiplication du parasite présent chez la plupart des animaux : abus de corticoïdes, de shampooings ou topiques pouvant favoriser une séborrhée, dépistage et traitement des dysendocrinies… ;
- en une stérilisation des chiennes (et des chiens, selon certains auteurs) souffrant ou ayant souffert d'une démodécie, ou donnant naissance à des chiots démodéciques.

La démodécie n'est jamais zoonosique. ❐

Pour en savoir plus

BARRIGA O et al. Evidence of immunosuppression by Demodex canis. Vet Immunol. Immunopath., 1992, 32, 37-46.

BENSIGNOR E, CARLOTTI DN. Conduite à tenir face à une démodécie chez le chien. Point Vét., 1999, 30, 667-672.

BURROWS AK. Generalised demodicosis in the dog: the unresponsive or recurrent case. Aust. Vet. J., 2000, 78, 244-246.

CASWELL JL, YAGER JA, PARKER WM, MOORE PF. A prospective study of the immunophenotype and temporal changes in the histologic lesions of canine demodicosis. Vet. Pathol., 1997, 34, 279-287.

CHESNEY CJ. Short form of Demodex species mite in the dog: occurence and measurements. J. Small An. Pract., 1999, 40, 58-61.

CORBETT R et al. Cellular immune responsiveness in dogs with demodectic mange. Transplantation Proceedings, 1975, 7, 557-559.

DAY MJ. An immunohistochemical study of the lesions of demodicosis in the dog. J. Comp. Pathol., 1997, 116, 203-216.

FONDATI A. Efficacy of daily oral ivermectin in the treatment of 10 cases of generalized demodicosis in adult dogs. Vet. Dermatol., 1996, 7, 99-104.

GUAGUÈRE E. La démodécie du chien adulte. A propos de 22 cas. Prat. Méd. Chir. An. Comp., 1991, 26, 411-419.

HAVRILECK B, DUCOS de LAHITTE J. Suivi immunitaire individuel de chiens démodéciques par intradermoréactions à la phytohémagglutinine. Applications au pronostic. Rev. Méd. Vét., 1989, 140, 599-610.

HIRTSCH D et al. Suppression of in vitro lymphocyte transformation by serum of dogs with generalized demodicosis. Am. J. Vet. Res., 1975, 36, 1591-1595.

LEMARIÉ SL, HOSGOOD G, FOIL CS. A retrospective study of juvenile - and adult- onset generalized demodicosis in dogs (1986-91). Vet. Dermatol., 1996, 7, 3-10.

MATHET JL, BENSIGNOR E, SEGAULT P. La démodécie canine : actualités. Rec. Méd. Vét., 1996, 172, 149-165.

MEDLEAU L, RISTIC Z. Treating chronic refractory demodicosis in dogs. Vet. Medicine, 1994, 775-777.

MILLER WH, SCOTT DW, WELLINGTON JR, PANIC R. Clinical efficacy of milbemycin oxime in the treatment of generalized demodicosis in adult dogs. J. Am. Vet. Med. Assoc., 1993, 203, 1426-1429.

MOZOS E, PEREZ J, DAY MJ, LUCENA R, GINEL PJ. Leishmaniosis and genelarized demodicosis in three dogs: a clinicopathological and immunohistochemical study. J. Comp. Pathol., 1999, 120, 257-268.

OWEN LM. Demodectic mange in dogs immunosuppressed with antilymphocyte serum. Transpl., 1972, 13, 616-617.

O'MALLEY KS. Oral use of ivermectin in the treatment and prophylaxis of generalized canine demodicosis. Canine Practice, 1994, 19, 23-29.

PARADIS M. New approaches to the treatment of canine demodicosis. Vet. Clinics of North Am., 1999, 29, 1425-1436.

PARADIS M, LAPERRIERE E. Efficacy of daily ivermectin treatment in a dog with amitraz-resistant generalized demodicosis. Vet. Dermatol., 1992, 3, 85-88.

RISTIC Z, MEDLEAU L, PARADIS M, WHITE-WEITHERS NE. Ivermectin for treatment of generalized demodicosis in dogs. J. Am. Vet. Med. Assoc., 1995, 207, 1308-1310.

SARIDOMICHELAKIS M, KOUTINAS A, PAPADOGIANNAKIS E, PAPAZACHARIADOU M, LIAPI M, TRAKAS D. Adult-onset demodicosis in two dogs due to Demodex canis and a short-tailed demodectic mite. J. Small An. Practice, 1999, 40, 529-532.

SCOTT D, SCHULTZ R, BAKER E. Further studies on the therapeutic and immunologic aspects of generalized demodectic mange in the dog. J. Am. An. Hosp. Assoc., 1976, 12, 203-213.

SHAW SE, FOSTER AP. Treatment of canine adult-onset demodicosis. Aust. Vet. J., 2000, 78, 243-244.

SHIPSTONE M. Generalised demodicosis in dogs, clinical perspective. Aust. Vet. J., 2000, 78, 240-242.

1. Introduction

Certaines maladies parasitaires se caractérisent par des lésions particulières, plus rarement observées, dues au développement et/ou à la multiplication dans le derme et/ou le tissu sous-cutané d'espèces variées ***(tableau 36)*** appartenant, pour beaucoup d'entre elles, aux champignons, mais également aux protozoaires, aux helminthes et aux insectes. En raison de la grande variété des agents pathogènes responsables et des lésions provoquées, de nombreux termes sont utilisés, portant parfois à confusion, et qu'il convient donc de définir avec précision.

Sur le plan lésionnel et de la sémiologie dermatologique :
- **le nodule** est une formation dure, plus ou moins arrondie, circonscrite, enchâssée, intéressant le derme et/ou l'hypoderme, de plus d'un centimètre de diamètre. Le nodule peut reposer sur un processus néoplasique (mycosis fongoïde), infectieux (bactérien ou fongique) ou parasitaire (helminthe ou insecte). Les nodules reposent sur l'afflux puis l'infiltration diffuse de cellules inflammatoires dans le derme et/ou l'hypoderme ;
- **la fistule** représente un trajet reliant ce nodule au milieu extérieur, trajet par lequel s'écoule un liquide (lymphe, sang, pus…) et entretenu par l'écoulement même de ce liquide ;
- **l'abcès** est une collection purulente délimitée formée aux dépens des tissus environnants. Il peut compliquer une formation pathologique antérieure comme un nodule. Le pus peut être sanieux (mélangé à du sang), homogène ou renfermant des grains, d'origine bactérienne, fongique ou stérile ;
- **l'ulcère** est une perte de substance intéressant l'épiderme et le derme (par opposition à l'excoriation qui n'intéresse que l'épiderme). Une formation nodulaire peut évoluer vers l'ulcération.

Sur le plan nosologique, les maladies correspondantes sont dues à des parasites du derme et du tissu conjonctif sous-cutané, particulièrement les champignons. Si les termes de myiase (maladie due au développement de larves de diptères) et de leishmaniose ne posent aucun problème, en revanche, les mycoses sous-cutanées sont désignées par des termes différents selon les espèces parasites responsables, la lésion élémentaire induite, etc., d'où une certaine confusion.

Ces mycoses sont caractérisées par l'existence de mycétomes, regroupant les eumycétomes (étymologiquement : mycétomes vrais, mycétomes fongiques, mycétomes eumycotiques ou maduromycétomes) et les pseudomycétomes (dus à des bactéries, filamenteuses : mycétomes actinomycotiques ou actinomycétomes non traités ici, puisque d'étiologie microbienne). Le mycétome fongique (terme pléonastique, nous emploierons donc mycétome) est une tumeur inflammatoire du derme et du tissu sous-cutané, se développant lentement, pouvant se fistuliser et laisser échapper un pus contenant des grains parfois colorés, correspondant à un feutrage de filaments mycéliens. Le granulome

Tableau 36 - Espèces parasites impliquées.

nature du parasite	nature des lésions induites	maladie
algue*	nodule, ulcère	phycose
champignons	mycétome, granulome	mycose
protozoaires	nodule	leishmaniose, néosporose
helminthes	nodule	filarioses, cysticercose…
arthropodes	pseudofuroncle nodule, ulcère	myiases plaies dues aux tiques

* le genre *Prototheca* et la protothécose sont étudiés dans le cadre des maladies parasitaires disséminées.

(lésion inflammatoire du tissu conjonctif avec afflux de cellules polymorphes), d'origine fongique, est également une tumeur inflammatoire mais non suppurée. Cette lésion peut toutefois évoluer vers un ramollissement (gomme mycosique, par exemple lors de sporothricose), vers une pseudosuppuration (abcès pouvant se fistuliser avec élimination d'une substance plus ou moins épaisse et colorée, évoquant du pus mais toujours dépourvue de grains). ❐

2. Les phæohyphomycoses

DÉFINITION

Selon un critère étiologique et taxinomique, les mycoses sont parfois désignées par des termes différents selon la famille des espèces pathogènes (ce qui est peu utile sur le plan clinique, puisque un même groupe d'espèces parasites peut être à l'origine de lésions extrêmement différentes), alors que certaines d'entre elles peuvent présenter un tableau clinique commun ou comparable.

Si l'on exclut de notre propos les mycoses systémiques devenues secondairement cutanées, ou l'association de lésions osseuses, digestives et cutanées pour ne retenir que les mycoses strictement cutanées et sous-cutanées, seules les phæohyphomycoses ou dématiamycoses (étymologiquement: mycoses dues à des champignons pigmentés de brun, appartenant à la famille des dématiacées) rentrent dans ce cadre. Elles s'opposent aux hyalohyphomycoses, mycoses systémiques, à localisations multiples (et accessoirement cutanées), étymologiquement dues à des champignons clairs, hyalins, non pigmentés (de la famille des moniliacées, essentiellement). Un cas exceptionnel de mycétome dû à *Microsporum canis* a été décrit chez le chien (alors que celui-ci est désormais assez bien connu chez le chat), qui n'est pas fondamentalement différent sur le plan clinique et de la démarche diagnostique.

La famille des dématiacées regroupe des espèces très diverses, nombreuses et toutes saprophytes: aussi pourrait-on penser que les mycoses correspondantes seront cliniquement très hétérogènes. Toutefois, plusieurs points communs justifient le fait d'aborder les phæohyphomycoses: les lésions provoquées par ces champignons sont souvent très proches (nodules, fistules et ulcères, parfois suppurés mais dont le pus ne présente jamais de grains) et la contamination repose le plus souvent sur l'inoculation par un végétal vulnérant.

ÉPIDÉMIOLOGIE

Les espèces pathogènes responsables sont toutes saprophytes, et leurs spores sont observables sur de nombreux supports végétaux (bois, plantes épineuses...). Aussi les mycoses correspondantes sont-elles sporadiques, affectant des chiens vivant à l'extérieur (chiens de chasse, de troupeau), dans des régions chaudes et humides (favorables au maintien des spores sur les végétaux).

LES PARASITES

Espèces de la famille des dématiacées: *Alternaria alternata*, *Curvularia sp*, *Drechslera spicifera* et *Sporothrix schenckii*.
Des caractères morphologiques et biologiques exposés en détail dans ***l'encadré 12,*** il est possible de dégager les conséquences suivantes:

Conséquences cliniques

Les phæohyphomycoses nécessitent une biopsie et une analyse histologique pour établir le diagnostic, en raison du caractère profond du parasite et des symptômes équivoques.

Conséquences thérapeutiques

Le traitement nécessite le plus souvent une exérèse chirurgicale.

PATHOGÉNIE ET IMMUNITÉ

Tous ces champignons peuvent être qualifiés d'espèces opportunistes (c'est-à-dire d'espèces non pathogènes dans la grande majorité des cas, saprobies, devenant pathogènes à la faveur de certains facteurs).
Le pouvoir pathogène de ces espèces repose sur:
- l'inoculation sous-cutanée de conidies provenant du milieu extérieur. Tous les cas recensés font état

d'une blessure par des végétaux vulnérants ou d'une blessure banale en contact avec un sol, de la terre, des matières végétales souillées;
- les éléments pathogènes sont les conidies pigmentées;
L'immunodéficience, quelle qu'en soit l'origine (iatrogénique, virale, due à une autre maladie chronique), constitue un facteur favorable important.

ÉTUDE CLINIQUE

a. Symptômes

A la suite d'une blessure provoquée par un végétal ou d'une plaie banale souillée de terre contaminée, on observe dans les formes classiques:
- une absence de cicatrisation malgré des soins antiseptiques locaux, antibiotiques locaux et/ou généraux.
- la formation de nodule(s) indolore(s), évoluant progressivement vers l'ulcération et associé(s) à une lymphangite et à une adénomégalie satellite. Ces nodules peuvent rester en l'état ou se fistuliser pour laisser s'écouler un pus plus ou moins coloré. L'absence de prurit est de règle.
- L'extension à partir de ce point d'inoculation et *via* les trajets lymphatiques est fréquente: apparition d'autres nodules (sur le même membre, puis sur le tronc), d'autres adénomégalies, parfois vers

Encadré 12. Caractères morphologiques et biologiques des dématiacées

Définition taxinomique simplifiée

Ces champignons sont:
- des DEUTÉROMYCÈTES: pas de reproduction sexuée connue;
- de la famille des DÉMATIACÉES:
  - champignons caractérisés par la possession d'un pigment noir ;
  - formant des colonies gris-souris ou gris sombre.

Sporothrix schenckii pour certains auteurs ne fait pas partie de cette famille mais de celle des Moniliacées, champignons dépourvus de pigments, hyalins. En fait, cette espèce a la propriété de donner des conidies hyalines et pigmentées. La présence de mélanine dans la paroi de certaines conidies suffit à ranger cette espèce parmi les dématiacées.

Morphologie (tableau 37)

En culture

Les colonies sont duveteuses, de couleur gris noirâtre, brunâtre ou noire. Les deux faces de la colonie peuvent être de couleurs différentes: brun au recto, noir au verso. Cette couleur sombre n'apparaît pas toujours immédiatement. Dans ces colonies, on observe:
- des filaments pigmentés, brunâtres ou noirs;
- des poroconidies: conidies se développant à partir d'un pore de la paroi du mycélium qui présentent plusieurs cloisons longitudinales et/ou transversales. Elles peuvent être isolées ou en chaîne (cas des *Alternaria*), légèrement incurvées, asymétriques (cas de *Curvularia*);
- des sympoduloconidies, conidies se développant à chaque angle que présente le filament conidiogène: développement en zig-zag, disposition en sympode (cas de *Sporothrix schenckii*);
- le genre *Sporothrix* se caractérise par un dimorphisme en fonction de la température:
  - un aspect mycélien à basse température (25°C) avec des spores (terminales ou non) regroupées «en marguerite» et disposées à l'extrémité d'un petit pédicule. Ces conidies peuvent être hyalines ou pigmentées,
  - un aspect levuriforme à 35-37°C, surtout sur milieu enrichi (glucose, sang, cœur + cerveau), identique à ce qui est obervé en lésion: levures globuleuses avec un bourgeonnement multipolaire, levures disposées en pseudomycélium. Ces levures donnent aux colonies une couleur grise.

En lésion

L'aspect est varié : hyphes septés, de calibre plus ou moins régulier, pigmentés; levures bourgeonnantes; pseudomycélium.
Sporothrix schenckii est difficile à observer en lésion du fait de sa rareté: levures globuleuses (2-6 µm); formes en cigare, allongées, en fuseau, libres ou intracellulaires (macrophages, cellules géantes, polynucléaires); formes astéroïdes rarissimes constituées d'une spore centrale et du matériel éosinophilique périphérique disposé en rayons.

Biologie

Habitat

Fondamentalement, les espèces responsables sont saprobies, observées dans le milieu extérieur, particulièrement sur des supports végétaux (plantes diverses souvent épineuses, bois plus ou moins pourris, tiges cassées, tout élément végétal vulnérant). A partir de ces supports, il est possible d'isoler les diverses espèces sur le revêtement cutané (sans pour autant en déduire un pouvoir pathogène).

Reproduction (figure 22)

Toutes ces espèces sont des *Fungi imperfecti*, c'est-à-dire des champignons pour lesquels la reproduction sexuée n'est pas connue (ce qui ne signifie pas qu'elle est inexistante; dans cette hypothèse, elle aurait lieu dans le milieu extérieur).

Figure 22 - Cycle évolutif des dématiacées.

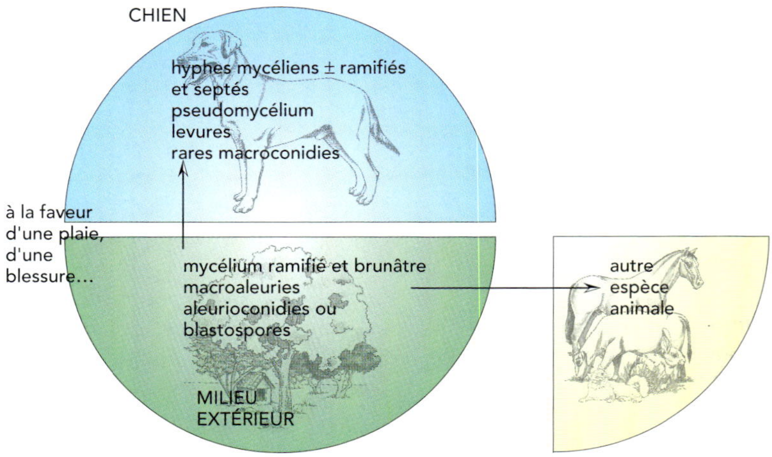

des tissus plus profonds (sous-cutané, osseux, articulaire…).

- Sauf lors de généralisation et atteinte des poumons, du SNC par exemple, ces lésions cutanées, même multiples et ulcérées, ne sont pas douloureuses. Elles évoluent lentement et n'affectent pas l'état général de l'animal.

b. Lésions

Fondamentalement, la lésion caractéristique est un granulome (pouvant évoluer en pyogranulome), dont le centre est constitué de macrophages épithélioïdes et de cellules géantes, entouré de plasmocytes et de lymphocytes. Les granulomes les plus profonds sont entourés de tissu conjonctif formant une véritable enveloppe. Ces lésions sont très souvent dépourvues de caractère éosinophilique.

c. Diagnostic

Le diagnostic est fondé sur:

- **des éléments épidémiocliniques:** plaie ne cicatrisant pas malgré des soins locaux et/ou généraux antiseptiques et antibiotiques, évolution vers un nodule parfois ulcéré et associé à une réaction ganglionnaire;
- **une analyse histopathologique** permettant de visualiser, dans la profondeur du prélèvement, des hyphes septés, plus ou moins ramifiés et colorés, disséminés dans le derme, parfois à l'intérieur des cellules macrophagiques, associés exceptionnellement à des levures et à des corps astéroïdes lors de

Tableau 37 - Espèces parasites impliquées dans les phæohyphomycoses.

champignon	morphologie en culture	morphologie en lésion
Dreschlera spicifera *[= Bipolaris spicifera]*	poroconidies* en cigare avec pseudocloisons	aspect varié: - hyphes septés et ramifiés; - pseudomycélium; - levures bourgeonnantes; - rares macroconidies réticulées ces éléments en proportion variable sont intratissulaires et pigmentés
Alternaria alternata	filaments bruns avec poroconidies parfois alignées avec cloisons longitudinales et transversales	
Curvularia geniculata	poroconidies incurvées, asymétriques avec cloisons transversales	
Sporothrix schenckii	levures + filaments dont certains avec des conidies en «marguerite», sympoduloconidies**	rares éléments en navette et corps astéroïdes

* la poroconide se développe à partir d'un pore de la paroi mycélienne, présentant à maturité un ensemble de cloisons avec cicatrice persistante
** la sympoduloconidie est une conidie produite à chaque angle d'un filament conidiogène en zigzag

sporothrichose. L'observation de ces hyphes, même en coloration PAS, ne permet pas d'effectuer une diagnose générique du champignon (même aspect avec d'autres genres: Pythium, Mucorales, Cryptocoque…);

- **une culture mycologique**: dans le cas d'un résultat histopathologique évocateur d'un mycétome, seule la culture en milieu de Sabouraud permet d'identifier l'espèce pathogène.

d. Pronostic

Tant que la forme est localisée, qu'elle affecte le derme et le tissu sous-cutané, il est possible, dans la majorité des cas, d'obtenir de bons résultats après un diagnostic certain et précoce. L'hypothèse d'une immunodépression sous-jacente ou le risque d'une forme systémique assombrit considérablement le pronostic.

MÉTHODES DE LUTTE

Le traitement de choix reste l'exérèse chirurgicale du nodule cutané et de son éventuelle extension sous-cutanée. Il est parfois difficile (nodules multiples, inaccessibles), voire impossible. Il doit toujours être envisagé car il améliore considérablement le pronostic.

Le traitement est également médical: les antifongiques classiques (amphotéricine B, kétoconazole, itraconazole, association amphotéricine B- flucytosine) utilisés de façon traditionnelle, sont d'une efficacité très variable, parfois décevante. La sporotrichose semble plus facile à éradiquer avec l'amphotéricine B par la voie intraveineuse, le kétoconazole (10 mg/kg/j) ou l'itraconazole (10 mg/kg/j).

Les rechutes et surtout l'extension à partir du foyer initial sont malheureusement possibles malgré un traitement médical *a priori* bien conduit.

Pour en savoir plus

BEALE KM, PINSON D. Phæohyphomycosis caused by two different species of Curvularia in two animals from the same household. J. Am. An. Hosp. Assoc., 1990, 26, 67-70.
CARLOTTI DN, MATHET JL, BENSIGNOR E. Aspects cliniques et histopathologiques des pseudo-néoplasmes cutanés chez le chien, le chat, le cheval et les ruminants. I. Granulomes et pyogranulomes. Point Vét., 2000, 31, 45-55.
MACKAY BM, JOHNSTONE I, O'BOYLE DA, CONNOLE MD, MUIR D, SUTTON R. Severe dermatophyte infections in a dog and cat. Aust. Vet. Practit., 1997, 27, 86-90. Cas d'un mycétome à *Microsporum canis* observé chez un chien souffrant d'un syndrome de Cushing: polyadénomégalie, état général dégradé, macules et papules disséminées sur le tronc. La biopsie ganglionnaire et la culture ont permis d'établir le diagnostic. Malgré l'utilisation de l'itraconazole, la mycose est devenue systémique et l'animal a du être euthanasié.

3. La leishmaniose nodulaire

DÉFINITION

La leishmaniose nodulaire est une forme clinique particulière de la protozoose, exposée plus largement dans le chapitre dévolu aux maladies du système des phagocytes mononucléés et du sang. Due à la multiplication et à l'action pathogène de *Leishmania infantum* transmis par la piqûre de psychodidés du genre *Phlebotomus*, la leishmaniose est une maladie de système dont le tableau clinique est varié: parmi les symptômes relevés, existent de nombreuses manifestations cutanées (alopécie, parakératose, ulcères) et parfois des nodules sous-cutanés.

L'existence de nodules cutanés et/ou sous-cutanés, parfois multiples, dispersés sur le tronc de l'animal, le plus souvent non associés à une dégradation de l'état général, caractérise la leishmaniose nodulaire.

ÉPIDÉMIOLOGIE

Si l'épidémiologie générale de la leishmaniose nodulaire ne diffère pas fondamentalement de celle de la leishmaniose générale, il semble toutefois, pour quelques auteurs, que la forme nodulaire soit plus fréquente chez les chiens à poil court (boxer, teckel à poil dur, bullmastiff). Parmi tous les aspects cutanés de la leishmaniose (alopécie et desquamation, pustulose stérile, dermite ulcérative et dermatose nodulaire), cette dernière représenterait environ 10 p. cent des cas (12 p. cent dans l'étude de Ferrer et al sur 43 chiens; 9 p. cent sur 95 cas d'après Slappendel; 13 p. cent sur 22 cas d'après Kontos; 16,8 p. cent sur 125 cas d'après Dénerolle).

Le parasite et son pouvoir pathogène (pathogénie et immunité) sont étudiés largement dans le chapitre consacré à la leishmaniose générale.

ÉTUDE CLINIQUE *(photo 38)*

a. Symptômes

Classiquement, les animaux ne présentent, en début d'évolution de la maladie, que des lésions cutanées et, parmi celles-ci, presque exclusivement des nodules :
- formations cutanées et/ou sous-cutanées, le plus souvent multiples ;
- siégeant sur la face (chanfrein, face interne des pavillons auriculaires), les faces latérales du tronc ;
- de dimensions variables (quelques millimètres à plusieurs centimètres de diamètre), allant ainsi d'un aspect papuleux à des nodules volumineux pseudo-tumoraux ;
- non ulcérés, non adhérents, indolores et non prurigineux ;
- sans réaction palpable du ganglion lymphatique satellite ni atteinte de l'état général.

Ces lésions évoluent lentement, n'entraînent aucune gêne pour l'animal et ne sont associées, le plus souvent et au moins en début de maladie, à aucun autre symptôme d'ordre général évocateur de leishmaniose.

b. Lésions

Sur le plan histopathologique, ces nodules correspondent à une accumulation de macrophages dans le derme superficiel et profond, de cellules géantes multinucléées et de quelques lymphocytes, plasmocytes et polynucléaires neutrophiles. Les macrophages sont massivement parasités, le nombre de leishmanies observées au sein de ces nodules est toujours très élevé.

c. Évolution

L'évolution est toujours lente (au moins plusieurs semaines), et l'apparition d'une forme classique avec atteinte de l'état général (abattement, amaigrissement, adénopathie) n'est pas systématique. On peut donc considérer que cette forme nodulaire de leishmaniose est associée à une réaction plutôt favorable de l'organisme : tout se passe comme si celui-ci parvenait à maintenir la multiplication des leishmanies au sein d'un territoire parfaitement limité.

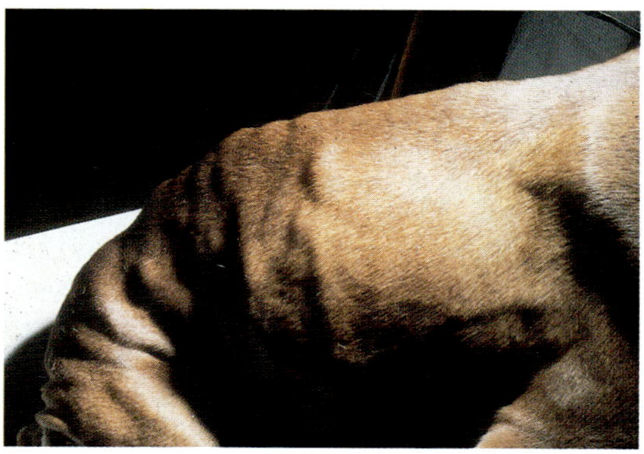

38. Leishmaniose *nodulaire : nodules multiples sur le tronc d'une jeune chienne boxer*

d. Diagnostic

Le diagnostic clinique est difficile : l'aspect des nodules, leur évolution lente et l'absence d'autres symptômes conduisent généralement le propriétaire à ne pas consulter immédiatement et le clinicien à ne pas évoquer en première intention une leishmaniose.

En effet, le diagnostic différentiel doit considérer :
- des abcès (en particulier dus à des corps étrangers) : douleur, pus, réaction ganglionnaire, évolution rapide vers la fistulisation ;
- des processus néoplasiques (fréquents chez la race boxer) : histiocytome, mastocytome, mélanome ;
- des helminthoses sous-cutanées (dirofilarioses).

En revanche, le diagnostic histopathologique est aisé : la biopsie, la ponction et/ou l'exérèse suivie d'une analyse histologique classique permettent de conclure sans difficulté à une leishmaniose en raison de la richesse des nodules en parasites. S'il en était besoin, la sérologie classique (IFI, ELISA, agglutination ; *cf. étude de la leishmaniose générale) confirmerait le diagnostic.*

e. Analyses

Les analyses biologiques non spécifiques (numération-formule, électrophorèse, créatinine-urée), l'adénogramme et le myélogramme permettent de confirmer une atteinte générale. En l'absence, l'exérèse chirurgicale est en général de bon pronostic.

MÉTHODES DE LUTTE

Le traitement comporte deux aspects :
- **un aspect chirurgical :** l'exérèse du ou des nodules de façon large ne pose en général aucun problème, sauf si ceux-ci sont multiples ;
- **un aspect médical :** le traitement doit faire appel aux molécules leishmanicides telles qu'elles sont utilisées dans le cas de la leishmaniose générale. Ce traitement doit évidemment être accompagné d'un suivi clinique, biologique et sérologique identique.

Pour en savoir plus

DÉNEROLLE P. Leishmaniose canine : difficultés du diagnostic et du traitement (125 cas). PMCAC, 1996, 31, 137-145.
FERRER L, RABANAL R, FONDEVILA D, RAMOS JA, DOMINGO M. Skin lesions in canine leishmaniasis. J. Small Anim. Pract., 1988, 29, 381-388.
FERRER L, FONDEVILA D, MARCO A, PUMAROLA M. Atypical nodular leishmaniasis in two dogs. Vet. Rec., 1990, 126, 90.
KONTOS VJ, KOUTINAS AF. Old world canine leishmaniasis. Comp Cont Educ., 1993, 15, 949-959.
RIGAL C, GASTELLU J, GEVREY J. Une forme sous-cutanée nodulaire de leishmaniose canine. Bull. Soc. Sci. Vet. Méd. Comp., 1983, 85, 41-43.
SLAPPENDEL RJ. Canine leishmaniasis. A review based on 95 cases in the Netherlands. Vet. Q., 1988, 10, 1-16.

4. La néosporose cutanée

DÉFINITION

La néosporose est une protozoose non contagieuse, infectieuse, due à l'action pathogène et à la multiplication d'un apicomplexa *Neospora caninum*. Il s'agit cliniquement d'une affection du système nerveux entraînant, surtout chez le chiot et le jeune chien, une parésie puis une paralysie des membres postérieurs. Chez le chien adulte, elle peut prendre l'aspect d'une dermatose nodulaire.

ÉPIDÉMIOLOGIE

Cette forme cutanée ne semble être observée que chez le chien adulte, voire âgé, chez qui il n'est pas possible, en l'état actuel des connaissances, de définir précisément l'origine de l'infection : il pourrait s'agir d'une multiplication du parasite à partir de kystes quiescents, à la faveur d'une immunodépression dont l'origine reste inconnue.

Le parasite, *Neospora caninum,* très proche du toxoplasme, est décrit dans le chapitre consacré aux affections du système nerveux ***(encadré 58).***

Cliniquement, la néosporose s'exprime sous deux aspects :
- soit par la présence de nodule(s) ulcéré(s) de quelques centimètres de diamètre, unique ou peu nombreux, sans aucun signe neurologique associé, ni perturbations sanguines, ni dégradation de l'état général, en diverses régions du corps (membres, tronc…), indolores et non adhérents ;
- soit sous la forme de dermatoses nodulaires extensives, modérément prurigineuses, affectant de larges parties du corps, associés à une adénomégalie satellite et à un état général de l'animal profondément altéré : anorexie, abattement, dyspnée, insuffisance cardiaque, modifications sanguines (leucocytose, thrombocytopénie). Ces formes correspondent à une néosporose disséminée.

En ce qui concerne les lésions, on observe une dermite nécrosante, pyogranulomateuse diffuse, parfois sévère et profonde, entourée d'une réaction conjonctive importante associée à des ulcères et à une vascularite : accumulation de nombreux macrophages et polynucléaires neutrophiles, de lymphocytes et de plasmocytes dans le derme et le tissu adipeux sous-jacent, destruction des fibres conjonctives et des annexes. Les macrophages, les polynucléaires neutrophiles et les cellules épithéliales peuvent renfermer de nombreux tachyzoïtes évocateurs.

Le diagnostic ne peut être confirmé qu'après une biopsie (ou exérèse suivie d'une analyse histologique) :
- observation, au microscope optique, sur la lame préparée classiquement de nombreux tachyzoïtes au sein d'une vacuole parasitophore et de nombreuses cellules (macrophages et polynucléaires neutrophiles surtout, accessoirement cellules endothéliales et épithéliales) ;
- observation au microscope électronique de l'ultra-structure du complexe apical : rhoptries et corps denses nombreux ;
- marquage en immunohistochimie grâce à un Ac monoclonal et le système d'amplification avidine-biotine *(cf. technique développée dans le paragraphe consacrée à la leishmaniose, maladies du S.P.M.).*

MÉTHODES DE LUTTE

a. Traitement

La néosporose actuellement reste, sous sa forme disséminée, une maladie mortelle. Quelques publications font état d'une guérison clinique lors de néosporose cutanée à l'aide de :
- la clindamycine (Antirobe®) : 7,5 mg/kg/j, p.o, durant trois semaines ;

- l'association triméthoprim-sulfadiazine et pyriméthamine qui a démontré son intérêt lors de néosporose disséminée, pourrait être utilisée.

L'exérèse chirurgicale, lors de nodule unique ou peu nombreux, est vivement conseillée.

b. Prophylaxie

La connaissance du cycle évolutif et épidémiologique demeurant imparfaite, il est très difficile de définir des mesures de prophylaxie efficaces. Toutefois, la transmission verticale étant démontrée chez le chien et possible durant plusieurs gestations successives, les chiennes ayant donné naissance à des chiots malades doivent être interdites de reproduction.

Pour en savoir plus

DUBEY JP, METZGER FL, HATTEL A, LINDSAY DS, FRITZ DL. Canine cutaneous neosporosis: clinical improvement with clindamycin. Vet. Dermatol., 1995, 6, 37-43.
FRITZ D, GEORGE C, DUBEY JP, TREES AJ, BARBER JS, HOPFNER CL, MEHAUT S, LE NET JL, LONGEART L. *Neospora caninum*: associated nodular dermatitis in a middle-aged dog. Canine Pract., 1997, 22, 21-24.
PERL S, HARRUS S, SATUCHNE C, YAKOBSON B, HAINES D. Cutaneous neosporosis in a dog in Israel. Vet. Parasitol., 1998, 79, 257-261.
POLI A, MANCIANTI F, CARLI MA, STROSCIO MC, KRAMER L. Neospora caninum infection in a Bernese cattle dog from Italy. Vet. Parasitol., 1998, 78, 79-85.

5. Les nématodoses et la cysticercose cutanées et sous-cutanées

DÉFINITION

Quelques espèces d'helminthes, soit sous la forme adulte soit sous la forme larvaire, sont susceptibles de migrer et/ou de se développer dans le derme et le tissu conjonctif sous-cutané, et de provoquer la formation de lésions diverses. Il peut s'agir :

- d'une espèce habituellement observée en cette localisation : *Dirofilaria repens* ;
- de microfilaires du genre *Acanthocheilonema* ;
- d'une espèce « égarée » chez le chien : la larve de *Tænia crassiceps* ;
- d'espèces en migration appartenant aux genres *Ankylostoma*, *Uncinaria* et *Strongyloides* ;
- d'une espèce accidentellement parasite : *Pelodera strongyloides* ;
- enfin, d'espèces observées chez le chien mais « normalement » en une localisation non cutanée : *Dirofilaria immitis*, ainsi que des microfilaires de cette espèce.

Ces helminthoses sont donc des nématodoses (filarioses et « strongyloses » au sens large) et une métacestodose. Seule la dirofilariose à *D. repens* est habituellement rencontrée chez le chien dans nos régions.

ÉPIDÉMIOLOGIE

Les dirofilarioses sous-cutanées sont transmises par des culicidés. La biologie et l'écologie de ces hôtes intermédiaires et l'existence de chiens réservoirs conditionnent la répartition géographique de ces helminthoses : maladies endémiques essentiellement observées dans le midi de la France et dans les pays méditerranéens, particulièrement l'Italie.

En France, la prévalence de *D. repens* ***(encadré 13)*** semble augmenter, ainsi que sa répartition géographique. D'une zone strictement méditerranéenne, la dirofilariose est observée également dans le Sud-Ouest (Garonne, Tarn, Gironde…), le Centre (Nièvre, Loir-et-Cher) et le Bassin parisien : une enquête effectuée en 1986 sur 62 départements et portant sur 5 502 échantillons a révélé 1,3 p. cent des prélèvements positifs. Cette filaire est observée chez les canidés domestiques et sauvages et, en région de forte endémie (Italie), chez le chat. Elle peut occasionnellement être zoonosique.

Les infestations dues aux genres *Ankylostoma*, *Uncinaria* et *Strongyloides* sont provoquées par les larves (stade 3), qui traversent la peau et ensuite migrent, *via* les poumons, en direction de la localisation définitive des adultes (intestin grêle) : ces infestations ont les caractères épidémiologiques des helminthoses imaginales (donc digestives) correspondantes : maladies de meutes, de chenils, en relation avec un sol favorable (humide, aéré, meuble, chaud) et souillé *(cf. chapitre de gastroentérologie).*

L'infestation à *Pelodera* concerne une espèce de nématode libre, qui peut occasionnellement provoquer des lésions cutanées : la pullulation des stades larvaires nécessite des conditions particulières (humidité, température) propres aux sols non entretenus (terre, paille souillées...).

La cysticercose sous-cutanée est sporadique : quelques cas cliniques ont été décrits, les hôtes habituels de ce parasite étant le renard, pour la forme adulte, et le campagnol, pour les larves.

LES PARASITES

Seules seront étudiées ici les espèces *Dirofilaria repens, Pelodera strongyloides* ***(encadré 14)*** et *Tænia crassiceps* ***(tableau 38).*** Les autres parasites sont exposés dans d'autres chapitres en fonction de la localisation des adultes : *D. immitis* en cardiopneumologie, *Acanthocheilonema*, *Ankylostoma*, *Uncinaira* et *Strongyloides* en gastroentérologie et la capacité éventuelle à s'y multiplier : d'où le caractère prolifératif, infectieux de l'agent pathogène.

Ces deux propriétés conjuguées caractérisent la larve de *Tænia crassiceps*, ce qui explique à la fois les localisations parfois multiples de ces larves (kystes multiples observés sur le même animal ; localisation dans le tissu conjonctif sous-cutané mais aussi profond : péritonéal) et les échecs thérapeutiques enregistrés (possibilités de rechute si

Encadré 13. Caractères morphologiques et biologiques de Dirofilaria repens

Définition taxinomique simplifiée

Cet helminthe est :

- un NÉMATODE : ver rond dépourvu de trompe épineuse ;
- de la famille des ONCHOCERCIDÉS :
  - filaire (ver filiforme) ;
  - présentant une vulve antérieure et non juxta-buccale.

Morphologie

Adulte

- Le corps est filiforme, de couleur blanchâtre ;
- de 5-7 cm de longueur chez le mâle, 13-17 cm chez la femelle ;
- sur 300 μm de diamètre, dont la cuticule est striée ;
- l'extrémité antérieure possède 10 papilles céphaliques ;
- le mâle présente des ailes caudales bien développées, soutenues par des papilles.

Microfilaire

- Elle est sanguicole et nue (dépourvue de gaine) ;
- mesure 250-300 μm de longueur sur 10 μm de largeur ;
- l'espace céphalique est court et clair ;
- l'extrémité antérieure est arrondie.

La diagnose différentielle des microfilaires du genre *Dirofilaria* (espèces *immitis* et *repens*) est établie dans l'étude diagnostique de la dirofilariose cardiopulmonaire. Il existe en outre une autre filariose proche due à *Dipetalonema* (= *Acanthocheilonema*) *grassii.* Mais elle n'est localisée qu'en Italie : filariose sous-cutanée avec observation de microfilaires nues et dermotropes, transmise par ingestion de la tique *Rhipicephalus sanguineus.* Enfin, exceptionnellement, il peut être observé des nodules sous-cutanés renfermant la filaire cardiaque adulte : cette localisation est rarissime et ne peut être qu'une découverte à la suite d'une exérèse suivie de diagnose.

Biologie

Habitat

- La filaire adulte est localisée dans le tissu conjonctif sous-cutané, surtout dans la moitié postérieure du corps ;
- la microfilaire est dans le sang périphérique sans que l'on puisse formellement observer une périodicité ou une sub-périodicité comme dans le cas de *Dirofilaria immitis* (certains auteurs observent toutefois une présence plus marquée entre 22 heures et 3 heures du matin).

Nutrition

Elle n'est pas connue avec précision.

Reproduction

Le cycle évolutif est superposable à celui de *D. immitis (cf. dirofilariose cardio-pulmonaire)* :

- ingestion par le moustique femelle (HI culicidé : *Anopheles*, *Aedes*, *Culex*) des microfilaires sanguines à la faveur d'un repas effectué chez un animal parasité ;
- apparition des stades infestants L3 environ quinze jours après le repas infestant ;
- transmission de ces L3 au chien lors d'une piqûre, mais sans inoculation, les larves profitant de l'effraction cutanée provoquée par la piqûre pour traverser la peau.

Il est vraisemblable que l'adulte se développe au point d'inoculation des L3 (période pré-patente assez longue : de six à dix mois), et qu'il n'existe donc pas de migration particulière dans l'organisme.

l'agent pathogène n'a pas été totalement détruit). En outre, l'immunocompétence du sujet semble intervenir. En effet :

Encadré 14. Caractères morphologiques et biologiques de Pelodera strongyloides

Définition taxinomique simplifiée

Cet helminthe est :
- un NÉMATODE : ver rond dépourvu de trompe épineuse ;
- RHABDITIDA : parasites de très faibles dimensions ;
- de la famille des RHABDITIDÉS : parasites accidentels.

Morphologie

La larve
- Mesure 400 à 700 µm de longueur sur 20 µm de largeur ;
- est de forme rectiligne, finement striée ;
- à œsophage rhabditoïde (= renfermant un appareil valvulaire) ;
- à queue courte et pointue.

Biologie

Habitat

Les adultes ne sont pas parasites, vivent dans des sols humides, riches en matière organique (litière souillée de matières fécales par exemple, sol en terre battue ou recouvert de paille). Seules les larves peuvent occasionnellement être observées en surface de la peau de l'animal, dans les follicules pileux. Cette localisation est à rapprocher de la voie d'infestation percutanée de parasites proches sur le plan phylogénique que sont les espèces du genre *Strongyloides*.

Reproduction

Seul le milieu extérieur peut assurer la reproduction de ces helminthes : les larves égarées chez le chien ont une évolution abortive, n'atteignant jamais le stade adulte chez l'animal.

- la larve se révèle pathogène chez l'homme, en grande majorité chez des sujets atteints du SIDA ;
- expérimentalement, l'infestation chez la souris est favorisée lors de dysfonctionnement du système immunitaire, quelle qu'en soit l'origine : dysendocrinie, influence des pathologies d'origine gonadique (castration), origine iatrogénique, influence de l'âge.

Les autres espèces citées sont peu pathogènes chez le chien : soit parce qu'elles sont incapables de s'y développer (*Pelodera*), soit parce qu'elles ne prolifèrent pas aux dépens des tissus (*Dirofilaria*). Toutefois, *D. repens*, longtemps considérée comme non pathogène, est impliquée dans quelques troubles cutanés. Chez des animaux malades, le traitement filaricide n'assure pas toujours une guérison complète, cette filariose étant souvent associée à une autre maladie : en Italie, le plus souvent la babésiose, mais aussi l'hépatozoonose, la filariose cardiaque ou la leishmaniose, pour lesquelles la répartition géographique n'est pas très différente. Il n'est pas possible, à l'heure actuelle, de confirmer une éventuelle immunodépression sous-jacente et antérieure à la dirofilariose, ou induite par une pathologie intercurrente et exacerbant le pouvoir pathogène de la dirofilaire.

ÉTUDE CLINIQUE

a. Symptômes

Les symptômes sont variés. On peut observer :

- l'apparition de nodules :

Elle est parfois rapide, de l'ordre de quelques jours.
- Ces nodules sont parfois uniques (dirofilaires), parfois multiples (cysticerques), même s'ils n'apparaissent pas simultanément et s'ils sont locali-

Tableau 38 - Espèces parasites responsables de nématodoses et de cysticercose cutanées et sous-cutanées.

nom d'espèce	stade(s) pathogène(s) responsable(s) des lésions cutanées	taxinomie simplifiée
Dirofilaria immitis *	adulte	filaire
Dirofilaria repens	adulte et microfilaires	filaire
*Acanthocheilonema sp***	microfilaires	filaire
Ankylostoma caninum **	larves 3	strongle
Uncinaria stenocephala **	larves 3	strongle
Strongyloides stercoralis **	larves 3	rhabditida
Pelodera strongyloides	adulte	rhabditida
Tænia crassiceps	larve cysticerque	tæniidé

* étudié en détail dans le chapitre de cardiopneumologie
** étudié en détail dans le chapitre de gastroentérologie

sés dans la moitié antérieure de l'animal (cysticerque): encolure, faces latérales et dorsale du thorax, membres antérieurs, ou dans la partie postérieure du corps (dirofilaires);

- ces nodules sont souvent de petite taille (quelques millimètres: dirofilaires) ou peuvent atteindre plusieurs centimètres de diamètre;
- ils ne sont pas adhérents, sont le plus souvent fluctuants (mais parfois fermes, de la consistance d'un lipome). Ils peuvent se fistuliser spontanément. Ils laissent couler un liquide clair renfermant des «grains». Ils sont alors indolores. Ils peuvent parfois s'abcéder, ils sont alors associés à une douleur décelable lors de la palpation, laissant couler, par une ou plusieurs fistules, du pus.

L'état général de l'animal est conservé. Il peut être altéré toutefois en deux circonstances: lors de localisations multiples, avec atteinte du tissu conjonctif péritonéal et compression de divers viscères abdominaux et lors de complications septiques ;

- **l'apparition d'une dermite très érythémateuse, prurigineuse,** siégeant en régions interdigitées et sur la ligne du dessous (régions en contact avec la source de parasites qu'est le sol), conjointe à celle de papules et de petits ulcères: ces lésions sont dues aux larves de nématodes ankylostomatidés et rhabditidés. Elles ne persistent que si l'animal est soumis en permanence à un milieu fortement infesté. En outre, les larves de rhabditidés meurent spontanément dans la peau du chien, et celles des ankylostomatidés la quittent pour gagner le tube digestif. Le prurit est variable, en général modéré. Des adénomégalies satellites peuvent être observées;

- **l'apparition d'une dermatose prurigineuse, séborrhéique, érythémateuse et papulocroûteuse** siégeant sur la face et sur la ligne inférieure du corps : cette dermatose rétrocède à l'administration d'une thérapeutique macrofilaricide classique (mélarsomine à la dose de 2,5 mg/kg par la voie intra-musculaire, deux injections à 24 heures d'intervalle). La présence de microfilaires dans les capillaires cutanés et des phénomènes d'hypersensibilité semblent expliquer ces lésions.

b. Diagnostic

Diagnostic clinique

Le diagnostic ne peut être uniquement clinique. Les autres causes de formation de nodules, abcès et kystes sont nombreuses:

- corps étrangers avec complication septique: souvent de localisation interdigitée;
- processus néoplasique;
- mycétomes, leishmaniose nodulaire, lipomes, kystes sébacés, etc.

Diagnostic expérimental

Le recours au diagnostic expérimental est indispensable :

- par raclage cutané: observation des larves de *Pelodera* en surface de la peau et dans les follicules;
- par ponction du nodule: si celui-ci n'a pas subi un processus d'abcédation, il est possible d'observer au microscope les «grains» caractéristiques correspondant aux invaginations céphaliques avec leur scolex et leurs crochets;
- par intervention chirurgicale et/ou exérèse et/ou biopsie suivies d'une analyse microscopique et/ou histopathologique: destruction des follicules pilosébacés, infiltrat inflammatoire surtout de nature éosinophilique, helminthe filiforme dont on extrait des fragments lors de la préparation de la pièce biopsique ou dont on observe la section.

L'analyse histopathologique ne permet pas toujours d'observer les larves *in situ.* Quand cela est possible, on rencontre rarement un assez grand nombre de caractères morphologiques pour permettre une diagnose spécifique du parasite. Il est toutefois possible d'avancer des hypothèses:

- soit en recourant à une analyse du milieu extérieur (litière, par exemple) dans lequel on peut isoler des *Pelodera* adultes (helminthes de 1-2 mm de longueur sur 70 µm de largeur, munis d'un appareil valvulaire œsophagien);
- soit par une coproscopie effectuée immédiatement, mais aussi de façon différée afin de mettre en évidence des œufs d'ankylostomes au terme de la période prépatente;
- soit par une recherche de microfilaires circulantes que l'on tente d'identifier (parfois absentes toutefois, lors d'infestation par un adulte unique ou quelques adultes de même sexe, ou lors d'un prélèvement effectué au cours de la période prépatente) et/ou par une mise en évidence des antigènes de *Dirofilaria immitis (cf. chapitre consacré aux affections cardiorespiratoires).*

c. Pronostic

Le pronostic est réservé dans le cas de la cysticercose en raison du caractère infectieux du parasite, et des localisations profondes éventuelles.

MÉTHODES DE LUTTE

a. Traitement

Le traitement est totalement différent selon l'helminthose.

- Dans le cas d'infestation à *Pelodera*, le traitement est essentiellement d'ordre hygiénique: il impose le retrait de l'animal du milieu infesté, le changement de la litière et l'utilisation si besoin des topiques antiseptiques. Un traitement anthelminthique de l'animal est inutile.
- Pour la dirofilariose sous-cutanée, l'exérèse chirurgicale est le meilleur procédé. Un traitement dirofilaricide serait disproportionné compte tenu de la gravité des lésions. Toutefois, dans le cas de nodules multiples ou d'impossibilités d'interventions chirurgicales, on peut recourir à un traitement macrofilaricide (mélarsomine, cf. traitement de la dirofilariose cardiaque), puis à un traitement microfilaricide (ivermectine, 0,5 mg/kg, SC, une fois).
- En revanche, à propos de la cysticercose, le traitement doit être à la fois médical et chirurgical, afin de limiter les risques d'extension et de rechute. L'aspect chirurgical consiste en une exérèse aussi large que possible des vésicules, toute exérèse partielle exposant à des risques de rechute. Il convient d'y associer un traitement médical, cestodicide et larvicide:
  - le praziquantel (Droncit®) à la dose de 100 mg/kg/j par les voies orale ou sous-cutanée, pendant au moins deux semaines, n'a donné que des résultats partiels: guérison clinique apparente suivie d'une rechute;
  - le mébendazole (Telmin® KH) à la dose de 100 mg/kg/j (soit 20 fois la dose habituelle!) par la voie orale semble être efficace. L'index thérapeutique de la molécule autorise de telles doses chez le chien.

Les complications septiques relèvent évidemment d'un traitement antiseptique et antibiotique adéquat.

b. Prophylaxie

La prophylaxie repose sur:
- les règles d'hygiène et d'entretien du sol;
- le traitement des animaux atteints d'ankylostomidose et de téniasis (possible uniquement pour les chiens domestiques);
- la lutte contre les rongeurs.

ASPECT ZOONOSIQUE

Le cysticerque est potentiellement zoonosique. Comme le chien-HI, l'homme s'infeste vraisemblablement par ingestion d'aliments souillés d'embryophores disséminés par le renard (accessoirement par le chien).
Les cas déclarés concernant des individus immunodéprimés, la cysticercose sous-cutanée à *Tænia crassiceps* se révèle donc une maladie opportuniste. La clinique est superposable à celle observée chez le chien: nodules multiples renfermant des larves vésiculaires bourgeonnantes, en localisation sous-cutanée des régions axillaire, thoracique et dorsale.

D. repens présente un caractère zoonosique indiscutable: les cas décrits intéressent les zones de forte endémie (Italie, par exemple). Ils affectent parfois des sujets souffrant d'une hypogammaglobulinémie primaire ou immunodéprimés.
Dans un tiers des cas, le parasite se situe au niveau conjonctival, palpébral ou orbitaire (anciennement, *D. repens* était appelée *D. conjunctivæ*): larmoiement, photophobie, douleurs, œil rouge; parfois en d'autres localisations: peau de la face ou du tronc, appareil génital, poumons...
L'éosinophilie est normale, la sérologie est toujours négative, les parasites atteignent rarement la maturité sexuelle : on n'observe presque jamais de microfilaires circulantes. Le diagnostic est fondé sur l'exérèse du nodule suivie d'une analyse histopathologique; l'homme est un hôte accidentel. ❒

Pour en savoir plus

BEUGNET F, DELPON B, GEVREY J, SOUCHÈRE T. Note à propos d'un cas de cyticercose sous-cutanée chez un chien. Rev. Méd. Vét., 1996, 147, 227-232.
BREDAL WP, GJERDE B, EBERHARD ML, ALEKSANDERSEN M, WILHELMSEN DK, MANSFIELD LS. Adult *Dirofilaria repens* in a subcutaneous granuloma on the chest of a dog. J. Small An. Pract., 1998, 39, 595-597.
CHAUVE CM. Importance in France of the infestation by *Dirofilaria (Nochtiella) repens* in dogs. Parassitologia, 1997, 39, 393-395.
CHERMETTE R, BUSSIERAS J, MIALOT M, RAYNAL PC. Subcutaneous Tænia crassiceps cysticercosis in a dog. J. Am. Vet. Med. Assoc., 1993, 203, 263-265.
CHERMETTE R, BUSSIERAS J, BIETOLA E, MORET H, MIALOT M, RAYNAL PC. Quelques parasitoses canines exceptionnelles en France. III. Cysticercose prolifèrative du chien à *Tænia crassiceps*: à propos de trois cas. Prat. Méd. Chir. An. Comp., 1996, 31, 125-135.
ELKINS AD, BERKENBIT M. Interdigital cyst in the dog caused by an adult *Dirofilaria immitis*. J. Am. An. Hosp. Assoc. 1990, 26, 71-72.
HARGIS AM, LEWIS TP, DUCLOS DD, LOEFFLER DG, RAUSCH RL. Dermatitis associated with *microfilariae (Filarioidea)* in 10 dogs. Vet. Dermatol., 1999, 10, 95-107.
MARTY P. Human dirofilariasis due to *Dirofilaria repens* In France. A review of reproted cases. Parassitologia, 1997, 39, 383-386.
SEAVERS A. Cutaneous syndrome possibly caused by heartworm infestation in a dog. Aust. Vet. J., 1998, 76, 18-20.
TARELLO W. La dirofilariose sous-cutanée à *Dirofilaira (Nochtiella) repens* chez le chien. Revue bibliographique et cas clinique. Rev. Méd. Vét., 1999, 150, 691-702.
WEILL FX, ACCOCEBERRY I, MONTANÉ V, LE MOINE JJ, COUPRIE B, DJOSSOU F, MALVY D, LE BRAS M. Dirofilariose orbitaire à *Dirofilaria repens* en France. Un cas humain contracté sur le littoral atlantique. Méd. Mal. Infect., 1999, 29, 642-645.

6. Les myiases

DÉFINITION

Une myiase est une affection parasitaire due à l'action pathogène de larves de diptère. Ces insectes sont dits myiasigènes. Le développement de ces larves (dans le tube digestif, dans les cavités nasales, la peau ou le tissu conjonctif sous-cutané) chez les mammifères est obligatoire ou facultatif selon le cas. Le chien ne représente en la matière qu'une espèce occasionnelle, aucun diptère myiasigène ne se développant spécifiquement chez cet animal.
Les myiases cutanées sont qualifiées, selon l'aspect clinique, de myiases furonculeuses, rampantes ou des plaies. De nombreuses myiases sont tropicales, dont certaines affectent l'homme. La larve de *Wohlfahrtia magnifica* a été observée chez le chien en France : habituellement, cette espèce est responsable d'une myiase obligatoire des plaies de diverses espèces animales et de l'homme.

ÉPIDÉMIOLOGIE

La myiase cutanée à *W. magnifica* est essentiellement observée chez le mouton, accessoirement chez les bovins, rarement chez le chien. Elle est présente dans les pays du pourtour méditerranéen, en particulier dans le sud de la France (Alpes et Pyrénées). Elle touche les chiens de troupeau, de berger, en contact avec les moutons, sources de parasites. Cette myiase est endémique et surtout estivale.

LE PARASITE *Wohlfahrtia magnifica* *(encadré 16)*

D'autres espèces sont susceptibles de parasiter le chien :

- **en région tempérée :**
  - *Lucilia sericata* (la lucilie soyeuse), très commune en France. Cette larve, parasite facultatif, affecte le mouton : myiase des plaies, de la peau ;
  - des larves de muscinés (genre *Musca*), agents occasionnels de myiases des plaies chez de nombreuses espèces animales ;
- **en régions tropicales :** ces espèces ne sont pas observées en région tempérée, sauf chez des animaux importés en Europe ou revenant d'un séjour, même bref, en régions infestées ;
  - *Cochliomyia hominivorax* = *Callitroga americana* (lucilie bouchère, « ver en vis »), espèce sud-américaine et nord-africaine responsable d'une myiase obligatoire des cavités naturelles, des plaies et même de la peau saine, surtout chez les ruminants ; pour les genres *Lucilia*, *Musca* et *Cochliomyia*, les stigmates ne sont pas situés au fond d'une chambre stigmatique. Ils ne sont pas dissimulés.
  - *Dermatobia hominis* (« le ver macaque »), espèce sud-américaine responsable de myiase furonculeuse obligatoire des bovins, du porc et de l'homme. La larve est caractérisée par une partie antérieure assez grosse suivie d'une partie plus fine (« la queue »). La transmission est assurée par d'autres arthropodes (phénomène de phorésie) ;
  - *Cordylobia anthropophaga* (« le ver de Cayor »), espèce africaine responsable d'une myiase obligatoire sous-cutanée chez les rongeurs, chez les primates et l'homme. La larve est en tonnelet, cylindrique. Le chien s'infeste par contact avec un sol souillé.

PATHOGÉNIE

Les mouches adultes sont attirées par l'humidité, par les secrétions et excrétions physiologiques et pathologiques susceptibles de souiller la peau : sang et lymphe (en particulier en surface d'une plaie cutanée, d'origine traumatique ou chirurgicale, suite d'une blessure ou d'une piqûre d'arthropode), larmes, secrétions nasales et vaginales, cérumen, matières fécales, urines, lochies et produits de mise-bas et d'avortement, pus… ; avorton, cadavre… ; matériel dans lequel les femelles déposent les larves.

Le pouvoir pathogène de larve repose sur une action mécanique assurée par les crochets, véritable squelette céphalopharyngien, et par des secrétions protéolytiques entraînant la destruction des tissus parasités. Le produit de cette lyse attire à son tour d'autres mouches, et l'on peut parfois (au moins chez le mouton) distinguer des larves primaires, secondaires…
L'ensemble de ce processus aboutit à une véritable nécrose, multiplication de germes aérobies, d'où des complications de véritable intoxication.

ÉTUDE CLINIQUE

a. Symptômes

Le tableau clinique est à la fois simple et varié :

- **simple,** parce qu'il se caractérise par des plaies souvent profondes, nécrosées, suppurées, malodorantes, extensives dans lesquelles on observe les larves mobiles;
- **varié,** parce que ces plaies peuvent siéger en de multiples endroits du corps du fait de l'étiologie de cette myiase: région périnéale, conduits auditifs, toute région du corps exposée à des traumatismes.

b. Évolution

Elle peut, sans traitement, être fatale par intoxication générale.

c. Diagnostic

Le diagnostic est facile. Il repose sur des considérations épidémiologiques: du fait des conditions nécessaires à la ponte des femelles, les cas sont observés au cœur de l'été, dans des régions d'éle-

Figure 24 - Cycle évolutif d'espèces myiasigènes.

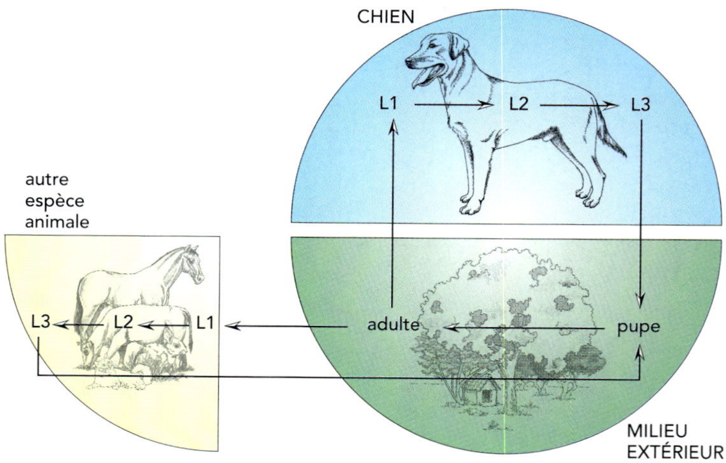

Encadré 16. Caractères morphologiques et biologiques de Wohlfartia magnifica

Définition taxinomique simplifiée

Cette espèce est un:

- INSECTE DIPTÈRE: arthropode hexapode à une paire d'ailes développées ;
- de la famille des SARCOPHAGIDÉS:
  - adultes de couleur grisâtre (s'opposant aux calliphoridés: mouches colorées) ;
  - munis de pièces buccales normalement développées de type lécheur ;
  - présentant des antennes, dont l'arista est nue au moins sur son dernier tiers.

Morphologie

Seules les larves sont parasites (organisme protélien), la diagnose se faisant sur le stade 3:

- larve de 8-10 mm de longueur, hémicylindrique;
- constituée de 12 segments dont 11 visibles;
- dont l'extrémité antérieure porte des crochets;
- et l'extrémité postérieure est tronquée;
- les stigmates étant situés au fond d'une chambre stigmatique, regroupés en fentes verticales;
- entourés d'un péritrème incomplet, ouvert.

Biologie

Habitat

- Les trois stades larvaires sont observés dans des plaies cutanées, même minimes, quelle qu'en soit l'origine (accidentelle ou chirurgicale), chez le mouton principalement, accessoirement chez le bœuf, le cheval et le porc, parfois le chien et l'homme. Les larves sont également observées sur des carcasses en décomposition;
- les adultes sont libres dans le milieu extérieur.

Nutrition

les larves sont carnassières, histophages.

Reproduction (figure 24)

- La femelle est vivipare;
- seules les larves sont parasites chez diverses espèces animales et sont parasites obligatoires;
- à 26°C, le cycle dure environ douze jours.

vage (surtout ovin), chez certains sujets prédiposés :
- chiens grabataires, accidentés, ayant de grandes difficultés à se déplacer, incontinents, souillés d'excréments, souffrant de diarrhée ;
- animaux blessés : traumatismes divers, piqûres de tique, plaies de grattage, morsures, abcès, toute dermatite exsudative ou suppurée ;
- femelles venant de mettre bas ou d'avorter ;
- animaux présentant une otite suppurée (uni- ou bilatérale)...

Le diagnostic repose sur l'existence de plaies nauséabondes dans lesquelles grouillent les larves. Leur récolte et l'observation au microscope des plaques stigmatiques des stades L3 permettent une diagnose spécifique.

d. Pronostic

En l'absence de traitement, le pronostic est très sombre.

MÉTHODES DE LUTTE

a. Traitement

Le traitement est symptomatique et/ou spécifique.

Traitement symptomatique

La tonte, le nettoyage et le rinçage des plaies à l'aide de solutions antiseptiques et antibiotiques, suivis d'une récolte et de la destruction des larves sont indispensables. Il convient de soustraire l'animal à l'action des mouches et à de nouvelles pontes : la mise à l'abri et à l'ombre, le recouvrement des plaies en général suffit. Selon l'état général du chien, un traitement général (antibiotiques, réanimation) est parfois nécessaire. En outre, dans la mesure du possible, le praticien doit tenter de supprimer les causes favorisantes : traitement de la diarrhée, de l'otite, hygiène cutanée...

Traitement spécifique

les insecticides sont efficaces et peuvent être utilisés :
- **en topiques :** poudres, solutions à 0,5 p. mille (à base d'organophosphorés le plus souvent, de pyréthroïdes). Ces applications doivent être répétées sur les plaies, ce qui facilite leur absorption. Elles nécessitent la manipulation de l'animal et peuvent présenter un danger lorsque celui-ci est en mauvais état.
- **par voie générale :** utilisation de l'ivermectine (0,2 mg/kg par la voie sous-cutanée) rendue parfois nécessaire chez des animaux peu manipulables et souffrant de plaies multiples. *A priori,* les autres endectocides (milbémycine, moxidectine), hors AMM, seraient efficaces.

b. Prophylaxie

La prophylaxie consiste à traiter tous les animaux parasités (surtout le mouton) afin de tarir la source de parasites et de supprimer les facteurs favorisants (hygiène, nettoyage, mise à l'abri des animaux, tonte...).

CARACTÈRE ZOONOSIQUE

Les espèces citées et sévissant en région tempérée ne sont pas *a priori* véritablement zoonosiques. Les larves, toutefois, peuvent occasionner des troubles chez l'homme : sur la peau, dans les cavités naturelles ou sur les plaies. Aucune transmission de l'animal à l'homme ou *vice versa* n'est révélée mais une origine commune des éléments pathogènes observés chez ces deux sujets : il ne s'agit donc pas d'une véritable zoonose. ❐

Pour en savoir plus

BOURDEAU P. Quel est votre diagnostic ? Point Vét., 1995, 17, 456-459.
BOURDEAU P, KLAP DF, MIALOT M. Myiase à *Dermatobia hominis.* A propos d'un cas observé chez le chien. Rec. Méd. Vét., 1988, 164, 901-906.
CHERMETTE R, PRIGENT S, BOURDEAU P. Un cas de myiase auriculaire due à *Cochliomyia hominivorax* chez un chien. Rec. Méd. Vét., 1982, 158, 583-587.
EUZEBY J. Les parasitoses humaines d'origine animale. Caractères épidémiologiques. Flammarion Med. Scl., 1984, 324.
FRANC M. Principaux agents de myiases cutanées en France. Point Vét., n° spécial parasitologie des ruminants, 1997, 28, 1811-1812.
HENDRIX CM. Facultative myoasis in dogs and cats. Comp. Cont. Educ., 1991, 13, 86-93.
ZUMPT F. Myiasis in man and animals in the old world. London, Butterworths, 1965, 267.

7. Plaies dues aux piqûres de tiques

DÉFINITION

Les tiques dures ou ixodidés, acariens hématophages, sont des parasites susceptibles de provoquer chez le chien des plaies cutanées, des ulcères, parfois associés à du prurit. Leur rôle essentiel, toutefois, consite à transmettre certaines espèces pathogènes (bactéries, protozoaires dont la babésie par exemple). Deux espèces principales concernent le chien: *Dermacentor reticulatus* et *Rhipicephalus sanguineus*.

ÉPIDÉMIOLOGIE

R. sanguineus est une espèce domestique, spécifique du chien. *D. reticulatus* est une espèce sauvage, dont l'adulte parasite le chien et les ongulés. Les lésions cutanées induites par ces acariens sont à l'origine de manifestations observées chez quelques individus (observations sporadiques), au cours des saisons d'activité des tiques et en relation étroite avec leur biotope (aires à tiques). Ces caractères seront plus amplement détaillés lors de l'étude des maladies parasitaires transmises par ces arthropodes: babésiose, hépatozoonose *(cf. chapitre maladies du sang et du SPM).*

LES PARASITES *(encadré 17, photos 19 et 20)*

De nombreuses espèces de tiques dures sont susceptibles de parasiter le chien: toutefois, nous limitons notre description à deux espèces fréquemment observées en Europe et jouant un rôle pathogène indirect important (en matière de babésiose notamment): *Dermacentor reticulatus* et *Rhipicephalus sanguineus*.

PATHOGÉNIE ET IMMUNITÉ

L'action pathogène directe des tiques résulte de la piqûre (ou morsure):
- **action mécanique:** dilacération du tégument par les chélicères qui jouent le rôle de ciseaux, puis pénétration de l'hypostome de manière oblique, les pédipalpes se plaquant sur la surface du tégument. Cette action est évidemment à l'origine d'une plaie, parfois d'un granulome, d'un nodule, si la tique est arrachée trop brutalement, dû à la persistance de l'hypostome;
- **action biologique:** secrétion salivaire de divers principes actifs facilitant le repas de sang (anticoagulants, antalgiques, anti-inflammatoires), doués de propriétés antigéniques (phénomènes d'hypersensibilité et prurit) et toxiques (éventuelles paralysies). Cette secrétion salivaire précède l'absorption de sang et l'inoculation des agents pathogènes.

Encadré 17. Caractères morphologiques et biologiques de Dermacentor reticulatus *et* Rhipicephalus sanguineus *(accessoirement* Ixodes ricinus*)*

Définition taxinomique simplifiée

Ces arthropodes sont:
- des ACARIENS:
  - individus octopodes au stade adulte ;
  - divisés en deux parties (rostre et corps), l'idiosoma étant lui-même non divisé ;
- de la famille des IXODIDÉS ou tiques dures:
  - acariens de grandes dimensions, visibles à l'œil nu;
  - présentant un bouclier (= écusson) dorsal développé chez le mâle ;
  - réduit chez la femelle ;
  - munis de stigmates situés en arrière des hanches IV (= métastigmates) ;
  - dont les pattes sont rassemblées en un groupe ;
  - les pièces buccales réunies en un rostre terminal adapté à l'hématophagie.

Morphologie

Les deux espèces citées sont des ixodidés brévirostres (rostre inscriptible dans un carré, ou dont la longueur ne dépasse guère la largeur) et metastriata (sillon anal absent ou contournant l'anus en arrière). Les tiques (mâle et femelle non gorgée) mesurent en moyenne quelques millimètres de longueur.

Adulte

Pour les deux espèces: ***tableau 39***

- bien visible, de grande taille surtout pour la femelle capable de se gorger de sang ;
- l'adulte est de contour ovalaire, de forme aplatie chez les tiques à jeun ;
- son corps est fondamentalement divisé en deux parties :
  - le rostre ou gnathostoma, constitué de l'hypostome (pièce ventrale unique munie de dents dirigées vers l'arrière et jouant ainsi le rôle de harpon), des chélicères (pièces dorsales paires, terminées en crochets, rétractiles) et des pédipalpes (pièces non perforantes, latérales). Ces pièces sont insérées sur une base, appelée *capitulum* ;
  - le corps proprement dit ou idiosoma : il présente un bouclier dorsal très important chez le mâle, réduit chez la femelle (autorisant ainsi une dilatation importante lors du gorgement) dont le bord est divisé en festons, et sur la face ventrale, quatre paires de pattes, une paire de stigmates en arrière des coxa IV, et des écussons.

Ixodes ricinus, couramment observée chez les ruminants, peut, au stade adulte, parasiter le chien : tique longirostre (longueur très supérieure à la largeur, rostre inscriptible dans un rectangle) et prostriata (sillon anal contournant l'anus en avant).

Nymphe

(seule celle de *Rhipicephalus* peut être observée chez le chien) :
- très proche de l'adulte femelle : octopode, dimensions plus réduites ;
- absence d'orifices génitaux.

Larve

(seule celle de *Rhipicephalus* peut être observée chez le chien) :
- hexapode :
- dimensions très réduites (de l'ordre du millimètre).

Biologie

La biologie des tiques est complexe : la relative spécificité d'hôtes, la nature des biotopes, les capacités de longévité et de résistance, les modalités du cycle évolutif... constituent un ensemble de caractères conditionnant le parasitisme et la transmission des agents pathogènes. Les trois stades (A : adulte ; N : nymphe ; L : larve) de *Rhipicephalus* sont observables chez le chien, alors que seul l'adulte de *Dermacentor* est concerné, les stades pré-imaginaux (N et L) de ce genre parasitant des rongeurs.

Habitat

(des stades libres) et spécificité (des stades parasites) : ***tableau 40***

- *R. sanguineus* ***(figure 25.1)*** est une tique eurasienne et africaine, endophile dans nos régions (observable dans des locaux), exophile si la température extérieure reste supérieure à 18°C. Cette tique est adaptée au chien et à ses habitats (chenil, niche...) et, secondairement, à tous les biotopes où coexistent le chien et l'homme (maisons, hangars, granges, débarras, couloirs...). Cette espèce est essentiellement une tique méditerranéenne, très abondante dans le Midi, dans le Sud-Ouest, le long de la vallée du Rhône et dans toute région dont le microclimat se rapproche des conditions méditerranéennes. Dans les conditions naturelles, son activité est surtout printanière. Adaptée aux biotopes liés à la présence humaine et à l'urbanisation, cette espèce peut être totalement inféodée aux chenils : les trois stades se nourrissant chez le chien, elle est vulgairement appelée « tique des chenils » ou « tique du chien ». Ceci définit le type monotrope (une espèce-hôte pour les trois stades).
- *D. reticulatus* ***(figure 25.2)*** est une tique eurasienne, de prairies et de forêts, secondairement adaptée aux habitats suburbains (terrains vagues, friches en bordure des agglomérations), de zones ouvertes. Elle est exophile, les stades préimaginaux se nourrissant chez des petits mammifères (rongeurs), l'adulte chez des ongulés (ruminants domestiques et sauvages, équidés) et le chien : exemple de tique ditrope (stades pré-imaginaux chez une catégorie d'espèces, adulte chez une espèce différente). Cette espèce est distribuée dans la quasi-totalité du pays, dans les zones de collines, bien que d'intensité régulièrement décroissante au fur et à mesure que l'on se rapproche du climat méditerranéen. Son activité s'observe au cours de deux périodes, vernale et automnale, l'été n'étant pas favorable à cause de la sécheresse, l'hiver à cause des températures trop basses.
- Les stades pré-imaginaux de *I. ricinus* parasitent des ongulés, des rongeurs, des lagomorphes, des insectivores... l'adulte étant observé chez des ruminants, chez les sangliers, des carnivores sauvages, accessoirement le chien. Cette tique est strictement exophile et polytrope (espèces différentes pour les trois stades évolutifs). Elle est toujours absente des milieux inondés périodiquement et des milieux fortement anthropisés : largement présente en France, *Ixodes ricinus* est pratiquement absente de la zone méditerranéenne (Provence, Languedoc, Roussillon) et des zones d'altitude supérieure à 1 000 mètres. Son activité est maximale au printemps, accessoire en l'automne.

D'une façon générale,

- **la température** est un facteur limitant pour l'activité des tiques, qu'il s'agisse de leur reproduction ou de la recherche d'hôtes nourriciers : 18°C pour *Rhipicephalus*, beaucoup moins pour *Dermacentor*, seuil en-dessous duquel la tique entre en diapause ;
- **l'humidité relative** (HR) conditionne la survie de la tique et, par conséquent, sa répartition : en-dessous de 70 à 80 p. cent de H.R., les différents stades (et particulièrement les œufs) meurent par dessiccation (exception faite de quelques espèces de tiques adaptées à des conditions désertiques). De façon plus précise, au sein d'une région donnée, il existe des biotopes particuliers favorables à l'entretien et à la multiplication des tiques et d'autres, pourtant très proches et apparemment simi-

Figure 25 - Cycles évolutifs des ixodidés
25.1.Exemple de *Rhipicephalus sanguineus.*

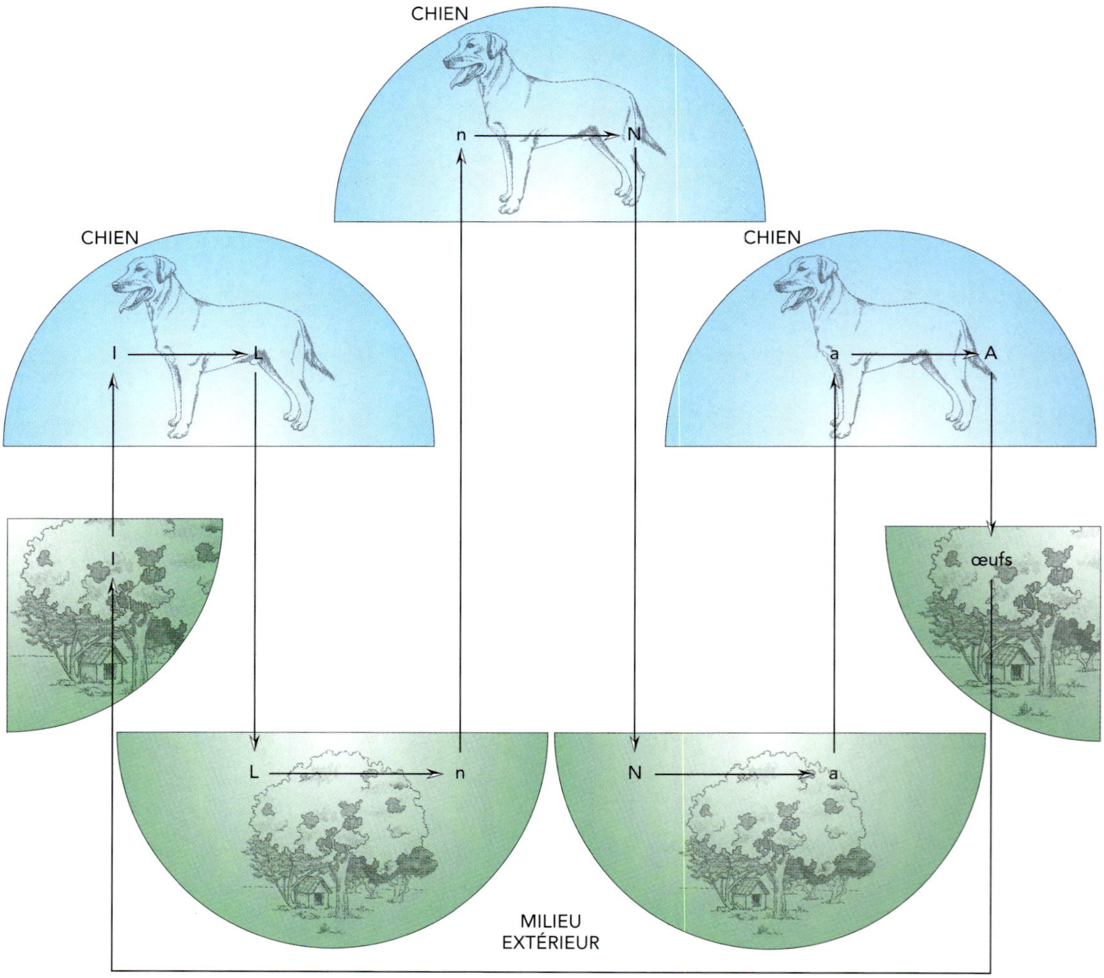

laires, qui n'en hébergent aucune. Ceci définit la répartition en mosaïque, mélange imbriqué de zones favorables et défavorables selon la présence d'hôtes nourriciers, selon l'ensoleillement, la végétation, les possibilités d'abri, la nature du sol…

Nutrition

Fondamentalement, la nutrition des tiques est caractérisée par deux éléments :

- **l'hématophagie** est importante chez la femelle fécondée (repas de sang long nécessaire à la ponte, gorgement possible grâce à un bouclier très réduit), moyenne chez la larve, chez la nymphe et la femelle vierge, et très faible chez les mâles (repas très courts, gorgement nul en relation avec l'importance du bouclier dorsal) ;
- **la larve, la nymphe et la femelle** ne prennent qu'un repas de sang au cours de leur existence : celui-ci effectué (durée variable, moyenne : de trois à huit-dix jours), la larve se transforme en nymphe, cette dernière en adulte, et la femelle tombe sur le sol pour pondre.

Les phases parasitaires correspondant au repas de sang sont infiniment plus courtes que les phases libres : parasites intermittents, ce qui complique particulièrement la destruction des tiques chez l'animal.

Reproduction

Les ixodidés présentent successivement trois stades (ou stases pour certains auteurs) : larve, nymphe et adulte, chacun devant se nourrir sur un hôte qui peut être d'une seule espèce pour les trois (tique monotrope), parfois sur le même individu (tique monophasique, également qualifiée de monoxène), différent pour les stades pré-imaginaux et pour l'adulte (diphasique), différent pour les trois (triphasique). Les cycles diphasiques et triphasiques concernent des tiques monotropes, ditropes ou polytropes, selon que les individus nourriciers appartiennent à la même espèce ou non.

- *R. sanguineus* et une tique triphasique (trois individus) monotrope (de la même espèce: le chien). Le cycle complet, dans les conditions optimales (température supérieure à 18°C, hygrométrie au moins de 50 p. cent), dure deux mois (beaucoup plus si les conditions s'éloignent de cet optimum). Ces conditions expliquent l'adaptation de cette espèce à certains habitats et, par conséquent, l'absence de caractère saisonnier de son activité : chez le chien elle peut être observée toute l'année, même au cœur de l'hiver.

- *D. reticulatus* est une tique triphasique (trois individus), ditrope (stades 1 et 2 chez des petits mammifères, 3 chez les ongulés et les carnivores). Les exigences biologiques de cette espèce font que son activité est bi modale: printemps et automne. La durée totale du cycle évolutif est d'un à deux ans.

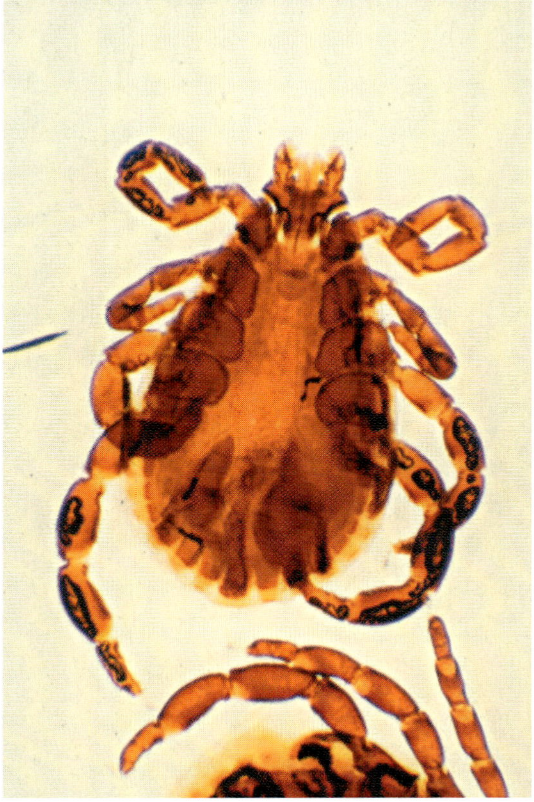

39. Rhipicephalus sanguineus *adulte (Gx16) : ixodidé à bord postérieur festonné, rostre sur un capitulum hexagonal.*

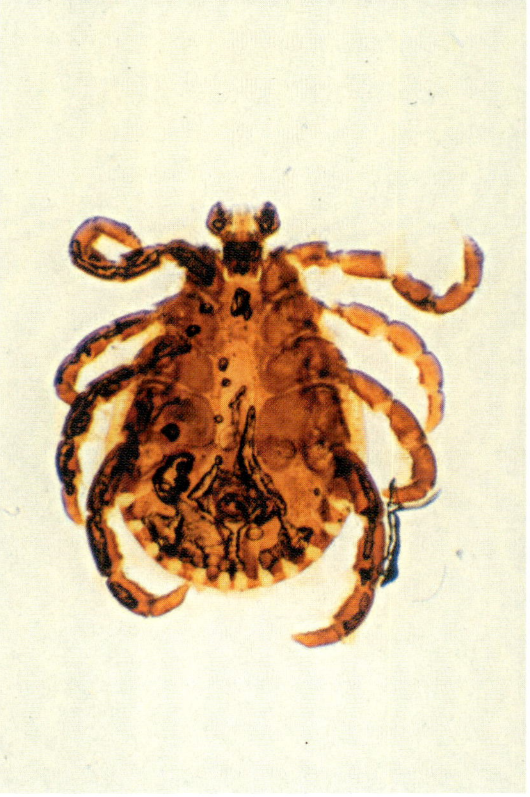

40. Dermacentor reticulatus *adulte (Gx12,5) : ixodidé avec rostre sur un capitulum rectangulaire.*

Tableau 39 - Caractères morphologiques différentiels comparés de *D. reticulatus* et *R. sanguineus.*

critères	*Dermacentor reticulatus*	*Rhipicephalus sanguineus*
rostre	court	court
capitulum	rectangulaire	hexagonal
face dorsale	taches blanchâtres, festons	festons
face ventrale du mâle	coxa I bifide coxa IV énorme écussons adanaux absents	coxa I bifide coxa IV identique aux autres écussons adanaux triangulaires

Figure 25 - Cycles évolutifs des ixodidés
25.2. Exemple de *Dermacentor reticulatus*.

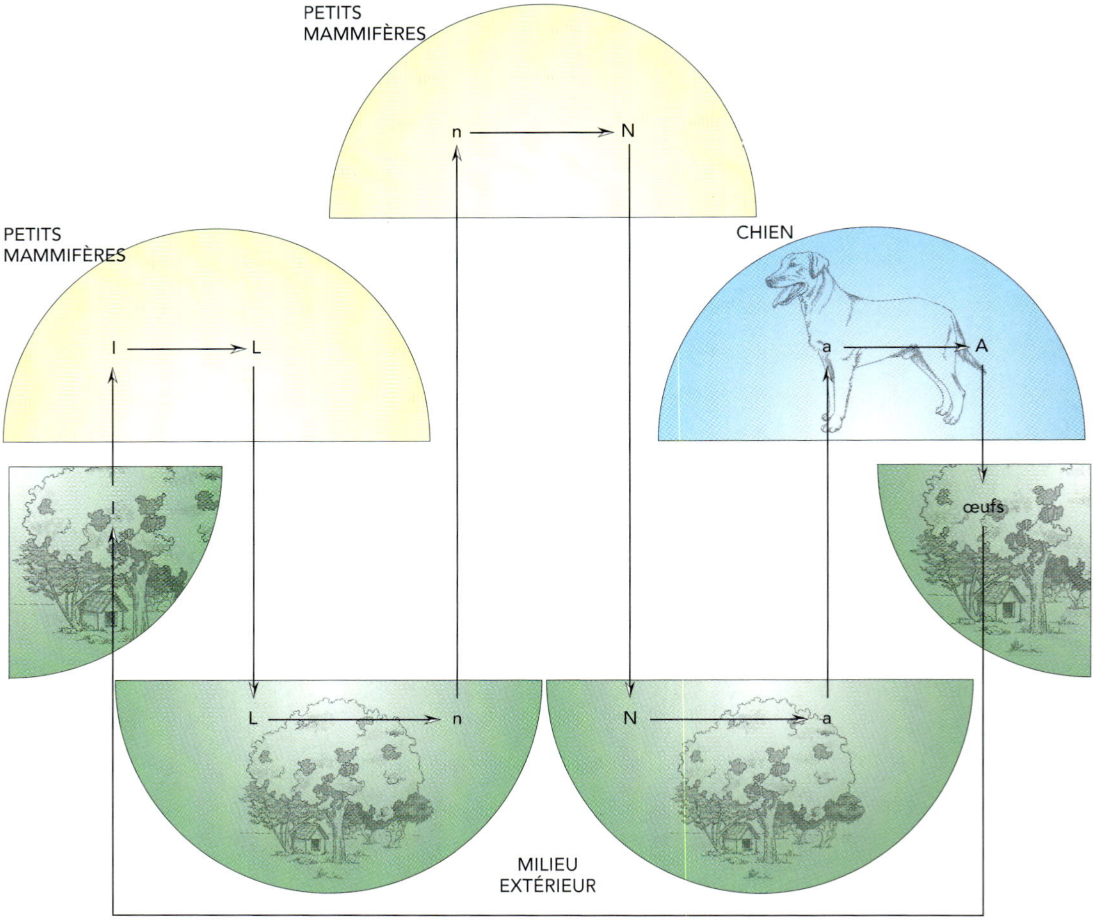

Encadré 15. Caractères morphologiques et biologiques de la larve cysticerque de Tænia crassiceps *(parfois improprement désignée sous le binome Cysticercus crassiceps, ce nom de genre devant être abandonné : il s'agit d'une seule espèce du genre* Tænia, *dont la larve est de type cysticerque).*

Définition taxinomique simplifiée

Cet helminthe est :
- un CESTODE : ver plat segmenté (au stade adulte) ;
- de la famille des TÆNIIDÉS :
  - parasite muni d'un rostre non rétractile ;
  - de deux couronnes de crochets en forme de poignard ;
  - dont les segments ovigères sont plus longs que larges ;
  - abritant un utérus étiré longitudinalement ;
  - muni de petites ramifications latérales.

Morphologie

L'adulte parasite l'intestin grêle du renard et du chien, la larve cysticerque peut affecter le chien.

Cette larve est de type cysticerque, c'est-à-dire une larve vésiculaire, globuleuse et munie d'une invagination abritant un seul scolex (≠ cénure et échinocoque).
Cette vésicule :
- présente une paroi translucide, mesure quelques millimètres de diamètre (0,5 à 5) ;
- renferme un liquide clair ;
- abrite une masse opaque fixée à la paroi de la vésicule : invagination unique ;
- renferme un scolex à 4 ventouses (190 à 220 µm de diamètre) ;
- deux rangées de crochets en forme de poignard (grands : 180 µm ; petits : 140 µm de longueur) ;
- en outre, certaines vésicules présentent un bourgeonnement externe (accessoirement interne) parfois

Figure 23 - Cycle évolutif de *Tænia crassiceps.*

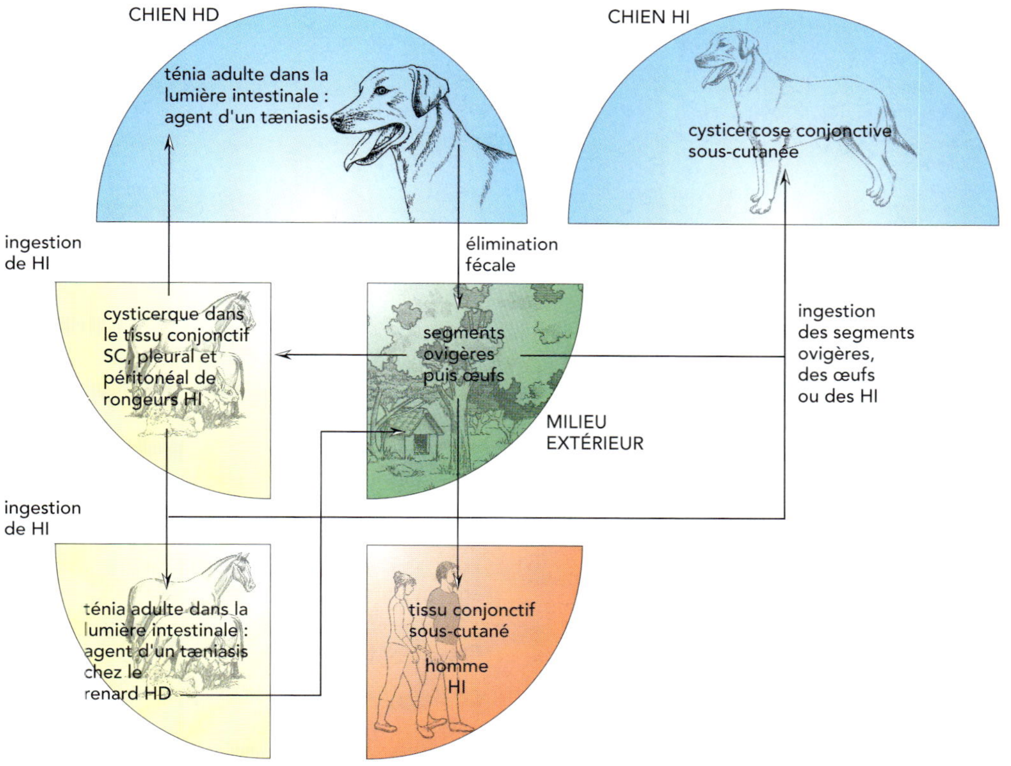

important: vésicules secondaires assurant la multiplication asexuée du parasite et l'extension du processus (que l'on peut alors qualifier d'infectieux) dans les tissus de l'organisme.

Autrefois, lorsque la cysticercose musculaire (ou ladrerie) porcine existait en France, il a été décrit des cas de cysticercose sous-cutanée chez le chien due à la larve cysticerque (*C. cellulosæ*) de *Tænia solium*, l'un des vers solitaires de l'homme. Cette larve se développe habituellement chez le porc, parfois chez l'homme (qui est donc HD et HI), exceptionnellement chez le chien. L'extinction de cette ladrerie en métropole a contribué à la disparition les cas de cysticercose canine. Toutefois, elle est encore présente dans les DOM-TOM (La Réunion, par exemple).

Biologie

Habitat

La larve cysticerque est localisée dans le tissu conjonctif sous-cutané (parfois profond: péritonéal), sans topographie particulière: encolure, faces latérales du tronc.

Nutrition

La nutrition n'est pas connue avec précision.

Reproduction

La reproduction est double *(figure 23) :*

- classique et conforme à celle des tæniidés, avec un cycle évolutif de type dixène, faisant intervenir le renard (et le chien) comme hôte définitif, le campagnol *(Microtus arvalis)* comme HI;
- atypique, asexuée, observable chez le chien et reposant sur le bourgeonnement de la larve.

Le chien est donc pour ce parasite à la fois HD et HI:

- comme HD, il souffre d'un téniasis (d'ailleurs rare en France et plus fréquemment observé chez le renard) et, en tant que HI, il présente une cysticercose sous-cutanée;
- comme HI, le chien peut se contaminer de deux façons:
  - soit en ingérant des embryophores (ou leurs œufs) présents dans le milieu extérieur. Le chien s'infeste alors de la même manière que les HI habituels que sont les campagnols (*Microtus arvalis*). Les œufs infestants sont issus de renards (et de chiens !) atteints de téniasis;
  - soit en ingérant des HI atteints de cysticercose: en effet, en raison de sa capacité de bourgeonnement la larve peut assurer la transmission entre HI, sans passage par un HD (ce qui est vérifié expérimentalement au laboratoire pour l'entretien de l'espèce par inoculations intrapéritonéales successives sur rongeurs).

Tableau 40 - Caractéristiques biologiques respectives d'après le CD-Rom *Les tiques, un parcours interactif dans l'univers des tiques* (A. Estrada-Pena, P. Bourdeau)

	Ixodes ricinus	*Dermacentor reticulatus*	*Rhipicephalus sanguineus*
température optimale	12°C	18°C	de 21°C à 27°C
humidité relative minimale	50 p. cent	70 p. cent	30 p. cent
nombre d'heures de jour minimal	9 heures	8 heures	12 heures
biotope et hôtes	strictement exophile polytrope partout en France sauf zone méditerranéenne	exophile ditrope partout en France	adaptation à l'endophilie, monotrope zone méditerranéenne

ÉTUDE CLINIQUE

Conséquences cliniques

Sur le strict plan cutané, les conséquences cliniques de la piqûre de tiques sont minimes chez le chien :

- **des plaies** banales, effractions du revêtement cutané dues au rostre, peu inflammatoires, en général non compliquées, non suppurées (sauf lors de piqûres multiples, prurigineuses chez des chiens peu entretenus). Ces plaies peuvent siéger sur la totalité du corps, mais préférentiellement dans les zones à peau fine : pavillons auriculaires (zone de Henry), racine et face interne des membres, zone périnéale, pourtour de l'anus...

Ces lésions correspondent à la fois à la pénétration mécanique des pièces buccales et à la secrétion d'une salive toxique et antigénique. De manière concentrique, à partir du centre de la lésion, on peut identifier trois zones :

- un foyer nécrotico-hémorragique issu de la lyse cellulaire et de l'effraction des capillaires sanguins, aboutissant à la formation d'un « lac hémolymphatique » à partir duquel la tique se nourrit ;
- puis une zone inflammatoire aiguë caractérisée par une congestion, un œdème et l'afflux de polynucléaires, dont les basophiles ;
- enfin, en périphérie, une organisation conjonctive, un cercle de lymphocytes, de macrophages et de fibroblastes constituant le granulome.

- **des nodules** fermes, non ulcérés, indolores, non adhérents, dus à la persistance du rostre dans le derme : ceci se produit bien souvent lorsque la tique a été arrachée (sans précaution par le propriétaire ou par le chien), l'hypostome denté jouant le rôle d'un harpon. Ces nodules, centrés sur un corps étranger, sont toujours bénins. Ils ne présentent jamais de complications.

Les antigènes salivaires contribuent à l'instauration d'une immunité à médiation cellulaire à forte éosinophilie, processus inflammatoire et d'hypersensibilité à basophiles qui va gêner la prise de repas de sang et empêcher parfois la tique de se gorger, donc conférer une véritable protection.

Des manifestations de « paralysie à tique » sont décrites chez d'autres espèces que le chien ou dans d'autres pays (surtout tropicaux, États-Unis) : paralysie ascendante à partir de la zone piquée pouvant être mortelle.

Diagnostic

Le diagnostic est aisé : observation des tiques gorgées, en cours de gorgement (« pou de bois, ricin, plomb ») ou non fixées.

MÉTHODES DE LUTTE

Celles-ci sont abordées dans le cadre de la prophylaxie de la babésiose.

ASPECT ZOONOSIQUE

Les tiques du chien ne sont pas zoonosiques : *R. sanguineus* et *D. reticulatus* ne sont jamais observées chez l'homme. En revanche, il est possible d'observer, dans les habitations et dans tout local abritant des chiens et visité par l'homme, des tiques Rhipicephalus à la recherche d'un hôte nourricier. ❒

Pour en savoir plus...

BOURDEAU P. Les tiques d'importance vétérinaire et médicale. Point Vét. 1re partie : 1993, 25, 13-26 ; 2e partie : 1993, 25, 27-41.
BUSSIÉRAS J, CHERMETTE R. Parasitologie vétérinaire, fascicule IV, ENVA, service de parasitologie, 1991, 163.
EUZEBY J. Protozoologie médicale et comparée. vol III : Hémosporidioses (suite), fascicule 2. Ed. Fondation Mérieux, 1990, 338.
GILOT B, PEREZ-EID C. Bio-écologie des tiques induisant les pathologies les plus importantes en France. Méd. Mal. Infect., 1998, 28, 325-334.

1. Otacariose

DÉFINITION

L'otacariose est une inflammation du conduit auditif externe due à l'action pathogène et à la multiplication de l'acarien *Otodectes cynotis*. Cette otite est improprement et couramment appelée « gale des oreilles ». Il s'agit pourtant d'une gale du conduit auditif, ce qui peut prêter à confusion avec l'atteinte du pavillon auriculaire par le sarcopte (ou d'autres acariens). Elle porte parfois le nom d'« otite parasitaire », ce qui peut aussi désigner les otites fongiques.

Les otites, d'une façon générale, constituent un motif de consultation extrêmement fréquent, et la sémiologie est très proche de la sémiologie cutanée. En revanche, à la différence des otites félines, les otites du chien sont majoritairement d'origine bactérienne (primitives ou secondaires), les otites strictement parasitaires étant les moins fréquentes (moins de 10 p. cent des otites). Sur une période de dix ans (1983-1993), environ 3 p. cent des cas observés en consultation à l'E.N.V.N. relèvent d'une otacariose (P. Bourdeau).

ÉPIDÉMIOLOGIE

L'otodecte est un parasite commun au chien et au chat.

L'otacariose est une affection contagieuse, particulièrement observée chez le jeune animal (en raison de la grande proportion des chiots en élevage), sans caractère saisonnier, ni répartition géographique particulière. Tous les chiens peuvent être atteints, quels que soient leur race et leur port d'oreilles.

Le parasite *Otodectes cynotis* (photo 21, encadré 18)

Il importe de retenir les éléments suivants :

- **parasite permanent,** il ne peut être éliminé que par des traitements répétés en raison de l'inactivité des acaricides sur les œufs ;
- **parasite commun au chien et au chat :** l'otacariose nécessite le traitement de tous les congénères ;
- **parasite modérément hématophage :** la salive inoculée est responsable de phénomènes d'hypersensibilité.

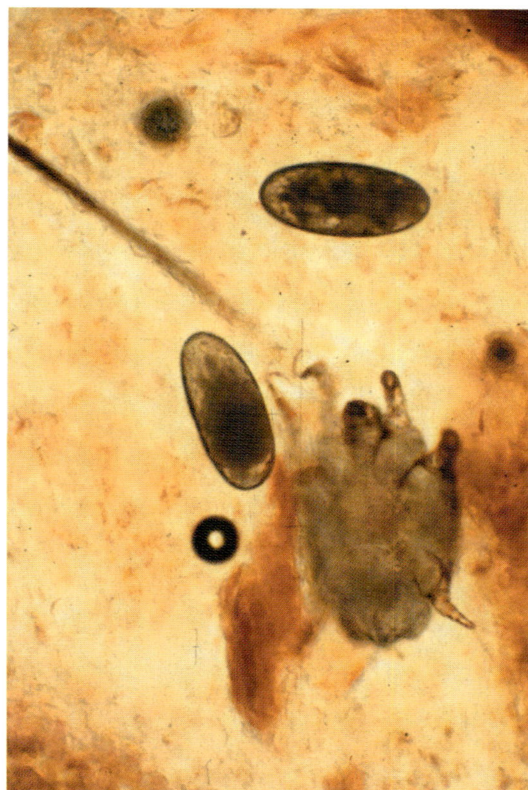

21. Otodectes cynotis *adulte et œufs observables dans le cerumen, agent de la « gale d'oreilles » ou otacariose (Gx100).*

CLINIQUE

a. Symptômes

Les symptômes sont essentiellement locaux et le plus souvent bilatéraux :

- port anormal des pavillons auriculaires : couchés, tombants, sans impliquer obligatoirement un port anormal de tête ;

- prurit modéré, parfois violent, poussant l'animal à un mouvement de pédalage du membre postérieur correspondant : cette attitude est spontanée, observée couramment au cours de la consultation. Ceci peut être à l'origine de plaies rétro- ou péri-auriculaires, souvent symétriques, attirant l'attention du propriétaire. Ces plaies ne rétrocèdent pas à un traitement antiseptique et cicatrisant classique ;

- mouvement de la tête : l'animal secoue fréquemment la tête de gauche à droite (ce qui peut être à l'origine de lésions traumatiques et d'othématome chez les chiens à pavillons auriculaires longs et tombants comme les bassets), ou se frotte la région latérale de la face sur le sol ;

- modification du cérumen : en quantité (cérumen abondant, envahissant la lumière du conduit auditif externe, observable à l'examen de l'ouverture du conduit) et en aspect (cérumen sec, pulvérulent, noirâtre) ;

- toutefois, l'otacariose est très souvent suivie de complications chez le chien (ce qui est rare chez le chat) : otite à *Malassezia*, otites bactériennes, modifiant la clinique : mélange de cérumen et de pus, enduit parfois coloré (jaunâtre, verdâtre), adhérent au tégument, agglutinant les poils, associé davantage à une douleur qu'au prurit.

Il est parfois possible d'observer, en particulier chez le jeune chien, des répercussions sur l'état général et sur le comportement : agressivité, refus des caresses, crises épileptiformes (l'otacariose était appelée autrefois « maladie épileptiforme des chiens de meute ») dues à l'action mécanique

Encadré 18. Caractères morphologiques et biologiques de Otodectes cynotis

Définition taxinomique simplifiée

Cet arthropode est :
- un ACARIEN (arthropode au corps apparemment non segmenté, adulte octopode) ;
- de la famille des PSOROPTIDÉS :
  - les pattes sont longues : les antérieures dépassent le rostre en avant ;
  - les postérieures dépassant le bord postérieur du corps ;
  - le rostre est pointu.

Les psoroptidés sont agents de gales superficielles.

Morphologie

Des éléments susceptibles d'être observés dans le cérumen

L'adulte
- le mâle mesure 350-380 µm de longueur, la femelle 400 - 530 µm ;
- le rostre est court ;
- les pattes sont terminées par une ventouse subsessile ;
- sauf les deux dernières chez la femelle qui en sont dépourvues ;
- les mâles présentent des lobes abdominaux peu développés (expansions distales) ;
- porteurs de soies filiformes ;
- les femelles ont une allure hexapode, la paire IV étant atrophiée.

La nymphe
- est de taille légèrement plus réduite ;
- octopode comme l'adulte ;
- dépourvue d'orifice génital.

La larve

est petite, hexapode.

L'œuf
- est ellipsoïde, de 100 à 150 µm pour le grand axe sur 50 µm pour le petit ;
- renferme une morula dense, souvent sombre.

Biologie

Habitat

Les otodectes sont des parasites des conduits auditifs externes, occasionnellement observés sur la surface du corps (zones péri-auriculaires, extrémités des membres).

Nutrition

Ces parasites, comme les psoroptidés d'une façon générale, grace à la forme pointue du rostre, piquent au travers du revêtement interne du conduit auditif pour se nourrir de lymphe et de sang.

Reproduction

La totalité du cycle se déroule dans le conduit auditif externe : parasite permanent, et est superposable à celui du sarcopte.

directe des parasites et/ou aux phénomènes d'hypersensibilité et à la douleur.

b. Diagnostic

Le diagnostic clinique

Le diagnostic clinique est fondé sur:

- des éléments épidémiologiques: chien de meute, ayant fait un séjour en chenil, vivant avec des chats;
- des données cliniques: otite prurigineuse, bilatérale, hypercérumineuse, othématomes.

Le diagnostic différentiel

Le diagnostic différentiel concerne les otites en général:

- **l'otite par corps étranger** (épillet de graminée: orge queue de rat, folle avoine): otite douloureuse, le plus souvent unilatérale, sans modification du cérumen ou de l'aspect du conduit (lorsqu'il n'y a aucune complication), d'apparition brutale, à caractère saisonnier (en fin d'été, lorsque ces herbes deviennent sèches et que ces épillets se détachent facilement, de sorte que ces otites sont observées en clientèle par séries), surtout dans la moitié sud de la France. Cette otite est confirmée par l'examen du conduit avec un otoscope. Elle constitue une urgence médicale : la conformation de l'épillet (barbules dirigées dans le même sens) et les mouvements de tête contribuent à la progression du corps étranger dans la profondeur du conduit, vers l'oreille moyenne puis interne.
- **l'otite bactérienne**: otite fréquente, caractérisée par la présence de pus (enduit collant, épais, coloré, nauséabond), souvent bilatérale (sauf lors de traumatisme ou de complication à un épillet), en particulier chez le chien à oreilles tombantes. Cette otite peut être confirmée par l'examen du cérumen et par la réalisation d'un prélèvement bactériologique;
- **l'otite à *Malassezia pachydermatis* ou «otite à levures»**: classiquement bilatérale, chez le chien à oreilles tombantes, associée à un prurit et à une douleur très modérés, un cérumen abondant de couleur jaune clair *(cf. chapitre 1.2.)*;
- **l'otodémodécie**: rare, associée à une démodécie «classique» de la face, des extrémités ou du corps;
- **les tumeurs du conduit auditif**: papillome, céruminome bénin, adénome sébacé, épithélioma, carcinome... tumeurs unilatérales, obstruant la lumière du conduit;
- **les affections du pavillon auriculaire**: la gale sarcoptique (sable conchinien, autres lésions caractéristiques affectent la face, les extrémités, prurit violent, réflexe oto-podal positif, *cf. chapitre 1*); la thrombiculose; la dermatite atopique (otite érythémateuse bilatérale, prurigineuse, associée aux autres lésions de la face, des plis, *cf. rappel 2, 4. partie 1*); certaines dermatoses auto-immunes (pemphigus et lupus discoïde relevant d'une biopsie: dermatoses croûteuses, ulcératives, modérément prurigineuses, touchant de façon symétrique la face, le chanfrein, la truffe...).

Le diagnostic expérimental

Le diagnostic expérimental est aisé à mettre en œuvre:

- la confirmation par l'observation du réflexe audito-podal (mouvement de pédalage lors de la sollicitation manuelle ou mécanique du conduit auditif) n'est pas pathognomonique de l'otacariose. Ce réflexe existe dans l'otite à levures;
- l'observation directe du parasite à partir d'un prélèvement de cérumen, dans le lactophénol. La reconnaissance de l'otodecte, à ses différents stades et à ses œufs, est facile. Toutefois, son observation n'est pas systématique dans la mesure où les conditions locales (humidité, suppuration, modification du cérumen) deviennent rapidement défavorables à la multiplication du parasite. Il est donc fréquent d'observer des otites suppurées, fongiques... qui avaient pour origine une otacariose.

c. Le pronostic

Le pronostic est le plus souvent bénin, sauf lors d'atteinte suppurée de l'oreille moyenne ou interne.

MÉTHODES DE LUTTE

a. Traitement

Après un nettoyage local à base de solutions antiseptiques et céruminolytiques destinées au chien, il est possible de recourir à un traitement acaricide spécifique local ***(tableau 41)***. Le médicament doit être instillé dans chaque conduit auditif quatre-cinq fois à quatre-cinq jours d'intervalle. Les présentations commerciales sont très souvent constituées d'une association d'antibiotiques, d'antifongiques et d'anesthésiques locaux.

Le benzoate de benzyle, encore disponible en pharmacie, reste l'un des meilleurs acaricides en matière d'otacariose. Il importe toutefois, lors de son utilisation ou de celle du lindane, de s'assurer de l'intégrité de la membrane tympanique, au risque de diffuser l'acaricide toxique dans l'oreille moyenne et interne et d'induire une intoxication.

Tableau 41 - Acaricides à usage auriculaire (d'après Mise à jour du DMV, Point vét., 1999, **198**, 258).

principe actif acaricide	nom commercial	présentation
lindane	Aurikan®	solution
	Canicatarrhe®	solution
	Cortyl®	suspension
	Hexone®	solution
	Oridermyl®	pommade
	Otistop®	suspension
	Otosédal®	solution
	Sédotol®	solution
	Synotil®	solution
carbaryl	Otacariase Sepval®	solution
terpinéol	Terpsacol®	solution
crotamiton	Otostan®	solution
benzoate de benzyle	non commercialisé disponible en pharmacie	solution
fipronil	Frontline spot on ®	2 gouttes, une fois

Lors de réactions brutales de l'animal, de l'impossibilité de conduire un traitement répété, le recours aux endectocides systémiques est possible et dispense du nettoyage local *(cf. traitement de la gale sarcoptique).* ❐

Pour en savoir plus

BERGEAUD P. Pathologies liées aux épillets. Point Vét., 1994, 26, 105-113.

BOURDEAU P, SOURD C, MARCHAND A. *Otodectes cynotis*: epidemiological, clinical and parasitological results from a study on 180 cases in the dog. Proc. 17 th Conf. World Ass. Advanc. of Vet. Parasitol., 15-19 Août 1999, Copenhague.

LITTLE C. A clinician's approach to the investigation of otitis externa. In Practice, 1996, 9-16.

LITTLE C. Medical treatment of otitis externa in the dog and cat. In Practice, 1996, 66-71.

McKEEVER PJ. Otitis externa. Comp. Cont. Educ., 1996, 18, 759-772.

VINCENZI P, GENCHI C. Efficacité de fipronil (Frontline spot on ND) dans le traitement de la gale des oreilles (Otodectes cynotis) chez le chien et le chat. 13es Journées du GEDAC, Lille, mars 1998.

2. Otites mycosiques

DÉFINITION

Ces otites rassemblent les inflammations dues à l'action pathogène et à la multiplication de diverses espèces de champignons (levures, champignons filamenteux ou dimorphiques). Elles sont assez fréquentes chez le chien (jusqu'à 20 p. cent), le plus souvent secondaires à d'autres pathologies.

ÉPIDÉMIOLOGIE

Ces otites sont observées chez quelques individus: le champignon responsable est épisaprobiote du conduit auditif (exemple: *Malassezia pachydermatis*), du tube digestif *(Candida albicans)* ou provenant du milieu extérieur. Elles nécessitent, pour se développer, des facteurs variés dont certains ont déjà été cités à propos des affections cutanées *(cf. pathogénie)*. Elles sont donc préférentiellement observées chez certains chiens:

- chien à conduit auditif particulièrement long, étroit ou envahi de poils (caniche);
- à oreilles tombantes;
- souffrant ou ayant souffert d'une autre pathologie généralisée ou auriculaire (épillets de façon récurrente, otite suppurée chronique ou récidivante, dermatite atopique);
- pour lequel le propriétaire recourt à des thérapeutiques agressives et répétées: utilisation d'éther, d'alcool absolu, de solutions acaricides non diluées ou selon un rythme trop élevé, de solutions antibiotiques et corticoïdes de façon quasi permanente, de solutions nettoyantes renfermant de l'huile végétale (qui favorisent la multiplication des levures).

Tableau 42 - Liste (non exhaustive) des agents responsables d'otites mycosiques.

espèce isolée	type de champignon	description
Malassezia pachydermatis	levure	*cf.* partie 1, chap. 1. § 3.1
Candida albicans		
Candida sp		*cf.* partie 1, chap. 1. § 3.2
Cryptococcus neoformans		*cf.* partie 5, chap. 14. § 3
Aspergillus sp	champignon filamenteux	*cf.* partie 2, chap. 4. § 1.1
Microsporum canis		*cf.* partie 1, chap. 2. § 1
Sporothrix schenckii	champignon dimorphique	*cf.* partie 1, chap. 3. § 1

LES PARASITES

Les champignons isolés à partir du conduit auditif externe sont assez nombreux ***(tableau 42)***.

CLINIQUE

a. Symptômes

Les symptômes sont très équivoques :

- modification modérée, intermittente et non systématique du port des pavillons auriculaires et de la tête ;
- modification du cérumen : mielloïde, jaunâtre, plus ou moins épais, rarement nauséabond (sauf lors de complications bactériennes) ;
- présence d'un prurit modéré, parfois absent, jamais associé à la douleur ;
- atteinte bilatérale (sauf lors de complication d'un traumatisme ou d'un épillet).

Ces otites sont d'évolution longue, propices à la chronicité, entraînant des modifications plus ou moins importantes du pavillon auriculaire (hyperplasie, lichénification, séborrhée), du conduit auditif (évolution vers une otite suppurée pure) et rarement de l'oreille moyenne et interne.

b. Diagnostic

Le diagnostic repose sur :

- un examen clinique : otite bilatérale, érythémateuse, cérumineuse et chronique ;
- l'examen direct du prélèvement de cérumen, le plus souvent associé à une mise en culture aux fins d'identification. L'examen otoscopique doit être systématiquement envisagé afin d'éliminer la présence de corps étrangers, d'otodectes : en cas de difficultés dans la manipulation de l'animal, il est impératif de recourir à une tranquillisation, voire à une anesthésie générale, pour procéder à l'examen complet, à des prélèvements éventuels et à un premier nettoyage :
  - étalement de cérumen dans du lactophénol : recherche d'otodecte ;
  - calque ou étalement sur lame suivi d'une coloration au Gram ou d'une coloration rapide : recherche des bactéries, des polynucléaires, des levures ;
  - ensemencement à partir d'un écouvillon stérile de milieux de Sabouraud différents : sans huile et sans actidione, puis avec actidione, enfin avec actidione et de l'huile afin de procéder à l'identification des diverses espèces fongiques présentes.

Il est difficile d'attribuer à une espèce de champignon la responsabilité de l'otite en question, en effet les otites sont le plus souvent d'origine multifactorielle, résultat d'une synergie de plusieurs espèces bactériennes, parasites et/ou fongiques, parfois elles-mêmes agents secondaires.

MÉTHODES DE LUTTE

a. Traitement

Le traitement repose sur :

- **un nettoyage antiseptique,** céruminolytique, doux et répété des conduits auditifs externes (lavage à l'aide d'une solution projetée par l'intermédiaire d'une petite poire à lavements) : cette étape est indispensable pour éliminer le maximum de cérumen et d'agents bactériens toujours associés. Si nécessaire, recourir à une anesthésie générale qui permet un examen approfondi des conduits ;
- **des instillations répétées** de solutions auriculaires antifongiques (et le plus souvent antibiotiques), au moins deux fois par jour, pendant dix jours au minimum, et au-delà de la guérison clinique ***(tableau 43)***.
- **le recours à un traitement antifongique** systémique dans le cas où cette otite n'est qu'une localisation particulière d'une mycose généralisée : teigne, dermatite à *Malassezia*, dermite séborrhéique... cf. utilisation du kétoconazole (traitement de la dermatite à *Malassezia, chapitre 1, paragraphe 3)*.

Tableau 43 - Antifongiques auriculaires utilisables chez le chien (d'après Mise à jour du DMV, Point vét., 1999, **198**, 258).

principe actif antifongique	nom commercial	présentation
acide undécylénique	Canicatarrhe® Otistop® Otosédal®	solution suspension solution
thiabendazole	Dexoryl®	solution
nystatine	Fucidine C® Oribiotic®	suspension pommade
miconazole	Surolan®	suspension
acide propionique	Terpsacol®	solution
clotrimazole	Otomax®	pommade

b. Prophylaxie

L'intervention sur tous les facteurs de prédisposition peut assurer un état correct des conduits auditifs :

- surveillance et hygiène des conduits par un examen régulier, des soins antiseptiques doux ;
- traitement des états d'hypersensibilité, de dermatite à *Malassezia*, de dermite séborrhéique. ❐

Pour en savoir plus

CHERMETTE R, BUSSIÉRAS J. Parasitologie vétérinaire, Mycologie, fascicule V. Ed. ENVA, 1993, 179.
LITTLE C. A clinician's approach to the investigation of otitis externa. In Practice, 1996, 9-16.
LITTLE C. Medical treatment of otitis externa in the dog and cat. In Practice, 1996, 66-71.
McKEEVER PJ. Otitis externa. Comp. Cont. Educ., 1996, 18, 759-772.

3. Otodémodécie

DÉFINITION

L'otodémodécie est une inflammation du conduit auditif due à la multiplication et à l'action pathogène de *Demodex canis*. Elle est le plus souvent une localisation particulière d'une démodécie généralisée.

ÉPIDÉMIOLOGIE

L'épidémiologie est en tout point identique à ce qui a été décrit à propos de la démodécie en général.

LE PARASITE *Demodex canis*

(cf. description chapitre 2, paragraphe 2)

CLINIQUE

L'otite démodécique est une otite érythémateuse, céruminipare chronique, peu différente d'une otite à levures, non prurigineuse (sauf lors de complications).

Le diagnostic repose sur l'examen microscopique d'un prélèvement de cérumen permettant d'observer de nombreux demodex, dont des formes préimaginales.

Il importe, si l'otite constitue le motif de consultation, de procéder à un examen cutané attentif afin de déceler d'autres localisations permettant d'évoquer une démodécie généralisée.

Si la démodécie est strictement auriculaire, le traitement fait appel à l'amitraze (Ectodex®) : solution à 0,05 p. cent, deux fois par semaine pendant deux semaines. ❐

2

Le réflexe habituel du clinicien devant un chien présentant des troubles respiratoires et/ou cardiaques est d'envisager d'abord une étiologie de nature infectieuse (au sens classique du terme : maladie de Carré, broncho-pneumonie), dégénérative (insuffisance cardiaque du chien âgé) ou tumorale (tumeurs primitives et métastases pulmonaires ou médiastinales). Moins fréquemment sont envisagées des causes de nature parasitaire, pourtant fréquentes.

Guidé par une démarche clinique, nous abordons dans ce chapitre les maladies parasitaires cardio-respiratoires selon le motif de consultation, la nature des caractères épidémiologiques et les symptômes observés ***(tableau 44)***.

La cryptococcose nasale existe chez le chat, elle est rare chez le chien : de forme fréquemment systémique, elle est abordée dans le cadre des mycoses systémiques (de même que certaines phæohyphomycoses).

Tableau 44 - Classification médicale des maladies parasitaires cardio-respiratoires.

motif de consultation symptôme principal	maladies parasitaires correspondantes	classification médicale
jetage, épistaxis	aspergillose rhinosinusale pénicilliose sinusale linguatulose rhinosporidiose acariose à *Pneumonyssoides* leishmaniose*	rhinosinusite
toux	oslérose capillariose respiratoire crénosomose larva migrans	trachéobronchite
dyspnée (± toux)	dirofilariose cardiaque angiostrongylose pneumonies fongiques	insuffisance cardiaque pneumonie
asymptomatique	filaroïdoses	pneumonie

* la leishmaniose peut être responsable d'épistaxis. Toutefois, elle ne peut être considérée comme une maladie respiratoire mais comme une maladie de système entraînant parfois des troubles respiratoires. Elle sera donc traitée comme telle dans le chapitre correspondant. De même, l'ankylostomose peut être à l'origine d'une épistaxis (signe de Flahaut) : cette helminthose est néanmoins une entérite traitée dans le chapitre de la gastro-entérologie.
La cryptococcose nasale existe chez le chat, elle est rare chez le chien : de forme fréquemment systémique, elle est abordée dans les mycoses systémiques (de même que certaines phæohyphomycoses).

Sommaire de la partie 2

Pour en savoir plus sur les maladies cardio-respiratoires en général, d'étiologie parasitaire en particulier

in ETTINGER SJ, FELDMAN EC. Textbook of veterinary internal medicien. The respiratory system. Vol 1, section VIII, pp 738-842, et The cardiovascular system. Vol 1, section IX, pp 843-1081.
WB Saunders Comp., 2th ed., 1995, 1C81 pp vol1.
WARE WA. Disorders of the cardiovascular system. Part 1, 1-203 pp. in NELSON RW, COUTO CG. Small animal internal medicine. Mosby., 1998.
HAWKINS EC. Respiratory disorders. Part 2, 206-343 pp. in NELSON RW, COUTO CG. Small animal internal medicine. Mosby., 1998.

Les rhino-sinusites parasitaires sont responsables de deux manifestations cliniques différentes : le jetage et/ou l'épistaxis (qui peuvent parfois coexister ou se succéder). Elles regroupent trois mycoses d'inégale importance : l'aspergillose assez fréquente, la pénicilliose et la rhinosporidiose exceptionnelles, deux maladies dues à des arthropodes : la linguatulose et une acariose très rare, provoquée par Pneumonyssoides.

1. Les mycoses rhinosinusales

L'aspergillose (et la pénicilliose) rhinosinusale

DÉFINITION

Les mycoses rhinosinusales sont des infections des cavités nasales et des sinus provoquée par la multiplication et l'action pathogène de champignons appartenant au genre *Aspergillus*, et à une sinusite beaucoup plus rare due au genre *Penicillium*.
Ces mycoses se traduisent cliniquement essentiellement par un jetage mucopurulent, une épistaxis et parfois, par une atteinte des cloisons osseuses. Nous traiterons de façon privilégiée les aspergilloses (parce que fréquentes, et parmi elles, celle due à *Aspergillus fumigatus*) en n'abordant que quelques points particuliers concernant la pénicilliose.

ÉPIDÉMIOLOGIE

Les aspergilloses constituent la deuxième cause de jetage chez le chien (après les processus néoplasiques) et représentent environ 25 p. cent des cas (les processus cancéreux allant de 30 à 40 p. cent).
Les espèces parasites ne sont pas spécifiques : les *Aspergillus* sont des champignons très largement répandus dans le milieu extérieur, où ils sont saprobiotes, secondairement parasites opportunistes chez de nombreuses espèces animales : en premier lieu, les oiseaux (souffrant d'aspergilloses des sacs aériens et des poumons), puis les mammifères (le cheval : aspergillose de la poche gutturale ; les bovins en de multiples localisations : utérine, pulmonaire ; cas exceptionnel chez le chat). Ces préférences spécifiques et tissulaires sont le résultat des exigences culturales de ces champignons : nécessité d'une température supérieure à 30°C (d'où la fréquence des aspergilloses aviaires) et d'oxygène (d'où leurs localisations respiratoires).

Chez le chien, les aspergilloses rhinosinusales sont observées préférentiellement chez des jeunes adultes (de 1 à 6 ans), de certaines races (siberian husky, berger allemand, golden retriever, colley, lévriers…, les races dolichocéphales étant généralement prédisposées, alors que les races brachycéphales sont rarement atteintes), sans qu'il soit possible de retenir une véritable prédisposition raciale (s'agit-il d'un facteur de nature génétique, comportementale ou anatomique ?). De la même manière, les mâles semblent plus fréquemment atteints que les femelles, sans que cette observation soit clairement interprétable (facteur d'origine endocrinienne ou comportementale poussant les chiens à creuser le sol et à enfoncer leur chanfrein dans la terre ?).

De nombreux auteurs avancent deux facteurs prédisposants : l'existence de traumatismes des cavités nasales (terre, épillet…) et un déficit immunitaire, hypothèses envisagées mais non démontrées en l'état actuel des connaissances. En outre, la pathogénie laisse présager un état d'immunodépression consécutif à la multiplication du champignon et non à l'origine de celle-ci (*cf. pathogénie*).

Les aspergilloses et les pénicillioses nasales et sinusales sont sporadiques, non contagieuses et non zoonosiques : la contamination d'autres sujets (homme et chiens) s'effectue à partir du milieu extérieur souillé (ces champignons étant capables de se développer sur de nombreux substrats) et non à partir d'individus malades.

LES PARASITES *Aspergillus* et *Penicillium*

Les données morphologiques et biologiques propres au parasite, telles qu'elles sont développées dans l'***encadré 19,*** impliquent certaines conséquences d'ordre diagnostique, clinique et thérapeutique.

Conséquences cliniques

Les *aspergillus* sont presque systématiquement présents dans les premières voies respiratoires du chien : la mise en évidence de ce champignon (par prélèvement à l'aide d'un écouvillon stérile) ou des conséquences de l'infestation (détection des anticorps) n'est pas suffisante pour confirmer une suspicion diagnostique.

L'*aspergillose rhinosinusale* n'est pas incompatible avec un autre processus pathologique sous-jacent.

Les têtes aspergillaires caractéristiques sont moins fréquentes en milieu peu aéré car leur développement suppose des conditions de température et d'oxygénation particulières.

Figure 26 - Cycle évolutif du genre *Aspergillus.*

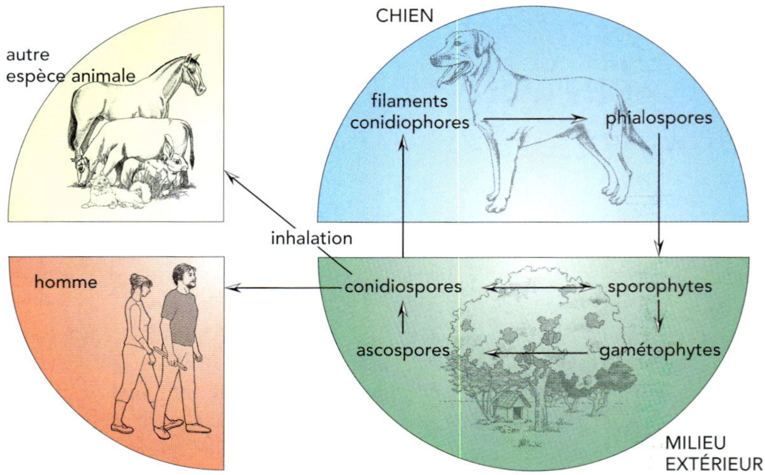

Encadré 19. Caractères morphologiques et biologiques des genres Aspergillus *et* Penicillium.

Définition taxinomique simplifiée

A. fumigatus, A. niger, A. nidulans, A. flavus Penicillium
Les *Aspergillus* sont des champignons appartenant :
- à la classe des ASCOMYCÈTES :
  - les filaments sont septés ;
  - la reproduction sexuée repose sur des ascospores ;
- de la famille des ASPERGILLACÉES (= eurotiacées) caractérisée par :
  - un cléistothèce formé de filaments denses,
  - une multiplication asexuée par des phialospores,
  - et des conidies isolées.

Morphologie (essentiellement pour *A. fumigatus*) *tableau 45, photo 42*

En culture

Les cultures nécessitent un certain nombre de précautions, au risque d'obtenir des faux négatifs ou le développement d'une colonie dont les éléments observés ne permettraient pas une identification spécifique :

- **les prélèvements** sont ensemencés sur milieu de Sabouraud ou sur d'autres milieux classiques renfermant des antibiotiques, mais dépourvus d'actidione qui inhiberait la culture des *Aspergillus*. Le milieu de Czapek ou le liquide de Raulin sont utiles car ils permettent d'obtenir une morphologie très riche ;
- **les cultures** seront incubées à 28°C et à 37°C (donc dans des étuves différentes), afin d'autoriser la croissance de toutes les espèces possibles : *A. fumigatus* nécessite un minimum de 30-32°C ;
- on observe **des colonies** d'abord blanchâtres, puis de couleur foncée (vert, noir, ***photo 42***) d'un côté, incolore à jaune de l'autre côté ;
- microscopiquement, ces colonies sont constituées de :
  - filaments conidiophores, c'est-à-dire donnant naissance à des conidies : filaments lisses, de 300 µm de longueur sur 5-8 µm de largeur, renflés, à une extrémité, en massue de 20 à 30 µm de diamètre (« tête aspergillaire » à l'aspect de goupillon, d'où le nom du genre) ;

- pour *A. fumigatus*: ces filaments portent un rang de bouteilles ou phialides (6-8 µm de longueur) parallèles à l'axe du conidiophore et disposées directement sur les 2/3 supérieurs de la tête, à l'origine de spores appelées phialospores, globuleuses et échinulées (2-3 µm de diamètre). La disposition, le nombre de phialides, l'existence d'un segment intermédiaire entre la vésicule et la phialide (appelé métule) et la couleur des colonies constituent des éléments de diagnose.

- Le genre *Penicillium* est caractérisé par :
  - des filaments conidiophores non renflés à leur extrémité ;
  - se terminant en pinceau constitué de plusieurs branches ;
  - porteuses de phialides non ventrues ;
  - donnant naissance à des chapelets de spores.

En lésions

Comme pour les dermatophytes, la morphologie du genre *Aspergillus* est souvent beaucoup plus pauvre. On relève :

- une absence de filaments conidiophores, sauf dans les lésions aérées (comme la muqueuse nasale), mais la présence de filaments septés rectilignes, parfois à articles globuleux ;
- puis dans une lésion plus ancienne, des filaments ramifiés de façon dichotomique régulière, les filaments-fils étant insérés sur le rameau initial selon un angle de 45°, et toujours de calibre constant (à la différence des filaments des mucorales, à calibre et ramification irréguliers).

Biologie

Habitat

- fondamentalement, les *aspergillus* sont des espèces :
  - **vivant dans le milieu extérieur :** végétaux, aliments divers, pailles, fourrages, farines... surtout si ces denrées sont mal conservées, en milieu humide, ou en voie de décomposition ; également sur le sol et les murs de locaux humides ;
  - **avides d'oxygène et souvent thermophiles :** cette double exigence explique la grande fréquence des aspergilloses aviaires (en raison de la température corporelle des oiseaux) et leur localisation préférentielle chez les mammifères ;

Chez le chien, les *aspergillus* se développent dans les premières voies respiratoires (sinus, cavités nasales), potentiellement dans d'autres tissus et appareils : conduit auditif externe, globe oculaire, poumons, os et articulations... avec parfois des formes disséminées.

Reproduction (figure 26)

- Chez l'animal (et chez l'homme), le champignon ne présente qu'une multiplication végétative reposant sur la formation de phialospores à partir des filaments conidiophores, eux-mêmes issus de conidies inhalées par l'animal. Les conditions propices (en particulier la température et l'humidité favorables dans les cavités nasales, un éventuel traumatisme, une immunodépression ? : *cf. pathogénie*) assurent l'extension du processus ;
- dans le milieu extérieur comme en culture, le champignon peut présenter, sous certaines conditions, une reproduction sexuée avec formation de cléistothèces, c'est-à-dire un ascocarpe globuleux et clos, muni d'une paroi continue (seul *Aspergillus* nidulans produit des ascocarpes), à l'origine d'ascospores.

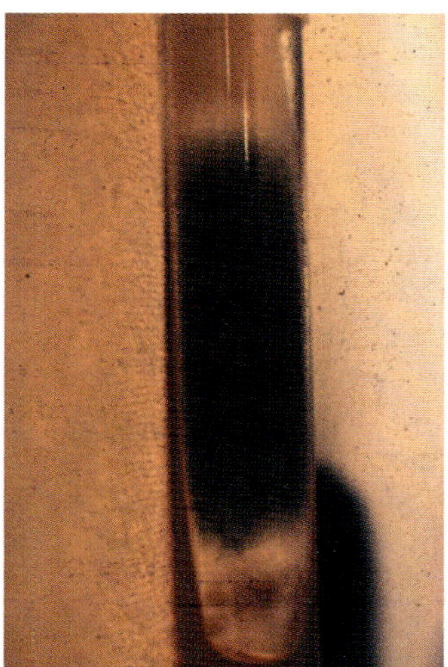

42. Culture de Aspergillus fumigatus *sur milieu de Sabouraud dépourvu d'actidione, gazon mycélien de couleur vert sombre.*

Conséquences thérapeutiques

La localisation particulière des *aspergillus* nécessite un traitement local fondé sur l'instillation d'antifongiques *in situ,* plutôt que sur l'administration d'antifongiques systémiques.

PATHOGÉNIE ET IMMUNITÉ

L'aspergillose nasale existe chez l'homme sous diverses formes cliniques :

- **une forme fulminante,** « métastatique » et nécrosante, ostéolytique chez les individus immunodéprimés (en particulier, souffrant de processus néoplasiques), non observée chez le chien ;
- **une forme envahissante,** agressive vis-à-vis des structures adjacentes, d'évolution plus lente, observée chez des individus immunodéprimés et immunocompétent ;
- **une forme non invasive.**

Tableau 45 - Eléments morphologiques observables en culture concernant les espèces d'*aspergillus* reponsables de rhinosinusite (d'après CHERMETTE R, BUSSIÉRAS J, Parasitologie vétérinaire, tome V, Mycologie, 1993, service de parasitologie, ENVA, 179 pp).

	A. fumigatus	*A. flavus*	*A. niger*	*A. nidulans*
couleur de la colonie	vert sombre	jaune verdâtre	noir	vert sombre
conidiophore	lisse, 300 µm	échinulé	lisse, 1-3 mm	lisse, < 130 µm
métules	absents	présents	présents	présents
tête aspergillaire	phialides parallèles au filament sur les 2/3 de la tête	phialides radiaires sur la totalité de la tête	phialides sur 2 rangs	phialides sur 2 rangs
phialospore	échinulée	échinulée	lisse puis rugueuse	rugueuse ou échinulée

Ceci démontre l'importance du système immunitaire dans le contrôle du processus pathologique : en effet, les aspergillus sont très fréquemment isolés à partir d'écouvillons provenant des cavités nasales du chien sain, ou à partir d'autres prélèvements et substrats (ceci démontre la valeur toute relative de ce type de prélèvement dans le diagnostic).

Chez le chien, les aspergilloses, dont certaines sont envahissantes et nécrosantes, sont fréquemment observées chez des individus par ailleurs en bonne santé, immunocompétents : les investigations cliniques et biologiques effectuées chez de tels individus donnent des résultats normaux ou faiblement modifiés. Parfois, est décelée une affection organique sous-jacente : dysfonctionnement hépatique ou rénal, processus cancéreux.

A partir d'une étude portant sur neuf chiens souffrant d'aspergillose nasale, Sharp et al décèlent une réponse lymphoblastique déficiente chez sept individus avant toute thérapeutique. Les traitements antibiotiques et corticoïdes constituent un facteur favorisant. Le champignon participe de façon active au processus : des toxines nécrosantes d'origine aspergillaire sont responsables de la destruction des cornets et de l'os nasal. Des antigènes parasitaires inhibent *in vitro* le processus de transformation lymphoblastique (LyB et T). La multiplication du champignon favorise ainsi l'instauration d'une immunodépression, au moins locale, favorable à l'extension du processus et au développement des complications.

ÉTUDE CLINIQUE

a. Incubation

L'incubation n'est pas connue, puisque la contamination des sinus et cavités nasales est quasi systématique chez le chien et que la nature des facteurs favorisants n'est pas déterminée avec précision.

b. Symptômes et lésions

Le plus souvent, il s'agit d'une rhinite simple. L'état général n'est pas dégradé, sauf lors d'aspergilloses systémiques, rares chez le chien, observables chez des individus profondément immunodéprimés, présentant des atteintes pulmonaires, cérébrales, osseuses... *(cf. chapitre maladies de système)*. Les mouvements respiratoires ne sont pas modifiés.

L'atteinte sinusale est unilatérale ou, parfois, d'emblée bilatérale, d'évolution lente (sur plusieurs semaines), au début sans complications septiques majeures. On observe :

- **un jetage muqueux,** puis mucopurulent, intermittent puis chronique et permanent, parfois hémorragique, différent d'une épistaxis véritable : l'écoulement est épais, mélangé à du pus, collant sur les narines et les poils de la gueule. Toutefois, le jetage peut être absent lors d'atteinte limitée au sinus frontal ;
- **une décoloration du plancher** des narines (planum nasale), symétrique, parfois associée à une exulcération, sans atteinte de la truffe proprement dite : cette dépigmentation est la conséquence du jetage s'écoulant sur le plancher des narines ;
- **une déformation de la face** associée à une douleur : effondrement hémifacial correspondant à une ostéolyse, parfois avec une fistule palatine ;
- **des crises d'éternuements** répétés provoquant l'expulsion de magmas purulents et hémorragiques associés à des débris de muqueuse.

La rhinoscopie ou la rhinotomie permettent d'observer un feutrage mycélien ou plaque fongique, souvent colorée, tapissant la surface de la muqueuse nasale et sinusale ;

L'extension du processus est fréquent : ostéomyélite (lyse des cornets nasaux puis de l'os nasal), extension au(x) globe(s) oculaire(s), aux tissus sous-cutanés et à l'encéphale *via* l'atteinte de l'ethmoïde.

c. Diagnostic

Diagnostic clinique et différentiel

Le diagnostic clinique est le plus souvent impossible. En effet, de nombreuses autres maladies peuvent donner des symptômes identiques ou un tableau clinique très proche.

- **Des tumeurs** des cavités nasales (dont 75 p. cent sont cancéreuses, surtout des carcinomes) sont caractérisées par : un jetage hémorragique uni- puis bilatéral, un effondrement de la cloison nasale, une obstruction des voies nasales par l'accumulation de matériel dans les sinus, une douleur à la palpation, parfois une exophtalmie et des troubles nerveux. La radiographie est souvent diagnostique et révèle, dans la majorité des cas, une lésion très agressive (lyse des cornets nasaux, atteinte du septum, du vomer et/ou des os formant la paroi des cavités nasales et des sinus). L'étiologie cancéreuse dans la pathologie rhino-sinusale représente environ 30 à 40 p. cent des cas.

- **Des rhinites purulentes** et banales, dues à des corps étrangers (épillets), d'origine bactérienne *(Bordetella bronchiseptica, Pasteurella multocida)* ou de complication (séquestre osseux post traumatique, abcès dentaire avec fistule oronasale), en général unilatérales et sans épistaxis. Le plus souvent, on n'observe pas de lyse osseuse, sauf lors de processus très ancien, ou seulement de façon localisée (autour de la racine dentaire infectée) ; des rhinites de complication d'une malformation congénitale de la voûte palatine ; des rhinites virales (maladie de Carré).

- **Une rhinite hyperplasique** définie par la conservation des structures osseuses, l'augmentation homogène de densité, l'oblitération des voies nasales par une hyperplasie de la muqueuse ou l'existence de polypes volumineux. La confusion est possible avec une tumeur à un stade précoce, sans lyse osseuse.

L'étiologie inflammatoire et infectieuse dans la pathologie rhino-sinusale représente environ de 20 à 25 p. cent des cas.

- **Des maladies responsables d'épistaxis** : l'ankylostomose (entérite hémorragique, amaigrissement, adénomégalies éventuelles : confirmation par la coproscopie), la leishmaniose (lésions cutanées, adénomégalies, abattement… : confirmation par la sérologie), la linguatulose (épistaxis seule sans atteinte de l'état général : confirmation par la coproscopie), l'ehrlichiose, un traumatisme banal, des troubles de la coagulation (intoxication par les raticides, thrombopénie).

- **Certaines maladies auto-immunes** affectant la truffe ou le planum nasale : le pemphigus foliacé, le lupus discoïde ou disséminé (lésions symétriques dépigmentées, ulcérées et croûteuses, touchant la truffe et s'étendant sur le chanfrein), parfois associées à d'autres symptômes (arthralgies, insuffisance rénale, ulcères muqueux). De telles maladies sont confirmables par une biopsie cutanée.

Examens complémentaires

Les examens complémentaires à entreprendre sont variés, mais d'inégale valeur :

- **Des examens radiographiques** et échographiques (clichés de profil et de face, dont l'un pris sur une plaque en position intra-orale) permettent de révéler une augmentation de la radiotransparence due à une destruction des cornets nasaux et ethmoïdaux (sans déviation ni destruction totale du vomer), parfois contre-balancée par une augmentation de la radio-opacité provoquée par l'accumulation de fluides dans la partie caudale des cavités nasales. Il existe toutefois des cas où les images sont très proches de celles des tumeurs pour lesquelles, en général, on observe une hyperdensité des régions moyenne et caudale.

- **Des cultures mycologiques** : faciles à réaliser à partir d'écouvillons stériles, elles présentent peu d'intérêt. En effet, un résultat positif signe uniquement la présence du champignon dans les cavités nasales (ce qui est le cas d'environ 40 p. cent des chiens, y compris sains, ou souffrant d'une autre affection) sans préjuger de son caractère pathogène. A l'inverse, un résultat négatif ne permet pas d'exclure la multiplication intramuqueuse du champignon.

- **Des examens sérologiques** (agglutination, immunodiffusion, électrosynérèse, ELISA) : pour les mêmes raisons, ces examens sont entachés de réactions faussement positives (jusqu'à 15 p. cent !) ; en effet, ils traduisent la présence (ou l'absence) d'anticorps sériques signant la réponse immunologique du sujet à l'encontre du champignon sans traduire pour autant son caractère pathogène.

- **Une rhinoscopie** par endoscopie rétrograde permet l'observation de lésions caractéristiques et la réalisation de prélèvements à des fins de culture et des biopsies muqueuses.

- **Une rhinotomie** exploratrice ou une trépanation permet l'observation de gazons mycéliens caractéristiques, vert sombre ou noirs, à partir desquels une culture mycologique confirmera le diagnostic.

De ces divers examens complémentaires, dont la spécificité et la facilité d'exécution sont éminemment variables, il convient de privilégier : d'abord les examens radiographiques qui permettent, en première intention, d'éliminer (ou de retenir) une tumeur, puis la biopsie obtenue par endoscopie rétrograde (par rhinoscopie, à défaut par rhinotomie) qui, seule, permet d'affirmer le rôle pathogène du champignon si celui-ci est observé en position intramuqueuse. Le diagnostic d'aspergillose rhinosinusale ne peut être confirmé, à défaut de la biopsie suivie d'un examen histopathologique, que si au moins deux, ou mieux trois, examens complémentaires se révèlent positifs : radiographie, mise en culture et sérologie.

d. Pronostic

Le pronostic est en général bon si le diagnostic est précoce. Il est réservé lors d'atteinte osseuse (en particulier, de l'ethmoïde avec risque d'encéphalite), lors d'immunodépression confirmée ou lors d'une aspergillose secondaire à une tumeur des cavités nasales.

MÉTHODES DE LUTTE

a. Traitement

Le traitement fait appel à :

- une intervention chirurgicale associant une rhinotomie afin de maintenir ouverts les cavités nasales et les sinus frontaux (« rhinostomie » ?) et la pose de drains ;
- ces drains permettent d'effectuer un traitement antifongique local : Sharp et al obtiennent 90 p. cent de succès avec cette technique utilisant une solution d'énilconazole (Imavéral® diluée extemporanément : 1 ml de la solution-mère à 10 p. cent dans un volume égal d'eau pour 10 kg), à raison de 10 mg/kg, deux fois par jour pendant 15 jours. Les drains posés étant suturés, ces irrigations peuvent être réalisées par le propriétaire de l'animal.

Lors d'atteinte osseuse ou de risques élevés de septicémie fongique, le traitement systémique (kétoconazole : Kétofungol®, 10 mg/kg/j p.o, pendant six semaines) est conseillé en supplément de la chirurgie et du traitement local.

En effet, la seule administration orale d'antifongiques systémiques est décevante : échecs francs, améliorations passagères, rechutes fréquentes qui limitent les réussites véritables à moins de 50 p. cent des cas, sans négliger les inconvénients dus à l'hépatotoxicité du médicament.

D'autres thérapeutiques fondées sur l'utilisation d'antifongiques particuliers ou plus puissants sont à l'essai et demandent confirmation :

- l'itraconazole (hors AMM : Sporanox®) : 10 mg/kg/j p.o, pendant deux mois au minimum (échecs de l'ordre de 30 à 40 p. cent des cas). Ce médicament peut toutefois être à l'origine d'une certaine toxicité chez le chien en raison de son mode d'action (inhibition du système cytochrome P450 du champignon, interdisant ainsi la synthèse de l'ergostérol constitutif de la paroi du champignon et entraînant une perméabilité membranaire exagérée et mortelle). L'itraconazole ne doit pas être utilisé chez la chienne gestante ou en lactation. Il a été employé avec succès en association avec la chirurgie ;
- le fluconazole (hors AMM : Diflucan®) : 5 mg/kg/j p.o, pendant deux mois au minimum ;
- le clotrimazole (Canesten®, non disponible actuellement en France), utilisé localement, soit par l'intermédiaire de drains préalablement fixés ou après trépanation, soit directement par instillation et drainage nasaux selon une technique non-invasive (instillation et lavage effectués pendant une heure, à raison de 1 g de clotrimazole dilué dans 100 ml de polyéthylène glycol), soit localement et associé à un traitement à l'itraconazole : 5 mg/kg matin et soir, *per os*. L'utilisation de ce médicament instillé par un cathéter intranasal (et qui diffuse jusque dans les sinus), sans trépanation, éventuellement itérative, assure une guérison dans plus de 80 p. cent des cas, démontrant ainsi l'inutilité des interventions chirurgicales ;
- plus récemment, l'enilconasole (Imavéral®) préparé classiquement (solution diluée à raison de 20 ml par litre d'eau, dilution extemporanée) semblerait efficace après son instillation prolongée (1 heure) sous anesthésie générale, sans recours à la chirurgie.

b. Prophylaxie

La prophylaxie est difficile.

- Le champignon est un saprophyte, présent de façon abondante dans le milieu extérieur. Il est nécessaire de mettre en œuvre des mesures d'hygiène des locaux, de conservation des denrées alimentaires, proximité de locaux abritant des espèces animales sensibles (oiseaux).
- Les causes exactes de prolifération du champignon dans les cavités nasales ne sont pas connues avec précision.
- L'aspergillose (et la pénicilliose) ne sont pas des zoonoses : l'homme se contamine à partir du milieu extérieur souillé au même titre que le chien, et non à partir de l'animal.

Pour en savoir plus

BEDFORD PGC. Diseases of the nose, in Veterinary Internal Medicine, Ettinger SJ, Feldman EC, 1995, Ed. Saunders WB, tome 1, chap. 80, 551-567.

BOURDOISEAU G. Les affections respiratoires parasitaires du chien. Point Vét., 1995, 27, 449-458.

BRUNON G, CHAUDIEU G, AUGER-GIRAUD P. Recto n°51. Prat. Méd. Chir. An. Comp., 1999, 34, 709-710.

BURBIDGE HM, CLARK WT, READ R, LABUC R, DAVEY T, BROOME C. Canine nasal aspergillosis: results of treatment using clotrimazole as a topical agent. Aust. Vet. Practit., 1997, 27, 79-83.

CHERMETTE R, BUSSIÉRAS J. Parasitologie vétérinaire, fascicule V, 1993, Service de parasitologie, ENVA, 180.

DARODES de TAILLY P. Aspects actuels du diagnostic, du traitement et de la prophylaxie des infections fongiques en post-greffe. Méd. Mal. Infect., 1999, 29, 779-784.

EUZEBY J. Mycologie médicale et comparée. Le mycoses des animaux et leurs relations avec les mycoses de l'homme. Tome I. Fond. Mérieux, 1992, 452.

GUILLOT J, CHERMETTE R. Le traitement des mycoses des carnivores domestiques. Point Vét., 1997, 28, 1649-1659.

GARTRELL CL, O'HANDLEY PA, PERRY RL. Canine nasal disease. Part I. Comp. Cont. Educ., 1995, 17, 323-328.; Part II. Comp. Cont. Educ., 1995, 17, 539-547.

GUAGUERE-LUCAS J, GUAGUERE E, BOURDOISEAU G. L'aspergillose rhinosinusale du chien: à propos d'un cas traité par association d'un traitement chirurgical et d'un traitement systémique à l'itraconazole. Prat. Méd. Chir. An. Comp., 1999, 34, 145-152.

HENNET P. Quel est votre diagnostic? Point Vét., 1994, 25, 805-809.

LANTHIER T, CHALIFOUX A. Enilconazole as an adjunct to the treatment of four cases of canine nasal aspergillosis. Can. Vet. J., 1991, 32, 110-112.

MARTIN S. Itraconazole. Comp. Cont. Educ., 1999, 21, 145-147.

MATHEWS KG, DAVIDSON AP, KOBLIK PD, RICHARDSON EF, KOMTEBEDDE J, PAPPAGIANIS D, HECTOR RF, KASS PH. Comparison of topical administration of clotrimazole through surgically placed versus nonsurgically placed catheters for treatment of nasal aspergillosis in dogs: 60 cases (1990-1996). J. Am. Vet. Med. Assoc., 1998, 213, 501-506.

SHARP NJH, HARVEY CE, SULLIVAN M. Canine nasal asperrgillosis and penicilliosis. Comp. Cont. Educ., 1991, 13, 41-48.

SHARP N, SULLIVAN M, HARVEY C. Treatment of canine nasal aspergillosis. In Practice, 1992, 27-31.

SHARP NJH, SULLIVAN M, HARVEY CE, WEBB T. Treatment of canine nasal aspergillosis with enilconazole. J. Vet. Int. Med., 1993, 7, 40-43.

SMITH SA, ANDREWS G, BILLER DS. Management of nasal aspergillosis in a dog with a sinlge, noninvasive intranasal infusion of clotrimazole. J. Am. An. Hosp. Assoc., 1998, 34, 487-492.

STAMBOULI F. Diagnostic différentiel des affections chroniques des cavités nasales et des sinus. Point Vét., 1984, 16, 379-391.

TASKER S, KNOTTENBELT CM, MUNRO EAC, STONEHEWER J, SIMPSON JW, MACKIN AJ. Aetiology and diagnosis of persistent nasal disease in the dog: a retrospective study of 42 cases. J. Small An. Pract., 1999, 40, 473-478.

WOLF AM. Fungal diseases of the nasal cavity of the dog and cat. Vet. Clinics of North America., 1992, 22, 1119-1132.

La rhinosporidiose

DÉFINITION

La rhinosporidiose est une affection fongique, chronique, non contagieuse et rare, due au développement, dans la muqueuse des cavités nasales, d'un champignon : *Rhinosporidium seeberi.*

ÉPIDÉMIOLOGIE

Cette affection est fréquente sur les continents américain, africain et asiatique (zones tropicales, marécageuses et humides), rarissime en Europe. Deux cas ont été relevés en France, plusieurs en Italie.

Le parasite a été observé chez le chien, chez le cheval, les bovins et le canard. La rhinosporidiose affecte également l'homme. La plupart des cas décrits chez le chien permettent d'observer une forte prévalence chez les sujets mâles, âgés de moins de 6 ans, de races sélectionnées pour leur aptitude à la chasse en zones très humides ou marécageuses (setter, labrador...).

LE PARASITE *Rhinosporidium seeberi*

A partir des caractères morphologiques et biologiques du parasite rappelés dans ***l'encadré 20,*** il ressort que le parasite, rare et inféodé à des milieux chauds et très humides, ne peut être mis en évidence chez le chien qu'à la suite de biopsie.

PATHOGÉNIE

Aucun élément pathogénique particulier ne peut être avancé : traumatisme de la cavité nasale, immunodépression ?

ÉTUDE CLINIQUE

a. Symptômes

La rhinosporidiose se caractérise par l'observation d'un jetage unilatéral associé à des éternuements fréquents et à une épistaxis intermittente. L'animal ne présente aucune douleur ni déformation faciales, ni troubles de l'appareil respiratoire profond, et l'état général est le plus souvent conservé. Classiquement, les symptômes sont unilatéraux.

Encadré 20. Caractères morphologiques et biologiques de Rhinosporidium seeberi

Définition taxinomique simplifiée

Pendant très longtemps, la position taxinomique de ce champignon a été discutée, en raison des difficultés à le cultiver en laboratoire. Ceci est possible depuis une dizaine d'années, sur culture de cellules issues d'une tumeur épithéliale rectale de l'homme.
Ce champignon se rapproche des MASTIGOMYCÈTES : champignons aux filaments non septés, de type siphon.

Morphologie

Chez l'animal, la morphologie est très réduite. On observe :
- un élément globuleux de 300-400 µm de diamètre, assimilé à un sporocyste ;
- dont la paroi est épaisse et munie d'un micropyle ;
- renfermant des milliers d'endospores de 10-15 µm ;
- aucun élément mycélien n'est mis en évidence.

Biologie

Habitat

Ce champignon est observé, chez le chien, au sein de volumineux polypes (quelques millimètres à centimètres de diamètre) dans les cavités nasales.
Les cas de rhinosporidiose disséminée observés chez l'homme ne sont pas décrits chez le chien.

Reproduction

Le cycle n'est pas connu avec précision. L'animal se contamine à partir d'une endospore issue d'un sporocyste rompu : cette spore se développe pour donner un sorus intracellulaire, abritant de nombreux sporocystes au sein desquels se différencient de nombreuses spores.

b. Lésions

La lésion consiste en la formation d'un polype (tumeur fibreuse bénigne, plus ou moins pédiculée) pouvant faire saillie de la narine et être ainsi directement observable au cours de la consultation. Histologiquement, la rhinosporidiose apparaît comme une réaction inflammatoire modérée, diffuse et chronique affectant la sous-muqueuse et la muqueuse nasales, et constituée de lymphocytes et de plasmocytes.

c. Diagnostic

Le diagnostic clinique est impossible.

Les risques de confusion avec les autres causes de jetage et d'épistaxis sont grands (corps étrangers, rhinite allergique, bactérienne, virale, parasitaire, processus néoplasique) : seul l'examen histopathologique du polype (parfois spontanément expulsé à la faveur d'un éternuement, ou prélevé après une rhinotomie ou rhinoscopie) permet de confirmer le diagnostic.
Il est possible d'observer, sur la préparation histologique, des sporocystes (ou sporanges) de stades de maturation différents : éléments sphériques jeunes (< 100 µm de diamètre) en situation profonde, avec une paroi unilamellaire et épaisse ; éléments mûrs, de localisation épithéliale, de grandes dimensions (> 400 µm de diamètre), munis d'une paroi unilamellaire et fine, renfermant de très nombreuses spores regroupées au centre ou éventuellement expulsées à la faveur d'un pore de la paroi. Les spores ainsi libérées sont souvent entourées d'une rosette de polynucléaires neutrophiles.
Les examens hématologiques sont normaux, les cultures mycologiques à partir d'écouvillons restent stériles.

d. Pronostic

Le pronostic est en général bon si le diagnostic est précoce.

MÉTHODES DE LUTTE

Le traitement repose sur :
- **Une rhinotomie permettant** l'exérèse des polypes : la thérapeutique chirurgicale reste incontournable ;
- **Une administration** prolongée de diaphénylsulfone (Disulone®) à la dose de 1 mg/kg matin et soir, pendant plusieurs semaines. Les rechutes sont possibles.

ASPECT ZOONOSIQUE

La rhinosporidiose n'est pas une zoonose : la contamination humaine procède d'un milieu extérieur souillé (éventuellement à partir de sources animales), mais non directement de l'animal à l'homme. La rhinosporidiose humaine intéresse essentiellement le nasopharynx, accessoirement la conjonctive.

Pour en savoir plus

BOURDEAU P, MAGNOL JP, EUZEBY J, AVENEL H, GUILLAUME J. Description d'un cas de rhinosporidiose autochtone chez le chien en France. Proc. 1er Congrès Conf. Europ. Mycol. Méd., Paris, 27/11/1993.
CANIATTI M, ROCCABIANCA P, SCANZIANI E, FINAZZI M, MORTELLARO CM, ROMUSSI S, MANDELLI G. Nasal rhinosporidiosis in dogs : four cases from Europe and a review of literature. Vet. Rec., 1998, 142, 334-338.
WILSON RB, POPE RW, SUMRALL R. Canine rhinosporidiosis. Comp. Cont. Educ., 1989, 11, 730-732.

2. Les infestations sinusales dues à des arthropodes

La linguatulose

DÉFINITION

La linguatulose est une rhinite due au développement et à l'action pathogène des formes adultes d'un crustacé *Linguatula serrata*. Cette infestation se caractérise essentiellement par des crises d'éternuements et parfois par de l'épistaxis.

ÉPIDÉMIOLOGIE

La linguatule est un parasite rare en France, beaucoup plus fréquent en régions chaudes (Afrique du Nord…), observé chez le renard, chez le loup et le chien, exceptionnellement chez le chat, parfois chez l'homme.
La linguatulose intéresse principalement des chiens d'extérieur, errant, en mesure d'ingérer des viscères de bovins parasités, de pénétrer dans des abattoirs, nourris avec des abats crus.

LE PARASITE *Linguatula serrata* (= *L. rhinaria*)

Des caractères morphologiques et biologiques du parasite rappelés dans l'***encadré 21***, il ressort que :
- la linguatulose est cliniquement très équivoque et ne peut être diagnostiquée par le simple examen de l'animal ;
- la confirmation repose sur la mise en évidence des formes de dissémination dans les matières fécales.

PATHOGÉNIE

Les linguatules exercent un pouvoir pathogène essentiellement irritatif et inflammatoire (fixation du parasite par des crochets) et spoliateur (hématophagie).

ÉTUDE CLINIQUE

a. Symptômes

Les symptômes consistent en :
- **un coryza** : jetage muqueux, crises d'éternuements, reniflements, associé à un prurit nasal (l'animal frotte sa truffe contre le sol ou soulage son prurit avec ses membres antérieurs) ;
- **un jetage mucopurulent, hémorragique.** On peut observer une épistaxis.

L'animal conserve toujours un bon état général, sans présenter de modifications de la respiration ni de complications septiques. Il est fréquent d'observer, à la faveur d'un éternuement violent, l'expulsion du parasite entouré d'un magma muco-hémorragique.

b. Lésions

Les lésions ne concernent que la muqueuse des fosses nasales : congestion, ulcères.

c. Diagnostic

Le diagnostic clinique peut être établi au cours de la consultation lorsque la linguatule est expulsée. Il est le plus souvent nécessaire de distinguer la linguatulose des autres affections rhinosinusales :
- **de l'aspergillose** : jetage unilatéral, puis parfois bilatéral, avec une décoloration du plancher nasal et une douleur faciale ;
- **des tumeurs des fosses nasales** : jetage uni- puis bilatéral, obstruction des voies nasales, déformation et douleur faciales ;
- **des autres causes d'épistaxis** : intoxications par les anticoagulants, ehrlichiose, ankylostomose, leishmaniose.

Il est donc souvent nécessaire de recourir à une confirmation expérimentale par la coproscopie microscopique ***(photo 23).***

d. Pronostic

Le pronostic est bon.

MÉTHODES DE LUTTE

a. Traitement

Le traitement peut être mécanique (extraction à la pince !) et chimique : recours à certaines molécules actives sur des parasites hématophages, le nitroxinil (Dovenix®; 10 mg/kg par la voie sous-cutanée ; *cf. paragraphe consacré à l'ankylostomose dans le chapitre de gastroentérologie*), accessoirement l'ivermectine (hors AMM) et peut-être, les autres endectocides.

Figure 27 - Cycle évolutif de *Linguatula serrata*.

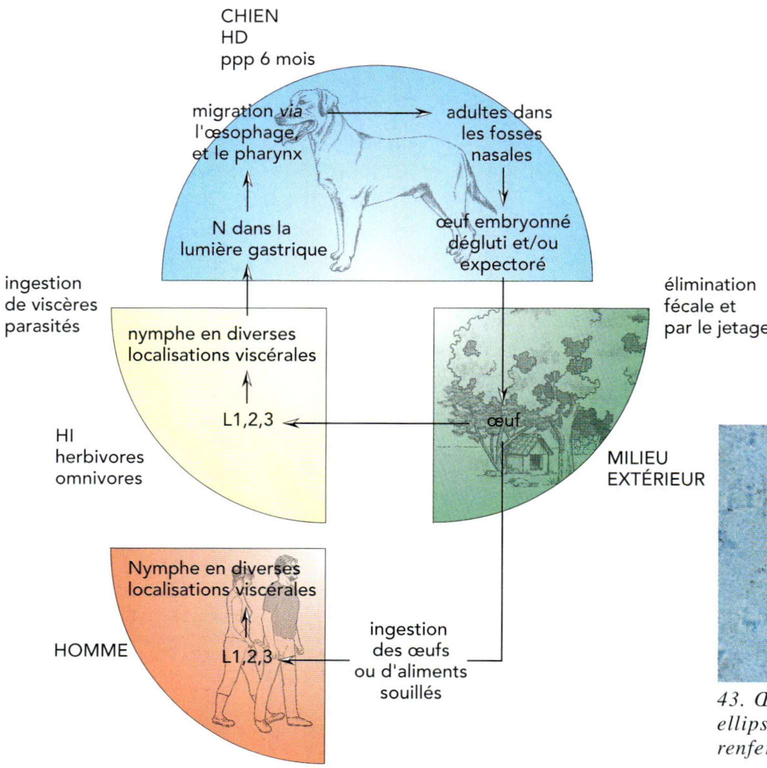

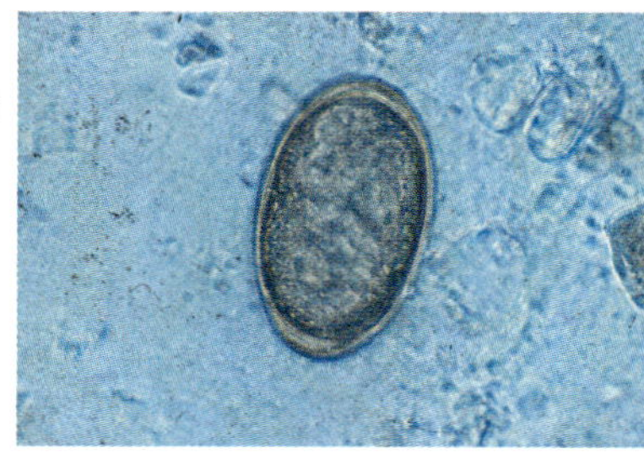

43. Œuf de Linguatula serrata *(Gx500) : ellipsoïde, muni d'une coque épaisse, renfermant un embryon tétracanthe.*

Encadré 21. Caractères morphologiques et biologiques de Linguatula serrata

Position taxinomique simplifiée

La linguatule est classiquement considérée comme un pentastome du phylum des Pararthropodes (étymologiquement : « à côté des arthropodes »). En fait, selon des études récentes portant sur l'ultra-structure des spermatozoïdes et sur l'analyse des séquences de l'A.R.N. ribosomal, la linguatule doit être classée au sein de la classe des crustacés.

Morphologie

Adulte

Les adultes ont une forme de langue (d'où le nom générique) :

- de 20 mm de longueur sur 4 mm de largeur pour le mâle ;
- de 80 à 100 mm de longueur sur 8 à 10 mm de largeur pour la femelle ;
- dont l'extrémité antérieure présente, autour de l'orifice buccal, deux paires de crochets articulés et rétractiles dans de petites cavités qui, avec la bouche proprement dite, forment « cinq bouches » : pentastome ;
- l'extrémité postérieure est effilée ;
- le corps est strié superficiellement : aspect annelé ;
- la face ventrale est plane, la face dorsale convexe.

Oeuf (photo 43)

- ellipsoïde, de 90 µm x 70 µm ;
- muni d'une coque épaisse et brune ;
- il contient un embryon tétracanthe (quatre « crochets » équatoriaux correspondant en fait à deux paires de pattes).

Biologie

Habitat

Les adultes sont fixés, par leurs crochets, à la muqueuse des fosses nasales, parfois du pharynx et du larynx.

Nutrition

Les linguatules sont hématophages.

Reproduction

Les adultes sont présents chez le chien, les œufs dans le milieu extérieur, les stades pré-imaginaux chez les herbivores et chez les omnivores ***(figure 27)***.

- **La phase exogène :**
  - débute par l'émission dans les matières fécales (parfois par le jetage) du chien parasité d'œufs embryonnés immédiatement infestants pour des hôtes intermédiaires : bovin, mouton, porc, cheval, lapin et parfois l'homme ;

- chez les animaux HI, les œufs éclosent dans le tube digestif et libèrent une larve de stade 1, qui peut s'enkyster dans la paroi intestinale ou gagner les ganglions mésentériques par la voie lymphatique ou sanguine, puis divers viscères : foie, poumons, reins ;
- après plusieurs mues larvaires, apparaît le stade nymphal (1 cm de longueur) : d'une morphologie proche de celle de l'adulte. La nymphe est munie de deux paires de crochets antérieurs. Elle peut quitter le kyste qui l'enveloppait et demeurer libre dans la cavité thoracique ou abdominale : linguatulose nymphale.

- **La phase endogène :**
  - débute par l'ingestion de viscères parasités hébergeant le stade nymphal : celui-ci, libéré dans la lumière gastrique, remonte l'œsophage et gagne le pharynx et les fosses nasales pour se transformer en un adulte fixé.
  - Certains auteurs pensent que l'infestation du chien peut se réaliser par le simple reniflement des viscères parasités en surface desquels sont présentes les nymphes mobiles, qui gagneraient ainsi directement les fosses nasales.

La période prépatente chez le chien est d'environ six mois.

b. Prophylaxie

La prophylaxie consiste à éviter l'accès des chiens à des viscères parasités et à recourir à des aliments cuits ou industriels.

ASPECT ZOONOSIQUE

La linguatulose est une zoonose : le chien constitue une source de parasites pour l'homme, en éliminant dans ses fèces des œufs immédiatement infestants. L'homme se contamine par l'ingestion d'aliments souillés (de la même manière que pour l'hydatidose) : linguatulose larvaire puis nymphale. ❐

Pour en savoir plus

BUSSIÉRAS J, CHERMETTE R. Parasitologie vétérinaire, fascicule IV entomologie, E.N.V.A., service de parasitologie, 1991, 163.

L'acariose à Pneumonyssoides caninum

DÉFINITION

La pneumonyssoïdose (?) est une infestation des cavités nasales caudales et des sinus frontaux due à un acarien mésostigmate : *Pneumonyssoides caninum.*

ÉPIDÉMIOLOGIE

Cette infestation est rarissime en France (un cas décrit), fréquente sur les continents africain et américain, observée de façon endémique en Scandinavie (prévalence de 7 p. cent en Norvège, 23 p. cent en Suède).
Le parasite est quasi spécifique du chien, relevé rarement chez le renard.

La rareté des cas étudiés ne permet pas de dégager de caractéristiques épidémiologiques particulières : il ne semble exister aucune prédisposition de race, d'âge et de sexe.

LE PARASITE *Pneumonyssoides caninum*

Pneumonyssoides caninum **(encadré 22)** était anciennement appelé *Pneumonyssus caninum.* Ce nom de genre désigne des parasites pulmonaires de primates et doit être abandonné.

ÉTUDE CLINIQUE

a. Symptômes

Les symptômes consistent en un jetage muqueux, en des crises d'éternuements, des reniflements (« *reversed sneezing* »), une hyposmie (observable en particulier chez les chiens de chasse) et un prurit nasal. Les auteurs qui décrivent le seul cas connu en France, ont observé une « sortie » de ces larves, à heure régulière !
D'autres articles font état de manifestations respiratoires asthmatiformes, de troubles nerveux, d'abcès orbitaires et de lésions pulmonaires et hépatiques. A partir d'une étude rétrospective portant sur le compte rendu de 250 autopsies dont 17 chiens morts des suites du syndrome dilatation-torsion de l'estomac, 6 animaux parmi ces 17 (soit 35 p. cent !) étaient parasités par *Pneumonyssoides* (proportion significativement différente des 5 p. cent observés chez les animaux morts de causes diverses) : la relation « infestation par cet acarien/dilatation-torsion de l'estomac » ne peut toutefois être expliquée clairement.

b. Diagnostic

Le diagnostic ne repose que sur l'observation des acariens parasites et sur leur identification, soit directement soit à la faveur d'une rhinoscopie.

Encadré 22. Caractères morphologiques et biologiques de Pneumonyssoides caninum

Définition taxinomique simplifiée

Cet arthropode appartient :
- à l'ordre des ACARIENS :
  - arthropodes au corps non segmenté ;
  - octopodes au stade adulte ;
- à la famille des HALARACHNIDÉS caractérisée par :
  - un corps ovale ;
  - une plaque génitale rudimentaire ou absente chez la femelle ;
  - leur présence dans l'appareil respiratoire des mammifères.

Morphologie

Seules les stades larvaires seraient parasites :
- leur corps est ovalaire, de 600 µm x 350 µm ;
- le bouclier dorsal est réduit ;
- le rostre subinfère ;
- les pédipalpes à 5 articles.

Biologie

Habitat

La larve de cet acarien est observée dans les fosses et cavités nasales du chien.

Reproduction

Le cycle évolutif est inconnu, les stades, autres que larvaires, seraient présents dans le milieu extérieur. La transmission entre chiens se ferait par l'intermédiaire des larves. Certains auteurs avancent l'hypothèse d'une migration viscérale profonde (hépatique) permettant d'expliquer les lésions hépatiques décrites. Des infestations expérimentales ont démontré la capacité de cet acarien à migrer d'une cavité nasale à une autre en passant par les narines ou par le pharynx. Toutefois, la possibilité de multiplication chez le chien n'a pas été démontrée.

MÉTHODES DE LUTTE

a. Traitement

Le traitement fait appel à des acaricides systémiques :
- **L'ivermectine** (0,2 mg/kg ou 0,4 mg/kg, par la voie sous-cutanée, deux fois à trois semaines d'intervalle, *cf. présentation de la molécule dans le chapitre de dermatologie*). Les risques de toxicité chez certaines races limitent l'utilisation de cette molécule ;
- **La milbémycine,** utilisable y compris chez des races sensibles, est efficace à la dose de 1 mg/kg par la voie orale, trois fois à 7-10 jours d'intervalle ;
- **La sélamectine** administrée en spot-on (6 mg/kg), à raison de trois traitements espacés de deux semaines, est efficace.

b. Cycle évolutif

Le cycle évolutif du parasite étant inconnu, les mesures de prophylaxie consistent uniquement en un traitement des animaux porteurs.

Pour en savoir plus

BREDAL WP. *Pneumonyssoides caninum* infection - A risk factor for gastric dilatation -volvulus in dogs. Vet. Res. Comm., 1998, 22, 225-231.
BREDAL WP. An epidemiological survey of therapy and diagnostic procedures used by norwegian small animal practitioners in cases of nasal mite (*Pneumonyssoides caninum*) infection in dogs. Vet. Res. Comm., 1998, 22, 389-399.
BREDAL W, GJERDE BK, KIPPENES H. *Pneumonyssoides caninum*, the canine nasal mite, reported for the first time in a fox (Vulpes vulpes). Vet. Parasitol., 1997, 73, 291-297.
BREDAL W, VOLLSET I. Use of milbemycin oxime in the treatment of dogs with nasal mite (*Pneumonyssoides caninum*) infection. J. Small An. Pract., 1998, 39, 126-130.
BUSSIÉRAS J, CHERMETTE R. Quelques parasitoses canines exceptionnelles en France : I. Infestation par *Pneumonyssoides caninum*. Prat. Méd. Chir. An. Comp., 1995, 30, 427-430.
GUNNARSSON L, ZAKRISSON G, LILLIEHÖÖK I, CHRISTENSSON D, REHBINDER C, UGGLA A. Experimental infection of dogs with the nasal mite *Pneumonyssoides caninum*. Vet. Parasitol., 1998, 77, 179-186.
GUNNARSSON LK, MÖLLER LC, EINARSSON AM, ZAKRISSON G, HAGMAN BGJ, CHRISTENSSON DA, UGGLA AH, HEDHAMMAR AA. Clinical efficacy of milbemycin oxime in the treatment of nasal mite infection in dogs. J. Am. An. Hosp. Assoc., 1999, 35, 81-84.
GUNNARSSON L, ZAKRISSON G, CHRISTENSSON D, UGGLA A, CRACKNELL V, DOMINGO D, TOLLING S. Efficacy of selamectin in the treatment of nasal mite (*Pneumonyssoides caninum*) infection in dogs. Vet. Dermatol., 2000, 11 (suppl.1), 28, FC-44.
MUNDELL AC, IHRKE PJ. Ivermectin in the treatment of *Pneumonyssoides caninum* : a case report. J. Am. An. Hosp. Assoc., 1990, 26, 393-396.

Œstrose ovine à Œstrus ovis

Un cas d'œstrose canine à Œstrus ovis a été décrit : reniflements, éternuements, jetage séreux puis muqueux, épistaxis et fièvre modérée.
La rhinotomie a permis de mettre en évidence trois larves de stade 3 de *O. ovis*.
Le chien ne constitue pas un hôte de choix de ce diptère, essentiellement un parasite de mouton. Il est probable que l'évolution consiste en une guérison spontanée par expulsion des larves dans le milieu extérieur. A défaut, le nitroxinil (Dovenix® *(cf. traitement de la spirocercose et de l'ankylostomose)* devrait être efficace, ainsi que les endectocides.

Pour en savoir plus

LUJAN L, VASQUEZ J, LUCIENTES J, PANERO JA, VAREA R. Nasal myiasis due to *Œstrus ovis* infestation in a dog. Vet. Rec., 1998, 142, 282-283.

1. L'oslérose

DÉFINITION

L'oslérose est une helminthose respiratoire contagieuse, spécifique, affectant particulièrement le jeune chien. Elle est due à la migration dans l'organisme des larves puis à l'installation, dans des nodules situés de part et d'autre du carrefour trachéobronchique, des adultes d'un nématode *Oslerus osleri.* Elle se caractérise cliniquement par une toux rebelle.

L'oslérose est encore appelée parfois filaroïdose, terme impropre dans la mesure où le genre Filaroides désigne un parasite différent localisé dans les alvéoles pulmonaires. L'oslérose, bien connue dans les pays anglo-saxons (en particulier, la Grande-Bretagne), est apparue récemment en France, vraisemblablement à la faveur de l'importation de chiots issus d'élevages infestés.

ÉPIDÉMIOLOGIE

Oslerus osleri est un parasite de canidés sauvages (dingo, coyotte, renard, loup) et du chien, absent chez l'homme et chez le chat, présent sur les cinq continents. Sa prévalence, toutefois, est élevée dans certains pays : jusqu'à 18 p. cent chez des chiens greyhound en Angleterre, 6 p. cent dans d'autres races. Le nombre de cas en France n'est pas connu.

L'oslérose est une helminthose contagieuse, transmise de la mère aux chiots ***(figure 28)*** : alors que l'oslérose chez l'adulte est le plus souvent asymptomatique, elle s'exprime chez le chiot. Cette transmission directe de l'adulte à la portée explique les caractères épidémiologiques essentiels de l'oslérose :

- **maladie de chenil, d'élevage, de locaux,** où la contamination de sujets porteurs à sujets sains est possible, le parasite étant peu résistant dans le milieu extérieur. Aucune prédisposition de race ou de sexe n'est observée, même si de nombreuses descriptions se réfèrent aux lévriers, aux terriers, caniches... Ceci est dû au caractère épidémique au sein d'élevages infestés ;
- **maladie du chiot,** l'infestation ayant lieu dans les premiers jours de la vie : chiot et jeune chien âgé de quelques semaines, l'expression clinique se produit lors de sa cession au propriétaire ou lors des premières vaccinations ;
- **maladie sévissant sous la forme de petits foyers épidémiques** centrés sur des élevages contaminés : l'origine de l'animal est un élément diagnostique important.

LE PARASITE *Oslerus osleri*

Les caractères morphologiques et biologiques essentiels sont présentés dans l'***encadré 23***. Il est important de retenir les faits suivants :

- **la localisation profonde** du parasite est telle que l'endoscopie constitue la méthode diagnostique de choix, la coproscopie étant plus aléatoire ;
- **l'épidémiologie,** en revanche, est assez caractéristique, permettant de dépister les sujets suspects ;
- **l'absence d'hématophagie** et la localisation superficielle du parasite limitent le nombre de traitements anthelminthiques efficaces.

PATHOGÉNIE ET IMMUNITÉ

Le parasite, situé dans des nodules en position superficielle, dans la lumière trachéale, joue le rôle de corps étranger et exerce une action tussigène. L'examen endoscopique des sujets malades révèle l'existence de nodules translucides, qualifiés « d'actifs », qui hébergent des parasites vivants, ce qui laisse penser qu'outre les adultes, les larves expectorées jouent un rôle actif dans l'apparition de la toux. Les nodules, parfois nombreux et de grandes dimensions, peuvent obstruer la lumière trachéale et induire ainsi une insuffisance respiratoire aiguë.

Figure 28 - Cycle évolutif de *Oslerus osleri.*

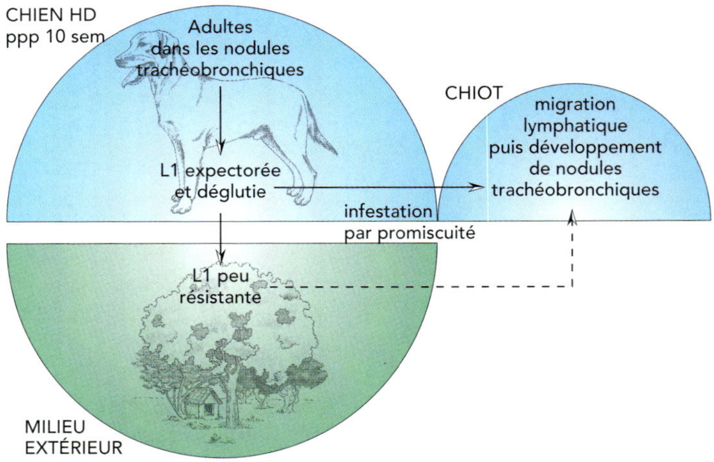

Encadré 23. Caractères morphologiques et biologiques de Oslerus osleri.

Définition taxinomique simplifiée

Oslerus osleri est un helminthe appartenant à :

- à la classe des NÉMATODES : ver rond sans trompe épineuse ;
- à la famille des FILAROÏDIDÉS :
  - strongles à capsule buccale absente ;
  - dont la bourse copulatrice est atrophiée (« strongles respiratoires »).

L'ancienne dénomination *Filaroides osleri* doit être abandonnée : induit une confusion avec les espèces du genre *Filaroides,* parasites des alvéoles pulmonaires.

Morphologie

Adulte

- petit nématode de quelques millimètres de longueur : 5 (mâle) à 10-15 (femelle) ;
- la cavité buccale est quasiment absente ;
- et suivie d'un œsophage muni d'un appareil valvulaire difficilement visible.

La larve de stade 1 (éliminée dans les fèces) :

- mesure 230 à 260 µm de longueur ;
- présente un œsophage long (le tiers de la longueur totale) ;
- rhabditoïde (bien que l'appareil soit difficilement visible) ;
- une queue courte doublement incurvée en S.

Biologie

Habitat

Les adultes sont logés dans des nodules affectant la muqueuse et la sous-muqueuse respiratoires, situés de part et d'autre du carrefour trachéobronchique : nodules transparents, ou opaques jaune à brun, de quelques millimètres de diamètre, faisant saillie dans la lumière trachéale. L'examen endoscopique permet non seulement d'observer facilement ces nodules, parfois très nombreux, jointifs, mais également les parasites situés à l'intérieur (« nodules actifs »), au contraire d'autres nodules opaques ***(photo 24)***.

b. Nutrition

La nutrition n'est pas connue avec précision (à partir du mucus respiratoire ?). Ces strongles ne sont pas hématophages : l'anémie n'est pas un symptôme de l'oslérose, les anthelminthiques habituels véhiculés par le sang et liés à des protéines plasmatiques sont peu efficaces.

c. Reproduction (figure 28, photo 25)

Pendant longtemps, le cycle évolutif est resté inconnu. Des infestations expérimentales ont permis de le décrire : cycle monoxène reposant sur la transmission de la larve de stade 1 (exception chez les nématodes).

- **La phase exogène** débute par l'élimination, par la mère, de larves de stade 1 immédiatement infestantes. Éliminées dans les fèces, celles-ci sont alors faiblement infestantes. Elles sont surtout expectorées et transmises par la mère aux chiots à la faveur de la toilette.
- **La phase endogène :** dégluties par les chiots, ces larves atteignent l'estomac puis l'intestin grêle et les ganglions mésentériques, où elles muent en larves de stade 2. *Via* le canal thoracique pour la plupart d'entre elles, *via* la veine-porte, le foie puis la veine cave caudale pour une minorité, elles gagnent le cœur droit puis les poumons, où elles muent en larves de stade 3. Elles remontent l'arbre aérifère jusqu'à la bifurcation trachéale pour donner des adultes. La période prépatente est de dix semaines.

ÉTUDE CLINIQUE

a. Symptômes

Les symptômes sont surtout observés chez les chiots âgés de quelques semaines à quelques mois, parfois chez les adultes, en particulier les chiennes venant de mettre bas (réactivation de nodules ?) :

- **apparition d'une toux sèche,** quinteuse, non productive, parfois émétisante. Cette toux augmente en fréquence et en intensité : toux chronique, persistante, même au repos. En général, elle n'est accompagnée d'aucun trouble de l'appareil respiratoire profond, ni d'atteinte de l'état général, ni d'hyperthermie ;
- **dans quelques cas,** lors d'infestation massive (nodules nombreux oblitérant la lumière trachéale de chiots de races naines), une insuffisance respiratoire avec des crises de suffocation peut apparaître.

b. Lésions

Elles sont très discrètes : nodules muqueux en position superficielle ***(photo 44).***

c. Diagnostic

Le diagnostic clinique repose sur des caractères épidémiologiques : jeune animal âgé de quelques semaines, issu d'un élevage au sein duquel existent des cas similaires. Les symptômes d'une trachéobronchite ne rétrocèdent pas aux traitements antibiotiques et anti-inflammatoires classiques.

Le diagnostic différentiel est à faire essentiellement avec la « toux de chenil » : caractères épidémiologiques et symptômes très voisins.

Le diagnostic est confirmé par :

- **la coproscopie microscopique,** permettant de révéler la présence des larves de stade 1 ***(photo 45)*** : cet examen, facile, est toutefois trop peu sensible (environ un tiers de faux négatifs, proportion qu'il est toutefois possible de réduire par la multiplication des examens coproscopiques) ;
- **la radiographie** peut, si le cliché est excellent, indiquer la présence de petites taches radio-opaques dans la lumière trachéale (environ la moitié des cas présentent une image radiographique normale) ;
- **l'endoscopie trachéale** constitue l'examen de choix : l'observation rapide et facile de nodules situés à la bifurcation trachéobronchique, en elle-même à valeur diagnostique, peut être suivie en outre d'une biopsie révélant la présence du parasite.

Au sein d'un élevage infesté comprenant 66 chiens, nous avons pu déceler, par une endoscopie trachéale, 29 animaux parasités : sur 12 coproscopies réalisées, 9 étaient positives, et sur 10 radiographies, seules 6 présentaient des images suspectes.

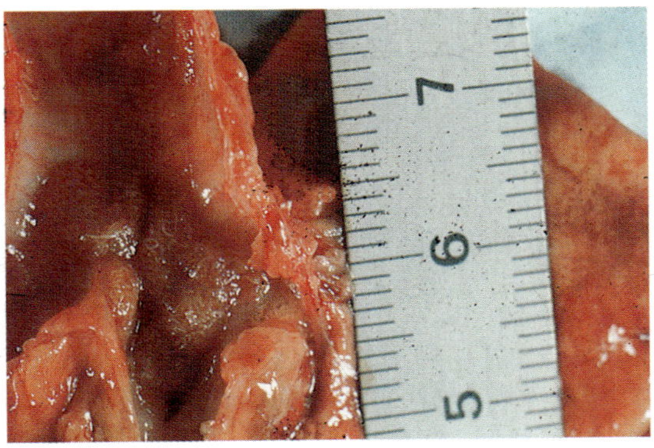

44. Lésion d'oslérose : présence de nodules brunâtres renfermant de nombreux parasites (Oslerus osleri) situés au carrefour trachéo-bronchique (photo Pr. J.L. Cadoré).

d. Pronostic

Le pronostic est bon, excepté lors de cas d'infestation massive chez de très jeunes animaux de races naines.

MÉTHODES DE LUTTE

a. Traitement

Le traitement ***(tableau 46)*** repose sur l'administration d'anthelminthiques nématodicides (benzimidazoles) à des doses élevées (plus importantes que les doses adulticides usuelles) et de façon prolongée. Ces molécules, caractérisées par un coefficient thérapeutique élevé, sont donc utilisables sans aucun problème chez de très jeunes animaux et chez les chiennes en fin de gestation. D'autres benzimidazoles que ceux présentés dans le tableau ci-joint pourraient être utilisés : le mébendazole, l'oxibendazole. D'autres molécules ont été testées

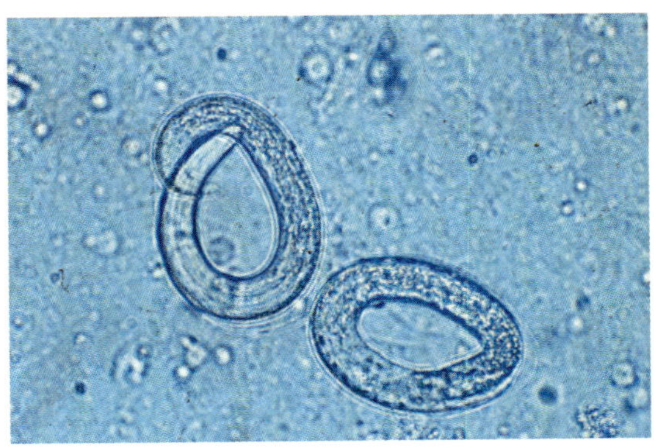

45. Larves de stade 1 de Oslerus osleri *(Gx500).*

sans apporter de résultats concluants : l'ivermectine, qui négative de façon provisoire la coproscopie, et qu'il conviendrait d'utiliser de façon répétée ; le lévamisole, dont les conditions de sécurité et d'utilisation sont peu statisfaisantes. L'efficacité des traitements doit être vérifiée par une coproscopie ou, mieux, une endoscopie trachéale.

b. Prophylaxie

La prophylaxie repose sur un contrôle de tous les animaux de l'élevage : dépistage par coproscopie ou, mieux, par endoscopie trachéale, suivi du traitement des animaux porteurs. Selon les mêmes méthodes, un contrôle doit être répété auprès de tout animal introduit dans l'élevage.
Aucun caractère zoonosique n'existe en matière d'oslérose.

Tableau 46 - Thérapeutique de l'oslérose.

molécules	modes d'utilisation
fenbendazole : Panacur® oxfendazole : Dolthène®	50 mg/kg/j pendant 1 semaine au minimum, par la voie orale

Pour en savoir plus

BOURDEAU P. La filaroïdose canine à *Oslerus oslerri (Oslerus osleri)*, données actuelles. Point Vét., 1982, 14, 13-19.
BOURDOISEAU G, CADORÉ JL. Helminthoses respiratoires des carnivores domestiques. Rec. Méd. Vét., 1993, 169, 415-420.
BOURDOISEAU G, CADORÉ JL. L'oslérose du chien : actualités diagnostiques et thérapeutiques. Parasite, 1994, 1, 369-378.
CADORÉ JL. Endoscopie trachéo-bronchique chez le chien. Rec. Méd. Vét., 1992, 168, 187-191.
COTARD JP, BOURDEAU P. Cas clinique : filaroïdose canine à *Filaroïdes osleri*. Point Vét., 1982, 14, 8-10.
DOSSIN O, CADORÉ JL. Conduite diagnostique face à une toux chez le chien et le chat. Point Vét., 1994, 25, 962-968.
LECOINDRE P, CADORÉ JL. Manuel d'endoscopie vétérinaire. Ed. Fleuve, 1992, 220.
OUTERBRIDGE CA, TAYLOR SM. *Osleris osleri* tracheobronchitis : treatment with ivermectin in 4 dogs. Can. Vet. J., 1998, 39, 238-240.

2. La capillariose respiratoire

DÉFINITION

La capillariose respiratoire est une infestation due au développement et à l'action pathogène d'un nématode : *Capillaria aerophila.* Elle se caractérise cliniquement par une trachéo-bronchite tussigène.

ÉPIDÉMIOLOGIE

Capillaria aerophila est un nématode observable chez diverses espèces : canidés (chien, renard), félidés (chat), mustélidés et homme.
En France, la capillariose est rare, d'importance mineure, à la fois en raison de la rareté des cas et de la fréquence des cas asymptomatiques.

LE PARASITE

Capillaria aerophila (= Eucoleus aerophilus)

Les caractères du parasite présentés dans l'***encadré 24*** sont à l'origine de certaines conséquences d'ordre clinique et thérapeutique :
- **d'ordre clinique** : parasite de la trachée, sa mise en évidence peut être confirmée par l'observation des œufs en coproscopie microscopique ;
- **d'ordre thérapeutique** : non hématophage et en position superficielle, le parasite est difficile à atteindre pour la plupart des anthelminthiques.

PATHOGÉNIE ET IMMUNOLOGIE

Le capillaire joue essentiellement le rôle de corps étranger, action irritative à l'origine d'une toux chronique.

ÉTUDE CLINIQUE

a. Symptômes

La capillariose respiratoire se traduit par une trachéo-bronchite banale, apyrétique, parfois associée à une rhinite : toux sèche, quinteuse, associée à du jetage et à des éternuements. Les complications septiques sont rares. Les cas de capillariose asymptomatique sont relativement nombreux.

b. Lésions

Les lésions sont celles des trachéo-bronchites banales avec une hyperproduction de mucus.

c. Diagnostic

Le diagnostic clinique est impossible : la capillariose respiratoire est indiscernable d'une trachéo-bronchite banale ou des autres infestations parasitaires de l'appareil respiratoire supérieur (oslérose, crénosomose). Il est donc nécessaire de recourir à une méthode de diagnostic expérimental : la coproscopie microscopique permet de révéler les œufs de capillaires ***(tableau 47, photo 46),*** à différencier de ceux des trichuridés (ou, à défaut, l'observation des œufs dans le liquide de lavage bronchoalvéolaire). Comme lors du diagnostic de la trichuriose, il convient de connaître les cas de faux positifs dus à l'ingestion de muridés parasités par des trichuridés spécifiques : dans ces cas de forte suspicion, il importe alors d'enfermer les animaux, voire de les hospitaliser et de renouveler l'examen coproscopique.

Figure 29 - Cycle évolutif de *Capillaria aerophila.*

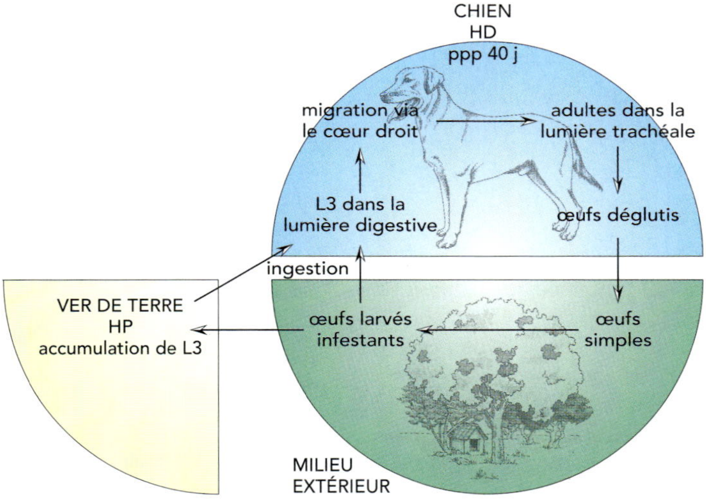

Encadré 24. Caractères morphologiques et biologiques de Capillaria aerophila

Définition taxinomique simplifiée

Capillaria aerophila est :
- un NÉMATODE : ver rond dépourvu de trompe épineuse ;
- de la famille des CAPILLARIIDÉS caractérisée par :
  - une partie antérieure amincie et effilée ;
  - abritant un œsophage creusé dans une rangée de cellules : les stichocytes ;
  - une partie postérieure plus longue et plus large que la partie antérieure.

Morphologie

Adulte
- ver de 15 à 40 mm de longueur ;
- de calibre très réduit, inférieur à 100 µm.

Œuf
- de 60-75 µm pour le grand axe sur 35-40 µm pour le petit ;
- à bords latéraux presque parallèle ;
- il est muni d'une coque à surface réticulée ;
- et de bouchons polaires peu saillants à chaque extrémité ;
- renferme une seule cellule.

Biologie

Habitat

Capillaria aerophila est un parasite de la lumière trachéale et des grosses bronches pulmonaires, exceptionnellement des cavités nasales et des sinus frontaux.

Nutrition

Ce parasite n'est pas hématophage et se nourrirait du mucus bronchique.

Reproduction

Capillaria aerophila est un parasite monoxène *(figure 29)* :
- **la phase exogène** débute par l'émission, dans les fèces d'un animal parasité, des œufs simples ;
- dans le milieu extérieur, ils évoluent en œufs infestants abritant une larve de stade 3 en cinq semaines. Le ver de terre est considéré comme un hôte paraténique : son ingestion par un carnivore signifie l'absorption d'une grande quantité d'éléments infestants ;
- **la phase endogène** commence par l'ingestion d'œufs larvés infestants ou des hôtes paraténiques. Les larves sont libérées dans la lumière digestive sous l'action des sucs digestifs puis, *via* la circulation de retour, gagnent le cœur droit puis les poumons, remontent l'arbre aérifère jusqu'à la trachée.

La période prépatente est de quarante jours environ.

Tableau 47 - Caractères morphologiques distinctifs entre les œufs du genre *Capillaria* et ceux du genre *Trichuris*, lors de leur émission dans les fèces.

caractères	œufs de capillaire	œufs de trichure
taille	60-75 µm x 35-40 µm	70-80 µm x 30 µm
paroi	finement granuleuse	lisse
forme	« en citron » dont les parois sont peu bombées, bouchons polaires peu saillants et asymétriques	« en citron » dont les parois sont très bombées, bouchons polaires très saillants et identiques
contenu lors de l'émission	une cellule	une cellule
couleur	contenu jaunâtre	contenu brun

d. Pronostic

Le pronostic est toujours favorable.

MÉTHODES DE LUTTE

a. Traitement

Le traitement spécifique n'est pas défini avec précision. Toutefois, il est vraisemblable que l'utilisation des benzimidazoles à dose élevée, pendant une à deux semaines, soit efficace : fenbendazole, oxfendazole, flubendazole et mébendazole à 50 mg/kg/j, p.o pendant huit-quinze jours, associé parfois à des corticoïdes aux doses anti-inflammatoires et à des antibiotiques lors de complications septiques. Le suivi coproscopique est conseillé.

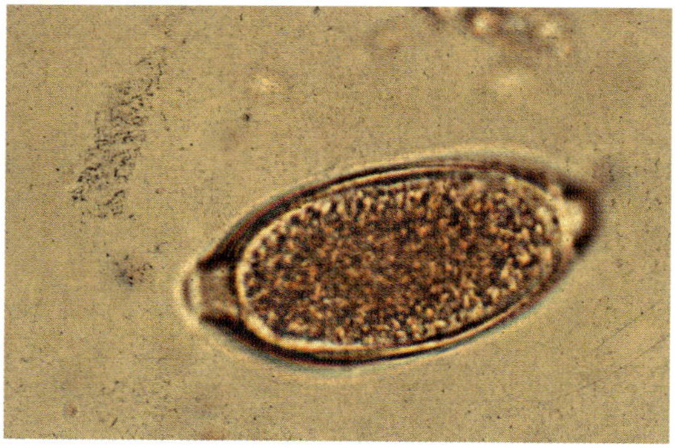

46. Œuf de Capillaria ærophila *(Gx500).*

Nous avons pu personnellement observer, chez le chat, une exacerbation des symptômes (en particulier de la toux) dans les premiers jours du traitement, nécessitant le recours aux corticoïdes. Ce phénomène serait imputable à la destruction du parasite et à la libération massive des antigènes parasitaires.

b. Prophylaxie

La prophylaxie consiste à dépister et à traiter les animaux porteurs (chien et chat) et à appliquer les règles d'hygiène générale.

ASPECT ZOONOSIQUE

Quelques rares cas de capillariose respiratoire ont été décrits chez l'homme, dont certains compliqués par des phénomènes asthmatiformes. ❐

Pour en savoir plus

BOURDOISEAU G, CADORÉ JL. Helminthoses respiratoires des carnivores domestiques. Rec. Méd. Vét., 1993, 169, 415-420.
EUZEBY J. Les maladies vermineuses des animaux domestiques et leurs incidences sur la pathologie humaine, 1961, Tome 1, facicule 1, Ed. Vigot.
HAWKINS EC. Diseases of the lower respiratory system, in Veterinary internal médicine, Ettinger SJ, Feldman EC, vol 1., chap 89, 767-811.
KING RR, GREINER EC, ACKERMAN N, WOODARD JC. Nasal capillariasis in a dog. J. Am. An. Hosp. Assoc., 1990, 26, 381-385.

3. La crénosomose

DÉFINITION

La crénosomose est une infestation due à la migration puis au développement dans les bronches et les bronchioles d'un nématode : *Crenosoma vulpis*. Cliniquement, cette infestation assez rare se caractérise essentiellement par de la toux.

ÉPIDÉMIOLOGIE

Crenosoma vulpis est un parasite de canidés : chien, renard et loup, de répartition assez vaste (continent américain et européen).
Son épidémiologie est conditionnée par l'existence d'animaux réservoirs (domestiques et sauvages :

surtout le renard dans nos régions) et des hôtes intermédiaires nécessaires à sa transmission : escargots et limaces, dont l'ingestion assure la contamination. De ce fait, les animaux infestés sont des chiens adultes, vivant à l'extérieur (chiens de chasse, de troupeau, de meute), susceptibles d'ingérer de tels hôtes. La crénosomose sévit sous la forme de petits foyers endémiques, très localisés, au sein desquels il est possible d'observer quelques cas sporadiques.

LE PARASITE

Crenosoma vulpis **(*encadré 25*)**.

PATHOGÉNIE

Tout comme le capillaire respiratoire, cet helminthe joue le rôle de corps étranger, irritant la muqueuse respiratoire.

Figure 30 - Cycle évolutif de *Crenosoma vulpis*.

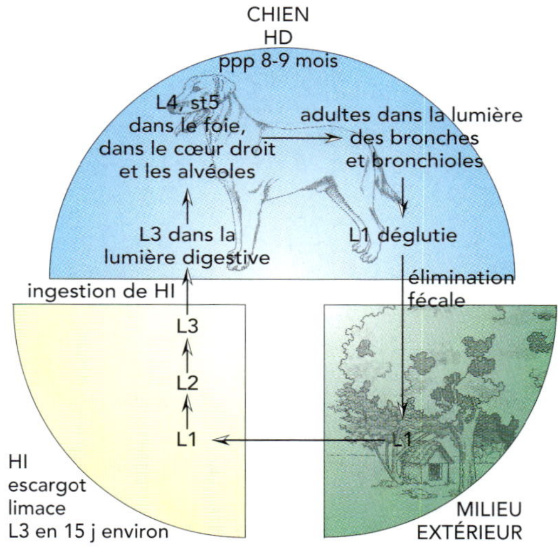

Encadré 25. Caractères morphologiques et biologiques de Crenosoma vulpis

Définition taxinomique simplifiée

Crenosoma vulpis est un helminthe

- de la classe des NÉMATODES : ver rond dépourvu de trompe épineuse ;
- de la famille des CRÉNOSOMATIDÉS :
  - strongles à capule buccale réduite ;
  - dont la bourse caudale est atrophiée (« strongles respiratoires ») ;
  - la vulve est médiane, située en région médiane du corps.

Morphologie (*photos 47, 48*)

Adulte

- ver rond de petites dimensions :
  - de 3 à 5 mm de longueur pour le mâle ;
  - de 12 à 15 mm de longueur pour la femelle ;
  - les spicules du mâle mesurent environ 350 µm de longueur ;
- il est caractérisé par l'existence de replis transversaux :
  - situés dans la partie antérieure du corps ;
  - recouverts d'épines ;
  - de sorte que, de profil, les bords latéraux sont en dents de scie.

Larve de stade 1

- de 260 à 330 µm de longueur,
- l'extrémité distale effilée est dépourvue de toute épine et non ondulée ;
- l'œsophage est égal au tiers de la longueur totale ;
- et de type strongyloïde (sans appareil valvulaire).

Biologie

a. Habitat

Le ver adulte vit dans la lumière de la partie distale des bronches et des premières bronchioles, parfois dans la trachée pour certains auteurs.

b. Nutrition

Ce parasite ne semble pas être hématophage, mais se nourrit de mucus bronchique.

c. Reproduction

Le parasite évolue selon un cycle dixène **(*figure 30*)**.

- **La phase exogène** débute par l'élimination dans les fèces de l'animal parasité de larves de stade 1, parfois expulsées à la faveur de la toux. Ces larves 1 évoluent ensuite chez des hôtes intermédiaires (escargots, limaces), chez lesquels elles muent en L2 puis en stade infestant ou larves de stade 3, en l'espace de quinze jours environ. L'existence d'hôtes paraténiques (rongeurs ?) n'est pas prouvée.

- **La phase endogène** débute par l'ingestion de l'hôte intermédiaire : après la libération des larves 3 dans la lumière gastrique, on observe une atteinte du foie puis, via la circulation de retour, du cœur droit, de l'artère pulmonaire et de ses ramifications, et des alvéoles s'ensuit le développement dans les conduits aérifères après une période prépatente de vingt jours environ. La période patente est de huit à neuf mois.

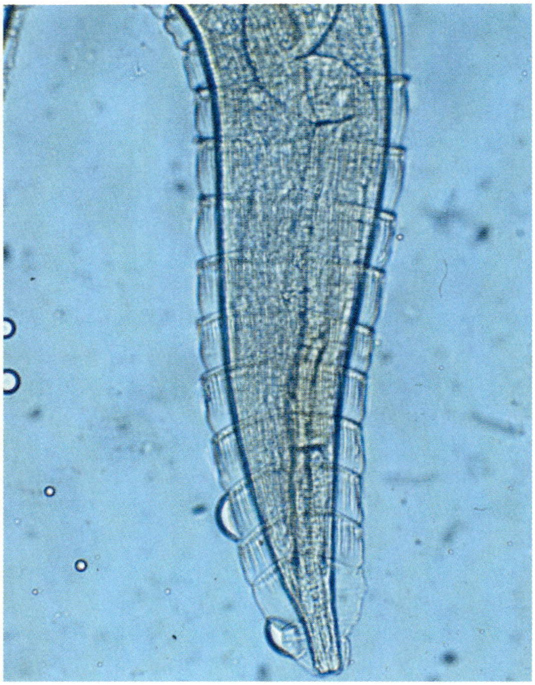

47. Extrémité antérieure de Crenosoma vulpis *adulte mâle caractérisée par des replis cuticulaires transversaux, faisant apparaître les bords latéraux en dents de scie (Gx125).*

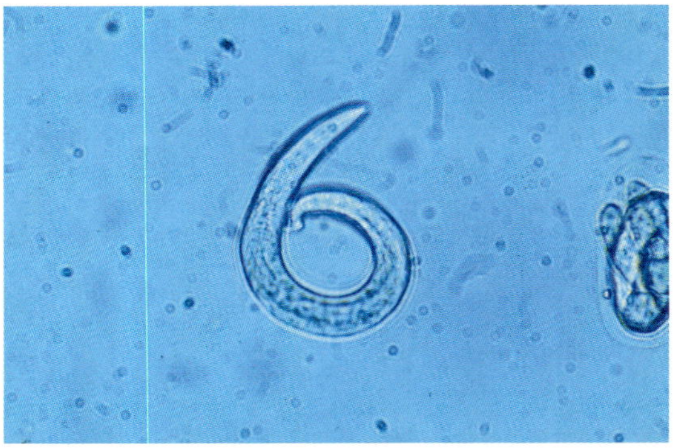

48. Larve de stade 1 de Crenosoma vulpis *(Gx500): extrémité distale dépourvue de toute épine et non ondulée, œsophage de type strongyloïde.*

ÉTUDE CLINIQUE

La crénosomose se caractérise par une trachéobronchite chronique, apyrétique et tussigène: toux sèche, quinteuse, parfois associée à une dyspnée et à un jetage.

Diagnostic

Le diagnostic clinique est impossible, et la crénosomose est indiscernable des autres infestations trachéobronchiques (parasitaires: capillariose, oslérose; non parasitaires: toux de chenil, par exemple).

Examens complémentaires

Le recours à une méthode de confirmation est indispensable :

- **la coproscopie microscopique** (classique ou selon la technique de Baermann, *cf. angiostrongylose*) permet de révéler les larves de stade 1 ***(photo 48)***;
- **ou l'examen du liquide de lavage broncho-alvéolaire** (observation des larves et parfois des adultes).

MÉTHODES DE LUTTE

a. Traitement

Le traitement fait appel aux benzimidazoles (fenbendazole, oxfendazole...), à des doses élevées (50 mg/kg/j) pendant une à deux semaines. Les corticoïdes et les antibiotiques sont parfois nécessaires *(cf. traitement de la capillariose respiratoire).*

b. Prophylaxie

La prophylaxie fait appel au dépistage et au traitement des animaux parasités, à la destruction des mollusques hôtes intermédiaires dans des régions particulièrement infestées ou lors de petites épidémies dans des collectivités.

Aucun caractère zoonosique de la crénosomose n'a été relevé.

Pour en savoir plus

BIHR T, CONBOY GA. Lungworm (*Crenosoma vulpis*) infection in dogs on Prince Edward Island. Can. Vet. J., 1999, 40, 555-559.
COBB MA, FISHER MA. *Crenosoma vulpis* infection in a dog. Vet. Rec., 1992, 130, 452.
McGARRY JW, MARTIN M, CHEESEMAN MT, PAYNE-JOHNSON CE. *Crenosoma vulpis*, the fox lungworm, in dogs. Vet. Rec., 1995, 137, 271-272.
PETERSON EN, BARR SC, GOULD WJ, BECK KA, BOWMAN DD. Use of fenbendazole for treatment of *Crenosoma vulpis* infection in a dog. J. Am. Vet. Med. Assoc., 1993, 202, 1483-1484.
SHAW DH, CONBOY GA, HOGAN PM, HORNEY BS. Eosinophilic bronchitis caused by *Crenosoma vulpis* infection in dogs. Can. Vet. J., 1996, 37, 361-363.

7

INFESTATIONS CARDIAQUES ET/OU PULMONAIRES : MALADIES DYSPNÉIQUES

Plusieurs maladies parasitaires sont responsables de troubles respiratoires (dyspnée) et cardiaques (entraînant secondairement de la dyspnée) :
- la dirofilariose cardio-pulmonaire dont l'agent, présent dans le ventricule droit, a des répercussions respiratoires ;
- l'angiostrongylose cardio-pulmonaire dont le parasite responsable est observé dans les alvéoles et les ramifications de l'artère pulmonaire ;
- les pneumonies fongiques et helminthiques.

1. La dirofilariose cardio-pulmonaire

DÉFINITION

La dirofilariose cardio-pulmonaire est une helminthose non contagieuse due à la présence dans le sang de microfilaires, puis à la migration et à l'action pathogène d'une filaire adulte, *Dirofilaria immitis,* localisée dans le cœur droit et dans l'artère pulmonaire. Cette filaire, transmise obligatoirement par des moustiques culicidés, est à l'origine d'un syndrome d'insuffisance cardiaque droite puis globale, parfois mortel.
Cette filariose est appelée également filariose cardiaque ou cardio-vasculaire, la différenciant ainsi d'autres filarioses du chien.

ÉPIDÉMIOLOGIE

La filaire cardiaque est essentiellement un parasite de canidés : chien, loup, renard (parfois le chat dans les régions de très forte infestation). La dirofilariose peut affecter l'homme, chez lequel le parasite n'effectue pas complètement son cycle évolutif.

La dirofilariose sévit particulièrement dans les biotopes, où pullulent les culicidés vecteurs : aires marécageuses, chaudes et humides, tropicales, zones où sévit (ou sévissait) le paludisme.

La prévalence est élevée aux états-Unis (Mississipi, Floride, Louisiane), en Amérique centrale, en Asie (Japon), en Australie et dans certains pays européens comme l'Italie (vallée du Pô : plus de 20 p. cent de chien infestés) et l'Espagne.

En France, la dirofilariose est observée en Corse, en Camargue, dans la région d'Hyères, dans la Dombes et le Languedoc-Roussillon : une enquête effectuée en 1986, fondée sur la mise en évidence de microfilaires à partir de plus de 5 000 prélèvements, indique un taux de prévalence de 0,7 p. cent.

Davoust, sur 180 chiens de l'armée vivant dans le sud-est méditerranéen, révèle, avant la mise en place d'une prophylaxie médicale, une prévalence de 37 p. cent. En revanche, en dehors de la métropole, les DOM-TOM sont fortement infestés : la Nouvelle-Calédonie (environ un chien sur deux), la Polynésie, l'île de la Réunion (environ 20 p. cent de prévalence d'après une enquête effectuée par P. Bourdeau sur 541 chiens), la Guyane et les Antilles.

En raison de sa transmission, la dirofilariose est une maladie endémique, touchant préférentiellement les chiens d'extérieur (chiens de chasse, vivant en zones marécageuses), infestés au cours de la belle saison.

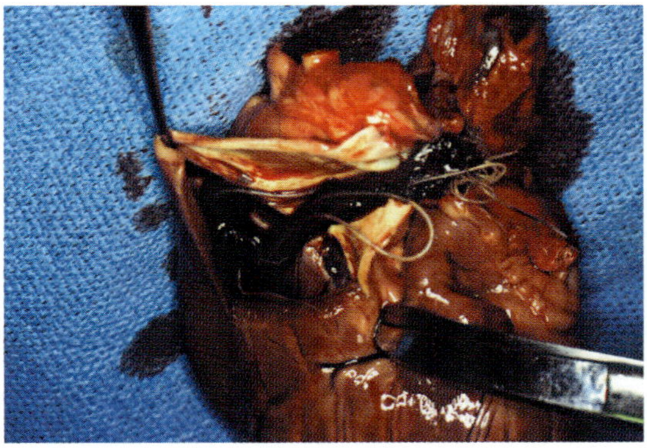

49. Cœur parasité par Dirofilaria immitis *adulte (photo Dr. P. Denerolle).*

LE PARASITE *Dirofilaria immitis* (*encadré 26*)

- La dirofilariose, helminthose à transmission vectorielle, a une répartition géographique particulière : l'origine du chien constitue un élément épidémiologique important pour la suspicion diagnostique.

- Parasite parfois très pathogène, sa mise en évidence fait appel soit à l'observation des microfilaires, soit à la détection des Ag.

- Les dirofilaires, chez certains chiens, entraînent une hypertension artérielle, une insuffisance cardiaque droite puis globale. La destruction de ces filaires adultes ne constitue pas nécessairement une finalité obligatoire pour le clinicien.

PATHOGÉNIE ET IMMUNITÉ (*figure 32*)

a. Pathogénie

Ce parasite, tant au stade microfilaire qu'au stade adulte, est très pathogène pour diverses raisons :

Une action mécanique et inflammatoire

- Les adultes, surtout s'ils sont nombreux, provoquent une irritation constante de l'endocarde et de

Encadré 26. Caractères morphologiques et biologiques de Dirofilaria immitis

Définition taxinomique simplifiée

Dirofilaria immitis est un helminthe appartenant à :

- la classe des NÉMATODES : vers ronds dépourvus de trompe épineuse ;
- la famille des ONCHOCERCIDÉS :
  - vers très allongés, filiformes (« filaires ») ;
  - à extrémité antérieure simple (pas de vestibule ni de capsule buccal) ;
  - dont les mâles possèdent une extrémité distale courte ;
  - munie de 2 spicules inégaux ;
  - et les femelles vivipares, une vulve antérieure, non juxtabuccale.

Morphologie

Adulte

- Le mâle :
  - de 12-18 cm de longueur ;
  - de 1 mm de diamètre ;
  - présente une extrémité distale spiralée, vrillée, en tire-bouchon ;
  - munie de 2 spicules inégaux et de nombreuses papilles pédonculées ;
- la femelle mesure 15 à 30 cm de longueur.

Microfilaire

(= embryon équivalent à la larve de stade 1)

- de 220 à 320 µm de longueur ;
- sur 5 µm de largeur ;
- elle est dépourvue d'enveloppe : microfilaire nue,
- l'extrémité antérieure présentant un espace céphalique rectangulaire ;
- l'extrémité distale étant droite, très fine et allongée.

L'espace céphalique est la partie du corps comprise entre l'extrémité antérieure proprement dite et les premiers noyaux somatiques (visibles après coloration de May-Grünwald-Giemsa). On observe également des ébauches génitales (ou « cellules génitales ») au nombre de quatre, les deux médianes étant rapprochées l'une de l'autre.

Biologie

Habitat

- Les filaires adultes sont observées dans le ventricule cardiaque droit et l'artère pulmonaire (***photo 49***; parfois dans la veine cave postérieure, les artères fémorales, cérébrales, lors d'infestation massive). Les filaires adultes mortes (spontanément ou à la suite d'un traitement) peuvent s'emboliser dans les ramifications de l'artère pulmonaire. Des localisations erratiques sont toujours possibles : moelle épinière, espace épidural, chambre antérieure de l'œil, humeur vitrée, cavité péritonéale, tissu conjonctif sous-cutané…
- Les microfilaires sont sanguicoles, présentes dans les capillaires du tissu conjonctif sous-cutané et intermusculaire, dans la circulation superficielle selon une subpériodicité nocturne, c'est-à-dire avec un pic de parasitémie vers 20 heures dans nos régions. Leur longévité est importante : au moins 2 ans.

Nutrition

La filaire cardiaque et les microfilaires se nourrissent de plasma sanguin.

Reproduction

Le cycle évolutif est de type dixène (***figure 31***).

1. Déroulement du cycle

- **Chez l'hôte intermédiaire** (HI : culicidé)
  - Les microfilaires sanguicoles sont absorbées par les culicidés femelles (genres *Anopheles, Culex, Aedes, Mansonia*) à la faveur d'un repas de sang, surtout en fin de journée. En France, il s'agit surtout de *Culex pipiens* et de *Anopheles maculipennis*. Aucun autre arthropode n'est impliqué dans la transmission.
  - Ces microfilaires évoluent en larves de stade 2 (« saucisse courte et trapue » dans les tubes de Malpighi à J4), puis de stade 3 à J9 (« saucisse longue ») présentes dans la cavité générale, puis dans le labium à J15.
  - A une température ambiante de 15°C, le moustique est infestant 15 jours environ après son repas contaminant. Le moustique HI est indispensable à la trans-

Figure 31 - Cycle évolutif de *Dirofilaria immitis.*

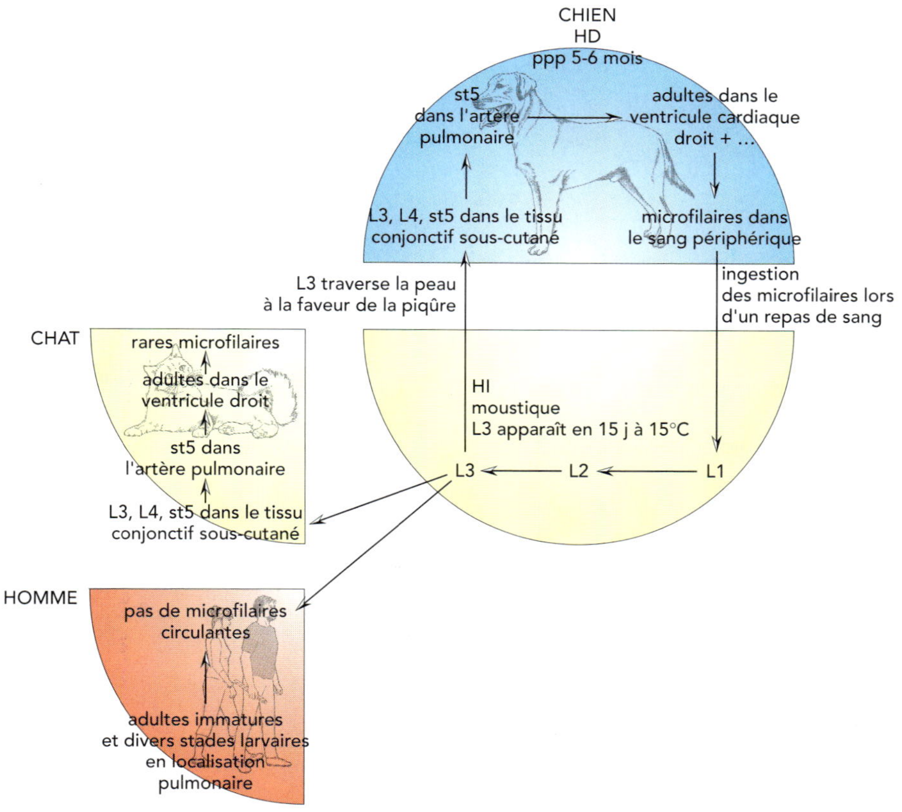

formation des larves et à l'acquisition du caractère contaminant. Les microfilaires, capables de traverser la barrière placentaire chez l'HD, ou transmises accidentellement par transfusion, ne sont pas infestantes et ne peuvent déterminer une filariose imaginale.

- **Chez l'hôte définitif** (HD : chien)
  - Les larves de stade 3 sont déposées en surface de la peau d'un chien à la faveur d'un autre repas de sang : elles ne sont pas inoculées, mais pénètrent activement l'organisme par la plaie de piqûre ou l'orifice du follicule pilosébacé pour gagner le tissu conjonctif sous-cutané.
  - En cette localisation conjonctive sous-cutanée, les larves évoluent en larves de stade 4 (J10) puis de stade 5 (de J60 à J80, de 2 à 5 cm de longueur). Cette période pendant laquelle ces stades larvaires séjournent dans le tissu sous-cutané est longue (de deux à trois mois), ce qui est mis à profit dans le cadre de la prophylaxie médicale (action larvicide de l'ivermectine).
  - Les L5 migrent par voie veineuse jusqu'au cœur droit. Elles gagnent l'artère pulmonaire (J80), où elles persistent pendant sept à huit semaines.
  - Puis, par migration rétrograde, elles atteignent le ventricule droit, où elles se transforment en adultes.

2. Chronologie du cycle

La période prépatente est de cinq-six mois : l'infestation du chien se produisant, dans nos régions, au cours de l'été, ce n'est, au plus tôt qu'au mois de décembre que sont observables les microfilaires. Ce calendrier, toutefois, n'est valable que lors de la primo-infestation et dans nos régions tempérées. L'infestation est permanente dans certaines zones (tropicales). Le cycle est considérablement ralenti sous l'effet d'une immunité.

3. Conditions du cycle

Le cycle, pour s'accomplir totalement, nécessite certaines conditions :

- l'HD doit héberger suffisamment de microfilaires dans le sang périphérique pour assurer l'infestation de l'HI (le chien parasité dont le sang ne renferme aucune microfilaire, souffre d'une filariose amicrofilariémique et n'est pas source de parasites) ;
- l'aptitude des HI à transmettre les larves infestantes n'est pas identique au sein des diverses espèces et souches de moustiques : certaines sont très favorables, d'autres peu. En outre, une infestation massive du moustique peut lui être fatale, alors que des infestations répétées peuvent induire certains mécanismes de défense du moustique, néfastes à la survie des larves d'helminthes.

Figure 32 - Pathogénie de la dirofilariose cardio-pulmonaire.

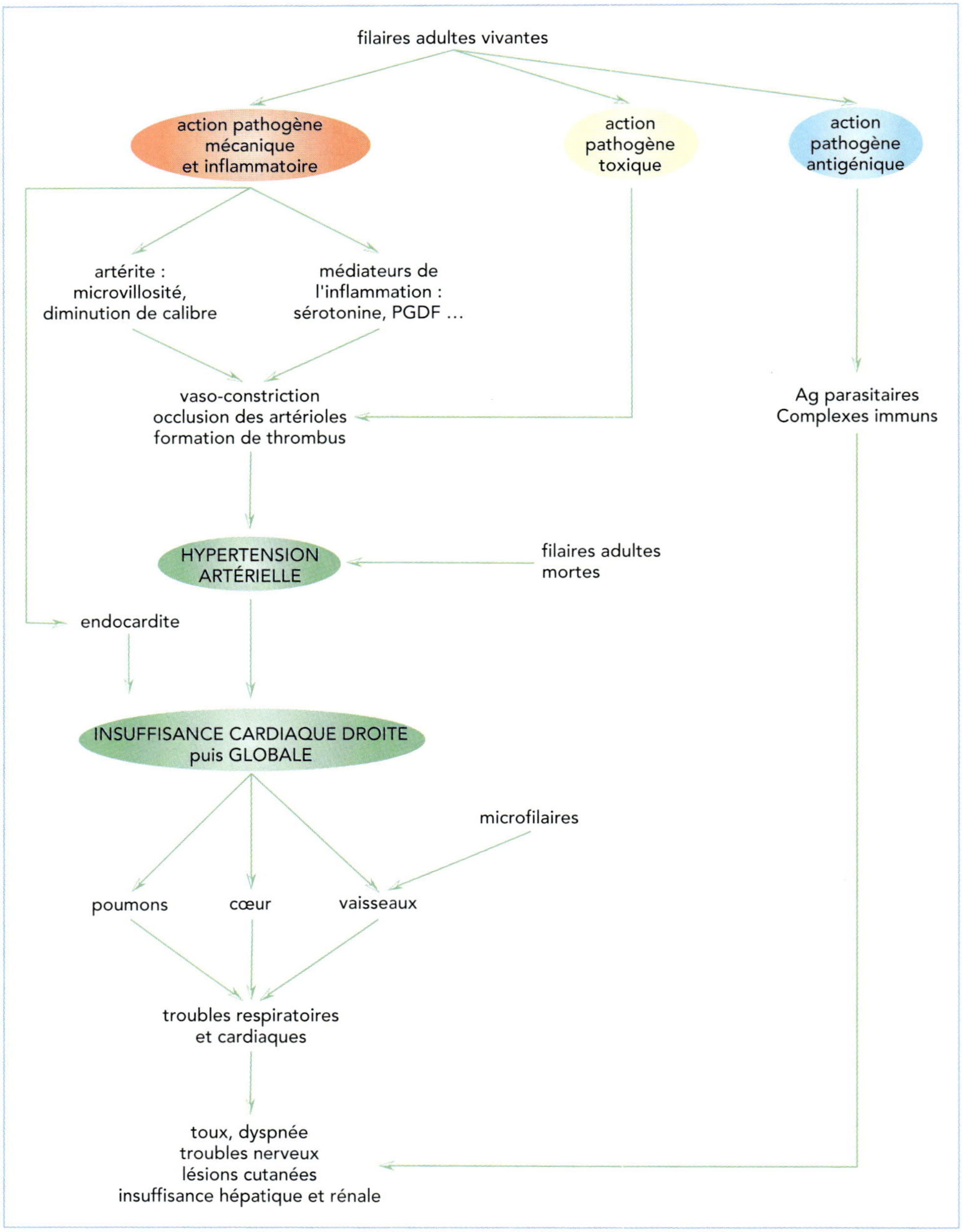

l'endartère, et constituent une gêne ou un obstacle à la circulation sanguine. Dans les artères de grand calibre (artère pulmonaire, artères lobaires caudales), se produisent à la fois une myoprolifération (due au PGDF : «*platelet derived growth factor*», médiateur issu des plaquettes) et la formation de microvillosités (par agglutination de plaquettes et de globules blancs). Ces deux processus conduisent à une diminution de calibre de ces vaisseaux et à la formation de thrombus.

Dans les artères de petit calibre (non parasitées par les filaires adultes), on observe une hyperplasie endothéliale et une prolifération des fibres conjonctives, entraînant une perte d'élasticité et une absence de vasodilatation physiologique (lors d'efforts).

L'ensemble de ces phénomènes pathologiques conduit à une augmentation de la résistance à la circulation sanguine dans le parenchyme pulmonaire et à l'incapacité à adapter cette circulation aux besoins physiologiques : **le phénomène pathogénique fondamental est l'installation d'une hypertension pulmonaire**. Cet obstacle à la perfusion pulmonaire est, en partie et dans un premier temps, compensé par une augmentation de la force de contraction du cœur, puis par une hypertrophie et une dilatation cardiaques. Apparaissent ensuite, lors de décompensation, les symptômes de l'insuffisance cardiaque proprement dite et ses conséquences : œdème pulmonaire (d'abord périvasculaire et péribronchique, puis alvéolaire), hypoxie cérébrale et troubles nerveux, congestion des viscères abdominaux, …

- Les adultes morts (au terme de leur longévité ou à la suite d'un traitement) sont embolisés dans les ramifications de l'artère pulmonaire et constituent des obstacles à l'irrigation du parenchyme pulmonaire : des phénomènes identiques à ceux décrits précédemment se déroulent, mais de façon plus intense et plus aiguë.
- Lors de parasitisme massif, les adultes peuvent être présents dans la veine-cave postérieure, où ils provoquent des phénomènes de turbulence (reproductibles expérimentalement avec des fils de matière synthétique) à l'origine d'une hémolyse intravasculaire aiguë et d'une insuffisance hépatorénale grave. L'action pathogène est presque strictement mécanique : l'exérèse des parasites adultes par pince forceps est suivie très rapidement de la restauration des constantes hépatiques et rénales.
- Les microfilaires, embolisées dans les capillaires sanguins de divers viscères et tissus (encéphale, peau, reins…) sont à l'origine de lésions d'ischémie, d'anoxie (troubles nerveux, ulcères cutanés…) par obstacle à la circulation sanguine.

Une action antigénique

Chaque stade est caractérisé par des Ag qui lui sont propres, à l'origine d'IgM dès la sixième semaine qui suit l'infestation, et d'IgG dès la onzième semaine. Certains de ces Ag contribuent à la formation de complexes immuns pathogènes (pour le territoire pulmonaire et les reins) avant et après traitement adulticide.

Une action toxique

Les filaires adultes renferment certaines molécules enzymatiques, capables d'inhiber la coagulation intravasculaire disséminée (donc qui sont favorables à l'installation du parasite) et de provoquer la dégranulation des mastocytes sans la participation des IgE (phénomènes anaphylactoïdes).

b. Immunité

L'immunité, en matière de dirofilariose, est :

- **progressive,** nécessitant plusieurs infestations ;
- **sélective,** dirigée de façon spécifique contre chaque stade pathogène, peu efficace à l'encontre des filaires adultes, plus efficace à l'encontre des microfilaires et des larves de stade 3 de réinfestation (ceci pouvant expliquer en partie l'existence de filarioses amicrofilariémiques : filarioses occultes) ;
- **de nature mixte,** essentiellement humorale, accessoirement cellulaire ;
- **associant des phénomènes d'hypersensibilité** de type I (lyse brutale des microfilaires circulantes : d'où des phénomènes vasculaires et digestifs observés chez des animaux parasités qui reçoivent un microfilaricide), et de type III (glomérulonéphrite).

En ce qui concerne les applications pratiques, la détection des Ac ne traduit pas l'importance du parasitisme et est directement liée au fonctionnement du système immunitaire. En revanche, celle des Ag parasitaires permet d'établir une corrélation avec le nombre de parasites adultes (surtout femelles), avec ou sans microfilaires circulantes.

Ces Ag (cuticulaires ou somatiques) disparaissent dans les trois mois, au maximum, après la mort des filaires adultes (application pour le suivi d'un animal traité). Enfin, le dosage des complexes immuns circulants constitue un critère d'appréciation des éventuelles complications qui suivent un traitement adulticide.

ÉTUDE CLINIQUE

a. Symptômes

Les symptômes sont variés et d'intensité variable, de sorte qu'il est possible de définir plusieurs formes cliniques ou syndromes.

Une forme cryptosymptomatique

Une forme cryptosymptomatique ou caractérisée par une légère asthénie se manifeste, soit parce que le chien est faiblement parasité, soit parce qu'il n'est soumis à aucun exercice susceptible de révéler l'infestation. Cet état définit le groupe ou stade I *(cf. étude pronostique)*.

Dans une étude grecque portant sur 91 chiens parasités, 23 p. cent sont asymptomatiques.

Un syndrome d'insuffisance cardiaque

Le plus fréquent et le plus typique de la dirofilariose (63 p. cent des cas observés dans la même étude) est le syndrome d'insuffisance cardiaque, même s'il n'est en rien différent d'une insuffisance cardiaque banale non parasitaire.

Ce syndrome évolue de façon classique selon :

- **une phase de compensation** pendant laquelle le cœur, par un surcroît de travail et par une hypertrophie ventriculaire, compense l'hypertension pulmonaire : celle-ci, directement provoquée par la présence des filaires adultes dans la lumière de l'artère pulmonaire, s'oppose à la circulation du sang dans le territoire pulmonaire, à l'éjection du sang à partir du ventricule droit. À ce stade, les symptômes sont discrets (légère asthénie), les images radiographiques seulement évocatrices. Cette phase définit le groupe ou stade II *(cf. étude pronostique)* ;
- **s'ensuit la phase de décompensation** pendant laquelle le cœur abdique devant le surcroît d'effort nécessaire à une bonne perfusion pulmonaire, phase caractérisée par les symptômes de l'insuffisance cardiaque droite, puis globale (groupe ou stade III, *cf. pronostic*) :
  - **des manifestations générales** : fatigabilité, difficultés de récupération après un effort, asthénie, pâleur des muqueuses (due à l'anémie et à la diminution de perfusion des capillaires périphériques) ;
  - **des manifestations respiratoires** conséquentes à la congestion et à l'œdème pulmonaires, congestion elle-même due à l'hypertension pulmonaire : dyspnée de plus en plus accusée, associée à des râles crépitants ; toux lors d'effort, de course, d'agitation, devenant progressivement persistante, constante, même au repos : toux sèche, quinteuse, non productive ;
  - **des manifestations abdominales** dues à la stase sanguine, elle-même provoquée par l'insuffisance cardiaque : congestion hépatique, hypertension portale, diarrhée parfois hémorragique ; ascite, œdèmes sous-cutanés et des régions déclives ; congestion rénale : oligurie, parfois albuminurie ;
  - **des manifestations cardiaques et vasculaires** : tachycardie (arythmie rare), souffle tricuspidien (audible à droite, entre la quatrième et la sixième côte, à proximité du sternum), pouls et choc précordial diminués, pouls jugulaire systolique.

L'évolution peut être très lente si l'animal est sédentaire ou s'il n'est jamais soumis à un effort. En revanche, l'aggravation peut être rapide (en quelques semaines) et fatale, si l'animal produit un exercice régulier ou violent. En effet, la complication fréquente de la dirofilariose (et parfois de son traitement !) est l'embolie pulmonaire : arrêt total et brutal de tout exercice, tachycardie et tachypnée, consommation plaquettaire entraînant des hémorragies (méléna, épistaxis, purpura, hématurie), mort.

Un syndrome nerveux

Le syndrome nerveux associe des modifications comportementales : prostration, crises d'agressivité, crises épileptiformes et locomotrices : perte de connaissance brutale avec chute sur le sol, puis retour à une situation normale en quelques minutes, amaurose, pertes d'équilibre, incoordination motrice, hémiplégie, quadriplégie).

Un syndrome cutané

Le syndrome cutané est caractérisé par l'apparition d'aires alopéciques et ulcérées, humides et prurigineuses, souvent localisées dans les zones à peau fine (extrémités des pavillons auriculaires). Des ulcères et des lésions de nécrose cutanée aux extrémités sont possibles et reposent sur la localisation d'adultes dans les artères fémorales.

Un syndrome dit de la veine-cave

Le syndrome dit de la veine-cave ou hémoglobinurie dirofilarienne (stade ou groupe IV, *cf. étude pronostique*) : est assez rare en Europe (de l'ordre de 15 à 20 p. cent des chiens infestés aux Etats-Unis !). Il est d'apparition brutale, d'évolution rapide et toujours fatale. Il repose sur la présence, dans la veine-cave caudale, de nombreuses filaires adultes (plus de 50) qui provoquent une hémolyse aiguë et une insuffisance fonctionnelle importante de la valve tricuspide.

Cette localisation « anormale » du parasite est observée lors de parasitisme massif et pourrait être la conséquence d'une très forte hypertension pulmonaire. Expérimentalement, il est reproductible après une infestation massive (de l'ordre de 200 L3 au minimum) et exprimé cliniquement entre 7 et 17 mois plus tard.

Il est caractérisé par :

- une anorexie totale et brutale ;
- une tachycardie, une tachypnée et une dyspnée, aboutissant à un tableau de détresse respiratoire ;
- associées à une insuffisance hépatique importante (congestion, hépatomégalie, foyers de nécrose) et

à une insuffisance rénale aiguës (hémoglobinurie, hématurie : urines rouges, noires, puis anurie). L'évolution est mortelle en deux-trois jours.

Localisation des filaires

En fonction de la localisation des filaires adultes et/ou immatures, peuvent être observés divers syndromes atypiques :

- une atteinte oculaire due à la présence dans la chambre antérieure d'une filaire immature (de stade 5) : observation directe du parasite, uvéite (épiphora, photophobie, blépharospasme, myosis, anisocorie), œdème cornéen, glaucome ;
- une péricardite avec présence de l'adulte dans le péricarde ;
- un pneumothorax ;
- une mammite avec présence de microfilaires ;
- des troubles locomoteurs (boiterie, parésie, douleur musculaire, disparition du pouls fémoral) associés à une myopathie ischémique pouvant évoluer vers la nécrose (ulcères et lésions nécrotiques interdigitées), observables lors de localisation des adultes dans les artères fémorales.

b. Lésions

Les lésions sont surtout vasculaires, pulmonaires et cardiaques. On observe :

- **une endartérite pulmonaire** : une hyperplasie de la paroi, une myoprolifération et la formation de microvillosités réactionnelles, la présence parfois de filaires adultes dans la lumière, des artérioles pulmonaires thrombosées par des microfilaires ;
- **une congestion pulmonaire,** un œdème interstitiel du parenchyme adjacent aux ramifications de l'artère, un œdème pulmonaire ;
- **une dilatation et une hypertrophie cardiaques,** une endocardite, la présence dans le ventricule droit des filaires adultes ;
- **une congestion des viscères abdominaux** (foie, reins, rate) ;
- **des modifications sanguines** : une anémie régénérative, normochrome dans les stades II et III, hémolytique pour le stade IV, une hyperéosinophilie variable, parfois une hypergammaglobulinémie et une augmentation des transaminases hépatiques.

c. Diagnostic

Diagnostic clinique

Le diagnostic clinique est fondé sur :

- **des éléments épidémiologiques** : chien « d'extérieur », vivant ou ayant séjourné en zone d'endémie ;
- **des symptômes d'insuffisance cardiaque droite,** puis globale. Dans une étude grecque portant sur 91 cas confirmés, les auteurs signalent que l'examen clinique décèle une tachypnée (dans 48 p. cent des cas), une toux (28 p. cent), une fièvre (18 p. cent), alors que le motif de consultation relevé par le propriétaire, dans la même étude, est sensiblement différent : fatigue et difficulté de récupération après un exercice (47 p. cent), toux (46 p. cent), baisse d'appétit (25 p. cent) et ascite (11 p. cent) ;
- **des examens radiographiques et échographiques** révélant :
  - une dilatation de la silhouette cardiaque : augmentation du ventricule droit. En vue dorso-ventrale, on observe une extension de la silhouette cardiaque (de 6 h à 10 h sur un cadran d'horloge) : trachée soulevée au niveau du hile. Pour bien distinguer une dilatation et une hypertrophie, il convient d'aligner les sternèbres et les vertèbres : la dilatation est confirmée si le cœur est en contact avec plus de quatre sternèbres (en vue latérale, cœur « couché » sur le sternum) ;
  - une dilatation de l'artère pulmonaire (entre 12 h et 13 h 30 sur un cadran), et des artères pulmonaires lobaires crâniales (en vue latérale) : leur diamètre est apprécié par rapport à la largeur de la quatrième côte (à peu près identique) ;
  - les artères pulmonaires lobaires caudales (en vue dorso-ventrale) sont également dilatées (diamètre supérieur à la largeur de la neuvième côte). La modification de leur calibre et leur terminaison brutale, non effilée, sont caractéristiques de la dirofilariose cardiaque, et de l'interruption brutale de l'arborisation pulmonaire ;
  - le parenchyme pulmonaire très dense présente une image de maladie alvéolaire : infiltrat des lobes, nodules péribronchiolaires, contours duveteux, en flammèche, surtout dans les lobes caudaux, vers les artères lobaires caudales.
- **L'électrocardiographie** (peu spécifique) : arythmie avec extrasystoles supraventriculaires ou fibrillation auriculaire, apparition d'une onde P de type pulmonaire, c'est-à-dire une onde d'amplitude exagérée et de forme pointue.

Diagnostic différentiel

Le diagnostic différentiel est à faire avec :

- le syndrome d'insuffisance cardiaque banale ;
- l'angiostrongylose (confirmation par la coproscopie) ;
- les autres processus responsables de manifestations nerveuses comparables : anémie, épilepsie, méningo-encéphalites…

Diagnostic expérimental

Le diagnostic expérimental est le plus souvent nécessaire, fondé sur des méthodes directes et/ou indirectes ***(figure 33** : **démarche diagnostique)***.

Méthodes directes

- Les méthodes directes consistent en la mise en évidence, dans un prélèvement de sang périphérique, et l'identification des microfilaires. Plusieurs méthodes, de complexité et de sensibilité variables, sont utilisables.

Toutes ces méthodes n'ont pas la même sensibilité : la méthode de Knott semble la meilleure, associant à la fois une bonne sensibilité et une facilité de mise en œuvre dans le cadre d'un cabinet de consultation ***(tableau 48).***

Toutefois, ces méthodes ***(cf encadrés des différentes techniques)*** se heurtent à deux difficultés majeures :

- **l'existence de faux négatifs :** il existe en effet des chiens sans microfilariémie, souffrant de filariose « occulte ». L'absence de microfilaires dans le sang

Figure 33 - Démarche diagnostique lors de suspicion de dirofilariose cardiaque.

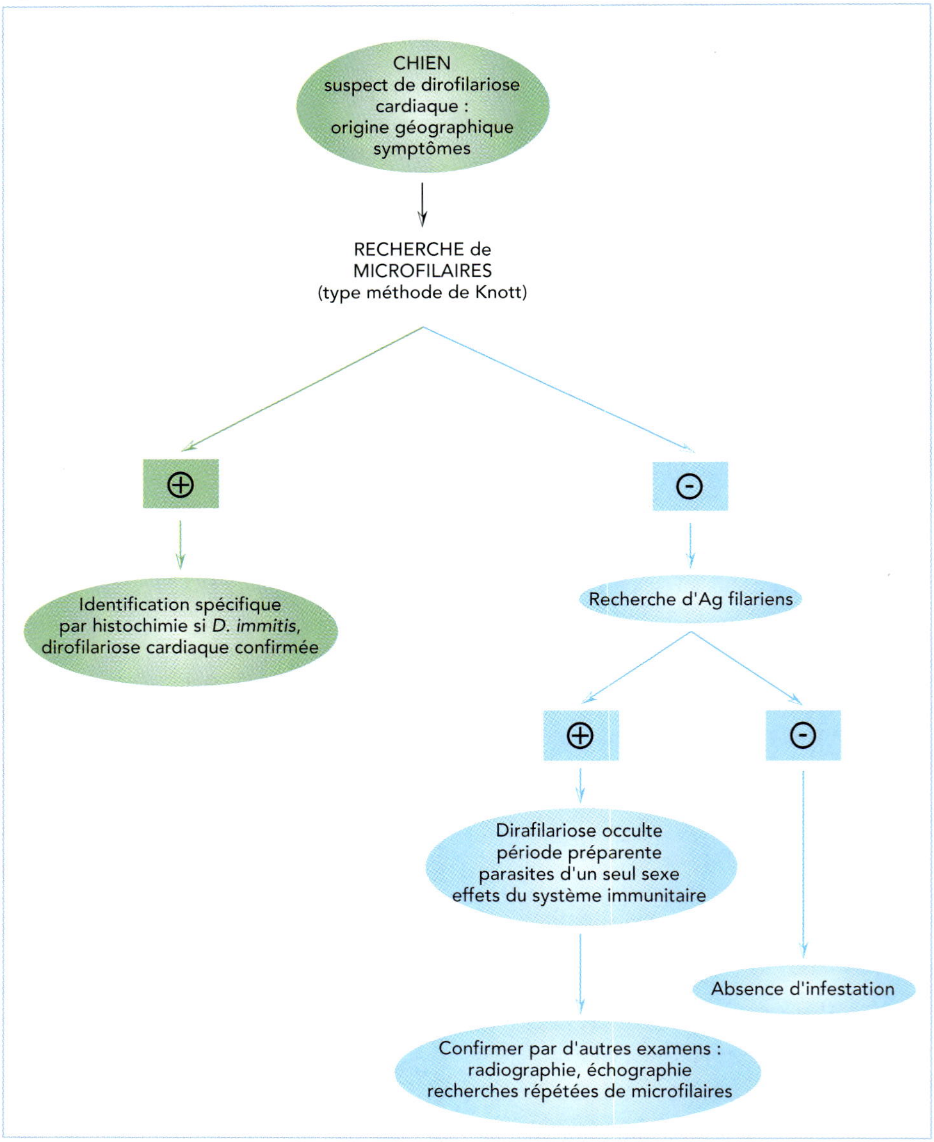

circulant peut être la conséquence de mécanismes différents (filaire adulte unique, immature ; prélèvement effectué au cours de la période prépatente ; action du système immunitaire à l'encontre des microfilaires ; inhibition de la ponte par un traitement anthelminthique à base d'ivermectine). En outre, il existe des variations individuelles, journalières et saisonnières qui peuvent perturber la microfilariémie.

Cependant, la difficulté essentielle réside dans le fait que, selon les régions, la dirofilariose cardiaque serait « occulte » chez 15 à 35 p. cent des chiens parasités : il est donc nécessaire de maintenir l'hypothèse diagnostique de dirofilariose cardiaque, dans un contexte épidémiologique et clinique donné, même si aucune microfilaire n'a été mise en évidence.

- **l'existence de faux positifs** : l'observation de microfilaires ne signifie pas obligatoirement l'existence d'une filariose cardiaque. Une diagnose différentielle ***(tableau 49)*** doit être faite entre les microfilaires observables dans le sang circulant, fondée sur :
  - l'intensité de la microfilariémie (élevée pour *Dirofilaria* : supérieure à 24 000/ml ; faible pour *Acanthocheilonema* : de l'ordre de 1 000/ml) ;
  - la mobilité des microfilaires (très importante pour Acanthocheilonema, ce qui a pour effet de

Méthode d'observation d'un étalement de sang

Cette technique classique consiste en l'étalement d'une petite quantité de sang que l'on soumet ensuite à une coloration, type May-Grünwald-Giemsa *(cf. diagnostic de la babésiose).*

Observation directe par la technique dite de la « goutte épaisse » ou « goutte sèche »

Cette technique repose sur l'observation, entre lame et lamelle, d'une goutte de sang de volume plus important que précédemment (donc, *a priori*, avec une chance plus grande d'examiner des parasites) après coloration ;

Elle suppose un prélèvement effectué dans les mêmes conditions que pour la goutte humide, mais de volume plus important, correspondant pratiquement à plusieurs gouttes « normales », ou à un volume de sang prélevé avec une micropipette.

Elle consiste :

- à défibriner le sang en l'étalant, sur la plus grande surface possible, grâce à un vaccinostyle (ou le coin d'une lame) que l'on manipule selon un mouvement spiral centrifuge ;
- à déposer, pendant 20 à 30 minutes, sur la lame ainsi préparée, une goutte d'eau distillée, provoquant une hémolyse ;
- puis à laisser sécher, à fixer à l'alcool méthylique pendant cinq minutes et à sécher de nouveau ;
- la coloration est assurée par la méthode classique de Giemsa.

La méthode, plus longue que la précédente, permet d'observer une plus grande quantité de sang, et, par conséquent, d'augmenter la sensibilité.

En outre, la coloration permet d'apprécier les éléments morphologiques des microfilaires (forme de l'espace céphalique, disposition et nombre des cellules « génitales », forme de la queue) permettant la diagnose spécifique.

Tableau 48 - Sensibilité de diverses méthodes diagnostiques (d'après DUCOS de LAHITTE J, DAVOUST B, DORCHIES P. Étude comparative de cinq méthodes de détection des microfilaires sanguicoles. Rev. Méd. Vét., 1986, **137**, 639-644).

méthode utilisée	p.cent de chiens positifs dépistés
étalement sanguin	40
goutte épaisse	66
examen direct	66
méthode de Knott	94

Méthode d'observation directe d'une goutte de sang entre lame et lamelle « goutte humide »)

Cette technique repose sur l'observation, entre lame et lamelle, d'une goutte de sang, sans préparation particulière, enrichissement ou coloration.

Elle suppose que le sang prélevé provienne de la circulation superficielle : capillaires dermiques, (par exemple, à partir de la face interne des pavillons auriculaires), de la même manière que le prélèvement effectué pour la mise en évidence des babésies. Il ne semble pas que le prélèvement, effectué à partir d'une veine périphérique, soit plus riche en microfilaires. La méthode, d'exécution simple, suppose une lecture rapide, avant la coagulation spontanée du prélèvement.

Elle consiste en l'observation, au faible grossissement, de globules rouges bousculés par des éléments mobiles.

Seule l'observation de microfilaires, dont il convient de faire la diagnose différentielle, permet de confirmer l'hypothèse de filariose. Un prélèvement négatif ne permet en rien d'exclure une suspicion.

L'intérêt principal de la méthode est la rapidité de la lecture, ce qui autorise un diagnostic au cours de la consultation.

les faire sortir du champ, torsion sur place pour *D. immitis*);

- les dimensions moyennes : microfilaire de grande taille (environ 300 µm de longueur pour *D. immitis* et *D. repens,* moins pour *Acanthocheilonema);*
- les caractères morphologiques de l'espace céphalique (difficiles à apprécier) et de la queue.

Toutefois, la diagnose différentielle reste délicate et se heurte à l'existence d'infestations mixtes : il est possible de recourir à une coloration histochimique.

Méthodes indirectes

Les méthodes indirectes sont fondées sur la mise en évidence des Ag (celles fondées sur la mise en évidence d'Ac sont abandonnées pour défaut de spécificité).

Les avantages sont très importants par rapport aux méthodes directes :

- méthodes spécifiques car fondées sur l'utilisation d'Ac monoclonaux dirigés contre des Ag de *D. immitis* ;
- méthodes sensibles permettant de dépister les filarioses occultes ;
- méthodes quantitatives donnant une relation de proportionnalité entre la quantité d'Ag détecté et l'importance du parasitisme ;
- méthodes pronostiques permettant d'effectuer le suivi de l'animal après le traitement macrofilaricide (négativation entre huit et douze semaines plus tard) ;
- **méthodes faciles d'exécution, pouvant être réalisées au cours de la consultation, par le praticien résultat immédiat.**

Ces tests sont très utiles pour confirmer une hypothèse diagnostique : faciles d'éxécution, rapides, spécifiques, ils peuvent être réalisés dans le cadre de la consultation. La spécificité est excellente (proche de 100 p. cent), évitant ainsi de traiter des animaux non parasités.

Tableau 49 - Caractères morphologiques des microfilaires nues et sanguicoles permettant d'effectuer une diagnose différentielle.

Caractères morphologiques	*Dirofilaria immitis*	*Dirofilaria repens*	*Acanthocheilonema reconditum*	*Acanthocheilonema dracunculoides*
longueur	220-330 µm	210-360 µm	270-280 µm	185-230 µm
largeur	5-8 µm	5-8 µm	4 µm	5-6 µm
extr. antérieure	régulière	régulière	irrégulière	
espace céphalique	subcarré	subrectangulaire		
queue	longue et effilée	longue et effilée		
extrémité caudale	rectiligne	incurvée	en hameçon	en hameçon

Acanthocheilonema est synonyme de *Dipetalonema.*
Acanthocheilonema grassii n'est pas citée dans ce tableau car il s'agit d'une microfilaire lymphatique et engainée.

Méthode DiroCHEK® Heartworm (Synbiotics commercialisé par Mérial)

Cette méthode repose sur la mise en évidence des Ag de dirofilaires adultes présents dans le sang circulant selon le principe d'une réaction ELISA : dans le fond des puits sont fixés des Ac monoclonaux dirigés contre certains épitopes des Ag dirofilariens. Sur ce complexe Ag-Ac se fixent des Ac associés à un conjugué (enzyme agissant sur un substrat et induisant une réaction colorée).

Elle suppose l'observation d'une réaction colorée par comparaison avec des témoins négatif et positif.

Elle consiste en :

- la réalisation d'un prélèvement de plasma ou de sérum seulement (pas le sang) ;
- la constitution des contrôles + et - ;
- la ponction de 0,05 ml de l'échantillon à l'aide de la pipette prévue à cet effet ;
- l'addition du conjugué dans chaque puits (1 goutte). Agiter, attendre dix minutes ;
- retourner la plaque sur un papier filtre, laver énergiquement les puits à l'aide d'eau distillée, éliminant ainsi les complexes non fixés. Renouveler l'opération au moins cinq fois ;
- ajouter 2 gouttes de substrat dans chaque puits ; attendre cinq minutes.

La lecture suppose :

- que le témoin positif soit coloré en bleu ;
- le témoin négatif totalement clair ;
- l'échantillon est considéré comme « positif » s'il présente une couleur bleue dont l'intensité peut être comparée au témoin, cette intensité étant proportionnelle à la quantité d'Ag présents.

Toutefois, la sensibilité est parfois insuffisante (existence de faux négatifs).

- **lors d'infestation par des filaires immatures** (moins de 5 mois d'âge), c'est-à-dire lors de la période prépatente. Il est conseillé de renouveler le test, lors de forte suspicion clinique ;
- **lors d'infestation réduite** (deux ou trois filaires adultes présentes, ou de sexe mâle), ce qui est proportionnellement plus fréquent en zones de faible endémicité. Des auteurs ont calculé que la valeur prédictive d'un test à haute sensibilité (95 p. cent) est également de 95 p. cent si la prévalence est de 50 p. cent.

En revanche, elle indique 16 p. cent seulement si la prévalence chute à 1 p. cent.

Ce défaut de sensibilité peut être en partie comblé par l'association des deux méthodes (recherche de microfilaires et détection d'Ag) ou par la répétition des tests sérologiques.

A la suite d'infestations expérimentales, il est démontré que l'antigénémie est détectable approximativement six-sept mois après l'inoculation des L3. Elle peut persister ensuite au même taux ou réguliè-

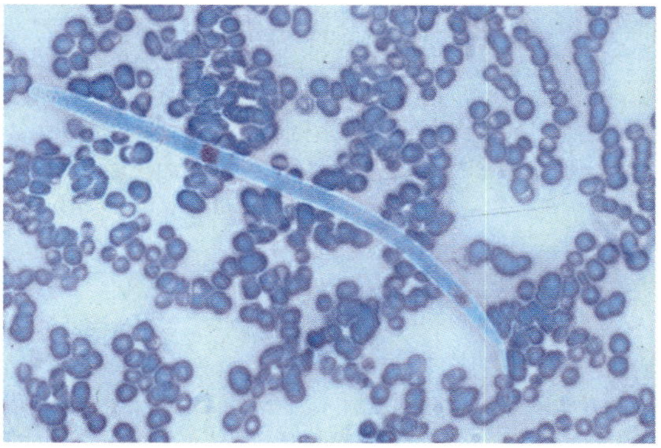

50. Microfilaire sanguine de Dirofilaria immitis *: les deux taches rouges correspondent à l'activité phospatasique acide (Gx750).*

*Méthode de coloration histochimique des microfilaires **(photo 50)***

Cette technique repose sur la mise en évidence de l'activité phosphatasique acide et de sa localisation au sein de la microfilaire, différente selon l'espèce.

Elle suppose la mise en évidence de microfilaires selon l'une des méthodes d'enrichissement précédemment exposées, par exemple la méthode de Knott, associée à la filtration du sang hémolysé.

Elle consiste en :

- une fixation des lames préalablement séchées : bain dans l'acétone pure à 4°C, 1 minute ;
- une coloration par immersion des lames pendant 1 heure, à 37°C, dans le mélange suivant :
  - mélanger 20 ml de tampon véronal (acétate de sodium 9,714 g + véronal 14, 714 g dans eau 500 ml) et eau distillée 50 ml ;
  - ajouter de façon extemporanée le mélange : naphtol A.S.T.R. phosphate (conservé au congélateur) 0,04 g et N-N dimethyl formamide 4 ml ;
  - ajouter la solution préparée séparément : 3,2 ml de solution de rosaniline (chlorhydrate de Prosaniline 1 g + eau 20 ml + HCl concentré 5 ml : effectuer la dissolution dans l'eau, à chaud avant d'ajouter l'acide) et 3,2 ml de solution de nitrite de sodium (nitrite de Na 4 g dans 100 g d'eau) ;
  - ajuster à pH 5 avec la soude décinormale (environ 40 à 50 ml).

Tous ces produits (sauf le naphtol) sont à conserver au réfrigérateur (+ 4°C) ; puis effectuer :

- un rinçage à l'eau distillée ;
- une contre-coloration au vert de méthyle pendant 2 minutes (vert de méthyle 2 g + phosphate disodique 77,1 ml + acide citrique 122,9 ml). Le phosphate disodique est une solution de 28,396 g de phosphate dans 1 000 ml d'eau. L'acide citrique est une solution d'acide 21,011 g dans 1 000 ml d'eau ;
- un rinçage au xylol et un montage au Baume.

La lecture est facile : l'activité phosphatasique acide se traduit par une coloration rouge, sur le fond vert du vert de méthyle. La répartition de la couleur rouge permet une diagnose spécifique ***(tableau 50).***

Tableau 50 - Critères morphologiques différentiels observables selon les genres après utilisation de la méthode de coloration histochimique.

	Dirofilaria immitis	*Dirofilaria repens*	*Acanthocheilonema reconditum*	*Acanthocheilonema dracunculoides*
activité phosphatasique acide = couleur rouge	2 taches : l'une au pore excréteur (antérieur) et pore anal (postérieur)	1 tache au pore anal	coloration diffuse sur l'ensemble de la microfilaire, dépassant le pore excréteur	coloration diffuse sur l'ensemble de la microfilaire, sans dépasser le pore excréteur

rement décliner, devenir indétectable dans les trois à cinq mois suivant un traitement adulticide.

d. Pronostic

Le pronostic est toujours réservé car l'évolution peut être mortelle et le traitement particulièrement difficile. Il est conseillé d'apprécier l'état clinique du sujet de façon aussi précise que possible et son mode de vie (exercices physiques) : l'ensemble de ces critères permet de classer l'animal dans un groupe.

On dénombre quatre groupes. À chacun d'eux correspondent un pronostic et une attitude thérapeutique différents :

- **Groupe I : dirofilariose asymptomatique**
  - Pas de symptômes, ni de lésions radiographiques ;
  - pronostic bon.
- **Groupe II : dirofilariose modérée**
  - Symptômes modérés : toux à l'effort, récupération plus lente ;
  - images radiographiques et échographiques anormales : dilatation ventriculaire droite, irrégu-

Méthode WITNESS® DIROFILARIA (Synbiotics commercialisé par Mérial)

Ce test repose sur la mise en évidence d'Ag circulants issus des filaires adultes par une méthode ELISA sur membrane réactive (immunomigration rapide), grâce à des Ac monoclonaux fixés sur des particules d'or colloïdal. Le complexe Ag-Ac ainsi formé migre dans la membrane jusqu'à une zone réactive au niveau de laquelle sa concentration provoque l'apparition d'une bande colorée visible.

Ce test suppose l'observation de cette bande colorée en comparaison avec la bande témoin positif.

Il consiste :
- en un prélèvement de sang total sur anticoagulant (E.D.T.A. ou héparine) ;
- de sérum ou de plasma ;
- une goutte de cet échantillon doit être versée dans le puits ;
- puis 3 gouttes de la solution tampon ;
- attendre 5 minutes pour effectuer la lecture.

La lecture consiste à comparer la bande-résultat (colorée ou non) à une bande-témoin positif (colorée en rose).

La spécificité est de 98 p. cent (sur un échantillon de 678 prélèvements), la sensibilité de 100 p. cent au-delà de 6 filaires adultes, de 96 p. cent pour 3 à 6 filaires adultes présentes.

Le test est positif si l'on observe deux bandes colorées identiques.

Méthode SNAP® dirofilariose PF (Idexx)

Cette méthode repose sur la mise en évidence semi-quantitative des Ag circulants issus des filaires adultes par une méthode ELISA sur membrane réactive : si le sérum suspect renferme des Ag filariens, les Ac monoclonaux couplés à la peroxydase (conjugué) se fixent et peuvent agir sur un substrat, induisant alors une réaction colorée.

Elle suppose l'observation (ou non) d'une réaction colorée comparable à celle du témoin positif.

Elle consiste en :
- la réalisation d'un prélèvement : sang total non coagulé (sur E.D.T.A. ou héparine), sérum ou plasma. Les prélèvements peuvent être conservés au réfrigérateur (+ 4°C) pendant une semaine, ou congelés à - 20°C ;
- verser dans un tube-échantillon 2 gouttes du prélèvement et 5 gouttes de conjugué (correspondant à des Ac monoclonaux anti-D. immitis couplés à la peroxydase) ;
- verser le tout dans le puits-échantillon du dispositif, qui joue le rôle de filtre : le liquide chemine dans la membrane *via* une fenêtre de lecture (permettant de contrôler ce cheminement) jusqu'au cercle d'activation dans lequel doit apparaître une couleur ;
- enfoncer alors totalement la partie surélevée du dispositif ce qui permet de mettre en contact le prélèvement suspect, le conjugué et le substrat ;
- attendre cinq minutes.

La lecture dans la fenêtre de résultat suppose :

- que le témoin positif soit coloré en bleu (en haut, position médiane),
- que le témoin négatif ne le soit pas (en bas, position médiane) ;
- entre les deux, existent deux spots (sur une ligne transversale, à gauche : forte concentration ; à droite : faible concentration d'Ag). L'absence de coloration signifie un « sérum négatif ». Une coloration à gauche : (bleu clair) traduit un sérum positif avec une faible concentration d'Ag. Une coloration à droite (bleu foncé) et à gauche, un sérum positif avec une forte concentration d'Ag.

La notice fournie par le laboratoire indique une meilleure sensibilité avec le sérum ou le plasma (près de 100 p. cent) qu'avec le sang total (97 p. cent), et une spécificité comparable pour les deux (environ 99 p. cent).

larité des images de l'artère pulmonaire, densification du parenchyme interstitiel, périvasculaire et alvéolaire ;
- anémie et protéinurie modérées ;
- pronostic réservé.

- **Groupe III : dirofilariose sévère**
  - Symptômes accusés : toux persistante, y compris au repos, efforts très limités, dyspnée, parfois syncopes, insuffisance cardiaque droite marquée : ascite, hydrothorax ;
  - dilatation ventriculaire et auriculaire droite, élargissement des artères pulmonaires et des artères lobaires, densités pulmonaires diffuses ;
  - insuffisance rénale (protéinurie marquée, parfois hémoglobinurie) et insuffisance hépatique (hépatomégalie prononcée, augmentation du taux des transaminases sériques) importantes, anémie confirmée, dégradation de l'état général ;
  - pronostic très réservé.
- **Groupe IV : syndrome de la veine-cave** (*cf. description clinique dans § étude clinique*), pronostic très défavorable.

MÉTHODES DE LUTTE

a. Traitement

Le traitement doit être entrepris après une définition précise et rigoureuse du pronostic et une évaluation des risques inhérents à la thérapeutique macrofilaricide.

Le but du traitement est de détruire les filaires adultes responsables de l'hypertension pulmonaire puis secondairement, des microfilaires embolisées dans les capillaires. La thérapeutique n'est donc à entreprendre que si le parasite constitue un obstacle à la survie de l'animal : en d'autres termes, dans le cas où la filariose compromet l'espérance de vie.
En revanche, si la filariose est parfaitement supportée et si le chien a un mode de vie compatible avec son infestation (c'est-à-dire une absence d'exercice physique important), il est conseillé alors de ne pas entreprendre de traitement spécifique, et de se limiter à un traitement hygiénique (régime alimentaire compatible avec un exercice physique très réduit) et à une surveillance clinique et biologique.

Traitement spécifique

Le traitement spécifique concerne successivement les adultes (traitement macrofilaricide) et les microfilaires (traitement microfilaricide). Le traitement adulticide spécifique n'est entrepris que sur un animal soumis à un repos absolu et prolongé, c'est-à-dire une immobilisation et une hospitalisation obligatoires, précédant de quelques jours le traitement spécifique.

Le traitement macrofilaricide

Le traitement macrofilaricide spécifique est à base d'arsenical : la mélarsomine (RM 340) ou Immiticide®, utilisable selon des protocoles diffé-

Observation directe d'un culot après sédimentation, coagulation, centrifugation et/ou hémolyse

Cette technique repose sur l'observation entre lame et lamelle d'un culot de centrifugation, suivie ou non d'une coloration.

Elle suppose un prélèvement de sang veineux ponctionné dans une veine périphérique, soit sur tube sec si l'on observe le sérum, soit sur tube avec un anticoagulant (E.D.T.A.).

Elle consiste, selon le cas, en diverses modalités :
- à examiner le sérum exsudé à partir du caillot (sang prélevé sur tube sec) ;
- à examiner le culot de centrifugation d'un prélèvement recueilli sur anticoagulant (E.D.T.A.) ;
- à examiner le culot de centrifugation d'un prélèvement de sang non coagulé et hémolysé par :
  - l'acide acétique à 2 p. cent ;
  - ou par le formol, à raison de 9 ml de formol à 2 p. cent pour un 1 ml de sang : méthode de Knott ; le formol à 2 p. cent est préparé en ajoutant à 2 ml de formaldéhyde à 37 p. cent, 98 ml d'eau distillée ;
- à agiter doucement par inversion du tube, de façon répétée, afin de provoquer l'hémolyse. Cette opération est indispensable avant tout envoi du prélèvement à un laboratoire d'analyse afin de fixer les microfilaires, puis :
  - attendre deux-trois minutes ;
  - centrifuger pendant cinq minutes à 1 300-1 500 tours ;
  - jeter le surnageant ;
  - ajouter au culot une goutte de bleu de méthylène ;
  - attendre trois minutes ;
  - prélever une goutte du sédiment ;
  - observer au microscope.

On peut recourir au passage du sang ainsi hémolysé au travers d'un filtre millipore (calibre des pores de 8 µm au maximum), afin de recueillir les microfilaires arrêtées par ce filtre : la membrane filtrante peut ensuite être colorée avant d'être examinée.

rents en fonction du groupe auquel appartient l'animal, toujours par la voie intramusculaire stricte et profonde *(tableau 51)*.

Il semble que deux injections rapprochées (à trois heures d'intervalle) soient plus efficaces qu'à 24 heures (aussi bien en pourcentage de chiens guéris qu'en pourcentage de vers tués). Toutefois, elles sont moins bien supportées.

- **On peut recourir au lévamisole** : soit d'emblée à 20 mg/kg/j par la voie orale (dose mal supportée, voisine de la dose toxique), soit de façon progressive (3, puis 5, puis 10, puis 20 mg/kg/j p.o tous les jours, en augmentant la dose chaque semaine, sur un total de quatre semaines).
- **L'ivermectine** est totalement inefficace, parce que dénuée de toute propriété macrofilaricide.

Le traitement adulticide spécifique, quelle que soit la molécule utilisée, doit être accompagné obligatoirement de quelques mesures thérapeutiques et de surveillance.

- **La surveillance** des paramètres des fonctionnements hépatique et rénal : dosage des transaminases, de l'urée et de la créatinine sériques, contrôle de la protéinurie. Dans le cas d'une augmentation importante de ces constantes, il est indispensable de surseoir au traitement spécifique et de l'entreprendre à nouveau une fois ces valeurs proches de la normale.
- **L'administration d'un inhibiteur** de l'agrégation plaquettaire : l'acide acétylsalicylique ou aspirine à la dose de 10 mg/kg/j, tous les jours, de J-7 avant le traitement (parfois, plus précocément, J-15) jusqu'à J+30 après le traitement, afin de diminuer les risques de formation de thrombus. Certains auteurs préfèrent à l'aspirine l'utilisation de l'héparine : elle agit directement sur le processus de la coagulation et la formation du caillot (environ 200 UI/kg par la voie sous-cutanée).
- **D'autres auteurs conseillent** l'administration de corticoïdes : les corticostéroïdes sont en fait utiles pour traiter l'affection pulmonaire (atteinte caudale du parenchyme, œdème interstitiel et périvasculaire, pneumonie éosinophilique), secondaire à l'endartérite pulmonaire : prednisone ou prednisolone, 1 mg/kg/j, à administrer avant le traitement adulticide afin de diminuer les troubles respiratoires (dyspnée, toux...) et, quelques jours plus tard, ralentir la formation des complexes immuns circulants (une administration simultanée risquerait de minimiser l'efficacité de l'arsenical, affirmation contestée par certains auteurs).
- **En revanche,** l'administration de diurétique (Lasilix®) est fortement discutée par certains auteurs (risque d'aggravation de l'hypoalbuminémie), celle de digoxine également : elle est tenue le plus souvent pour inefficace et parfois pour toxique (capacité d'élimination du produit fortement diminuée).
- **Récemment,** des auteurs ont rapporté l'intérêt à mesurer les complexes immuns circulants (CIC) après le traitement : ces CIC contribuent à l'instauration et à l'aggravation de lésions pulmonaires et rénales. La quantification des CIC dans les semaines suivant le traitement serait utile pour prévenir les complications du traitement adulticide (CIC renfermant les Ag somatiques et Ag E/S du parasite détectés par une méthode ELISA).
- **L'efficacité du traitement** est également vérifiée par une analyse sérologique (détection des Ag) cinq à six mois plus tard : dans le cas d'une positivité confirmée de ce test, il est indispensable de procéder à un bilan biologique et radiologique en vue d'entreprendre un second traitement : le plus souvent, l'échec du premier traitement est imputable au fait qu'il est intervenu sur des filaires immatures, moins sensibles à l'arsenic.

Il est parfois nécessaire de recourir à un traitement chirurgical lors de localisation de filaires adultes dans la lumière de certaines artères : l'existence de thrombus dans les artères fémorales provoque des lésions de nécrose des extrémités et de douleur nécessitant, après confirmation parasitologique et échographique, une artériotomie et l'exérèse du caillot et des parasites. Ces cas exigent une intervention d'urgence sous peine d'entraîner des processus d'anoxie tissulaire importants et l'amputation du membre correspondant.

Le syndrome de la veine-cave nécessite une intervention chirurgicale consistant, par veinotomie, à

Tableau 51 - Protocoles thérapeutiques selon le groupe défini lors du pronostic.

	groupe I	groupe II	groupe III	groupe IV
Immiticide®	2,5 mg/kg 2 fois à 24 h d'intervalle, ou 2,2 mg/kg 2 fois à 3 h d'intervalle	2,5 mg/kg 2 fois à 24 h d'intervalle	1 inj. à 2,5 mg/kg, 2 fois à 1 mois ; si bons résultats, 2 inj. à 24 h à 2,5 mg/kg	envisager l'intervention chirurgicale

extraire, à l'aide d'une pince forceps alligator, les filaires adultes (retenues au niveau de la valve tricuspide). Les critères des fonctions hépatique et rénale et les populations globulaires sanguines se rapprochent très rapidement (en une dizaine de jours) des constantes normales.

Traitement microfilaricide

Le traitement macrofilaricide doit être suivi d'une thérapeutique microfilaricide, trois à quatre semaines plus tard : c'est seulement après avoir tari la source de microfilaires et vérifié la restauration complète des fonctionnements rénal et hépatique, que l'on peut entreprendre un traitement spécifique microfilaricide :
- **à base de lévamisole** : 10 mg/kg/j, p.o. pendant quinze jours ;
- **à base de fenthion** (Tiguvon®) spot-on, 1 fois/semaine, pendant trois semaines, à la dose de 15 mg/kg ;
- **à base d'ivermectine** efficace à l'encontre des microfilaires à la dose minimale de 50 µg/kg par la voie orale, dose non toxique chez le chien, y compris chez les races réputées sensibles (colley, bobtail...) : *cf. présentation de la molécule dans le chapitre de dermatologie.*

Dans 90 p. cent des cas, les microfilaires disparaissent en trois-quatre semaines après le traitement. Toutefois, certaines manifestations indésirables peuvent être observées : ataxie, mydriase, diarrhée aiguë, prostration, pouvant évoluer plus ou moins rapidement (de deux-trois heures à quelques jours) vers le coma, puis vers la mort. Il semble que ces accidents soient associés à une forte concentration de microfilaires circulantes, et l'administration précoce de glucocorticoïdes serait alors bénéfique. Il est donc utile d'effectuer ce traitement sous surveillance médicale (hospitalisation de 24 heures).

La persistance des microfilaires dans le sang périphérique, en dépit d'un traitement spécifique bien conduit et renouvelé, est imputable à la persistance de filaires adultes ayant « résisté » au traitement macrofilaricide (les jeunes adultes immatures sont moins sensibles aux arsenicaux).

b. Prophylaxie

La prophylaxie repose sur des moyens sanitaires et médicaux.

Moyens sanitaires

Les moyens sanitaires visent à réduire au minimum les contacts entre chiens sensibles et les vecteurs infestants. Ils reposent sur l'utilisation d'insecticides tant dans le milieu extérieur que chez l'animal : moyens théoriques, dont la véritable efficacité reste à démontrer.

Moyens médicaux

En revanche, les moyens médicaux sont plus probants : outre la destruction des filaires adultes chez les sujets parasités, il est possible de protéger les jeunes animaux ou les chiens sains introduits dans des zones infestées.

- **L'utilisation de la diéthyl-carbamazine** à la dose de 5 mg/kg/j, tous les jours, p.o, n'est efficace qu'à l'encontre des larves de stade 3. Elle est inactive sur les L4.

Elle doit être strictement réservée à la prophylaxie, c'est-à-dire à la protection d'individus sains, dont on a au préalable vérifié le statut parasitologique à l'égard de ce parasite (microfilariémie, test de détection d'Ag négatif). À défaut, l'administration d'un tel microfilaricide risque d'entraîner un accident anaphylactique.

- **Plus pratique, l'utilisation d'ivermectine** à la dose de 6 µg/kg, p.o, une fois par mois (Cardomec®), après un contrôle parasitémique (risques d'accidents anaphylactiques dus à la lyse des microfilaires circulantes) : la dose efficace est parfaitement utilisable chez tous les chiens, y compris chez les sujet sensibles (colley, bobtail... et les chiennes gestantes), car largement inférieure à la dose toxique (qui est au minimum d'environ 60 µg/kg).

L'ivermectine est efficace à 100 p. cent à l'encontre des larves de stade 3 inoculées, et de stade 4, en position sous-cutanée, c'est-à-dire des stades larvaires tissulaires. Toutefois, elle est inefficace à l'encontre des filaires adultes et des microfilaires. Les présentations commercialisées sont concentrées en principe actif : administration d'un comprimé mensuel pour le chien traité.

Ce protocole est à adapter en fonction de la situation de l'animal et de la durée de son séjour en zone d'endémie :

- **Pour les animaux sains** naissant en zone d'endémie, il s'agit d'une prophylaxie permanente, le premier comprimé devant être administré à l'âge de 28-30 jours si les moustiques sont actifs toute l'année, ou dans les quatre semaines suivant leur période d'activité ; aux États-Unis, les caractéristiques de température et d'humidité enregistrées pour chaque état permettent d'identifier les périodes d'activité des moustiques (et donc de transmission) : les vétérinaires indiquent aux propriétaires de chiens ces périodes nécessitant une prophylaxie médicale.

- **Pour les chiens séjournant de façon provisoire dans un foyer** :
  - si le séjour est inférieur à quatre semaines, une prise unique d'un comprimé de Cardomec® à J28 (lors du retour en zone indemne) est suffisante ;
  - si le séjour est supérieur à quatre semaines, le premier comprimé est administré quatre semaines après l'arrivée dans le foyer, puis de nouveau un comprimé toutes les quatre semaines durant le séjour, le 29e jour à risque exigeant la prise supplémentaire d'un comprimé ;
- **La selamectine** (Stronghold®) se révèle tout aussi efficace à l'encontre des larves de stade 3 et 4 des dirofilaires, administrée sous la forme spot-on à raison de 6 mg/kg (cf. présentation des pipettes dans le chapitre consacré à la gale sarcoptique), mensuellement, selon le même protocole que celui exposé précédemment ;
- **La milbémycine** (Interceptor®, 1 mg/kg, p.o, une fois par mois) et la moxidectine (3 µg/kg, une fois par mois) sont également efficaces à l'encontre des larves de stade 3 et 4.

ASPECT ZOONOSIQUE

La dirofilariose humaine est en augmentation à travers le monde (essentiellement aux Etats-Unis, en Australie) de façon parallèle aux cas de dirofilariose canine.

L'homme s'infeste de la même manière que le chien : à la faveur de piqûre de moustiques femelles infestés.

Toutefois l'homme n'est pas un hôte parfaitement réceptif à l'égard de ce parasite, de sorte que la cycle évolutif n'est pas complet, n'aboutit en général pas à l'apparition de filaires adultes : la filariose correspondante est donc occulte (absence de microfilaires circulantes.

L'homme ne constitue donc pas une source de parasites pour le moustique. On observe chez l'homme des granulomes pulmonaires nodulaires associés à des micro-infarctus.

Pour en savoir plus

BOURDEAU P, SANCHEZ I, MARCHAND A. Survey on prevalence of *Dirofilaria immitis* in dogs on Reunion island. Proc. 17 th Conf. World Ass. Advanc. of Vet.Parasitol., 15-19 Août 1999, Copenhague.

BUSCH DS, NOXON JO. Pneumothorax in a dog infected with *Dirofilaria immitis*. J. Am. Vet. Med. Assoc., 1992, 201, 1893.

CALVERT CA, RAWLINGS CA. Treatment of heartworm disease in dogs. Canine Practice, 1993, 18, 13-28.

CARASTRO SM, DUGAN SJ, PAUL AJ. Intraocular dirofilariasis in dogs. Comp. Cont. Educ., 1992, 14, 209-217.

CHAUVE CM. Principaux aspects de la dirofilariose à *Dirofilaria immitis*. Sci. Vét. Méd. Comp., 1988, 90, 263-278.

CHAUVE CM. *Dirofilaira repens, Dipetalonema reconditum, Dipetalonema dracunculoides* et *Dipetalonema grassii*, 4 microfilaires méconnues du chien. Prat. Méd. Chir. An. Comp., 1990, 25, 293-304.

DAVOUST B, DUCOS de LAHITTE. Évolution de l'enzootie de dirofilariose dans les chenils militaires du Sud-Est. Rev. Méd. Vét., 1989, 140, 15-19.

DUCOS de LAHITTE J. Epidémiologie des filarioses en France. Prat. Méd. Chir. An. Comp., 1990, 25, 305-310.

DUCOS de LAHITTE J, DAVOUST B, DORCHIES P. Étude comparative de cinq méthodes de détection des microfilaires sanguicoles. Rev. Méd. Vét., 1986, 137, 639-644.

DUCOS de LAHITTE J, DUCOS de LAHITTE B. Diagnostic des filarioses au laboratoire. Prat. Méd. Chir. An. Comp., 1990, 25, 349-356.

EUZEBY J. Cardio-vasculopathie parasitaire : la dirofilariose cardio-pulmonaire. Rev. Méd. Vét., 1973, 124, 969-990.

EUZEBY J. Une zoonose méconnue : la dirofilariose humaine à *Dirofilaria immitis*. Bull. Acad. Nat. Méd., 1976, 161, 48-52.

EUZEBY J. *Dirofilaria immitis*. Prat. Méd. Chir. An. Comp., 1990, 25, 283-291.

FRANK JR, NUTTER FB, KYLES AE, ATKINS CE, SELLON RK. Systemic arterial dirofilariasis in five dogs. J. Vet. Int. Med., 1997, 11, 189-194.

GEVREY J. Immunité et dirofilariose (à *Dirofilaria immitis*). Prat. Méd. Chir. An. Comp., 1990, 25, 311-316.

GOODWIN JK. The serologic diagnosis of heartworm infection in dogs and cats. Clin. Tech. in Small An. Pract., 1998, 13, 83-87.

GOGGIN JM, BILLER DS, ROST CM, DEBEY BM, LUDLOW CL. Ultrasonographic identification of *Dirofilaria immitis* in the aorta and liver of a dog. J. Am. Vet. Med. Assoc., 1997, 210, 1635-1637.

HENRY CJ, DILLON R. Heartworm disease in dogs. J. Am. Vet. Med. Assoc., 1994, 204, 1148-1151.

HOSKINS JD. Canine heartworm disease. Comp. Cont. Educ., 1996, 18, 348-369.

HRIBERNIK TN, HEDLUND CS, TURK JR. Constrictive pericardial disease and aberrant dirofilariasis in a dog. J. Am. An. Hosp. Assoc., 1989, 25, 639-642.

KITAGAWA H, KITOH K, OHBA Y, KUWAHARA Y, IWASAKI T, SASAKI Y. Comparison of laboratory test results before and after surgical removal of heartworms in dogs with vena caval syndrome. J. Am. Vet. Med. Assoc., 1998, 213, 1134-1136.

KNAUER KW. Human dirofilariasis. Clin. Tech. in Small An. Pract., 1998, 13, 96-98.

KNIGHT DH. Heartworm infection. Vet. Clinics North Am., 1987, 17, 1463-1518.

KNIGHT DH, LOK JB. Seasonality of heartworm infection and implications for chemoprophylaxis. Clin. Tech. in Small An. Pract., 1998, 13, 77-82.

MILLER MW. Canine heartworm disease. Clin. Tech. in Small An. Pract., 1998, 13, 113-118.

MOLINA JM, RUIZ A, FERRER O, MUNOZ MC, OROS J, MORALES M. Levels of circulating plasma immune complexes after thiacetarsamide treatment in dogs naturally infected with *Dirofilaria immitis*. Vet. Rec., 1999, 144, 506-507.

ORTEGA-MORENO J, RIBAS-DEL-RIO F, RAMIREZ-GASCA T. Microfilariae in the mammary gland of a bitch. Vet. Rec., 1994, 135, 231-232.

POLIZOPOULOU ZS, KOUTINAS AF, SARIDOMICHELAKIS MN, PATSIKAS MN, LEONTIDIS LS, ROUBIES NA, DESIRIS AK. Clinical and laboratory observations in 91 dogs infected with *Dirofilaria immitis* in northern Greece. Vet. Rec., 2000, 146, 466-469.

RAWLINGS C A. Heartworm disease in dogs and cats. Ed. Saunders, 1986, 323.

RAWLINGS C A, McCALL J W. Melasormine : a new heartworm adulticide. Comp. Cont. Educ., 1996, 373-379.

RAWLINGS CA, CALVERT C, DILLON R. Answers to typical questions on heartworm problems. Comp. Cont. Educ., 1993, 15, 711-724.

STRICKLAND KN. Canine and feline caval syndrome. Clin. Tech. in Small An. Pract., 1998, 13, 88-95.

YOSHIMURA EK, WESCOTT RB. Canine heartworm disease : a zoonosis of concern. Comp. Cont. Educ., 1989, 11, 575-578.

2. L'angiostrongylose cardio-pulmonaire

DÉFINITION

L'angiostrongylose cardio-pulmonaire est une helminthose due à la migration, au développement et à l'action pathogène d'un strongle respiratoire *Angiostrongylus vasorum* présent dans le cœur droit et dans l'artère pulmonaire. Ce parasite, transmis par l'intermédiaire des mollusques gastéropodes, est responsable d'une insuffisance cardiaque droite associée à des troubles respiratoires reposant sur des lésions d'endartérite.
Cette angiostrongylose est appelée parfois strongylose cardio-pulmonaire.

ÉPIDÉMIOLOGIE

Angiostrongylus vasorum est un parasite de canidés : le chien, le renard dans nos régions. Le chat n'est pas concerné par cette espèce mais par une espèce voisine : *Ælurostrongylus abstrusus.*
L'angiostrongylose est une helminthose assez répandue, classiquement décrite comme une infestation fréquente dans le sud-ouest de la France : historiquement remarquée dans la région toulousaine, où la prévalence semble importante. En fait, il nous a été donné au Professeur Cadoré et à moi-même d'observer plus ou moins régulièrement à l'Ecole vétérinaire de Lyon, des cas autochtones en région lyonnaise. Bien qu'existant sous forme de foyer, l'angiostrongylose peut être relevée sur l'ensemble du territoire.
Elle affecte les chiens susceptibles d'ingérer les hôtes intermédiaires que sont les limaces et des escargots : préférentiellement chiens de chasse, de troupeau... Aucune prédisposition sexuelle ou raciale n'est observée. Certains auteurs considérent que l'angiostrongylose s'exprime cliniquement surtout chez le chien jeune (moins de 3 ans). D'autres, au contraire, la relève chez le chien adulte âgé d'au moins 6 ans.

LE PARASITE *Angiostrongylus vasorum*

Des caractères présentés dans l'***encadré 27***, il ressort que :

- **l'angiostrongylus est un parasite de l'appareil respiratoire,** responsable d'une pneumonie caractérisée par une dyspnée chronique et apyrétique ;
- **la mise en évidence** de ce parasite est confirmée par une coproscopie microscopique, parfois itérative, du fait de l'élimination irrégulière des larves de stade 1 dans les fèces ;
- **considérée à tort comme une helminthose** exclusive du Sud-Ouest, l'angiostrongylose est en fait de répartition plus vaste et doit donc être suspectée lors de pneumonie chronique ;
- la localisation de ce parasite dans les terminaisons de l'artère pulmonaire et les alvéoles nécessite des traitements anthelminthiques particuliers.

PATHOGÉNIE ET IMMUNITÉ

La formation de thrombus dans les ramifications de l'artère pulmonaire constitue l'essentiel du processus pathogénique. Ces thrombus sont la conséquence du rôle irritatif joué par les parasites adultes, et des lésions d'endartérite qui en résultent. L'inflammation dans les tissus environnant ces thrombus est à l'origine d'une pneumonie interstitielle se traduisant cliniquement par la formation de nodules visibles en surface des poumons. Lorsque la maladie évolue, apparaissent des lésions d'emphysème, de pneumonie (destruction des alvéoles pulmonaires), de fibrose pulmonaire. Celles-ci entraînent, par une gêne à la circulation artérielle (hypertension pulmonaire), des répercussions sur le fonctionnement du cœur droit : dyspnée, hydrothorax, congestion hépatique, ascite.

D'autres mécanimes peuvent intervenir :

- **une coagulation intravasculaire disséminée** (C.I.V.D.), à l'origine d'une thrombopénie, puis d'hémorragies diverses : épistaxis, hémoptisie, hématomes. Ce phénomène de C.I.V.D. serait la conséquence de facteurs antigéniques libérés par le parasite. Ces mécanismes, toutefois, ne sont pas parfaitement élucidés. En effet, les troubles de la coagulation sont parfois imputables à une thrombopénie d'origine immunopathologique (confirmée par l'existence d'anticorps dirigés contre les plaquettes) ;
- **l'action pathogène des larves 1,** susceptibles d'être entraînées par la circulation générale dans de nombreux organes et tissus et bloquées dans les

Encadré 27. Caractères morphologiques et biologiques de Angiostrongylus vasorum

Définition taxinomique simplifiée

Angiostrongylus vasorum est un helminthe appartenant :

- à la classe des NÉMATODES : vers ronds dépourvus de trompe épineuse ;
- à la famille des ANGIOTRONGYLIDÉS :
  - strongles à capule buccale très réduite ;
  - dont la bourse caudale est atrophiée (caractères des « strongles respiratoires ») ;
  - la vulve est postérieure, proche de l'anus.

Morphologie

Adulte

- Le mâle :
  - de 10 à 15 mm de longueur ;
  - de 0,3 mm de diamètre ;
  - de couleur blanche ;
  - dont l'extrémité distale est recourbée en crosse ;
  - constituée de deux lobes caudaux symétriques atrophiés ;
  - munie de deux spicules rectilignes de 450 µm de longueur ;
- la femelle :
  - de 15 à 20 mm de longueur ;
  - de 0,3 mm de diamètre ;
  - de couleur rosée en raison des deux cordons génitaux enroulés autour du tube digestif rougeâtre et facilement visibles au travers d'une cuticule mince : « ver mirliton ».

Oeufs

- Ellipsoïdes, à coque mince ;
- de 80 à 100 µm pour le grand axe sur 40 à 50 µm pour le petit.

Larves de stade 1 (photo 51)

- De 350 µm de longueur sur 15 µm de largeur ;
- l'extrémité antérieure est arrondie et munie d'un bouton céphalique ;
- l'œsophage est de type strongyloïde (dépourvu d'appareil valvulaire) ;
- l'extrémité distale effilée est munie d'une courte ondulation (8 µm) ;
- présentant une entaille dorsale et une encoche ventrale.

Biologie

Habitat

- **Les adultes** sont présents dans le cœur droit et dans l'artère pulmonaire jusque dans ses ramifications les plus fines. Des adultes mûrs ou immatures peuvent être observés exceptionnellement dans le cœur gauche, dans les veines pulmonaires, l'œil, les reins et le système nerveux central ;
- **les œufs** sont observables dans les ramifications de l'artère pulmonaire ;
- **les larves de stade 1** dans les alvéoles pulmonaires et dans les ramifications de l'arbre aérifère, enfin dans les matières fécales.

Nutrition

Angiostrongylus vasorum est un parasite hématophage.

Reproduction (figure 34)

Ce parasite évolue selon un cycle de type dixène.

- **la phase exogène** commence par l'élimination, dans les fèces du carnivore hôte définitif, des larves de stade 1. Celles-ci infestent, après ingestion ou traversée de la sole pédieuse, des mollusques-hôtes intermédiaires : limaces (Arion), escargots terrestres (*Helix sp*, *Euparypha sp*, *Succinbea sp*…) et dulçaquicoles (planorbes). Chez ces hôtes, les larves 1 évoluent en larves de stade 3, en l'espace de 15 jours environ. Selon certains auteurs, interviendraient des hôtes paraténiques (grenouille, *Rana temporaria*) ;
- **la phase endogène** débute par l'ingestion de l'hôte intermédiaire :
  - entraînant la libération des larves dans la lumière digestive,
  - le passage par les ganglions lymphatiques mésentériques (J1),
  - la mue en L4 puis st5 (1 mm de longueur),
  - la migration par la veine-porte vers le foie,
  - puis par la veine-cave caudale vers le cœur droit et les artères pulmonaires.

En cette localisation, les femelles pondent des œufs qui, dans l'appareil respiratoire, éclosent très rapidement en larves de stade 1. Celles-ci remontent l'arbre aérifère jusqu'au larynx, puis le pharynx où elles sont dégluties et enfin éliminées dans les fèces.

Il est possible que certains adultes (mûrs, surtout immatures) et des larves 1 continuent leur migration à partir des ramifications de l'artère pulmonaire, gagnent le cœur gauche par les veines pulmonaires et soient ensuite distribuées dans certains tissus de l'organisme par la circulation artérielle.

La période prépatente est d'environ un mois et demi. La période patente n'est pas connue avec précision, mais semblerait très longue.

---

capillaires, peut induire l'apparition de granulomes, la formation d'infarctus en particulier dans le système nerveux central et dans les reins. Les troubles nerveux observés sont alors la conséquence de l'insuffisance cardiaque, des hémorragies méningées et/ou de la présence des larves embolisées dans le système nerveux central ;

- **des phénomènes d'hypersensibilité** de type III, à l'origine de dépôts de complexes immuns sur la membrane basale des néphrons.

L'immunité en présence d'angiostrongylose n'est pas connue avec précision. Il est vraisemblable qu'elle existe et entraîne une diminution de la fécondité des parasites et de leur longévité.

Figure 34 - Cycle évolutif de *Angiostrongylus vasorum.*

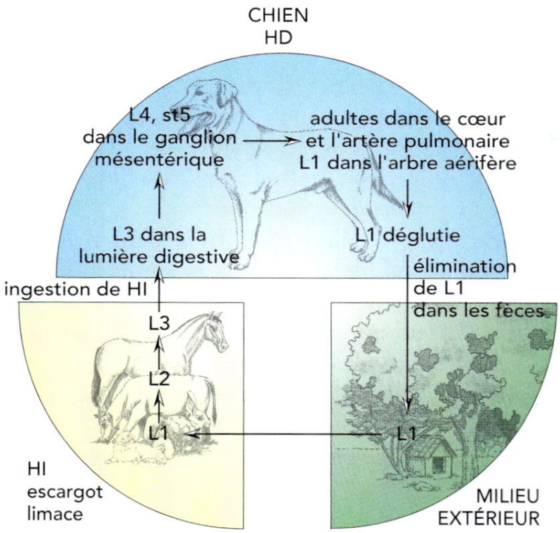

ÉTUDE CLINIQUE

a. Symptômes

Les symptômes apparaissent, dans la majorité des cas, de façon progressive et lente, étalée sur plusieurs mois à plusieurs années. Ils constituent une forme chronique, parfois asymptomatique. Exceptionnellement, l'évolution peut être plus soudaine : forme aiguë (d'une à deux semaines).

Sont décrites, en outre, des formes atypiques.

Forme asymptomatique

La forme asymptomatique, est découverte à la faveur de coproscopies de routine ou d'autopsies. Ces animaux parasités créent ou entretiennent un foyer endémique.

Forme chronique

La forme chronique peut être divisée en trois phases successives :

- **Une phase de début** caractérisée par des symptômes fonctionnels, l'état général étant satisfaisant : « fatigue », difficultés croissantes de récupération après un effort ou une course. Celle-ci peut être brutalement interrompue par une crise de polypnée, par une immobilité de quelques secondes, des contractions cloniques ou une syncope. L'animal récupère en général rapidement et totalement. L'examen clinique du chien durant cette phase permet d'observer une légère polypnée et une accentuation de l'arythmie cardiaque, parfois un jetage séreux ou une épistaxis intermittente ;
- **Une phase d'état** succède ensuite. Elle est beaucoup plus caractéristique : dégradation progressive de l'état général, accentuation des troubles respiratoires aboutissant à une polypnée et à une dyspnée permanentes, même au repos, avec un tirage costal prononcé. Cette phase correspond à l'instauration de la pneumonie interstitielle. En outre, l'hypertension pulmonaire a des répercussions sur le fonctionnement cardiaque : muqueuses congestionnées, parfois cyanosées, tachycardie sinusale et électrocardiogramme modifié. La toux peut être fréquente, quinteuse et émétisante, parfois intermittente et discrète ;
- **Une phase terminale** apparaît enfin, correspondant à une insuffisance cardiaque droite puis globale prononcée : apparition d'un liquide d'épanchement abdominal hémorragique, d'un liquide d'épanchement thoracique (liquide de transsudation, réaction de Rivolta négative), d'une toux persistante et d'une augmentation de la dyspnée. L'auscultation permet d'entendre un souffle d'insuffisance tricuspidienne, insuffisance fonctionnelle par dilatation du cœur droit. Des œdèmes et des hémorragies sous-cutanées peuvent se manifester en région faciale et nucale, et à l'extrémité des membres. En l'absence de traitement, l'issue est fatale en quelques semaines, conséquence d'un œdème pulmonaire.

Les modifications sanguines sont souvent modérées et inconstantes : hyperéosinophilie, hyperprotéinémie, hypoalbuminémie et hypergammaglobulinémie, thrombopénie.

Forme aiguë

La forme aiguë se traduit par l'apparition brutale d'une broncho-pneumonie et d'une insuffisance

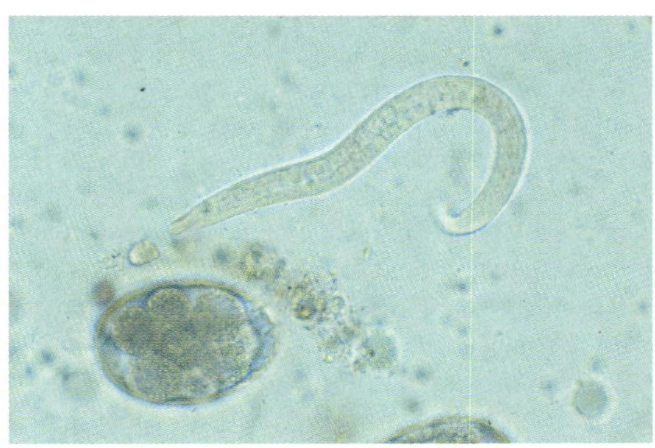

51. Larve de stade 1 de Angiostrongylus vasorum *: extrémité antérieure munie d'un bouton céphalique, œsophage strongyloïde, extrémité distale munie d'une courte ondulation ; et œuf d'ankylostomatidé : œuf renfermant une morula (Gx500).*

cardiaque droite : polypnée et dyspnée intenses, toux et épistaxis, tachycardie, parfois hyperthermie, œdème et embolie pulmonaires aboutissent à la mort en quelques jours, exceptionnellement à la forme chronique.

Forme atypique

Des formes atypiques sont décrites, auxquelles les manifestations respiratoires et cardiaques précédemment citées sont toujours associées de façon variable :

- **une forme oculaire unilatérale :** uvéite granulomateuse, anisocorie et myosis (réflexe pupillaire normal pour l'autre œil), blépharospasme, photophobie et observation dans la chambre antérieure d'un filament blanchâtre de 15 mm de longueur ;
- **une forme nerveuse :** parésie ou paralysie des membres postérieurs, défaut de proprioception, démarche ébrieuse, douleur lombaire ; hypermétrie des membres antérieurs ; crises épileptiformes ;
- **une coagulation intravasculaire disséminée :** hémorragies sous-cutanées, musculaires, nasales (épistaxis), thoraciques (hémothorax), abdominales (liquide d'ascite hémorragique) associées à une thrombopénie (< 200 x 10^9/l).

Des descriptions cliniques font état de chiens présentés à la consultation pour hémorragies, hématomes sous-cutanés et profonds spontanés, troubles de la coagulation, dyspnée et tachycardie, et anémie prononcée : l'exploration de celle-ci révèle une thrombocytopénie accusée et l'existence d'anticorps anti-plaquettes.

b. Lésions

Les lésions sont multiples :

L'angiostrongylose se caractérise tout d'abord par des lésions d'endartérite et de périvascularite de l'artère pulmonaire et de ses ramifications, dans les lobes moyens et caudaux, à l'origine d'images radiographiques anormales *(cf. diagnostic)* : branches artérielles à paroi épaissie, entourées d'un manchon fibreux, parfois calcifié, renfermant des parasites au sein de multiples caillots ;

De nombreuses lésions affectant les poumons y sont associées :

- **des lésions de pneumonie et de pleurésie** : poumons congestionnés, de couleur violacée, parsemés de zones plus claires, blanchâtres et de nodules de quelques millimètres de diamètre, centrés sur des œufs ou sur des larves : cet aspect hétérogène, blanc et rouge-sombre violet donne aux poumons une image de « fromage de Roquefort » ;
- **une fibrose pulmonaire** : induration grise et blanche avec parfois un processus de calcification, surtout des lobes caudaux ; consistance ferme du parenchyme, dite de caoutchouc, due à l'invasion du parenchyme par des fibres conjonctives. La couleur de l'induration traduit l'ancienneté du processus (gris : récent ; blanc : ancien) ;
- **de l'emphysème pulmonaire** des lobes antérieurs, crépitants à la palpation ;
  - **une hypertrophie cardiaque** surtout droite, une dilatation cardiaque lors de processus plus ancien, avec des parois amincies ;
  - **l'observation des parasites,** dans le cœur droit (dans les cordages valvulaires) et la lumière de l'artère pulmonaire et de ses ramifications, au sein de thrombus. Dans le parenchyme pulmonaire, il est possible de mettre en évidence des œufs et des larves de premier stade.

c. Diagnostic

Le diagnostic est fondé sur des éléments épidémiologiques (chien « d'extérieur », vivant en zone d'endémie, plutôt jeune) et des symptômes respiratoires et cardiaques. Toutefois, le caractère équivoque de ceux-ci et l'existence de formes atypiques ne permettent pas, la plupart du temps, d'établir un diagnostic au cours de la consultation ;

Le diagnostic différentiel est à faire avec les autres affections respiratoires (d'étiologie parasitaire ou non : pneumonies et pleurésies infectieuses, syndrome de *larva migrans* ascaridien, processus tumoral…) et cardiaques (insuffisance cardiaque « banale », dirofilariose cardio-pulmonaire…).

Le diagnostic doit obligatoirement être confirmé par des examens complémentaires :

- une numération-formule sanguine : anémie régénérative, hyperéosinophilie inconstante, thrombopénie parfois marquée ;
- une coproscopie microscopique après enrichissement, ou selon la méthode de Baermann, pour la mise en évidence des larves de stade 1 (***photo 51, tableau 52***).

La coproscopie microscopique après enrichissement est décrite précisément dans la partie consacrée à la gastroentérologie.

Le premier examen peut se révéler négatif. Il convient, alors, en cas de suspicion clinique et en particulier pour la forme chronique, de renouveler les prélèvement (deux à trois fois à quelques jours d'intervalle). La méthode de Baermann est décrite en détail dans le chapitre consacré à la coproscopie *(partie 7)*.

- **la radiographie pulmonaire** :
  - infiltration alvéolaire diffuse et irrégulière, opacifications à bords droits de l'artère pulmonaire et de ses ramifications à l'origine d'une image caractéristique intéressant les lobes pulmonaires caudaux : image dite « en pinceau » correspondant à des zones de densifications interstitielles, nodules de quelques millimètres de diamètre ;
  - augmentation du volume du cœur droit, avec arrondissement de sa silhouette donnant une image en D inversé sur une vue de face ;
- **l'échographie cardio-pulmonaire** ;
- **l'endoscopie pulmonaire** permettant de recueillir le produit de lavage broncho-alvéolaire et des larves de stade 1.

Le diagnostic nécropsique est en général facile : observations de lésions macroscopiques évocatrices, et microscopiques de certitude (invasion d'une proportion plus ou moins grande des alvéoles par le parasite adulte, par les œufs et les larves de stade 1).

d. Pronostic

Le pronostic est variable.

- **relativement favorable en phase de début** de la forme chronique ;
- **il est réservé dans les autres phases** : les lésions pulmonaires et les conséquences de l'insuffisance cardiaque peuvent être irréversibles. En outre, l'atteinte rénale, dont il convient d'apprécier la gravité (dosage des protéines urinaires, de l'urée et de la créatinine sanguines), peut être définitive ;
- **le pronostic est sombre dans la forme aiguë,** ainsi que dans les formes nerveuses qui nécessitent un diagnostic précoce.

MÉTHODES DE LUTTE

a. Traitement

Le traitement est spécifique et symptomatique.

Traitement spécifique

Le traitement spécifique fait appel essentiellement aux benzimidazoles ***(tableau 53)***, le lévamisole présente en effet un index thérapeutique faible et l'ivermectine n'a pas d'AMM chez le chien.

Le traitement est fréquemment suivi, dans les premiers jours de son administration, d'une exacerbation des symptômes (dyspnée, toux), imputable probablement à une lyse des parasites (ce qui nécessite parfois l'administration ponctuelle de corticoïdes non-retard).

Traitement symptomatique

Le traitement symptomatique est indispensable en raison de l'insuffisance cardiaque et des risques d'embolie pulmonaire :

- repos absolu de l'animal ;
- utilisation discutée de l'aspirine comme anti-agrégant des plaquettes (10 à 15 mg/kg/j, p.o, pendant les cinq jours précédant l'administration nématodicide), diminuant ainsi les risques de thrombus mais aggravant les risques d'hémorragie ;
- utilisation conseillée des corticoïdes (prednisolone, 1 mg/kg/j, p.o pendant dix jours) : diminution des phénomènes congestifs, des risques d'anaphylaxie et de la formation des complexes immuns, et des manifestations observées en début de traitement spécifique.

b. Prophylaxie

La prophylaxie repose sur :

- **le dépistage et le traitement** des animaux parasités (malades ou sains) ;
- **la destruction des mollusques** hôtes intermédiaires (?), au moins dans des zones où ils sont abondants et à proximité de chenils.

L'angiostrongylose ne présente aucun caractère zoonosique. ❐

Tableau 52 - Caractères morphologiques différentiels des larves de nématodes susceptibles d'être observées par examen coproscopique microscopique.

espèce parasite	caractères morphologiques différentiels			
	longueur totale	œsophage	extrémité antérieure	extrémité distale
Angiostrongylus vasorum	350 µm	strongyloïde	bouton	double ondulation
Oslerus osleri	230-260 µm	rhabditoïde		queue en S
Crenosoma vulpis	260-330 µm	strongyloïde		effilée, droite
Strongyloides stercoralis	280-310 µm	rhabditoïde		fine, pointue
nématodes libres	> 300 µm	rhabditoïde	stoma réfringent	rectiligne, effilée

Tableau 53 - Thérapeutique anthelminthique de l'angiostrongylose.

anthelminthique	conditions d'utilisation
lévamisole*	- 7,5 mg/kg/j, 2 inj. SC à 10 j d'intervalle
mébendazole	- 50 mg/kg 2 fois/j si le chien pèse moins de 2 kg - 100 mg/kg 2 fois/j si le chien pèse plus de 2 kg, durant 5 jours, p.o
fenbendazole	- 20 mg/kg une à 2 fois/j durant 1 à 2 semaines, p.o
ivermectine	- 0,2 mg/kg, SC, 2 fois à 8 j d'intervalle
abamectine**	- 0,2 mg/kg, SC, 2 fois à 10 j d'intervalle

* la présentation orale du lévamisole (Solaskil® produit de médecine humaine) peut être utilisée chez le chien: 5 mg/kg/j les 2 premiers jours, puis 10 mg/kg/j les 2 jours suivants, enfin 20 mg/kg/j les 2 derniers jours.
La présentation, toutefois, ne se prête pas au traitement de chiens lourds.
** communication personnelle du Dr. Vet. C. Hugnet.

Pour en savoir plus

BOLT G, MONRAD J, KOCH J, JENSEN AL. Canine angiostrongylosis: a review. Vet. Rec., 1994, 135, 447-452.
GOULD SM, McINNES EL. Immune-mediated thrombocytopenia associated with *Angiostrongylus vasorum* infection in a dog. J. Small An. Pract., 1999, 40, 227-232.
KING MCA, GROSE RMR, STARTUP G. *Angiostrongylus vasorum* in the anterior chamber of a dog's eye. J. Small An. Pract., 1994, 35, 326-328.
MIGAUD P, MARTY C, CHARTIER C. Quel est votre diagnostic? Point Vét., 1992, 23, 989-991.
PATTESON MW, GIBBS C, WOTTON PR, DAY MJ. *Angiostrongylus vasorum* infection in seven dogs. Vet. Rec., 1993, 133, 565-570.
PERRY AW, HERTLING R, KENNEDY MJ. Angiostrongylosis with disseminated larval infection associated with signs of ocular and nervous disease in an imported dog. Can. Vet. J., 1991, 32, 430-431.
RAMSEY IK, LITTLEWOOD JD, DUNN JK, HERRTAGE ME. Role of chronic disseminated intravascular coagulation in a case of canine angiostrongylosis. Vet. Rec., 1996, 138, 360-363.
ROSENLUND P, BOSERUP F, MONRAD J. *Angiostrongylus vasorum* in the anterior chamber of the eye in dogs. Vet. Tidsskrift, 1991, 12, 451-453.
ROYER H, HUGNET C. Angiostrongylose canine. Action Vét., n°1524, juin 2000, 11-15.

3. Mycoses pulmonaires

DÉFINITION

Les mycoses pulmonaires sont des mycoses profondes dues à l'action pathogène et à la multiplication, dans les alvéoles et dans le parenchyme pulmonaire, de diverses espèces de champignons.

Deux situations sont possibles:

- **soit il s'agit de pneumonies primaires,** à partir desquelles le champignon est susceptible d'envahir d'autres organes et tissus (processus «métastatique»). Ce groupe rassemble quatre mycoses importantes: la blastomycose, l'histoplasmose, la coccidioïdomycose et la pneumocystose. Nous n'évoquons pas les trois premières, non observées sur le continent européen. Nous développons en revanche la pneumocystose observable en Europe;
- **soit il s'agit d'un processus inverse,** c'est-à-dire de l'invasion du parenchyme pulmonaire à partir d'un foyer infectieux: pneumonies secondaires. Il s'agit alors de mycoses systémiques ou disséminées, affectant en particulier l'appareil respiratoire mais de façon non exclusive ni élective. Elles sont développées dans le chapitre correspondant: l'aspergillose, par exemple.

Un cas particulier concerne la cryptococcose, qui s'exprime sous la forme d'une pneumonie, d'une mycose disséminée et, le plus fréquemment, chez le chien, sous la forme d'une méningo-encéphalite. C'est la raison pour laquelle la cryptococcose est développée dans le chapitre consacré à la neurologie.

Pneumocystose

DÉFINITION

La pneumocystose est une pneumonie fongique, caractérisée cliniquement par une dyspnée et par des lésions alvéolaires et interstitielles, elle est due à l'action pathogène et à la multiplication de

Pneumocystis carinii, en particulier chez des individus immunodéprimés (exemple type d'une maladie opportuniste). Elle est appelée parfois « pneumonie plasmocytaire », en raison de l'afflux des plasmocytes dans les cloisons inter-alvéolaires.

ÉPIDÉMIOLOGIE

La pneumocystose est cosmopolite et affecte de nombreuses espèces : l'homme, le chien, le cheval, le porc, les bovins et les petits ruminants, le lapin et de nombreuses espèces sauvages (rat, souris, microtiné, furet, singe, musaraigne…).

Toutefois, au sein de ces espèces, s'il est possible de déceler le parasite chez de nombreux individus (par la sérologie ou par les autopsies : de l'ordre de 1 à 2 p. cent selon les régions chez le chien), en revanche, seuls certains sujets expriment une pneumocystose-maladie :

- **les individus jeunes,** âgés de quelques semaines à quelques mois ;
- **et/ou les individus immunodéprimés,** quelle que soit l'origine de l'immunodépression : virale (syndrome de l'immunodéficience humaine), congénitale (cas chez le cheval) et iatrogénique (utilisation de corticoïdes, d'immunodépresseurs, d'anti-cancéreux…). La pneumocystose constitue l'une des complications majeures et une cause de mortalité élevée chez les patients immunodéficients, en particulier l'une des manifestations cliniques inaugurant les phases symptomatiques du SIDA.

Cette pneumonie est sporadique, contractée à la suite de l'inhalation de matériel virulent. L'homme se contaminerait bien plus à partir de biotopes infestés qu'à partir des animaux : cas des pseudozoonoses.

LE PARASITE *Pneumocystis carinii* *(encadré 28)*

PATHOGÉNIE ET IMMUNITÉ

L'élément essentiel est l'existence d'un état d'immunodépression :

- **soit congénitale** : observée naturellement chez le cheval, génétique chez l'animal de laboratoire (lignées murines, en particulier) et peut-être consanguins chez certains teckels ;
- **soit physiologique,** liée à l'âge : animal très jeune ;
- **soit pathologique,** en relation avec certains états et maladies : lymphomes, autres maladies infectieuses (virales) ou parasitaires, état d'immunodépression induisant un déficit en lymphocytes TCD4+ (en particulier, le SIDA chez l'homme : le chiffre seuil de 200 LyTCD4+ par mm^3 de sang implique obligatoirement un risque de pneumocystose nécessitant une chimioprévention) ;
- **soit iatrogénique** : traitements nécessaires aux greffes, utilisation des immunodépresseurs dans le cas de maladies à médiation immunologique.

Un des rares cas décrits de pneumocystose canine spontanée a été diagnostiqué chez un chien atteint en même temps de démodécie généralisée, démontrant ainsi la condition indispensable d'une immunodépression pour l'expression clinique de la maladie.

L'immunocompétence, assumée essentiellement par les macrophages alvéolaires et les LyTCD4+, assure un état clinique satisfaisant chez les individus infectés, qui contrôlent la multiplication parasitaire. La pullulation du champignon, conséquence d'une immunodéficience, entraîne une diminution de la ventilation respiratoire, d'où une dyspnée.

L'insuffisance respiratoire résulte elle-même de deux mécanismes : la destruction des pneumocytes de type I sur lesquels sont fixés les trophozoïtes, la modification des propriétés de l'épithélium alvéolaire dont le surfactant est détruit, le tout aboutissant à une inhibition de l'hématose. Les trophozoïtes, après nécrose des parois alvéolaires, sont capables de s'insinuer dans les cloisons. Après leur phagocytose par des macrophages, ils sont véhiculés dans la totalité de l'organisme et provoquent ainsi d'éventuelles métastases.

CLINIQUE

a. Incubation

L'incubation n'est pas connue avec précision. Les modèles expérimentaux et les cas cliniques chez l'homme laissent entrevoir une incubation de plusieurs semaines (de 6 à 12 environ).

b. Symptômes

En dehors d'infestation asymptomatique toujours possible, la pneumocystose-maladie se caractérise par :

- **une dégradation progressive de l'état général** : abattement, difficultés croissantes de récupération à l'effort, amaigrissement. Les modifications sanguines ne sont ni significatives ni constantes : anémie modérée, leucocytose, monocytose et lymphopénie ;

Encadré 28. Caractères morphologiques et biologiques de Pneumocystis carinii

Position taxinomique simplifiée

La définition de ce parasite a été, pendant de nombreuses années, incertaine et variable. Il s'agit d'un organisme à affinité encore discutée. Après avoir pendant longtemps été considéré comme un protozoaire, il est désormais rapproché (ou intégré pour certains) des champignons en raison de certaines homologies : constituants de la paroi, similitude de la tubuline, gène mitochondrial, analogie de certaines séquences de l'acide ribonucléique, communauté antigénique avec *Saccharomyces cerevisiae*.

Au sein de l'espèce *Pneumocystis carinii*, certains auteurs avancent, sur des arguments génétiques, l'existence de formes spécifiques d'une espèce-hôte : il n'existerait pas de forme propre au chien. En revanche, sont identifiées *Pneumocystis carinii sp.f. hominis, sp.f. muris, ...*

Morphologie

Deux éléments peuvent être décrits (surtout à partir des lésions observées chez l'animal naturellement ou expérimentalement infecté, la culture *in vitro* étant encore difficilement maîtrisée) :

a - une forme trophozoïtique, amiboïde capable d'émettre des pseudopodes, uninucléée, de 1 à 3 µm, pouvant se rassembler pour constituer de véritables amas. Ceux-ci préfigureraient l'apparition de la seconde forme ;

b - les formes kystiques, de deux types :
- Une forme « pré kystique » ou « kyste immature », à paroi simple, de 3 à 6 µm de diamètre ; ces pré-kystes subissent une meïose, puis deux mitoses successives, aboutissant ainsi à la formation de huit noyaux qui s'entourent de matériel cytoplasmique pour constituer huit cellules ;
- une forme kystique véritable, discernable de la précédente par le dédoublement de la paroi kystique abritant huit cellules parfaitement constituées dispersées au sein de la cellule-mère. Ces kystes ovoïdes atteignent 6-8 µm environ.

Biologie

Habitat

Pneumocystis carinii est un parasite observable dans la lumière des alvéoles pulmonaires, éventuellement en d'autres localisations lors d'une pneumocystose disséminée (système des phagocytes mononucléés, œil, intestin...). Dans les alvéoles, les parasites adhèrent aux pneumocytes de type I et aux macrophages alvéolaires pour former de véritables plages recouvrant l'épithélium alvéolaire.

Secondairement, les parasites sont phagocytés par les macrophages (position intracellulaire), pouvant alors être disséminés en différents territoires de l'organisme. Les éventuelles formes présentes dans le milieu extérieur ne sont pas connues.

Nutrition

Les pneumocystes se nourrissent aux dépens du cytoplasme des pneumocytes.

Reproduction

Le cycle évolutif n'est pas connu avec précision et il doit, sur certains points, être confirmé : actuellement, seul un schéma hypothétique issu de ce qui est observé en lésions peut être proposé.

La contamination se fait par inhalation : des souris immunodéficientes saines, maintenues dans un local abritant des souris immunodéprimées et malades, contractent une pneumocystose. Dans la plupart des cas, le système immunitaire contrôle cette multiplication. Lors d'immunodéficience, le parasite est susceptible de se multiplier de la façon suivante :
- les trophozoïtes adhérents aux pneumocytes se divisent pour former des plages : multiplication asexuée ;
- deux trophozoïtes fusionneraient pour donner un pré kyste (équivalent d'un zygote ?), puis un kyste mûr renfermant huit corps endokystiques parfaits. Ces kystes peuvent se rompre, libérant ainsi huit trophozoïtes.

- **une insuffisance respiratoire** de plus en plus accusée : polypnée puis dyspnée, toux inconstante et non productive ;
- très généralement, cet état clinique ne s'accompagne pas de fièvre. L'évolution en quelques semaines et en l'absence de traitement est toujours fatale.

c. Lésions

Les lésions consistent en une pneumonie interstitielle : épaississement considérable des cloisons inter alvéolaires envahies de lymphocytes, de polynucléaires éosinophiles et surtout de plasmocytes (d'où la synonymie de pneumonie plasmocytaire).

d. Diagnostic

Le diagnostic doit être évoqué dans le cas d'une pneumonie chronique et apyrétique, rebelle aux thérapeutiques classiques, chez de jeunes chiens (de moins d'un an), ou en état d'immunodéficience et pour lesquels n'existe aucun symptôme évocateur d'insuffisance cardiaque.

Toutefois, la distinction doit être faite avec les autres pneumonies d'étiologie parasitaire ou non : maladie de Carré, angiostrongylose, dirofilariose cardio-pulmonaire, autres pneumonies fongiques, D'où la nécessité d'un diagnostic expérimental fondé sur divers examens complémentaires : radiographie, prélèvements, réactions sérologiques.

Radiographie

La radiographie révèle une pneumonie interstitielle, bilatérale et symétrique confortant une suspicion.

Prélèvements

La mise en évidence du parasite s'effectue grâce au matériel pathologique prélevé à la faveur d'un lavage bronchoalvéolaire ou, mieux, d'une ponction-biopsie, effectuée par une bronchoscopie (ce qui nécessite une anesthésie générale, acte médical dangereux chez un animal en insuffisance respiratoire) ou à l'aide d'une aiguille fine (réalisable sur un animal tranquillisé).

Ce matériel est ensuite traité :

- **pour une observation directe au microscope et une mise en culture :** méthode peu fiable, la culture est délicate ;
- **pour une analyse histologique,** s'il s'agit d'une biopsie : celle-ci doit comporter une coloration adéquate (celle de Gomori-Grocott, la technique classique de coloration à l'hématoxyline-éosine n'étant pas valable) ;
- **ou une méthode immunohistochimique** proche de l'ELISA, appliquable sur coupe histologique (*cf. description de la méthode dans le diagnostic indirect de la leishmaniose*) : les antigènes du parasite présent dans la pièce biopsique formolée sont révélés par un anticorps monoclonal anti-*Pneumocystis carinii,* lui-même couplé à un système d'amplification et à une enzyme capable d'agir sur un substrat et d'entraîner alors une réaction colorée visible au microscope (système Dako-Pneumocystis®), Dakopatts A/S, Copenhague, Danemark. Toutefois, cette méthode ne repose pas sur un enrichissement, seulement sur une amplification, et certains auteurs considèrent l'existence de souches antigéniquement variables, dont certaines pourraient ainsi échapper à l'anticorps monoclonal utilisé.

Réactions sérologiques

La mise en évidence indirecte du parasite par des réactions sérologiques : seule la détection d'une antigénémie peut avoir valeur diagnostique, dans la mesure où de nombreux sujets sains peuvent avoir des anticorps spécifiques et, à l'inverse, des individus malades en sont dépourvus à cause de leur immunodépression.

Utilisée chez l'homme, aucune publication ne fait état de son application chez le chien.

e. Pronostic

Le pronostic est généralement défavorable en raison du caractère chronique du processus infectieux et des possibilités de métastase. Seul le caractère éventuellement réversible de l'immunodépression responsable peut influencer favorablement le pronostic.

MÉTHODES DE LUTTE

a. Traitement

Outre le traitement symptomatique (assistance respiratoire, utilisation des corticoïdes à des doses anti-inflammatoires), il convient d'utiliser un traitement spécifique particulier :

- les antifongiques habituels à action systémique ne sont pas actifs. L'absence d'ergostérol dans la paroi du pneumocyste explique l'inefficacité des benzimidazolés et de l'amphotéricine B.

D'autres antifongiques (les papulocandines élaborées par un hyphomycète, *Papularia sphærostoma ;* les échinocandines d'origine aspergillaire : *Aspergillus nidulans var. echinulata*) inhibant la synthèse d'un glycane, élément constitutif de la paroi du champignon, sont efficaces *in vitro* ;

- la pentamidine (Lomidine®) ;
- l'association triméthoprim-sulfaméthoxazole (=cotrimoxazole) : Bactrim®, médicament de médecine humaine dépourvue d'AMM pour le chien, bien que prometteur en raison des résultats obtenus chez l'homme.

Le traitement peut être suivi de rechutes. En effet, les kystes constituent la forme de persistance du parasite dans l'organisme, échappant à l'action des médications spécifiques, grâce à leur paroi.

b. Prophylaxie

La prophylaxie est inenvisageable actuellement chez l'animal : les formes du parasite présentes dans le milieu extérieur et responsables de la contamination ne sont pas connues. En outre, il est impossible de soumettre très régulièrement et de façon quasi constante un animal immunodéprimé à une thérapeutique préventive, comme celle entreprise chez l'homme (aérosols à base de pentamidine selon un rythme mensuel, prise quotidienne de Bactrim®).

Pentamidine (Lomidine®)

Présentation chimique

La pentamidine est une diamidine utilisée sous forme d'isétionate.

Mode d'action, efficacité

La pentamidine inhibe la glycolyse aérobie du parasite en provoquant une hypoglycémie chez l'hôte parasité. Elle interviendrait également sur la biosynthèse des nucléoprotéines.

La pentamidine est essentiellement une molécule active à l'encontre des protozoaires : piroplasme, trypanosome, leishmanie. Elle se révèle également utile contre le pneumocyste (argument tendant à démontrer certaines affinités avec les protozoaires ?).

Toxicité, innocuité

La pentamidine est un produit présentant des inconvénients et effets secondaires non négligeables :

- **localement** : malgré des règles strictes d'asepsie, il n'est pas rare d'observer, au point d'injection, une mauvaise résorption du produit qui, associée au pouvoir irritant important, peut aboutir à la formation d'une collection pseudo-purulente à l'origine d'une douleur vive puis d'une nécrose cutanée (et parfois musculaire) importante. L'injection doit être pratiquée avec une aiguille stérile différente de celle ayant servi à prélever le liquide ;

- **sur l'organisme** (surtout lors d'utilisation par la voie intraveineuse) : troubles cardiaques (tachycardie) et surtout troubles de la régulation de la glycémie par des effets contraires (hypoglycémiant par intervention sur la production de l'insuline, hyperglycémiant par destruction des cellules des ilôts de Langerhans).

Il est absolument nécessaire d'effectuer une pesée précise de l'animal et de surseoir au traitement lors d'apparition d'effets secondaires.

Présentation, utilisation

La pentamidine s'utilise par la voie intramusculaire ou intraveineuse lente, à la dose de 4 mg/kg (soit 1 ml pour 10 kg), tous les jours, pendant au moins deux semaines.

Avantages, inconvénients

Malgré une efficacité reconnue chez l'homme (en particulier, sous la forme d'aérosol : Pentacarinat®), la pentamidine ne constitue pas le médicament de choix en matière de pneumocystose canine, en raison de ses inconvénients fréquents et importants.

L'association triméthoprim-sulfaméthoxazole (= cotrimoxazole) : Bactrim®

Cette association agit comme inhibiteur d'une réductase nécessaire à la synthèse de l'acide folinique, lui-même indispensable à la synthèse de l'ADN.
L'absence d'efficacité sur les réductases des mammifères confère au médicament de bonnes conditions de sécurité.
Chez l'homme toutefois, il est noté des accidents d'hypersensibilité et des effets secondaires non négligeables : réactions digestives (nausées, vomissements), cutanées (urticaire, syndrome de Lyell, de Stevens-Johnson), sanguines (risques d'hémolyse, leucopénie) et générales (fièvre).
Cette association est utilisée à la dose de 15 mg/kg/j, par la voie orale ou intra-veineuse, tous les jours pendant au moins trois semaines. En raison des accidents observés chez l'homme, il est conseillé de surveiller attentivement l'animal et de pratiquer des contrôles hématologiques.

ASPECT ZOONOSIQUE

La pneumocystose, observée chez l'homme et chez de nombreuses espèces animales, n'est pas une zoonose. En effet :

- l'existence de souches animales et humaines différentes semble prouvée par des études génétiques. Cette spécificité s'opposerait à la transmission directe d'un animal infecté à l'homme ou *vice-versa* ;

- l'homme se contamine à partir d'un milieu contaminé et non directement à partir de l'animal : c'est la définition d'une pseudo-zoonose. Cela étant, l'attention des sujets immunodéprimés (quelle qu'en soit la raison) doit être attirée sur le fait que la manipulation de rongeurs et de lapins, même cliniquement sains, est potentiellement dangereuse. En effet, ces animaux peuvent souiller l'atmosphère d'un biotope donné. ❐

Pour en savoir plus...

ALONSO JM, SEDNAOUI P, RAMISSE F. Les pneumonies à *Pneumocystis carinii*. Ann. Inst. Pasteur/Actualités, 1995, 6, 54-56.

CAILLIEZ JC, SEGUY N, DENIS CM, ALIOUAT EM, MAZARS E, POLONELLI L, CAMUS D, DEI-CAS E. *Pneumocystis carinii* : an atypical fungal micro-organism. J. Med. & Vet. Mycology, 1996, 34, 227-239.

DEI-CAS E, CAILLIEZ JC. Pneumocystis and pneumocystose : advances in Pneumocystis research. FEMS Immunol. and medical microbiology., 1998, 22, 1-192.

EUZEBY J. Mycologie médicale comparée. Les mycoses des animaux et leurs relations avec les mycoses de l'homme, tome II, 1994, Fondation Mérieux, 530.

FURUTA T, NOGAMI S, KOJIMA S, FUJITA M, KAMATA H, KUWABARA M, OHBA S, YOSHIDA H. Spontaneous *Pneumocystis carinii* infection in the dog with naturally acquired generalised demodicosis. Vet. Rec., 1994, 134, 423-424.

LOBETTI RG, LEISEWITZ AL, SPENCER JA. *Pneumocystis carinii* in the miniature dachshund: case report and literature review. J. Small An. Pract., 1996, 37, 280-285.
RAMSEY IK, FOSTER A, McKAY J, HERRTAGE ME. *Pneumocystis carinii* pneumonia in two Cavalier King Charles spaniels. Vet. Rec., 1997, 140, 372-373.
ROUX P, LATOUCHE S. Épidémiologie moléculaire de la pneumocystose humaine. Méd. Mal. Infect., 1999, 29, 733-738.
SUKURA A, SAARI S, JARVINEN AK, OLSSON M, KARKKAINEN M, ILVESNIEMI T. *Pneumocystis carinii* pneumonia in dogs - a diagnostic challenge. J. Vet. Diag. Invest., 1996, 8, 124-130.

Autres pneumonies fongiques

Les espèces de champignons susceptibles de se développer dans le parenchyme pulmonaire sont relativement peu nombreuses (cryptocoque, *aspergillus*).

Cliniquement, il s'agit :

- **soit de pneumonies « simples »,** c'est-à-dire non associées à d'autres manifestations cliniques, foyers pulmonaires à partir desquels l'agent pathogène peut essaimer et provoquer l'apparition d'autres pathologies : cutanées, nerveuses, digestives... ;
- **soit d'une mycose disséminée,** généralisée, affectant en particulier les poumons.

Dans les deux cas, la pneumonie n'est pas caractéristique : fièvre inconstante et irrégulière, dyspnée, toux, amaigrissement et non-réponse aux traitements antibiotiques. Fréquemment, au moment de la consultation et de la réalisation des examens complémentaires, existent déjà d'autres atteintes viscérales.

Le diagnostic est toujours anatomo-pathologique : mise en évidence, dans la profondeur du tissu, des filaments caractéristiques. La sérologie n'a qu'une valeur indicative *(cf. aspergillose rhinosinusale).*

Le traitement fait appel aux antifongiques capables de diffuser largement dans l'organisme, en tenant compte de la nécessité de franchir, dans certains cas, la barrière hémato-méningée (cf. chap. mycoses disséminées).

4. Filaroïdoses

DÉFINITION

Les filaroïdoses sont des helminthoses dues au développement dans les alvéoles pulmonaires (et parfois dans les bronchioles) de deux espèces de nématodes : *Filaroides hirthi, Filaroides milski.*

Ces « pneumonies vermineuses » rares en France sont mal connues. Elles sévissent en particulier dans des chenils, tels ceux destinés à l'expérimentation animale. Le plus souvent, il s'agit de découvertes nécropsiques, les filaroïdoses étant asymptomatiques : historiquement, ces helminthoses ont été décrites lors d'examens nécropsiques approfondis effectués chez des chiens de laboratoire utilisés pour des études thérapeutiques et toxicologiques.

ÉPIDÉMIOLOGIE

Le cycle évolutif n'est pas connu avec précision : les caractéristiques épidémiologiques des filaroïdoses sont donc encore très imprécises.

Ces helminthoses, à l'instar de l'oslérose, sont vraisemblablement contagieuses (transmission directe, entre la mère et les chiots, de larves de stade 1 immédiatement infestantes) : ceci explique la prévalence dans des chenils, collectivités où des animaux, porteurs de parasites et destinés à la reproduction, donnent naissance à des portées parasitées. La prévalence semble être plus élevée chez les races de petit format.

LES PARASITES *Filaroides hirthi, Filaroides milski* (encadré 29)

PATHOGÉNIE ET IMMUNITÉ

Le pouvoir pathogène est faible. Il existe des réactions immunologiques en raison de la migration lymphatique des larves et de leur passage par les ganglions mésentériques.

CLINIQUE

a. Symptômes

Très généralement, les filaroïdoses sont asymptomatiques, alors que les lésions peuvent être marquées : induration pulmonaire tant en surface que dans la profondeur de l'organe, développement de nodules d'un millimètre de diamètre environ, gris ou rougeâtres. Ceux-ci correspondent à des granulomes centrés sur des parasites adultes en position bronchiolaire ou alvéolaire, ou sur des œufs et des larves entourés de cellules géantes multinucléées. Certains auteurs considèrent que les lésions observées et imputées aux substances administrées aux chiens de laboratoire, sont en fait la conséquence d'une filaroïdose. A l'inverse, les autopsies effectuées au terme de la manipulation expérimentale, ayant établi un diagnostic de filaroïdose, ont entraîné des actions en justice « cassant » les essais réalisés sur des animaux non indemnes.

Exceptionnellement, il peut être observé une polypnée et une toux chronique, parfois grasse et productive, amenant le praticien à effectuer des examens radiographiques qui peuvent révéler des modifications du parenchyme pulmonaire : densification interstitielle et bronchique, images annulaires en périphérie, hypertrophie des ganglions lymphatiques trachéo-bronchiques, sans altération des images trachéale et cardiaque. Il est possible d'observer une leucocytose et une hyperéosinophilie.

b. Diagnostic

Le diagnostic clinique est très difficile. Il ne peut être établi qu'au hasard d'une coproscopie micro-

Encadré 29. Caractères morphologiques et biologiques du genre Filaroides

Position taxinomique simplifiée

Ces helminthes sont :

- des NÉMATODES : vers ronds dépourvus de trompe épineuse ;
- de la famille des FILAROÏDIDÉS :
  - la capsule buccale est absente ;
  - la bourse copulatrice est atrophiée : caractères des « strongles respiratoires ». Certains auteurs utilisent un autre nom de genre (ou introduisent un nom de sous-genre), pour désigner ces espèces : *Andersonstrongylus hirthi*, et *A. milski* ou *Filaroides (Andersonstrongylus)*.

Morphologie

Adultes

- De petite taille : 3 mm pour le mâle, 10 mm pour la femelle ;
- sur 100 µm environ de diamètre ;
- dont l'extrémité distale est pointue chez la femelle.

Les différences entre les deux espèces sont très minimes : *F. milski*, beaucoup plus rare et moins connu, est légèrement plus grand.

Larves (de stade 1)

- 200-290 µm de longueur ;
- sur 15 µm de largeur ;
- munies d'un œsophage rhabditoïde ;
- et d'une extrémité distale et effilée ;
- dotée d'une constriction à 10 µm de la pointe.

Biologie

Habitat

Ces helminthes sont des parasites du parenchyme pulmonaire.

Nutrition

La nutrition n'est pas connue avec précision. Ils ne sont pas hématophages.

Reproduction (figure 35)

Ces parasites sont monoxènes, et le stade larvaire éliminé dans le milieu extérieur est immédiatement infestant (comme dans le cas de *Oslerus osleri*), sont chez les nématodes.

- **La phase exogène** se résume en l'élimination dans les fèces, puis en la présence dans le milieu extérieur des larves de stade 1 (parfois encore protégées par l'enveloppe de l'œuf). La résistance n'est pas connue, mais la longévité de ces larves est vraisemblablement faible. Il n'y a ni hôte intermédiaire, ni hôte paraténique.

- **La phase endogène** :
  - débute par l'ingestion de ces L1 (souvent par coprophagie, moins par léchage du sol et du matériel souillé, peut-être à la faveur du léchage, de la toilette) : cette modalité d'infestation, exclusivement par la voie orale, d'éléments infestants peu résistants dans le milieu extérieur explique la forte prévalence de la filaroïdose dans les élevages, en particulier chez les chiots et chez les jeunes chiens contaminés à partir d'adultes porteurs sains ;
  - les larves de stade 1 migrent dans l'organisme par l'intermédiaire des vaisseaux lymphatiques, puis sanguins : apparition des L3 dans les ganglions mésentériques dès J3, des stades 5 dans le parenchyme pulmonaire vers J20 ;
  - la période prépatente est d'environ trois semaines.

Certains auteurs avancent l'hypothèse d'un cycle infectieux, sans passage d'œufs larvés ou de larves de stade 1 dans le milieu extérieur. Il est possible que ce cycle soit important chez des individus immunodéprimés, alors fortement parasités et source massive de parasites.

Figure 35 - Cycle évolutif des espèces du genre *Filaroides*.

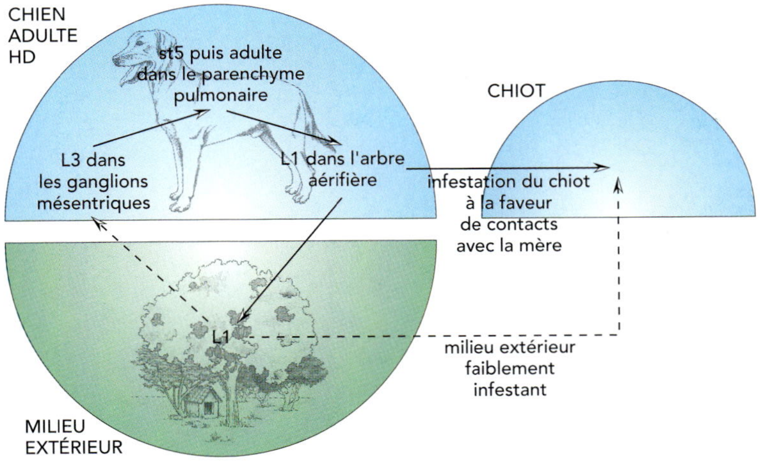

scopique. Il est de certitude après un examen nécropsique, suivi d'une analyse histologique.

MÉTHODES DE LUTTE

Dans l'hypothèse où il serait nécessaire de traiter des animaux infestés, le lévamisole (7,5 mg/kg, cinq jours consécutifs par la voie orale) et les benzimidazoles seraient efficaces. La prophylaxie consiste en un dépistage systématique des animaux parasités (surtout ceux destinés à la reproduction et élevés dans un chenil), suivi d'un traitement anthelminthique. Toutefois, dans la plupart des cas, il s'agit d'un traitement prescrit à des animaux destinés à des expérimentations ce qui, évidemment, est incompatible.

Aucun caractère zoonosique n'est à noter en matière de filaroïdoses.

Pour en savoir plus...

BOURDEAU P, EHM JP. Cas original de filaroïdose due à Filaroides sp. chez le chien. Rec. Méd. Vét., 1992, 168, 315-321.

TORGERSON PR, McCARTHY G, DONNELLY WJC. Filaroides hirthi verminous pneumonia in a West Highland White Terrier bred in Ireland. J. Small An. Pract., 1997, 38, 217-219.

3

En matière de gastro-entérologie, l'hypothèse parasitaire est essentielle pour plusieurs raisons :

- d'abord parce qu'elle est fréquente : un tiers des chiots vus en consultation présente une coproscopie positive. La plupart des troubles digestifs observés chez les jeunes animaux (diarrhée, alternance de diarrhée et de constipation, syndrome malassimilation-malabsorption…) sont imputables à l'action pathogène de parasites ;
- ensuite, parce que l'étiologie parasitaire relève d'une méthode diagnostique particulière et d'un traitement spécifique ;
- enfin, parce que certaines de ces maladies parasitaires présentent un caractère zoonosique et que la pathologie observée chez l'homme peut être grave : échinococcoses, giardiose… Le dépistage des chiens porteurs constitue donc une mesure essentielle en santé publique.

Les maladies parasitaires du tube digestif ne présentent pas, pour la plupart d'entre elles, de symptômes suffisamment univoques pour que le diagnostic soit établi avec certitude lors de la consultation. C'est dans le cadre de la consultation générale (de médecine, de médecine interne, de gastro-entérologie) qu'est envisagée l'hypothèse parasitaire : l'amaigrissement puis la cachexie peuvent être imputés à la giardiose, le ballonnement et l'amaigrissement à une toxocarose… ***(tableau 54)***.

Afin de pouvoir retenir l'hypothèse parasitaire, il convient d'aborder ces diverses maladies en fonction du (ou des) symptôme(s) majeur(s) qui les caractérise(nt) :

- la dysphagie associée parfois au ptyalisme dans le cas des stomatites ;
- les vomissements correspondant à la gastro-œsophagite parasitaire : cas de la spirocercose canine ;
- les troubles du transit, la diarrhée, parfois associés à une dégradation de l'état général, le syndrome de malabsorption-malassimilation, symptômes majeurs qui correspondent aux parasites de l'intestin grêle et du gros intestin.

Sommaire de la partie 3

Tableau 51 - Inventaire des maladies parasitaires digestives, hépatiques et péritonéales en fonction de la localisation et de la fréquence du parasite, de l'âge et du fonctionnement du système immunitaire du sujet.

localisation et fréquence	chiot et jeune chien	chien immunocompétent	chien immunodéprimé	symptôme majeur motif de consultation
cavité buccale		trichomonose	candidose buccale	ptyalisme dysphagie
œsophage et estomac		spirocercose		vomissements
intestin grêle : parasitoses fréquentes	ascaridoses coccidioses	ankylostomose uncinariose strongyloïdose giardiose tæniasis		troubles du transit diarrhée ± vomissements atteinte de l'état général
parasitoses rares		trématodoses intestinales	mycoses cryptosporidiose coccidioses	
gros intestin : parasitoses fréquentes		trichuriose		troubles du transit ténesme
parasitoses rares		balantidiose, entamœbose		
foie		capillariose hépatique opistorchiose échinococcose multiloculaire		souvent asymptomatique
péritoine		cysticercose tétrathyridiose cénurose acanthocheilonémoses		ascite

Deux espèces parasites sont susceptibles de se développer et de se multiplier dans la cavité buccale du chien, provoquant l'apparition d'une stomatite, d'une gingivite et d'une glossite : Trichomonas canistomae *et* Candida albicans, *respectivement responsables d'une trichomonose et d'une candidose buccales.*

1. Trichomonose buccale

DÉFINITION

Plus qu'un véritable agent pathogène responsable d'une maladie, il faut signaler le rôle que peut jouer *Trichomonas (Tritrichomonas) canistomae*, avec d'autres espèces pathogènes (bactéries anaérobies, par exemple), dans l'apparition de stomatite et de gingivite, de pyorrhée et dans la formation du tartre.

ÉPIDÉMIOLOGIE

Le parasite est spécifique. Pour certains auteurs, cette espèce est dénuée de rôle pathogène : toutefois, certaines enquêtes révèlent 10-15 p. cent de chiens parasités par ce flagellé.
Sur 102 chiens examinés en consultation par Breuker, 19 sont porteurs du parasite.

LE PARASITE

Trichomonas (Tritrichomonas) canistomae
(cf. encadré)

ÉTUDE CLINIQUE

Ce flagellé est impliqué dans l'apparition de gingivite et de stomatite, caractérisées par des difficultés à la préhension des aliments, par de la dysphagie, du ptyalisme et une mauvaise haleine. Un examen direct d'un raclage de la muqueuse buccale permet de le mettre en évidence. Sa simple observation ne signifie pas l'existence d'une trichomonose : le flagellé se développe également chez des chiens sains.

Dans l'hypothèse où son rôle pathogène est indiscutable, le traitement de telles pathologies repose sur l'administration d'une association de spiramycine et de métronidazole (molécule antiprotozoaire et active sur les bactéries anérobies) : Stomorgyl® (à la dose de 1 comprimé pour 10 kg pendant cinq-sept jours). Aucun caractère zoonosique n'est à noter à propos de cette espèce. ❑

Pour en savoir plus

BREUKER S. Study of trichomonads from the mouth of dogs with prostatic disorders. Inaugural Dissertation; Liebig Univ., Giessen, Allemagne, 1995, 265.

Encadré 30. Caractères morphologiques et biologiques essentiels de T (T) canistomæ

Définition taxinomique simplifiée

Cette espèce est un :
- protozoaire *Sarcomastigophora* : existence de flagelle ou de pseudopodes ;
- de la classe des FLAGELLÉS : présence d'un ou plusieurs flagelles ;
- appartenant à la famille des TRICHOMONADIDÉS, définie par :
  - la présence de 4 à 6 flagelles ;
  - dont un récurrent ;
  - et d'un axostyle.

Morphologie

Le corps est piriforme, mesure 7-12 µm de longueur sur 3-4 µm de largeur.

On observe 4 flagelles, dont le récurrent atteint la moitié de la longueur du corps, et une membrane ondulante développée.

Biologie

Habitat

L'habitat est la cavité buccale.

Nutrition

La nutrition est inconnue.

Reproduction

La seule reproduction connue consiste en une division binaire. Il n'existe apparemment pas de reproduction sexuée, ni de forme de dissémination susceptible de résister dans le milieu extérieur. La transmission se fait vraisemblablement par le léchage.

2. Candidose et malasseziose buccales

DÉFINITION

La candidose buccale ou « muguet » est une mycose due au développement et à la multiplication de levures de l'espèce *Candida albicans.*
Elle est rare chez le chien alors qu'elle est fréquente chez l'homme, chez le veau et le porc.
La candidose buccale se caractérise par un enduit blanchâtre tapissant la muqueuse buccale (la face interne des joues, la langue, les gencives et le palais). Elle peut être unique ou associée à d'autres manifestations.
La malasseziose de la cavité buccale a été décrite chez un chien souffrant d'une pharyngite et d'une amygdalite.

ÉPIDÉMIOLOGIE

Candida albicans est une espèce isolée à partir du milieu extérieur, chez l'homme et chez de nombreuses espèces animales. Les cas de candidose buccale sont sporadiques : cette levure étant saprophyte du tube digestif, son pouvoir pathogène ne s'exprime qu'à la faveur de certains facteurs, chez certains individus caractérisés par un mauvais état général, par des maladies intercurrentes (cancer, diabète, autres dysendocrinies…), des traitements de longue durée (corticoïdes, antibiotiques, anticancéreux) ou subissant toute cause d'immunodépression.
La malasseziose buccale décrite à propos d'un cas est trop exceptionnelle pour en déduire des données épidémiologiques.

LES PARASITES

Candida albicans, Malassezia pachydermatis

Ces espèces ont été étudiées dans le chapitre de dermatologie ***(respectivement encadrés 9 et 8)***. Rappelons simplement ici qu'elles sont saprophytes (ou saprobies) du tube digestif.

ÉTUDE CLINIQUE

a. Symptômes

Les symptômes sont ceux d'une stomatite : difficulté à la préhension des aliments, à la déglutition (dysphagie) associée au ptyalisme. Lors de candidose, l'ouverture de la cavité buccale permet d'observer le plus souvent un enduit caséo-crémeux sur la langue, la face interne des joues, les gencives et le palais. Cet enduit recouvre une muqueuse particulièrement inflammée.
La malasseziose se traduit par une pharyngite et par une amygdalite associées à des lésions muqueuses importantes : plaques hémorragiques, ulcérées et très douloureuses.

b. Lésions

L'évolution est lente. L'extension à l'œsophage et à l'estomac ainsi que l'apparition d'une candidose cutanée sont toujours possibles. L'association d'une candidose linguale et d'un épithélioma spinocellulaire invasif de la langue a été décrite.
Dans le cas de malasseziose, une cheilite et une otite externe étaient associées.

c. Diagnostic

Comme pour la trichomonose buccale, le diagnostic de candidose et de malasseziose buccales ne peut être affirmé sur la seule présence de la levure. Toutefois, il est généralement aisé et repose sur :
- **des faits épidémiologiques** : état de moindre résistance, autres pathologies associées, convalescence de maladie, antécédents de traitements antibiotiques et/ou immunodépresseurs de longue haleine. Il a été décrit une origine sinusale provoquant un effondrement de la voûte palatine, puis une stomatite candidienne.
Dans tous les cas, un mauvais état général favorise la multiplication candidienne.
Il n'est pas possible de déduire les mêmes conclusions à propos de la malasseziose, le cas décrit ne faisant pas état d'immunodépression mais d'une pharyngite chronique traitée à plusieurs reprises par une antibiothérapie ;
- **un ensemble de symptômes caractéristiques** : outre la dysphagie, le ptyalisme et la douleur que manifeste l'animal lors de la préhension et de la mastication des aliments, l'enduit blanc crémeux recouvrant une muqueuse congestionnée et ulcérée est assez caractéritique ;

- **la confirmation** se fait par la mise en évidence du parasite dans cet enduit. Afin de discerner les faux positifs, par une biopsie de la muqueuse dans l'épaisseur de laquelle on observe des filaments et un pseudomycélium de *Candida*.

d. Pronostic

La candidose buccale étant révélatrice d'une immunodépression et/ou d'un mauvais état général, le pronostic est toujours réservé. En revanche, la malasseziose buccale semble de meilleur pronostic à condition d'intervenir sur les zones réservoirs de levure, c'est-à-dire les conduits auditifs externes et certaines zones cutanées, à l'origine de rechutes potentielles.

MÉTHODES DE LUTTE

Traitement

Le traitement repose :

- **sur l'utilisation locale d'antifongiques** : collutoire à la nystatine (100000 U.I./ml), lotions renfermant des benzimidazolés (Daktarin®, Pevaryl®). Leur application, bien qu'efficace, n'est pas toujours possible du fait du caractère douloureux de la stomatite ;
- **sur l'utilisation d'antifongique par voie orale** : kétoconazole (Kétofungol®) à raison de 10 mg/kg/j pendant plusieurs semaines pour la candidose, y compris après la guérison clinique, une semaine pour la malasseziose ;
- **sur la restauration,** quand cela est possible, d'un état général satisfaisant et d'un système immunitaire compétent lors de candidose. L'arrêt des antibiotiques et des corticoïdes est conseillé ;
- **sur le traitement de l'otite bilatérale** souvent associée, des zones cutanées lésées (ars, aine, périnée...) lors de malasseziose. ❐

Pour en savoir plus

EUZEBY J. Mycologie médicale comparée. Les mycoses des animaux et leurs relations avec les mycoses de l'homme. Tome II, 1994, Fondation Mérieux, 530.

PINTER L, NOBLE WC. Stomatitis, pharyngitis and tonsillitis caused by *Malassezia pachydermatis* in a dog. Vet. Dermatol., 1998, 9, 257-261.

VANDEKERCKHOVE A, GUAGUÈRE E, MIALOT M, DURVILLE A. Recto n°4, Prat. Méd. Chir. An. Comp., 1991, 26, 547-548.

1. La spirocercose

DÉFINITION

La spirocercose du chien est une helminthose due à la migration et au développement, dans la paroi de l'œsophage thoracique, de l'estomac et parfois de l'aorte, d'un spirure : *Spirocerca lupi*.

Ce parasite entraîne la formation de nodules quelquefois volumineux à l'origine de compression, de gêne et de douleur, d'hémorragies et quelquefois de tumeurs cancéreuses. La spirocercose se caractérise cliniquement par de la dysphagie, par des vomissements, des hémorragies et un syndrome rabiforme. Elle est également appelée spirurose digestive, gastrique ou œsophagienne canine.

ÉPIDÉMIOLOGIE

La spirocercose affecte préférentiellement les canidés (dont le chien) : loup, renard, coyotes, plus rarement le chat (chez qui se développe un autre parasite spécifique : *Spirura rytipleurites*) et les félidés sauvages : jaguars, lynx ; exceptionnellement l'homme.

Cette helminthose est observée essentiellement en zone tropicale des continents américain, africain et asiatique et, en particulier, dans les départements et territoires d'outre-mer (Antilles, Guyane, Réunion : plus de 60 p. cent des chiens d'après P. Bourdeau), dans les pays du pourtour méditerranéen (plus de 50 p. cent des chiens autopsiés au Maroc présentent des lésions de spirocercose). Dans ces foyers, la prévalence peut atteindre 80 p. cent ! Elle peut être observée dans le sud de l'Europe et, par conséquent, en France. Toutefois, la plupart des cas susceptibles d'être diagnostiqués dans notre pays concernent des animaux provenant de ces zones tropicales : l'origine de l'animal et les commémoratifs constituent donc un élément de suspicion clinique essentiel.

La spirocercose affecte surtout le chien d'extérieur, susceptible d'ingérer l'hôte intermédiaire (coléoptère) ou un hôte paraténique (lézard, hérisson, rongeur), quels que soient son âge et son sexe.

LE PARASITE

Spirocerca lupi ***(encadré 31)***

Les caractères essentiels à retenir sont d'ordre clinique et thérapeutique.

Conséquences cliniques

- Comme tous les spirures, le spirocerque est un parasite du tractus digestif antérieur, responsable de vomissements ;
- **son cycle évolutif** peut être à l'origine de localisations variées, dont la paroi aortique, localisation particulièrement grave ;
- **la formation de nodules,** de tumeurs affectant la paroi digestive est de règle en matière de spirurose, donc de spirocercose ;

Conséquences thérapeutiques

- **La localisation profonde** du parasite limite l'utilisation des anthelminthiques efficaces ;
- **la cancérisation des tumeurs** est malheureusement un risque potentiel.

PATHOGÉNIE

Le spirure parasite la paroi de l'aorte et de l'œsophage, parfois de l'estomac, dans laquelle il provoque la formation de nodules volumineux. La migration, les lésions qu'elle provoque et le développement de ces nodules sont à l'origine :

- **d'une gêne à la déglutition,** du ptyalisme et de vomissements de plus en plus fréquents au fur et à mesure de l'évolution de la maladie et du développement des nodules obstruant la lumière œsophagienne ;

- **d'une compression des tissus et viscères** avoisinants : gêne du transit digestif, douleurs thoraciques et abdominales qui expliquent en partie les modifications comportementales observées et qui, associées au ptyalisme, évoquent la rage ;

- **d'hémorragies fatales lorsque** ces nodules affectant la paroi aortique se déchirent ; d'abcès et de complications suppurées des viscères et séreuses avoisinants : pleurésie, péritonite septiques ;

- **de tumeurs cancéreuses** de l'œsophage (fibrosarcomes et ostéosarcomes), auxquelles sont associées des métastases pulmonaires ;

- **de déformations des extrémités** avec de nombreuses exostoses selon un processus pathologique décrit dans le syndrome de Alamartine-Ball-Cadiot.

C'est donc le pouvoir traumatique du parasite, accessoirement hématophage, qui provoque les manifestations cliniques observées. Les processus cancéreux sont difficilement explicables :

Encadré 31. Caractères morphologiques et biologiques essentiels de Spirocerca lupi

Définition taxinomique simplifiée

Cet helminthe est :
- un NÉMATODE : ver rond sans trompe épineuse ;
- de la famille des SPIRURIDÉS :
  - absence de bulbe céphalique épineux (≠ gnathostomidés) ;
  - et de cordons cuticulaires antérieurs (≠ acuariidés) ;
- dépourvu de lèvres, de repli cuticulaire ventral à l'extrémité antérieure ;
- dont le vestibule buccal est lisse.

Morphologie

L'adulte

- de 30 mm (mâle) à 80 mm de longueur (femelle) ;
- sur 1 mm de diamètre ;
  - est rouge vif à l'état frais, (anciennement appelé *Spirocerca sanguinolenta*) ;
  - muni d'un vestibule buccal (cavité séparant la bouche de l'œsophage) :
  - infundibuliforme,
  - à paroi épaisse,
  - dont le bord libre se recourbe vers l'intérieur.

L'œuf (photo 32)

- est de forme elliptique, à bords droits et parallèles ;
- de 40 µm de longueur sur 12 µm de largeur ;
- enveloppé d'une paroi épaisse ;
- et renferme une larve L1 repliée sur elle-même.

Cet œuf est donc de petites dimensions, étroit, léger. Par conséquent, il peut facilement échapper à la lecture microscopique lors d'un examen coproscopique.

Biologie

Habitat

- Comme tous les spirures, le stade adulte est localisé dans le tube digestif antérieur, à l'origine de nodules intrapariétaux, parfois volumineux. *Spirocerca lupi* parasite la paroi de l'œsophage thoracique, parfois la paroi gastrique et celle de l'aorte. Exceptionnellement, il peut être observé dans les viscères thoraciques et abdominaux, et dans le tissu conjonctif (*cf. lésions*) ;
- les larves ont des localisations variées en fonction du cycle évolutif.

Nutrition

Le spirocerque est hématophage (d'où sa couleur rouge vif à l'état frais).

Reproduction

Il s'agit d'un parasite dixène ***(figure 36)*** :

- **phase exogène :** elle commence par l'émission des œufs embryonnés dans le milieu extérieur et se termine par le développement de la larve infestante chez l'hôte intermédiaire :
  - l'ingestion des œufs larvés par des coléoptères H.I. (coléoptères coprophages, bousiers) ;
  - est suivie de l'évolution de la larve de stade 1 en larve infestante de stade 3 ;
  - ces hôtes intermédiaires peuvent ensuite être ingérés par des petits vertébrés (lézards, crapauds, couleuvres, oiseaux, hérissons, rongeurs : rats), qui accumulent les L3 infestantes dans leur organisme : hôtes paraténiques ;
- **phase endogène :** elle débute par l'ingestion des HI ou hôtes paraténiques, et se termine par l'apparition des œufs dans les fèces du chien infesté :
  - la libération des L3 dans le tube digestif du chien ;
  - est suivie de la traversée de la paroi gastrique pour gagner la paroi des artères gastriques et gastroépiploïques que les larves remontent pour atteindre l'aorte abdominale puis thoracique, environ trois semaines après l'infestation ;
  - par contiguité anatomique, les larves quittent l'aorte thoracique pour se développer dans la paroi œsophagienne : formation de nodules à partir desquels les femelles éliminent des œufs larvés. Les localisations erratiques seraient la conséquence de migrations par voie vasculaire.

La période prépatente est de quatre à cinq mois.

Figure 36 - Cycle évolutif de *Spirocerca lupi*.

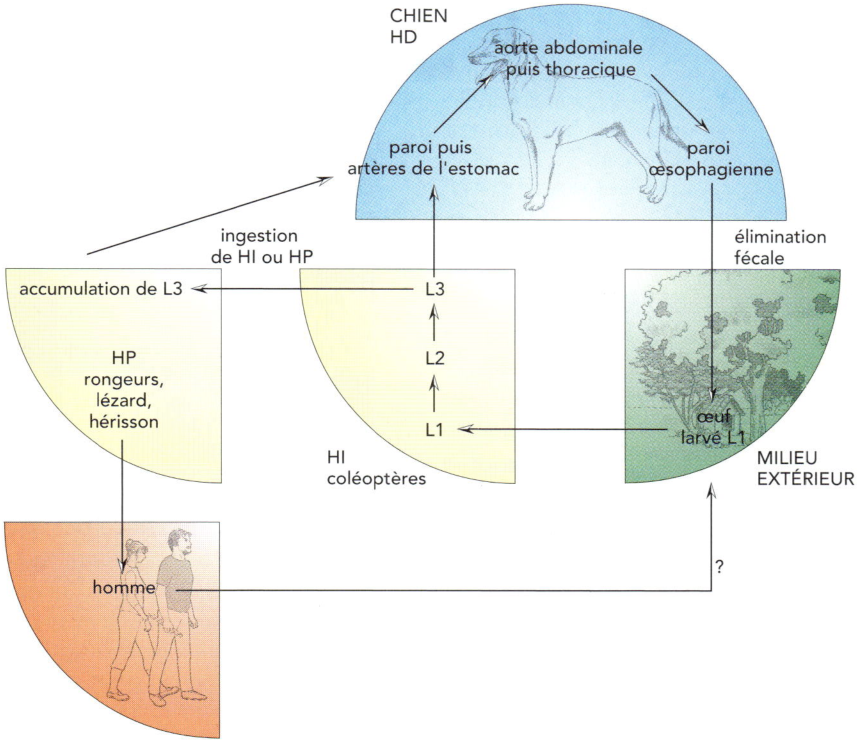

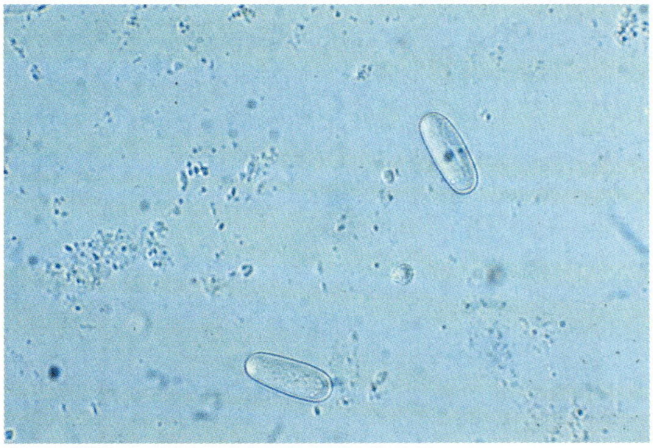

32. Œufs de Spirocerca lupi *de forme elliptique, à bords parallèles, renfermant une larve repliée sur elle-même (Gx250).*

- **les tumeurs ne se développent pas** systématiquement sur un nodule parasitaire mais le plus souvent à proximité. Par ailleurs, les tissus hébergeant le plus fréquemment le spirure adulte ne sont pas toujours les plus atteints par le processus cancéreux : il est nécessaire de faire intervenir des migrations cellulaires, des facteurs de croissance tissulaire et des antigènes parasitaires véhiculés par le sang pour comprendre ces observations ;

- **on ne note aucune superposition** géographique entre une prévalence élevée de la spirocercose et celle des processus sarcomateux qui y sont associés : il convient donc d'envisager l'existence de populations ou de souches parasitaires de spirure différentes, certaines d'entre elles induisant plus fréquemment un processus cancéreux.

La pathologie comparée est à ce sujet intéressante. Quelques cas, pour lesquels la relation helminthose-processus cancéreux est démontrée, sont décrits : la schistosomose urinaire est considérée comme un facteur de prédisposition au cancer de la vessie chez l'homme, des extraits de larves de *Taenia taeniaeformis* sont expérimentalement à l'origine de cancers du foie chez le rat. Un spirure voisin du spirocerque, *Gongylonema neoplasti*cum, a été utilisé en laboratoire pour induire la formation d'un cancer gastrique chez le rat.

ÉTUDE CLINIQUE

a. Incubation

L'incubation est difficile à préciser. Elle ne se superpose pas précisément avec la période prépatente dans la mesure où les premiers symptômes sont la conséquence des migrations larvaires dans la paroi aortique et œsophagienne. L'incubation clinique (de l'ordre de trois mois au minimum) est plus courte que la période prépatente.

b. Symptômes

Les symptômes sont nombreux et variés.

Symptômes généraux

Des symptômes généraux non caractéristiques peuvent être observés : amaigrissement, fatigue, anémie, refus de s'alimenter. Toutefois, les animaux porteurs du parasite peuvent être en bon état général et ne présenter aucun symptôme, contribuant ainsi à l'entretien du parasite en une région donnée.

Symptômes digestifs

Les symptômes digestifs sont fréquents et assez caractéristiques. On observe :

- **la dysphagie, les régurgitations** (retour dans la cavité buccale d'aliments) parfois associées à de plus ou moins grandes quantités de sang, sans effort ou contractions de la paroi abdominale (à la différence des vomissements) et le ptyalisme, dont l'intensité augmente au cours de la maladie (éventuellement avec l'élimination d'une salive rosée) ;
- **des vomissements et l'hématémèse** (ne faisant qu'aggraver l'anémie). Les vomissements augmentent en fréquence au cours du processus, pour devenir quasi systématiques à chaque repas. Ils sont très rapprochés de la prise de nourriture. Dans les cas d'obstruction œsophagienne, aucun aliment solide ne peut être dégluti ;
- parfois des mélénas.

Autres symptômes

Les autres symptômes sont très variés en fonction de la localisation du parasite et de son pouvoir pathogène :

- **la dyspnée et la toux** dues à la compression du nerf vague ;
- **des difficultés locomotrices** avec œdème douloureux des extrémités ;
- **des manifestations nerveuses :** crises d'agressivité, convulsions, troubles locomoteurs qui, associés au ptyalisme, au comportement anormal de l'animal et à son impossibilité de déglutir, évoquent la rage : syndrome rabiforme ;
- **enfin, toute manifestation due au pouvoir pathogène du parasite en des localisations erratiques** : « abcès » du tissu conjonctif sous-cutané, douleurs osseuses, ascite, troubles cardiaques, ...

c. Lésions

Les lésions concernent essentiellement l'œsophage et l'aorte (localisations préférentielles du parasite), accessoirement l'estomac, exceptionnellement d'autres viscères.

L'œsophage

(chez 60 p. cent des chiens atteints) ***(photo 53)***

- **Parfois, on observe un simple épaississement** diffus de la paroi ;
- **le plus souvent, on observe des nodules** de plusieurs centimètres de diamètre (volume d'au moins une noix, parfois d'un œuf de poule) font saillie dans la lumière œsophagienne. Ces nodules présentent un orifice propice à l'élimination des œufs du parasite. Ils renferment un liquide hémorragique ou purulent et des parasites adultes enroulés sur eux-mêmes. Ils siègent le plus souvent entre l'arc aortique et le diaphragme (entre la huitième et la dixième vertèbre thoracique). En histologie, ces nodules ont une structure de granulome. Les lésions les plus jeunes affectent la tunique externe de l'œsophage, les plus anciennes les couches profondes, proches de la lumière digestive. Il est possible d'observer de véritables communications œsophago-aortiques obturées par le parasite et des caillots ;
- **parfois, des ostéosarcomes** et des fibrosarcomes à l'origine de métastases pulmonaires, hépatiques, spléniques, ganglionnaires... ;

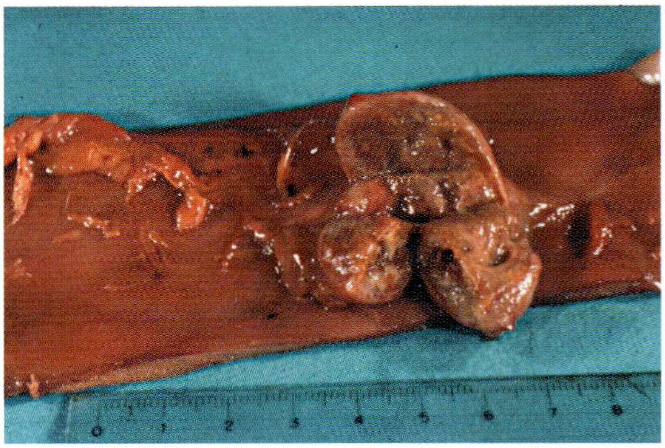

53. Nodules œsophagiens (dont l'un incisé laisse apparaître une extrémité de spirocerque) dus à Spirocerca lupi.

L'aorte

(chez 100 p. cent des chiens atteints)

- **Une endartérite ponctuée** peut être observée : trajets serpigineux de quelques millimètres dans la paroi correspondant à la migration des larves infestantes, trajets observés de la crosse aortique jusqu'à l'aorte abdominale ;
- **des nodules** faisant saillie du côté de l'adventice, la plupart d'entre eux siégent entre la septième et la dixième vertèbre thoracique : nodules isolés (d'un à plus d'une dizaine), du volume d'un grain de plomb (ou plus) et correspondent histologiquement à des granulomes centrés sur des larves de stade 4 et des jeunes adultes immatures ;
- **des anévrismes** : déformations pariétales de quelques millimètres de longueur observées entre la septième et la dixième vertèbre thoracique, dont la paroi est amincie, associées parfois à une dégénérescence du tissu élastique, et une ossification ;
- **des déchirures de la paroi,** responsables de la mort de l'animal, faisant communiquer le vaisseau avec l'œsophage ou le médiastin.

Les os

Épaississement de la corticale de l'extrémité distale des os longs, sans atteinte des articulations, spondylite des dernières vertèbres thoraciques.

Lésions en d'autres localisations

À la suite de migrations aberrantes, d'autres lésions peuvent être notées : organes et tissus thoraciques (trachée, poumons, cœur, plèvres, diaphragme, médiastin), aorte et artère pulmonaire (mimant la persistance du canal artériel), thymus, appareil urinaire, cavité péritonéale, intestin grêle et rectum, localisations périvertébrales, tissu conjonctif sous-cutané, ganglions lymphatiques... dans lesquels on observe des trajets de migration, des nodules et parfois le parasite.

d. Évolution

L'évolution est variable. On observe :

- **soit une dégradation lente de l'état général** due à l'accentuation de l'anémie, à l'impossibilité de s'alimenter, aboutissant en quelques mois à une grande maigreur puis à la mort ;
- **soit une évolution associée à une ostéoarthropathie hypertrophiante pneumique** : œdème des extrémités, exostoses irrégulières visibles sur les diaphyses des os longs : syndrome de Alamartine-Ball-Cadiot ou acropachie ;
- **parfois une mort soudaine** : soit par l'action pathogène de très nombreux parasites infestant un chiot ou un jeune animal ; soit le plus souvent par une complication : hémorragie fatale par rupture de l'aorte (mort par détresse respiratoire et choc), rupture de l'œsophage aboutissant à une pleurésie ou à une péritonite purulentes ;
- **évolution tumorale des nodules** : tumeurs sarcomateuses de l'œsophage et de l'estomac contenant des spirures vivants et à l'origine de métastases pulmonaires et ganglionnaires, parfois des ostéosarcomes.

e. Diagnostic

Diagnostic clinique

Le diagnostic clinique repose :

- sur des faits épidémiologiques : animal généralement âgé de plus de 6 mois, vivant ou ayant vécu en foyer d'endémie, en particulier les départements et territoires d'outre-mer et les pays méditerranéens ;
- et sur les symptômes digestifs, respiratoires, généraux et parfois nerveux précédemment décrits. Toutefois, le chien parasité peut présenter l'un ou quelques-uns de ces symptômes et conserver un état général satisfaisant : la plupart du temps, le diagnostic clinique est impossible.

Diagnostic différentiel

Le diagnostic différentiel est complexe. Il convient d'établir un diagnostic en tenant compte :

- **des autres causes de vomissements** :
  - de caractère aigu, ils sont plutôt la conséquence de gastrite aiguë, d'intoxication ou de la présence d'un corps étranger ;
  - non liés aux repas, ils sont observés dans les processus pathologiques généraux de l'organisme : diabètes, insuffisance rénale, pyomètre ;
  - liés aux repas (ce qui est le cas de la spirocercose), ils peuvent être la conséquence d'une gastrite chronique, de processus tumoraux ou d'un mégaœsophage. En effet, les vomissements au cours de la spirocercose apparaissent progressivement, puis deviennent quasi systématiques, associés à des régurgitations, en relation avec la prise d'aliments ou peu de temps après le repas.
- **des autres causes de dyspnée et de toux** : pneumonie, tumeurs.
- **d'autres causes parasitaires** : dirofilariose cardiaque, angiostrongylose, oslérose ;

- **des autres syndromes rabiformes** (intoxications);

- **de la rage** (surtout chez des chiens provenant de zones infectées et dans lesquelles la prophylaxie n'est pas toujours correctement appliquée) qui peut être associée à la spirocercose.

Diagnostic de confirmation

Le diagnostic de confirmation est fondé sur des examens complémentaires:
- **la numération-formule,** qui permet de révéler une anémie associée parfois à une hyperéosinophilie;

- **la coproscopie**: elle est positive au terme de la période prépatente, longue (quatre-cinq mois) et plus importante que l'incubation clinique. Ainsi, les premiers symptômes dus à la migration des larves sont-ils associés à une coproscopie négative. En outre, elle est irrégulièrement positive car liée à la ponte intermittente des œufs et à la localisation des nodules, qui doivent communiquer avec la lumière digestive. Toutefois, si elle constitue un examen facile à réaliser au cours de la consultation, il convient seulement de la retenir dans le cas de sa positivité. À défaut, la coproscopie doit être renouvelée et peut être faussement négative en raison des faibles dimensions et de la légèreté de l'œuf;

- **la radiographie**: masses opaques au niveau œsophagien plus facilement observables après administration d'un repas baryté;

- **l'endoscopie**: observation de nodules de grandes dimensions dans la paroi œsophagienne ou gastrique.

f. Pronostic

Le pronostic est toujours réservé. Il est variable en fonction du nombre, de l'importance et de la localisation des lésions. Si certaines molécules efficaces peuvent être utilisées et, par conséquent, entraîner une destruction des parasites, en revanche la plupart des lésions sont irréversibles, en particulier celles concernant l'aorte. La cancérisation éventuelle des nodules constitue l'élément pessimiste essentiel du pronostic.

MÉTHODES DE LUTTE

a. Traitement

Le traitement est spécifique et symptomatique
- **traitement spécifique *(tableau 55)***: peu de molécules se montrent efficaces sur ces parasites enchâssés dans des nodules situés dans différents tissus et viscères. En outre, elles présentent le plus souvent une toxicité non négligeable chez le chien. C'est la diffusion dans l'organisme et sa très forte liaison aux protéines plasmatiques (donc son absorption par le parasite hématophage) qui conditionnent l'efficacité de la molécule.
En pratique, il est conseillé:
- **d'utiliser, en première intention, les médicaments autorisés** ou à défaut présentant de très bonnes conditions d'utilisation (respectivement, le nitroxinil et le fenbendazole);
- **de vérifier l'efficacité du traitement,** en plus du contrôle clinique, par une coproscopie: toutefois, il est possible d'obtenir une négativation provisoire

Tableau 55 - Liste de médicaments utilisables dans le cas de spirocercose.

médicaments utilisables	conditions d'utilisation	inconvénients - toxicité
nitroxinil: Dovenix ®	10 mg/kg voie SC ou orale	autorisé pour le traitement de l'ankylostomose, actif sur les nématodes hématophages index thérapeutique faible
ivermectine: Ivomec®	0,2 mg/kg voie SC	pas d'autorisation d'utilisation, toxique chez certaines races et certains sujets
levamisole: Nemisol 0,7p. cent®	7,5 mg/kg voie SC	index très faible: 2 injection douloureuse
fenbendazole: Panacur ®	50 mg/kg voie crale pendant plusieu-s jours	actif à cette dose sur de nombreux nématodes, index thérapeutique très élevé

le nitroxinil est présenté dans le cadre des ankylostomidoses, l'ivermectine à propos de la gale sarcoptique (cf. dermatologie), le lévamisole et le fenbendazole pour les ascaridoses.

de cet examen par inhibition de la ponte des spirures femelles. Aussi est-il nécessaire de le répéter ou d'y associer un autre examen (par exemple, l'endoscopie) pour s'assurer de la guérison ;
- **dans le cas où les médicaments précédents ne donneraient pas satisfaction,** de recourir, en prévenant le propriétaire des risques encourus, à l'ivermectine (ou à un autre endectocide ?) ;
- **un traitement complémentaire** est à définir en fonction des appareils concernés et de l'état général de l'animal. L'exérèse chirurgicale des nodules parasitaires a été pratiquée. Elle reste très délicate et nécessite parfois une œsophagoplastie.

b. Prophylaxie

La prophylaxie est quasi impossible. En effet, elle ne peut être fondée que sur :
- **le dépistage** et le traitement des animaux parasités. Les espèces hébergeant le parasite sont très nombreuses et, parmi elles, certaines sont sauvages. En outre, tous les chiens parasités n'expriment pas de symptômes. Ces deux éléments interdisent presque toujours, en zone de foyer endémique, le recours à ces mesures de prophylaxie offensive ;
- **la destruction des hôtes intermédiaires** et paraténiques, mesures également très aléatoires.

ASPECT ZOONOSIQUE

Le parasite a été exceptionnellement décrit chez l'homme, qui s'infesterait à la faveur de consommation d'hôtes paraténiques.

Pour en savoir plus

ALVARENGA A et al. Oesophagoplastie lors de l'ablation de nodules parasitaires chez le chien. Point vét, 1985, 17, 701-2
BOURDEAU P. La spirocercose canine. Point Vét., 1985, 17, 693-699.
BOURDEAU P, SANCHEZ I, MARCHAND A. Survey on prevalence of *Dirofilaria immitis* in dogs on Reunion island. Proc. 17th Conf. World Ass. Advanc. of Vet. Parasitol., 15-19 Août 1999, Copenhague.
FASSI-FEHRRI N, AFACHTAL M, EL HAMIDI M. Étude lésionnelle de la spirocercose canine. Rec Méd Vét, 1982, 158, 449-459.
FOX SM, BURNS J, HAWKINS J. Spirocercosis in dogs. Comp Cont Educ, 1988, 10, 807-822.
HARRUS S, HARMELIN A, MARKOVICS A, BARK H. *Spirocerca lupi* infestation in the dog: aberrant migration. J.Am. An. Hosp. Assoc., 1996, 32, 125-130.
JOHNSON RC. Canine spirocercosis and associated esophageal sarcoma. Comp Cont Educ, 1992, 14, 577-580
STEPHENS LC, GLEISER CA, JARDINE JH. Primary pulmonary fibrosarcoma associated with *Spirocerca lupi* infection in a dog with hypertrophic pulmonary ostéoarthropathy. JAVMA, 1983, 182, 496-498.

2. La gastrite due à *Toxocara canis*

Occasionnellement, *Toxocara canis,* principal ascaridé du chien, peut être observé dans la lumière gastrique, localisation secondaire par rapport à la lumière de l'intestin grêle : en effet, cette observation n'est relatée que lors de parasitisme massif du tube digestif chez le chiot et chez le très jeune chien. Tout se passe comme si les ascarides, trop nombreux, envahissaient l'estomac.

Il ne s'agit pas d'une entité clinique particulière : elle ne se distingue en rien de la toxocarose intestinale décrite plus loin, du point de vue épidémiologique, clinique et thérapeutique. Nous ne la citons ici que dans la mesure où la présence d'ascarides dans la lumière stomacale est à l'origine de vomissements : répétés, associés au repas ou non, aboutissant toujours au rejet d'ascarides adultes.

Cette gastrite relève de la thérapeutique anthelminthique développée dans le cadre des ascaridoses ***(cf. § consacré aux entérites parasitaires du jeune).***

1. Introduction

De nombreux parasites siègent au niveau de l'intestin grêle et du gros intestin ***(tableau 56)***: protozoaires, champignons, nématodes, cestodes et quelques trématodes. La grande variété des espèces parasites incriminées et l'hétérogénéité de leur pouvoir pathogène, en relation avec celle de leur localisation, génèrent de nombreuses maladies parasitaire, d'expression clinique très variée et d'importance inégale.

Elles peuvent être:
- rares (cryptosporidiose) ou très fréquentes (toxocarose);
- spécifiques du chien (coccidioses) ou zoonosiques (tæniasis échinococcique-échinococcose);
- graves médicalement (toxocarose);
- mortelles (cryptosporidiose);
- bénignes (coccidioses chez l'adulte immunocompétent), a- ou oligo-symptomatiques (tæniasis).

Chez le jeune, elles sont fréquemment à l'origine de retards de croissance, de syndrome malabsorption-malassimilation, de défaillance du système immunitaire, d'aggravation d'ostéopathies nutritionnelles, causes de séquelles.

Toutefois, malgré ce tableau clinique très varié, la plupart de ces entérites parasitaires ont en commun des troubles du transit, en particulier la diarrhée, pour laquelle deux mécanismes pathogéniques peuvent être avancés, sans s'exclure mutuellement:
- **une hypoabsorption des nutriments,** absorption assurée normalement par les entérocytes situés au sommet des villosités intestinales: l'accumulation de ces nutriments, par phénomène de pression osmotique, entraîne un appel d'eau qui, lui-même, est à l'origine de la diarrhée. Des parasites intracellulaires comme les coccidies (mais aussi des bactéries comme les salmonelles) peuvent provoquer une telle destruction des entérocytes;
- **une diarrhée par modification de la perméabilité**: lors de l'œdème de la paroi ou lors de phénomènes d'hypersensibilité, la vasodilatation, l'augmentation de l'espace intercellulaire due à la diminution de la cohésion intercellulaire aboutissent à une fuite d'éléments (glucose, acides aminés) vers la lumière intestinale, donc à un appel d'eau et une diarrhée. C'est le cas lors des ascaridoses.

Deux critères permettent de classer et de présenter les entérites parasitaires:
- **l'efficacité relative du système immunitaire** (SI), ce qui permet de définir trois groupes:
  1. l'un regroupant des maladies parasitaires observables uniquement chez le jeune animal en relation avec «l'immaturité» du SI: les ascaridoses et les coccidioses. L'efficacité du SI permet d'éliminer, au fur et à mesure du vieillissement de l'animal, les parasites concernés;

Tableau 56 - Inventaire des parasites de l'intestin (grêle et gros).

champignons et algues *	*Histoplasma capsulatum, Aspergillus sp* *Candida albicans, Pythium sp* *Prototheca sp*
protozoaires	*Isospora sp, Eimeria sp, Sarcocystis sp* *Cryptosporidium parvum* *Giardia intestinalis* *Entamœba histolytica* *Balantidium coli*
helminthes	*Toxocara canis, Toxascaris leonina* *Ankylostoma caninum* *Uncinaria stenocephala* *Strongyloides stercoralis* *espèces responsables d'un tæniasis* *trématodes intestinaux* *Trichuris vulpis*
insectes	agents de myiases**

*ces parasites sont cités comme agents pathogènes responsables de troubles digestifs. Toutefois, ils ne seront pas traités ici dans la mesure où la localisation digestive n'est pas exclusive ou principale. Ces espèces sont en général responsables de maladies systémiques (*cf. chapitre correspondant*).
** de la même manière, les quelques cas décrits de myiase digestive sont dus à des espèces de diptères développées dans le chapitre de la dermatologie (MANCHON M, RUIZ de YBANEZ R, ALONSO FD. Intestinal myiasis in a dog. Vet. Rec., 1998, **143**, 479-480).

2. un ensemble de maladies parasitaires observables, quel que soit le fonctionnement du SI, c'est-à-dire chez le jeune et chez l'adulte: tæniasis, ankylostomoses, giardiose… ;
3. enfin, celui des maladies parasitaires observables chez l'individu immunodéprimé (incompétence du SI): la cryptosporidiose, certaines mycoses;

- **l'expression clinique et la gravité des symptômes définissent également trois groupes**:

1. celui des entérites parasitaires (sous-entendu de l'intestin grêle avec le plus souvent, une diarrhée et une dégradation de l'état général) ;
2. celui correspondant à une atteinte du gros intestin ;
3. celui caractérisé par un état asymptomatique.

C'est en combinant ces deux types de caractères que nous abordons les entérites parasitaires, selon le plan suivant:

- en envisageant celles qui affectent **le jeune chien et le chiot** préférentiellement, c'est-à-dire les ascaridoses et les coccidioses, maladies parasitaires de l'intestin grêle;
- celles qui sont observées **chez le chien adulte immunocompétent et/ou chez le jeune**: parasitoses de l'intestin grêle (ankylostomidoses, strongyloïdose, giardiose, trématodoses et tæniasis), et du gros intestin (amibiase, balantidiose et trichuriose);
- les entérites parasitaires qui ne se développent que **chez les individus immunodéprimés**: cryptosporidiose et mycoses.

2. Entérites du chiot et du jeune chien

Ces maladies sont caractérisées par l'un des deux faits suivants:

- **soit elles reposent sur un mode de contamination particulier** (l'infestation *in utero,* ou par le colostrum et le lait: cas de la toxocarose), à l'origine d'une contamination de la quasi-totalité des chiots d'une portée;
- **soit elles sont la conséquence de l'incompétence du système immunitaire liée à l'âge**: cas des coccidioses qui ne constituent plus un problème chez l'adulte parce que celui-ci est immun. Le parasite y est rapidement contrôlé dans sa multiplication et dans son pouvoir pathogène.

Il s'agit donc des ascaridoses et des coccidioses.

Ces maladies parasitaires sont très fréquentes chez le chiot et chez le jeune (jusqu'à l'âge de la puberté), parfois graves médicalement (dénutrition, ostéopathies, déshydratation…). Elles peuvent compromettre la santé du futur sujet adulte et nécessitent des mesures thérapeutiques et prophylactiques particulières.

Pour ces raisons, il convient d'évoquer systématiquement ces maladies lors de la première consultation et lors des premières vaccinations, d'intervenir avec énergie et rapidité lorsqu'elles sont déclarées, enfin de prendre les mesures prophylactiques particulières indispensables lorsqu'elles sévissent en élevage.

Les ascaridoses imaginales

DÉFINITION

Les ascaridoses sont des helminthoses dues à la migration dans l'organisme des larves (elles sont à l'origine des ascaridoses larvaires ou microascaridoses ou *larva migrans* ascaridiennes, étudiées dans le cadre des maladies parasitaires à localisation multiple) et au développement dans la lumière de l'intestin grêle de deux ascaridés adultes à l'origine d'ascaridoses imaginales, appartenant à deux espèces: *Toxocara canis* et *Toxascaris leonina.*

L'ascaridose due au genre *Toxocara* ou toxocarose est de loin la plus importante des deux, pour des raisons cliniques et de santé publique :

- **La toxocarose est de loin la plus fréquente** : *Toxocara canis* est banal chez le chiot à l'âge de trois mois. Sur plus de 7500 examens coproscopiques réalisés à la consultation de parasitologie de l'École vétérinaire de Toulouse, 16 p. cent des chiens sont parasités par *T. canis,* 0,5 p. cent par *T. leonina* ;
- **Le pouvoir pathogène de *Toxocara* est beaucoup plus important** et les larves de ce parasite effectuent des migrations complexes affectant le foie, l'appareil respiratoire, parfois d'autres organes. La toxocarose est une maladie protéiforme potentiellement grave.
- **La transmission de *Toxocara*** fait intervenir la chienne au cours de la gestation ou de la lactation, et demande des mesures prophylactiques particulières.
- **La toxocarose présente un caractère zoonosique** : syndrome *larva migrans* viscéral ou oculaire potentiellement grave.

ÉPIDÉMIOLOGIE

Toxocara canis à l'état adulte est un parasite de canidés dont le chien, *Toxascaris leonina* est commun aux canidés (dont le chien) et au chat. Les larves de *Toxocara canis* ont un caractère zoonosique.

Ces ascaridoses n'ont pas de caractère saisonnier. Elles sont cosmopolites. *Toxoxcara canis* infeste le chiot selon plusieurs voies *(cf. Toxocara canis : cycle évolutif)* : la voie de contamination essentielle pour le chiot est la voie anténatale, c'est-à-dire *in utero.* Il convient de considérer tout chiot et tout jeune chien comme infesté de *Toxocara* adultes. En effet, peu de molécules anthelminthiques efficaces sont utilisables chez la chienne gestante et l'infestation du chiot se réalise selon plusieurs voies et modalités. *Toxascaris leonina* ne présente qu'un seul type de cycle évolutif (le cycle pariétal : *cf. étude du cycle évolutif*).

LES PARASITES

Toxocara canis et Toxascaris leonina (encadré 32)

De ***l'encadré 32,*** ressortent les caractères essentiels suivants :

- **les ascaris adultes sont des parasites de la lumière intestinale,** visibles à l'œil nu et aisément reconnaissables. En revanche, les larves ont des localisations somatiques, à partir desquelles il peut y avoir infestation du fœtus et du chiot ;
- **ces parasites très pathogènes** doivent être suspectés systématiquement chez tout chiot ou chez le jeune chien ;
- **si la quasi-totalité des anthelminthiques** (et en particulier les nématodicides) sont efficaces sur les ascaris adultes en leur localisation habituelle en revanche, seules quelques molécules, utilisées à des doses élevées, se révèlent efficaces contre les larves, et ce uniquement lorsque celles-ci reprennent leur migration.

PATHOGÉNIE ET IMMUNITÉ

(connues pour l'essentiel à propos de *Toxocara canis*)

a. Pathogénie

La pathogénie est complexe et repose sur plusieurs modes d'action : des actions mécaniques, spoliatrices, toxiques, antigéniques.

Action mécanique

Les « pelotes » d'ascaris obstruent la lumière intestinale, d'où :

- constipation ;
- vomissements évoquant un syndrome d'obstruction. Elles lèsent la paroi intestinale : ces lésions ne sont pas directement provoquées par les parasites car démunis de pièces buccales vulnérantes mais elles sont induites, à partir de microtraumatismes, par l'action protéolytique de la flore microbienne. Ces lésions peuvent évoluer vers des ulcères perforants, qui ouvrent le passage des parasites dans

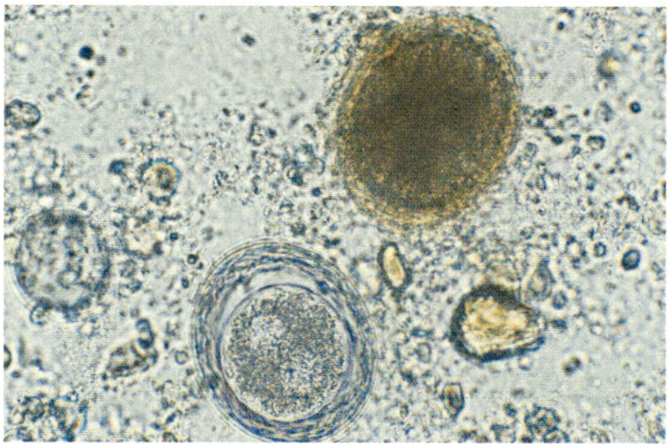

54. Œufs d'ascaris : œuf de Toxocara canis, *brun foncé, à paroi épaisse et alvéolée, la cellule unique remplit la totalité de l'œuf (en haut) ; œuf de* Toxascaris leonina, *plus clair, à paroi lisse, la cellule ne remplit pas la totalité de l'œuf (en bas) (Gx400).*

Encadré 32. Caractères morphologiques et biologiques essentiels des ascaris

Définition taxinomique simplifiée

Ces helminthes sont:
- des NÉMATODES: vers ronds dépourvus de trompe épineuse;
- de la famille des ASCARIDIDÉS:
  - parasites de grandes dimensions (plusieurs centimètres de longueur),
  - de l'intestin grêle de mammifères.

Morphologie

Adultes

- caractères communs aux deux genres:
  - l'extrémité antérieure présente une bouche trilabiée et des ailes cervicales effilées vers l'arrière et vers l'avant, d'où une allure générale en flèche;
  - l'extrémité distale, recourbée chez le mâle, est munie de 2 ailes caudales et de 2 spicules, et dépourvue de bourse caudale. Cette extrémité en crochet est caractéristique des ascaris;
  - la couleur générale du parasite est blanchâtre;
- caractères propres à *Toxocara canis*:
  - de 8 à 15 cm de longueur. La femelle est plus grande que le mâle;
  - l'œsophage est muni d'un bulbe;
- caractères propres à *Toxascaris leonina*:
  - de 2 à 10 cm de longueur, donc légèrement plus petit que *Toxocara*;
  - de morphologie très proche de celle de *Toxocara canis*;
  - les ailes céphaliques sont finement striées transversalement,
  - et l'œsophage est droit, dépourvu de bulbe.

La grande taille, l'aspect cylindrique du parasite et sa couleur blanc laiteux suffisent à reconnaître aisément les ascaris à l'œil nu, sans risque de confusion avec d'autres espèces parasites du chien.

Œufs
(tableau 57 dans le § diagnostic, photo 54)

- Caractères communs aux deux espèces:
  - de forme circulaire, globuleuse;
  - de grande dimension: diamètre supérieur à 80 µm;
  - ils sont munis d'une coque épaisse.

La confusion pourrait être faite avec les œufs de tæniidés: même forme générale, coque très épaisse. Toutefois, leurs dimensions sont beaucoup plus réduites (environ de moitié) et le contenu consiste en un embryon hexacanthe.

- Caractères propres à *Toxocara canis*:
  - la coque est irrégulière, alvéolée;
  - l'œuf renferme une cellule unique brune remplissant la quasi-totalité de l'œuf, de sorte qu'il n'y a pas d'espace ménagé entre l'œuf proprement dit et la paroi;
  - de couleur générale assez sombre;
- caractères propres à *Toxascaris leonina*:
  - la paroi est lisse;
  - l'œuf renferme une seule cellule, qui ne remplit pas totalement l'œuf;
  - de telle sorte qu'il existe un espace entre la cellule et la coque (ou constitué d'un cytoplasme différent, et apparaissant ainsi optiquement vide?);
  - de couleur d'ensemble jaunâtre.

Biologie

Habitat

- Les adultes sont localisés dans l'intestin grêle, toujours libres dans la lumière, et ne sont jamais fixés à la paroi. Toutefois, les adultes de *Toxocara canis,* surtout lors de parasitisme massif, peuvent être présents dans la lumière de l'estomac;
- les *ascaris* adultes peuvent être observés dans la cavité abdominale à la suite de l'effraction de la paroi intestinale (= «ascaridose chirurgicale»): pancréas, canal cholédoque, cavité péritonéale, mais il s'agit de localisations erratiques;
- les larves de *Toxocara* peuvent être présentes dans tous les tissus de l'organisme à la suite d'une migration de type somatique. Celles de *Toxascaris* sont localisées dans la paroi du tube digestif.

Nutrition

- L'adulte est chymivore, grand consommateur de glucose, de vitamines et d'acides aminés. Les ascaris adultes ne sont ni hématophages ni histophages;
- les larves ne se nourrissent que lors de leur migration. Enkystées, elles n'ont pratiquement aucun besoin métabolique.

Reproduction

- Les ascaris sont des parasites évoluant chez un seul individu (parasite monoxène) selon un cycle diphasique (une phase endogène chez l'animal, une phase exogène dans le milieu extérieur);
- toutefois, l'élément infestant subit des migrations complexes et variables dans l'organisme (cycle évolutif indirect) selon l'âge, selon le sexe et l'état physiologique du sujet.
- **la phase exogène:** cette phase commence par l'élimination des œufs «simples», non segmentés, non infestants, dans les matières fécales du chien hébergeant des ascaris adultes. Dans le milieu extérieur, ces œufs évoluent en œufs infestants larvés. Les ascaris sont très prolifiques (de 20000 à 200000 œufs par femelle et par jour);
- dans des conditions extérieures optimales (température de 25°C, humidité relative supérieure à 90 p. cent, présence d'oxygène), le stade infestant L2 apparaît en cinq à huit jours. Ces conditions désignent les milieux en terre meuble, aérée, chaude et humide (terre de jardin, tas de sable des aires de jeux, par exemple) comme favorables à la conservation et à l'évolution des œufs;

Figure 37 - Cycle trachéal.

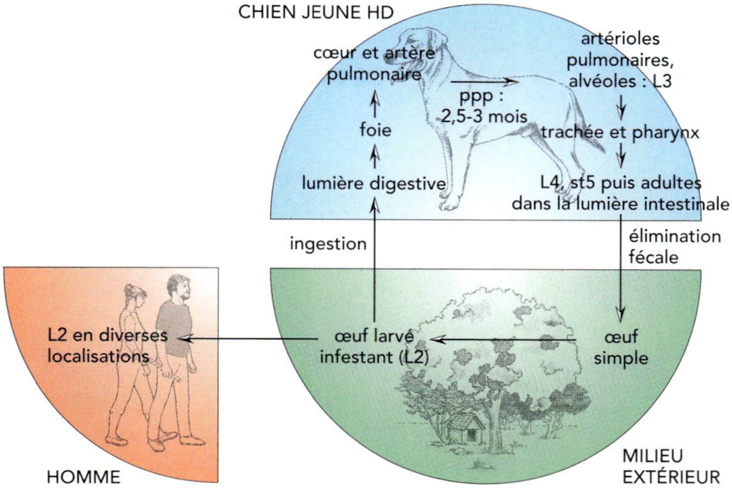

- lors de conditions éloignées de cet optimum (eau en nature, anaérobiose, milieux de fermentation et de putréfaction, température inférieure à 5°C ou supérieure à 35°C), le développement de l'œuf est ralenti, voire arrêté. Toutefois l'œuf garde son pouvoir infestant.

Plusieurs applications importantes peuvent être notées:

- il n'est pas possible (ou très difficile), dans les conditions pratiques et usuelles, de stériliser un milieu contaminé. Seules les températures élevées, la dessiccation ou l'anaérobiose sont létales pour l'œuf;
- dans les conditions naturelles, les œufs (et surtout les œufs larvés) résistent plus de deux ans dans le sol. Les sols des locaux destinés à l'élevage doivent se prêter à l'élimination des œufs, c'est-à-dire être carrelés ou munis de surfaces lisses, dépourvues d'aspérités et de dépressions, à même d'être lavées facilement à l'eau sous forte pression: ces mesures prophylactiques, de caractère purement mécanique, permettent de contrôler efficacement les infestations (appliquées depuis longtemps dans les porcheries, elles sont efficaces). En revanche, les sols de terre battue, les surfaces bétonnées, cimentées, granuleuses, irrégulières, retenant les matières fécales, les œufs et l'humidité sont propices à la pérennité de l'infestation.

- **La phase endogène:** cette phase débute par l'ingestion d'un œuf larvé infestant ou celle d'une larve infestante libre (par l'intermédiaire du lait, par exemple).

L'ingestion de tels éléments infestants suit trois cycles évolutifs différents, selon la situation physiologique du sujet.

- **1er cycle: cycle entéropneumotrachéal ou trachéal:** migration splanchnique longue (*T. canis*).

Cette migration s'effectue chez le très jeune animal et chez le chien impubère (< 6 mois pour la femelle, < 8 mois pour le mâle) et commence par l'ingestion d'œufs larvés présents dans le milieu extérieur.

Elle se divise en diverses étapes successives ***(figure 37)***:

- la larve 2 se libère de son enveloppe sous l'effet des sucs digestifs, traverse la paroi intestinale;
- et migre en direction du foie (la larve y est observable 24-48 heures après l'ingestion);
- par la circulation veineuse, la larve gagne le cœur droit, l'artère pulmonaire et ses ramifications;
- jusqu'à la paroi des alvéoles pulmonaires qu'elle traverse;
- dans ces alvéoles, s'effectue la mue en L3 qui remonte l'arbre aérifère: bronchioles, bronches, trachée, jusqu'au pharynx où elle est déglutie pour atteindre l'estomac (larve de stade 4), puis la lumière de l'intestin grêle (stade 5 et adulte).

La période prépatente est de 2,5 mois à 3 mois. Le caractère important de cette migration est le passage par les voies aérifères et par le pharynx (d'où le terme de cycle trachéal), entraînant des troubles respiratoires et de la toux.

- **2e cycle: cycle entérosomatique ou somatique:** migration somatique (*T. canis*): ***(figure 38)***

Cette migration s'effectue chez l'animal adulte, pubère (au-delà de 6 mois):

- la migration se déroule selon les mêmes étapes que celles décrites auparavant, jusqu'à l'arrivée de la larve de stade 2 dans les terminaisons de l'artère

Figure 38 - Cycle somatique.

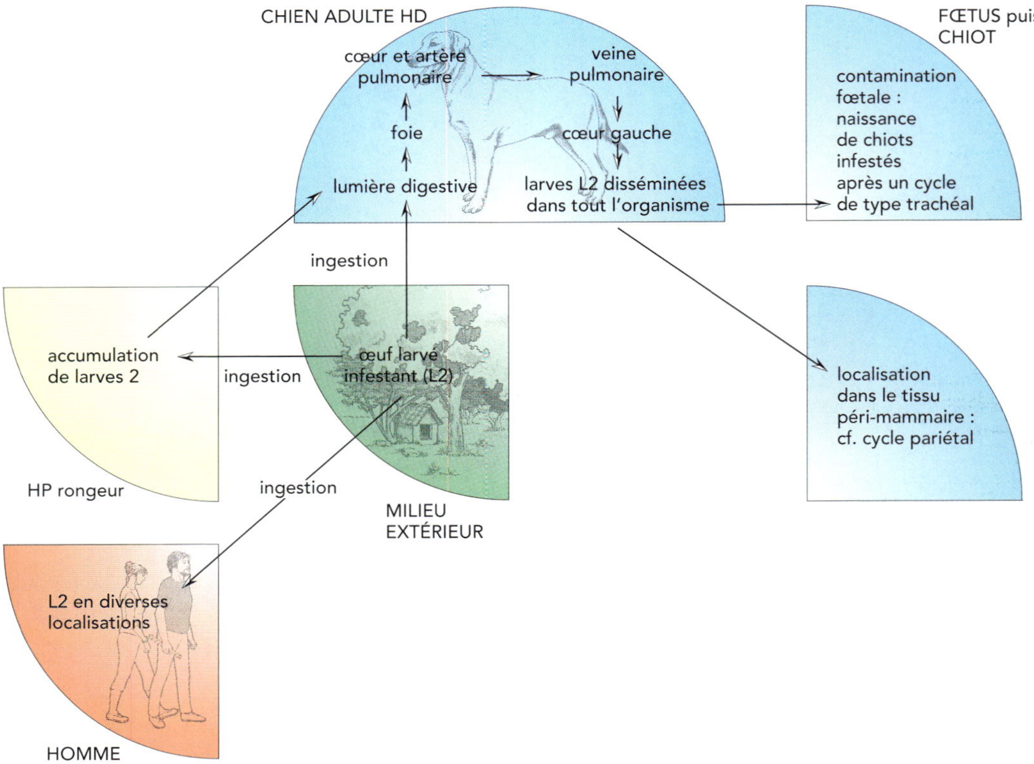

pulmonaire, à proximité anatomique des alvéoles pulmonaires ;

- toutefois, au lieu de traverser la paroi alvéolaire pour atteindre l'arbre aérifère, la larve continue sa migration dans le système circulatoire pour atteindre, *via* les veines pulmonaires, le cœur gauche puis l'aorte. Par son intermédiaire, elle est ensuite distribuée dans tout l'organisme (ce qui caractérise cette migration) : le tissu mammaire, l'utérus, le tissu musculaire, le foie, l'intestin, le système nerveux central. Ces larves s'enkystent en ces diverses localisations et restent quiescentes. En revanche, chez la chienne reproductrice, ces larves reprennent leur migration à la faveur de la gestation et de la lactation :
- en période d'œstrus, les larves sont de nouveau mobilisées, mais sans évolution possible si les chaleurs ne sont pas suivies d'une gestation ;
- à partir du 42ᵉ jour de gestation, les larves traversent le placenta et atteignent le foie fœtal, de sorte que **les chiots naissent parasités** : à leur naissance, ces larves suivent le cycle trachéal, comme chez tout jeune chien impubère, pour donner des L3 dans les alvéoles puis, après remontée de l'arbre aérifère et déglutition, des ascaris adultes dans l'intestin grêle. Il s'agit donc d'une infestation *in utero* à l'origine de chiots hébergeant précocément des parasites adultes, donc éliminant des œufs dans leurs fèces, dès l'âge de 3 semaines ! ;
- en outre, les larves en diapause dans le tissu mammaire se réactivent, assurant l'infestation des chiots nouveau-nés par l'intermédiaire du colostrum et du lait : ces L3 ingérées suivent chez le chiot une migration dite pariéto-digestive *(3ᵉ § : 3ᵉ type de migration).*

Les larves égarées chez le chien mâle ou chez la chienne non reproductrice sont perdues pour le parasite et dégénèrent.

A cette migration complexe, ajoutons deux faits importants : la chienne gestante et allaitante est également victime de ces larves migratrices qui vont donner, dans son intestin grêle, des adultes : la chienne élimine ainsi des œufs dans le milieu extérieur dans lequel évoluent ses chiots ; toutes les larves quiescentes ne sont pas mobilisées simultanément et le phénomène peut se répéter lors de gestations et de lactations successives. Les larves

Figure 39 - Cycle pariétal.

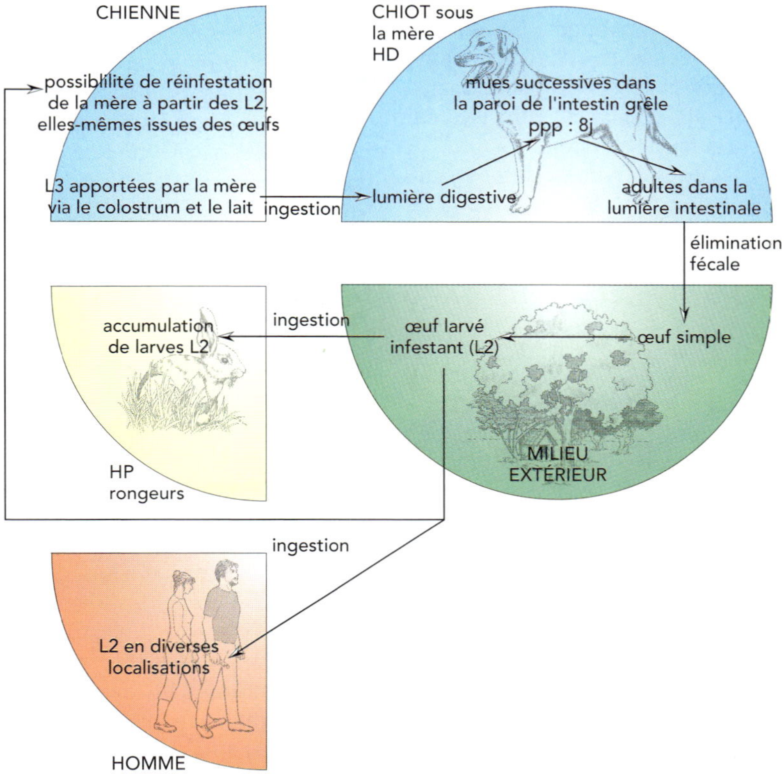

quiescentes disséminées dans l'organisme constituent une forme de résistance des parasites qu'il est impossible d'atteindre : tout se passe comme si la chienne adulte jouait le rôle d'un hôte intermédiaire, hébergeant les larves de stade 2, et le chiot celui d'hôte définitif.

Toutefois, la distinction entre le cycle évolutif trachéal et le cycle évolutif somatique n'est pas absolue, brutale et séparée de façon tranchée par l'âge de 6 mois et la puberté : tout se produit progressivement, au fur et à mesure des réinfestations, de l'acquisition d'une immunité et du fonctionnement normal des gonades : les larves sont de plus en plus refoulées des conduits aérifères vers la circulation générale dans la classe d'âge 6 semaines-6 mois : avant 6 semaines, le cycle est exclusivement trachéal ; au-delà de 6 mois, il est exclusivement somatique ; entre ces deux âges, il est mixte en faveur du cycle somatique au fur et à mesure du vieillissement de l'animal.

Si l'œuf larvé est ingéré par un animal d'une espèce différente (par exemple, un rongeur), l'évolution se fait, chez ce sujet, selon le cycle de type somatique : l'ingestion d'un tel sujet (hôte paraténique) par le chien-prédateur est suivie du développement des ascaris adultes dans l'intestin grêle après un cycle de type somatique.

- 3e cycle pariétodigestif ou digestif migration digestive ou splanchnique courte (*T. leonina*)

Cette migration s'effectue chez le chiot qui tète *(figure 39)* : ingestion de larves de stade 2 par l'intermédiaire du colostrum et du lait contaminés, évolution et mues successives dans la paroi du tube digestif. Ce cycle est contesté par certains auteurs, et ne semble pas avoir en tout cas une importance capitale. La période prépatente est de huit jours.

- Cycle évolutif de *Toxascaris leonina*

Il est beaucoup plus simple, puisqu'uniquement du type pariétal. Toutefois, la source de larves infestantes n'est pas représentée par le colostrum et le lait de la chienne, mais par les œufs larvés présents dans le milieu extérieur ou chez des hôtes paraténiques (ou intermédiaires d'après les auteurs, selon qu'il existe ou non une évolution des stades larvaires chez ces espèces).

la cavité péritonéale à l'origine de « l'ascaridose chirurgicale ».

Action spoliatrice

L'action spoliatrice est très importante. Les adultes consomment en quantités élevées des acides aminés, des vitamines et des sucres. Les capacités enzymatiques du tube digestif seraient en outre altérées, aggravant ainsi le déficit d'absorption.
Cette spoliation est à l'origine, surtout chez des animaux en croissance et *a fortiori* de grande race, d'un mauvais état général et d'une apparition ou d'une aggravation des ostéopathies d'origine nutritionnelle.

Action toxique

L'action toxique se manifeste lors de la lyse des parasites (en particulier lors de l'utilisation d'anthelminthiques ascaricides). Ce mécanisme est toutefois très difficile à distinguer des phénomènes d'hypersensibilité.

Action antigénique

L'action antigénique et anaphylactisante est responsable de manifestations prurigineuses, de risques de choc (*cf. encadré antigènes des ascaris*). Les Ag des ascaris ainsi libérés seraient à l'origine de phénomène d'hypersensibilité :
- **de type I,** observable au niveau de la muqueuse digestive, à l'endroit même où se trouvaient les parasites : afflux de mastocytes, libération de médiateurs, dont l'histamine, provoquant l'inflammation, les œdèmes et les hémorragies. Ce phénomène aboutit à l'expulsion des parasites, mais aussi à une entérite diarrhéique, à une déshydratation et, chez les jeunes animaux, à un état de choc pouvant être mortel. Le risque potentiel d'induire ce phénomène doit être pris en considération, en particulier lors du traitement anthelminthique ;
- **au niveau cutané,** une dermatite érythémateuse prurigineuse banale rétrocédant à un traitement anthelminthique serait ainsi la conséquence d'une sensibilisation de l'organisme à des Ag d'origine parasitaire.

b. Immunité

Les connaissances acquises en la matière sont surtout issues d'expériences effectuées chez la souris infestée par *Toxocara canis* (chez cette espèce se déroule le même cycle que chez le chien) et à partir d'observations cliniques.
- **L'immunité existe** : il est rare d'observer une ascaridose imaginale chez le chien au-delà de l'âge de 5-6 mois. Parasité, l'animal expulse le plus souvent la totalité des parasites adultes présents dans l'intestin grêle, tout en gardant des larves hypobiotiques dans son organisme susceptibles de reprendre leur évolution lors de la gestation et de la lactation.
- **Cette immunité est de nature mixte** (humorale et cellulaire), mais elle n'est pas instantanée : la primo-infestation est plutôt immunodépressive, les infestations successives à l'origine de réactions immunitaires favorables.

Les antigènes des ascaris

Les Ag des ascaris peuvent être divisés en deux catégories :
- **des antigènes somatiques** responsables des phénomènes d'hypersensibilité de type I (entérite œdémateuse, hémorragie) qui ne sont libérés que lors de la lyse des parasites ;
- **des antigènes E-S** (excrétion-secrétion) eux-mêmes de deux types :
  - Ag des larves en migration, induisant une réponse du système immunitaire, captés par les cellules présentatrices d'antigènes, présentés aux LyTh, provoquant la synthèse d'IgG et IgM et entraînant l'hyperéosinophilie ;
  - Ag des larves hypobiotiques aux propriétés immunodépressives. En effet, des expériences effectuées chez la souris ont montré deux phénomènes distincts selon la nature des Ag :
    - avec les Ag des larves en migration : ces antigènes, après plusieurs infestations, sont à l'origine de l'immunité et provoquent l'expulsion des ascaris adultes présents dans l'intestin grêle grâce à une hypersensibilité locale (équivalent au phénomène de « self-cure » observable dans les trichostrongyloses des ruminants). Ces Ag sont également à l'origine de la destruction des larves de réinfestation probablement par un mécanisme de cytotoxicité cellulaire dépendante d'anticorps (coopération LyT, Ig et éosinophiles) ;
    - avec les Ag des larves hypobiotiques : lorsque l'on inocule des L3 vivantes dans l'abdomen de souris, ces larves résistent à l'action du système immunitaire. En revanche, lorsque l'on renouvelle cette expérience avec des larves irradiées, celles-ci sont tuées. Donc, il existe des substances issues de ces larves (produits du métabolisme, Ag particuliers ?) douées de propriétés immunodépressives, qui contribuent à les maintenir dans l'organisme grâce à un mécanisme d'échappement.

- **L'immunité est concomitante** de la présence des Ag larvaires dans le sérum, c'est-à-dire au cours de la migration des larves (donc de la libération d'antigènes immunostimulants). En revanche, lorsque les larves entrent en hypobiose, elles échappent au système immunitaire qui, ainsi, n'est plus stimulé (libération d'antigènes à propriétés immunodépressives).

Pour *Toxascaris leonina,* l'immunité semble imparfaite, il n'est pas rare d'observer des parasites matures chez des chiens adultes.

ÉTUDE CLINIQUE

a. Incubation

L'incubation est variable, en fonction de la voie d'infestation:

- **elle est de huit jours** si l'on considère le cycle pariétal: cycle le plus court aboutissant, à partir des larves ingérées par le lait et le colostrum, à la formation d'ascaris adultes dans la lumière intestinale dès la première semaine !
- **elle est de 70 jours** dans le cas du cycle trachéal: cycle plus long aboutissant, à partir de l'ingestion d'œufs larvés infestants à la formation des ascaris adultes chez le chiot âgé de 2 mois à 2 mois et demi. Elle est légèrement inférieure dans le cas des chiots infestés *in utero,* qui éliminent des œufs dans leurs fèces dès l'âge de 3 semaines.

b. Symptômes

Nous n'envisageons ici que la toxocarose imaginale, c'est-à-dire due aux adultes de *Toxocara canis* présents dans la lumière de l'intestin grêle. La toxocarose larvaire ne concerne pratiquement pas le tube digestif. En outre, le genre *Toxascaris* est peu pathogène et n'entraîne pas de symptômes plus accusés et bien différents de ceux observés dans la toxocarose imaginale.

Chez le chiot

- Il s'agit d'un animal en mauvais état général (poil terne, peau sèche) présentant un amaigrissement relatif contrastant avec un abdomen dilaté, et des borborygmes. On parle d'un « abdomen de grenouille ». Cette image contrastée est assez caractéristique, mais elle n'est pas toujours observée.
- L'animal comparé à ses congénères de même âge présente un retard de croissance et un déficit pondéral. Le renouvellement du poil est ralenti.
- L'appétit est capricieux, le pica (et en particulier la géophagie) est fréquent. L'animal peut présenter alternativement constipation et diarrhée. Des vomissements avec rejet de parasites entiers peuvent se produire (cf. *gastrite à Toxocara*).
- Il n'est pas rare d'observer une dermatite érythémateuse et prurigineuse qui disparaît après un traitement anthelminthique.

Chez le jeune chien

Les symptômes sont moins importants: troubles de la croissance, aggravation des ostéopathies d'origine nutritionnelle (appelées souvent « rachitisme »), défauts d'aplomb et douleurs épiphysaires.

Chez l'adulte

L'ascaridose imaginale est exceptionnelle et presque toujours asymptomatique: rares troubles digestifs peu significatifs.

c. Lésions

Outre les lésions générales (amaigrissement, cachexie, anémie...), on observe:

Lésions intestinales

- **Un œdème** et une congestion de la muqueuse intestinale;
- **une atrophie des villosités**;
- **un œdème et des hémorragies** intestinales lors de choc;

Modifications sanguines

- **Une anémie régénérative** et une hypoalbuminémie;
- **une leucocytose**;
- **une hyperéosinophilie** parfois très importante due à la migration des larves.

d. Évolution

L'évolution est variable.

Rejet des parasites

Le rejet des parasites lors des vomissements et par les selles peut aboutir à une guérison clinique, l'animal restant porteur des larves hypobiotiques susceptibles de reprendre leur migration lors de l'œstrus ou de la gestation chez l'adulte. Toutefois, cette évolution est lente. Hormis cette persistance du parasite à l'état larvaire dans l'organisme, les adultes de *Toxocara* sont toujours naturellement expulsés du tube digestif.

Mort de l'animal

La mort de l'animal peut être provoquée par:
- **une péritonite** due à une «ascaridose chirurgicale»;
- **un choc toxique** et anaphylactique lors de la lyse des parasites et de la résorption de leur liquide cavitaire et/ou par phénomènes d'hypersensibilité: hypothermie, hypoglycémie, convulsions puis coma;
- **une obstruction** intestinale ***(photo 55).***

e. Diagnostic

Diagnostic clinique

Le diagnostic clinique repose:
- sur un fait épidémiologique essentiel: l'âge de l'animal,
- sur des symptômes équivoques: mauvais état général associé à des troubles répétés du transit digestif, impliquant un diagnostic clinique de certitude difficile.

Il est à noter que ces jeunes animaux souffrant d'une ascaridose imaginale présentent en même temps les conséquences de la migration des larves: troubles respiratoires (toux, dyspnée). L'association toux-hyperéosinophilie-troubles digestifs chez un jeune animal devient alors assez caractéristique.

Toutefois, les diverses voies d'infestation et les difficultés à établir une prophylaxie véritablement efficace et durable imposent de considérer comme parasité tout chiot âgé de 6 à 12 semaines, même en bon état apparent, même récemment vermifugé.

Diagnostic différentiel

Le diagnostic différentiel est à faire avec:

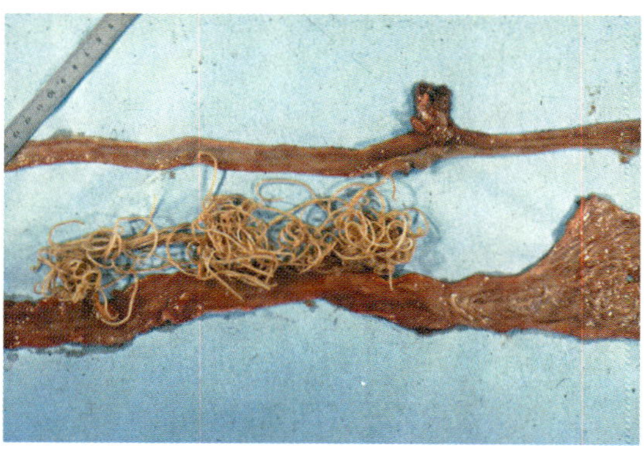

55. Toxocarose massive chez un chiot: pelotes d'ascaris dans la lumière de l'intestin grêle.

- **une diarrhée d'origine alimentaire** (diarrhée osmotique) due à une mauvaise alimentation (amidon insuffisamment cuit, par exemple), excessive ou déséquilibrée, à un changement brutal de régime en particulier au moment du sevrage. Ces diarrhées sont plutôt la conséquence d'une altération du fonctionnement de l'intestin grêle aboutissant à l'émission de fèces abondantes non moulées avec répercussion sur l'état général;
- **une diarrhée d'origine virale** (parvovirose, coronavirose): diarrhée grave, aiguë, souvent hémorragique, d'odeur particulière, contagieuse, avec une profonde atteinte de l'état général: abattement, déshydratation;
- **une diarrhée d'origine bactérienne,** assez rare: observée souvent en association avec d'autres agents pathogènes (virus ou parasites) ou complication d'une erreur alimentaire. Ces diarrhées sont de type «diarrhée de l'intestin grêle» et reposent sur un mécanisme d'hypoabsorption;
- **les autres affections parasitaires** du tube digestif: coccidioses (évolution mortelle sur 24 à 48 heures chez les très jeunes animaux ou, au contraire, bénigne), ankylostomidoses et strongyloïdose (diarrhée souvent hémorragique avec importante répercussion sur l'état général).

En outre, le diagnostic de l'une de ces diverses hypothèses ne permet en rien d'exclure une toxocarose imaginale associée!

Aussi, le recours au laboratoire est indispensable et fait appel à la coproscopie microscopique (soit par examen direct d'un petit échantillon entre lame et lamelle, soit après enrichissement). Cet examen rapide, fiable et facilement réalisable au cours de la consultation, permet, grâce à l'observation des œufs caractéristiques, de confirmer le diagnostic et de faire une diagnose générique ***(tableau 57)***. En raison de la prolificité très importante des ascaris, cet examen est systématiquement positif.

Diagnostic nécropsique

Le diagnostic nécropsique est évident: parasites souvent très nombreux dans la lumière intestinale, parfois dans l'estomac, ou en des localisations erratiques (cavité abdominale, pancréas, canal cholédoque...), associés aux altérations (œdème, nécrose, ulcères, hémorragies...) de la paroi intestinale. Leur taille et leur aspect général (ver rond blanc laiteux de grande dimension) facilitent leur identification.

Tableau 57 - Diagnose différentielle des œufs d'ascaridés.

critères de diagnose	*Toxocara canis*	*Toxascaris leonina*
forme	globuleux,	forme et taille comparables,
taille	de diamètre supérieur à 80 µm,	
couleur	brun sombre	brun clair
paroi	épaisse, irrégulière, alvéolée	épaisse, lisse
contenu	une cellule tendant à remplir la totalité de l'œuf	une cellule ne remplissant pas l'œuf, espace entre la cellule et la paroi

f. Pronostic

- **La plupart du temps, le pronostic de l'ascaridose imaginale du chien est bon** : spontanément, l'animal expulse la totalité des *Toxocara* adultes présents dans la lumière de l'intestin. Adulte, il peut héberger encore quelques *Toxascaris,* dont le pouvoir pathogène est toujours limité.
- **Quelquefois, il est réservé** (et il s'agit toujours de toxocarose), voire sombre dans les cas suivants :
  - chez des chiots fortement parasités, en mauvais état général, souffrant de troubles digestifs aigus ou à fortes répercussions sur l'état général, avec les risques élevés de choc toxique et anaphylactique ;
  - chez des animaux en occlusion intestinale ;
  - chez des animaux souffrant d'une péritonite ;
  - chez des animaux souffrant d'une autre pathologie associée.

MÉTHODES DE LUTTE

a. Traitement

Deux tableaux ***(tableaux 58 et 59)*** permettent de rassembler les informations essentielles concernant les anthelminthiques actifs à l'encontre des ascaris, l'un sur l'efficacité respective des molécules, l'autre sur l'utilisation pratique en fonction de l'animal. Aucune différence n'est à noter, en termes de traitement anthelminthique, entre les deux genres d'ascaris au stade adulte.

Le seul élément important à prendre en considération pour le choix du médicament est le type d'activité du principe actif : ascarifuge ou ascaricide. En effet, le chiot en mauvais état général, fortement parasité, doit recevoir préférentiellement un ascarifuge (c'est-à-dire du sirop de pipérazine, *cf encadré*). Celui-ci provoque l'expulsion des *ascaris* intacts, évitant ainsi leur lyse de et la libération du liquide toxique et allergisant susceptible de provoquer diarrhée, déshydratation et choc mortel. Hormis ce cas, les autres molécules sont ascaricides et de même efficacité *(cf. encadrés).* Le choix se fait donc en fonction des critères de facilité d'administration et de coût.

Pour en savoir plus (sur l'ensemble de ces ascaricides)

BOURDOISEAU G. La thérapeutique anthelminthique chez le chien. Rev. Méd. Vét., 1994, 145, 699-710.
BOURDOISEAU G. La thérapeutique anthelminthique chez les carnivores domestiques. Point Vét., 1997, 28, 107-117.
OAKLEY GA. Anthelmintics for cats and dogs. Ed. Rowlands T. Anpar Books, Angleterre, 1991, 447.

Le nitroscanate

Présentation chimique

Le nitroscanate est un dérivé nitro-halogéno-phénolique.

Mode d'action - Efficacité

Le nitroscanate agit en inhibant la synthèse de l'ATP (adénosine triphosphate), bloque les phénomènes énergétiques fondamentaux. Le nitroscanate associe des propriétés nématodicides (ankylostomes) et cestodicides.

Toxicité - Innocuité

Cette molécule ne diffuse pas sous sa forme pharmacologiquement active dans le sang. Aucune toxicité n'est enregistrée chez le chiot ou la chienne gestante. La DL50 chez le chien est de 10 g/kg (!), soit une dose très largement supérieure à la dose thérapeutique.

Présentation commerciale

Le nitroscanate est commercialisé sous le nom de Lopatol® 100 et 500 (comprimé) à la dose de 50 mg/kg par la voie orale (soit, respectivement, un comprimé pour 2 kg et pour 10 kg) en une fois avec un léger repas (une alimentation abondante pouvant diminuer son efficacité).

Avantages - Inconvénients

Le Lopatol® est un excellent nématodicide administrable en une fois et à haut coefficient de sécurité. Il présente en outre certaines propriétés cestodicides : ce médicament est utile lors de polyparasitisme.

Tableau 58 - Bilan comparatif des anthelminthiques à utiliser lors d'ascaridose (la colonne du traitement concerne l'ascaridose imaginale soit du chiot soit du jeune chien, la colonne de la prophylaxie l'ascaridose larvaire observable chez la chienne reproductrice). Le texte en caractère gras présente les meilleures solutions.

	traitement		prophylaxie
produit	chiot non sevré : parasitisme massif, infestations répétées	jeune et chien adulte : réinfestations possibles	chienne gestante et allaitante : larves en migration
nitroscanate Lopatol®	**ascaricide**	**efficace, léger repas nécessaire**	activité insuffisante car n'atteint pas les larves disséminées dans l'organisme
pyrantel Strongid®	**ascaricide présentation en pâte utile et pratique (graduation par 500 g de poids) traitement en une prise**	**efficace**	inefficace
sels de pipérazine : nombreuses présentations	**très utile car ascarifuge index thérapeutique élevé nécessité de traiter pendant 3 j**	**toujours utile mais présentations peu adaptées**	inefficace
benzimidazole : fenbendazole oxfendazole flubendazole mébendazole	**ascaricides index thérapeutiques élevés présentations pâte utiles nécessité de traiter pendant 2 ou 3 j**	**interêt de certains produits à la fois nematodicides et cestodicides**	le fenbendazole à 50 mg/kg x 10 j est efficace sur les larves en migration utilisable chez la chienne gestante et allaitante
selamectine : Stronghold®	**ascaricide *spot-on* très pratique excellente sécurité une administration mensuelle**	**à renouveler de façon mensuelle**	efficacité en cours d'étude
milbémycine oxime : Interceptor®	**1 mg/kg p.o ascaricide**	**à renouveler**	
praziquantel + febantel + pyrantel Drontal® P	ascaricide par le febantel et/ou le pyrantel	intérêt de son spectre lors de polyparasitisme	nécessiterait des doses très élevées incompatibles avec le coût

Le pyrantel

Présentation chimique

Le pyrantel est un dérivé de la pyrimidine.

Mode d'action - Efficacité

Le pyrantel est un cholinomimétique, bloquant de façon irréversible la dépolarisation neuromusculaire et entraînant ainsi une paralysie du parasite. Son spectre intéresse également les ankylostomes.

Toxicité - Innocuité

Le produit est très faiblement absorbé par la muqueuse intestinale et rapidement dégradé : la toxicité générale est quasi absente. La DL50 chez le chien est de plus de 2 g/kg, soit plus de 50 fois la dose thérapeutique (index thérapeutique supérieur à 400). Le produit est sans danger chez le chiot et chez la chienne gestante.

Présentation commerciale

Le pamoate de pyrantel est commercialisé sous le nom de Strongid® chien pâte orale, administré à la dose de 14,5 mg/kg en une fois, éventuellement mélangé dans la nourriture. Trois présentations sont commercialisées en fonction du poids de l'animal : chiot (moins de 4 kg), chien de moins de 24 kg, chien de plus de 24 kg. Aucune précaution particulière n'est à prendre lors de l'administration.

Avantages - Inconvénients

La présentation pâte orale contenue dans une seringue et l'excellente sécurité du produit la distinguent comme un très bon nématodicide facile d'utilisation. A noter que la même molécule, à double dose, serait cestodicide chez le cheval (?), ce qui n'est pas le cas chez le chien.

Drontal® P

Le Drontal® P est une association de praziquantel, febantel et pyrantel. Nous ne le développerons pas ici : dans la mesure où le praziquantel est un cestodicide *(cf. chapitre sur le tæniasis)* et les deux autres molécules sont présentées ici respectivement dans le paragraphe consacré aux benzimidazoles et sous le nom de Strongid®.

Signalons simplement son grand interêt du fait de son spectre très large, de sa haute sécurité et d'un effet synergie entre les deux benzimidazoles : on peut ainsi les utiliser à des doses inférieures à celles requises lors de leur utilisation séparée. Cette association est parfaitement efficace à l'encontre des ascaris adultes : 1 comprimé par la voie orale pour 10 kg de poids sans précaution particulière, en une fois.

Tableau 59 - Posologies et efficacités des divers anthelminthiques à l'égard des ascaris adultes.

molécule nom commercial	***Toxocara* et *Toxascaris* adultes**	**type et intensité de l'activité**
sels de pipérazine	200 mg/kg/j p. o x 3 j	ascarifuge
nitroscanate : Lopatol®	50 mg/kg avec un repas	+++
pyrantel : Strongid®	14,5 mg/kg, p. o	+++
oxfendazole : Dolthène®	11 mg/kg/j x 3 j, p. o	++++
levamisole	7,5 mg/kg/j, p. o	++++
mébendazole : TelminKH®	20 mg/kg/j x 2 j, p. o	++++
flubendazole : Flubenol®	22 mg/kg/j x 2 j, p. o	++++
oxibendazole : Vitaminthe®*	15 mg/kg, p. o	++++
selamectine : Stronghold®	6 mg/kg, *spot-on*, 1/mois	++++
milbémycine oxime : Interceptor®	1 mg/kg, p. o	++++

+++ : > 90 p. cent d'efficacité (d'après OAKLEY G A.)
++++ : > 95 p. cent d'efficacité (d'après OAKLEY G A.)
p. o : par la voie orale ; SC : par la voie sous-cutanée.
*le Vitaminthe est une association d'oxibendazole et de niclosamide.

Selamectine

La selamectine (Stronghold®) a été présentée dans le chapitre consacré à la gale sarcoptique : molécule du groupe des avermectines, elle est très efficace à l'encontre des ascaris adultes, sous la forme de spot-on, à raison de 6 mg/kg, une fois par mois. Son administration doit être renouvelée de façon mensuelle, éliminant ainsi les ascaris adultes au fur et à mesure de leur développement dans l'intestin grêle. L'efficacité de cette molécule, son innocuité et son spectre (insecticide, acaricide, prophylaxie de la dirofilariose cardiaque) la classent parmi les présentations extrêmement intéressantes et pratiques.

Les sels de pipérazine

Présentation chimique

Plusieurs sels de pipérazine sont utilisables chez le chien : adipate (Plurivers® sirop), citrate (Ascapipérazine® sirop ; Opovermifuge® P, sirop ; Vermiskan®, sucre). La pipérazine est un hétérocycle saturé (diéthylène diamine).

Mode d'action - Efficacité

Les sels de pipérazine sont hydrolysés dans la lumière digestive. Ils bloquent la synthèse du succinate nécessaire au fonctionnement musculaire et inhibent l'acétylcholine. Ils provoquent ainsi une paralysie du parasite qui est ensuite éliminé passivement à la faveur du péristaltisme intestinal. Ainsi, les sels de pipérazine sont-ils ascarifuges et n'entraînent pas la lyse du parasite. Toutefois, ils ne sont pas actifs de façon satisfaisante à l'encontre des autres nématodes digestifs du chien.

Toxicité - Innocuité

L'adipate n'est pratiquement pas absorbé par l'intestin, à la différence du citrate absorbé, de façon modérée par la muqueuse intestinale. Toutefois, les composés sont totalement éliminés en 24 heures. Les récepteurs cholinergiques des mammifères étant différents de ceux des nématodes, la toxicité est très faible, et ces produits ont un index thérapeutique élevé.

Présentation - Utilisation

Toutes les présentations sont destinées à une administration par la voie orale, à la dose de 200 mg/kg/j, trois jours de suite. L'administration peut être suivie de l'expulsion des vers intacts qu'il convient de détruire.

Avantages - Inconvénients

L'avantage essentiel de la pipérazine est son action ascarifuge et sa faible toxicité : c'est l'anthelminthique de choix en matière d'ascaridose chez les sujets très jeunes ou en mauvais état général. Toutefois, son élimination rapide suppose une administration répétée et les présentations en sirop ne sont pas toujours adaptées au chien.

b. Prophylaxie

Prophylaxie offensive

Il convient de dépister les animaux porteurs et à les traiter, afin de détruire le parasite sous quelque forme que ce soit :

- **la destruction des *ascaris* adultes** : le traitement précédemment exposé des animaux parasités est efficace à condition de répéter les traitements ; en effet, les molécules conseillées n'ont qu'un effet adulticide. Or, les chiots non sevrés continuent à ingérer des larves infestantes, et les jeunes chiens, par le léchage du sol, par l'ingestion de terre ou d'hôtes paraténiques avalent des éléments infestants. Il est donc nécessaire de recourir à une vermifugation dès la deuxième ou troisième semaine de vie et de la renouveler jusqu'à l'âge de 3-4 mois, à raison d'un traitement toutes les deux semaines environ, éventuellement de poursuivre avec des

Le lévamisole (actuellement disparu en tant que Nemisol® *injectable du DMV 1999)*

Présentation chimique

Le lévamisole est la forme lévogyre de l'imidazothiazole.

Mode d'action - Efficacité

Le lévamisole est un composé cholinergique provoquant une contraction musculaire chez le parasite. Son spectre est réduit exclusivement aux nématodes.

Toxicité - Innocuité

Les marges de sécurité du lévamisole sont faibles, l'index thérapeutique est faible (environ 4) avec des manifestations d'intolérance dès la dose de 10 mg/kg. Des précautions particulières sont à prendre chez des sujets fragiles. Les erreurs de posologie sont fréquentes et la pesée de l'animal est conseillée.

Présentation commerciale

Les présentations ayant une AMM chien sont le Némisole® 0,7 p. cent (présentation injectable) et les comprimés de Stromiten® chien, Biaverm®, Buccalox® et Vermicanis® (association lévamisole-niclosamide).

Avantages - Inconvénients

Les présentations orales sont peu intéressantes (difficultés d'administration, vomissements fréquents). La présentation injectable, malgré les propriétés irritantes du produit, est utile lorsque l'administration de comprimés est impossible (animal rétif, agressif) et en présence de grands effectifs. D'une façon générale, en matière d'ascaridose, le lévamisole ne présente aucun avantage par rapport aux benzimidazoles.

*Les benzimidazoles (**tableau 60**)*

Présentation chimique

Ces médicaments sont des dérivés de l'imidazole, hétérocycle à cinq chaînons. A ce noyau imidazole, l'addition d'un noyau benzénique donne le benzimidazole. Les dérivés utilisés chez le chien sont le fenbendazole, l'oxfendazole, l'oxibendazole, le mébendazole et le flubendazole.

Le fébantel est un pro-benzimidazole qui n'est plus inscrit dans le DMV 1999.

Mode d'action

Les benzimidazoles se fixent à la ß-tubuline des nématodes, inhibant ainsi sa polymérisation et la constitution des microtubules : ceux-ci servent à la communication et au transport intracellulaires et à la constitution du fuseau mitotique. Tous les benzimidazoles sont ascaricides et présentent une efficacité identique sur les deux espèces d'ascaris du chien. En outre, ils sont actifs sur les ankylostomes, parfois sur les trichures et certains cestodes.

Toxicité - Innocuité

Les benzimidazoles ont en règle générale un index thérapeutique élevé (de l'ordre de plusieurs centaines) et sont absorbés modérément par la muqueuse digestive leur toxicité est faible. Toutefois, leur fixation à la tubuline des cellules de mammifères est possible, quoique de façon très modérée : ceci explique la tératogénicité et l'embryotoxicité enregistrées pour certaines molécules (surtout chez le mouton).

L'oxfendazole est déconseillé chez les femelles qui sont gestantes depuis moins de 35 jours. Le febantel et le pyrantel sont associés au praziquantel dans la présentation Drontal® P. L'oxibendazole est associée à la niclosamide dans la présentation Vitaminthe®.

Avantages - Inconvénients

Outre leur très bonne efficacité, ces molécules présentent de très bonnes conditions de sécurité. Les présentations sont facilement acceptées par l'animal. Certaines d'entre elles possèdent en outre des propriétés nématodicides larges (ankylostomes, trichures) et cestodicides intéressantes lors de polyparasitisme.

traitements mensuels jusqu'à l'âge de 6-8 mois. La très bonne sécurité des anthelminthiques actuels autorise le renouvellement de tels traitements;

- **la destruction des larves de *Toxocara canis*** chez l'animal: cette mesure consiste à traiter les femelles futures reproductrices qui hébergent dans leur organisme des larves quiescentes susceptibles de reprendre leur cycle évolutif au cours de la gestation et de la lactation. Seules les larves qui reprennent leur migration, sont sensibles à l'action des anthelminthiques. Le fenbendazole (Panacur®) se révèle efficace à la dose de 50 mg/kg/j durant les deux dernières semaines de gestation et les deux premières semaines de lactation (protocole hors AMM), périodes pendant lesquelles les larves quittent leur état de quiescence pour migrer en direction de l'utérus et des mamelles: ce protocole revient à prescrire un traitement quotidien d'un mois centré sur la mise-bas, 15 jours avant et 15 jours après;
- **la destruction des hôtes paraténiques**: c'est l'association des mesures de lutte contre les rongeurs et de mesures d'hygiène (stockage des aliments).

Prophylaxie défensive

Des vermifugations régulières des chiennes au moment de la mise-bas doivent être effectuées. Elles sont associées au nettoyage des cages et des sols (vapeur d'eau sous pression) en sachant que les antiseptiques usuels sont inefficaces sur les œufs. En chenil, l'association des mesures d'hygiène des locaux aux traitements anthelminthiques est indispensable.

ASPECT ZOONOSIQUE DE *Toxocara canis*

L'ingestion d'œufs larvés (ou de larves infestantes) est à l'origine, chez l'homme, d'un syndrome *larva migrans* viscéral (LMV) et oculaire (LMO) et d'un syndrome asthénie-allergie. Cet aspect zoonosique est à prendre en considération en raison de sa prévalence croissante et de son éventuelle gravité ***(chapitre 13).***

Tableau 60 - Présentations commerciales.

nom chimique	nom commercial	administration orale
fenbendazole comp.	Panacur® 250	50 mg/kg/j x 3 j,
oxfendazole	Dolthène®	hydrosol.
oxibendazole	Vitaminthe®	11 mg/kg/j x 3 j, suspension
mébendazole	Telmin® KH	15 mg/kg, pâte
flubendazole comp.	Flubénol® pâte	25 mg/kg/j x 2 j,
	Flubénol® easy	22 mg/kg/j x 2 j, pâte *id.*, comp. x 2 j

Pour en savoir plus

BARRIGA OO. A critical look at the importance, prevalence and control of toxocariasis and the possibilities of immunological control. Vet Parasitology, 1988, 29, 195-234.
BLAGBURN BL. Erythematous papular dermatitis associated with intestinal parasitism in a dog. in Challenging cases in dermatology and parasitology, Pfizer Symposium, 24th Congress of the World Small Animal Veterinary Association, 24 sept. 1999, France, 15-16.
DORCHIES P, GUITTON C. Les ascaridoses des carnivores domestiques. Rec. Méd. Vét., 1993, 169, 333-343.
FISHER MA, JACOBS DE, HUTCHINSON MJ, DICK IGC. Studies on the control of *Toxocara canis* in breeding kennels. Vet Parasitol, 1994, 55, 87-92.
GILLESPIE SH. The epidemiology of *Toxocara canis*. Parasitol Today, 1988, 4, 180-182.
GLICKMAN LT, SHOFER FS. Zoonotic visceral and ocular *larva migrans*. Vet Clinics North America, 1987, 17, 39-53.
MAGNAVAL JF, GLICKMAN LT, DORCHIES P. La toxocarose, une zoonose helminthique majeure. Rev. Méd. Vét, 1994, 145, 611-627.
PARSONS JC. Ascarid infections of cats and dogs. Vet Clinics of North America, 1987, 17, 1307-1339.

Les coccidioses

DÉFINITION

Les coccidioses sont des protozooses infectieuses et inoculables dues à la multiplication et à l'action pathogène de parasites spécifiques appelés coccidies qui, chez le chien, appartiennent aux genres *Isospora* et *Sarcocystis*.

Le genre *Neospora* est également agent d'une coccidiose intestinale: il a été possible d'observer des ookystes dans les fèces de chiens expérimentalement infectés *(cf. chapitre néosporose)*. Toutefois, cette observation n'a pas été rapportée dans des conditions naturelles.

Le terme même de coccidiose peut parfois prêter à confusion et, chez les mammifères, il regroupe deux types de maladies totalement différentes:

- **des coccidioses *sensu stricto,*** ou coccidioses digestives car intéressant l'épithélium intestinal: celles-ci reposent sur la multiplication asexuée et sexuée du parasite au sein des cellules épithéliales, dont il provoque la destruction. Ces entérites sont à l'origine d'émission d'ookystes simples, non sporulés dans les matières fécales. Ces coccidioses digestives font l'objet de ce chapitre;

- **à côté de ces entérites,** les coccidies peuvent être responsables d'autres maladies ou coccidioses dites cystogènes (car à l'origine de la formation de kystes), dans divers tissus de l'organisme. Parmi celles-ci, la toxoplasmose, exemple de maladie de système et étudiée dans le chapitre correspondant. *Toxoplama gondii* concerne en effet le chien seulement comme agent responsable d'une toxoplasmose, maladie due à la multiplication du parasite dans de nombreuses cellules de l'organisme, et non d'une coccidiose toxoplasmique, sous-entendu d'une protozoose digestive, qui n'existe que chez le chat.

Les coccidioses du chien peuvent être graves chez le chiot et chez le jeune chien, d'où le développement de ces maladies dans ce chapitre, même si elles peuvent occasionnellement se déclarer chez le chien adulte. Elles présentent parfois, chez le jeune, une prévalence et un caractère de gravité non négligeables.

ÉPIDÉMIOLOGIE

Les coccidies sont toujours des parasites spécifiques. Les coccidioses sont cosmopolites et endémiques, particulièrement fréquentes dans les élevages et collectivités : les trois quarts des élevages sont concernés et de nombreuses enquêtes coproscopiques ont montré que près d'un chiot sur trois présente, dans les premières semaines de la vie, des ookystes dans ses fèces. Le genre *Isospora* semble être le plus rencontré.

L'ookyste (surtout sporulé) offre une grande résistance dans le milieu extérieur grâce à sa paroi : en milieu humide, à des températures comprises entre 5 et 25°C, les ookystes sporulés résistent et gardent leur pouvoir infectant pendant plusieurs mois, d'où l'endémicité des coccidioses dans les élevages.

LES PARASITES

Genres *Isospora* et *Sarcocystis* ***(encadré 33)***

Le genre *Eimeria* ne semble pas être isolé chez le chien de façon certaine *(cf. définition)* et son existence est actuellement fortement contestée dans certaines publications. En effet, les grandes variations morphologiques des ookystes observés et l'impossibilité de reproduire l'infection expérimentale ont amené certains auteurs à nier l'existence de *E. canis* et à attribuer l'observation de grands ookystes dans les fèces du chien à un pseudoparasitisme, c'est-à-dire à un transit digestif passif d'ookystes ingérés à la faveur de carnivorisme (ingestion de rongeurs, de léporidés parasités par des coccidies spécifiques).

Les genres *Toxoplasma, Hammondia* et *Besnoitia* sont responsables de coccidioses félines et ne sont jamais observés chez le chien.

Le genre *Cystoisospora* avait été créé pour désigner des espèces capables de former des kystes dans divers tissus d'espèces hôtes intermédiaires : en fait, ces espèces se comportent comme des hôtes paraténiques, et la création de ce genre n'est donc plus justifiée.

Encadré 33. Caractères morphologiques et biologiques des genres Isospora, Sarcocystis

Définition taxinomique simplifiée

Ces deux genres de protozoaires sont des :

- APICOMPLEXA : caractérisés par l'existence à un pôle d'un complexe d'organites ;
- de la famille des ISOSPORIDÉS (genre *Isospora*) :
  - coccidies monoxènes ;
  - dont les ookystes sporulés renferment deux sporocystes ;
  - abritant chacun quatre sporozoïtes ;
  - ces espèces présentent une schizogonie dans les entérocytes ;
  - et une sporogonie dans le milieu extérieur ;
- de la famille des SARCOCYSTIDÉS (genre Sarcocystis) que certains auteurs transforment en sous-famille des sarcocystinés de la famille des isosporidés :
  - coccidies dixènes : HI obligatoire ;
  - la schizogonie n'existe pas ;
  - les ookystes sporulés s'ouvrent spontanément dans la lumière intestinale de sorte que les formes de dissémination excrétées sont le plus souvent des sporocystes renfermant 4 sporozoïtes.

Morphologie

Nous ne décrivons ici que les formes éliminées et observées dans les fèces de chien, permettant de confirmer un diagnostic par coproscopie, les autres formes étant décrites dans le paragraphe consacré aux cycles évolutifs :

- ookyste simple (non sporulé) du genre *Isospora* :
  - ookyste ovoïde, à paroi épaisse ;
  - renfermant une cellule lors de son émission ;
  - 4 espèces :

I. canis: de 38 µm sur 30 µm en moyenne, soit le plus grand ookyste émis chez le chien,

I. ohioensis, I. burrowsi, I. neorivolta: ookystes de 25 µm x 20 µm en moyenne, très difficilement discernables entre eux, de sorte que, parfois, les 3 espèces sont regroupées sous le terme de complexe *I. ohioensis*.

- sporocyste sporulé pour le genre *Sarcocystis* ***(tableau 61)***:
  - la sporulation pouvant être endogène, il est possible d'observer en coproscopie, un sporocyste sporulé, forme de dissémination de dimensions beaucoup plus réduites que celles de l'ookyste complet ***(tableau 58),***
  - quelquefois, la sporogonie endogène n'est pas achevée: il est possible d'observer par coproscopie, des ookystes intacts, renfermant deux sporocystes en voie d'être libérés, d'où l'image « d'ookystes en haltères »,
  - les dimensions du sporocyste et la nature de l'hôte intermédiaire permettent de reconnaître 6 espèces pour les régions européennes. Le nom d'espèce faisait appel autrefois à l'espèce hôte intermédiaire impliquée (nom en italique mis entre parenthèses dans le ***tableau 58***), il est maintenant officiellement remplacé.

Biologie

Habitat (tableau 62)

Les coccidies sont des parasites strictement intracellulaires, mais dont les stades de multiplication asexuée puis sexuée (respectivement les schizontes et les gamontes, stades pathogènes) présentent des localisations différentes. Les espèces affectant l'intestin grêle et le chorion (situation profonde) sont en général plus pathogènes (genre *Sarcocystis* et *I. canis, I. neorivolta*).

Reproduction (tableau 63, figure 40)

Les espèces du genre *Isospora* sont monoxènes: un seul hôte.

Les espèces du genre *Sarcocystis* sont dixènes: la reproduction sexuée a lieu dans le chorion intestinal du chien (qui est donc hôte défintif), les stades de reproduction asexuée étant localisés dans le tissu musculaire strié de diverses espèces herbivores ou omnivores (hôtes intermédiaires).

Cycle évolutif des espèces du genre *Isospora*: cycle monoxène et diphasique ***(tableau 61, figure 40, photo 56).***

1. La phase exogène:

- commence par l'émission, dans les fèces du chien, d'ookystes simples (c'est-à-dire non sporulés, non infestants, renfermant une seule cellule),
- se poursuit par la sporulation de ces ookystes dans le milieu extérieur: phase de sporogonie. Celle-ci consiste en une division du zygote en deux sporocystes renfermant chacun quatre sporozoïtes: l'ookyste, ainsi formé, est dit sporulé ou infestant. La sporogonie se déroule sous certaines conditions: humidité (la sécheresse interdit le phénomène), température optimale de 25°C, aérobiose (l'anaérobiose ne tuant pas l'ookyste mais empêchant la sporulation). Dans des conditions optimales, la sporogonie nécessite environ 24-48 heures;
- se termine par l'ingestion de l'ookyste sporulé.

2. La phase endogène, c'est-à-dire chez le chien:

- commence par l'ingestion de ces ookystes sporulés (lors de léchage du sol, de la gamelle souillée, de tout support recouvert de fèces émises par un individu excréteur, a fortiori lors d'ingestion d'aliment contaminé),
- se poursuit par la libération dans la lumière digestive des sporozoïtes:
  - soit le sporozoïte pénètre dans une cellule épithéliale de l'intestin grêle, s'y développe en trophozoïte et évolue selon le schéma classique pour donner des schizontes et de nombreux schizozoïtes: division multiple des noyaux, puis organisation du cytoplasme autour de chacun des noyaux-fils. Ce processus de multiplication asexuée est la schizogonie. Elle peut se dérouler plusieurs fois de suite (schizogonies primaire, secondaire...) et entraîne la destruction de nombreuses cellules;
  - soit il traverse la paroi intestinale et gagne, par la voie lymphatique, les ganglions mésentériques (et d'autres localisations: foie, rate): dans ces tissus, le sporozoïte forme des kystes unicellulaires qui ne présentent pas de processus de multiplication. Ce phénomène aboutit à des formes de résistance appelées kystes, se produirait chez l'hôte définitif qu'est le chien, mais aussi chez des espèces animales différentes (comme la souris):

Tableau 61 - Espèces du genre *Sarcocystis*.

espèces	dimensions du sporocyste sporulé	espèce hôte intermédiaire
S. cruzi [= bovicanis]	14-17 µm x 9-13 µm	bovin
S. ovicanis [= tenella]	13-16 µm x 9-11 µm	mouton
S. moulei [= capricanis]	15 µm x 10 µm	chèvre
S. miescheriana [= suicanis]	13 µm x 10 µm	porc
S. bertrami [= equicanis]	15 µm x 10 µm	cheval
S. fayeri	12 µm x 8 µm	cheval

Tableau 62 - Localisation anatomique et histologique des diverses espèces de coccidies.

espèces	localisation anatomique	localisation histologique
Isospora canis	int. grêle distal	lamina propria
Isospora ohioensis	int. grêle + cæcum + colon	entérocytes
Isospora burrowsi	int. grêle distal	entérocytes + lamina propria
Isospora neorivolta	int. grêle distal	lamina propria
Sarcocystis sp	intestin grêle	lamina propria

chez celles-ci, l'absence de multiplication parasitaire fait qu'elles doivent être considérées comme des hôtes paraténiques et non comme des hôtes intermédiaires. Aussi le genre *Cystoisospora* fondé sur ce critère n'a-t-il plus lieu d'être.

Ce phénomène, longtemps ignoré, prouvé chez le porc et chez le chat, suspecté chez le chien, est ainsi à l'origine, à l'instar de ce qui se passe avec le toxoplasme, d'une éventuelle récurrence: possibilité d'une nouvelle coccidiose avec excrétion ookystale, à partir de ces kystes, sans qu'il y ait eu réinfection.

Au niveau de l'épithélium intestinal, les schizozoïtes ont la capacité de générer des «corps chevelus» (nombreux éléments flagellés, mobiles, situés en périphérie de la cellule), assimilables à des microgamon-

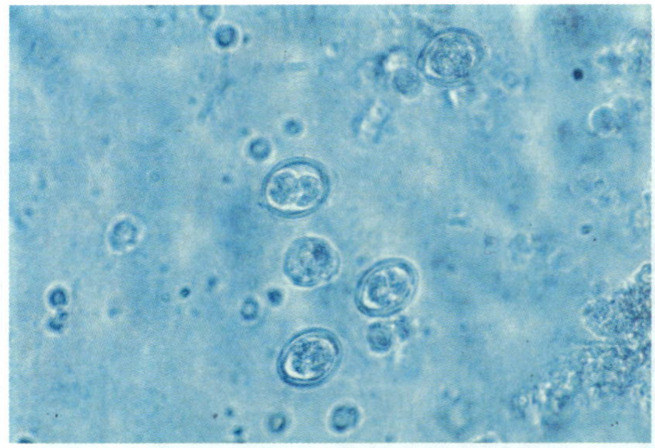

56. Ookystes sporulés de coccidies du genre Isospora *(2 sporocystes à 4 sporozoïtes).*

Figure 40 - Cycle évolutif de *Isospora sp.*

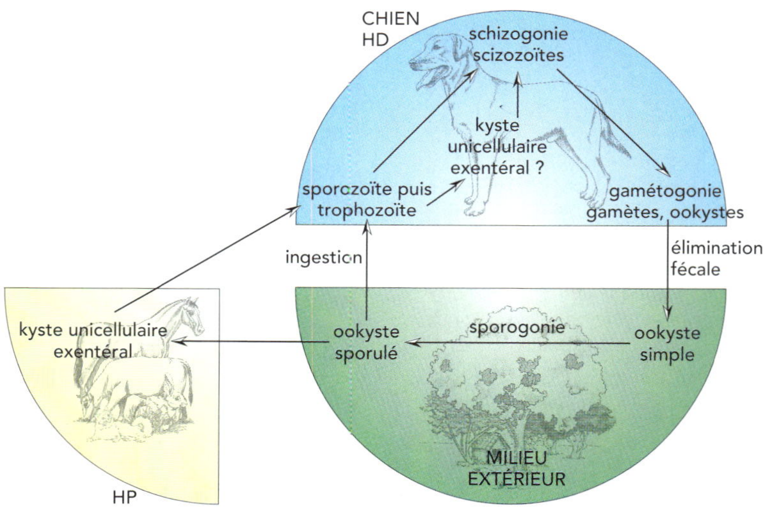

Tableau 63 - Caractéristiques du cycle évolutif des diverses espèces du genre *Isospora.*

espèce parasite	durée de la sporogonie (en j)	HP éventuels	nombre de schizogonies	durées respectives des ppp*/pp** en j
Isospora canis	2	souris	3 dans le tiers distal de l'IG + début GI	9/28
Isospora ohioensis			2 dans IG + GI	5/21-35
Isospora burrowsi			2 dans IG distal	6/9-15
Isospora neorivolta			4 dans IG distal	6/13-23

* ppp = période prépatente, durée qui sépare la contamination de l'excrétion ookystale, soit le temps nécessaire à la schizogonie et à la gamétogonie
** pp = période patente, durée pendant laquelle on observe une excrétion ookystale.

tes donnant des microgamètes équivalents à des gamètes mâles. D'autres schizozoïtes émettent en revanche des éléments globuleux (un par cellule) et immobiles: macrogamontes équivalents chacun à un macrogamète ou gamète femelle. C'est la phase de gamétogonie aboutissant à la fusion des gamètes ou fécondation, puis à la formation d'un œuf qui s'entoure d'une paroi épaisse, libre dans la lumière intestinale puis dans les fèces: l'ookyste simple.

La période prépatente de ces coccidioses chez le chien est d'environ 6-8 jours.

Cycle évolutif des espèces du genre *Sarcocystis*:
cycle diphasique et dixène ***(tableau 64, figure 41)***.

1. La phase exogène

- commence par l'émission, dans les fèces du chien, de sporocystes sporulés (c'est-à-dire immédiatement infestants) issus de la lyse de la paroi ookystale;
- toutefois, ces sporocystes renfermant 4 sporozoïtes ne sont pas infestants pour un autre chien, mais uniquement pour une espèce animale herbivore ou omnivore hôte intermédiaire, différente selon l'espèce parasite: mouton, chèvre, bovin, cheval, porc;
- cette phase se termine par l'ingestion de ces sporocystes sporulés par l'HI.

2. La phase endogène se déroule en impliquant deux espèces différentes: d'abord l'hôte intermédiaire cité antérieurement, puis l'hôte définitif qu'est le chien.

- chez l'HI, les sporozoïtes libérés dans la lumière digestive sont à l'origine de deux phases distinctes: l'une correspondant à la multiplication asexuée rapide de tachyzoïtes (pseudokystes) dans les cellules endothéliales, puis les monocytes (période d'expression clinique correspondant à la sarcosporidiose aiguë), ensuite une période d'installation reposant sur la multiplication asexuée lente de bradyzoïtes (kystes ou tubes de Miescher formés environ à partir de la dixième semaine) dans les fibres musculaires (période asymptomatique de sarcosporidiose chronique);
- l'ingestion de viande parasitée par le chien assure la poursuite du cycle. Chez cette espèce hôte définitif, le parasite évolue selon les mêmes règles générales que pour les espèces du genre *Isospora*. Toutefois, avec des différences notables: absence de schizogonie, gamétogonie systématique en situation profonde de la muqueuse (dans le chorion ou *lamina propria*), sporogonie endogène (c'est-à-dire dans la lumière intestinale de l'HD et non dans le milieu extérieur). Ainsi, le chien est-il immédiatement infestant pour un HI.

La période prépatente (séparant la consommation de viande parasitée de l'excrétion de sporocystes sporulés) est d'environ 8-10 jours. Pour bien différencier ce qui se passe chez l'HI puis chez l'HD, on doit parler de sarcosporidiose pour le(s) premier(s), de coccidiose à *Sarcocystis* pour le second.

Figure 41 - Cycle évolutif des espèces du genre *Sarcocystis*.

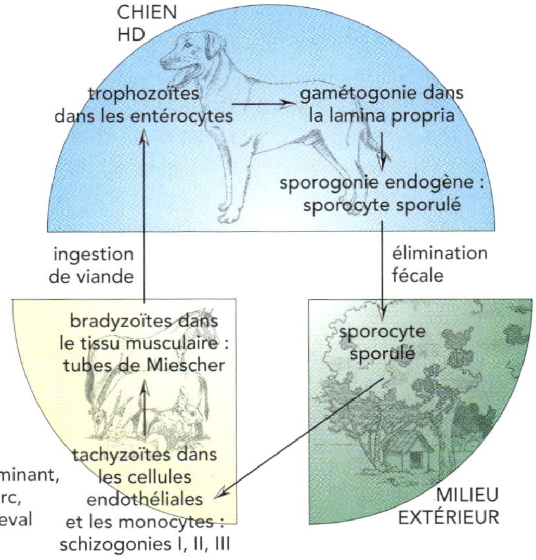

Tableau 64 - Caractéristiques du cycle évolutif des diverses espèces du genre *Sarcocystis*.

espèce parasite	hôte intermédiaire	ppp/pp en j
Sarcocystis cruzi	3 schizogonies chez le bovin	8-33/3-70
Sarcocystis ovicanis	3 schizogonies chez le mouton	8-14/9
Sarcocystis moulei	2 schizogonies chez la chèvre	7-8/n semaines
Sarcocystis miescheriana	1 schizogonie chez le porc	8-9/?
Sarcosystis bertrami	chez le cheval (nombre?)	?/?
Sarcocystis fayeri	id	11-14/?

PATHOGÉNIE ET IMMUNITÉ

a. Pathogénie

Le pouvoir pathogène des coccidies repose sur la destruction des cellules épithéliales, entraînant ensuite une diarrhée par hypoabsorption : cette destruction est due à la multiplication des éléments infectieux intracellulaires que sont les schizontes, (lorsqu'ils existent), et les gamontes. Aussi l'expression des symptômes ne coïncide-t-elle pas précisément avec l'excrétion ookystale, mais a plutôt tendance à la précéder.

Ce pouvoir pathogène est toutefois variable, fonction de l'espèce parasite, de la dose ingérée, de la variabilité des souches, de l'état immunitaire et de l'âge du sujet... Le complexe *I. ohioensis* ne semble pathogène que chez les chiots âgés de quelques jours, non sevrés. *I. canis* et les espèces du genre *Sarcocystis* sont les coccidies les plus pathogènes chez le chien. Les espèces de ce genre sont en outre à l'origine de toxines particulièrement pathogènes (sarcocystine, protéine thermolabile) : chez des chiens expérimentalement infectés, on a pu démontrer une chute de la pression artérielle, une augmentation de la pression veineuse (d'où une congestion passive de certains organes), une augmentation du nombre des LyB. Les toxines isolées de ces parasites reproduisent les mêmes effets chez le lapin.

Un caractère est cependant prépondérant : plus le parasite est en situation profonde dans la muqueuse, plus les possibilités de régénération des cellules épithéliales sont compromises, donc, plus le pouvoir pathogène est important (cas des espèces du genre *Sarcocystis*). En outre, cette localisation caractéristique de ces espèces fait que le parasite est en contact des vaisseaux, entraînant hémorragie et œdème de la paroi (d'où des troubles plus accusés). Toutefois, en contrepartie, on assiste à une réaction immunitaire plus solide.

b. Immunité

L'immunité, résultat d'une très forte infestation ou d'infestations répétées, repose sur une médiation cellulaire. Paradoxalement, alors que les stades de multiplication sont profonds, en contact avec le tissu conjonctivo-vasculaire, les espèces du genre *Sarcocystis* ne sont pas à l'origine d'une véritable immunité : ceci reposerait sur l'absence de schizogonie, les schizontes jeunes étant les stades les plus antigéniques.

I. canis est à l'origine d'une immunité solide entraînant le tarissement de l'excrétion ookystale et l'absence de récidive, c'est-à-dire de manifestations cliniques à la suite d'une réinfestation. Toutefois, les rechutes ne sont pas à exclure, ce qui signifie une ré-excrétion ookystale sans réinfestation. En effet, les stades exentéraux, intramacrophagiques peuvent, à la faveur d'une immunodépression, être à l'origine d'une multiplication parasitaire.

ÉTUDE CLINIQUE

a. Incubation

L'incubation ne correspond pas rigoureusement à la période prépatente, mais est plus courte : les stades pathogènes précèdent la formation des ookystes.

b. Symptômes

Les symptômes permettent de définir plusieurs formes cliniques distinctes :

- **une forme asymptomatique,** à l'origine d'ookystes (ou de sporocystes) disséminés par les fèces dans le milieu extérieur, et contribuant, en collectivités, à l'instauration d'un foyer : cas de chiens adultes, correctement entretenus, parasités par les espèces du genre *Isospora* ;
- **une forme classique,** banale, commune aux deux genres : il s'agit d'un syndrome entéritique non caractéristique, sans répercussion sur l'état général, à l'origine d'un ramollissement des selles, voire d'une diarrhée franche, évoluant spontanément, en quelques jours, vers la guérison. Cette forme est observée chez les chiens adultes en bon état ou chez des jeunes chiens bien entretenus, ayant ingéré de faibles doses infestantes et ne souffrant pas d'autres maladies ;
- **une forme plus rare,** aiguë, due aux espèces du genre *Sarcocystis* le plus souvent, à l'origine d'une diarrhée profuse, prenant parfois un caractère hémorragique, associée à une dégradation de l'état général (anorexie, soif intense, déshydratation, hyperthermie, convulsions). Cette forme est observée chez les très jeunes animaux ou chez les adultes déficients ou souffrant d'autres processus pathologiques. À cet égard, il est important de noter la synergie ascaridose-coccidioses relevée chez des chiens de collectivité qui présentent parfois un tableau clinique grave. L'évolution peut être fatale ;
- **une forme chronique,** rarissime, avec persistance des symptômes et de l'émission des ookystes

fécaux, observable chez des individus immunodéprimés *(paragraphe 3. entérites du sujet immunodéprimé).*

c. Lésions

Les lésions sont celles d'une entérite aiguë non caractéristique (œdème, pétéchies, hémorragies avec, parfois, destruction de l'épithélium, atrophie des villosités, adénomégalie).

d. Diagnostic

Les symptômes et l'épidémiologie ne sont pas suffisamment univoques pour établir un diagnostic clinique de certitude.

Diagnostic différentiel

Le diagnostic différentiel est à faire avec :
- **une diarrhée d'origine alimentaire** (diarrhée osmotique) : mauvaise alimentation (amidon insuffisamment cuit, par exemple) excessive ou déséquilibrée, changement brutal de régime en particulier au moment du sevrage. Ces diarrhées sont plutôt la conséquence d'une altération du fonctionnement de l'intestin grêle aboutissant à l'émission de fèces abondantes non moulées avec répercussion sur l'état général ;
- **une diarrhée d'origine virale** (parvovirose, coronavirose) : diarrhée grave, aiguë, souvent hémorragique, d'odeur particulière, contagieuse avec une profonde atteinte de l'état général : abattement, déshydratation ;
- **une diarrhée d'origine bactérienne** assez rare : est observée souvent en association avec d'autres agents pathogènes (virus ou parasites) ou complication d'une erreur alimentaire. Ces diarrhées sont de type « diarrhée de l'intestin grêle » et reposent sur un mécanisme d'hypoabsorption ;
- **les autres affections parasitaires** du tube digestif : ankylostomidoses et strongyloïdose (diarrhée souvent hémorragique avec importante répercussion sur l'état général).

En outre, l'une quelconque de ces diverses hypothèses peut être associée à une coccidiose !

Diagnostic par coproscopie

Un diagnostic de certitude peut être établi par la coproscopie : mise en évidence par flottation ou sédimentation d'ookystes non sporulés et/ou de sporocystes sporulés. Cet examen est utile, permettant en outre de définir le genre responsable (donc les mesures de prophylaxie) mais il se heurte à quelques obstacles :
- **les éléments pathogènes** sont ceux qui précèdent la formation des ookystes. Il y a donc absence de simultanéité entre la positivité de la coproscopie et l'expression des symptômes : lorsque les ookystes apparaissent, la maladie se termine. L'examen coproscopique doit donc être renouvelé ;
- **l'observation des ookystes** simples ne permet pas de différencier les espèces au sein d'un même genre. Il faut donc recourir à une sporulation artificielle en laboratoire ou à des mensurations nombreuses.

L'examen nécropsique permet, par raclage de la muqueuse, d'observer les divers stades (schizontes et gamontes) intramuqueux : cellules hypertrophiées renfermant, près du pôle apical, des éléments globuleux, « chevelus », parfois en voie de division.

e. Pronostic

Le pronostic est dans la grande majorité des cas favorable. Toutefois, il est réservé :
- chez des sujets très jeunes, mal nourris, sous-nutris ;
- souffrant d'autres affections intestinales, parasitaires ou non ;
- lors de coccidiose à *Sarcocystis,* coccidie non ou peu immunogène, se multipliant en profondeur dans la paroi intestinale, à hauteur du chorion, compromettant ainsi les possibilités de régénération de la muqueuse, et provoquant de fréquentes hémorragies.

Le pronostic est très réservé lors d'immunodépression.

MÉTHODES DE LUTTE

a. Traitement

Le traitement doit être entrepris aussi précocément que possible. Il associe traitement spécifique et symptomatique.

Traitement spécifique (tableau 65)

Pour la coccidiose, les médicaments de choix restent les sulfamides, surtout ceux administrables par la voie orale (efficacité de ceux administrés par voie exentérale ?).

Tableau 65 - Traitement des coccidioses.

principe actif	nom commercial	administration
sulfadiméthoxine	Sulfalon®	40 mg/kg, I. M
sulfaguanidine	Bieskadog®	50 mg/kg/j x 5 j, p.o
triméthoprim + sulfaméthoxypyridazine	Septotryl®	30 mg/kg/j x 6 j, p.o

Sauf dans le cas d'immunodépression, le traitement doit rapidement, en quelques jours, être suivi d'une amélioration clinique importante.

Traitement symptomatique

La réhydratation (perfusion), les pansements digestifs.

b. Prophylaxie

La prophylaxie varie selon le genre responsable :

- **dans le cas de coccidioses à *Isospora*,** il convient de dépister tous les animaux porteurs sains, sources de parasites, qu'il convient de traiter. Dans un chenil, l'hygiène du milieu extérieur est capitale : nettoyage quotidien du sol, des gamelles, des cages… en vue d'éliminer les ookystes sporulés capables, dans les conditions habituelles d'un local, de rester infestants pendant au moins une année. La vapeur d'eau sous pression semble la meilleure solution (effet à la fois mécanique et thermique). L'élimination des hôtes paraténiques éventuels comme la souris peut être utile.

- **dans les cas de coccidioses à *Sarcocystis*,** la transmission reposant sur la consommation de viande parasitée, le recours à une alimentation industrielle ou la distribution de viande cuite est indispensable.

Les coccidies du chien étant des parasites spécifiques, aucun caractère zoonosique n'est observé. ❐

Pour en savoir plus

AZUMENDI JL, GRANDA I, REY YA, PINZON C, FORERO LF, ESPITIA S, GIL M, AVELLO N, ESGUERRA A, PEREZ LF. Pharmalogical actions of *Sarcocystis toxin*. Revista de Salud Animal, 1995, 17, 273-284.
EUZEBY J. Protozoologie médicale comparée. 1987. Vol II. Fondation Mérieux, 475.
KIRKPATRICK CE, DUBEY JP. Enteric coccidial infections. Vet. Clinics of North America, 1987, 17, 1405-1420.
LINDSAY DS, BLAGBURN BL. Coccidial parasites of cats and dogs. Comp. Cont. Educ. 1991, 13, 759-765.
LINDSAY DS, BLAGBURN BL. Biology of Mammalian *Isospora*. Parasitol. Today, 1994, 10, 214-220.
LINDSAY DS, TODD KS. Coccidia of mammals. in Parasitic protozoa, vol.4, Kreier J P. 2nd ed., Academic Press, 1993, 89-131.

Autres maladies parasitaires

D'autres maladies parasitaires sont susceptibles d'être observées chez le chiot et/ou chez le jeune chien : ankylostomidoses, strongyloïdose, tæniasis, giardiose… mais qui ne sont pas particulièrement inféodées à cet âge. Elles sont donc abordées dans les maladies parasitaires de l'adulte.

Les particularités cliniques propres au jeune sont abordées dans l'étude générale des entérites correspondantes.

Seule la strongyloïdose pourrait être citée ici. Toutefois, de nombreux caractères biologiques et cliniques la rapprochent des ankylostomidoses. Son étude suit donc celle-ci. ❐

3. Entérites du chien adulte

Introduction

Les entérites parasitaires du chien adulte immunocompétent sont nombreuses et intéressent tant l'intestin grêle que le gros intestin. Les espèces parasites impliquées sont très variées, appartenant aux protozoaires, aux nématodes, aux cestodes et aux trématodes. Plusieurs critères peuvent être utilisés pour leur classification :

- un critère parasitologique, fondé sur la nature de l'espèce pathogène, dont l'inconvénient majeur est d'être de peu d'utilité pour le clinicien, les symptômes de ces entérites étant souvent très équivoques ;
- un critère clinique strict, fondé sur l'habituelle distinction des affections de l'intestin grêle de celles du gros intestin : différences concernant les selles (quantité, fréquence, aspect : muqueux, hémorragique, gras), la défécation (existence de ténesme…), les répercussions éventuelles sur l'état général (amaigrissement, anémie, déshydratation), l'association d'autres symptômes (vomissements, hyperthermie…). Toutefois, ces caractères sont parfois difficiles à retenir dans la pratique ;
- ***des critères épidémiologiques*** : la prévalence, la répartition géographique, la spécificité…, caractères utiles au diagnostic sans être toutefois toujours tranchés.

C'est en associant ces divers critères que nous présentrons les nombreuses entérites parasitaires du chien adulte :

- tout d'abord, les helminthoses et la protozoose fréquentes de l'intestin grêle : l'uncinariose et, d'une fréquence moindre, l'ankylostomose, la strongyloïdose, et la giardiose, à l'origine de manifestations cliniques aiguës ou chroniques, parfois graves. Le tæniasis est souvent asymptomatique ;
- une helminthose du gros intestin : la trichuriose ;
- enfin, les affections intestinales rares : des trématodoses, la balantidiose et l'amibiase.

Maladies parasitaires fréquentes de l'intestin grêle

Les ankylostomidoses

DÉFINITION

Les ankylostomidoses sont des nématodoses dues à la migration dans l'organisme des larves, puis au développement dans la lumière intestinale des adultes de deux espèces : *Ankylostoma caninum* et *Uncinaria stenocephala.*

Les ankylostomidoses (c'est-à-dire les helminthoses dues à la famille des ankylostomidés) rassemblent ainsi l'ankylostomose *stricto sensu* (due aux parasites du genre *Ankylostoma*) et l'uncinariose (due au genre *Uncinaria*). Elles sont les seules strongyloses intestinales des carnivores. Le terme « d'ankylostome » est ambigu : il peut désigner aussi bien le genre *Ankylostoma* que *Uncinaria.* L'ankylostomose est appelée « anémie des chiens de meute », rappelant ainsi l'un des symptômes majeurs et l'un des caractères épidémiologiques essentiels de ce syndrome.

Ces helminthoses se caractérisent cliniquement par une entérite diarrhéique associée parfois à de l'anémie et à des lésions cutanées.

ÉPIDÉMIOLOGIE

Ankylostoma caninum affecte les canidés et accessoirement l'homme (chez qui il provoque un syndrome de *larva currens*). *Uncinaria stenocephala* parasite les canidés et le chat.

L'ankylostomose sévit essentiellement dans les zones chaudes (sud du pays), l'uncinariose étant plus septentrionale, mais les deux helminthoses coexistent sur notre territoire. Ces maladies peuvent être observées sur des cas isolés. Toutefois, l'ankylostomose prend une grande importance dans des collectivités: elle peut être grave sur le plan médical (anémie, entérite hémorragique, mort), économique (sa propension à se développer en chenils), et social en raison du caractère zoonosique.

En revanche, l'ankylostomose, de pronostic parfois réservé, est beaucoup moins fréquente que l'uncinariose, laquelle est bien moins grave. La prévalence est difficile à évaluer en raison des variations géographiques: une récente enquête effectuée au sein des quatre écoles vétérinaires françaises a révélé une prévalence de 6,5 p. cent pour l'ankylostomose et de 12 p. cent pour l'uncinariose (sur 107 chiens positifs en coproscopie microscopique). Près de la moitié des chiens parasités par *Ankylostoma caninum* étaient élevés en chenil.

LES PARASITES

Ankylostoma caninum et *Uncinaria stenocephala*

Des caractères morphologiques et biologiques essentiels développés dans ***l'encadré 34,*** il ressort que:

- **les «ankylostomes»** sont des parasites de l'intestin grêle, l'ankylostome s.s. étant le moins fréquent et le plus pathogène, l'uncinaire le plus fréquent et le moins pathogène;
- **leur présence peut être confirmée** par une coproscopie microscopique.

PATHOGÉNIE ET IMMUNITÉ

a. Pour l'ankylostomose

- **Les diverses modalités d'infestation** permettent de comprendre certaines observations cliniques: l'ankylostomose est observable chez des très jeunes chiots infestés dès leur naissance par l'intermédiaire du lait. L'infestation percutanée peut entraîner l'apparition sur la ligne inférieure du corps et dans les espaces interdigités de dermatites exsudatives associées à une adénomégalie des ganglions satellites;
- ***Ankylostoma caninum* est très hématophage**: grand consommateur et gaspilleur de sang (jusqu'à 0,2 ml de sang par jour et par ver), grâce à des toxines anticoagulantes présentes dans ses secrétions buccales (protéases fortement antigéniques), il est responsable d'une anémie parfois importante («anémie des chiens de meute»). Cette perte de sang parfois prolongée aboutit à un véritable état de dénutrition, une cachexie et des œdèmes en régions déclives par hypoprotéinémie. La «salive» inoculée à l'animal serait à l'origine (grâce à ses propriétés toxiques et anticoagulantes?) de symptômes exentéraux, comme l'épistaxis;
- **ce parasite déchire la muqueuse intestinale** par sa capsule buccale développée et munie de crochets, favorisant ainsi les complications bactériennes;
- **en revanche, l'infestation peut conférer une immunité vraie,** en raison de la migration profonde dans l'organisme et des mues successives de stades larvaires: ces deux faits aboutissent à la production d'antigènes parasitaires, entrent en contact avec le système immunitaire. Un tel mécanisme a permis d'utiliser des vaccins contre l'ankylostomose, et peut expliquer l'absence ou le caractère incomplet des migrations larvaires chez l'adulte, lors de réinfestations.

b. Pour l'uncinariose

- ***Uncinaria stenocephala*** infeste le chien essentiellement par la voie orale, d'où l'absence de chiots infestés à la naissance, la rareté des adénomégalies et des lésions cutanées;
- **l'hématophagie de ce parasite** est fortement contestée, et si elle existe, elle est toujours modérée: on ne note pas d'anémie prononcée lors d'uncinariose;
- **l'absence de migrations profondes** dans l'organisme fait qu'il n'y a pas d'immunité en matière d'uncinariose canine.

ÉTUDE CLINIQUE

a. Incubation

L'incubation est variable selon la voie d'infestation *(cf. périodes prépatentes),* selon la quantité de parasites infestants et l'âge du sujet. Elle est de l'ordre de quelques semaines en général.

b. Symptômes

Les symptômes sont surtout marqués pour l'ankylostomose s.s. Ils peuvent affecter le tube digestif et la peau sans négliger des répercussions générales graves.

Symptômes généraux

- **L'abattement, la fatigue** et les difficultés à récupérer après un exercice ou une chasse s'accusent au cours de l'évolution de la maladie. Les jeunes chiens, en particulier, sont en mauvais état: amaigrissement, retards de croissance, poil terne. L'appétit est en général conservé, la soif accrue;

- **l'essoufflement, la pâleur** des muqueuses et les œdèmes des régions déclives sont la conséquence de l'hypoprotéinémie et de l'anémie. Celle-ci est d'abord régénérative, normochrome et normocytaire, puis arégénérative, hypochrome et microcytaire (le taux de globules rouges pouvant être inférieur à 3 millions/ml);
- **la perte du flair,** la modification de la voix (aboiement plus sourd) et une toux rauque («angine») sont parfois décrits lors d'ankylostomose sévissant dans des meutes de chien de chasse;
- **ces symptômes généraux** peuvent être très discrets, voire totalement absents (état asymptoma-

Encadré 34. Caractères morphologiques et biologiques essentiels des ankylostomes

Définition taxinomique simplifiée

Ces helminthes sont:
- des NÉMATODES: ver rond sans trompe épineuse;
- de la famille des ANKYLOSTOMIDÉS (= ancylostomidés = ankylostomatidés = ancylostomatidés) caractérisés par:
  - un bord antérieur de la capsule buccale globuleuse muni de crochets (genre *Ankylostoma*) ou de lames (genre *Uncinaria*);
  - et l'extrémité antérieure déviée vers la face dorsale.

Morphologie

Adultes

- genre *Ankylostoma*:
  - de 1 à 2 cm de longueur, pour 0,5 mm de diamètre;
  - de couleur blanche ou rougeâtre;
  - il est muni de 2 groupes de 3 crochets pointus et disposés sur le bord antérieur de la capsule buccale (ressemblant à des crocs de chien) et du côté ventral. Tous les crochets ne sont pas facilement visibles au microscope, mais il est toujours possible d'en voir au moins 2 ou 3;
  - il est muni de 2 petites dents triangulaires ventrales au fond de la capsule,
  - et d'un tunnel dorsal (= conduit évacuateur d'une glande œsophagienne);
  - l'adulte femelle présente une extrémité distale munie d'une pointe;
- genre *Uncinaria*:
  - de 0,5 à 0,8 cm de longueur pour le mâle, de 0,7 à 1,2 cm pour la femelle;
  - la capsule buccale est développée, déviée par rapport à l'axe du corps;
  - et plus étroite (d'où le nom d'espèce *stenocephala*);
  - cette capsule est munie d'une paire de lames tranchantes;
  - et de 2 dents subventrales dans le fond de la capsule;
  - elle est dépourvue de cône dorsal;
  - l'extrémité distale est normale chez la femelle.

Œufs

- Leur morphologie est de type œuf de strongle, c'est à dire ellipsoïde;
- Le contenu est une morula de 4 à 6 blastomères qui tend à remplir la totalité de l'œuf;
- la paroi est mince;
- le grand axe mesure 50 à 60 µm pour *Ankylostoma*;
- 70 à 80 µm de longueur sur 40 à 50 µm de largeur pour *Uncinaria.*

Biologie

Habitat

- *Ankylostoma,* au stade adulte, est un parasite de l'intestin grêle proximal, fixé à la muqueuse qu'il déchire, ou situé dans la lumière intestinale lors de la digestion;
- *Uncinaria,* au stade adulte, parasite la lumière de l'intestin grêle distal (iléon), sans être fixé à la muqueuse;
- les larves occupent diverses localisations selon les étapes du cycle évolutif.

Nutrition

- *Ankylostoma* est un parasite fortement hématophage, grand gaspilleur de sang (absorption de 0,2 ml de sang par ver et par jour). Cette consommation est augmentée car les parasites utilisent pour se nourrir des principes anticoagulants. Une grande partie du sang absorbé est rejetée sans avoir été préalablement digérée. Les larves sont également hématophages;
- les uncinaires ne sont pas des parasites hématophages (ou le sont très peu). Ils ne se fixent pas à la muqueuse intestinale. Ils sont essentiellement chymivores.

Cette différence essentielle entre les deux genres a deux conséquences: les uncinaires sont moins pathogènes et ne sont pas à l'origine d'un tableau clinique aussi sévère que celui observé dans l'ankylostomose, qui comprend une forte anémie. Enfin, les médicaments actifs sur les ankylostomes, liés aux protéines du sang, ne sont pas nécessairement efficaces à l'encontre des uncinaires.

Reproduction

Les ankylostomidés sont des parasites évoluant chez un seul individu (parasite monoxène) selon un cycle diphasique (une phase endogène chez l'animal, une phase exogène dans le milieu extérieur). Les larves suivent une migration de type trachéale, somatique ou pariétale *(cf.* Toxocara canis *pour la description de ces cycles:* ***figures 24, 25 et 26****).*

Cycles évolutifs de Ankylostoma caninum

1. Phase exogène:

de l'œuf à l'apparition de la larve de stade 3 infestante:

- Les œufs sont émis dans les fèces des chiens parasités, en grandes quantités. Sous certaines conditions

(25°C à 30°C, humidité relative élevée sans qu'il y ait pour autant de l'eau en nature, semi-obscurité), apparaissent successivement une larve de stade 1 et de stade 2, *rhabditoïdes*, puis une larve infestante de stade 3, strongyloïde et engainée (de 500 µm de longueur).

Ces conditions optimales, en particulier la température élevée, expliquent la présence de l'ankylostomose surtout dans des régions chaudes et humides (en certaines zones du sud de la France), *a fortiori* en régions tropicales et subtropicales.

Cette larve de stade 3 est particulièrement sensible à la dessiccation : on l'observe dans les endroits abrités, ombragés, humides, comme les aires de couchage des chiens, sous les arbres. Cette larve infestante est mobile, capable surtout de mouvements verticaux. Elle ne se nourrit pas (présence de la gaine), vivant aux dépens des réserves accumulées par les stades antérieurs.

- La phase exogène dure trois jours à 30°C, 22 jours à 15°C.

2. Phase endogène :

de l'infestation à l'apparition du stade adulte dans l'intestin grêle :

- L'infestation peut se dérouler selon deux voies : la voie orale (la moins fréquente) et la voie percutanée (la plus importante) ;
- l'infestation par la voie orale correspond à l'ingestion de larves de stade 3, par le léchage d'un substrat souillé, lors de l'ingestion d'aliments ou d'herbe contaminés, par la consommation d'hôtes paraténiques (rongeurs) ou par la consommation de lait de chienne parasitée. Les L3 ainsi ingérées poursuivent leur évolution dans la paroi du tube digestif (les cryptes glandulaires intestinales dans lesquelles s'effectue la mue en L4, puis l'apparition des adultes dans la lumière) : il s'agit d'une migration pariétale (*cf. cycle de la toxocarose*) dont la période prépatente est de l'ordre de 15 jours, parfois de plusieurs mois lors d'hypobiose des L3 dans la paroi intestinale (cas chez les chiens adultes). Toutefois, cette migration est observée surtout chez le jeune ou lors de primo-infestation ;
- la voie la plus importante est la voie percutanée, la traversée du revêtement cutané se faisant après un contact avec un sol souillé ou à la suite de dépôt de boue sur les extrémités. Cette voie d'infestation est suivie d'une migration selon un cycle trachéal ou somatique :
  - dans le premier cas, les L3 gagnent le cœur droit, les poumons, la trachée puis le pharynx et, après déglutition, poursuivent leur évolution dans la lumière intestinale. Cette migration est habituelle chez le jeune ou lors de primo-infestation (période prépatente de 15 jours à trois semaines) ;
  - dans le second cas, la distribution dans l'organisme, en particulier vers les glandes mammaires, se ferait, d'après les auteurs, soit selon une modalité identique à celle de *Toxocara*, soit directement par migration tissulaire. Cette modalité est observée chez l'adulte et lors de réinfestations. Ce cycle aboutit à la possibilité de transmission par le lait mais, paradoxalement, sans infestation *in utero*. Celle-ci est fortement contestée par de nombreux auteurs car observée uniquement lors d'infestations expérimentales.

Cycles évolutifs de Uncinaria stenocephala

D'une façon générale, cette espèce présente de nombreux points communs avec *Ankylostoma*. Nous ne relevons ici que les aspects spécifiques particuliers.

1. Phase exogène :

de l'œuf à l'apparition de la larve de stade 3 infestante.

- Les œufs sont émis dans les fèces en grandes quantités et évoluent dans le milieu extérieur jusqu'au stade infestant L3 ;
- les conditions nécessaires à cette évolution sont toutefois différentes de celles de *Ankylostoma*, l'uncinaire est adapté à des climats plus tempérés, voire plus froids : parmi un mélange des œufs des 2 genres soumis à des températures basses (de l'ordre de 15°C), seuls ceux d'uncinaire se développent. En outre, les œufs et les larves infestantes d'uncinaires résistent à 0°C pendant plusieurs jours, alors que ceux d'ankylostomes meurent. Ces conditions expliquent la prévalence et la répartition géographique de l'uncinariose.
- la phase exogène, dans les conditions optimales, dure de trois à huit jours.

2. Phase endogène :

de l'infestation à l'apparition du stade adulte dans l'intestin grêle.

- l'infestation a lieu essentiellement par la voie orale : ingestion de la larve de stade 3, par le léchage d'un substrat souillé, par l'ingestion d'aliments ou d'herbe contaminés. L'infestation par la consommation de lait de chienne parasitée n'est pas démontrée ;
- l'infestation concerne accessoirement la voie transcutanée : traversée du revêtement cutané par les larves infestantes présentes dans le sol sur lequel se couche l'animal, ou par l'intermédiaire de la boue contaminée ;
- quelle que soit la voie d'infestation, la migration de ces larves de stade 3 s'effectue selon une seule modalité : la migration trachéale. Les larves migrent *via* le cœur droit, jusqu'aux poumons, jusqu'à la trachée et du pharynx, puis muent dans les glandes gastriques de la région pylorique, et dans les glandes duodénales, pour donner ensuite les adultes dans la lumière intestinale (période prépatente de 30 jours environ) ;
- la migration somatique n'a jamais été démontrée avec l'uncinaire : outre l'absence de transmission par le lait, il n'existe pas davantage de transmission *in utero* chez le chien.

tique) dans les cas d'uncinariose, parfois d'ankylostomose, lorsque ces infestations affectent des chiens adultes, bien entretenus et bien nourris. L'existence de tels porteurs sains est importante en chenil, de tels sujets contribuant à l'entretien de l'endémie.

Symptômes digestifs

En début d'évolution, on observe une diarrhée intermittente, en alternance avec la constipation, diarrhée pouvant devenir hémorragique, noirâtre (mélénas) et chronique. Les symptômes digestifs propres à l'uncinariose sont beaucoup plus discrets: diarrhée inconstante, non hémorragique.

Lésions cutanées

Les lésions cutanées ne sont présentes que lors d'infestation par *Ankylostoma,* consistant en une dermatite prurigineuse, suitante, érythémateuse, ulcérative en régions déclives, dans les zones du corps entrant en contact avec le sol (régions interdigitées, ligne inférieure du corps). Elles sont transitoires, sauf lors d'infestation persistante, et rétrocèdent spontanément. Ces lésions cutanées, quand elles existent, peuvent être associées à des adénomégalies des ganglions satellites.

Lors d'ankylostomose, des troubles de la coagulation (hémorragies diverses, digestives et de la muqueuse pituitaire: épistaxis appelée signe de Flahaut, observable dans 20 p. cent des cas), qui aggravent l'anémie sont observables: gouttes de sang tombant de la truffe, flaques de sang sur le sol. Les modifications sanguines sont souvent importantes: anémie (***cf. symptômes généraux:*** chute prononcée du taux d'hémoglobine et du nombre des hématies), leucocytose, hyperéosinophilie, hypoprotéinémie.

Troubles osseux

Parfois des troubles osseux sont observés: ostéite raréfiante douloureuse chez le jeune chien parasité par *Ankylostoma.*

Il convient de retenir deux faits importants de ce tableau clinique:

- la gravité potentielle de l'ankylostomose par rapport à l'uncinariose, associant troubles digestifs, respiratoires, cutanés et généraux;
- la possibilité de porteurs sains contribuant, en collectivité, à l'entretien de l'endémie.

L'évolution est variable:

- chez les jeunes animaux ou lors d'infestation massive par *Ankylostoma*, la maladie évolue vers une anémie arégénérative et une cachexie importante, puis vers la mort;
- lors d'infestation modérée ou chez les sujets adultes, l'évolution aboutit à une forme chronique caractérisée par l'anémie et par l'amaigrissement, voire à une guérison spontanée.

c. Lésions

Les lésions concernent divers organes. Outre les lésions générales d'anémie et de cachexie, on peut observer:

- **une entérite hémorragique,** ulcérative, avec une paroi intestinale épaissie, infiltrée, œdématiée et une destruction des villosités;
- **des lésions cutanées**: acantholyse, hyperkératinisation, infiltrat du derme superficiel par des lymphocytes et des polynucléaires éosinophiles, spongiose épidermique;
- **des adénomégalies non spécifiques.**

e. Diagnostic

Le diagnostic clinique repose sur:

- **des éléments épidémiologiques**: pour l'ankylostomose, la fréquence des cas en collectivité et en région méridionale; pour l'uncinariose, plutôt en région septentrionale;
- **des symptômes**: dégradation de l'état général comportant anémie, entérite diarrhéique et parfois adénomégalie.

Un tel tableau clinique est équivoque et un diagnostic différentiel est à faire avec:

- les autres affections intestinales: diarrhées d'origine alimentaire, bactériennes, virales ou parasitaires comme les coccidioses, les ascaridoses, la strongyloïdose, la trichuriose, la parvovirose..., qui peuvent présenter des caractères épidémiologiques voisins et peuvent être associées aux ankylosotomoses, en particulier en chenil;
- les autres causes d'anémie et d'hémorragies: la babésiose, l'ehrlichiose, l'intoxication aux antivitamine-K, l'anémie auto-immune;
- les autres processus responsables d'adénopathies: les lymphomes, les pyodermites profondes et, quand elles sont associées avec d'autres lésions cutanées: la leishmaniose;
- les autres causes de l'épistaxis: l'ehrlichiose, l'angiostrongylose, la linguatulose, la leishmaniose, l'aspergillose.

Diagnostic expérimental

Le diagnostic expérimental est donc indispensable, il est fondé :
- sur la coproscopie microscopique, permettant l'examen des œufs caractéristiques (de type œuf de strongle) avec une diagnose générique possible. Toutefois, cette coproscopie ne se révèle positive qu'au terme de la période prépatente et n'est donc pas fiable en début de maladie (lors de l'installation des lésions cutanées, par exemple) ;
- à défaut, sur la confirmation de l'anémie associée à une hyperéosinophilie, à une hypoprotéinémie et une hypergammaglobulinémie.

f. Pronostic

Le pronostic est réservé chez les très jeunes sujets fortement parasités, surtout par *Ankylostoma,* alors qu'il est favorable chez les adultes bien entretenus.

MÉTHODES DE LUTTE

a. Traitement

Traitement spécifique (tableau 66)

Les présentations injectables sont utiles dans les grands effectifs (meutes). En outre, l'ivermectine et la milébmycine (et la moxidectine ?) présentent l'avantage d'être efficaces contre les larves infestantes. Le choix des molécules peut également être fait en fonction de leur efficacité à l'encontre d'autres parasites digestifs fréquents en collectivité comme les trichures (« anémie des chiens de meute »). La milbémycine-oxime présente peu d'intérêt lors d'uncinariose.
Les différents principes actifs sont exposés dans le chapitre consacré aux ascaridoses imaginales.

Des différences d'activité sont parfois notées pour une molécule donnée entre les deux espèces parasites, en raison de leurs caractères biologiques particuliers : ces différences sont toutefois mineures.

En revanche, les sels de pipérazine ne sont pas présentés ici en raison de leur médiocre activité.

Le nitroxinil

Présentation chimique

Le nitroxinil est un dérivé nitro-halogéno-phénolique.

Mode d'action - Efficacité

Le nitroxinil agit en découplant les phosphorylations oxydatives (tant celles du parasite que, dans une moindre mesure, celles des cellules du mammifère, d'où sa relative toxicité), augmentant l'activité ATP-ase. Fortement lié aux protéines plasmatiques, il est particulièrement efficace à l'encontre des nématodes et des trématodes hématophages (respectivement ankylostomes, grande douve).

Toxicité - Innocuité

L'index thérapeutique n'est pas très élevé, l'intoxication se traduisant par une tachycardie, par une polypnée et une hyperthermie dès la dose de 40 mg/kg.

Présentation commerciale - Utilisation

Le nitroxinil (Dovenix®) est utilisable à la dose de 10 mg/kg par la voie sous-cutanée (soit 0,4 ml pour 10 kg de poids), ou à la dose de 15 mg/kg par la voie orale (ce qui semble moins efficace). Une seule administration est suffisante (sauf lors de ré-infestations), tant pour l'uncinariose que pour l'ankylostomose.

Avantages - Inconvénients

La présentation injectable permet assez facilement de traiter de grands effectifs. Elle présente officiellement l'indication ankylostomoses du chien.

Tableau 66 - Liste de présentations utilisables lors d'ankylostomidose.

molécule	administration	remarques
nitroscanate : Lopatol®	50 mg/kg, p. o	toutes ces présentations sont actives à l'encontre des deux genres, mais ne sont utilisables pratiquement que pour un individu ou un petit effectif
pyrantel : Strongid®	14,5 mg/kg, p. o	
mébendazole : Telmin®	20 mg/kg/j x 5 j, p. o	
oxfendazole : Dolthène®	11 mg/kg/j x 3 j, p. o	
flubendazole : Flubenol®	22 mg/kg/j x 2 j, p. o	
fenbendazole : Panacur®	50 mg/kg x 3 j, p. o	
Drontal® P*	1 comp./10 kg, p. o	
ivermectine : Ivomec®	dès 0,05 mg/kg, p. o, SC	très efficace y compris sur L3
milbémycine-oxime : Interceptor®	0,5 mg/kg, p. o 2 fois	à distribuer lors d'un repas
levamisole : Nemisol®	7,5 mg/kg, SC	index thérapeutique faible
nitroxinil : Dovenix®	10 mg/kg, SC	AMM ankylostomoses

* : association de praziquantel, pyrantel et febantel
la sélamectine se révèle efficace à l'encontre des ankylostomes du chat [*A. tubæforme*], paradoxalement inefficace ou peu efficace pour les ankylostomoses du chien (diffusion du produit insuffisante, pas de léchage de l'animal qui contribuerait à l'ingestion du produit... ?)

Traitement complémentaire

Les indications suivantes sont données : pansements digestifs, réhydratation, antibiotiques, traitement des lésions cutanées éventuelles, traitement antianémique, excellentes alimentation et hygiène.

b. Prophylaxie

Prophylaxie offensive

La destruction du parasite est l'objectif poursuivi :
- **Chez l'animal** (malade et porteur) : elle est obtenue par le traitement spécifique, en particulier chez les chiots dès la deuxième semaine de vie ; chez la chienne destinée à la reproduction, par l'administration de fenbendazole à 50 mg/kg/j pendant les deux semaines précédant la mise-bas ;
- **chez les hôtes paraténiques éventuels** : destruction des rongeurs ;
- **dans le milieu extérieur** à l'encontre des œufs et des larves : lavage quotidien des sols, des cages, des aires de jeu et de repos, destruction des fèces ; suppression des zones de sol meuble et humide ou leur traitement en vue d'en modifier les conditions, c'est-à-dire tout ce qui peut favoriser l'action du soleil et l'assèchement.

Prophylaxie défensive

Elle vise la protection des animaux à l'égard du parasite :
- **la suppression ou l'éviction** des sols boueux et humides ou, à défaut, dont il convient de modifier la nature ;
- **l'épandage des graviers** qui évitent ainsi le contact entre l'animal et le sol contaminé, le nettoyage régulier des extrémités des chiens au retour de la chasse, par exemple ;
- **l'utilisation, dans les pays anglosaxons, d'un vaccin contre l'ankylostomose** à base de larves de stade 3 irradiées (40 krad), administrées par la voie sous-cutanée, deux fois à trois semaines d'intervalle. Malheureusement, ce vaccin n'est pas disponible en France ;
- **l'instauration d'une prophylaxie** médicale fondée sur l'administration mensuelle de milbémycine-oxime (0,5 mg/kg p. o), testée dans des chenils aux Etats-Unis, qui semble concluante ;
- **l'utilisation de médicaments** chez la chienne gestante qui permet également de contrôler l'infestation des chiots : l'ivermectine, à raison de deux injections sous-cutanées à la dose de 0,5 mg/kg, l'une 10 jours avant la mise-bas, l'autre 10 jours après ; le fenbendazole à la dose quotidienne de 100 mg/kg, p. o dès le quarantième jour de gestation. En revanche, la doramectine à raison d'une injection sous-cutanée à la dose de 1 mg/kg le trentième jour de gestation ne donne pas totalement satisfaction, un certain nombre de chiots pouvant être infestés.

ASPECT ZOONOSIQUE

L'ankylostomose peut présenter un caractère zoonosique : exceptionnellement, on a décrit le stade adulte dans l'intestin grêle de l'homme, lequel, par ailleurs, peut héberger des ankylostomes qui lui sont propres. En revanche, les larves sont fréquemment à l'origine d'un syndrome de *larva currens* et *larva migrans* caractérisé par :
- **une dermite rampante ankylostomienne,** fréquente chez les enfants, contractée par contact avec le sol souillé, à l'origine de cordons serpigineux érythémateux, facilement visibles car souvent localisés sur les mains et sur les avant-bras, les pieds, lors de marche pieds nus ;
- **des manifestations pulmonaires** de type asthmatiforme superposables au syndrome de Loeffler (dû aux larves de *Toxocara*), avec toux apyrétique et hyperéosinophilie. ☐

Pour en savoir plus

ARPAILLANGE C, N'GUYEN P, LOUKIL L. La diarrhée chronique chez le chien : étude clinique et étiopathogénique. Point Vét., 1997, 28, 1705-1711.

ARPAILLANGE C, N'GUYEN P, LOUKIL L. Conduite à tenir devant une diarrhée chronique chez le chien. Point vét., 1998, 29, 153-160.

BOWMAN DD., Hookworm parasites of dogs and cats. Comp. Cont. Educ., 1992, 14, 585-595.

FRANC M, CADIERGUES MC, MARCHAND A, BOURDOISEAU G, BUSSIERAS J. Le parasitisme intestinal des carnivores domestiques : bilan d'une enquête conduite dans les quatre écoles vétérinaires françaises. Rev. Méd. Vét., 1997, 148, 247-250.

GEVREY J. Ankylostomidoses des carnivores domestiques. Rec Med Vet., 1993, 169, 345-351.

HOPKINS TJ, GYR P, SCHIMMEL A. The effect of pyrantel embonate with oxantel embonate-praziquantel, pyrantel embonate with febantel-praziquabntel and milbemycin oxime on natural infestations of *Ancylostoma caninum* in dogs. Aust. Vet. Pract., 1998, 28, 53-56.

KALKOFEN UP. Hookworms of dogs and cats. Vet Clin. North America, 1987, 17, 1341-1354.

MARLEY SE, MICHALSKI ML, CORWIN RM, VAN SCHOYCK M. Fecal shedding of *Toxocara canis* and *Ancylostoma caninum* eggs by dogs receiving commercial anthelmintics. Canine Practice, 1993, 18, 7-12.

NIATAMALI S, BHOPALE V, SHAD GA. Efficacy of milmemycin oxime against experimentally induced *Ancylostoma caninum* and *Uncinria stenocephala* infections in dogs. J. Am. Vet. Med. Assoc., 1992, 201, 1385.

SCNIEDER T, LECHLER M, EPE C, KUSCHFELDT S, STOYE M. The efficacy of doramectin on arrested larvae of *Ancylostoma caninum* in early pregnancy of bitches. J. Vet. Med. B, 1996, 43, 351-356.

La strongyloïdose

DÉFINITION

La strongyloïdose est une helminthose, parfois infectieuse, pratiquement toujours d'origine humaine, due à la migration puis au développement dans l'intestin grêle d'un nématode *Strongyloides stercoralis*. Cette helminthose, parfois grave, se caractérise cliniquement par une entérite aiguë et diarrhéique associée à des lésions cutanées.
Le parasite *Strongyloides* étant fréquemment appelé anguillule en médecine humaine, la strongyloïdose est parfois désignée par le terme d'anguillulose.

ÉPIDÉMIOLOGIE

Strongyloides stercoralis est d'abord un parasite de l'homme, accessoirement du chien et du chat. La strongyloïdose canine est donc toujours zoonosique. Les autres espèces animales sont parasitées par des espèces distinctes.
La strongyloïdose sévit essentiellement en zones chaudes et humides (en particulier tropicales), ou dans les locaux favorables à la pullulation des parasites. En effet, des conditions strictes d'humidité et de température sont nécessaires à la survie et à la multiplication du parasite. C'est une helminthose existant sous forme de petits foyers très localisés, soit à cause des conditions climatiques nécessaires, soit en raison de la concentration d'individus parasités et réceptifs, dans des chenils par exemple.

LE PARASITE

Strongyloides stercoralis ***(encadré 35)***

PATHOGÉNIE ET IMMUNITÉ

Strongyloides stercoralis exerce un pouvoir pathogène :
- lorsqu'il traverse le revêtement cutané : action traumatique ;
- lorsque les adultes parasites (femelles parthénogénétiques) hématophages s'enfoncent dans la sous-muqueuse intestinale : action traumatique et inoculatrice de germes, destruction de la muqueuse ;
- pouvant même s'y multiplier sans passage dans le milieu extérieur : maladie à caractère infectieux et chronique.

Le pouvoir antigénique permet l'instauration de réaction d'hypersensibilité retardée favorable à l'expulsion du parasite lors de réinfestation. Ceci explique également le caractère chronique et infectieux de la maladie lors d'immunodépression.

ÉTUDE CLINIQUE

a. Incubation

L'incubation est courte lors de la primo-infestation, plus courte encore que la période prépatente : les symptômes peuvent surgir avant l'apparition des adultes dans l'intestin.

b. Symptômes

Les symptômes sont très variés, définissant un état asymptomatique, une forme chronique ou aiguë, selon la rapidité de l'évolution et selon l'intensité des symptômes :

État asymptomatique

L'état asymptomatique existe chez les adultes ou les jeunes sujets en bon état, présentant une immunité solide ou infestés par une faible quantité de larves de stade 3. Ces animaux n'en sont pas moins des porteurs sains capables d'ensemencer l'environnement d'un chenil, par exemple.

Symptômes généraux

Les symptômes généraux sont particulièrement accusés chez les jeunes sujets ou lors d'infestation massive et chronique chez des sujets adultes, en particulier immunodéficients :
- **abattement,**
- **fièvre** parfois persistante (ce qui est rare lors d'helminthose),
- **anorexie,** polydipsie, déshydratation parfois intense,
- **anémie** et parfois troubles nerveux ;

Symptômes cutanés

Les symptômes cutanés sont dus à la pénétration des larves infestantes : lésions discrètes de dermite ulcérative et prurigineuse siégeant sur les régions déclives et par la ligne inférieure du corps et disparaissant spontanément, tout à fait superposables à celles qui est observées lors d'ankylostomose.

Symptômes digestifs

- **Diarrhée** aiguë, profuse, parfois hémorragique ;
- **coliques et vomissements.**

L'évolution peut être fatale chez les chiots ou les sujets incapables de lutter contre la pullulation du

Figure 42 - Cycle évolutif de *Strongygloïdes stercoralis.*

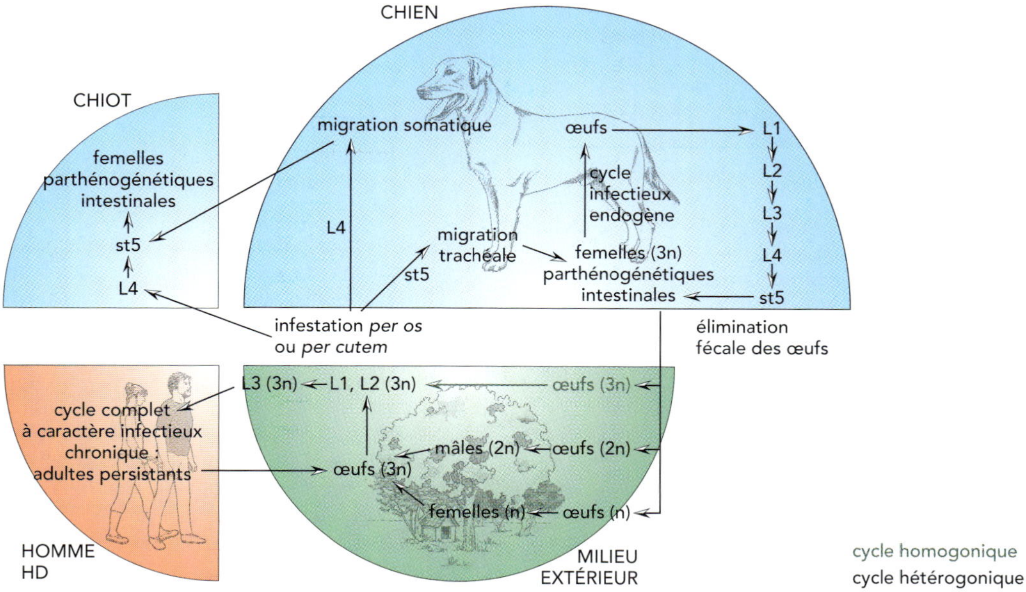

Encadré 35. Caractères morphologiques et biologiques essentiels de Strongyloïdes stercoralis

Définition taxinomique simplifiée

Cet helminthe est un :
- NÉMATODE : ver rond sans trompe épineuse ;
- de la famille des RHABDITIDÉS :
  - de dimensions très faibles : quelques millimètres de longueur, sur 50 µm de diamètre ;
  - présentant un œsophage muni d'un appareil valvulaire et d'un bulbe ;
- caractérisé, chez les femelles parthénogénétiques, par un long œsophage cylindrique (c'est-à-dire dépourvu d'appareil rhabditoïde : exception). Seules les femelles parthénogénétiques sont parasites, les mâles et les autres femelles étant libres.

Morphologie

Adulte

(c'est-à-dire la femelle parthénogénétique) :
- de 2,2 millimètres de longueur et 35 µm de diamètre ;
- elle est munie d'un œsophage cylindrique de 0,6 mm de longueur ;
- le stoma (équivalent d'une capsule buccale) est développé et muni d'une paroi sclérifiée. Ce caractère évoque des nématodes saprophages et des espèces occasionnellement parasites du genre *Pelodera* et *Halicephalobus* (= *Micronema*).

Œuf

- L'œuf pondu est larvé ;
- de 50 à 60 µm de longueur sur 30 à 35 µm de largeur ;
- de forme ellipsoïde.

La larve de stade 1

- présente un œsophage rhabditoïde ;
- une ébauche génitale et une queue simple ;
- de 280-310 µm de longueur ;
- sur 15 à 20 µm de largeur.

Biologie

Habitat

- Les femelles parthénogénétiques sont observées dans la muqueuse de l'intestin grêle, parfois dans la sous-muqueuse ;
- tous les autres stades (mâles, femelles non parthénogénétiques, larves) sont présents dans le milieu extérieur.

Nutrition

Les parasites sont hématophages.

Reproduction (figure 42)

- le genre *Strongyloides* est un parasite monoxène, semi-direct (existence de migrations) ;
- dont le cycle évolutif est diphasique : phase endogène, chez l'animal ;
- et une phase exogène complexe dans le milieu extérieur qui s'accomplit selon deux possibilités : un cycle direct ou homogonique, un cycle indirect ou hétérogonique.

Encadré 35. Cycles évolutifs de Strongyloides stercoralis

1. Phase exogène :

elle commence par l'émission des œufs larvés (ou parfois des larves de stade 1) dans les fèces du chien et se termine par l'apparition des larves infestantes de stade 3 dans le milieu extérieur. A partir des femelles parasites en localisation intestinale, trois types d'œufs sont émis : œufs haploïdes, diploïdes et triploïdes.

Selon les conditions extérieures, deux cycles évolutifs sont possibles :

- un cycle direct ou homogonique lors de conditions défavorables, caractérisé par :
  - le développement des œufs triploïdes uniquement,
  - en larves de stade 1 rhabditoïdes (3n),
  - puis en larves de stade 2 puis 3, infestantes, strongyloïdes (3n) en 2-3 jours,
  - et l'absence de stades adultes dans le milieu extérieur ;
- un cycle indirect ou hétérogonique lors de conditions favorables, caractérisé par :
  - le développement des œufs (3n) en L3 strongyloïdes infestantes (3n),
  - celui des œufs (2n) en larves rhabditoïdes puis en femelles libres (2n),
  - et des œufs (n) en larves rhabditoïdes puis en mâles libres (n), capables de se nourrir dans le milieu extérieur. Ces adultes haploïdes (mâles) et diploïdes (femelles) donnent, après accouplement, des œufs triploïdes puis des larves infestantes L3 (3 n). Ces adultes libres présentent une morphologie typique de Rhabditida, c'est-à-dire un œsophage avec un bulbe et un appareil rhabditoïde. Ce cycle est plus lent, de l'ordre de plusieurs jours, mais il est à l'origine dans le milieu extérieur d'une population de parasites adultes beaucoup plus importante, donc d'une pullulation de larves infestantes.

Dans les deux types de cycles, on obtient des L3 infestantes strongyloïdes nues (différentes des larves des ankylostomes), donc très sensibles aux conditions extérieures, ce qui explique certains caractères épidémiologiques.

2. Phase endogène :

Elle commence par l'infestation et se termine par l'apparition des œufs (ou des larves) dans les matières fécales.

L'infestation a lieu essentiellement par la voie percutanée, accessoirement par la voie orale (ingestion de terre ou d'aliments souillés, ingestion de lait contaminé de L3).

Au terme de cette infestation, trois possibilités existent :

- une migration par la voie veineuse et lymphatique, selon un cycle trachéal, quelle que soit la voie d'infestation, y compris lors de l'ingestion des larves de stade 3 très sensibles aux sucs digestifs. Après la remontée de l'arbre aérifère et leur déglutition, celles-ci donnent des adultes dans l'intestin grêle. La période prépatente est de l'ordre d'une dizaine de jours ;
- une migration somatique avec localisation de larves 3 hypobiotiques dans le tissu musculaire et adipeux péri-mammaire est toutefois possible : ceci explique la possibilité d'une transmission par le lait. La transmission transplacentaire, en revanche, n'a jamais été démontrée ;
- un cycle infectieux enfin, (multiplication du parasite chez le sujet parasité par évolution directe des larves de stade 1 en larves de stades ultérieurs puis en adultes, sans aucune évolution dans le milieu extérieur) est démontrée chez l'homme immunodéprimé (SIDA) : strongyloïdose massive, chronique dite « anguillulose maligne ».

parasite dans l'intestin. La plupart du temps, après un temps de récupération plus ou moins long, le sujet retrouve un état général satisfaisant.

c. Lésions

Outre les lésions générales, on observe une entérite à caractère ulcératif et hémorragique.

d. Diagnostic

Diagnostic clinique

Le diagnostic clinique repose sur :

- la fréquence des cas observés en collectivité ; l'existence de foyers endémiques particuliers, correspondant à certaines conditions, l'absence de cas chez des chiens « d'extérieur » ou isolés ;
- le caractère épidémique chez les jeunes sujets,
- l'association d'une dégradation de l'état général comportant fièvre, anémie et déshydratation avec une entérite diarrhéique parfois hémorragique.

Tableau clinique

Un tel tableau clinique est équivoque et un diagnostic différentiel est à faire avec :

- les autres affections intestinales à l'origine de diarrhée à caractère hémorragique localisé, systémique ou potentiel : les coccidioses, les ankylostomidoses, la trichuriose, la parvovirose, la coronavirose et la giardiose ;
- les autres causes d'anémie et d'hémorragies : la babésiose, l'ehrlichiose, l'intoxication aux antivitamine K, les anémies à médiation immunologique.

Diagnostic expérimental

Un diagnostic expérimental est donc indispensable. Il est fondé sur la coproscopie microscopique (éventuellement la méthode Baermann, *cf. diagnostic coproscopique de l'angiostrongylose: chap. maladies parasitaires respiratoires et partie 7*) permettant l'observation des œufs et des larves de stade 1. Les dimensions réduites de l'œuf, donc sa legèreté, contribuent à l'augmentation du nombre de faux négatifs: il est conseillé d'effectuer des prélèvements sur tous les individus suspects et de renouveler les analyses.

e. Pronostic

Le pronostic est généralement bénin chez l'adulte. Il peut être grave chez le chiot et chez tout sujet souffrant d'une autre pathologie lourde, en particulier d'un dysfonctionnement du système immunitaire (mise-bas, autre pathologie, utilisation de corticoïdes immunosuppresseurs).

MÉTHODES DE LUTTE

a. Traitement

Traitement spécifique (tableau 67)

Peu de molécules se révèlent efficaces et utilisables dans de bonnes conditions de sécurité chez le chien. D'une façon générale, ces produits se montrent d'autant plus satisfaisants que le système immunitaire du sujet est fonctionnel. Dans les cas contraires, la guérison est impossible et/ou les rechutes fréquentes.

Traitement complémentaire

Pansements digestifs, réhydratation, antibiotiques, traitement des lésions cutanées éventuelles, traitement antianémique.

b. Prophylaxie

- **Le traitement de tous les sujets** (malades et porteurs) jusqu'à une négativation de la coproscopie est indispensable. Il convient de se méfier des coproscopies négatives après un traitement: l'irrégularité de la ponte et les faibles dimensions des œufs sont à l'origine de faux négatifs, et l'enkystement des larves à la base de rechutes fréquentes lors d'immunodépression. L'existence de chats dans le même biotope implique de procéder à des examens coproscopiques et éventuellement, à des traitements.
- **Le nettoyage et la désinfection des locaux,** en s'attachant à supprimer les conditions favorables au cycle indirect (asséchement, aération, maintien d'une température inférieure à 25°C, suppression des zones ombragées, humides et chaudes, nettoyage biquotidien des cages pour les mise-bas et les chiennes en lactation) sont absolument indispensables.

ASPECT ZOONOSIQUE

Le chien peut servir de réservoir de parasites pour l'homme: la contamination indirecte à partir de chiens malades ou porteurs est possible. Il est bon d'attirer l'attention des animaliers, des éleveurs... et des sujets immunodéprimés, susceptibles de faire une «anguillulose maligne» potentiellement mortelle. En fait, *Strongyloides stercoralis* est avant tout un parasite de l'homme susceptible de se développer chez le chien. ❒

Pour en savoir plus

CHAUVE C. Strongyloïdose. Encyclopédie vétérinaire.
MANSFIELD LS, SCHAD GA. Ivermectin treatment of nautrally acquired and experimentally induced *Strongyloides stercoralis* infections in dogs. J. Am. Vet. Med. Assoc., 1992, 201, 726-730.

Tableau 67 - Traitement spécifique de la strongyloïdose.

molécule	administration	remarques
thiabendazole	50-70 mg/kg/j x 3 j, p. o	pas de présentation autorisée mal supporté (vomissements)
fenbendazole: Panacur®	50 mg/kg/j x 3 j, p. o	pas d'indication strongyloïdose
ivermectine: Ivomec®	au moins 0,2 mg/kg, p. o, SC	pas d'AMM à cette dose

La giardiose

DÉFINITION

La giardiose est une protozoose infectieuse, contagieuse et zoonosique, due au développement et à l'action pathogène d'un protozoaire flagellé *Giardia* (= *Lamblia*) *duodenalis* (= *lamblia* = *intestinalis*). D'importance croissante dans notre pays, elle peut être totalement asymptomatique ou à l'origine de manifestations diarrhéiques plus ou moins graves.

ÉPIDÉMIOLOGIE

Le parasite est peu spécifique : il est observé chez le chien, chez le chat, des herbivores (bœuf, cheval, lapin), le porc et l'homme (une espèce est spécifique de la souris : *G. muris* qui n'affecte ni le chien ni l'homme). Le caractère zoonosique de cette espèce est incontesté, même s'il semble variable entre différentes souches.

A l'image de ce qui se passe aux Etats-Unis, la giardiose semble d'une incidence élevée : maladie de collectivités (chenils) qui constituent de véritables microfoyers à partir desquels les animaux se contaminent. Il en est de même chez l'homme pour qui la fréquence est importante dans certains locaux comme les crèches (usages intempestifs d'antiseptiques antibactériens inactifs sur *Giardia* ?, grande importance des porteurs sains, en particulier adultes).

De nombreuses enquêtes démontrent une prévalence croissante :
- sur 80 coproscopies réalisées au laboratoire de parasitologie de l'Ecole vétérinaire de Lyon sur des prélèvements issus de chiens examinés pour une diarrhée, 10 p. cent se révèlent positifs ;
- à l'Ecole vétérinaire d'Alfort, la prévalence coproscopique chez des chiens « tout-venant » atteint 30 p. cent ;
- lors d'une enquête réalisée dans des chenils de la région lyonnaise, parmi 199 prélèvements, Villeneuve décèle 68 p. cent de porteurs, et de façon prépondérante chez les jeunes chiens (près de 45 p. cent chez les chiens de moins de 6 mois).

Tous les chiens, quels que soient leur race et leur sexe, peuvent héberger le parasite et exprimer la maladie. Seuls les jeunes animaux semblent plus fréquemment parasités que les adultes.

LE PARASITE *Giardia duodenalis* **(encadré 36)**

PATHOGÉNIE ET IMMUNITÉ

a. Pathogénie

Les *Giardia* exercent un pouvoir pathogène encore mal expliqué, variable, dont les modalités sont établies essentiellement chez l'homme et à partir d'infections expérimentales chez la souris (avec une espèce différente : *G. muris*). Les extrapolations à l'espèce canine doivent donc être faites avec une grande prudence.

Ce flagellé est responsable d'un pouvoir pathogène :
- **variable selon le sujet** (existence de porteurs sains versus malades) et selon la souche de parasite (variations des antigènes de surface, des profils génétiques, de la résistance du parasite à l'action de protéases) ;
- **complexe** : le pouvoir pathogène repose sur plusieurs composantes :
  - **une composante simple**, mécanique et irritative : les parasites tapissent la muqueuse intestinale, provoquent une abrasion épithéliale, une destruction des microvillosités et une hypersécrétion de mucus interdisant ainsi les échanges avec le contenu intestinal. Les capacités enzymatiques des cellules épithéliales sont grandement diminuées (saccharase et phosphatase alcaline), et le *« turn-over »* cellulaire est augmenté ;
  - **une composante spoliatrice** : le parasite absorbe certains nutriments essentiels : glucose, triglycérides, vitamine B12 et folates induisant parfois une anémie ;
  - **une composante cytopathique** : *in vitro* sur des lignées cellulaires (Vero et Hela), le parasite induit un effet cytopathogène direct. Il perturberait la secrétion biliaire, favorisant ainsi une pullulation microbienne intestinale ;
  - **une composante immunopathologique** fondée sur des observations apparemment contradictoires : les souris immunocompétentes présentent une atrophie des villosités intestinales plus importante que les souris immunodéprimées. Ceci laisse supposer que les antigènes parasitaires induisent une réponse immunitaire parfois défavorable (formation de complexes immuns ?). À l'inverse, la quantité de kystes fécaux est plus élevée chez des beagles déficients en IgA ou ayant reçu des corticoïdes à dose immunosuppressive que chez des

Figure 43 - Cycle évolutif de *Giardia intestinalis.*

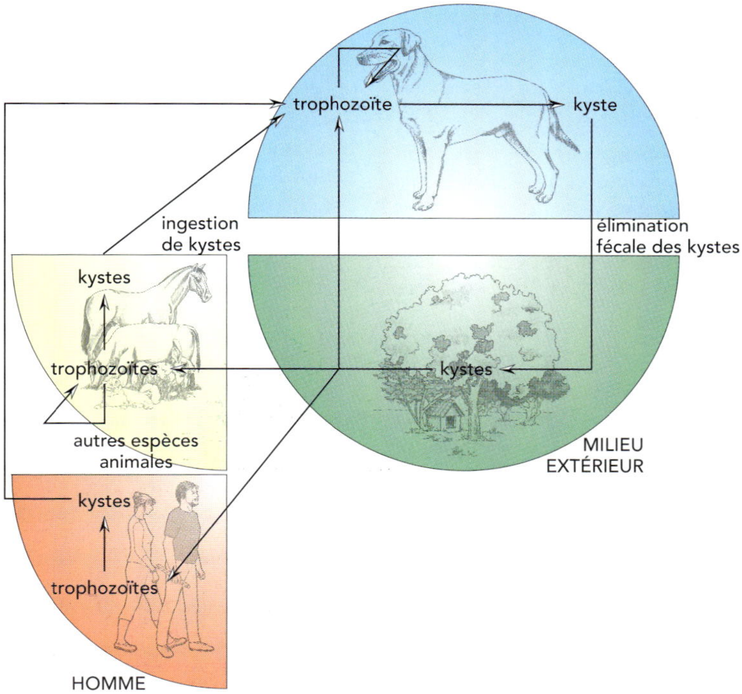

Encadré 36. Caractères morphologiques et biologiques essentiels de Giardia intestinalis

Position taxinomique simplifiée

Giardia est un protozoaire :
- FLAGELLÉ (= *Mastigophora*) : organite locomoteur appelé flagelle, parfois multiple ;
- de la famille des HEXAMITIDÉS caractérisés par :
  - 8 flagelles,
  - de nombreux organites doubles, dont 2 noyaux.

Morphologie

Trophozoïte

Le trophozoïte est la forme flagellée typique caractérisée par :
- son aspect piriforme ou ovoïde ;
- sa mobilité ;
- ses dimensions : 15 µm de longueur sur 8 µm de largeur environ ;
- son extrémité antérieure arrondie abritant 2 noyaux ovalaires ;
- son extrémité postérieure pointue de laquelle émergent deux flagelles dits caudaux ;
- 3 autres paires de flagelles : une paire antérolatérale, une postérolatérale et une ventrale ;
- 2 corps médians formés de microtubules ;
- un disque adhésif (permettant la fixation du parasite) sur la face ventrale concave ;
- alors que la face dorsale est convexe.

Kyste

Le kyste est la forme de résistance éliminée dans les fèces, caractérisée par ***(photo 57)*** :
- sa forme ovalaire ;
- ses dimensions : environ 12 µm pour le grand axe et 8 µm pour le petit ;
- son contenu : 4 noyaux et des fragments de flagelles en forme de S.

Biologie

Habitat

- Le trophozoïde, forme active, mobile et pathogène, est fixé par son disque ventral à la bordure en brosse des entérocytes de l'intestin grêle proximal, les bords du disque s'insérant entre les microvillosités. Très nombreux, les trophozoïtes tapissent la muqueuse perturbant ainsi les capacités d'absorption des nutriments. Ils peuvent parfois s'insérer en profondeur de la paroi, jusque dans la sous-muqueuse. On ne connait pas l'envahissement des voies biliaires comme chez l'homme ;
- le kyste (produit d'une fécondation ou d'une fusion de trophozoïtes ?), formé dans la partie postérieure de l'intestin grêle, est éliminé dans les fèces et assure la contamination d'un nouvel individu sensible.

Nutrition

Le trophozoïte se nourrit du contenu intestinal par pinocytose, à la fois par la face dorsale et par le disque ventral.

Multiplication

La multiplication ***(figure 43)*** n'est qu'asexuée: bipartitions longitudinales, même si des ré-arrangements chromosomiques ont été observés *in vitro*. Très sensibles à la dessiccation, les trophozoïtes qui peuvent être éliminés dans les fèces, sont en règle générale incapables d'assurer une transmission. Celle-ci repose en revanche sur les kystes éliminés en très grandes quantités dans les fèces des sujets malades ou porteurs sains.

Cycle

Le cycle évolutif est simple:
- L'absence de reproduction sexuée ne permet pas de désigner d'hôte définitif;
- au terme d'une multiplication asexuée des trophozoïtes dans l'intestin grêle, les kystes sont éliminés dans les fecès, souillant ainsi le milieu extérieur;
- l'absorption d'eau contaminée, le léchage du sol, des gamelles, la manipulation des animaux et du matériel par du personnel lui-même contaminé (« maladie des mains sales, péril fécal ») assurent l'apparition de microfoyers (au sein d'un élevage, d'un chenil) et la contamination des sujets. Les kystes ainsi ingérés sont lysés par les sucs digestifs dans le duodénum, libérant les quatre noyaux servant à la formation de deux individus;
- la période prépatente est d'une à deux semaines;
- l'ingestion de quelques dizaines de kystes semble suffire à la contamination. Or il est établi que les sujets parasités (malades ou sains) éliminent dans les fèces de très grandes quantités de kystes (jusqu'à un million de kystes par gramme de matières fécales chez l'homme !) pendant plusieurs mois;
- en outre, la résistance des kystes dans des locaux abritant des animaux est grande, en particulier dans des substrats humides et dans l'eau (au moins trois mois). Seule la dessiccation prolongée semble être létale pour les kystes.

chiens normaux. De la même manière, l'absence d'IgA dirigées contre l'une des protéines du parasite est corrélée à une infection chronique chez l'homme, alors que les IgG sont détectables.

Donc, si une immunodéficience antérieure semble favoriser le parasitisme, un système immunitaire compétent n'instaure pas systématiquement une réponse favorable à l'organisme. Enfin, il a été démontré, chez l'homme et chez la souris, l'existence d'une réponse en anticorps détectable chez des sujets infectés. Lors de réinfection, la période patente est raccourcie et l'élimination fécale des kystes est quantitativement plus faible.

b. Immunité

Sur le plan immunologique, le parasite induit, dans le cas d'infections expérimentales chez la souris ou naturelles chez l'homme, une synthèse d'Ig (des IgM sériques et dans le mucus intestinal environ 10 jours après l'infection, des IgA et des IgG une semaine plus tard).

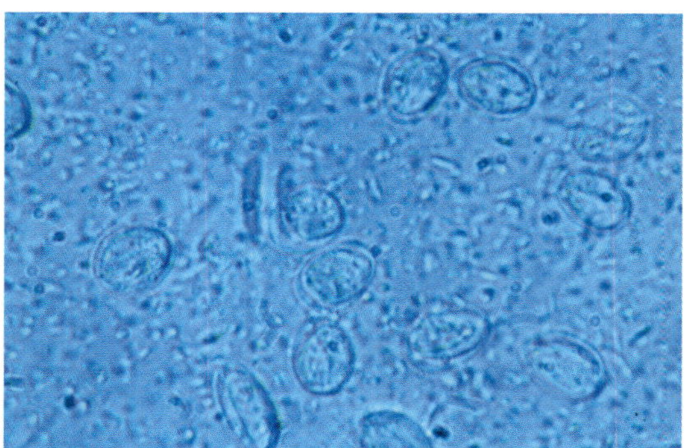

57. Kystes de Giardia intestinalis *(Gx1000) : kyste de forme ovalaire renfermant plusieurs noyaux et des débris de flagelles.*

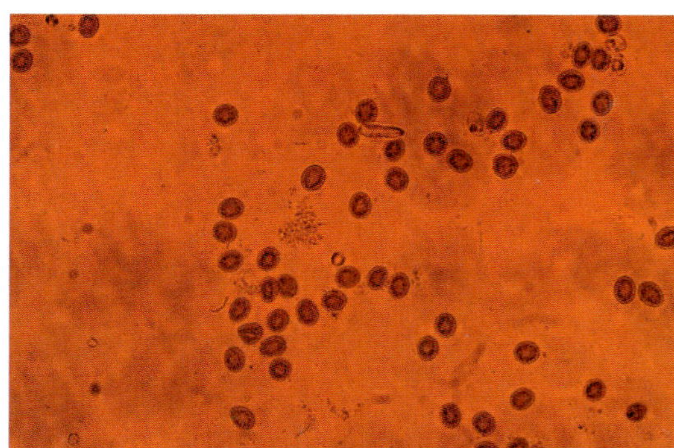

58. Kystes de Giardia intestinalis *(Gx400) : mêmes kystes observés après addition d'une goutte de lugol, permettant d'observer les kystes orange sombre sur un fond orangé*

Chez le chien, une proportion significative d'animaux ne développent pas de façon efficace une réponse en IgG et en IgA, aboutissant alors à une excrétion prolongée de kystes fécaux (sujets porteurs sains). Il semble donc, d'après ces diverses études tant épidémiologiques qu'expérimentales, que l'immunité humorale soit prépondérante : propice à une élimination de kystes non viables et en quantités réduites, et que l'immunité à médiation cellulaire soit accessoire.

ÉTUDE CLINIQUE

a. Symptômes

Au terme d'une incubation variable (de l'ordre de plusieurs semaines en moyenne, différente selon la souche et l'animal), il est possible d'observer une giardose asymptomatique et une giardose classique.

Giardiose asymptomatique

La giardiose asymptomatique donne lieu à l'existence de sujets porteurs sains, sources de parasites, très importants à dépister dans un foyer.

Giardiose classique

La giardiose classique superposable au syndrome de malabsorption-maldigestion, à l'insuffisance pancréatique exocrine, est caractérisée par :

- **des troubles généraux :** malgré un comportement conservé et un appétit normal, voire augmenté, s'installe un amaigrissement évoluant vers la cachexie, associée parfois à une polydipsie. Aucune hyperthermie n'est relevée ;
- **des troubles digestifs** : augmentation de la fréquence des défécations, diarrhée chronique, persistante ou intermittente : fèces ramollies, nauséabondes, grasses (stéatorrhée), décolorées, renfermant parfois des particules alimentaires non digérées, recouvertes de mucus, rarement hémorragiques. Les vomissements sont rarement présents. L'abdomen est sensible à la palpation ;
- **cette forme est le plus souvent d'évolution lente,** sur plusieurs semaines à plusieurs mois, sans altération grave de l'état général (si ce n'est la perte de poids), sauf exception correspondant à une forme aiguë caractérisée par une diarrhée aqueuse rebelle et associée à une altération rapide de l'état général.

b. Lésions

Les lésions affectent la muqueuse proximale de l'intestin grêle : entérite catarrhale banale, atrophie des villosités, infiltration de la sous-muqueuse par des polynucléaires, vacuolisation des cellules épithéliales.

c. Diagnostic

Le diagnostic est relativement simple : la giardiose doit être suspectée chez tout chien (surtout issu d'une collectivité) présentant une diarrhée chronique, rebelle aux thérapeutiques usuelles, associée à un amaigrissement prononcé, sans perte d'appétit.

Diagnostic différentiel

Le diagnostic différentiel est à faire avec l'insuffisance pancréatique exocrine très proche cliniquement, qui nécessite des examens complémentaires. En général, cette insuffisance est confirmée par un dosage de la vitamine B12, des folates et une réaction dite TLI (*trypsin-like immunology* : détermination immunologique d'une molécule proche de la trypsine présente dans le sang).

Il est important de noter qu'une diminution des folates et de la B12 est observable lors de giardiose, à la fois par spoliation et par diminution de leur absorption intestinale

Examens de laboratoire

Les examens de laboratoire permettent de confirmer la giardiose :

- **l'examen rapide de selles** fraîchement émises permet parfois d'observer les trophozoïtes mobiles sur un étalement. Toutefois, il existe de nombreux faux négatifs en raison de l'irrégularité de leur émission et de leur rapide destruction par dessiccation,
- **la coproscopie microscopique** ***(photos 57 et 58*** ; selon la technique classique de flottation avec une solution à haute densité, voire après la technique de Teleman éliminant les matières grasses : *cf. chapitre consacré aux techniques coproscopiques : partie 7*) met en évidence les kystes, à condition de suivre certaines règles, au risque d'obtenir des résultats faussement négatifs :
    - **première règle** : les examens coproscopiques doivent être répétés : un seul examen détecte 73 p. cent des sujets porteurs, deux examens 93 p. cent, trois presque 100 p. cent. Cette méthode facile à réaliser est donc aussi sensible que l'endoscopie associée à un prélèvement de contenu intestinal mis en culture, technique beaucoup plus lourde à mettre en place. Ceci est à rapprocher de l'irrégularité de l'excrétion fécale et du péristaltisme intestinal ;

- **deuxième règle**: les kystes sont difficilement reconnaissables en raison de leur taille réduite, de leur faible réfringence et de leur contenu parfois peu discernable. Il est utile d'abord d'observer, à plusieurs reprises, des examens positifs afin de se familiariser avec ces éléments. Ensuite, il est possible de les colorer en ajoutant à la préparation prête à être lue, une goutte de lugol (iode sublimée: 10 g, iodure de potassium: 50 g, eau qsp: 100 ml) ou d'une solution iodée: sur un fond brun clair, on observe des éléments arrondis, ovalaires, orange foncé, au contenu hétérogène, souvent très nombreux.

- **une technique de détection d'Ag fécaux** par des Ac monoclonaux couplés à la peroxydase (technique ELISA) est utilisée chez l'homme. Elle pourrait théoriquement être extrapolable à l'espèce canine, mais elle n'a pas été, à notre connaissance, validée sur un grand échantillon. Cette méthode souffrirait d'un trop grand nombre de faux négatifs. La détection sérologique d'Ac n'est pas fiable (persistance durant plusieurs mois après l'infection, possibilité de réactions croisées).

La coproscopie microscopique classique mais répétée constitue donc la méthode de choix de confirmation d'une giardiose canine.

d. Pronostic

Le pronostic est en général favorable, même si l'infection a tendance à la chronicité, en particulier chez les sujets affaiblis et immunodéprimés.

MÉTHODES DE LUTTE

a. Traitement

Le traitement spécifique peut faire appel à plusieurs molécules: ***tableau 68.***

La présentation commercialisée du fenbendazole et son excellente sécurité le privilégient à l'albendazole et au métronidazole qui, en outre, n'ont pas d'autorisation d'utilisation chez le chien: une récente publication fait état de 90 p. cent de réussite chez des chiens expérimentalement infectés. L'association praziquantel-pyrantel et febantel (Drontal® P) se révèle également efficace à la dose respective de 5 mg, de 5 mg et 15 mg/kg, soit un comprimé pour 10 kg de poids, une fois par jour, trois jours de suite.

L'oxfendazole a démontré son efficacité soit à la dose habituelle, soit à la dose double, trois jours de suite. Les échecs thérapeutiques enregistrés au cours de cet essai *(cf. thèse Villeneuve)* étaient imputables à une recontamination et à un défaut d'hygiène, les résultats obtenus différant selon que les locaux étaient désinfectés après le traitement ou non.

La thérapeutique doit être contrôlée par au moins une coprocopie en fin de traitement. Un traitement symptomatique peut y être adjoint. Les échecs thérapeutiques existent: soit à cause d'un défaut d'hygiène du milieu ambiant ou de l'existence de porteurs sains inconnus, soit plus rarement à cause de souches résistantes.

Le traitement médical doit toujours être associé à des mesures d'hygiène, de désinfection des locaux avec des ammoniums quaternaires (désinfectants

Tableau 68 - Traitement spécifique de la giardiose.

molécule	nom déposé (AMM chien)	utilisation
métronidazole	Stomorgyl® (*)	20-30 mg/kg matin et soir pendant 5 jours au minimum, p. o
albendazole	- (**)	25 mg/kg matin et soir, 2 jours, p. o
fenbendazole	Panacur® 250	50 mg/kg en une fois,
oxfendazole	Dolthène®	3 jours, p. o
praziquantel - pyrantel - febantel	Drontal® P	11,3 mg/kg/j, 3 j 1 cp/10 kg, 3 j

* la présentation Stomorgyl® est utilisée pour diverses affections buccales à la dose de 12,5 mg/kg/j, dose insuffisante pour traiter une giardiose. Elle doit être portée au double de celle-ci, ce qui ne présente pas d'inconvénients. Il existe toutefois une présentation du métronidazole, destinée à l'homme, mieux adaptée aux chiens de grand format: Flagyl®. La sécurité du métronidazole chez la femelle gestante n'étant pas clairement établie, il est préférable d'attendre la mise-bas pour entreprendre le traitement dans la mesure où la giardiose constitue rarement une urgence absolue.

** il n'existe pas de présentation de l'albendazole utilisable chez le chien. Une récente publication fait état d'une pancytopénie réversible après une administration prescrite dans le cas d'une giardiose canine, à la dose de 25 mg/kg 2 fois par jour durant 5 jours, puis 50 mg/kg 2 fois par jour durant 5 jours supplémentaires.

usuels du commerce), au risque de constater très rapidement des cas de rechute.

b. Prophylaxie

La prophylaxie consiste:
- **en des mesures d'hygiène classique**: nettoyage des gamelles, des abreuvoirs, du sol, des cages à l'aide d'antiseptiques classiques (hypochlorite de sodium à 1 p. cent, ammoniums quaternaires). Les méthodes d'aération, de contrôle de l'humidité ambiante excessive, la suppression de toute collection d'eau susceptible d'être souillée et l'élimination fréquente et régulière des matières fécales sont indispensables;
- **en un dépistage des animaux porteurs** au sein d'un élevage: coproscopies systématiques et répétées, traitement des porteurs sains, y compris des autres espèces que le chien;
- **en une enquête auprès du personnel** animalier susceptible d'infester les animaux.

L'immunité est telle qu'il a été possible d'envisager et de réaliser un vaccin tué commercialisé aux Etats-Unis (GiardiaVax®, Fort Dodge, deux injections par la voie sous-cutanée à trois semaines d'intervalle), qui permet une réduction en temps et en quantité de l'excrétion des kystes fécaux. Un essai portant sur 750 chiens n'a relevé aucun effet secondaire, général ou local.

ASPECT ZOONOSIQUE

La giardiose humaine constitue un problème de santé publique d'importance croissante, au premier rang des parasitoses intestinales dans certains pays.

L'homme est sensible à certaines souches de *Giardia* d'origine animale: certaines souches canines ont de façon indiscutable un pouvoir pathogène chez l'homme;
- contamination par manipulation des animaux dont la fourrure est souillée de kystes, mauvaise hygiène générale;
- accès des chiens aux aliments et récipients destinés à l'homme, consommation d'eau ou de végétaux souillés).

A l'inverse, la contamination animale à partir de kystes d'origine humaine est fortement contestée par certains auteurs.

Pour en savoir plus

ARPAILLANGE C, N'GUYEN P, LOUKIL L. La diarrhée chronique chez le chien: étude clinique et étiopathogénique. Point Vét., 1997, 28, 1705-1711.

ARPAILLANGE C, N'GUYEN P, LOUKIL L. Conduite à tenir devant une diarrhée chronique chez le chien. Point vét., 1998, 29, 153-160.

BARR SC, BOWMAN DD. Giardiasis in dogs and cats. Comp. Cont. Educ., 1994, 16, 603-610.

BARR SC, BOWMAN DD, ERB HN. Evaluation of two procedures for diagnosis of giardiasis in dogs. Am. J. Vet. Res., 1992, 53, 2028-2031.

BARR SC, BOWMAN DD, FRONGILLO MF, JOSEPH SL. Efficacy of a drug combination of praziquantel, pyrantel pamoate, and febantel against giardiasis in dogs. Am. J. Vet. Res., 1998, 59, 1134-1136.

BARR SC, BOWMAN DD, HELLER RL. Efficacy of fenbendazole against giardiasis in dogs. Am. J. Vet. Res., 1994, 55, 988-990.

BARR SC, BOWMAN DD, HELLER RL, ERB HN. Efficacy of albendazole against giardiasis in dogs. Am. J. Vet. Res., 1993, 54, 926-928.

BEUGNET F. Le parasitisme digestif des carnivores domestiques. Action Vét. n°1453, oct1998, 12-18.

BEUGNET F, GUILLOT J, POLACK B, CHERMETTE R. Le parasitisme digestif des carnivores domestiques en région parisienne. Action Vét. n°1514, mars2000, 12-16.

BEUGNET F, BOURDOISEAU G, VILLENEUVE V. La giardiose des carnivores domestiques. Cahiers cliniques Action Vét n°49, 28 avril 2000.

GAMET Y. Exploration biochimique du syndrome de malabsoprtion - maldigestion chez le chien et le chat. Rev. Méd. Vét., 1999, 150, 635-644.

LEIB MS, ZAJAC AM. Giardiasis in dogs and cats. Vet. Med., 1999, 793-802.

OLSON ME, CERI H, MORCK DW. Giardia vaccination. Parasitol. Today, 2000, 16, 213-217.

STOKOL T, RANDOLPH JF, NACHBAR S, RODI C, BARR SC. Development of bone marrow toxicosis after albendazole administration in a dog and cat. J. Am. Vet. Med. Assoc., 1997, 210, 1753-1756.

SVOBODOVA V, SVOBODA M, KONVALINOVA J. Comparison of the detection of *Giardia intestinalis* cysts with the presence of specific antibodies in dogs and cats. Vet Med 1995, 40, 141-146.

THOMPSON RCA, REYNOLDSON JA. Giardia and giardiasis. Adv. in Paras., 1993, 32, 71-160.

VILLENEUVE V. Essai de l'oxfendazole dans le traitement de la giardiose canine. Thèse Méd. Vet. Lyon, 2000, n°23.

ZAJAC AM. Giardiasis. Comp. Cont. Educ., 1992, 14, 604-611.

ZAJAC AM, LABRANCHE TP, DONOGHUE AR, CHU TC. Efficacy of fenbendazole in the treatment of exeprimental Giardia infection in dogs. Am. J. Vet. Res., 1998, 59, 61-63.

Le tæniasis

DÉFINITION

Le tæniasis est une helminthose due au développement et à l'action pathogène dans l'intestin grêle des formes adultes de diverses espèces de cestodes. Il désigne donc toute cestodose imaginale intestinale, quelle que soit l'espèce parasite responsable, dont celles du genre *Tænia*, mais pas exclusivement. Selon l'espèce en cause, il est possible de distinguer un tæniasis bothriocéphalique, un tæniasis échinococcique et un tæniasis banal.

Les cestodes susceptibles de se développer dans l'intestin grêle du chien sont nombreux. Ils présentent toutefois de nombreux caractères communs: cycle évolutif dixène et pouvoir pathogène réduit (sauf le bothriocéphale: cycle trixène et pouvoir pathogène important), thérapeutique spécifique commune… ce qui justifie de les rassembler en une seule entité.

ÉPIDÉMIOLOGIE

Les cestodes adultes sont en général assez spécifiques : toutefois, certaines espèces peuvent se développer chez divers canidés, parfois chez le chien et chez le chat, parfois chez divers carnivores et chez l'homme. Il importe à ce propos de ne pas confondre, au sein des espèces zoonosiques, celles qui sont observées chez l'homme au stade adulte (bothriocéphale) et celles observables au stade larvaire (échinocoque). La connaissance des espèces affectées est essentielle pour la définition de la prophylaxie et des mesures de santé publique. Le tæniasis n'a pas de caractère épidémiologique particulier : tous les animaux, quels que soient leur âge, leur race et leur sexe, sont susceptibles d'être infestés. En revanche, l'espèce hôte intermédiaire, très variable selon le parasite, qui assure l'infestation du chien, confère à la cestodose correspondante un caractère particulier : par exemple, si tous les chiens (et les chats) peuvent héberger le *Dipylidium* (dans la mesure où tous les animaux peuvent être parasités par des puces), en revanche seuls certains sujets seront parasités par le bothriocéphale (chien consommateur de poisson cru ou peu cuit), alors que les échinocoques infesteront préférentiellement les chiens de chasse, de ferme et de troupeau (chiens susceptibles d'ingérer des viscères parasités de mouton).

La prévalence du tæniasis n'est pas connue avec précision, la faible possibilité d'examen sérologique et le caractère fréquemment asymptomatique compliquant le diagnostic. Toutefois, il semble que les espèces les plus fréquentes soient *Dypilidium caninum, T. hydatigena* et *T. pisiformis. E. granulosus* est rencontré essentiellement dans les régions d'élevage ovin, *E. multilocularis* dans la région de Franche-Comté, en Haute-Savoie (le foyer européen étant situé en Suisse et en Allemagne) et dans le Massif central.

LES PARASITES

Tous sont présents chez le chien au stade adulte ***(encadré 37 et tableau 69 ; photos 59, 60 et 61)***

Diphyllobothrium latum (= bothriocéphale, « ténia des lacs »), responsable du tæniasis bothriocéphalique.

Mesocestoides lineatus, Mesocestoides litteratus, Dipylidium caninum, Tænia pisiformis, T. hydatigena, T. ovis, T. crassiceps, T. multiceps, T. serialis (appelés « ténias »), responsables du tæniasis banal ; *Echinococcus granulosus, E. Multilocularis* (ténias échinocoques), responsables du tæniasis échinococcique.

Les cestodes les plus importants sont le *Dipylidium caninum* parce que le plus fréquent, et les échinocoques parce qu'agents possibles de zoonose.

Tableau 69 - Liste des espèces parasites responsables de tæniasis du chien (HD) et HI correspondants, caractère zoonosique potentiel. H = homme

espèce parasite responsable du tæniasis	espèces HD autres que le chien	espèces HI assurant l'infestation du chien	caractère zoonosique (H : HD ou HI)
Diphyllobothrium latum	mustélidés chat, homme	poisson	H : HD
Mesocestoides lineatus	chat	petits mammifères	
M. litteratus	chat	reptiles oiseaux	
Dipylidium caninum	chat H (exceptionnel)	puce (pou, accessoire)	H : HD
Tænia pisiformis		lapin	
T. hydatigena		ruminants, porc	
T. ovis	renard	mouton	
T. crassiceps		campagnols	
T. multiceps		mouton	
T. serialis		lapin	
Echinococcus granulosus	***	divers herbivores et omnivores	H : HI*
E. multilocularis	renard, chat	campagnols	H : HI**

* l'homme parasité par la larve de *Echinococcus granulosus* ou kyste hydatique est atteint d'hydatidose.
** l'homme parasité par la larve de *Echinococcus multilocularis* est atteint d'échinococcose multiloculaire à forme alvéolaire.
*** le chat peut héberger l'échinocoque adulte, sans que celui-ci n'atteigne toutefois son stade adulte mature : le chat n'est pas hôte définitif ni source de parasite, pour cette espèce.

Encadré 37. Caractères morphologiques et biologiques essentiels des agents de tæniasis.

Définition taxinomique simplifiée *(tableau 70)*

Ces diverses espèces sont des plathelminthes de la classe des CESTODES :

- vers plats ;
- segmentés : le corps est divisé en « anneaux », au moins au stade adulte ;
- divisés en deux parties : un scolex (extrémité antérieure) muni de ventouses et parfois de crochets, un corps ou strobile segmenté, parfois très long.

Morphologie

(uniquement du stade adulte qui, seul, affecte le chien)

Longueur totale

- *D. Latum* est le plus long : jusqu'à 18 m de longueur ;
- les échinocoques sont les plus petits : 5 mm au maximum ;
- les autres espèces ont une longueur variable : quelques dizaines de centimètres à quelques mètres.

Le scolex

- désigne la partie antérieure du parasite, improprement appelée « tête » ;
- présente :
  - deux fentes longitudinales ou bothries, sans crochets : *D. Latum*,
  - 4 vraies ventouses et pas de crochets : *Mesocestoides*,

Tableau 70 - Taxinomie simplififée des agents de tæniasis.

ordre	caractères morphologiques	espèces représentées et familles
Pseudophyllidea	scolex à 2 bothries, sans rostre ni crochets segment gravide pourvu d'un tocostome	*Diphyllobothrium latum* Diphyllobothriidés
Cyclophyllidea	rostre et scolex à 4 ventouses pas de tocostome crochets présents (sauf *Mesocestoides*)	*Mesocestoides sp* : mésocestoïdidés *Dipylidium caninum* : dilépididés *Tænia sp, Echinococcus sp* : tæniidés

Tableau 71 - Eléments de diagnose différentielle des diverses espèces de cestodes.

espèce parasite	longueur	scolex	crochets	segment ovigère
D. latum	2-18 m	2 bothries	absents	rectangulaire : 10-12 mm x 4-6 mm utérus noir « en rosette »
M. lineatus	0,3-2 m	4 ventouses cordiformes		rectangulaire : 4-6 mm x 2-3 mm organe parutérin visible
M. litteratus	0,03-0,15 m	4 ventouses ovalaires		segment plus étroit (1 mm) organes parutérins peu visibles
D. caninum	0,2-0,8 m	4 ventouses	3 couronnes en épines de rosier	en tonnelet : 12-20 mm x 3-5 mm nombreuses capsules ovifères 3-30 œufs par capsule
Tænia		4 ventouses circulaires	grands et petits crochets en poignard	rectangulaire : 8-16 mm x 3-5 mm
T. pisiformis	0,8-1 m			longueur L = 2 largeur l bord post. des segments rectiligne angles post. saillants
T. hydatigena	0,75-5 m			*id.* L = 2l bord post. sinueux angles post. peu saillants
T. multiceps	0,4-1 m			L = 3l
T. serialis	*id.*			*id.*
E. granulosus	4-6 mm			segment ovigère unique (> 1/2 L totale) utérus étiré longitudinalement
E. multilocularis	1,5-3,5 mm			segment ovigère unique (< 1/2 L totale) utérus sacciforme

T. crassiceps, parasite habituel du renard est exceptionnellement décrit chez le chien [0,75 m de longueur].
Au sein du genre *Tænia*, sont parfois utilisés plusieurs sous-genres : le sous-genre *Tænia* pour désigner les ténias à larve de type cysticerque (*T(T) pisiformis, T(T) hydatigena*), le sous-genre *Multiceps* pour rassembler les espèces ténias à larve de type cénure (*T(M) multiceps, T(M) serialis*).

Figure 44 - Cas d'un cestode trixène : *Diphyllobothrium, Mesocestoides lineatus, M. litteratus.*

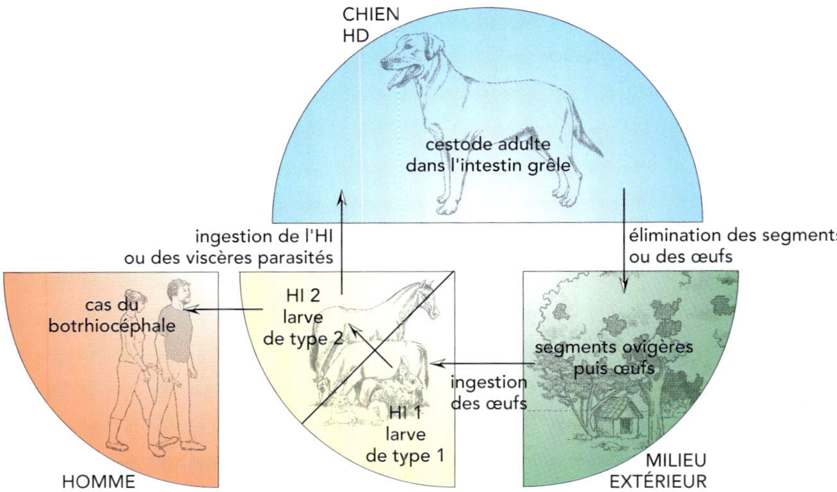

- 4 vraies ventouses et des crochets en épine de rosier : *Dipylidium caninum*,
- 4 vraies ventouses et des crochets en poignard : *tæniidés*.

Le strobile

Le strobile est constitué de plusieurs dizaines de segments, ou de 5 segments au maximum chez les échinocoques. Tous les segments ne sont pas équivalents : derrière le scolex, les segments sont indifférenciés, puis suivent des segments mûrs (renfermant l'appareil génital), enfin la partie distale est constituée de segments bourrés d'œufs ou segments ovigères éliminés dans le milieu extérieur (un seul segment ovigère chez les echinocoques). Seul le bothriocéphale est muni d'orifices de ponte (un par segment) ou tocostomes. Les caractères spécifiques permettant une diagnose sont présentés dans les tableaux suivants.

Éléments de diagnose différentielle (tableau 71)

Les critères de diagnose spécifique des cestodes responsables de tæniasis sont nombreux : successivement, il convient de retenir la longueur totale, le nombre et la forme des ventouses, la présence des crochets et leur aspect, la forme de l'utérus.

Biologie

Habitat

Les agents de tæniasis sont tous fixés, par leur scolex, à la paroi de l'intestin grêle : duodénum et jéjunum, les tenias à cénures (*T. multiceps* et *T. serialis*) parasitant souvent l'iléon.

Nutrition

Les cestodes se nourrissent du contenu intestinal. Le bothriocéphale est un spoliateur important de vitamine B12, responsable ainsi d'une anémie grave, macrocytaire et hypochrome.

Reproduction

Tous les cestodes nécessitent pour leur cycle évolutif au moins un hôte intermédiaire, parfois deux : il n'existe pas de transmission directe d'un animal parasité à un animal sain. En règle générale, la longévité des cestodes adultes est d'un an au maximum, celle des larves chez les HI de 6 à 12 mois. En revanche, ceci est largement compensé par une haute prolificité et une très grande résistance des œufs dans le milieu extérieur. Les espèces responsables d'un tæniasis qui nous intéressent sont donc, par définition, observables au stade adulte dans l'intestin du chien. Les formes larvaires ne se développent que chez des hôtes intermédiaires d'espèces variées, qui ne sont jamais des carnivores (il existe deux exceptions : cas décrits d'échinococcose multiloculaire chez le chien, *cf. hépatites parasitaires,* et les cas « d'ascite parasitaire » dus à des larves de type *tétrathyridium*).

Cycles évolutifs

Description générale

- **La phase exogène** commence par l'élimination, dans les fèces du chien, d'éléments différents : segments ovigères (*Cyclophyllidea*) ou œufs (*Pseudophyllidea*). Ceux-ci ne sont jamais infestants pour un chien, mais seulement pour un HI ;
- l'HI (premier ou unique) ingère ces œufs. Se développe, dans son organisme, une larve infestante pour le chien ou pour le second HI ;
- **la phase endogène** débute par l'ingestion de l'HI (unique ou de HI2), assurant le développement du cestode adulte dans l'intestin grêle de l'HD. La période prépatente est en moyenne de 4 à 8 semaines.

Figure 45 - Cas des cestodes dixènes : *Dipylidium caninum, Tænia sp, Echinococcus sp.*

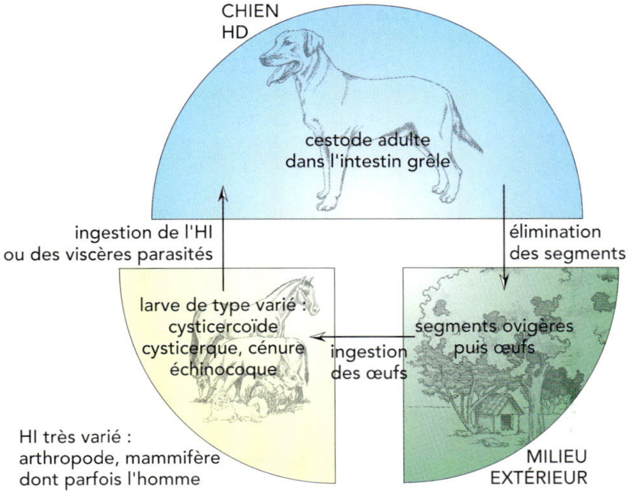

Cas de *Diphyllobothrium latum*

- Les œufs brunâtres, operculés (70 x 40 µm), libérés dans les fèces du chien ;
- se développent chez le premier HI (crustacé d'eau douce : copépode) en larve procercoïde ;
- puis, en larve plérocercoïde chez un poisson d'eau douce HI2 (salmonidé, perche) et chez un poisson carnivore comme le brochet, qui peut jouer le rôle d'hôte paraténique : accumulation de larves infestantes par consommation de poissons infestés ;
- l'ingestion de ce poisson HI2, ou de l'hôte paraténique, cru ou peu cuit, assure l'infestation du chien.

Cas des Mesocestoides

- les segments ovigères éliminés dans les matières fécales sont lysés dans le milieu extérieur et libèrent ainsi des œufs ;
- qui sont ingérés par un premier HI (vraisemblablement un acarien libre : oribate), abritant ainsi une larve cysticercoïde ;
- cet HI1 est ingéré par un second HI (petit vertébré : mammifère, oiseau, reptile) dans la cavité abdominale duquel se développe une larve *tétrathyridium* (*Tetrathyridium bailleti* pour *M. lineatus, T. variabile* pour *M. litteratus,* noms d'espèces différents des formes adultes et qu'il convient d'abandonner) ;
- puis, à la faveur de l'ingestion de ce HI2, le cestode adulte se développe dans l'intestin grêle du chien.

Cas d'un cestode trixène : *Diphyllobothrium latum, Mesocestoides lineatus, M. litteratus* : ***figure 44.***

Cas de *Dipylidium caninum*

- Les segments ovigères éliminés sont blanchâtres. Ils ont tendance à s'enrouler sur eux-mêmes et à perdre ainsi leur aspect de segment plat, simulant alors un grain de riz. Cette élimination a lieu durant la défécation ou en dehors de celle-ci. Il est fréquent d'observer ces segments dans la région périnéale du chien ;
- les œufs libérés de ces segments sont ingérés par la larve de la puce *Ctenocephalides,* larve coprophage et non parasite, munie de pièce buccales broyeuses ;
- les œufs évoluent en larve cysticercoïde chez la puce adulte qui, à la faveur d'une piqûre par exemple, est ingérée par le chien, assurant ainsi son infestation.
- le pou *Trichodectes canis* peut accessoirement jouer le même rôle.

Cas des espèces des genres *Tænia* et *Echinococcus*

- Les segments ovigères éliminés sont blanchâtres, carrés et, dans le milieu extérieur, sont lysés, libérant ainsi des œufs infestants ;
- ces œufs sont ingérés par l'HI (lapin, ruminant, porc, cheval, campagnol, rat, souris : espèces variées selon l'espèce parasite en question) chez qui se développe la larve correspondante : larve de type cysticerque (larve vésiculaire, translucide, présentant une invagination abritant un protoscolex : *T. pisiformis, T. hydatigena, T. crassiceps*), larve de type cénure (larve vésiculaire transparente présentant plusieurs invaginations, chacune abritant un protoscolex : T. multiceps, T. serialis), larve de type échinocoque (larve vésiculaire présentant

plusieurs invaginations, chacune abritant plusieurs protoscolex : *E. granulosus, E. multilocularis*) ;
- la consommation de viscères parasités (foie, péritoine, poumon…) ou directement de l'HI assure le développement d'un ou plusieurs cestodes adultes, au terme d'une période prépatente de 4 à 6 semaines en moyenne.

Cas des cestodes dixènes (*figure 45*)

Pour ce qui concerne *E. granulosus*, des études récentes, fondées sur des éléments épidémiologiques et moléculaires, montrent, au sein de l'espèce, l'existence de souches considérées comme des génotypes distincts et adaptés à des espèces animales hôtes-intermédiaires différentes. La souche principale qui nous concerne est appelée G1, souche cosmopolite, importante en Europe, affectant le mouton principalement (et accessoirement le bœuf, la chèvre et le porc) et l'homme. Il existe également une souche équine non zoonosique (G4) et une souche bovine zoonosique (G5) en Europe.

PATHOGÉNIE ET IMMUNITÉ

Les cestodes adultes intestinaux sont en règle générale peu pathogènes : l'irritation très modérée de la muqueuse intestinale et l'action spoliatrice négligeable (sauf dans le cas de *D. latum*) n'entraînent que des troubles très modérés du transit intestinal (surtout avec les espèces parasites de grandes dimensions) : les manifestations cliniques sont souvent très discrètes, voire absentes. Dans la plupart des cas, le tæniasis est asymptomatique.
Toutefois, deux cas particuliers sont à noter :
- **l'engorgement des glandes anales** dû à la présence de segments ovigères obstruant la lumière de celles-ci. L'inflammation ainsi provoquée pousse le chien à se frotter l'anus sur le sol (« signe du traîneau »), à se lécher et à se mordiller, favorisant ainsi la dissémination des œufs dans son pelage et dans le milieu extérieur ;
Il est extrêmement important, lors de la consultation de tels animaux, de suivre des règles d'hygiène très strictes : en effet, il peut s'agir d'un chien souffrant de tæniasis échinococcique, pour lequel les œufs éliminés sont immédiatement infestants pour l'homme, à l'origine d'une hydatidose ou d'une échinococcose alvéolaire. Leur manipulation, le nettoyage de la région périnéale, la vidange des glandes anales doivent être effectués avec la plus grande attention (port de gants jetables, nettoyage de la table de consultation avec du papier jetable, gants et papiers qu'il conviendrait ensuite de brûler), afin de minimiser les risques potentiels d'infestation.
- **la bothriocéphalose** s'accompagne d'une anémie (proche de l'anémie dite de Biermer) par consommation de vitamine B12, observée surtout chez l'homme.

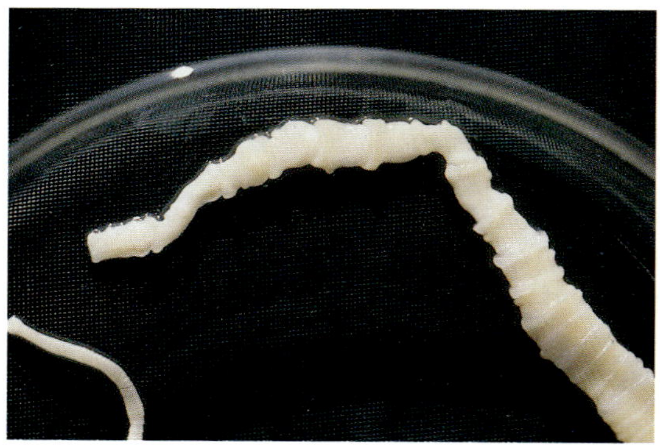

59. Extrémité antérieure et strobile d'un cestode du genre Tænia.

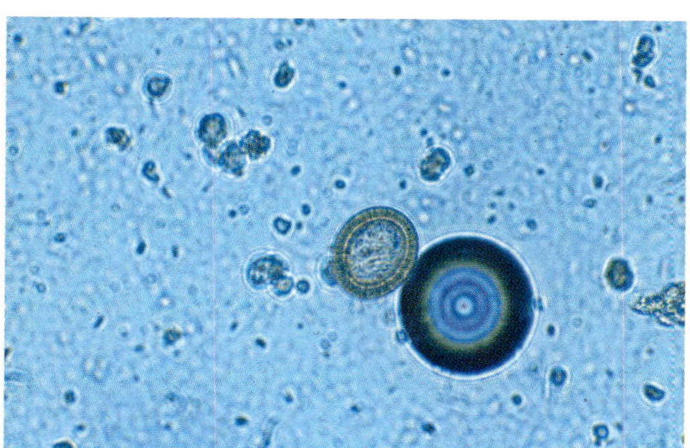

60. Œuf de tæniidé *: globuleux, paroi épaisse et striée, renfermant un embryon hexacanthe (Gx100).*

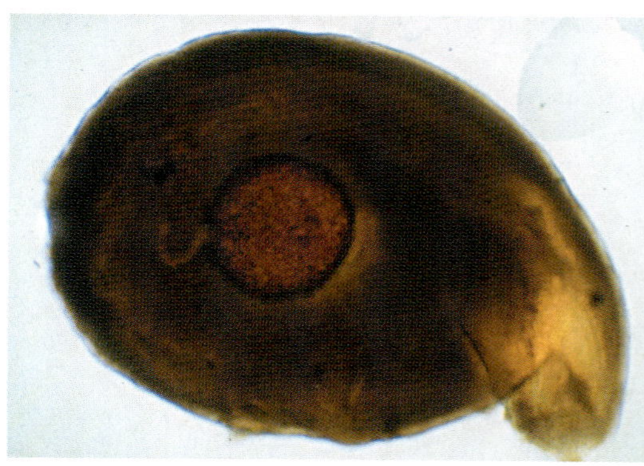

61. Segment ovigère de Mesocestoides lineatus *abritant un corps parutérin (élément circulaire orangé central) (Gx125).*

En règle générale, le tæniasis ne confère aucune immunité, aussi les animaux sont-ils en mesure de se réinfester tout au long de leur vie, sauf de façon relative avec les ténias échinocoques pour lesquels quelques réactions immunitaires tendent à limiter le développement et la production des œufs.

ÉTUDE CLINIQUE

a. Symptômes

Ils sont le plus souvent discrets, parfois absents : peu de troubles digestifs, jamais caractéristiques, sans répercussion sur le développement de l'animal ni sur son état général. Seuls peuvent être observés :

- **des manifestations prurigineuses** de la région anale *(cf. pathogénie : « signe du traîneau »)* : mordillement, léchage, frottement sur le sol ;
- **des cas d'obstruction intestinale** dus à des pelotes de cestodes, des alternances de diarrhée et de constipation, du ténesme ;
- **des symptômes nerveux** : crises épileptiformes ;
- **des symptômes cutanés** : prurit abdominal ou généralisé pour lequel la pathogénie reste obscure (sensibilisation puis phénomènes d'hypersensibilité à partir de certains Ag parasitaires éliminés dans le tube digestif ?).

b. Lésions

Les lésions concernent la muqueuse de l'intestin grêle (duodeno-jéjunum pour la plupart des espèces, l'iléon pour le *Dipylidium* et les ténias à cénures) : épaississement, inflammation, nécrose, aspect extérieur boudiné, annelé de l'intestin, mucosités abondantes.

c. Diagnostic

Diagnostic clinique

Le diagnostic clinique est quasi impossible : les éléments épidémiologiques (origine et mode de vie de l'animal, habitudes alimentaires) et les symptômes (absents, ou discrets et non caractéristiques) ne permettent pas en général d'établir un diagnostic de tæniasis.

Confirmation expérimentale

La confirmation expérimentale est possible parfois :

- **soit par une coproscopie macroscopique** (***tableau 72*** : examen des matières fécales à l'œil nu et/ou de la région périnéale), ce qui permet parfois d'observer des segments ovigères. Si cette observation est fréquente, le propriétaire parle souvent « d'oxyures » pour désigner les segments de *Dipylidium* ayant tendance à s'enrouler sur eux-mêmes et à simuler des grains de riz : rappelons ici qu'il n'existe pas d'oxyuridés chez les carnivores ! L'élimination des segments ovigères n'accompagne pas systématiquement la défécation et est très irrégulière, variable en fonction du transit intestinal (normal ou perturbé par le tæniasis ou par une autre affection) et de l'alimentation : cet examen comporte donc de nombreux faux négatifs ;
- **soit par une coproscopie microscopique** ***(tableau 73)*** lors d'une bothriocéphalose. Malgré l'absence de tocostome, les espèces de *Cyclophyllidea* peuvent être à l'origine d'une coproscopie microscopique positive, par la lyse que peuvent subir les segments ovigères dans le tube digestif distal. Il existe toutefois de nombreux faux positifs : œufs de cestodes parasites de proies ingérées par le chien, à l'origine d'un pseudoparasitisme. Il est conseillé de renouveler l'examen après avoir donné à l'animal une alimentation exclusivement industrielle. Les examens faussement négatifs, également rencontrés, sont dus à l'irrégularité de l'élimination des segments.

Il existe des perspectives de diagnostic du tæniasis (banal et échinococcique) fondé sur la détection

Tableau 72 - Eléments de diagnose différentielle des segments ovigères

espèce parasite	morphologie des segments ovigères éliminés
*Diphyllobothrium latum**	segments carrés avec une tache noire centrale
Dipylidium caninum	ellipsoïdes, bords latéraux arrondis, 1 pore génital par côté, renfermant de nombreuses capsules ovifères
Mesocestoides sp	extrémité antérieure élargie organe parutérin postérieur
Tænia sp	segments plus ou moins rectangulaires pore génital unilatéral
Echinococcus sp	très petit segment : 1-3 mm pore génital postérieur : *E. granulosus* pore génital antérieur : *E. multilocularis*

* le tænia des lacs élimine des œufs et non des segments. Toutefois, ceux-ci peuvent occasionnellement être observés dans les fèces.

Tableau 73 - Eléments de diagnose différentielle des œufs de cestodes.

espèce parasite	morphologie des œufs éliminés
Diphyllobothrium latum	œuf operculé ovoïde contenant une morula; 60 x 70 µm
*Dipylidium caninum**	œuf non operculé, embryon hexacanthe entouré de 3 enveloppes: 30 x 40 µm; œufs regroupés en capsules ovifères
*Mesocestoides sp**	œuf non operculé, embryon hexacanthe entouré d'une enveloppe; 40 x 50 µm
Tænia sp, Echinococcus sp**	œufs indifférenciables entre les 2 genres; œuf incomplet dépourvu d'enveloppe externe: embryophore à paroi épaisse, striée transversalement, brunâtre; 30 x 40 µm

*ces espèces n'éliminent pas d'œufs mais des segments ovigères. Toutefois, la présence de la lyse de ces segments dans le tube digestif distal débouche sur un examen coproscopique microscopique positif.

des antigènes fécaux par l'intermédiaire d'anticorps polyclonaux (sérum de lapin *hyperimmun*) ou par amplification génique (*Polymerase Chain Reaction, cf. centre de recherches Afssa de Nancy*). Ces méthodes sont plus sensibles que la coproscopie microscopique classique et spécifiques (diagnose différentielle des diverses espèces de cestodes, en particulier des deux espèces échinocoques). À l'heure actuelle, elles restent toutefois expérimentales et non commercialisées.

d. Pronostic

Le pronostic est bon, presque toujours bénin.

MÉTHODES DE LUTTE

a. Traitement

Le traitement est exclusivement spécifique, fondé sur l'utilisation de substances cestodicides ou cestodifuges présentées dans le ***tableau 74*** et ***les encadrés praziquantel et niclosamide***.

Le praziquantel

Présentation chimique

Le praziquantel ou pyrazino-isoquinoline est un dérivé hétérocyclique à six chaînons.

Mode d'action - Efficacité

Le praziquantel modifie la structure tégumentaire du parasite et perturbe son métabolisme en intervenant sur une protéine responsable de l'homéostasie calcique de certains trématodes (schistosomes de l'homme, par exemple) et des cestodes. Absorbé rapidement par le sang après son administration (valeur maximale dans le sang obtenue dans les 30 minutes à 60 minutes suivantes), il diffuse dans l'épithélium intestinal et agit particulièrement sur les cestodes fixés à la muqueuse par leur scolex.

Le praziquantel est actif à l'encontre de tous les cestodes agents de tæniasis du chien, y compris sur les formes immatures, en particulier des échinocoques: il s'agit donc d'un cestodicide majeur. La dose requise est de 5 mg/kg. La bothriocéphalose nécessite toutefois une dose beaucoup plus élevée de 40 mg/kg, compatible avec les conditions de sécurité du médicament.

Toxicité - Innocuité

L'administration du praziquantel à des chiens, à la dose de 180 mg/kg/j pendant quatre semaines (soit une quantité très élevée et très éloignée de la dose thérapeutique), n'entraîne aucun trouble, sauf quelques vomissements. La DL50 ne peut être calculée du fait de l'absence de manifestations toxiques observables chez le chien. Le médicament peut être utilisé sans risque chez la femelle gestante et le jeune animal. Il est conseillé toutefois, au-delà d'une dose de 3 ml injectable de procéder à l'injection sous-cutanée en deux points différents.

Présentation commerciale

Le praziquantel se présente sous trois formes commercialisées pour le chien:
- une forme orale (Droncit® comprimés): dose de 5 mg/kg en une fois;
- une forme injectable à la même dose (Droncit® injectable);
- une présentation orale associant le praziquantel, le pyrantel et le febantel (Drontal® P).

Avantages - Inconvénients

Le praziquantel présente de nombreux avantages:
- une parfaite efficacité sur tous les cestodes, y compris les échinocoques immatures;
- l'existence d'une présentation injectable, pratique d'utilisation lors des consultations, dans les cas où l'administration orale du produit est difficile ou s'il est nécessaire de traiter un effectif;
- une très haute sécurité dénuée de toute contre-indication.

Ces qualités excellentes le désignent aujourd'hui comme le cestodicide majeur utilisable chez le chien dans de parfaites conditions.

Tableau 74 - Médicaments cestodicides.

nom chimique	présentation, posologie
praziquantel	Droncit®, p. o ou SC, 5 mg/kg
niclosamide	* 50 à 100 mg/kg, p. o
nitroscanate	Lopatol®, 50 mg/kg, p. o
mébendazole	Telmin®KH, 20 mg/kg/j x 5 j, p. o
flubendazole	Flubenol®, 22 mg/kg/j x 3 j, p. o
oxfendazole	Dolthène®, 11 mg/kg/j x 3 j, p. o
fenbendazole	Panacur®, 50 mg/kg/j x 3 j, p. o

* plusieurs présentations commercialisées en association avec un nématodicide

b. Prophylaxie

La prophylaxie repose sur:

Mesures sanitaires

Les mesures sanitaires consistent à supprimer les sources de parasites pour les chiens et sont définies par la nature de l'HI. On veillera à:

- **interdire la consommation de poissons crus** ou insuffisamment cuits pour la bothriocéphalose;
- **empêcher la consommation de petits mammifères** hébergeant des larves tétrathyridium pour l'infestation à *Mesocestoides*;
- **pratiquer un traitement préventif** contre l'infestation des puces (et des poux) en y associant des mesures insecticides dans le milieu extérieur. Les produits à effet *knock-down* élevé ou faible sont tous satisfaisants en l'occurrence: le but recherché n'est pas l'absence de piqûre mais l'effet insecticide. En revanche, les inhibiteurs de croissance ou de la synthèse de la chitine sont moins directement efficaces à court terme;
- **éviter la distribution de viscères** parasités de ruminants, de léporidés, du porc au chien, faire retirer les carcasses ou les détruire, veiller à faire respecter l'interdiction des abattoirs au chien pour l'infestation par les genres *Tænia* et *Echinococcus*. Toutefois, il est impossible de contrôler la capture par le chien de petits mammifères sauvages.

La niclosamide

Présentation chimique

La niclosamide est un dérivé halogéné du salicylanilide.

Mode d'action - Efficacité

La niclosamide n'est pratiquement pas absorbée par la muqueuse intestinale. Elle bloque l'absorption du glucose et la phosphorylation oxydative (blocage du cycle de Krebs): l'accumulation de l'acide lactique qui en résulte, provoque la mort du parasite. La niclosamide, toutefois, est essentiellement un ténicide *sensu stricto*, c'est-à-dire actif à l'encontre du genre *Tænia*, beaucoup moins efficace à l'encontre du *Dipylidium* et des échinocoques à la dose usuelle de 100-150 mg/kg par la voie orale.

Toxicité - Innocuité

Du fait de sa non-absorption par la muqueuse intestinale et de son caractère non irritant, la niclosamide n'est pratiquement pas toxique.

Présentation commerciale

La niclosamide est commercialisée sous la forme d'associations: avec le lévamisole (Stromiten®) ou le pyrantel (Niclantel®, Perhelmin®), présentations qui permettent d'utiliser la niclosamide aux doses correctes de 150 à 180 mg/kg.

Avantages - Inconvénients

La niclosamide présente l'avantage d'être un bon ténicide dans des conditions de sécurité favorables. Toutefois, son spectre insuffisant (en particulier, à l'encontre du *Dipylidium* et des échinocoques) et son administration orale ne permettent pas de le retenir comme cestodicide majeur par comparaison avec le praziquantel.

Le nitroscanate et les benzimidazoles ont été présentés dans le chapitre consacré au ascaridoses imaginales. Leur spectre respectif est abordé dans le ***tableau 75.***

Tableau 75 - Bilan comparatif des divers cestodicides.

molécule	nom déposé	*Tænia*	*Dipylidium*	*Echinococcus*	dose
praziquantel	Droncit®	+	+	+	5 mg/kg, p. o ou SC
niclosamide	*	+			150 mg/kg, p. o
nitroscanate	Lopatol®	+	+		50 mg/kg, p. o
mébendazole	Telmin®KH	+	+		25 mg/kg/j x 5 j, p. o
fenbendazole	Panacur®250	+			50 mg/kg/j x 3 j, p. o
flubendazole	Flubenol®	+			22 mg/kg/j x 3 j, p. o
oxfendazole	Dolthène®	+	+		11 mg/kg/j x 3 j, p. o

* sous la forme d'associations avec le lévamisole, le pyrantel...
\+ : efficacité démontrée

Mesures médicales

Le chien atteint de *tæniasis* doit être systématiquement traité en veillant à utiliser le meilleur cestodicide actuel (le praziquantel) ou, dans le cas d'une diagnose spécifique certaine, la molécule la plus efficace. Toutefois, cette diagnose est rarement possible et, en présence du *tæniasis* échinococcique, les matières fécales devraient être détruites par le feu afin d'empêcher la dissémination des œufs, ce qui est pratiquement irréalisable. Face à un foyer d'hydatidose (souvent déclaré par des cas humains), le vétérinaire peut être appelé à instaurer une prophylaxie obligatoire en collaboration avec les autorités sanitaires et médicales. Il importe alors de :

- **rassembler tous les chiens du foyer,** y compris les chiens vagabonds ;
- **les parquer dans un local,** où ils sont tous à l'attache ;
- **leur administrer du bromhydrate d'arécoline,** seul cestodifuge actuellement disponible, afin d'expulser les échinocoques adultes dans leur intégralité, à condition que les matières fécales émises puissent être recueillies en totalité (les animaux sont maintenus à l'attache sur un sol recouvert de matières plastiques, de sacs poubelle ouverts permettant de récolter les matières fécales). Ce cestodifuge est administré par la voie orale à la dose de 2 à 4 mg/kg en une fois : ses propriétés parasympathicomimétiques provoquent des contractions importantes du tube digestif (d'où la possibilité de vomissements provoquant éventuellement le rejet du médicament) et des avortements (d'où son interdiction chez les chiennes gestantes) ;
- **les matières fécales sont récupérées** et détruites par le feu, seul moyen d'éliminer les œufs d'échinocoques.

Plus empiriquement, il est pratiqué parfois des vermifugations à l'aveugle, tous les six mois, de chiens de troupeau : cette mesure moins contraignante est toutefois inefficace et dangereuse car la fréquence est insuffisante (la période prépatente du tæniasis échinococcique est de quatre à six semaines nécessitant une vermifugation théorique mensuelle) et la destruction des fèces n'est pas assurée.

ASPECT ZOONOSIQUE

Si le *Dipylidium* est rarement observé chez l'homme (qui se contamine à la suite de l'ingestion d'une puce infestée), les cas de bothriocéphalose ne sont pas exceptionnels dans la région des lacs suisses et alpins, mais heureusement facilement traités. En revanche, les cas d'échinococcoses larvaires humaines sont assez fréquents et toujours graves : deux maladies distinctes selon des critères épidémiologiques et pronostiques affectent l'espèce humaine, l'hydatidose et l'échinococcose alvéolaire.

a. L'hydatidose

L'hydatidose ou « maladie du kyste hydatique » est l'échinococcose due à l'action pathogène et au développement de la larve de *Echinococcus granulosus.* Cette maladie est fréquente et grave : il s'agit d'une zoonose majeure. L'incidence annuelle en France est de plusieurs centaines de cas, dont le tiers environ dans la région Provence-Alpes-Côte-d'Azur (vraisemblablement à cause de la densité de l'élevage ovin). L'hydatidose est très fréquente dans tous les pays du pourtour méditerranéen et du Moyen-Orient.

L'homme se contamine à partir du chien qui représente la source directe de parasites, source massive, prolongée et insidieuse. En effet, l'animal parasité ne présente pas ou peu de symptômes, ne développe à l'encontre du parasite qu'une immunité relative et élimine lors et en dehors de ses défécations des milliers d'embryophores immédiatement infestants. La manipulation des moutons parasités ou des viscères porteurs de kystes hydatiques est sans danger pour l'homme. Plusieurs modalités de transmission à l'homme sont possibles, par transmission directe ou indirecte :

Transmission directe

La grande résistance des embryophores et leur caractère infestant immédiat autorisent une contamination humaine par manipulation de l'animal. En effet, l'inflammation des glandes anales pousse le chien à se lécher et, ainsi, à répandre les œufs dans son pelage. Aussi la manipulation de l'animal, le fait de le caresser, le lavage ou la tonte, les soins, les interventions chirurgicales (en particulier périnéales, obstétricales...) ou l'autopsie constituent-ils des actes dangereux ; ceci apparente l'hydatidose à la « maladie des mains sales ».

Transmission indirecte

Par l'intermédiaire des récipients ou de matériels divers souillés, des aliments contaminés par des fèces parasitées : récipients destinés à l'alimentation humaine que le chien est susceptible de lécher, végétaux divers, légumes issus d'un potager auquel le chien a accès.

L'homme ingère des embryophores susceptibles de migrer et d'évoluer en larves dans son organisme et prend ainsi la place du mouton dans le cycle évolutif : il s'agit d'un véritable hôte intermédiaire, cul-de-sac évolutif dans la mesure où le chien n'a pas la possibilité de dévorer des cadavres humains infestés (ce qui est toutefois le cas en Afrique de l'Est, où les chefs de certaines ethnies et les femmes primipares ne sont pas enterrés et sont susceptibles ainsi d'être dévorés par des canidés domestiques ou sauvages).

Cliniquement, la larve chez l'homme se développe préférentiellement dans le parenchyme hépatique (kyste le plus fréquemment unique, 75 p. cent dans le lobe droit) et pulmonaire (surtout le lobe diaphragmatique droit) et, potentiellement, dans tout tissu (y compris l'os) et viscère, surtout abdominal. La symptomatologie est d'apparition brutale : douleur abdominale aiguë, violente, simulant des coliques néphrétiques ou une crise d'appendicite : l'échographie et la sérologie (ainsi que l'épidémiologie : il s'agit fréquemment de sujets en contact avec des chiens : éleveurs de moutons, bergers… et vétérinaires !) permettent de confirmer le diagnostic.

Thérapeutique

La thérapeutique est de nature chirurgicale : exérèse du kyste en veillant à ne pas le déchirer, au risque de laisser échapper dans la cavité abdominale un protoscolex susceptible, quelques semaines plus tard, de redonner un accès aigu d'hydatidose.

Prophylaxie

La prophylaxie consiste :
- **en une information des propriétaires** de chiens, surtout en zone d'élevage ovin : règles d'hygiène élémentaire, règles d'abattage des moutons, enfouissement et destruction des cadavres, hygiène générale concernant les locaux et les récipients destinés au chien. Ces notions générales, la nécessité de procéder au lavage des mains de façon répétée (avant les repas, avant la préparation des plats, entre chaque consultation de chien…), le respect des règles élémentaires d'éducation de l'animal de la ferme et de la famille (interdiction d'accès aux aliments et aux récipients destinés à l'alimentation humaine) doivent être expliquées et suivies en permanence dans les régions endémiques ;
- **en une vermifugation systématique** des animaux, si possible mensuelle, auquel cas il est possible d'utiliser un cestodicide comme le praziquantel. Celui-ci intervient alors sur des échinocoques immatures, donc sans risque de dispersion des œufs infestants dans le milieu extérieur ;
- **en une destruction des cadavres de mouton** et des viscères parasités ;
- **en une interdiction formelle,** permanente des chiens dans les abattoirs ;
- **en une élimination des chiens errants** ;
- **en une mise à disposition,** pour les populations musulmanes, des abattoirs et du personnel afférent pour les abattages rituels lors des fêtes religieuses, afin d'éviter le sacrifice non contrôlé d'animaux parasités et la non-destruction des viscères ;
- **en une enquête systématique** des services vétérinaires lors d'apparition de cas d'hydatidose humains autochtones.

Ces diverses mesures prophylactiques se sont révélées efficaces, dans certains pays insulaires (Chypre, Malte), permettant d'éliminer l'hydatidose. Elles se heurtent toutefois à la géographie (cas des pays non insulaires, dont les frontières sont difficilement contrôlables) et à des critères pratiques parfois difficiles à appliquer (entretien et contrôle des clôtures des abattoirs, nécessité de destruction ou d'enfouissement de cadavres de moutons y compris dans les alpages…).

b. Échinococcose alvéolaire

L'échinococcose alvéolaire est une helminthose larvaire due au développement et à l'action pathogène d'une larve de cestode *Echinococcus multilocularis.* Elle est différente de l'échinococcose traitée précédemment et ne doit pas prendre le nom d'hydatidose, dans la mesure où les modalités d'infestation, l'épidémiologie et le pronostic sont totalement différents. Les cas répertoriés en France sont heureusement moins nombreux que ceux d'hydatidose (> 200 de 1948 à 1983).

Les hôtes intermédiaires (microtidés : *Arvicola terrestris,* campagnol) sont atteints d'une échinococcose multiloculaire et sont responsables de la focalisation de la maladie, en particulier lors de la pullulation de ce micromammifère. L'échinococcose alvéolaire provient du centre de l'Europe (Allemagne, Suisse, Autriche) et de l'Est, de sorte que les régions françaises touchées sont la Franche-Comté et la Haute-Savoie (accessoirement le Massif central). Sur le plan épidémiologique, plusieurs facteurs présideraient à l'installation d'un foyer et à l'augmentation du nombre de cas: climat froid, pullulation de campagnols. La prévalence du tæniasis échinococcique chez le chien serait de 5 p. cent en Haute-Savoie d'après une enquête effectuée de 1978 à 1983. Le nombre de nouveaux cas humains en Franche-Comté de 1971 à 1989 a été de 85, dans le Doubs de 1960 à 1992 de 56, ce qui donne une incidence annuelle moyenne de 10 à 20 cas.

L'homme s'infeste à la suite de l'ingestion des embryophores issus du cestode adulte qui parasite essentiellement le renard, accessoirement le chien (et de façon moindre: le chat qui peut héberger des échinocoques mûrs):

- **si la contamination directe** à partir de carnivores parasités reste possible, cette modalité est accessoire. Le canidé peut être source directe d'infestation dans la mesure où les œufs éliminés (puis répandus par léchage dans la fourrure) sont immédiatement infestants: cas des chasseurs ayant manipulé un cadavre de renard, par exemple;
- **en revanche, le plus fréquemment, ce sont des aliments souillés de matières fécales** parasitées qui assurent la contamination humaine (fruits rouges sauvages récoltés près du sol: myrtilles, fraises sauvages) et, de façon moindre, l'eau contaminée.

Cette échinococcose est gravissime chez l'homme. En effet à la différence de l'hydatidose, la cuticule (enveloppe de la larve) est discontinue, laissant la possibilité à la membrane germinative de bourgeonner et de donner naissance à des vésicules-filles, envahissant ainsi très rapidement le parenchyme hépatique, évoquant pour le médecin un cancer du foie (parenchyme présentant de nombreuses zones de nécrose, «en mie de pain», d'où le terme d'alvéolaire).

Le traitement médical (mébendazole, albendazole durant plusieurs années) est limité, la chirurgie difficile en raison des grandes difficultés à isoler les vésicules (hépatectomie partielle). Toutefois, l'association des deux traitements, médical et chirurgical a permis d'augmenter notablement le pourcentage de survie à dix ans (de 10 à 80 p. cent).

La prophylaxie, dans les régions concernées, consiste à:

- ne pas consommer de fruits rouges sauvages crus;
- à ne pas manipuler, sans précaution, de cadavres de renards;
- à procéder à une vermifugation régulière des chiens comme en matière de tæniasis échinococcique. ❑

Pour en savoir plus

ALLAN JC, CRAIG PS, GARCIA NOVAL J, MENCOS F, LIU D, WANG Y, WEN H, ZHOU P, STRINGER R, ROGAN M, ZEYHLE E. Coproantigen detection for immunodiagnosis of echinococcosis and tæniasis in dogs and humans. Parasitology, 1992, 104, 347-355.

BOREHAM RE, BOREHAM PFL. *Dipylidium caninum*: life cycle, epizootiology and control. Comp. Cont. Educ., 1990, 12, 667-675.

ECKERT J, PAWLOWSKI Z, DAR FK, VUITTON DA, KERN P, SAVIOLI L. Medical aspects of echinococcosis. Parasitol. Today, 1995, 11, 273-276.

ECKERT J, DEPLAZES P. Alveolar echinococcosis in Humans: the current situation in central Europe and the need of counter-measures. Parasitol. Today, 1999, 15, 315-319.

EUZEBY J. Le tæniasis du chien et du chat et ses conséquences économiques et sociales. Cahiers de Med. Vét., 1965, 34, 1-45.

GEORGI JR. Tapeworms. Vet. Clinics of North America, 1987, 17, 1285-1305.

LAUZIER P. Enquête dans un foyer autochtone d'échinococcose hydatique. Point Vét., 1988, 20, 665-672.

LIANCE M. Les échinococcoses: aspects épidémiologiques, physio-pathologiques et immunologiques. Ann. Inst. Pasteur, 1999, 10, 113-120.

PETAVY AF, PROST C, GEVREY J, GILOT B, DEBLOCK S. Natural infestation of domestic cats (Felis catus L.) by *Echinococcus multilocularis* Leickart, 1863 (Cestoda): first case in France detected in peri-urban area. C. R. Acad. Sci. III, 1988, 307, 553-556.

SOULÉ C. L'hydatidose des ruminants: état stationnaire. Point Vét., 1994, 26, 930-933.

Maladie parasitaire fréquente du gros intestin

La trichuriose

DÉFINITION

La trichuriose est une helminthose due à la migration et au développement dans le cæcum et dans le côlon d'un nématode: *Trichuris vulpis*. Cette helminthose est particulièrement répandue, parfois grave, surtout lors de l'association des trichures avec d'autres helminthes (par exemple, les ankylostomes dans le syndrome «anémie des chiens de meutes»).

En médecine humaine, le parasite (d'une espèce différente: *Trichuris trichiura*) est appelé souvent trichocéphale (cette étymologie signifiant «tête filiforme» est exacte, à la différence de celle de trichure qui veut dire «queue filiforme», ce qui, morphologiquement, est faux). La maladie correspondante est désignée parfois sous le terme de trichocéphalose.

ÉPIDÉMIOLOGIE

Trichuris vulpis est un parasite du chien et du renard, très fréquent en zones chaudes et humides. La trichuriose canine est une helminthose à prévalence très élevée: une enquête coproscopique effectuée, chez des chiens de tout âge et de toute provenance, dans les quatre écoles vétérinaires françaises, révèle 28 p. cent de chiens parasités par *T. vulpis* dont, en majorité, des animaux de plus d'un an.

La trichuriose sévit autant chez des individus isolés, vivant dans un milieu infesté (jardin d'une propriété, par exemple) qu'en collectivité (chenil). La très grande résistance de l'œuf infestant dans le milieu extérieur constitue l'élément essentiel de l'épidémiologie.

LE PARASITE

Trichuris vulpis **parfois désigné sous l'appellation** *Trichocephalus*: ***(encadré 38)***

PATHOGÉNIE ET IMMUNITÉ

a. Pathogénie

Le pouvoir pathogène des trichures est encore mal compris: la trichuriose peut être exprimée cliniquement de façon relativement sérieuse, d'autres animaux étant porteurs sains. Néanmoins, les trichures exercent:

- **une action traumatique et inoculatrice** de germes;
- **une action spoliatrice et allergisante** en raison de l'hématophagie: vraisemblablement, certaines enzymes protéolytiques sont sécrétées par le parasite lors du repas, à l'origine de phénomènes toxiques et/ou d'hypersensibilité. En outre, chez la souris parasitée par *T. muris,* il est vraisemblable que des substances cytokines-like à rôle immunodépresseur soient produites par le parasite, favorisant ainsi son installation. La stimulation des terminaisons nerveuses modifierait la régularité du transit intestinal.

Il est certain en revanche que le pouvoir pathogène est élevé lors de l'association trichures-ankylostomes-ascaris, fréquente en chenil.

b. Immunité

D'après des études expérimentales effectuées chez la souris, il semble que le fonctionnement du système immunitaire, variable selon les souches de souris, soit prépondérant:

- soit en éliminant les parasites;
- soit, au contraire, en n'empêchant pas l'installation des helminthes ni leur reproduction (rôle des IgA chez l'homme à l'encontre de *Trichuris trichiura*).

Encadré 38. Caractères morphologiques et biologiques essentiels de Trichuris vulpis

Définition taxinomique simplifiée

Cet helminthe est un:

- NÉMATODE: ver à section circulaire, sans trompe épineuse;
- de la famille des TRICHURIDÉS:
  - le corps est divisé en deux parties;
  - une partie antérieure fine abritant un œsophage capillaire;
  - une partie postérieure plus élargie et plus courte;
  - le mâle est muni d'un spicule;
  - et présente une extrémité distale enroulée dans un plan.

Morphologie

Adultes (photo 62)

- 30 à 75 mm de longueur;
- d'aspect caractéristique en fouet (*whipworm* des anglophones);
- la partie antérieure est la plus fine (0,2 mm de diamètre);
- et représente les trois quarts de la longueur totale;
- la partie postérieure est plus courte et plus grosse.

Œufs (photo 63)

- Caractéristiques de forme: en citron (bords convexes), ellipsoïde;
- de couleur brun jaune;
- de 70-80 µm de longueur pour le grand axe, sur 30 µm pour le petit axe;
- ils sont munis d'une paroi épaisse et lisse;
- renfermant une seule cellule (œuf non infestant lors de son rejet);
- présentant à chaque extrémité un bouchon polaire saillant et réfringent.

Biologie

Habitat

- Les adultes sont parasites du cæcum, du colon;
- et accessoirement lorsqu'ils sont très nombreux, du rectum;
- les larves auraient une position intrapariétale dans l'intestin grêle.

Nutrition

- Les trichures sont hématophages, l'extrémité antérieure étant fixée et insérée dans la muqueuse de l'intestin. L'hématophagie est assurée par simple capillarité, l'œsophage est constitué d'une rangée de cellules superposées (stichocytes), donc de nature différente des autres nématodes (comme les ankylostomes, par exemple), ce qui pourrait expliquer en partie la nécessité d'une thérapeutique particulière lors de trichuriose.

- Pour certains auteurs, l'hématophagie serait associée à une histophagie au détriment de la muqueuse.

Reproduction (figure 46)

Les trichures sont des parasites monoxènes (évoluant chez un seul individu) à cycle diphasique (phase endogène chez l'animal et exogène dans le milieu extérieur).

- **Phase exogène :**
  - la femelle est très prolifique : plus de 2 000 œufs par jour émis dans les fèces ;
  - ces œufs simples évoluent dans le milieu extérieur en œuf infestant ou larvé. Dans les conditions favorables (température de 30°C environ, humidité proche de la saturation, oxygénation), l'œuf larvé infestant apparaît en huit jours, mais cette évolution peut s'étaler sur plusieurs mois si les conditions sont défavorables. Ceci explique la forte prévalence des trichurioses, en général en milieu tropical ;
  - cet œuf infestant abrite selon les auteurs une larve de stade 2 ou de stade 3. Cet œuf larvé constitue l'élément infestant extrêmement résistant dans le milieu extérieur : dans les conditions naturelles, il garde son pouvoir contaminant durant plusieurs années (jusqu'à 5 ans !), supportant des températures hautes et très basses (- 20°C, par exemple). La dessiccation semble être en revanche létale pour les œufs.
- **Phase endogène :**
  - elle commence par l'ingestion de l'œuf larvé, le plus souvent par l'intermédiaire d'aliments ou d'eau souillés, de terre ou de matières fécales dans lesquelles les œufs ont pu évoluer. Si les chiens parasités (malades ou non) constituent une source de parasites non négligeable, le milieu extérieur, et en particulier le sol humide (aires de jeu, de promenade, jardin d'une propriété), assurent la pérennité de l'infestation : ceci constitue le facteur limitant essentiel à l'éradication de la trichuriose dans un chenil dont l'hygiène est défectueuse ou dans un biotope comportant un jardin ;
  - la larve infestante s'enfonce dans la paroi intestinale (intestin grêle ou gros intestin selon les auteurs) pour y effectuer des mues jusqu'au stade 5 ou adulte immature ;
  - les adultes se fixent à la muqueuse du gros intestin après une période prépatente de trois mois environ.

Figure 46 - Cycle évolutif de *Trichuris vulpis*.

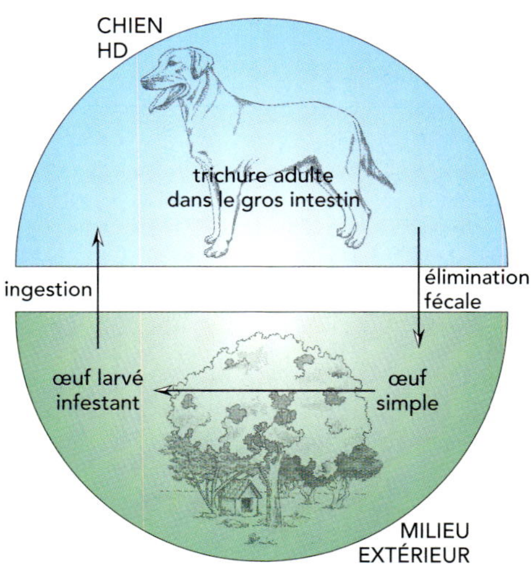

Ceci pourrait, si l'extrapolation chez le chien est envisageable, expliquer la grande variabilité dans l'expression clinique de la maladie.

ÉTUDE CLINIQUE

a. Incubation

L'incubation n'est pas connue avec précision.

b. Symptômes

Les symptômes sont très variables et plusieurs formes peuvent être décrites :

- **soit une forme totalement asymptomatique,** la trichuriose étant une découverte de coproscopie : c'est le cas chez les chiens souvent jeunes, en très bon état, très bien nourris et entretenus, ou d'animaux faiblement parasités (infestation de quelques dizaines de vers). Ces animaux n'en sont pas moins importants sur le plan épidémiologique car sources de parasites ;
- **soit une forme classique,** la plus fréquente, reposant sur des manifestations de colite chronique : alternance de selles normales, de périodes de constipation et de selles plus ou moins diarrhéiques, parfois mêlées de sang et de mucus, sans atteinte de l'état général, sans baisse de tonus ni d'appétit.

C'est la forme clinique la plus fréquemment observée, chez un chien adulte, voire âgé, vivant dans un pavillon par exemple, et soumis à des réinfestations répétées dues à la persistance du parasite dans le sol. Il est possible, chez des chiens jeunes massivement parasités, d'observer une anémie associée à une hyperéosinophilie ;

- **soit une forme plus grave et plus rare,** observée surtout en chenil et reposant sur l'association pathogène de la « triade helminthique » (ascaris, ankylostomes, trichures) responsable du syndrome « anémie des chiens de meute », ou de l'association des trichures avec des protozoaires (*Balantidium coli, Giardia, coccidies*) : troubles entéritiques plus aigus, diarrhée profuse parfois hémorragique, douleurs abdominales, ténesme, altération de l'état général avec anémie et parfois ictère, prostration, anorexie ;
- **des formes atypiques** sont parfois rapportées : crises épileptiformes, aboiements répétés, stérilité.

c. Lésions

Les lésions correspondent à une typhlocolite (cæcum, colon proximal, parfois iléum distal et rectum lors d'infestation massive) : congestion et épaississement de la muqueuse, parfois hémorragies, production de mucus importante.

d. Évolution

L'évolution est rarement fatale : la mort peut survenir lors d'association des trichures à d'autres agents pathogènes (helminthes, bactéries, protozoaires…) ou lors d'invaginations cæcales ou coliques. Très généralement, le pronostic est favorable.

e. Diagnostic

Diagnostic clinique

Le diagnostic clinique repose sur :

- **des arguments épidémiologiques** : chien provenant d'un chenil infesté, animal isolé élevé dans un environnement propice…
- **des symptômes** : troubles digestifs répétés, rebelles aux thérapeutiques antiseptiques et antibiotiques usuelles, associés à de l'anémie… Toutefois, ces troubles sont peu univoques et ne sont pas systématiquement présents ;

Distinctions

La trichuriose est à distinguer des autres entérites et affections se traduisant par une baisse de l'état général, et des autres colites (« syndrome colique », rectocolite…), d'où la nécessité de confirmer l'étiologie parasitaire.

- **la forme grave** de la trichuriose se rapproche de la rectocolite hémorragique : tableau clinique très proche (diarrhées, défécations fréquentes, ténesmes, selles riches en mucus et souvent hémorragiques). Certains auteurs citent même la trichuriose (ainsi que l'amibiase et la balantidiose) dans l'étiologie de la rectocolite et de toute inflammation chronique éosinophilique du gros intestin. Certains éléments épidémiologiques caractérisent la rectocolite : plus de 65 p. cent des cas concernent des chiens âgés de moins de 5 ans, 25 p. cent affectent le berger allemand et le labrador retriever. Toutefois, l'hypothèse parasitaire doit être systématiquement avancée dans une rectocolite hémorragique et confirmée ou infirmée par la coproscopie ;

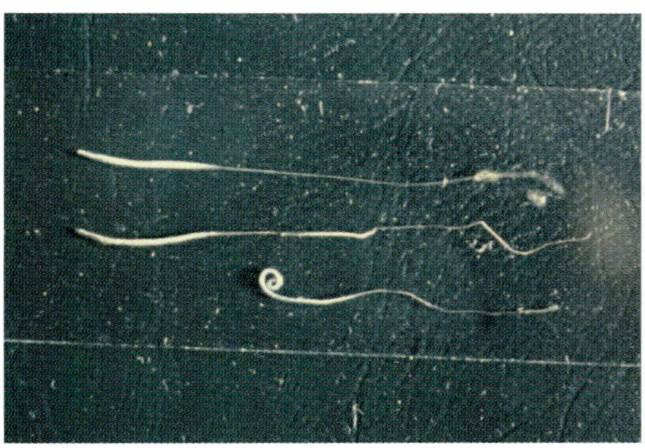

62. Trichuris vulpis *adultes femelles (en haut) : extrémité postérieure élargie à gauche, extrémité antérieure amincie à droite ; adulte mâle en bas, à extrémité postérieure arrondie dans un plan (à gauche).*

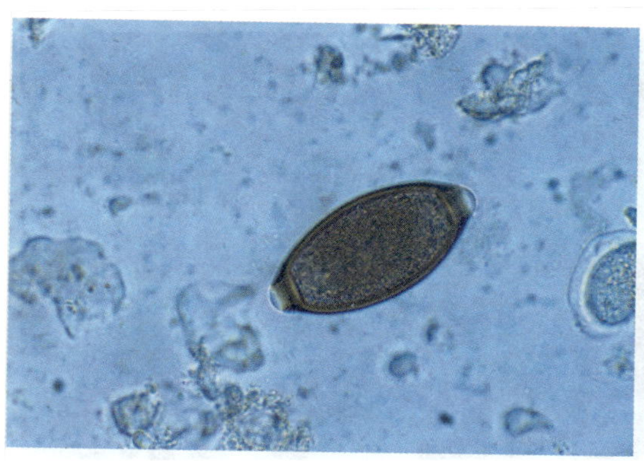

63. *Œuf de* Trichuris vulpis *(Gx400) : forme en citron, couleur brun sombre, paroi épaisse et lisse, extrémités munies d'un bouchon polaire, renfermant une seule cellule.*

Tableau 76 - Thérapeutique spécifique de la trichuriose.

nom chimique	nom déposé	mode d'utilisation
oxfendazole	Dolthène®	11 mg/kg/j x 3 j, p. o
mébendazole	Telmin® KH	20 mg/kg/j x 5 j, p. o
flubendazole	Flubenol®	22 mg/kg/j x 3 j, p. o
milbémycine oxime	Interceptor®	1 mg/kg, p. o

- **en effet, la coproscopie reste l'examen le plus facile**: la prolificité des trichures et l'aspect caractéristique des œufs autorisent une confirmation diagnostique aisée.
- **La colonoscopie** permet de visualiser les parasites fixés à la muqueuse, mais elle ne peut constituer une méthode diagnostique de routine.

MÉTHODES DE LUTTE

a. Traitement

Le traitement est essentiellement spécifique, accessoirement symptomatique:
- **spécifique *(tableau 76)*:** peu de molécules sont actives à l'encontre des trichures, vraisemblablement à cause de la localisation digestive distale et de leur faible hématophagie. La plupart d'entre elles doivent être utilisées plusieurs jours de suite.

Interprétation du résultat coproscopique

- Existence de faux négatifs: selon certains auteurs, la coproscopie ne serait pas systématiquement positive, en relation avec l'irrégularité de la ponte des femelles associée aux modifications du transit digestif. Cependant, il n'en reste pas moins que l'examen coproscopique doit être systématiquement entrepris sur tout chien présentant une affection chronique du gros intestin, examen à répéter si besoin.
- Existence de quelques faux positifs:
  - lors d'ingestion passive d'œufs par coprophagie ou d'ingestion de muridés parasités par des trichuridés spécifiques: dans ces deux cas, l'hospitalisation d'au moins 48 heures, ou la distribution exclusive à l'animal d'une alimentation industrielle associée à une hygiène rigoureuse, et une coproscopie obligatoire de contrôle au terme de cette période permettent d'éliminer ces hypothèses;
  - lors d'une infestation par *Eucoleus aerophilus* (= *Capillaria aerophila*), trichuridé parasite de l'appareil respiratoire, la diagnose différentielle des œufs n'est pas toujours aisée: les œufs de capillaires ont des bords latéraux plus parallèles, moins bombés et des bouchons polaires beaucoup moins saillants (**encadré 24:** capillariose respiratoire).

La molécule est choisie en fonction de la présentation (pâte, comprimé...), du coût et de l'existence éventuelle d'autres parasites associés. Toutes ces molécules jouissent d'excellentes conditions de sécurité.
- **symptomatique** éventuel: pansements digestifs, antidiarrhéiques, antiseptiques.

b. Prophylaxie

Il n'existe pas de prophylaxie véritablement efficace. En effet, il n'est pas possible (ou très difficile) de stériliser un milieu extérieur souillé. Le jardin d'une propriété, par exemple, reste une source d'œufs larvés infestants plusieurs années de suite.
Il est conseillé de procéder à une vermifugation de tous les animaux concernés (y compris les sujets asymptomatiques), si possible dans un local tel que la récolte des fèces, en vue de leur destruction, soit possible. ❐

Pour en savoir plus

BAUER C, TAUBERT A, HERMOSILLA C. Efficacy of two flubendazole formulations against *Trichuris vulpis* in naturally infected dogs. Vet. Rec., 1999, 145, 48.
BOURDEAU P. Les trichuroses des carnivores. Rec. Méd. Vét., 1993, 169, 379-385.
CAMPBELL BG. *Trichuris* and other trichinelloid nematodes of dogs and cats in the United States. Comp cont educ, 1991, 13, 769-778.
CHAUVE C. Trichurose. Encyclopédie vétérinaire
FRANC M, CADIERGUES MC, MARCHAND A, BOURDOISEAU G, BUSSIERAS J. Le parasitisme intestinal des carnivores domestiques: bilan d'une enquête conduite dans les quatre écoles vétérinaires françaises. Rev. Méd. Vét., 1997, 148, 247-250.
GRENCIS RK, ELSE KJ, BANCROFT AJ, BUNDY DAP. *Trichuris* update' 93. Parasito. Today, 1993, 9, 309-310.
HENDRIX CM, BLAGBURN BL, LINDSAY DS. Whipworms and intestinal threadworms. Vet clinics of north America, 1987, 17, 1355-1375.
HORII Y, OTSUKA Y, TATEISHI M, MAKIMURA S, KUSANO K. Anthelmintic efficacy of milbemycin oxime against Trichuris vulpis in dogs. J. Vet. Med. Sci., 1998, 60, 271-272.

Entérites parasitaires rares

Les trématodoses intestinales

DÉFINITION

Les trématodoses intestinales du chien sont des helminthoses dues au développement dans l'intestin grêle de nombreuses espèces parasites appartenant à trois familles: hétérophyidés, échinostomatidés et diplostomatidés.

Ces helminthoses, surtout représentées en milieu tropical, sont relativement peu fréquentes en Europe, rares en France. Toutefois, elles ont été signalées de façon anecdotique ou de façon plus importante dans des pays limitrophes du nôtre, ce qui justifie une brève présentation.

ÉPIDÉMIOLOGIE

Exceptionnelles en France, ces trématodoses ont en commun quelques caractères épidémiologiques fondés sur le cycle évolutif des parasites correspondants, trixène ou tétraxène, faisant intervenir un poisson ou un batracien: aussi, ces helminthoses sont-elles inféodées à certaines régions et associées à la présence de poisson (ou de grenouille), donc de plans d'eau, de rivières ou du bord de mer (*Cryptocotyle lingua* observé en Europe du Nord, les autres parasites étant décrits de façon dispersée, erratique en Europe).

LES PARASITES

En raison de la grande variété et de la rareté en France des espèces en cause, nous ne traitons ici que les grandes lignes concernant les familles concernées ***(encadré 39)***.

PATHOGÉNIE ET IMMUNITÉ

Les conséquences pathologiques semblent être reliées au nombre de parasites, quelques trématodes intestinaux n'entraînant aucun trouble. Ces helminthes ont essentiellement un rôle traumatique (cuticule épineuse, couronne d'épines, organes de fixation) favorisant les hémorragies et l'inoculation de germes infectieux.

Les réactions immunitaires induites ne sont pas connues.

ÉTUDE CLINIQUE

a. Symptômes

Lors d'infestation faible, aucun symptôme n'est décelable. Ce n'est que lors d'une infestation massive qu'apparaissent des troubles entéritiques potentiellement graves: entérite diarrhéique, parfois hémorragique, souvent compliquée par des germes infectieux, chronique, entraînant des douleurs abdominales et une dégradation de l'état général (amaigrissement, déshydratation).

b. Lésions

Les lésions consistent en une destruction importante de la muqueuse intestinale recouverte d'une grande quantité de mucus.

c. Diagnostic

Le diagnostic est difficile:
- **l'absence de symptômes** ou leur caractère équivoque font que le diagnostic clinique est impossible. La suspicion peut être envisagée sur la base d'éléments épidémiologiques: localisation géographique, consommation de poissons ou de grenouilles;
- **le diagnostic différentiel** est à faire avec toutes les autres causes d'entérite diarrhéique parfois hémorragique (virales, parasitaires, en particulier);
- **seule la coproscopie** permet de confirmer le diagnostic.

d. Pronostic

Le pronostic, chez le jeune sujet ou chez le chien massivement parasité et souffrant de complications infectieuses, est souvent réservé.

MÉTHODES DE LUTTE

a. Traitement

Le traitement est à la fois spécifique et symptomatique.

Spécifique

Peu de molécules sont efficaces ***(tableau 78)***.

Symptomatique

Pansements digestifs, spasmolytiques, antibiotiques et antiseptiques, réhydratation éventuelle.

b. Prophylaxie

Sa prophylaxie est théoriquement simple:
- **traitement des animaux** présentant une coproscopie positive;
- **alimentation de nature industrielle** ou à base de viande de mammifères, cuisson des poissons éventuellement distribués.

ASPECT ZOONOSIQUE

Deux situations doivent être distinguées:
- celle pour laquelle l'homme est HD, au même titre que le chien, c'est-à-dire hébergeant le trématode adulte;

Encadré 39. Caractères morphologiques et biologiques des trématodes intestinaux

Position taxinomique simplifiée

Parasites de la classe des trématodes, vers plats non segmentés, ils appartiennent à la:
- famille des HÉTÉROPHYIDÉS caractérisés par:
  - des petites dimensions (< 2 mm);
  - un corps beaucoup plus long que large;
  - un ovaire unique en avant des testicules;
  - et un pore génital entouré d'une troisième ventouse appelée gonotyl;
- famille des ECHINOSTOMATIDÉS caractérisés par:
  - un corps allongé, linguiforme (<15 mm);
  - un ovaire en avant des testicules;
  - l'absence de ventouse génitale;
  - l'existence d'une ventouse antérieure entourée d'une couronne d'épines;
- famille des DIPLOSTOMATIDÉS caractérisés par:
  - un corps de longueur > 2 mm (jusqu'à 6 mm) divisé en 2 parties,
  - une partie antérieure aplatie;
  - porteuse de 2 ventouses;
  - d'un organe adhésif assurant une digestion (organe tribocytique);
  - et une partie postérieure cylindrique.

Morphologie

Adultes: tableau 77

Œufs
- ovoïdes;
- operculés à leur petit pôle;
- à paroi epaisse;
- ils renferment une morula ou un miracidium;
- leurs dimensions sont variées:
  - grand axe < 50 µm pour Cryptocotyle,
  - > 100 µm pour *Echinochasmus*.

Biologie

Habitat

Ces trématodes sont des parasites de l'intestin grêle.

Nutrition

Ces parasites sont au moins en partie hématophages.

Reproduction (figures 47, 48)

Les hétérophyidés et échinostomatidés nécessitent 2 HI (HI2 étant un poisson ou un mollusque), les diplostomatidés 3 HI et souvent un hôte supplémentaire paraténique. Comme pour tous les trématodes, le premier HI est toujours un mollusque.

- Cas de *Cryptocotyle lingua* (hétérophyidés)

Les œufs éliminés par des mammifères (phoques, carnivores) et des oiseaux marins ne sont pas complètement développés au moment de leur ponte dans l'eau de mer. L'éclosion du miracidium a lieu lors de l'ingestion par HI1, mollusque marin du genre *Littorea* (le bigorneau). Les cercaires éliminées par le mollusque vont poursuivre leur évolution chez des poissons marins (la morue, genre *Gadus*; la plie, *Pleuronectes platessa*) en métacercaires sous-cutanées (formation de petites taches brunes). L'ingestion de ce poisson cru ou peu cuit assure le développement du trématode adulte dans l'intestin grêle au terme d'une période prépatente très courte (quatre-cinq jours).

- Cas de *Echinochasmus perfoliatus* (échinostomatidés)

Le cycle est très proche du précédent: nombreux HD (mustélidés, renard, chien, chat, homme) à l'origine des œufs, HI1 : mollusque bulin, HI2: poisson d'eau douce (poisson-chat, tanche).

- Cas de *Alaria alata* (diplostomatidés)

Le cycle est particulier dans la mesure où il nécessite quatre hôtes différents (avec parfois un hôte paraténique supplémentaire). Les HD sont le chien et le chat à l'origine d'œufs, puis de miracidiums évoluant dans l'eau douce et parasitant des mollusques planorbes (HI1) chez qui apparaissent des furcocercaires (cercaires à queue fourchue). Libérées du mollusque, celles-ci se développent en mésocercaires chez un HI2: amphibien (grenouille), puis en métacercaire chez un HI3: petit rongeur (intervention potentielle d'HP comme le porc ?). La capture du rongeur assure le développement du trématode adulte chez le carnivore.

Tableau 77 - Taxinomie simplifiée.

famille	principales espèces	caractères morphologiques essentiels
HETEROPHYIDES	*Cryptocotyle lingua*	2 mm x 1 mm pore génital en arrière de la ventouse ventrale
ECHINOSTOMATIDES	*Ech`ıochasmus perfoliatus*	2 mm x 1 mm collier céphalique à une rangée d'épines interrompu dorsalement
DIPLOSTOMATIDÉS	*Alaria alata*	3 mm x 6 mm corps divisé en 2

Figure 47 - Cycle évolutif des hétérophyidés et échinostomatidés.

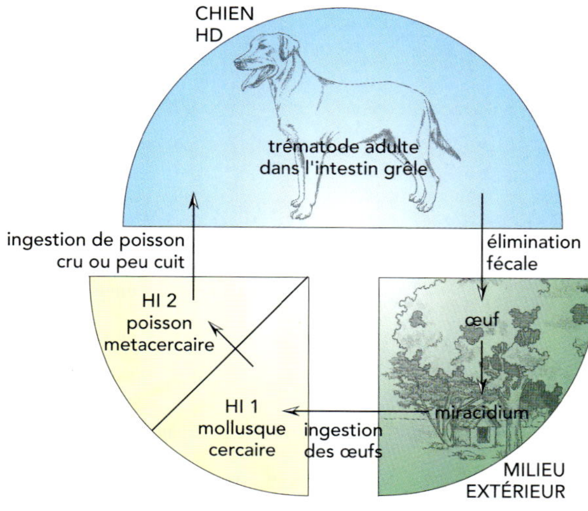

Figure 48 - Cycle évolutif de *Alaria alata.*

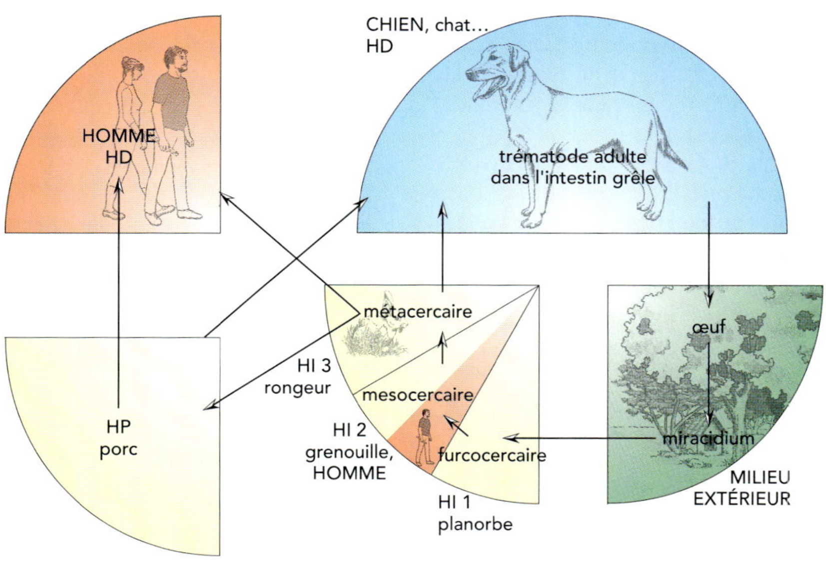

Tableau 78 - Liste de molécules actives à l'encontre des trématodes.

nom chimique	nom déposé	mode d'administration
praziquantel	Droncit®	au moins 30 mg/kg, p.o
nitroxinil	Dovenix®	10 mg/kg, p.o ou SC

- le praziquantel est cité dans la littérature comme efficace à l'encontre de ces trématodes à une dose élevée (6 fois la dose cestodicide) ; les marges de sécurité de ce médicament autorisent sans problème une telle dose ; la molécule est présentée de façon détaillée à propos de la thérapeutique du tæniasis ;
- le nitroxinil possède une AMM chez le chien dans le cas des ankylostomidoses ; cette molécule est caractérisée par son activité à l'encontre des trématodes et des nématodes hématophages. Bien que ce médicament n'ait pas été testé, à notre connaissance, dans le cas des trématodoses intestinales, il est fort probable que le nitroxinil soit actif. La molécule est présentée dans le cadre des ankylostomoses ;
- les endectocides d'une façon générale ne sont pas efficaces à l'encontre des trématodes.

- celle pour laquelle l'homme abrite une forme larvaire du parasite, donc pour laquelle le chien constitue une source de parasites.

a. Premier cas

L'homme souffre d'une trématodose imaginale: il peut héberger les formes adultes d'hétérophyidés dans l'intestin grêle au même titre que le chien, à la suite de consommation de poissons hébergeant des métacercaires (cyprinidés).

b. Second cas

L'homme est atteint d'une trématodose larvaire due à *Alaria alata*: il est parasité par la mesocercaire de ce trématode, c'est-à-dire le stade larvaire intermédiaire entre la furcocercaire observable chez le mollusque (HI1) et la métacercaire parasitant le rongeur (HI3). Cette mésocercaire parasite habituellement un amphibien (HI2) et le porc comme hôte paraténique.

L'homme s'infeste accidentellement par ingestion de grenouille, beaucoup plus fréquemment par consommation de porc infesté (de la même façon que le tæniasis à *T. solium*). Il présente alors un syndrome de *larva migrans* provoqué par la migration des mésocercaires, ou mésocercariose. Ces larves sont observables dans l'encéphale, dans le globe oculaire, les poumons, le foie et les reins.

Le chien n'est pas directement dangereux pour l'homme, pour lequel n'est pas immédiatement infestant. Toutefois, il constitue une source de parasites responsable de l'entretien (ou de l'apparition) d'un foyer.

Pour en savoir plus

EUZEBY J. Les maladies vermineuses des animaux domestiques et leurs incidences sur la pathologie humaine. tome II. Maladies dues aux plathelminthes, troisième fascicule, livre 2: trématodoses autres que les formes hépatobiliaires, Ed. Vigot, 1975.
EUZEBY J. Les parasitoses humaines d'origine animale. Caractères épidémiologiques. Ed. Flammarion, 1984, 324 pp.
GEORGI JR, GEORGI ME. Canine clinical parasitology. Ed. Lea Febiger, 1992, 227.

L'amibiase (= entamœbose) et la balantidiose

DÉFINITION

L'entamœbose et la balantidiose sont deux protozooses dues au développement et à la multiplication dans le gros intestin, respectivement d'une amibe *Entamœba histolytica* et d'un cilié *Balantidium coli*. Ces deux protozooses, rares chez le chien, sont le plus souvent associées à d'autres agents pathogènes (bactéries, coccidies, trichures). Elles ne sont pas toujours à l'origine de symptomatologie particulière et peuvent être des découvertes coproscopiques.

ÉPIDÉMIOLOGIE

L'entamœbose ou amibiase est particulièrement importante en milieu tropical fortement contaminé. La question de la transmission réciproque à l'homme reste posée. L'amibe est un parasite quasi spécifique de l'homme (accessoirement de certains singes), le cilié un parasite quasi exclusif du porc. Le milieu extérieur souillé à partir des fèces est à l'origine d'une infestation chez le chien.

LES PARASITES

Entamœba histolytica, Balantidium coli
(encadré 40)

PATHOGÉNIE ET IMMUNITÉ

Les pouvoirs pathogènes respectifs des deux parasites sont surtout connus chez les espèces hôtes habituelles: l'homme et le porc. Aucune information précise propre au chien n'est publiée, et l'extrapolation à partir des autres espèces est hasardeuse. Il semble toutefois que l'association avec d'autres agents pathogènes soit un élément important dans l'observation d'une expression clinique.

ETUDE CLINIQUE

a. Symptômes

L'amibiase canine peut être totalement asymptomatique (porteurs sains éliminant des trophozoïtes et quelques kystes), ou caractérisée par une colite chronique, parfois ulcérative. La balantidiose semble être davantage une maladie opportuniste (association avec d'autres agents pathogènes, état d'immunodépression).

b. Diagnostic

Le diagnotic repose pratiquement sur:

- **des éléments épidémiologiques**: origine de l'animal (milieu tropical), cohabitation avec des sujets souffrant ou ayant souffert de dysentérie, proximité d'une porcherie;
- **une coproscopie microscopique**: observation des trophozoïtes histolytica et des kystes.

Plus que la coproscopie classique utilisant un liquide de haute densité, il est préférable de recourir à la méthode M.I.F. (merthiolate-iode-formol): ***cf encadré.***

c. Pronostic

Le pronostic de ces protozooses chez le chien est en général favorable. Certains cas sont suivis d'autoguérison.

Encadré 40. Caractères généraux de Entamœba histolytica et Balantidium coli

Définition taxinomique simplifiée

Entamœba histolytica («amibe») est un protozoaire:
- RHIZOPODE (= Sarcodina): locomotion assurée par des pseudopodes;
- de la famille des Endamœbidés:
  - parasites du tube digestif des mammifères;
  - et produisant des kystes.

Balantidium coli est un protozoaire:
- CILIÉ: présence de cils vibratiles et de deux noyaux inégaux (macronucleus et micronucleus);
- de la famille des Balantiidés caractérisés par:
  - un cytostome apical;
  - une ciliature buccale plus dense que la ciliature somatique.

Morphologie

Stades observables dans le gros intestin

- Les formes trophozoïtiques de l'amibe: deux formes sont susceptibles d'être observées dans l'intestin, une non pathogène (dite minuta), l'autre pathogène (dite histolytica);
  - la forme minuta est de petite taille (12-15 µm) renfermant 4 noyaux, dont l'endoplasme n'abrite jamais d'hématies;
  - la forme histolytica est plus grande (20 à 30 µm), le cytoplasme granuleux renferme des hématies en voie de destruction.
- le trophozoïte du *Balantidium*: élément piriforme, de 60-70 µm sur 50 µm (parfois, on relève des formes géantes), muni d'une profonde invagination antérieure fortement ciliée, abritant deux noyaux (le macronucleus dans la concavité duquel s'abrite le micronucleus).

Les kystes éliminés dans les fèces

- Kyste amibien: rond ou ovalaire, de 10 µm de diamètre environ, renfermant 4 noyaux.
- Kyste de *Balantidium*: ovoïde, de 40 à 60 µm de diamètre, à paroi épaisse, abritant le macronucleus et des vacuoles.

Biologie

Habitat

- Les trophozoïtes de l'amibe vivent dans le colon et dans le rectum: la forme minuta est présente à la surface de la muqueuse intestinale, la forme histolytica pénétrant dans la sous-muqueuse et responsable, chez l'homme, de localisations «métastatiques» (hépatiques, pulmonaires). Ces localisations erratiques particulièrement graves sont exceptionnelles chez le chien («abcès» amibiens hépatiques, pulmonaires et nerveux).
- Les trophozoïtes de *Balantidium* vivent en surface de la muqueuse colique.

Nutrition

- La forme amibienne *minuta* se nourrit par phagocytose du contenu intestinal (particules alimentaires), la forme *histolytica* est hématophage (donc pathogène);
- le *Balantidium* se nourrit aux dépens du contenu intestinal.

Reproduction

- L'infestation amibienne se produit par l'ingestion de kystes, par l'intermédiaire d'eau ou d'aliments souillés dans la lumière intestinale, le kyste donne naissance à des trophozoïtes minuta, non pathogènes, eux-mêmes producteurs de kystes: les individus contaminants, sources de parasites, sont les porteurs sains, difficiles à dépister. Les trophozoïtes peuvent se multiplier sans entraîner le moindre trouble. Les kystes sont rarement observés chez le chien: cette espèce passe pour un «mauvais hôte» pour l'amibe, parasite inféodé à l'homme. En outre, ces observations permettent d'affirmer que le chien est victime d'un milieu souillé par l'homme, qu'il peut révéler un portage chronique dans son entourage, et qu'il n'est pratiquement pas à l'origine d'une contamination humaine;

- à l'opposé, la transformation de la forme minuta en forme histolytica se produit sous l'influence de certains facteurs variés: alimentaires, pathogènes (autres parasites, agents microbiens), immunitaires, mal établis chez l'homme, inconnus chez le chien. Cette forme histolytica est profonde, ne produit pas de kyste, elle peut être éliminée dans les fèces à la faveur de la dysentérie induite, mais résiste peu dans le milieu extérieur. Aussi, schématiquement, pourrait-on dire que le sujet dangereux pour son entourage est le porteur sain, alors que le malade n'est pas ou peu contaminant.

- La multiplication du Balantidium est celle des ciliés en général, c'est-à-dire fondée sur le processus de conjugaison: disparition des macronucleus, division des micronucleus en 4 noyaux-fils, un seul de ces 4 noyaux se scinde à son tour pour donner 2 noyaux gamétiques. Du fait de l'accolement des trophozoïtes, les 4 noyaux gamétiques fusionnent 2 à 2 pour former un synkarion qui, en se divisant deux fois, donne 4 noyaux.

MÉTHODES DE LUTTE

a. Traitement

Le traitement fait appel au métronidazole comme dans le cas de la giardiose.

Un traitement symptomatique (antidiarrhéique, antibiotiques, anthelminthique) est indispensable.

b. Prophylaxie

La prophylaxie repose sur le dépistage des porteurs sains, sur leur traitement et des règles d'hygiène stricte.

ASPECT ZOONOSIQUE

L'amibiase n'est pas une vraie zoonose: il n'existe pas pour l'homme de réservoir animal de parasites. Les quelques espèces animales susceptibles d'exprimer une amibiase (singes, carnivores dont le chien) ne sont pas sources de parasites car rarement excréteurs de kystes. En revanche, l'homme, réservoir quasi exclusif d'amibes, est potentiellement et indirectement dangereux pour le chien. En effet, des sujets porteurs sains contaminent le milieu extérieur.

La balantidiose, en revanche, est une véritable zoonose, dans la mesure où il existe un réservoir animal: le porc, à l'origine d'éléments kystiques infestants pour l'homme (et parfois pour le chien). D'une façon générale, ces protozooses font partie de ce que l'on appelle « le péril fécal », c'est-à-dire des maladies entretenues par des kystes d'origine fécale très résistants dans le milieu extérieur et transmis par des mains sales, de l'eau et des aliments souillés. ❐

Méthode M.I.F.

- A partir de solutions commercialisées (laboratoire Labo-Express, 4 rue de Seine, 91171 Viry-Châtillon), on verse 2,35 ml de merthiolate dans 0,15 ml de solution iodée;
- ajouter le volume d'une noisette de fèces, agiter;
- laisser sédimenter, examiner deux gouttes prélevées en surface du sédiment.

Pour en savoir plus

EUZEBY J. Les parasitoses humaines d'origine animale. Caractères épidémiologiques. Ed. Flammarion, 1984, 324.

EUZEBY J. Protozoologie médicale et comparée. Vol 1. Ed. Fondation Méreiux, 1986, 463.

GEORGI JR, GEORGI ME. Canine clinical parasitology. Ed. Lea Febiger, 1992, 227.

4. Entérites chez le sujet immunodéprimé

Diverses maladies parasitaires sont susceptibles de se développer chez le chien immunodéprimé, en particulier dans le tube tube digestif: la cryptosporidiose, les coccidioses et diverses mycoses.

La cryptosporidiose

DÉFINITION

La cryptosporidiose est une protozoose infectieuse due à la multiplication et à l'action pathogène d'un Apicomplexa, *Cryptosporidium parvum.* Cette maladie ne s'exprime que chez quelques sujets (en particulier immunodéprimés) par une entérite diarrhéique chronique. Elle est rare chez le chien comparée à la fréquence de la cryptosporidiose observée chez d'autres espèces animales.

ÉPIDÉMIOLOGIE

Les cryptosporidies sont des parasites non spécifiques, observables chez l'homme et chez les sujets jeunes de nombreuses espèces animales: veau, agneau, porcelet, poulain, lapereau, souriceau, chaton et chiot.

La prévalence de la cryptosporidiose est élevée, chez certaines espèces animales, lors de l'existence de nombreux facteurs immunodépresseurs (viraux, iatrogéniques…): elle est particulièrement importante dans des collectivités (promiscuité de nombreux sujets, difficultés à maintenir des règles d'hygiène stricte), où la cryptosporidiose apparaît souvent après une épidémie d'entérite virale par exemple (coronavirus et rotavirus chez les bovins), profitant de la dégradation de l'état général des animaux pour s'exprimer.

Chez le chien, la cryptosporidiose reste rare, sévissant chez quelques individus, très jeunes (âgés de quelques jours à quelques semaines, souffrant d'une immunodépression primitive), et/ou chez des sujets plus âgés dont l'état général est affecté par une autre maladie ou par une thérapeutique perturbant le fonctionnement du système immunitaire (par exemple, une maladie de Carré, l'administration d'immunodépresseurs).

LE PARASITE

Cryptosporidium parvum **(*encadré 41*)**

PATHOGÉNIE ET IMMUNITÉ

Le pouvoir pathogène intrinsèque des cryptosporidies est faible: chez le sujet immunocompétent, le plus souvent ne s'exprime aucun trouble, parfois une entérite diarrhéique toujours bénigne.

La cryptosporidiose, beaucoup mieux connue chez d'autres espèces que le chien, ne s'exprime qu'en association avec d'autres facteurs, le plus connu étant un état d'immunodépression: il s'agit d'une des maladies parasitaires opportunistes les plus fréquentes chez les sujets humains atteints de SIDA. Chez les bovins, la cryptosporidiose est observée chez des veaux en convalescence d'une entérite virale ou d'une colibacillose. L'immunodépression favorise ainsi la multiplication du parasite (et d'autres espèces pathogènes: bactéries, coccidies…) dans l'intestin, associée à un processus d'auto-infection décrit dans le cycle évolutif qui aboutit à une maladie chronique.

Le pouvoir antigénique des cryptosporidies est vérifié: il est possible de déceler une synthèse d'anticorps chez les sujets infectés, même si ceux-ci ne peuvent véritablement contrôler l'infection de façon efficace.

ÉTUDE CLINIQUE

a. Symptômes

La cryptosporidiose se caractérise en général par une entérite chronique, diarrhéique et profuse, ne rétrocédant pas aux traitements antiparasitaires et antibiotiques classiques, observable chez de très jeunes animaux et/ou chez des adultes immunodéprimés ou souffrant parfois d'une autre maladie (maladie de Carré, par exemple). Des troubles respiratoires sont observés, sans qu'ils puissent être imputés à une multiplication du parasite sur l'épithélium respiratoire comme cela a pu être décrit chez d'autres espèces.

b. Lésions

Les lésions concernent tout ou partie de l'intestin grêle, avec parfois une extension au gros intestin: matières diarrhéiques plus ou moins hémorragiques, atrophie des villosités intestinales.

c. Diagnostic

Diagnostic clinique

Le diagnostic clinique est pratiquement impossible, du fait de la rareté et du caractère équivoque de la cryptosporidiose canine. En outre, le diagnostic différentiel est à faire avec les autres entérites diarrhéiques chroniques ou aiguës (coccidioses, parvovirose…).

Diagnostic de confirmation

Le diagnostic de confirmation fait appel à:

- **la coproscopie classique** fondée sur le principe de flottation en utilisant un liquide de haute densité: seul un observateur confirmé peut déceler les ookystes qui, du fait de leur très petite taille, passent très facilement inaperçus. En outre, l'observation des ookystes ne se fait qu'au terme de la schizogonie et de la gamétogonie: l'examen coproscopique n'est positif qu'après l'apparition des stades pathogènes.
Il est conseillé de renouveler les examens, surtout si le premier a été réalisé en début de maladie;
- **la coproscopie peut être utilement associée à une coloration** dite de Ziehl modifiée ou Ziehl-Neelsen, fondée sur le caractère acido-alcoolo-résistant des ookystes, qui permettent de mieux les mettre en évidence.
Si la lecture de cette technique est plus aisée, son interprétation se heurte aux mêmes difficultés: la coproscopie n'est positive qu'après l'apparition des symptômes, voire lorsque la maladie tend à s'estomper.

Des méthodes ELISA, IFI et PCR (amplification génique) ont été testées avec succès chez l'homme sans qu'elles aient été validées chez le chien. Toutefois, celles fondées sur la détection des Ag seraient a priori intéressantes.

d. Pronostic

Le pronostic est toujours sombre si les symptômes observés sont imputables en totalité aux cryptosporidies. Le caractère chronique de l'infection, se déclarant sur un état d'immunodépression aboutit à une déshydratation intense et mortelle, alors que l'infection est suivie d'auto guérison chez les individus immunocompétents.

Coloration de Ziehl

Cette méthode repose sur une coloration par la fuchsine de Ziehl (comme pour les bacilles acido-alcoolo-résistants) permettant d'observer des ookystes de petites dimensions et colorés en rouge sur fond vert (si l'on utilise une contre-coloration).

Elle consiste à:

- déposer sur une lame quelques gouttes de fecès du sujet suspect;
- laisser sécher;
- fixer 5 minutes à l'alcool à 95° (ou le méthanol), faire brûler l'alcool, laisser sécher à l'air;
- colorer les lames pendant 1 heure dans la fuchsine phéniquée (dite de Ziehl):
  - solution A: fuchsine 150 g, alcool à 90°: 1 l;
  - fuchsine de Ziehl: 10 ml de la solution A dans 90 ml d'eau phéniquée à 5 p. cent;
- rincer à l'eau du robinet;
- différencier à l'acide sulfurique à 2 p. cent (de 0,25 p. cent minimum à 10 p. cent maximum) pendant 20 secondes en agitant la lame;
- rincer de nouveau à l'eau du robinet;
- contre-colorer avec une solution aqueuse de vert-malachite à 5 p. cent pendant 5 minutes;
- rincer à l'eau du robinet, sécher à l'air;
- monter sous lamelle;
- observer au microscope à G400 puis à G1000 en immersion.

La lecture consiste à observer de nombreux éléments globuleux, rouge vif, de petites dimensions (3 µm de diamètre environ), à contenu hétérogène (correspondant aux 4 sporozoïtes) sur un fond vert. Les autres ookystes coccidiens sont colorés de la même façon, bien que beaucoup plus volumineux.

Figure 48.1 - Cycle évolutif de *Cryptosporidium parvum*.

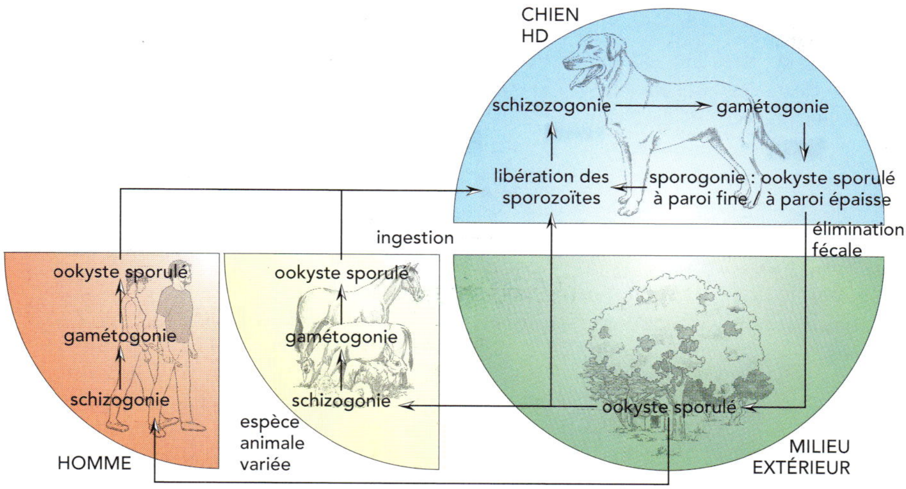

Encadré 41. Caractères généraux de Crytposporidium parvum

Définition taxinomique simplifiée

Cryptosporidium parvum est un protozoaire :
- *Apicomplexa* caractérisé par :
  - l'existence de germes infectieux (regroupant les divers stades évolutifs) ;
  - muni d'un complexe d'organites situé à une extrémité : le complexe apical ;
- de la famille des CRYTPOSPORIIDÉS :
  - parasites monoxènes des cellules épithéliales ;
  - à sporulation endogène : les ookystes émis dans les fèces sont sporulés.

Morphologie

Nous ne décrivons ici que l'ookyste éliminé dans les matières fécales :
- ookyste ovoïde ou globuleux ;
- de très petites dimensions : 3 x 4 µm ;
- muni d'une paroi rugueuse et ponctuée de dépressions ;
- émis à l'état sporulé, c'est-à-dire renfermant 4 sporozoïtes fusiformes (3 x 0,5 µm) ;
- libres au sein de l'ookyste (pas de sporocystes).

Biologie

Habitat

La cryptosporidie est un parasite de la muqueuse de l'intestin grêle, surtout de l'iléon. Le trophozoïte est situé à la limite de la lumière intestinale, dans la bordure en brosse des cellules épithéliales, en position extracytoplasmique, au sein d'une vacuole parasitophore.

Nutrition

La nutrition n'est pas connue avec précision, elle se fait aux dépens de la cellule épithéliale.

Reproduction

La reproduction s'apparente à celle des coccidies monoxènes ***(figure 48).***

- **La phase exogène** est très brève, commence par l'émission dans les fèces des ookystes sporulés, qui sont donc immédiatement infectants pour un autre individu. Ces ookystes infectants sont très résistants dans le milieu extérieur, aux basses températures, à l'humidité et aux agents chimiques usuels de désinfection. En revanche, ils sont sensibles à la chaleur (30 mn à 60°C) ;

- **La phase endogène** commence par l'ingestion de ces ookystes sporulés :
  - dans la lumière intestinale, les 4 sporozoïtes sont libérés ;
  - chacun d'entre eux parasitant une cellule épithéliale et évoluant en trophozoïte (3 à 6 µm renfermant un noyau volumineux avec un nucléole) ;
  - apparaissent ensuite, dans les cellules intestinales, les schizontes à 8 schizozoïtes chacun (parfois 2 générations) : phase de schizogonie ;
  - puis la phase de gamétogonie : microgamontes et macrogamontes respectivement à l'origine de microgamètes (mâles) et macrogamètes (femelles) ;
  - enfin, la fécondation aboutissant à la formation des ookystes qui sporulent dans la lumière intestinale : phase de sporogonie endogène. Ces ookystes sont de deux types différents : des ookystes à paroi épaisse (tels ceux décrits précédemment) éliminés dans les fèces et assurant la dispersion de la maladie, et des ookystes à paroi plus mince qui libèrent dans l'intestin 4 sporozoïtes : ces ookystes assurent l'auto-infection, le caractère chronique de la cryptosporidiose.

La période prépatente est d'environ huit-dix jours.

MÉTHODES DE LUTTE

a. Traitement

Il n'existe à l'heure actuelle aucun traitement spécifique efficace de la cryptosporidiose. De nombreuses molécules ont été testées, dont certaines pour leurs propriétés anti coccidiennes y compris les sulfamides, malheureusement sans résultat probant. La paromomycine (Humatin®) a été testée à la dose de 150 mg/kg matin et soir durant cinq jours (pas d'AMM chien).
Il n'est donc possible que d'entreprendre un traitement symptomatique: réhydratation, pansements digestifs, antiseptiques.

b. Prophylaxie

La prophylaxie consiste:
- **en une hygiène stricte des locaux**: nettoyage régulier, utilisation de vapeur d'eau sous pression, de vapeur de formol ou d'ammoniac. Ces mesures astreignantes doivent être répétées aussi fréquemment que possible, au moins à un rythme quotidien. En effet, les ookystes émis sont immédiatement infectants pour les autres sujets;
- **en une séparation stricte** des locaux abritant des espèces animales différentes qui peuvent être sources de parasites, en particulier les veaux.

ASPECT ZOONOSIQUE

Cryptosporidium parvum est commun à de nombreuses espèces animales et à l'homme. La cryptosporidiose humaine est toujours une zoonose: contamination directe (à partir de l'animal excréteur d'ookystes: soins, manipulations, toilettage...) ou indirecte (à partir de végétaux souillés d'ookystes).

Il est donc essentiel, lors de cryptosporidiose canine déclarée, d'attirer l'attention du propriétaire sur le caractère potentiellement dangereux pour l'homme, en particulier chez des sujets atteints de SIDA, en convalescence de maladies chroniques, en traitement immunodépresseur... ❐

Pour en savoir plus

CAMPBELL I, TZIPORI S, HUTCHISON G, ANGUS KW. Effect of disinfectants on survival of *cryptoporidium oocysts*. Vet. Rec., 1982, 111, 414-415.
FUKUSHIMA K, HELMAN RG. Cryptosporidiosis in a pup with distemper. Vet. Pathol., 1984, 21, 247-248.
LINDSAY DS, BLAGBURN BL. Practical treatment and control of infections caused by canine gastrointestinal parasites. Vet. Med., May 1995, 441-455.
NASH AS, MTAMBO MMA, GIBBS HA. *Cryptosporidium* infection in farm cats in the Glasgow area. Vet. Rec., 1993, 133, 576-577.
TURNWALD GH, BARTA O, TAYLOR HW, KREEGER J, COLEMAN SU, POURCIAU SS. Cryptosporidiosis associated with immunosuppression attributable to distemper in a pup. J. Am. Vet. Med. Assoc., 1988, 192, 79-
WILLARD MD, BOULEY D. Cryptosporidiosis, coccidiosis, and total colonic mucosal collapse in an immunosuppressed puppy. J. Am. An. Hosp. Assoc., 1999, 35, 405-409.
WILSON RB, HOLSCHER MA, LYLE SJ. Cryptosporidiosis in a pup. J. Am. Vet. Med. Assoc., 1983, 183, 1005-1006.

Coccidioses

Certains auteurs décrivent des cas de coccidiose intestinale chez le chien adulte.
Ces cas sont à l'origine d'une diarrhée persistante, rebelle aux thérapeutiques usuelles, associée à une dégradation de l'état général (abattement, anorexie, déshydratation), le plus souvent faisant suite à une affection intestinale (d'origine bactérienne ou virale). Le diagnostic repose sur l'observation d'ookystes coccidiens.
Ces entérites chroniques imputables à des coccidies du genre *Isospora* seraient la conséquence, chez ces individus adultes, d'une immunodépression, soit induite par une affection antérieure, soit d'origine génétique, en particulier chez le berger allemand.
Les difficultés diagnostiques (irrégularité de l'élimination des ookystes aboutissant à des coproscopies négatives) et thérapeutiques, la chronicité de l'entérite et la prédisposition à d'autres maladies conduisent généralement le praticien à conseiller l'euthanasie. ❐

Pour en savoir plus

DUBEY J P, THOMAZIN K B, GARNER M M. Enteritis associated with coccidiosis in a german shepherd dog. Canine practice, 1998, 23, 5-9.
WILLARD M D, BOULEY D. Cryptosporidiosis, coccidiosis, and total colonic mucosal collapse in an immunosuppressed puppy. J. Am. An. Hosp. Assoc., 1999, 35, 405-409.

Mycoses digestives autres que buccales

DÉFINITION

Les mycoses digestives sont des affections dues à la multiplication et à l'action pathogène de nombreuses espèces de champignons responsables de candidoses, d'aspergilloses, de mucormycoses, de géotrichose... Elles font partie des affections opportunistes: elles s'expriment chez des sujets immunodéprimés ou convalescents.

Ces mycoses digestives, généralement pas caractéristiques sur le plan clinique, sont de pronostic réservé. En outre, elles peuvent révéler une atteinte généralisée de l'organisme par le champignon ou, à l'inverse, être à l'origine d'une extension du processus à d'autres tisssus et appareils.

ÉPIDÉMIOLOGIE

Ces mycoses sont des affections sporadiques. Elles ne sont pas contagieuses, soit parce qu'elles nécessitent pour se déclarer un certain nombre de facteurs individuels, soit parce qu'elles sont dues à des espèces saprophytes.

LES PARASITES

Ces parasites sont nombreux: *Aspergillus sp, mucorales, Cryptococcus neoformans, Geotrichum sp* et particulièrement l'espèce *Candida albicans,* endosaprophyte du tube digestif.

Ils sont étudiés soit dans un chapitre particulier (cf. les *aspergillus* dans l'étude de l'appareil cardiorespiratoire, le genre *Candida* dans le chapitre de la dermatologie), soit dans le chapitre consacré aux maladies parasitaires systémiques.

PATHOGÉNIE

Il s'agit le plus souvent d'espèces saprophytes, présentes de façon abondante dans le milieu extérieur ou chez l'animal en diverses localisations (cavités nasales, tube digestif...) à partir desquelles, sous l'influence de divers facteurs (immunitaires, iatrogéniques), elles se multiplient, colonisent la muqueuse intestinale, voire plusieurs appareils, par l'intermédiaire des voies lymphatiques.

La voie digestive est démontrée comme porte d'entrée du cryptocoque, suivie d'une colonisation du ganglion lymphatique mésentérique et de la paroi intestinale, puis à l'origine d'une dissémination dans l'organisme.

Les animaux souffrant de telles affections fongiques:

- **présentent le plus souvent une maladie générale**: dysendocrinie (diabète sucré, syndrome de Cushing...); un processus cancéreux localisé ou non, avec métastases éventuelles;
- **ou relèvent d'une convalescence** d'une autre maladie (digestive, par exemple: parvovirose), ayant nécessité des administrations antibiotiques antibactériens et anti-inflammatoires, voire immunodépressives, prolongées. Ces divers processus ont alors altéré le fonctionnement de leur système immunitaire et/ou favorisé la multiplication d'une espèce endosaprophyte.

CLINIQUE

a. Symptômes

Les symptômes sont équivoques: entérite parfois diarrhéique, occasionnellement hémorragique, toujours chronique. Ils ne rétrocèdent pas aux thérapeutiques usuelles (antibiotiques et antiseptiques), ce sont parfois de simples vomissements, des douleurs abdominales associées à l'existence d'une masse abdominale correspondant à la localisation du ganglion lymphatique mésentérique, entraînant ensuite une dégradation de l'état général (anorexie, amaigrissement, abattement...), observée chez des sujets souffrant d'un autre processsus pathologique ou relevant d'une thérapeutique de longue durée (antidiarrhéiques, antibiotiques, en particulier).

b. Diagnostic

Le diagnostic clinique est impossible. Un examen de laboratoire est nécessaire:

- **la mise en culture,** à partir des fèces, permet d'isoler et d'identifier l'espèce responsable. Toutefois, cet examen est entaché d'un nombre élevé de faux positifs, puisqu'il s'agit le plus souvent d'espèces saprophytes (et parfois endosaprophytes du tube digestif). Les auteurs s'accordent toutefois sur le rôle pathogène d'une espèce saprophyte du tube digestif, lorsque la mise en culture des prélèvements se révèle négative sur le plan bactériologique et très abondante sur le plan mycologique;
- **une ponction du ganglion mésentérique** à la faveur d'une laparotomie exploratrice, une

Tableau 79 - Thérapeutique antifongique utilisable lors de mycoses digestives.

nom chimique	nom déposé	administration
molécules non absorbées par la muqueuse digestive : administration orale		
– nystatine	Mycostatine®	20-40 mg/kg/j x 3 semaines
– amphotéricine B	Fungizone®	50 mg/kg/j en 2 prises x 2 sem.
molécules systémiques		
– kétoconazole	Kétofungol®	10 mg/kg/j x 3 sem., p. o
– amphotéricine B	Fungizone®	IV stricte et lente sans dépasser 0,15 mg/kg tous les 2 jours

éventuelle biopsie de la muqueuse intestinale qui, seule, permet la visualisation de l'élément fongique en position intramuqueuse, position qui signe obligatoirement un caractère pathogène.

c. Pronostic

Le pronostic est réservé s'il s'agit d'une mycose disséminée due à une immunodépression ou à une autre pathologie sous-jacente, dont il convient d'identifier la nature et d'envisager le traitement.
Il est plus favorable s'il s'agit d'une mycose purement digestive, en particulier conséquente à une thérapeutique antibiotique et anti-inflammatoire prolongée, dont il convient si possible d'arrêter la prescription.

MÉTHODES DE LUTTE

Traitement

Le traitement consiste en :
- **l'administration d'antifongiques** : ils sont choisis en fonction de deux critères essentiels (espèce parasite, éventuelle dissémination dans l'organisme). Les mycoses strictement digestives peuvent être traitées par des antifongiques non absorbés par la muqueuse intestinale ***(tableau 79)*** ;
- **des mesures d'hygiène** : alimentation hyperdigestible, pansements digestifs, arrêt de l'administration des antibiotiques et des cortocoïdes. □

Pour en savoir plus

FISCHER L, PRAL F, FISCHER JMB. A propos d'un cas de diarrhée chronique due à la levure *Torulopsis glabrata*. Prat. Méd. Chir. Anim. Comp., 1990, 25, 155-158.
(Le genre *Torulopsis* est maintenant considéré comme synonyme de *Candida*).
MALIK R, HUNT GB, BELLENGER CR, ALLAN GS, MARTIN P, CANFIELD PJ, LOVE DN. Intra-abdominal cryptococcosis in two dogs. J. Small An. Pract., 1999, 40, 387-391.
OCHIAI K, VALENTINE BA, ALTSCHUL M. Intestinal candidiasis in a dog. Vet. Rec., 2000, 146, 228-229.

Hépatites

Capillariose hépatique

DÉFINITION

La capillariose hépatique est une helminthose due au développement dans le parenchyme hépatique et à l'action pathogène d'un nématode *Capillaria hepatica.* Elle est rare en France et exceptionnelle chez le chien.

ÉPIDÉMIOLOGIE

L'épidémiologie de cette helminthose est mal connue. Ce capillaire, parfois désigné sous différents binomes *(Hepaticola hepatica, Calodium hepaticum)* est un parasite essentiellement de rongeurs sauvages (muridés, sciuridés), occasionnellement de carnivores (chien, chat) et de l'homme.

LE PARASITE

Capillaria hepatica **(encadré 42)**

Le chien, vis-à-vis de ce parasite, peut occuper, au sein de ce cycle évolutif :

- soit la place de l'hôte définitif, hébergeant le capillaire adulte dans son parenchyme hépatique. Seule la consommation du foie de l'animal permettrait la poursuite du cycle parasitaire ;
- soit le rôle de l'hôte intercalaire, à la suite de l'ingestion d'un muridé parasité : le chien, dans ce cas, n'est pas parasité, il assure simplement la dissémination des œufs.

PATHOGÉNIE ET IMMUNITÉ

L'action pathogène du parasite est très modérée (inflammation et destruction du parenchyme hépatique en relation avec la migration de la larve et le développement de l'adulte, destruction toujours réduite et n'induisant aucun trouble particulier).

CLINIQUE

a. La capillariose hépatique chez le chien est toujours asymptomatique.

b. Les lésions observées chez les muridés sont peu caractéristiques : fibrose, trajets blanchâtres correspondant à la migration du parasite, granulomes centrés sur les œufs.

c. Le diagnostic n'est établi qu'à l'occasion d'examens nécropsiques : taches nécrotiques blanchâtres qui, une fois dilacérées, montrent des œufs. L'animal parasité n'exprime aucun trouble et l'examen coproscopique est négatif. En outre, la présence d'œufs fécaux n'a pas de signification pathologique dans la mesure où le chien peut jouer le rôle d'hôte intercalaire (exemple de pseudoparasitisme).

d. En l'absence de diagnostic *ante mortem,* aucun traitement n'est envisagé. ❐

Pour en savoir plus

EUZEBY J. Les maladies vermineuses des animaux domestiques et leurs incidences sur la pathologie humaine. Maladies dues aux némathelminthes (tome 1, fascicule 1), Ed. Vigot, 1961, 473.

GEORGI JR, GEORGI ME. Canine clinical parasitology, Lea & Febiger, 1992, 227.

Encadré 42. Caractères généraux de Capillaria hepatica

Position taxinomique simplifiée

Capillaria hepatica est

- un NÉMATODE: ver rond dépourvu de trompe épineuse;
- de la famille des CAPILLARIIDÉS caractérisée par:
  - une partie antérieure rétrécie et effilée;
  - abritant un œsophage constitué d'une rangée de cellules: les stichocytes;
  - et une partie postérieure plus longue et plus large que la partie antérieure.

Morphologie

Adulte

- La longueur n'est pas connue avec précision dans la mesure où la dissection ne permet pas, en général, d'isoler le parasite en totalité du parenchyme hépatique; elle est supérieure au centimètre.
- Le diamètre est très faible: de 50 à 100 μm.

Œuf

- De 40-50 μm de longueur pour le grand axe, sur 30 μm pour le petit;
- il présente une paroi épaisse, claire, à bords rectilignes;
- et renferme une seule cellule lors de son émission.

Biologie

Habitat

L'adulte est observé dans le parenchyme hépatique.

Nutrition

La nutrition n'est pas connue.

Reproduction

Le cycle évolutif est monoxène (un seul hôte) mais très original dans la mesure où il nécessite un hôte intercalaire:

- chez l'hôte normal, le capillaire pond des œufs dans le parenchyme hépatique;
- ces œufs ne poursuivent leur évolution dans le milieu extérieur, en œuf larvé infestant, que dans la mesure où l'animal parasité est ingéré par un autre individu: cannibalisme entre muridés (qui semble constituer la modalité principale), ingestion d'un rongeur par un carnivore (modalité accessoire).

Ce deuxième individu, indispensable à l'accomplissement du cycle évolutif, n'est ni un hôte intermédiaire puisque le parasite n'y subit aucune évolution particulière, ni un hôte paraténique puisqu'il n'y a pas accumulation de stades infestants. Il est désigné sous le terme de « hôte intercalaire », assurant, par la digestion du foie parasité, une simple dissémination des œufs non larvés dans le milieu extérieur, qui évoluent en œufs larvés infestants;

- l'ingestion de ces œufs libère une larve dans le tube digestif qui, après avoir traversé la paroi intestinale, gagne le foie par la veine-porte.

Opistorchiose

DÉFINITION

L'opistorchiose est une helminthose due au développement dans le parenchyme hépatique, puis, dans les voies biliaires, d'un trématode, *Opistorchis felineus.* Elle fait partie du groupe des distomatoses hépatobiliaires et des opistorchiidoses (maladies dues à la famille des opistorchiidés), helminthoses particulièrement importantes et fréquentes en Asie.

ÉPIDÉMIOLOGIE

Les opistorchiidés sont des parasites de mammifères ichthyophages - renard, chat, chien - et de l'homme. Cette helminthose est relativement peu fréquente en France (récemment un foyer en Allemagne), intéresse potentiellement tout chien susceptible de consommer des poissons parasités d'eau douce (ablette, gardon).

LE PARASITE

Opistorchis felineus (= tenuicollis = viverrini)

PATHOGÉNIE ET IMMUNITÉ

Les modalités de l'action pathogène et des réactions immunitaires chez le chien ne sont pas connues. Le pouvoir pathogène est modéré en raison de l'absence d'éléments vulnérants chez le parasite, de sa non-hématophagie et d'une migration par voie cholédocienne: seule la phase intraparenchymateuse est susceptible d'entraîner des troubles particuliers.

CLINIQUE

- Dans la grande majorité des cas, l'opistorchiose est asymptomatique. Exceptionnellement, lors d'infestation massive, une insuffisance hépatique et des troubles digestifs non caractéristiques peuvent s'exprimer.
- Le diagnostic nécessite obligatoirement une confirmation expérimentale fondée sur la coproscopie microscopique.

MÉTHODES DE LUTTE

- Peu de molécules trématodicides sont utilisables chez le chien *(tableau 80)*.

ASPECT ZOONOSIQUE

L'opistorchiose est une zoonose pour laquelle les carnivores ichthyophages constituent une source de parasites. L'homme s'infeste par la consommation de poissons parasités insuffisamment cuits.

Tableau 80 - Traitement de l'opistorchiose.

molécule	utilisation	remarques
nitroxinil*	10 mg/kg SC ou voie orale	AMM
bithionol-sulfoxyde**	20 mg/kg voie orale	pas d'AMM
praziquantel***	75 mg/kg, voie orale, répartis en trois administrations au co,urs de la journée	dose hors AMM

* le nitroxinil (Dovénix®) est cité comme molécule active dans les cas d'opistorchiose. On peut s'étonner d'un tel résultat dans la mesure où le parasite n'est pas hématophage.
** le bithionol-sulfoxyde ou bithionoloxyde est un fasciolicide utilisé chez les bovins. Il est totalement dépourvu d'AMM pour le chien.
*** le praziquantel (Droncit®) à très fortes doses (soit 25 fois la dose habituelle !) est trématodicide. Sa très haute marge de sécurité autorise une telle utilisation.

Encadré 43. Caractères généraux de Opistorchis felineus

Position taxinomique simplifiée

Ce parasite est un TRÉMATODE de la famille des OPISTORCHIIDÉS caractérisé par :

- l'aspect transparent du parasite ;
- des gonades situées à proximité de l'extrémité postérieure du corps ;
- l'ovaire étant situé antérieurement par rapport aux testicules lobulés ;
- et l'absence de ventouse génitale.

Morphologie

Adulte

- De forme lancéolée et de couleur rougeâtre à l'état frais ;
- ce parasite a une longueur de 10-18 mm sur 2-3 mm de largeur ;
- dont la cuticule est lisse ;
- les cæcums atteignant presque l'extrémité postérieure ;
- et les glandes vitellogènes occupant le tiers moyen du corps.

Œuf

- L'œuf est de petite taille : 25-30 µm sur 12-15 µm ;
- à paroi épaisse, de couleur jaunâtre ;
- operculé à son petit pôle ;
- muni d'un petit appendice épineux au pôle opposé ;
- et renferme, au moment de son émission, un embryon appelé miracidium.

Biologie

Habitat

O. felineus est un parasite intraparenchymateux au stade immature, puis, des voies biliaires intra-hépatiques au stade adulte, exceptionnellement de la vésicule biliaire.

Nutrition

Ce parasite n'est pas hématophage, il se nourrit de l'épithélium des voies biliaires et de bile.

Reproduction

La reproduction se déroule selon un cycle évolutif faisant intervenir deux hôtes intermédiaires, dont le premier est toujours un mollusque.

- **La phase exogène** débute par l'émission des œufs embryonnés dans les fèces de l'hôte définitif. Ces œufs, pondus dans l'eau, sont ingérés par des mollusques aquatiques (eau douce) du genre *Bithynia* (gastéropode de 1 cm environ de longueur, à enroulement dextre et à coquille lisse), chez qui le miracicium évolue en sporocyste, rédie puis cercaire.

Cette cercaire nage à la recherche du second HI qu'elle infeste par voie transcutanée : poisson cyprinidé, en particulier la tanche *Tinca tinca*. Chez cet HI2, la cercaire évolue en métacercaire, sous la peau et dans les muscles superficiels, qui constitue la forme de résistance responsable de l'infestation de l'hôte définitif.

- **La phase endogène** débute par la consommation de ce poisson parasité (cru ou peu cuit) : les jeunes douves immatures gagnent le foie, et se transforment en adulte au terme d'une période pré-patente de deux mois. La migration péritonéale est niée par la plupart des auteurs.

Pour en savoir plus

EUZEBY J. Les maladies vermineuses des animaux domestiques et leurs incidences sur la pathologie humaine. Tome II, fascicule 2, livre 1 : les distomatoses hépato-biliaires., Ed. Vigot, 1971, 798.
GEORGI JR, GEORGI ME. Canine clinical parasitology, Lea & Febiger, 1992, 227.
HERING-HAGENBECK S, SCHUSTER R. A focus of *opistorchiidosis* in Germany. Appl. Parasitol., 1996, 37, 260-265.

Echinococcose multiloculaire

DÉFINITION

L'échinococcose multiloculaire est une helminthose larvaire due au développement et à l'action pathogène de la larve de *Echinococcus multilocularis.* Il s'agit donc d'une métacestodose, s'opposant ainsi au tæniasis échinococcique dû à l'action pathogène du ténia adulte.

ÉPIDÉMIOLOGIE

Cette helminthose est exceptionnelle chez le chien, la larve échinocoque se développent préférentiellement chez les campagnols. Le parasite est observé avec une particulière fréquence en Europe centrale (Allemagne, Suisse), et dans les régions françaises limitrophes (Franche-Comté, Haute-Savoie...). Les quelques cas cliniques décrits concernent ces régions de forte endémicité dans lesquelles il est possible, chez le chien, d'observer respectivement le ténia adulte dans la lumière intestinale (cas relativement fréquents), et la larve dans le parenchyme hépatique (cas rares).

LE PARASITE

Echinococcus multilocularis **(encadré 44)**

Cette espèce a déjà été présentée dans le chapitre consacré au tæniasis. Il s'agissait, dans ce cas, du parasite sous sa forme adulte. Ne sont exposées ici que les caractéristiques propres à la larve.

PATHOGÉNIE ET IMMUNITÉ

L'action pathogène de cette larve échinocoque est tout à fait particulière et diffère profondément de celle de *E. granulosus,* responsable de l'hydatidose :

- à la différence du kyste hydatique, l'action mécanique est négligeable en raison des dimensions réduites de la vésicule ;

- en revanche, la destruction du parenchyme hépatique est beaucoup plus importante à la fois parce que le liquide vésiculaire est extrêmement nécrosant, ensuite parce que la larve a la capacité de former rapidement de très nombreuses vésicules-filles exogènes, situées dans l'ambiance immédiate de la vésicule-mère. Ce phénomène est possible parce que la cuticule ne joue que le rôle d'un filet à travers les mailles duquel la membrane germinative engage des ramifications, véritables stolons à l'origine de l'invasion très rapide et très importante du parenchyme. En outre, l'organisme parasité n'est pas à l'origine de l'adventice caractéristique du kyste hydatique, véritable enveloppe conjonctive épaisse, « maintenant » le parasite dans des limites précises : il s'ensuit un accroissement ou une multiplication infinis, sans contours anatomiques précis, évoquant un processus néoplasique.

CLINIQUE

a. Symptômes

La rareté des cas chez le chien ne permet pas de dresser un tableau clinique complet ou précis. Les cas décrits dans la littérature font état :

- de symptômes généraux : abattement, difficulté de récupération après un effort, parfois baisse d'appétit, puis anorexie ;

- d'une augmentation systématique, progressive et importante du volume abdominal ;

- de modifications sanguines : anémie, hyperprotéinémie due à une hypergammaglobulinémie, hypoalbuminémie. Pas d'augmentation du taux des enzymes hépatiques.

b. Histologiquement

Le foie présente un ou plusieurs lobes affectés : masses fermes, jaunâtres, à surface irrégulière, lobulée, de plusieurs centimètres de diamètre. Ces masses ont une structure de kyste : contenu liquidien ou gélatineux, membrane germinative cellulaire, puis, en contact avec le parenchyme hépatique, une couche acellulaire de 10 μm d'épaisseur, intermittente.

c. Examens complémentaires

Le diagnostic doit être confirmé par :

- l'échographie permettant d'identifier une hétérogénéité hépatique (zones nodulaires hyper-échogènes, cavernes hypo-échogènes à contenu liquidien, zones apparemment normales);
- une biopsie hépatique échoguidée permettant une analyse du liquide prélevé: densité de 1,04 ou plus, teneur protéique de plus de 60 g/l, environ 1 000 cellules par µl;
- une sérologie type ELISA (kit commercialisé Em^2 plus ELISA: Bordier Affinity Products, CH-1023 Crissier, Suisse) utilisant des antigènes hautement spécifiques: Em^2 et un Ag recombinant II/3-10;
- la laparotomie exploratrice: elle permet à la fois de procéder, si possible, à une lobectomie thérapeutique et à une confirmation histologique diagnostique.

d. Pronostic

Le pronostic est toujours extrêmement réservé pour plusieurs raisons:
- d'abord, parce que l'atteinte hépatique peut être très importante, interdisant l'exérèse des tissus altérés;
- ensuite, par le caractère envahissant et prolifératif du parasite, intéressant des zones hépatiques macroscopiquement saines: l'ablation d'un (ou de plusieurs) lobe hépatique peut n'intéresser en fait qu'une fraction des tissus parasités;
- enfin, parce que les limites de la thérapeutique chirurgicale imposent un complément médical, visant à limiter (ou à interdire) toute rechute possible à partir d'une fraction de membrane germinative persistante.

Encadré 44. Caractères généraux de Echinococcus multilocularis *(et **encadré 37**)*

Définition taxinomique simplifiée

Ce parasite est un CESTODE de la famille des TÆNIIDÉS:
- au stade adulte, ver plat;
- segmenté: le corps est divisé en anneaux, au moins au stade adulte;
- divisé en deux parties:
  - un scolex (extrémité antérieure) muni de ventouses et de crochets;
  - un corps ou strobile segmenté.

L'espèce observée en Europe est une variété ou une sous-espèce: *E. multilocularis multilocularis.*

Morphologie

La larve est fondamentalement une larve vésiculaire, constituée d'une paroi, de protoscolex et d'un liquide vésiculaire:
- elle est de dimensions réduites: quelques mm de diamètre;
- la paroi est constituée d'une cuticule (partie externe en contact avec le parenchyme hépatique), mince et interrompue de façon intermittente, et d'une membrane germinative (face interne) à l'origine du liquide, des protoscolex et des vésicules-filles;
- un liquide vésiculaire à haute teneur protéique, de consistance gélatineuse, renfermant des scolex larvaires ou protoscolex (encore que, dans un des cas décrits, les protoscolex aient été absents).

Biologie

Habitat

La larve, chez les hôtes intermédiaires habituels (muridés) ou exceptionnels (chien), est toujours observée dans le foie, jamais dans les poumons.

Nutrition

Le liquide vésiculaire est doué de propriétés nécrosantes, histolytiques importantes, permettant à la larve de se développer aux dépens des tissus environnants.

Reproduction

Le cycle évolutif est dixène *(cf. chapitre sur le tæniasis).*
- Classiquement, la forme adulte du ténia échinocoque se développe chez le renard qui est l'hôte définitif habituel (dans certaines zones géographiques, jusqu'à 50 p. cent des renards sont infestés!);
- accessoirement chez le chien et chez le chat: les segments ovigères éliminés dans les fèces sont responsables de l'infestation des hôtes intermédiaires (campagnols) atteints d'échinococcose multiloculaire, et de l'homme atteint d'échinococcose alvéolaire. La capture et l'ingestion de ces HI assurent l'infestation des canidés;
- exceptionnellement, le chien peut jouer le rôle d'un HI, assurant le développement, dans son parenchyme hépatique, d'une larve multiloculaire (fertile avec des protoscolex, stérile?). L'infestation du chien-HI pourrait se dérouler selon deux modalités:
  - soit à la suite d'une ingestion d'œufs ou de segments ovigères à partir du milieu extérieur contaminé, ce qui est le cas dans ces régions de forte endémicité. Les embryons libérés dans la lumière intestinale, gagneraient le foie pour se développer en larve, de la même manière que chez le campagnol;
  - soit à partir de ténias adultes parasitant l'intestin grêle: le chien serait alors sa propre source de parasites et jouerait à la fois le rôle de l'HD et de l'HI. L'éclosion d'embryons à partir des œufs libérés dans la lumière intestinale a été démontrée avec une espèce voisine *Tænia hydatigena.*

Méthodes de lutte

a. Thérapeutique

La thérapeutique est double :
- chirurgicale : elle consiste en l'exérèse de tout ou partie des lobes hépatiques parasités ;
- médicale : afin de limiter les risques de rechute, à base d'albendazole (Valbazen®, sans AMM pour le chien) à la dose de 10 mg/kg par la voie orale, une fois par jour avec l'alimentation. Le traitement repose fréquemment sur des cures répétées, par exemple à raison de quatre semaines espacées par deux semaines sans thérapeutique, pour une durée totale de quelques années. Il a été décrit un cas d'aplasie médullaire après une cure d'albendazole *(cf. traitement de la giardiose, chapitre 10).*

Le suivi est obligatoire : contrôles cliniques, échographiques, sérologiques et hématologiques pour dépister, dès que possible, toute rechute.

b. Prophylaxie

La prophylaxie est celle du tæniasis échinococcique : lutte contre les rongeurs, contrôle des populations de renards, vermifugation des chiens et des chats susceptibles d'héberger des échinocoques adultes (praziquantel, Droncit®, 5 mg/kg par la voie orale ou sous-cutanée, *cf. chapitre 10, partie consacré au tæniasis*).

Aspect zoonosique

L'échinococcose multiloculaire existe chez l'homme : lésions hépatiques multiples, souvent stériles, très invasives et nécrotiques, conférant au foie un aspect « en mie de pain » : échinococcose alvéolaire.

L'homme prend la place, dans le cycle évolutif du parasite, d'un hôte intermédiaire : la contamination procède de l'ingestion des œufs (issus de segments ovigères éliminés dans les fèces de carnivores parasités), soit directement (manipulation de chiens, plus souvent de renards dont la fourrure est souillée des œufs immédiatement infestants), soit plus souvent de façon indirecte (ingestion de fruits rouges sauvages contaminés par des matières fécales de renard : fraises, framboises, myrtilles récoltées près du sol et consommées crues).

Le chien, en matière d'échinococcose alvéolaire, ne représente pas la source principale. Seuls les animaux atteints de tæniasis échinococcique sont dangereux pour l'homme, les rares chiens souffrant d'échinococcose multiloculaire stricte étant inoffensifs.

En l'absence de traitement, l'échinococcose alvéolaire est toujours mortelle. La thérapeutique, à la fois chirurgicale et médicale, ne permet toutefois d'obtenir que 50 p. cent de guérison. ❐

Pour en savoir plus

HALLER M, DEPLAZES P, GUSCETTI F, SARDINAS JC, REICHLER I, ECKERT J. Surgical and chemotherapeutic treatment of alveolar echinococcosis in a dog. J. Am. An. Hosp. Assoc., 1998, 34, 309-314.

LOSSON BJ, COIGNOUL F. Larval *Echinococcus multilocularis* infection in a dog. Vet. Rec., 1997, 141, 49-50.

Péritonites

Ascite parasitaire

DÉFINITION

L'ascite parasitaire est une péritonite due à l'action pathogène, au développement et parfois à la multiplication de larves de certaines espèces de cestodes : cysticerques de *Tænia crassiceps* (appelés parfois à tort *Cysticercus crassiceps*), tétrathyridiums de *Mesocestoides lineatus* (ou *Tetrathyridium bailleti*) et cénures de *Tænia serialis* (ou *Cenurus serialis*).

Cette péritonite est à l'origine d'un exsudat riche en granulations (« grains de semoule ») constituées des larves de cestodes. Il s'agit donc d'une cestodose larvaire ou métacestodose (cysticercose, tétrathryridiose et cénurose).

ÉPIDÉMIOLOGIE

Cette métacestodose est peu fréquente en France et est observée de façon sporadique. Elle intéresse plus fréquemment le chat et des carnivores sauvages.

LES PARASITES

larves de T. crassiceps, T. serialis, M. lineatus ***(encadré 45)***

PATHOGÉNIE ET IMMUNITÉ

La pathogénie exacte n'est pas connue. Les larves, capables de scissiparité et de bourgeonnement, assurent le caractère chronique et récidivant de la péritonite.

Étude clinique

a. Symptômes

La péritonite parasitaire se caractérise par:

- des symptômes généraux: abattement, essoufflement, amaigrissement;
- une augmentation progressive du volume abdominal: ascite apyrétique parfois volumineuse, généralement non douloureuse et non accompagnée de troubles digestifs.

b. Lésions

Une péritonite chronique généralisée, parfois associée à une pleurésie exsudative et une cysticercose sous-cutanée sont observées: péritoine pariétal épaissi et enflammé, liquide d'épanchement non purulent, clair à séro-hémorragique, renfermant des «grains de semoule».

c. Diagnostic

Le diagnostic clinique d'ascite, sans préciser l'étiologie, est facile à établir lors de la consultation. Toutefois, il importe de définir la cause de l'ascite et par conséquent de recourir à un

Encadré 45. Caractères spéciaux des larves ***(et encadré 37)***

Position taxinomique simplifiée

Ces parasites ont été définis dans le chapitre consacré au tæniasis. La larve de stade 2 de *M. lineatus* est parfois désignée sous le binome *Tetrathyridium bailleti,* nom d'espèce différent de celui du stade adulte, ce qui est contraire aux règles de nomenclature internationales et qu'il convient d'abandonner. De même pour la larve de *T. crassiceps* (parfois appelée *Cysticercus crassiceps*), et celle de *T. serialis,* appelée *Cenurus serialis.*

Morphologie

Larve tétrathyridium de Mesocestoides lineatus

Il s'agit d'une larve solide, pleine et aplatie, élargie à son extrémité antérieure en une invagination céphalique, amincie à son extrémité postérieure. Dans le cas de la péritonite parasitaire, ces tétrathyridiums mesurent 10 à 30 mm de longueur, sont blancs et opaques, libres dans la cavité péritonéale ou enfermés dans des kystes libres ou adhérents au péritoine.

Larve cysticerque de Tænia crassiceps

La larve cysticerque est une larve vésiculaire (c'est-à-dire constituée d'une paroi mince renfermant un liquide clair) abritant une invagination céphalique, point blanc de 1 mm environ, elle-même renfermant un scolex larvaire invaginé ou protoscolex, futur scolex du ténia adulte. La larve est décrite dans le chapitre des maladies cutanées (cysticercose sous-cutanée).

Larve cénure de Tænia serialis

La larve cénure est une larve vésiculaire abritant plusieurs invaginations céphaliques, apparaissant sous la forme de taches blanc opaque, ponctiformes, chacune d'entre elles renfermant un seul protoscolex. Ces invaginations sont disposées approximativement selon des lignes à peu près régulières, de façon sériée (d'où le nom d'espèce).

L'ensemble de ces larves susceptibles d'être observées mesurent quelques millimètres de longueur, de forme variable (allongée, en poire, globuleuse), et déformables, mobiles. Certaines d'entre elles ont subi un processus de dégénérescence, rendant leur diagnose spécifique impossible.

Biologie

Habitat

Les larves sont observables, soit libres dans la cavité péritonéale, soit fixées au péritoine proprement dit, au foie et dans la cavité thoracique et les poumons.

Reproduction

Les larves sont «habituellement» observables en diverses localisations d'hôtes intermédiaires variés:

- séreuses, foie et poumons de petits mammifères insectivores et rongeurs, de reptiles, et d'oiseaux pour la larve de stade 2 de *M. lineatus*;
- tissu conjonctif et cavités péritonéale et thoracique des campagnols pour la larve de *T. crassiceps*;
- tissu conjonctif sous-cutané et profond du lapin pour la larve de *T. serialis.* L'ingestion par le carnivore de l'hôte intermédiaire correspondant assure le développement du tæniasis.

Le chien s'infeste vraisemblablement:

- soit par ingestion de HI1 abritant la larve de stade 1 (un oribate?) ou des HI2 hébergeant des tétrathyridiums encore peu différenciés pour *M. lineatus*;
- soit par l'ingestion des segments ovigères ou des œufs de *T. crassiceps* et de *T. serialis.*

Chez le chien, ces larves, dans la cavité péritonéale, sont capables de bourgeonnement, surtout externe, assurant ainsi une multiplication asexuée et entretenant le processus pathologique.

diagnostic différentiel, indispensable lors de tout épanchement abdominal :
- épanchement d'origine cardiaque : insuffisance et souffle cardiaques, hépatomégalie, dyspnée... observable le plus souvent chez un chien âgé. Insuffisance cardiaque d'origine parasitaire : dirofilariose et angiostrongylose ;
- pathologie hépatique (hypertension portale, cirrhose, cancer...) ;
- épanchements septiques d'origine traumatique, par rupture d'un pyomètre, par complication d'un abcès prostatique, par rupture vésicale ou intestinale : épanchements en général d'évolution aiguë, d'apparition brutale, associés à un état de choc et/ou de septicémie ;
- épanchements septiques particuliers : tuberculeux et actinomycosiques ;
- néoplasme abdominal gênant la circulation veineuse ou lymphatique (tumeur hépatique, splénique, ovarienne... hémangiosarcome).

Le diagnostic doit donc être confirmé par :
- une radiographie et/ou une échographie abdominale confirmant l'existence de l'épanchement, susceptible de déceler une tumeur, un corps étranger...
- une ponction du liquide d'ascite, à effectuer de façon aseptique, en arrière de l'ombilic, sur un animal en décubitus latéral. Le prélèvement est distribué dans un tube stérile sec (ou renfermant de l'E.D.T.A.) pour une analyse cytologique, et un tube stérile sec pour une analyse biochimique. La cellularité, la densité et le dosage des protéines permettent de qualifier et de caractériser le liquide prélevé (transsudat modifié ou non, exsudat ; liquide purulent, hémorragique, chyleux...). Il est possible d'observer des corpuscules calcaires, éléments très indicateurs.
En matière de péritonite parasitaire, le liquide est un exsudat : densité élevée (> 1,04), riche en protéines (> 25 g/l, réaction de Rivalta dite positive) et en cellules (cellularité > 1 500 cellules nucléées par mm^3), absence de bactéries et de champignons, présence d'éléments morphologiquement variables de quelques millimètres évoquant des larves de cestodes.

- L'identification des larves récoltées est possible par P.C.R. d'ADN du cestode ou par étude du polymorphisme de longueur des fragments de restriction (méthodes utilisées aux USA) ;
- la coproscopie microscopique est évidemment systématiquement négative.

d. Pronostic

Le pronostic est réservé car le traitement nécessite l'exérèse et/ou la destruction de toute larve susceptible de provoquer une rechute.

MÉTHODES DE LUTTE

a. Traitement

Le traitement consiste en un prélèvement aussi complet que possible du liquide d'ascite associé à l'administration intra-péritonéale de mebendazole en suspension physiologique à raison de 40 mg/kg. Cette administration peut être, si nécessaire, renouvelée sans inconvénient. Les anthelminthiques cestodicides administrés par voie orale sont décevants. D'autres auteurs préconisent l'administration de fenbendazole à doses élevées (100 mg/kg matin et soir) par voie orale, tous les jours pendant plusieurs semaines.

b. Prophylaxie

La prophylaxie consiste à lutter contre les hôtes intermédiaires et à vermifuger les hôtes définitifs lorsque cela est possible.

La péritonite parasitaire ne présente aucun caractère zoonosique. ❐

Pour en savoir plus

BUSSIERAS J, CHERMETTE R. Parasitologie vétérinaire. fascicule III : helminthologie. Ed. ENVA, Alfort, 1995, 299.
CRESPEAU F. Identification, classification étiologique et pathogénique des épanchements thoraciques et abdominaux du chien et du chat. Point Vétérinaire, n° spécial « Biologie clinique », 1994, 26, 519-527.
CROSBIE PR, BOYCE WM, PLATZER EG, NADLER SA, KERNER C. Diagnostic procedures and treatment of eleven dogs with peritoneal infections caused by Mesocestoides spp. J. Am. Vet. Med. Assoc., 1998, 213, 1578-1583.
EUZEBY J. Les maladies vermineuses des animaux domestiques et leurs incidences sur la pathologie humaine. Tome II : maladies dues aux plathelminthes, fascicule 1 : les cestodes, Ed. Vigot, 1966, 663.

Acanthocheilonémoses

DÉFINITION

Les acanthocheilonémoses sont des helminthoses dues à la présence dans la cavité péritonéale de filaires adultes appartenant à deux espèces: *Acanthocheilonema dracunculoides, A. reconditum.* L'infestation est totalement asymptomatique.

ÉPIDÉMIOLOGIE

Ces helminthoses sont essentiellement tropicales, exceptionnelles en France. Leurs caractères épidémiologiques découlent directement de la biologie et de l'écologie des hôtes intermédiaires correspondants *(cf. cycle évolutif).*

Tableau 81 - Caractères morphologiques de l'adulte.

caractères morphologiques	*A. dracunculoides*	*A. reconditum*
longueur du mâle	15-30 mm	9-17 mm
diamètre moyen	100-200 µm	100 µm
taille des spicules	320-390 / 120-160 µm	220-300 / 100 µm
longueur de la femelle	32-60 mm	20-30 mm
diamètre moyen	200-300 µm	140-180 µm

LES PARASITES

Acanthocheilonema (= Dipetalonema) dracunculoides. Acanthocheilonema reconditum

PATHOGÉNIE ET IMMUNITÉ

Ces parasites sont considérés comme non pathogènes. Ils sont observés à la faveur d'une laparotomie exploratrice, d'une autopsie, ou indirectement par l'intermédiaire de leurs microfilaires respectives.

Étude clinique

a. Symptômes

Aucun symptôme, aucune lésion n'est imputable à l'action pathogène de ces espèces parasites.

b. Diagnostic

Sur le plan diagnostique ***(tableaux 83, 84),*** il est toutefois important de pouvoir effectuer une

Tableau 82 - Caractères morphologiques de la microfilaire.

caractères morphologiques	*A. dracunculoides*	*A. reconditum*
engainée / nue	nue	nue
longueur	185-230 µm	270-280 µm
largeur	5 µm	4 µm
queue	recourbée, en crochet	recourbée, en crochet

Encadré 46. Caractères généraux du genre Acanthocheilonema

Position taxinomique simplifiée

Ces parasites sont des helminthes de

- la classe des NÉMATODES: vers ronds dépourvus de trompe épineuse
- et de la famille des ONCHOCERCIDÉS:
  - vers très allongés, filiformes («filaires»);
  - à extrémité antérieure simple (pas de vestibule ni de capsule buccale);
  - mâles caractérisés par une extrémité distale courte;
  - munie de deux spicules inégaux;
  - femelles vivipares et dont la vulve est antérieure, non juxtabuccale.

Morphologie *(tableaux 81, 82)*

Le genre est caractérisée par:

- une bouche dépourvue de lèvres, entourée d'un écusson cuticulaire triangulaire ;
- une pointe caudale pourvue, pour les deux sexes, de deux petits appendices latéraux ;
- deux spicules très dissemblables chez le mâle ;
- la queue longue et trifurquée chez la femelle.

Les caractères spécifiques de l'adulte et de la microfilaire sont exposés dans les tableaux suivants.

Biologie

Habitat

Les filaires adultes sont observables dans la cavité péritonéale pour *A. dracunculoides,* dans la cavité péritonéale, le tissu conjonctif périrénal et sous-cutané pour *A. reconditum.* Les microfilaires sont sanguicoles pour les deux espèces.

Reproduction

Le cycle évolutif est dixène pour les deux parasites.

- Pour *A. dracunculoides*
  - **chez le chien parasité-hôte définitif,** sont présentes dans le sang périphérique, apparemment sans aucune périodicité, des microfilaires qui sont ingérées à la faveur d'une piqûre, par la larve ou la nymphe de la tique *Rhipicephalus sanguineus,* hôte intermédiaire;

- **chez cet hôte,** les microfilaires évoluent en stade larvaire infestant (L3) inoculé à la faveur d'une piqûre effectuée par le stade suivant (nymphe ou adulte). En effet, il ne semble pas exister une transmission transovariale des microfilaires de la tique adulte à la génération suivante.

\- Pour *A. reconditum*

- **chez le chien parasité-hôte définitif,** les microfilaires sanguicoles sont observées selon une périodicité sub-nocturne ou nocturne, c'est-à-dire avec un pic au cours du soir ou de la nuit. Les microfilaires sont ingérées par l'hôte intermédiaire à la faveur d'un repas de sang : diverses espèces de puces (*Ctenocephalides canis, C. felis, Pulex irritans, Echidnophaga*), la tique *Rhipicephalus sanguineus* ;
- **chez cet hôte intermédiaire,** la microfilaire se transforme en larve infestante de stade 3, en une à quatre semaines selon la température ambiante. La période prépatente chez le chien est de deux à trois mois.

Tableau 83 - Caractères morphologiques des microfilaires nues et sanguicoles permettant d'effectuer une diagnose différentielle.

Caractères morphologiques	*Dirofilaria immitis*	*Dirofilaria repens*	*Acanthocheilonema reconditum*	*Acanthocheilonema dracunculoides*
longueur	220-330 µm	210-360 µm	270-280 µm	185-230 µm
largeur	5-8 µm	5-8 µm	4 µm	5-6 µm
extr. antérieure	régulière	régulière	irrégulière	
espace céphalique	subcarré	subrectangulaire		
queue	longue et effilée	longue et effilée		
extrémité caudale	rectiligne	incurvée	en hameçon	en hameçon

Acanthocheilonema est synonyme de *Dipetalonema. Acanthocheilonema grassii* n'est pas citée dans ce tableau car il s'agit d'une microfilaire lymphatique et engainée.

Tableau 84 - Coloration histochimique différentielle pour la mise en évidence de l'activité phosphatasique acide qui se traduit par une tache rouge. Le nombre et la disposition de ces taches constituent des critères de diagnose.

Caractères morphologiques	*Dirofilaria immitis*	*Dirofilaria repens*	*Acanthocheilonema reconditum*	*Acanthocheilonema dracunculoides*
répartition de la couleur rouge au sein de la microfilaire	2 taches rouges : une antérieure, une postérieure	1 tache rouge postérieure	couleur rouge sur l'ensemble du corps	2 taches rouges très discrètes

diagnose spécifique des microfilaires sanguines afin de différencier les genres *Acanthocheilonema* et *Dirofilaria*, en particulier *D. immitis,* la filaire cardiaque du chien (tableaux des caractères morphologiques des espèces du genre *Acanthocheilonema,* et la description de la microfilaire de *D. immitis* dans le chapitre consacré aux infestations cardiorespiratoires, ainsi que la technique de coloration histochimique).

Acanthocheilonema est synonyme de *Dipetalonema* ; *Acanthocheilonema grassii* n'est pas citée dans ce tableau car il s'agit d'une microfilaire lymphatique et engainée.

MÉTHODES DE LUTTE

\- La nécessité d'un traitement n'est jamais posée dans la mesure où le diagnostic est occasionnel et l'expression clinique nulle.

\- La prophylaxie reposerait sur la destruction des hôtes intermédiaires. ❐

Pour en savoir plus

BEUGNET F. Que faire lors de suspicion de piroplasmose, leishmaniose, toxoplasmose, dirofilariose ou d'aspergillose ? Point Vétérinaire, N° spécial « Biologie clinique », 1994, 26, 467-475.
BOWMAN DD. Parasitology for veterinarians. Ed. Suanders Comp., 1995, 430.
CHAUVE CM. *Dirofilaria repens, Dipetalonema reconditum, Dipetalonema dracunculoides* et *Dipetalonema grassii* : 4 filaires méconnues du chien. Prat. Méd. Chir. An. Comp., N° spécial « canine », 1990, 25, 293-304.

MALADIES PARASITAIRES DU SANG ET DES ET DU SYSTÈME DES PHAGOCYTES MONONUCLÉÉS

4

Les maladies du système des phagocytes mononucléés sont complexes, protéiformes et variées. Elles sont directement liées au fonctionnement du système immunitaire, soit à cause d'une immunodépression qui leur est favorable (mycoses disséminées par exemple), soit par les conséquences immunopathologiques qu'elles entraînent.
Parmi elles, la leishmaniose occupe une place particulière à cause de sa répartition géographique, de sa richesse symptomatique, ses difficultés thérapeutiques et son caractère zoonosique.
La toxoplasmose est typiquement la maladie peu importante médicalement pour le vétérinaire exerçant une pratique canine, essentielle sutr le plan de la santé publique.

Sommaire de la partie 4

Ces maladies parasitaires sont assez variées dans la mesure où les parasites responsables sont très différents (helminthes, protozoaires) et intéressent :
- soit le plasma (microfilarioses) ;
- soit les globules rouges (babésiose) ;
- soit les globules blancs (hépatozoonose).

1. Maladies parasitaires dues à des parasites extraglobulaires : les microfilarioses

DÉFINITION

Les microfilarioses sont des helminthoses dues à la présence et au développement, en particulier dans le sang, des embryons de filaires parasites, appelés microfilaires. Très généralement, les microfilarioses sont asymptomatiques : il s'agit le plus souvent d'observations fortuites réalisées à la faveur d'un étalement de sang d'un chien parasité.

LES PARASITES

Les espèces incriminées ont déjà été décrites dans cet ouvrage : microfilaires de *Dirofilaria immitis* et *Dirofilaria repens*, *Acanthocheilonema dracunculoides* et *Acanthocheilonema reconditum*, décrites respectivement dans les chapitres consacrés à la cardiopneumologie, à la dermatologie et à la gastroentérologie ***(cf. chapitres 6, 3 et 10 ; tableau 85).***

Acanthocheilonema est synonyme de *Dipetalonema* ; *Acanthocheilonema grassii* n'est pas citée dans ce tableau car il s'agit d'une microfilaire lymphatique et engainée.

Les microfilaires peuvent occasionnellement provoquer l'apparition de lésions cutanées (alopécie, ulcères de petites dimensions) dues à l'embolisation des microfilaires dans la circulation. De tels troubles peuvent théoriquement relever d'une thérapeutique spécifique microfilaricide, telle que développée dans le chapitre consacré à la dirofilariose cardio-pulmonaire.

2. Maladie parasitaire due à un parasite endo-érythrocytaire : la babésiose

DÉFINITION

La babésiose est une protozoose infectieuse, non contagieuse, due à la multiplication dans les globules rouges d'un protozoaire apicomplexa *Babesia canis*, transmis obligatoirement par des tiques, *Dermacentor reticulatus* et *Rhipicephalus sanguineus*. Elle se traduit cliniquement, dans sa forme classique, par un syndrome fébrile et hémolytique, pouvant être mortel.

La babésiose (en hommage à Babès qui, le premier, décrivit le parasite) est appelée également piroplasmose, grâce à la forme en poire caractéristique du parasite au sein de l'hématie.

ÉPIDÉMIOLOGIE

Les babésies ou piroplasmes sont des parasites spécifiques. *B. canis* est un parasite de canidés (chien, renard), absent chez le chat (qui présente des espèces différentes), dont la présence chez l'homme est fortement discutée. En effet, la babésiose canine ne semble pas être une zoonose (à la différence de la babésiose bovine due à *B. divergens*).

L'espèce parasite qui concerne l'Europe est *Babesia canis* sous-espèce *canis*.

En France, la babésiose canine est fréquente dans le Sud-Ouest, le Centre et la Bourgogne, absente dans le Sud-Est en-dessous de Montélimar. Toutefois, la répartition géographique doit être définie à un autre niveau, celui des biotopes des tiques vectrices : répartition en mosaïque, hétérogène, issue des exigences biologiques des acariens (végétation, ensoleillement, hôtes nourriciers…) et différente selon l'espèce de tique vectrice. En outre, les zones infestées sont fluctuantes, changeant d'une année sur l'autre en fonction des modifications climatiques et de la nature des biotopes. La babésiose est une maladie endémique, sévissant sous la forme de petits foyers, très localisés, entretenus par les tiques-réservoirs.

Pour les mêmes raisons, la babésiose présente un caractère saisonnier : les cas sont observés essentiellement au cours du printemps et de l'automne, lorsque les tiques sont actives, à la recherche d'un hôte nourricier. Toutefois, il convient plutôt de définir des périodes pendant lesquelles les cas cliniques sont nombreux, périodes caractérisées par une température et une humidité moyennes, la sécheresse et le froid inhibant les tiques vectrices. Il est possible par conséquent d'observer des cas de babésiose au cœur de l'hiver ou en plein été si les conditions climatiques sont clémentes. En revanche, la babésiose transmise par *Rhipicephalus sanguineus* peut ne pas présenter ces caractères épidémiologiques marqués, dans la mesure où cette tique est endophile, inféodée aux chenils, de sorte que les cas peuvent être observés pendant toute l'année.

La babésiose est observée fréquemment chez le jeune animal (âgé de quelques mois à quelques années) : très jeune, le chiot serait protégé par des anticorps d'origine maternelle, plus âgé, le chien bénéficierait, en aire d'endémie, d'une immunité de co-infection. Les cas sont observés chez des animaux « d'extérieur » (de chasse, de troupeau, de ferme…), mais également chez les animaux *a priori* peu exposés mais infectés à la faveur d'une promenade, ou d'un séjour dans un chenil. En dehors de cette transmission vectorielle qui reste extrêmement prépondérante, il existerait une transmission *in utero,* exceptionnelle, décrite chez des chiots de 36 h nés d'une chienne séropositive.

LE PARASITE *Babesia canis*

De ***l'encadré 47,*** il ressort que :

- le piroplasme est un parasite strict des globules rouges, observable au cours de l'accès de babésiose, dans le sang périphérique ;
- la forme en poire n'est pas toujours observée au cours de la maladie ;
- la babésie est un parasite systématiquement pathogène.

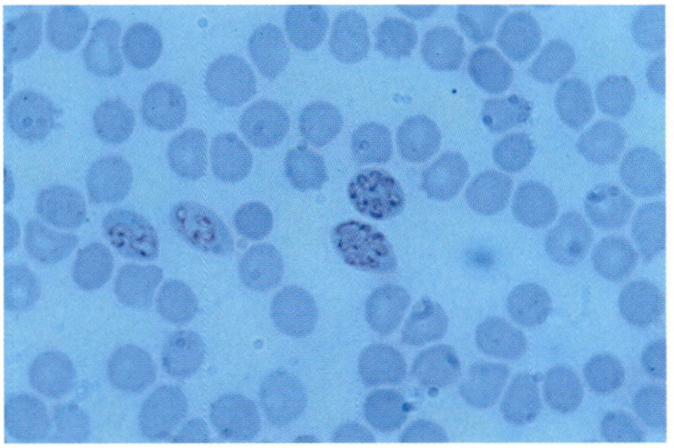

64. Babesia canis : éléments arrondis, en poire, multiples au sein de globules rouges (Gx1250).

Encadré 47. Caractères morphologiques et biologiques de Babesia canis

Définition taxonomique simplififée

Babesia canis est un protozoaire :

- APICOMPLEXA : existence d'un complexe apical à l'extrémité du germe infectieux ;
- de la famille des BABÉSIIDÉS caractérisés par l'absence de formes exo-érythrocytaires connues (≠ theileriidés).

Morphologie *(photo 64)*

Plusieurs éléments morphologiques sont susceptibles d'être observés dans les hématies :

- une forme typique, en poire, en goutte : une extrémité amincie, effilée, une autre arrondie. Cette forme mesure 4-5 µm de longueur, donc d'une taille supérieure au rayon d'une hématie (babésie dite « de grande taille ») ;
- une forme dite « bigéminée », constituée de deux éléments piriformes, réunis par leurs extrémités antérieures, et formant entre eux un angle aigu. Il est possible d'observer des formes plurigéminées : quatre, six éléments au sein d'une hématie ;
- des formes rondes, annulaires, amiboïdes, au centre de l'hématie.

Ces éléments, quelle que soit leur forme, présentent un centre vacuolaire de grande taille, et une périphérie dense constituée de chromatine, de sorte que, après une coloration (bleu de Stevenel, May Grünwald Giemsa, *cf. diagnostic*), le centre est optiquement clair, la périphérie fortement colorée.

Biologie

Habitat

Les babésies sont des parasites strictement intra-érythrocytaires. Il est possible toutefois d'observer des piroplasmes libres (parasite libre issu d'une hématie lysée avant de parasiter une hématie saine) ou au sein de macrophages lors du processus d'érythrophagocytose (destruction des hématies parasitées).

Les parasites sont observables dans le sang périphérique (capillaires cutanés) lors de « l'accès », la crise de piroplasmose. Ensuite, le parasite est observable dans le sang veineux de certains viscères (rate).

Nutrition

Les babésies se nourrissent du contenu de l'hématie par pinocytose.

Reproduction (figure 49)

Le cycle évolutif des babésies est fondamentalement dixène, faisant intervenir obligatoirement les tiques comme hôtes définitifs, et un mammifère comme hôte intermédiaire :

- **chez le chien :**
  - les babésies sont transmises lors de piqûre de tiques : les sporozoïtes présents dans les glandes salivaires de la tique sont inoculés en fin de repas de sang, et pénètrent immédiatement les hématies grâce aux secrétions de leur complexe apical, principalement les rhoptries ;
  - au sein des hématies, le parasite se développe en trophozoïte qui subit un processus de multiplication asexuée : division binaire (parfois multiple), improprement appelée schizogonie, aboutissant à la formation de deux (ou plusieurs) éléments piriformes ou schizozoïtes. Ceux-ci sont libérés à la faveur de l'hémolyse, et après une très courte phase libre, parasitent de nouvelles hématies. Le processus de « schizogonie » peut persister quelques jours chez l'animal, puis est limité par le système immunitaire ;
  - apparaissent ensuite des éléments annulaires considérés comme des gamontes, seuls éléments capables d'assurer la suite du cycle évolutif lors de la piqûre d'une autre tique.
- **Chez la tique** (pour les généralités concernant les tiques, *cf. lésions induites par les tiques, chapitre dermatologie*) :
  - à la faveur du repas de sang, la tique absorbe des hématies parasitées : les éléments piriformes meurent et seuls les gamontes libérés dans le tube digestif poursuivent leur évolution en éléments pourvus de fins

Figure 49 - Cycle évolutif de *Babesia canis*.

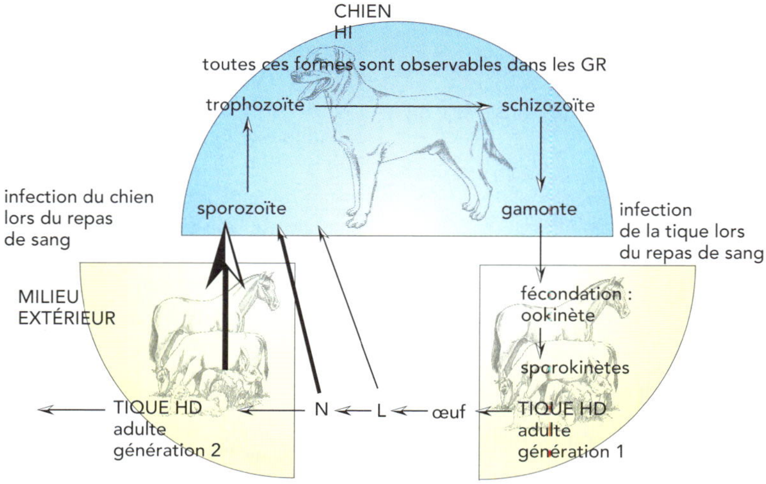

prolongements, appelés «corps étoilés ou rayonnés». Ces derniers, fusionnant deux à deux comme des gamètes, donnent naissance à des zygotes mobiles ou ookinètes, dans les cellules de la paroi digestive. La reproduction sexuée s'accomplit donc chez la tique, qui doit être considérée comme hôte définitif;

- les ookinètes donnent naissance, par division, à des éléments mobiles ou sporokinètes qui pénètrent dans les divers organes de la tique (paroi digestive, tubes de Malpighi…), et dont certains infestent, par simple contiguïté anatomique entre le tube digestif et l'appareil génital, les ovaires;
- au terme de ce repas infectant, la tique gorgée tombe sur le sol, pond et meurt: les parasites présents dans les ovocytes persisteront chez les stases ultérieures, larves, nymphes et adultes de la génération suivante. En effet, les parasites se localisent dans les cellules des glandes salivaires pour se transformer en sporontes qui, en se divisant, donnent des milliers de sporozoïtes. Ceux-ci peuvent alors être inoculés en fin de repas de sang, avec la salive.

De ce cycle évolutif particulier, il est important de retenir les éléments suivants:

- **la perennité du parasite est assurée par la tique**, dans la mesure où la babésie a la capacité de persister de stase en stase et de garder son pouvoir infectant: transmission transtadiale;
- **la tique infectée n'est jamais la tique infectante**: les tiques sont caractérisées par le fait que chaque stase ne prend qu'un seul repas de sang, et qu'au terme de celui-ci, il y a une mue (ou la mort de la stase adulte et ponte). Ainsi, la tique adulte qui s'infecte assure la persistance du parasite grâce à la génération suivante: transmission transovarienne;
- **l'inoculation des sporozoïtes infectants a lieu en fin de gorgement** car le sang est nécessaire à leur mobilisation, de sorte qu'il est toujours utile de retirer les tiques en cours de gorgement;
- dans le cas de *Rhipicephalus sanguineus*, **toutes les stases parasitent le chien** (tique triphasique monotrope: trois individus nourriciers différents, mais de la même espèce). La transmission est possible dès le premier stade larvaire qui suit l'adulte infecté, et bien entendu, pour tous les stades ultérieurs, sur plusieurs générations. Toutefois, potentiellement, ce sont surtout les nymphes et les adultes femelles qui sont les meilleurs vecteurs du parasite. Cette tique est endophile, quasiment domestique (présence dans les habitations, granges, chenils… en périphérie des agglomérations), essentiellement présente dans le sud-est de la France, active du printemps à l'automne. C'est un vecteur accessoire de la babésiose canine, chez lequel la transmission est transovarienne et transtadiale;
- dans le cas de *Dermacentor reticulatus*, **seul l'adulte parasite le chien** et de façon non exclusive. Tique triphasique polytrope: trois individus d'espèces différentes dont les larves et les nymphes se nourrissent sur des petits mammifères rongeurs et les adultes sur les ongulés et les carnivores, dont le chien. La transmission n'est donc assurée que par les adultes, les stases préimaginales gardant le parasite et son pouvoir infectant. Cette tique est exophile, répartie sur l'ensemble du territoire, active pendant une grande partie de l'année avec un arrêt lors des fortes chaleurs. C'est la tique vectrice principale de la babésiose canine, chez laquelle la transmission transovarienne est essentielle.

Figure 50 - Pathogénie de la babésiose.

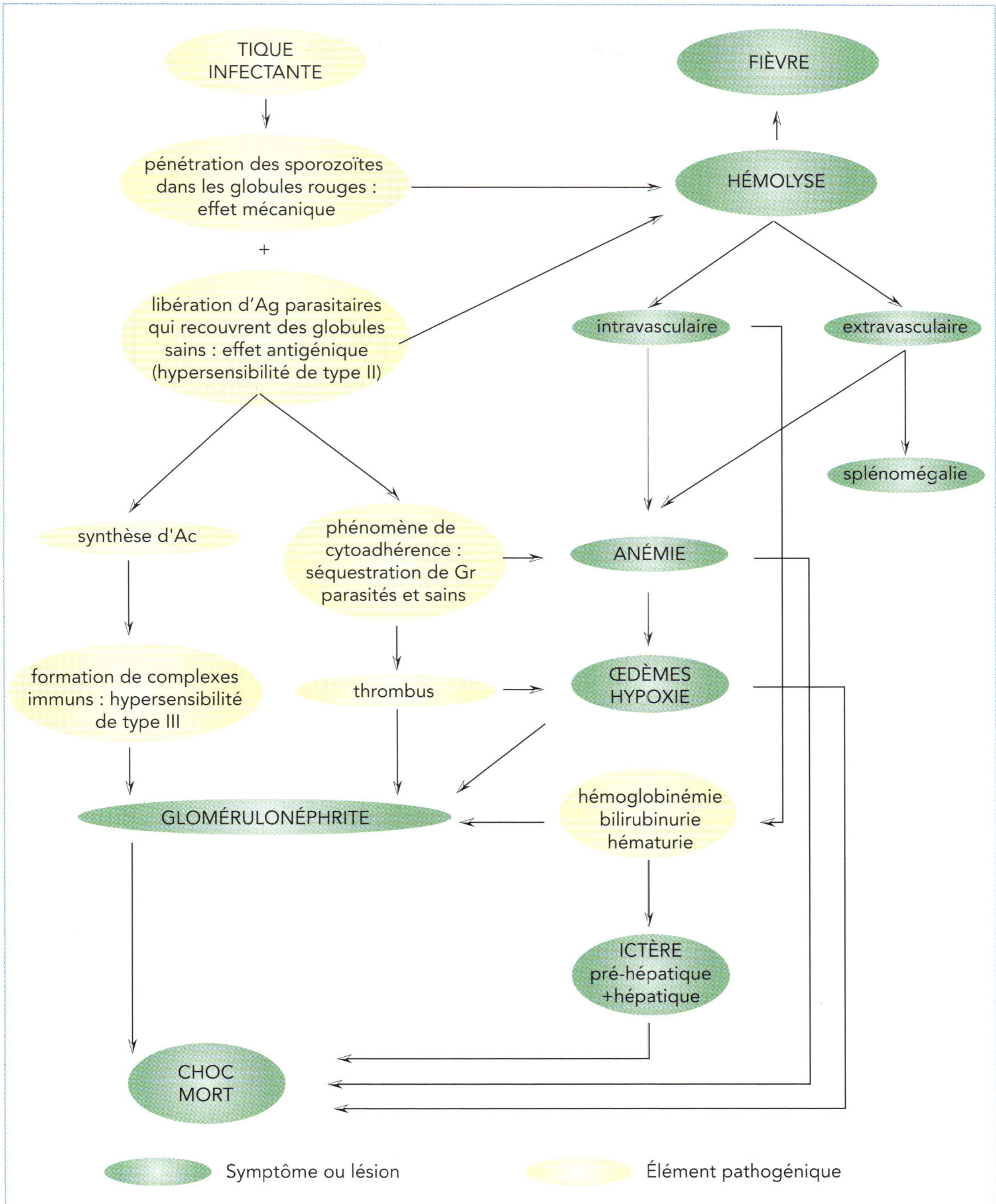

PATHOGÉNIE ET IMMUNITÉ *(figure 50)*

a. Pathogénie

Les babésies sont pathogènes selon diverses modalités connues pour l'esssentiel chez des modèles murins, ou, avec *B. bovis,* chez les ruminants. Toutefois, même si le pouvoir pathogène est différent selon les espèces (en particulier plus important pour les espèces dites «petites babésies» (microbabésies) que pour les grandes, c'est-à-dire respectivement dont la taille est inférieure, ou supérieure, au rayon de l'hématie), des mécanismes communs peuvent être définis: l'hémolyse, des phénomènes immunopathologiques, l'anémie, le choc...

Action mécanique

Les babésies exercent leur pouvoir pathogène selon une action mécanique: leur multiplication intracellulaire au sein des globules rouges provoque une augmentation de la pression intracytoplasmique, une fragilisation de la membrane cellulaire, phénomènes qui, avec la sortie des parasites de l'hématie, provoquent une hémolyse intravasculaire.

Action antigénique

Toutefois, la seule action mécanique n'est pas suffisante pour expliquer cette hémolyse, dans la mesure où il est fréquent de constater une anémie importante et une parasitémie modérée. Les babésies exercent également une action antigénique: leur pénétration intracellulaire est à l'origine de la libération de certains Ag parasitaires qui se fixent sur la membrane d'hématies non parasitées. Ces globules rouges sains sont alors antigéniquement différents et subissent une hémolyse à médiation immunologique (érythrophagocytose à la base d'une hémolyse extravasculaire, phénomène de cytotoxicité ou d'hypersensibilité de type II).

Les Ag babésiens exercent une action sur certaines protéines sanguines qu'ils modifient (dérivés du fibrinogène), conférant alors à ces constituants normaux de l'organisme une configuration antigénique différente: auto-Ag, à l'origine de la synthèse d'Ac. Ce phénomène aboutit à la formation de complexes immuns qui se déposent sur les membranes érythrocytaires (concourant ainsi à aggraver l'hémolyse), les endothéliums des vaisseaux (induisant alors le processus d'activation plaquettaire et de formation de thrombus) et les membranes basales des néphrons (glomérulonéphrite): phénomène d'hypersensibilité de type III.

Propriétés toxiques

Ces Ag babésiens ont également des propriétés toxiques: action directe, sans participation du système immunitaire, sur le kininogène, la kallicréine, le facteur XII de la coagulation (Hageman)... activations qui concourent à la formation de thrombus.

De ces diverses modalités pathogènes, il s'ensuit:

- **une hémolyse intravasculaire** (d'origine mécanique et immunologique) aboutissant à une hémoglobinémie. L'Hb (hémoglobine) libre, toxique pour le foie et les reins, est dégradée en bilirubine: la bilirubinurie est systématique lors de babésiose. Lorsque les capacités métaboliques du foie sont dépassées, l'Hb est éliminée en nature: hémoglobinurie;
- **une hémolyse extravasculaire** (d'origine immunologique): destruction des globules rouges parasités et sains dans la rate (érythrophagocytose assurée par les macrophages);
- les globules rouges parasités (ou recouverts d'Ag, ou de complexes immuns ?) ont la capacité de s'agglomérer puis d'adhérer aux endothéliums vasculaires (liaison des protubérances membranaires avec une globuline endothéliale): **phénomène de cyto-adhérence**, aboutissant à une séquestration de globules rouges parasités et sains et de plaquettes dans les vaisseaux de petit calibre, et ainsi à la formation de thrombus, lui-même à l'origine d'hypoxie tissulaire et cellulaire (diminution des capacités hépatiques, hypoxie cérébrale, nécrose tissulaire au niveau des extrémités...). Ces mécanismes sont comparables à ce qui est décrit avec *Plasmodium falciparum*, lors de «neuropaludisme» (thrombus dans la circulation cérébrale);
- l'hémolyse et la séquestration des hématies sont à l'origine de l'anémie, de modifications de la viscosité sanguine, d'une thrombopénie et d'un phénomène de choc (hypotension, hypoxie tissulaire, augmentation de la perméabilité vasculaire). L'insuffisance hépatique et rénale (glomérulonéphrite d'origine immunologique, hématurie et hémoglobinurie directement toxiques: tubulonéphrite aiguë) peuvent induire l'apparition d'ictère (préhépatique et hépatique) et d'une insuffisance rénale aiguë mortels.

b. Immunité

L'immunité en matière de babésiose est une immunité de co-infection (immunité assurée par la persistance du parasite au sein de l'organisme) de quelques semaines à quelques mois, reposant sur des mécanismes à médiation cellulaire. L'éradication totale du parasite est associée au retour d'un état totalement réceptif, sauf lors d'infestations répétées.

Les Ac peuvent parfois assurer un rôle efficace: action lytique sur les babésies libres, Ac bloquant les récepteurs globulaires ou les sites de sortie des hématies, Ac agglutinants, activation du complément. Ces Ac sont à la base de la protection des chiots issus d'une mère ayant été parasitée. A l'opposé, ils ne sont parfois que les témoins de l'infection: décelables dès le 5e jour après une infection expérimentale, ils atteignent un taux maximum vers J20 et persistent plusieurs mois. Ils concourent à la formation de complexes immuns (avec des Ag parasitaires ou des auto-Ag) et ainsi, aux phénomènes d'hypersensibilité. Statistiquement, il est démontré que les rechutes sont significativement plus nombreuses chez les chiens présentant un titre en Ac élevé que chez les animaux à titre sérologique faible.

ÉTUDE CLINIQUE

a. Incubation

L'incubation est d'environ une semaine dans la majorité des cas. Elle peut toutefois être plus courte (un à deux jours) ou plus longue (dix à quinze jours), en relation avec le statut immunitaire du sujet ou des facteurs parasitaires (souches différentes sur les plans antigénique et pathologique ?).

b. Manifestations cliniques

Les manifestations cliniques de la babésiose sont extrêmement variables dans leur expression, la durée et leur gravité. Plusieurs formes peuvent être observées.

- **la forme classique ou aiguë, typique, la plus fréquente** (> 50 p. cent des cas) est définie par:
  - des symptômes généraux: l'attention du propriétaire est attirée par la modification importante et brutale du comportement de son animal - le chien est abattu, prostré, refuse toute sollicitation, et est totalement anorexique;
  - un syndrome pyrétique: hyperthermie d'apparition brutale, élevée (40°C au minimum), persistante en plateau (durant au moins 48 h), associée à une polypnée et une tachycardie;
  - un syndrome hémolytique caractérisé par:
    - une anémie: muqueuses pâles, parfois subictériques;
    - des modifications sanguines: diminution fréquente du nombre de globules rouges (importante ou modérée) avec la présence d'érythroblastes (signant une anémie régénérative), parfois une leucopénie, une thrombopénie systématique et quelquefois importante (jusqu'à 100. 10^9/l), une modification de la formule: lymphocytose. Toutefois, selon les auteurs, les résultats peuvent paraître contradictoires (leucopénie, leucocytose...): en fait, les modifications hématologiques enregistrées chez des animaux malades depuis 24 h au maximum, sont la thrombopénie, l'éosinopénie et la lymphopénie. Au-delà de 24 h, la thrombopénie et l'éosinopénie persistent et apparaissent l'anémie, la lymphocytose et la monocytose;
    - les valeurs de l'urée, la créatinine, l'A.L.A.T. et des P.A.L. peuvent être augmentées, signant l'instauration d'une insuffisance hépatique et rénale;
    - des modifications urinaires: bilirubinurie constante: urines colorées, jaune soutenu à orange, pouvant être presque noires («urines café»).
- **une forme dite «chronique»** mal définie, regroupant plusieurs manifestations cliniques différentes:
  - soit un animal qui, au terme d'une piroplasmose diagnostiquée et traitée, présente, environ quinze jours plus tard, un nouvel accès identique au premier accompagné d'une parasitémie. Après le traitement de ce deuxième accès, suivi d'une nette amélioration clinique, peut survenir un troisième accès.
  Ces rechutes successives sont en fait imputables à un mécanisme d'échappement du parasite au système immunitaire, ou à une insuffisance ou à un dysfonctionnement de celui-ci, autorisant une multiplication des babésies lorsque le piroplasmicide a été éliminé. L'hypothèse de chimiorésistance du parasite, fréquemment avancée pour expliquer de tels phénomènes, est possible mais doit être prouvée en laboratoire;
  - soit un animal présentant une anémie chronique, dont l'étiologie est mal définie, pour lequel le frottis se révèle toujours négatif, et dont l'état clinique semble s'améliorer à la suite de l'administration de piroplasmicides. Il ne semble pas que de tels états cliniques puissent être imputables à une véritable piroplasmose dans la mesure où

l'amélioration clinique ne constitue pas une preuve absolue, les piroplasmicides pouvant agir sur d'autres agents pathogènes au cours desquels le parasite n'est presque jamais mis en évidence.

- **des formes atypiques, d'expression clinique très variée :**
  - des formes locomotrices : démarche ébrieuse, lombalgie et arthralgies, parésie, paralysies, ataxie ;
  - des formes cérébrales et oculaires : convulsions, nystagmus, anisocorie, modifications comportementales, coma, parfois suivies de guérison complète sans séquelles ;
  - des formes digestives et respiratoires ;
  - des formes essentiellement rénales : oligurie, anurie, hémoglobinurie, avec un syndrome d'insuffisance rénale ;
  - des formes vasculaires, cutanées et muqueuses : œdèmes, hémorragies diffuses, purpuras, stomatites, othématomes (imputables à une thrombopénie sévère), ulcères cutanés et nécrose des extrémités.

L'évolution de ces diverses formes est très variable :

- guérison possible sans séquelles, même sans traitement, soit parce que les animaux bénéficient d'une résistance naturelle efficace, soit parce qu'ils sont infectés par une souche peu pathogène ;
- évolution fatale à la suite de l'instauration d'un état de choc, d'une insuffisance rénale aiguë ;
- entre ces deux extrêmes, toutes les situations sont possibles :
  - convalescence plus ou moins longue après le traitement spécifique ;
  - rechutes plus ou moins rapprochées ;
  - état de guérison apparente suivie de nouveaux accès à la faveur d'une immunodépression, d'une intervention chirurgicale (hystérectomie par exemple), d'une autre affection…

L'ictère peut constituer une complication de babésiose : muqueuses et peau de couleur jaune franc, conséquence d'une imprégnation massive par la bilirubine. Cet ictère fait suite à l'hémolyse et à l'incapacité de l'organisme à métaboliser et éliminer la bilirubine. Il signe une piroplasmose évoluant depuis plusieurs jours et peut être qualifié de pré-hépatique (hémolyse aiguë) et hépatique (dépassement des capacités métaboliques ou de clairance hépatiques). Il constitue donc toujours un élément péjoratif du pronostic.

c. Lésions

Les lésions consistent :

- en une splénomégalie : rate congestionnée, hypertrophiée, rouge sombre (processus d'érythrophagocytose extravasculaire) ;
- en une néphrite bilatérale : congestion, nécrose et hémorragies sous-capsulaires, glomérulonéphrite et dégénérescence tubulaire ;
- en une dégénérescence centrolobulaire hépatique ;
- en des lésions de vascularite, d'hémorragies, d'œdèmes pulmonaires et sous-cutanés, d'ascite, d'embolies capillaires entraînant des lésions d'ischémie et de nécrose, disséminées dans divers tissus et organes : peau, poumons, reins, foie, encéphale, moelle épinière…

d. Diagnostic

Diagnostic clinique

Le diagnostic clinique est fondé sur des éléments épidémiologiques (saisons et zones d'activité des tiques, âge de l'animal…) et des symptômes (syndromes pyrétique et hémolytique…).

Diagnostic différentiel

Toutefois, la piroplasmose doit être différenciée :

- des autres causes d'anémie :
  - l'intoxication par les raticides anti-coagulants est caractérisée par des hémorragies de localisations variées : épistaxis, méléna, hématomes sous-cutanés, articulaires, thoraciques (pulmonaires, mediastinaux), abdominaux (digestifs, vésicaux…), des manifestations générales (abattement, anorexie), une anémie, parfois des manifestations nerveuses.
  On observe classiquement une augmentation du temps de saignement (exploration de l'hémostase primaire), une augmentation précoce du temps de Quick (TQ), une augmentation différée du temps de céphaline-kaolin, une augmentation tardive du temps de thrombine. Le TQ est un excellent marqueur précoce de l'intoxication, précédant même l'apparition des premiers symptômes spécifiques ;
  - l'ehrlichiose aiguë : hyperthermie, anorexie, thrombopénie quasi-systématique, anémie fréquente, leucopénie puis leucocytose ;
  - les anémies hémolytiques à médiation immune : mise en évidence d'une auto-agglutination sur lame ou en tube, réalisation du test de Coombs direct (qui révèle la présence d'Ac à la surface des hématies) et indirect (Ac sériques anti-hématies libres), numération, myélogramme… Toutefois,

la babésiose peut entraîner un test de Coombs direct positif *(cf. pathogénie)*;

- des autres causes de fièvre, d'abattement, d'anorexie.

Diagnostic de laboratoire

Méthodes directes

Le diagnostic doit donc être confirmé de façon directe, par la mise en évidence du parasite: on réalise pour cela un frottis de sang suivi d'une coloration ***(encadrés ci-après)***.

La confirmation expérimentale fondée sur la mise en évidence du parasite se heurte à plusieurs difficultés:

- **l'existence de faux négatifs:** prélèvement insuffisant, intéressant le sang profond, effectué après la parasitémie concomittante de l'hyperthermie: par exemple, le frottis est très souvent négatif

Méthode du frottis de sang suivi d'une coloration

Cette méthode repose sur l'observation microscopique de babésies intraérythrocytaires, quelle que soit leur forme. Cette mise en évidence est facilitée par une coloration (type May Grünwald Giemsa, révélant, au sein des hématies rouge pâle, des piroplasmes au cytoplasme bleu violacé et un noyau rouge sombre. La coloration au bleu de Stevenel révèle des piroplasmes bleu foncé au sein des hématies bleu pâle).

Elle suppose la réalisation d'un frottis sanguin à partir de sang périphérique.

Cette méthode consiste:

- en une ponction de la première goutte de sang recueillie après ponction des capillaires superficiels (du pavillon auriculaire), ponction réalisée avec un vaccinostyle ou une aiguille hypodermique;
- en la réalisation d'un étalement suivi d'une coloration classique (M.G.G.): fixation et première coloration par le May Grünwald pendant 3 mn en évitant toute évaporation; addition d'eau distillée en même quantité sur le frottis pendant 1 mn; rejet du mélange, puis addition du Giemsa (préalablement et extemporanément préparé à raison de trois gouttes par ml d'eau distillée neutre) pendant 30 mn; rinçage, séchage et examen au microscope;
- la coloration peut être également celle de Stevenel: préparer une solution de bleu de méthylène (1 g dans 75 ml d'eau) et une de permanganate de potassium (1,5 g dans 75 ml d'eau); mélanger les deux solutions, faire dissoudre le précipité formé par un bain-marie bouillant pendant 45 mn, filtrer, conserver en flacon étanche et coloré; après avoir fixé le prélèvement à l'alcool méthylique (1 mn), colorer au bleu de Stévenel (1 mn), rincer puis sécher.

La lecture doit être faite de façon minutieuse, intéressant la totalité de la lame, grâce à l'objectif à immersion: les globules rouges parasités sont surtout présents dans la partie distale du frottis et sur les bords. En effet, tout se passe comme si les hématies parasitées étaient plus facilement entraînées par le mouvement de la lame lors de la réalisation du frottis (hématies de densité plus faible, incapacité des hématies parasitées à s'agréger entre elles?). Les méthodes d'enrichissement consistant à concentrer les globules rouges parasités sont évidemment utiles (centrifugation).

- L'observation d'un seul piroplasme, quelle que soit la forme de celui-ci, a valeur diagnostique. La non-observation de piroplasme sur la lame ne permet pas d'exclure de façon formelle une suspicion de babésiose. La coloration de M.G.G. reste la méthode de base car d'excellente qualité, toutefois elle nécessite au moins 30 mn ce qui peut constituer une gêne dans le cadre de la consultation: cette coloration peut être remplacée par des techniques plus rapides (coloration de Stévenel; Diff Quick®).

Coloration après enrichissement par centrifugation

Cette technique repose sur diverses méthodes d'enrichissement des hématies parasitées, augmentant ainsi considérablement la sensibilité de la méthode diagnostique.

Elle suppose la réalisation d'un prélèvement de sang veineux et une centrifugation suivie d'une coloration.

Cette méthode se divise en plusieurs étapes:

- une fraction du sang veineux prélevé est utilisée pour réaliser une centrifugation en tube hépariné à microhématocrite (centrifugeuse de paillasse, 1500 t/mn pendant 3 mn), permettant de connaître l'hématocrite (valeurs usuelles normales variables selon l'âge: de 38 à 50 p. cent; valeurs lors de babésiose souvent diminuées, voire effondrées: jusqu'à 20 p. cent); elle permet également de concentrer les hématies en une couche de 1 à 3 mm, située entre le plasma et le culot;
- le frottis réalisé à partir de ces hématies, puis coloré, permet d'obtenir un enrichissement considérable par rapport au frottis «normal» (enrichissement environ cinq fois supérieur).

lorsqu'il est réalisé chez un animal en hypothermie, ictérique, en insuffisance rénale aiguë, signes d'une piroplasmose évoluant depuis plusieurs jours ;

- **la confusion** avec d'autres agents intracellulaires : *Ehrlichia* parasite des monocytes et des polynucléaires, apparaissant sous forme de morula ;

- *Hæmobartonella canis*, petits éléments en chaînette ;

- **le temps** nécessaire à la réalisation du frottis, sa coloration et sa lecture, parfois peu compatible avec la recherche d'un diagnostic immédiat, au cours de la consultation.

Il n'y a pas de corrélation entre l'importance du parasitisme sur le frottis et la gravité clinique.

Méthodes indirectes

Le diagnostic peut également être confirmé théoriquement de façon indirecte, par la sérologie : mise en évidence d'Ac selon diverses méthodes (immunofluorescence indirecte, ELISA). Toutefois, ces méthodes sont peu utiles dans le cadre de la clinique, dans la mesure où elles ne permettent de révéler qu'une trace sérologique confirmant le contact entre l'animal et le parasite. Seule une cinétique (deux analyses sérologiques effectuées à plusieurs jours d'intervalle) permettrait de confirmer l'existence d'une babésiose évolutive, méthode malheureusement incompatible avec la nécessité d'obtenir un diagnostic rapide.

Diagnostic nécropsique

Le diagnostic nécropsique est fondé sur l'observation des lésions rénales, hépatiques et spléniques et sur la mise en évidence du parasite (calques du foie, de la rate et des reins).

e. Pronostic

Le pronostic est très variable :

- **bon,** lorsqu'il s'agit d'une piroplasmose rapidement diagnostiquée et traitée, chez un animal jeune présentant pour la première fois une forme aiguë. La rapidité de la thérapeutique est alors un élément-clé du pronostic ;

- **très réservé** lors de piroplasmose évoluant depuis plusieurs jours (ictère, hypothermie, prostration, hématurie…), chez un animal âgé, qui a déjà présenté plusieurs accès piroplasmiques, souffrant d'une autre pathologie, en particulier d'une insuffisance rénale.

MÉTHODES DE LUTTE

a. Traitement

Traitement spécifique

le traitement est d'abord spécifique, fondé sur l'utilisation de deux principes actifs piroplasmicides : la phénamidine et l'imidocarbe ;

- la phénamidine (Oxopirvédine®), diamidine administrée par la voie sous-cutanée à la dose de 15 mg/kg, soit 1 ml de solution par kg. Il est souvent utile de recourir à une seconde injection trois à cinq jours plus tard lors d'échappement du parasite à l'action du médicament, avec rechute et parasitémie. Actif de façon rapide (dans les 18 h), ce médicament présente toutefois plusieurs inconvénients : un effet irritant important, pouvant évoluer vers des réactions locales de nécrose au point d'injection (effet que l'on peut atténuer en diluant le produit dans du sérum glucosé), des vomissements dans les 15-30 mn suivant l'injection, et un index thérapeutique faible (dose toxique dès 25 mg/kg) nécessitant d'effectuer une pesée précise de l'animal et de ne pas renouveler l'injection trop rapidement lors d'échec thérapeutique.

- l'imidocarbe (Carbésia®) ***(cf. encadré).***

Évolution de la maladie

Il est important de signaler l'évolution normale de la maladie au propriétaire :

l'amélioration clinique doit être importante et significative dans les 36 h au maximum, avec disparition de l'hyperthermie, retour d'un comportement et d'un appétit normaux.

Le propriétaire doit impérativement représenter son animal si l'hyperthermie, la prostration, l'anorexie, les modifications urinaires, *a fortiori* d'autres manifestations (vomissements) persistaient ou réapparaissaient.

Celles-ci peuvent être l'expression d'une persistance de la parasitémie (phénomène d'échappement du parasite) ou de complications : insuffisance rénale aiguë (créatininémie et urémie élevées avec protéinurie ou anurie), choc, hémorragies…

La persistance du parasite ou sa réapparition dans le sang périphérique après une injection de piroplasmicide est un phénomène relativement fréquent. Il n'est pas imputable, *a priori,* à un véritable mécanisme de chimiorésistance du piroplasme à l'encontre du piroplasmicide, mais à un dysfonctionnement du système immunitaire.

En effet, d'une façon générale lors de protozooses sanguines, il est démontré expérimentalement que la thérapeutique spécifique n'est efficace que dans la mesure où le système immunitaire agit en synergie avec celle-ci : les pourcentages de guérison sont significativement différents lors de traitement effectué selon le même protocole chez des animaux immunocompétents ou immunodéprimés. L'incapacité de certains chiens à établir une immunité à médiation cellulaire solide expliquerait ce phénomène.

Traitement symptomatique

Il est essentiel, chez des sujets exposés (animaux âgés, au passé piroplasmique, souffrant d'une autre pathologie...), d'associer au traitement spécifique un traitement symptomatique : transfusion sanguine lors d'effondrement de l'hématocrite, perfusion et thérapeutique hépatorénale (diurétiques, solutés de chlorure de sodium isotonique), administration de corticoïdes afin de lutter contre la glomérulonéphrite due au dépôt des complexes immuns (prednisolone, 1 à 2 mg/kg/j pendant 1 semaine).
L'ensemble de cette thérapeutique (spécifique et symptomatique) doit être accompagnée d'un suivi clinique et biologique approprié à l'état du sujet (numération-formule, urée et créatinine sanguines, protéinurie...).

b. Prophylaxie

La prophylaxie regroupe des mesures sanitaires et médicales.

Mesures sanitaires

Les mesures sanitaires sont des mesures ixodicides et de protection du chien à l'encontre des tiques : le nettoyage des locaux et l'hygiène générale sont utiles pour éliminer la tique de chenil, *R. sanguineus*, insuffisantes pour *D. reticulatus*. Elles reposent alors sur l'utilisation d'acaricides chez l'animal : lotions, spray, colliers... à base d'amitraze, de pyréthroïdes, de fipronil, d'organophosphorés ou de lindane *(cf. traitements pulicide et de la démodécie)*.

Ces présentations, bien qu'utiles, ne permettent pas d'obtenir une protection efficace puisqu'elles n'interdisent jamais la piqûre d'une tique infectée suffisante à l'inoculation du parasite.

La destruction des tiques observées chez l'animal (en retour de promenade, de chasse...) est très utile à condition qu'elle soit précoce (l'inoculation a lieu en fin de repas) et systématique (observation minutieuse de la totalité du pelage et de la surface corporelle).

Imidocarbe

Présentation chimique

L'imidocarbe est une diamidine aromatique.

Mode d'action - Efficacité

Cette molécule agirait sur le métabolisme des acides nucléiques. Elle est active à l'encontre de *Babesia canis,* les autres espèces de babésies observables chez les mammifères, et les anaplasmes.

Toxicité - Innocuité

L'injection d'imidocarbe est suivie d'un certain nombre d'effets :

- **locaux :** injection douloureuse (quoique nettement moins que celle de la phénamidine, et ne justifiant pas une dilution) ;

- **généraux :** vomissements quasiment de règle dans les quelques minutes suivant l'injection, parfois coliques, diarrhée, hypersalivation, jetage. L'administration par la voie intra-veineuse est rigoureusement interdite. Ces effets secondaires rétrocèdent rapidement à la suite de l'administration de l'atropine.

Les effets toxiques de l'imidocarbe peuvent s'ajouter à celui des organosphosphorés et entraîner ainsi une intoxication aux anti-cholinestérasiques : pour cette raison, il est formellement déconseillé, durant l'effet du médicament (soit, aux doses habituelles, durant au moins deux semaines), d'utiliser un organophosphoré, information à laquelle il faut penser lorsque l'on prescrit une solution (ou un collier) visant à la protection contre les tiques. Les effets toxiques sont décrits à partir de 10 mg/kg.

Présentation - Utilisation

L'imidocarbe se présente sous la forme de soluté injectable. La dose à administrer est de 2-3 mg/kg par la voie intra-musculaire ou sous-cutanée, soit au minimum 0,25 ml/10 kg.

Avantages - Inconvénients

C'est actuellement le meilleur piroplasmicide, associant efficacité et faible toxicité. Il existe malheureusement des phénomènes d'échappement du parasite au médicament, d'où des rechutes quinze jours plus tard nécessitant une seconde injection de produit.
La rémanence de l'imidocarbe est telle que, hors ces cas de rechute, une seule injection est suffisante.
L'utilisation de ce produit chez des chiennes gestantes ou qui allaitent n'est pas conseillée.

Mesures médicales

Il est donc nécessaire de recourir à une prophylaxie médicale fondée sur une chimioprévention ou une immunisation.

- **La chimioprophylaxie** repose sur l'utilisation de l'imidocarbe à la dose de 4 mg/kg ou 0,5 ml/10 kg (soit le double de la dose thérapeutique usuelle) conférant à l'animal une protection d'au moins quatre semaines. Celle-ci peut être assurée pour la durée totale de la saison à risques par le renouvellement des injections. Cette chimioprophylaxie ne dispense pas de l'utilisation des méthodes acaricides habituelles.

Une publication fait état de l'intérêt de la doxycycline (Ronaxan®) qui, administrée à la dose de 5 mg/kg/j, atténue grandement les manifestations cliniques, et à 20 mg/kg/j, permet d'obtenir une protection efficace.

- **La vaccination** repose sur l'administration d'antigènes solubles issus d'une culture de *B. canis*, additionnés d'un adjuvant de l'immunité, la saponine. Le Pirodog® est utilisé.

Elle suppose de vérifier le bon état clinique de l'animal âgé d'au moins 5 mois. Elle doit être faite au minimum huit semaines après une piroplasmose déclarée et ne pas être associée à une injection piroplasmicide, ni à une autre vaccination (hormis avec les valences rabique et leptospirosique). Elle est interdite chez les femelles gestantes.

Il est conseillé de pratiquer cette vaccination en dehors des périodes de risque épidémiologique (printemps et automne) afin d'éviter une simultanéité immunisation/maladie.

La primovaccination consiste en deux injections par la voie sous-cutanée à deux semaines au minimum, six semaines au maximum d'intervalle. La protection de l'animal n'est obtenue que quelques jours après la seconde injection. L'immunité est entretenue par des injections de rappel effectuées une à deux fois par an selon le contexte épidémiologique.

Comme toute vaccination, la protection n'est pas obtenue pour 100 p. cent des chiens. Ces échecs peuvent être imputés à des dysfonctionnements immunitaires (variations individuelles) et/ou à des variabilités antigéniques de souches de babésies. Il semble toutefois que le passé piroplasmique constitue un facteur limitant de la «réussite» du vaccin: deux échecs sur trois sont observés sur des animaux ayant des antécédents piroplasmiques, 70 p. cent des échecs chez des animaux vaccinés de septembre à novembre (en période à risques) alors que le taux d'échecs tombe à 2 p. cent pour les vaccinations effectuées de juin à août (période de faibles risques).

Un animal ayant déclaré à plusieurs reprises des piroplasmoses est un sujet qui souffre d'une inefficacité relative de son système immunitaire vis-à-vis de ce parasite et qui, par conséquent, n'est pas le candidat idéal à une vaccination, mais plutôt à une chimioprévention. Cependant, si certains animaux vaccinés peuvent exprimer une piroplasmose, celle-ci se présente toujours sous une forme atténuée et bénigne.

ASPECT ZOONOSIQUE

Les cas décrits de babésiose humaine à *B. canis* sont très douteux (trace sérologique, infection latente asymptomatique), à la différence de ce qui est observé avec une babésie bovine, *B. divergens*. ❐

Pour en savoir plus

BOURDEAU P, GUELFI JF. La babésiose canine à *Babesia canis*. Point Vétérinaire. 1995, 27, 103-116.

BUSSIÉRAS J. Pathogénie des babésioses. Prat. Méd. Chir. An. Comp., 1990, 25, 511-521.

CHABANNE L, FOURNEL C. Les examens en immuno-hématologie. Exploration biologique des affections sanguines à médiation immune. Point vét., 1994, 26, 107-114.

DAVOUST B, PARZY D, PUBERT D, MARTET G, DEPARIS X, OTT D. Signes hématologiques de l'ehrlichiose canine aiguë. Rev. Méd. Vét., 1996, 147, 69-74.

EUZEBY J. Protozoologie médiacle comparée. Vol III, fasc. 2, Ed. Fond. M. Mérieux, 1990, 338.

EUZEBY J, MOREAU Y, GAUTHEY M, DUBOR M. Expérimentation des propriétés antipiroplasmiques del'imidocarb sur *Babesia divergens* et *Babesia canis*, agents de piroplasmoses bovine et canine en Europe. Bull. Soc. Sci. Vet. Med. Comp., 1981, 83, 129-134.

GUELFI JF, CANDEBAT D. Variations de l'hémogramme en fonction de l'ancienneté des symptômes chez les chiens adultes atteints de babésiose aiguë spontanée. Rev. Méd. Vét., 1998, 149, 65-68.

HUGNET C, BRUCHON-HUGNET C, BOURDOISEAU G. Amélioration du diagnostic de laboratoire de la babésiose canine: intérêt d une technique d'enrichissement par centrifugation. Prat. Méd. Chir. An. Comp., 2000, 35, 59-62.

KOLF-CLAUW M, ALVAREZ E, MATRAY O. Toxicologie des anticoagulants: anticoagulants rodenticides; étiologie, diagnostic et traitement des intoxications. rec. Méd. Vét., 1995, 171, 127-134.

LOBETTI RG. Canine babesiosis. Comp. Cont. Educ., 1998, 20, 418-430.

PAGÈS JP, TROUILLET JL. Thrombocytopénie dans la babésiose du chien. A propos de 153 observations. Prat. Méd. Chir. An. Comp., 1984, 52, 321-327.

PAGÈS JP, TROUILLET JL. La babésiose du chien: moded'action de *Babesia canis* et conséquences cliniques Prat.Méd. Chir. An. Comp., 1986, 21, 97-106.

PAGÈS JP, VIDOR E, TROUILLET JL, BISSUEL G, LECOINTRE O, MOREAU Y. Description clinique, hématologique et sérologique de 133 cas de babésiose canine. Prat. Méd. Chir. An. Comp., 1990, 25, 89-97.

TABOADA J. Babesiosis, chap. 77 in Greene C E. Infectious diseases of the dog and cat, 1998, 473-481.

VERCAMMEN F, DE DEKEN R, MAES L. Prophylactic treatment of experimental canine babesiosis *(Babesia canis)* with doxycycline. Vet. Parasitol., 1996, 66, 251-255.

3. Maladie parasitaire due à un parasite des globules blancs : l'hépatozoonose

DÉFINITION

L'hépatozoonose est une maladie infectieuse, non contagieuse, due au développement dans diverses cellules (cellules endothéliales, du système des phagocytes mononucléés, monocytes et polynucléaires…) d'un protozoaire apicomplexa *Hepatozoon canis*, transmis par la tique *Rhipicephalus sanguineus*.

L'hépatozoonose peut être fréquemment asymptomatique, ou s'exprimer par un tableau clinique protéiforme, à évolution mortelle.

ÉPIDÉMIOLOGIE

Hepatozoon canis est un parasite de canidés (chien, renard) et de félidés (chat, espèces sauvages). D'autres espèces du genre Hepatozoon sont observées chez d'autres carnivores, des rongeurs, des reptiles… Le genre ne présente pas de caractère zoonosique. Le parasite est observé sur l'ensemble de la planète.

Transmise par l'intermédiaire de la tique de chenil, *Rhipicephalus sanguineus*, l'épidémiologie de l'hépatozoonose est directement issue des caractères biologiques de la tique vectrice (tique surtout endophile, triphasique, tous les stades parasitent le chien : « tique de chenil » ; *cf. étude détaillée dans la babésiose*). L'hépatozoonose est une protozoose observée surtout en été, chez des chiens d'extérieur. Il existe toutefois exceptionnellement une transmission verticale de la chienne aux chiots : naissance de chiots infestés en l'absence de tout parasitisme des tiques.

La maladie est observée dans le sud de la France, d'une façon plus large sur le pourtour méditerranéen. L'existence de formes asymptomatiques ne permet pas de connaître la prévalence de la maladie. Les hépatozoonoses cliniquement exprimées sont fréquemment associées (40 p. cent des cas) à d'autres maladies intercurrentes graves (leishmaniose, ehrlichiose, dirofilarioses, babésiose, maladie de Carré, toxoplasmose, parvovirose…).

LE PARASITE *Hepatozoon canis* ***(encadré 48)***

PATHOGÉNIE ET IMMUNITÉ

Le pouvoir pathogène reposerait essentiellement sur les schizontes, en localisation profonde, responsables de l'expression de la plupart des symptômes observés. A l'inverse, les gamontes ne seraient que les témoins de l'infestation et seraient en fait peu pathogènes.

L'immunodépression serait un élément important de l'hépatozoonose :

- soit induite par le parasite (entraînant un déficit myéloperoxydasique des neutrophiles qui perdraient alors leurs propriétés bactéricides), et favorisant l'apparition d'autres maladies infectieuses parmi lesquelles celles transmises par la tique *Rhipicephalus* (ehrlichiose, babésiose) ;
- soit provoquée par un autre agent pathogène associé (virus de la maladie de Carré, de la parvovirose, leishmanie, toxoplasme, dirofilaire cardiaque), d'origine iatrogénique ou génétique (déficit de l'activité myéloperoxydasique et phagocytaire des neutrophiles), antérieure à l'infection par *Hepatozoon,* favorisant alors sa multiplication et l'expression clinique de l'hépatozoonose.

Toutefois, il existe des variations cliniques importantes qui sont vraisemblablement en relation avec l'existence de plusieurs souches.

Figure 51 - Cycle évolutif de *Hepatozoon canis.*

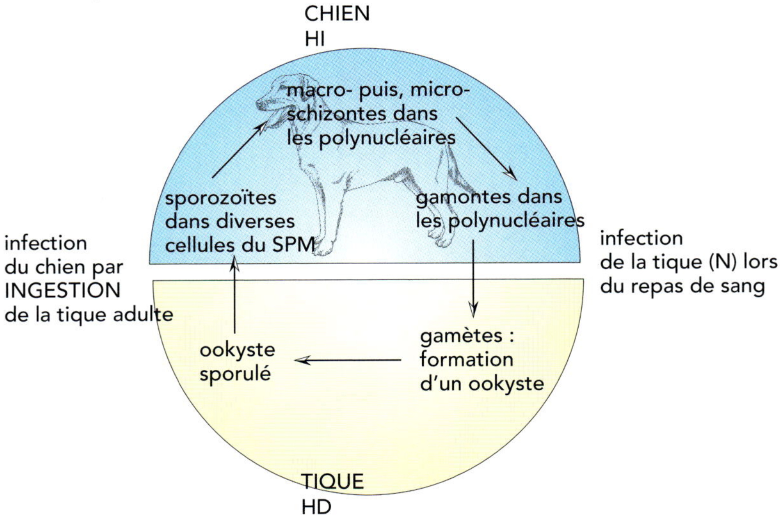

Encadré 48. Caractères morphologiques et biologiques d'Hepatozoon canis

Définition taxinomique simplifiée

Hepatozoon canis est un protozoaire appartenant
- au phylum des APICOMPLEXA: existence d'un complexe apical;
- à la famille des HÉPATOZOIDÉS caractérisés par:
  - un cycle évolutif de type hétéroxène;
  - la transmission par l'intermédiaire de tiques (HD) ingérées par l'HI.

Morphologie (des stades observables chez le chien)

Des schizontes de deux types

- des macroschizontes (20 µm) qualifiés de tels, car renfermant des macroschizozoïtes;
- au nombre de 1 à 4 (20 µm au maximum);
- et des microschizontes (paradoxalement plus gros: jusqu'à 150 µm de diamètre);
- renfermant de très nombreux microschizozoïtes (plusieurs centaines).

Des gamontes, éléments caractéristiques du parasite (photo 65)

- éléments rectangulaires à angles arrondis, 8-12 µm x 3-6 µm,
- dont le cytoplasme est granuleux, ressemblant à un cristal.

Biologie

Habitat

- Les macro- et les micro-schizontes sont observables dans le cytoplasme de nombreuses cellules du système des phagocytes mononucléés (endothélium de la rate, moelle osseuse, foie, nœuds lymphatiques, myocarde, poumons);
- les gamontes dans le cytoplasme des polynucléaires neutrophiles, des monocytes, exceptionnellement des érythrocytes.

Reproduction (figure 51)

Le cycle évolutif est dixène, faisant intervenir la tique *Rhipicephalus sanguineus.*

- **La phase exogène** commence par la piqûre d'une tique se nourrissant chez un animal contaminé:
  - l'ingestion des gamontes présents dans le sang circulant du chien est suivie d'une fécondation chez la tique (fusion des gamétocytes ou syzygie): formation d'un ookinète ;
  - qui quitte le tube digestif pour gagner l'hémocèle;
  - qui devient infectant après un processus de sporogonie: ookyste à plusieurs sporocystes renfermant chacun seize sporozoïtes.

La tique est donc hôte définitif.

En règle générale, c'est la nymphe (rarement la larve) qui s'infeste lors d'un repas de sang, et c'est le stade adulte suivant qui est responsable de la transmission à un chien. Les sporozoïtes n'étant pas situés dans les glandes salivaires, l'infestation du chien n'est donc pas la conséquence d'une piqûre, mais d'une ingestion de la tique infestée.

- **La phase endogène** débute par l'ingestion de la tique infectée par le chien:
  - après libération des sporozoïtes dans le tube digestif;
  - se produit l'invasion par la circulation sanguine de diverses cellules, en particulier du S.P.M. (cf. § habitat) avec formation des macro- et des micro-schizontes;
  - puis des gamontes dans les polynucléaires et les monocytes circulants.

Le chien est donc hôte intermédiaire.

Il n'existe pas de transmission transovarienne du parasite: l'infestation de la tique se produit à un stade préimaginal, l'infection du chien par ingestion de l'adulte.

ÉTUDE CLINIQUE

a. Incubation

L'incubation n'est pas connue mais expérimentalement, elle varie de trois jours à une semaine.

b. Expression clinique

L'expression clinique est très variable:

- Il existe de nombreux animaux parasités, asymptomatiques, chez lesquels on observe, à la faveur d'un frottis sanguin, les gamontes du parasite;
- les animaux malades présentent les symptômes suivants:
  - un abattement prononcé et s'aggravant au cours de la maladie ;
  - une hyperthermie inconstante et intermittente et une anorexie ;
  - des douleurs diffuses, fréquentes, parfois aiguës et persistantes: lombalgie, arthralgies, réactions de l'animal à la palpation des membres, du rachis. Ces douleurs entraînent une locomotion difficile et des mouvements anormaux (tournoiement, croisement des membres antérieurs, chute...), des boiteries ambulatoires ou une répugnance à se mouvoir ou à effectuer cettains exercices;
  - une hypersecrétion intéressant diverses muqueuses et appareils: jetage, epiphora, diarrhée, vomissements;
  - une atteinte du S.P.M.: adénomégalies, splénomégalie;
  - des symptômes divers: des crises épileptiformes, une épistaxis, un syndrome polyuropolydipsie, un amaigrissement plus ou moins important.
- Il existe, en outre des modifications hématologiques:
  - une anémie modérée provoquée par les pertes de sang (épistaxis, diarrhée hémorragique...): anémie normocytaire, normochrome;
  - une leucocytose marquée et constante: neutrophilie, monocytose. Les polynucléaires neutrophiles parasités peuvent représenter une très large proportion (jusqu'à 90 p. cent des neutrophiles);
  - une thrombocytopénie.

c. Lésions

Les lésions sont peu caractéristiques: congestion de différents viscères, formations osseuses prolifératives et bilatérales au niveau de certains os longs, évoquant ce qui est observé dans le syndrome d'ostéopathie hypertrophiante pneumique ou syndrome d'Alamartine-Ball-Cadiot (réactions périostées décrites sur les cas américains, exostoses expliquant vraisemblablement les douleurs, mais apparemment sans relation avec l'ancienneté ou la gravité de la maladie), kystes microscopiques dans le S.P.M., les muscles, le système nerveux central...

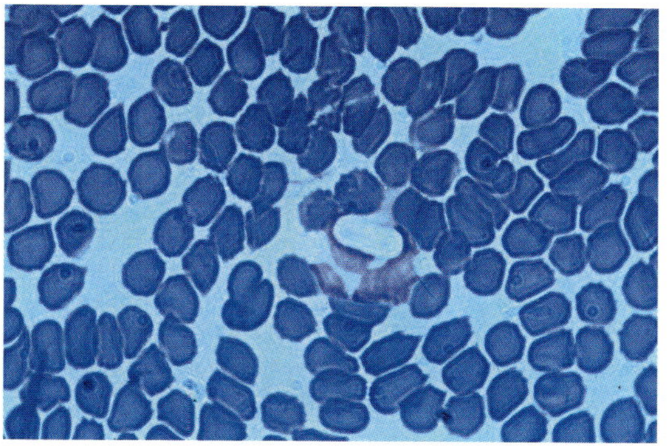

65. Gamonte de Hepatozoon canis *dans un polynucléaire (Gx1250) (photo Dr. Bled).*

d. Diagnostic

Diagnostic clinique

Le diagnostic clinique est impossible, les symptômes étant à la fois très variés et non caractéristiques.

Le diagnostic différentiel est à faire avec toutes les autres causes d'anémie, de leucocytose et d'atteinte du S.P.M. (maladies bactériennes chroniques, pyomètre, abcès, pyodermite...), d'arthralgies et d'ostéites (ostéopathie hypertrophiante, hypervitaminoses, ostéomyélites, ostéosarcomes...), et diverses maladies infectieuses (leishmaniose, babésiose, ehrlichiose, maladie de Carré, toxoplasmose...).

Diagnostic de laboratoire

Le diagnostic de laboratoire est indispensable et repose sur la mise en évidence des schizontes et/ou des gamontes ***(encadré examen de la couche leucocytaire)***:

- les schizontes peuvent être observés à la faveur de biopsies musculaires, mais l'absence de kystes ne permet pas d'exclure l'hypothèse d'hépatozoonose et les kystes sont morphologiquement très proches de ceux du toxoplasme;
- plus aisément, par la recherche de gamontes dans le sang périphérique à la faveur d'un frottis *(cf. technique du frottis dans l'étude de la babésiose)* coloré selon la technique de May Grünwald Giemsa. La concentration des globules blancs par

centrifugation de sang dans un tube à microhématocrite permet d'augmenter les chances d'observation: en effet, la parasitémie est, le plus souvent, assez faible (de l'ordre de 1 p. cent des polynucléaires neutrophiles, exceptionnellement beaucoup plus, jusqu'à 90 p. cent!).

e. Pronostic

Le pronostic de l'hépatozoonose est toujours très réservé lors d'une expression clinique de la maladie, en raison du caractère systémique et immunodépresseur du parasite et de l'absence d'une thérapeutique efficace. A cet égard, les descriptions cliniques, modifications biologiques et le pronostic sont sensiblement différents dans la littérature rapportant les cas américains: formes souvent plus sévères, parasitémie plus faible, lésions osseuses fréquentes, pourcentage de mortalité élevée, ce qui peut laisser penser à l'existence d'une espèce distincte, ou de souches pathogènes particulières.

Examen de la couche leucocytaire («buffy coat»)

- **Cette technique** d'examen de la couche leucocytaire, buffy coat, augmente considérablement la sensibilité de la méthode.
- **Elle repose** sur l'examen microscopique d'un large échantillon de leucocytes préalablement concentrés.
- **Elle suppose** la récolte de sang périphérique (au moins 1 ml) sur anti-coagulant (tube à prélèvement hépariné, tube à microhématoctite hépariné).
- **Elle consiste** en une centrifugation du tube à hémolyse (au moins 5000, 8000 tours par minute, pendant trois à cinq minutes), la récolte par une micropipette de la couche leucocytaire (au-dessus du culot de globules rouges) étalée sur une lame porte-objet et examinée au microscope. Si le prélèvement est effectué dans un tube à microhématocrite, l'examen de la population leucocytaire se fait en sciant puis en cassant le tube au niveau des globules blancs. Enfin, il s'agit de faire tomber une goutte sur une lame porte-objet. Cet examen est complété par une coloration classique.

MÉTHODES DE LUTTE

a. Traitement

Il n'existe pas de traitement spécifique efficace: les anticoccidiens (sulfamides: Bactrim®), les leishmanicides (antimoniés: Glucantime®) et les piroplasmicides (diminazène, imidocarbe: Carbesia®, 5 mg/kg par voie intra-musculaire, plusieurs injections à 8-10 jours d'intervalle), les antibiotiques testés (doxycycline: Ronaxan®, clindamycine: Antirobe®) sont décevants dans la mesure où la proportion d'échecs est élevée.

Seul le toltrazuril (Baycox®: 5 à 10 mg/kg/j, *per os* ou par la voie sous-cutanée, au moins cinq à dix jours de suite) est cité comme médicament efficace dans la littérature. Malgré le nombre limité de cas cliniques suivis de guérison confirmée, ce médicament semble être le seul actuellement satisfaisant. Le clinicien peut utiliser en outre une thérapeutique symptomatique (antalgique, anti-inflammatoires non stéroïdiens).

b. Prophylaxie

La prophylaxie est fondée sur la lutte ixodicide *(cf. prophylaxie de la babésiose)*.

Aucun aspect zoonosique n'existe en matière d'hépatozoonose. ❐

Pour en savoir plus

BANETH G, AROCH I, PRESENTEY B. Hepatozoon canis infection in a litter of Dalmatian dogs. Vet. Parasitol., 1997, 70, 201-206.
BEAUFILS JP, MARTIN-GRANEL J. L'hépatozoonose canine. Première partie: étude bibliographique. Prat. Méd. Chir. An. Comp., 1988, 23, 127-138.
BEAUFILS JP, MARTIN-GRANEL J, BERTRAND F. Hépatozoonose canine. Seconde partie: à propos de 28 cas. Prat. Méd. Chir. An. Comp., 1988, 23, 281-293.
BEAUFILS JP, MARTIN-GRANEL J, JUMELLE P. Hépatozoonose chez le chien et chez le renard: épidémiologie, clinique et traitement. Prat. Méd. Chir. An. Comp., 1996, 31, 243-253.
CALMON JP. Hépatozoonose canine: étude dans un chenil infesté. Point Vét., 1995, 27, 669-674.
GEVREY J. Hépatozoonose canine. Rec. Méd. Vét., 1993, 169, 451-455.
McINTIRE DK, VINCENT-JOHNSON N, DILLON AR, BLAGNURN B, LINDSAY D, WHITLEY EM, BANFIELD C. Hepatozoonosis in dogs: 22 cases (1989-1994). J. Am. Vet. Med. Assoc., 1997, 210, 916-922.
PANCIERA RJ, GATTO NT, CRYSTAL MA, GAYMAN HELMAN R, ELY RW. Canine hepatozoonosis in Oklahoma. J. Am. An. Hosp. Assoc., 1997, 33, 221-225.
VINCENT-JOHNSON N, MACINTIRE DK, BANETH G. Canine hepatozoonosis: pathophysiology, diagnosis and treatment. Comp. Cont. Educ., 1997, 19, 51-65.

Maladies parasitaires disséminées

La leishmaniose

DÉFINITION, SYNONYMIES

La leishmaniose canine est une protozoose infectieuse, inoculable, exceptionnellement contagieuse due au développement et à la multiplication, dans les cellules du système des phagocytes mononucléés, d'un flagellé *Leishmania infantum*, transmis par l'intermédiaire de psychodidés appartenant, dans l'Ancien Monde, au genre *Phlebotomus*...

La leishmaniose canine est caractérisée cliniquement par un abattement, un amaigrissement, un squamosis et divers autres symptômes intéressant plusieurs appareils, évoluant lentement et le plus souvent d'issue fatale sans traitement. Sur le plan lésionnel, la leishmaniose est définie par une atteinte du système des phagocytes mononucléés : splénomégalie et adénomégalies.

La leishmaniose, chez l'homme, est appelée, par analogie avec une leishmaniose cutanée indienne, « kala-azar méditerranéen ». Le terme de « kala-azar » signifie en sanskrit maladie noire, rappelant ainsi les pigmentations cutanées localisées et les troubles de la coagulation à l'origine de placards hémorragiques. Il existe chez l'homme des kala-azar africain, indien, chinois... dus à diverses espèces de leishmanies et qui sont, toutes, des leishmanioses viscérales. Le terme de « kala-azar méditerranéen » est en fait impropre car de telles lésions n'existent pas dans la leishmaniose viscérale humaine. Le terme de « leishmaniose ou kala-azar infantile » fait allusion à la forte prévalence clinique chez l'enfant, notion confirmée dans le binome spécifique *Leishmania infantum*. Ce caractère a aujourd'hui disparu en raison de facteurs épidémiologiques nouveaux augmentant le nombre de cas observés chez l'adulte : traitements immunodépresseurs, antimitotiques, corticoïdes, traitements accompagnant les greffes, apparition du SIDA...

La distinction, habituellement utilisée dans l'espèce humaine, entre leishmanioses cutanées et leishmanioses viscérales, n'a pas lieu d'être en ce qui concerne l'espèce canine : il s'agit, chez le chien, d'une leishmaniose générale, intéressant tout l'organisme. Le parasite, *Leishmania infantum* est parfois désigné sous d'autres binomes : *L. donovani*, *L. donovani var. infantum* et *L. canis*. En hommage à l'auteur qui, presque simultanément avec Donovan en 1903, décrivit le parasite en Inde, le parasite est appelé corps de Leishman.

ÉPIDÉMIOLOGIE

Espèces touchées

Leishmania infantum est un parasite affectant préférentiellement les canidés, fréquemment le chien, mais aussi le renard, le loup, le chacal et le dingo, selon la région du globe. Il existe au sein de l'espèce canine de grandes variabilités cliniques.

Accessoirement, le chat peut être parasité : description de cas cliniques aux symptômes équivoques, chez un animal vivant en zone de forte endémie, avec mise en évidence éventuelle de parasite et trace sérologique. Si la leishmaniose féline semble bien exister, elle est toutefois rare et peu importante sur le plan épidémiologique.

Certains rongeurs, dans certains pays, peuvent constituer des réservoirs de parasites et contribuer ainsi à l'entretien de la leishmanie : la souris, le rat noir. Le hamster constitue l'espèce de choix pour l'entretien du parasite au laboratoire. De nombreuses espèces de mammifères sont réceptives aux leishmanies : bovins, ovins, caprins, équins, mais ces espèces ne sont pas sensibles de sorte qu'elles n'expriment jamais la maladie et qu'elles ne sont jamais sources de parasites.

Leishmania infantum est un parasite pouvant atteindre l'espèce humaine : la leishmaniose générale du chien est une zoonose. L'homme constitue un cul de sac évolutif dans la mesure où le parasite se développe et se multiplie au sein de l'organisme, sauf dans la peau, de telle sorte que le sujet leishmanien ne constitue (presque) jamais une source de parasites : il s'agit d'une hémizoonose (excepté un variant enzymatique à tropisme cutané pouvant se développer chez l'homme, ou des formes particulières observées chez le sujet immunodéprimé). Il est vraisemblable que les sujets vivant dans le foyer hébergent le parasite, mais contrôlent sa multiplication, sauf lors d'une immunodépression, quelle qu'en soit la cause.

Répartition

La leishmaniose humaine et canine à *L. infantum* est une maladie quasi-cosmopolite. Elle est présente en Amérique centrale et du Sud, en Afrique.

Pour nos régions, il est important de retenir, pour la leishmaniose canine, la forte prévalence et le caractère endémique du foyer dans toute la zone du pourtour méditerranéen : Afrique du Nord, Moyen-Orient, sud de l'Europe (Italie, Espagne, Grèce et sud de la France) où la maladie est solidement et anciennement implantée, les vecteurs nombreux et actifs, les réservoirs variés (chien domestique, chien de troupeau, de village, peu domestiqué ; renard ; rat noir).

De façon plus précise, en France, la leishmaniose est fondée sur l'existence de deux foyers :

- l'un à l'ouest du Rhône, situé dans les Cévennes et le Languedoc (Pyrénées orientales, Herault, Tarn, Gard et Aude) entretenu par *Phlebotomus ariasi* ;
- l'autre à l'est du Rhône ou foyer provençal (Bouches du Rhône, Var, Vaucluse, Drôme...) en y associant la Corse, entretenu par *Phlebotomus perniciosus.*

Ces deux foyers endémiques sont stables, mais des facteurs variés ont modifié leur aspect :

- on observe en effet une extension et une fusion de ces deux foyers, de telle sorte que tous les départements côtiers sont touchés (des Pyrénées à Nice) et que cette zone remonte, longe la vallée du Rhône vers Lyon, en intéressant l'Ardèche, la Drôme, la Lozère, l'Aveyron pour former un triangle Andorre-Nice-Lyon ;
- des foyers ectopiques existent en dehors de cette zone endémique stable : vallée de la Loire, Sologne, région parisienne, etc., foyers endémiques en voie de stabilisation. Ces foyers erratiques vont se multiplier et s'étendre en raison des allées et venues de plus en plus fréquentes et aisées des chiens dans le Midi et en raison de l'existence, jusqu'à la latitude de la vallée de la Loire, de phlébotomes actifs et potentiellement vecteurs (*P. perniciosus*). La description de nouveaux foyers de ce type au cours des futures années est probable.

Au sein de cette zone, on observe une grande hétérogénéité des taux de prévalence, la maladie se présentant sous la forme de micro-foyers endémiques centrés sur des populations stables de vecteurs (répartition en mosaïque). Ces populations d'insectes sont directement conditionnées, dans leur existence, leur développement et leur activité, par un ensemble de facteurs climatiques et écologiques très localisés :

- le cas « idéal » correspond à un biotope défini par de nombreux abris naturels, une végétation abondante, le développement de résidences secondaires, de villas construites dans des zones de collines boisées, abritées, avec piscines et pelouses régulièrement arrosées, et gardées par des chiens ! la prévalence de la maladie sera alors élevée, ainsi que l'incidence ;
- à l'opposé, l'urbanisation, la déforestation, la destruction des haies et des murs de pierre, la sécheresse, la suppression des obstacles au vent diminuent les risques de telle sorte que la côte proprement dite et les régions d'altitude (>1 500 m) sont *a priori* non infectées : prévalence très faible.

Au sein d'une clientèle, il est parfois possible de fonder une réelle suspicion clinique en fonction de l'origine et de l'habitat de l'animal.

- la prévalence est variable selon la méthode utilisée : il convient de parler de prévalence sérologique (séroprévalence) fondée sur la détection d'Ac selon une technique donnée *(cf. § diagnostic)*, parasitologique (mise en évidence du parasite à partir de suc ganglionnaire, de moelle osseuse, par mise en culture, par P.C.R...) et clinique (par examen des animaux lors de consultation). On ne peut donc comparer des prévalences pour des régions données que si elles sont fondées sur une (ou des) méthode identique, et à un instant donné ;
- la prévalence varie en effet, en fonction du temps, certains foyers qui peuvent apparaître dans des zones initialement indemnes (construction de zones pavillonnaires dans des zones jusque-là non construites) ou au contraire, elle peut diminuer si une zone infestée et propice aux vecteurs est défrichée, asséchée, mise en culture... A la notion de

prévalence, doit être ajoutée celle d'incidence, qui traduit le nombre de cas nouveaux par unité de temps apparaissant dans une zone donnée.

IMPORTANCE

La leishmaniose canine est devenue depuis quelques années une maladie extrêmement importante pour plusieurs raisons.

Sur le plan médical

Sur un plan strictement médical tout d'abord : de nombreuses enquêtes épidémiologiques démontrent, selon les régions, une forte prévalence pouvant atteindre 30-40 p. cent de chiens. Quelques exemples :

- Ozon et al. en 1993 révèlent 12,3 p. cent de sérums positifs selon la méthode ELISA sur un échantillon de 2 036 sérums récoltés à partir de 107 cabinets des Alpes Maritimes. Parmi eux, 40 p. cent proviennent de chiens asymptomatiques. Il n'est observé aucune différence selon le sexe ou la race, en revanche, une augmentation avec l'âge des sujets et une relation avec un habitat situé à une altitude comprise entre 100 et 500 m ;
- Davoust en 1994 trouve une séroprévalence de 9 p. cent sur 352 chiens répartis parmi 50 chenils militaires, alors que la même enquête effectuée en 1984 ne décelait aucun sérum positif. Dans un autre chenil situé à proximité de Marseille, en zone fortement infestée, la séroconversion est de 66 p. cent en deux ans, 83 p. cent en trois ans, alors que seulement 10 p. cent des chiens de propriétaires vivant dans la même zone sont positifs. Cette différence est due à un mode de vie particulièrement exposé, les chiens de l'armée étant systématiquement à l'extérieur et exposés aux piqûres ;
- Marty et al., en 1994, sur 2 000 sérums de chiens vivant dans les Alpes Maritimes, décèlent jusqu'à 24 p. cent de sujets positifs, avec une moyenne de 10 p. cent. La moitié des sujets positifs présente un ou plusieurs symptômes évocateurs ; *P. perniciosus* est le vecteur prépondérant, les femelles infectées représentant toutefois une très faible proportion de la population, 5 p. cent environ !
- Dereure en 1998, sur un échantillon de 1 035 sérums issus de 47 localités des Pyrénées orientales, par une technique d'agglutination, trouve une prévalence de 6 p. cent ;
- Berrehal et al. démontrent, au sein d'une population de chiens vivant à Marseille, que 66 p. cent des sujets asymptomatiques sont positifs en western-blot, et 80 p. cent par P.C.R. sur des biopsies cutanées ou conjonctivales (89 p. cent par P.C.R. identique chez des chiens leishmaniens exprimant la maladie, 63 p. cent chez des sujets à passé leishmanien et ayant été traités).

Les consultations, les examens sérologiques et histologiques ainsi que la vente des leishmanicides prouvent l'augmentation importante des cas confirmés ; 70 000 boîtes de Glucantime® sont vendues par an en France, sans compter les autres médicaments leishmanicides ni le Glucantime® du laboratoire Specia destiné à l'homme et vendu en pharmacie pour une utilisation chez le chien. Rare il y a dix ou vingt ans, la leishmaniose est devenue une préoccupation constante des praticiens du sud de la France. En ces régions, toute alopécie associée à un squamosis, toute épistaxis ou toute adénomégalie (pour ne citer que ces quelques symptômes) incitent obligatoirement le praticien à suspecter la leishmaniose. Des propriétaires de chiens, en certaines zones particulièrement infestées, après avoir « perdu » plusieurs sujets leishmaniens, ont abandonné tout espoir d'avoir un chien en bonne santé.

En outre, la leishmaniose reste une maladie difficile à traiter, pour laquelle les médicaments utilisables sont peu nombreux, relativement toxiques et ne permettent pas de stériliser l'animal, mais au mieux, simplement de le blanchir. D'où, les rechutes fréquentes de leishmaniose chez des animaux préalablement traités. La leishmaniose, d'emblée ou à la suite d'une rechute, est encore une maladie fréquemment mortelle, son pronostic est toujours réservé.

La leishmaniose est caractérisée en outre par une incidence élevée : la progression de nouveaux cas est loin d'être négligeable. En 1981, Jambou et coll. rapportent un à cinq cas nouveaux par semaine dans le département des Alpes-Maritimes.

Santé publique

Si la leishmaniose viscérale est une préoccupation vétérinaire, elle risque de devenir une préoccupation majeure de santé publique. Au niveau mondial, 200 millions de personnes sont exposées, et 100 000 nouveaux cas annuels sont enregistrés ! La leishmaniose humaine à *L. infantum* concerrne 47 pays répartis sur quatre continents.

En France, la prévalence sérologique chez l'homme est mal connue mais vraisemblablement élevée dans les zones de foyer : dans la localité de l'Abadie (Alpes-Maritimes), 30 p. cent en moyenne des sujets réagissent de façon positive à l'injection intradermique de leishmanine, ce chiffre atteignant 60 p. cent chez les sujets âgés. Le fait de vivre dans le foyer augmente donc les risques de rencontrer le parasite.

Fort heureusement, la prévalence clinique reste encore faible (une centaine de cas autochtones) car dans la majorité des cas, ces sujets contrôlent en permanence la multiplication parasitaire. Toutefois, l'incidence clinique est élevée : de un cas annuel en moyenne dans les années 70 et 80 dans les Alpes-Maritimes, on constate plus de 15 cas annuels depuis 92-93 ! Cette incidence élevée, à l'origine du caractère préoccupant de la maladie pour les médecins, repose sur l'apparition d'un certain nombre de facteurs épidémiologiques nouveaux ayant en commun l'émergence d'une immunodépression : origine iatrogénique (traitements corticoïdes, immunosuppresseurs contre des maladies auto-immunes, pour préparer des greffes) et virale. Sur 335 cas autochtones de leishmaniose viscérale humaine apparus sur une année dans les pays sud-européens, 40 p. cent sont associés à une infection par le VIH. Ces facteurs d'immunodépression expliquent la disparition du caractère infantile de la maladie.

A ce titre, les médecins sont relativement inquiets de l'augmentation du réservoir canin et de la progression considérable des traitements effectués, dont certains (répétés, trop courts, à des posologies insuffisantes, etc.) pourraient favoriser l'apparition de souches de leishmanies résistantes.

LE PARASITE *Leishmania infantum* ***(encadré 49)*** et les vecteurs *Phlebotomus perniciosus* et *Phlebotomus ariasi* ***(encadré 50)***

De ces encadrés, il ressort que :

- l'épidémiologie et la répartition géographique, par conséquent les éléments importants du diagnostic, reposent sur l'adaptation du flagellé aux diptères. C'est le couple phlébotome-leishmanie qui est responsable de la leishmaniose du chien ;
- la leishmanie est un parasite parfaitement adapté dans la mesure où elle est capable de persister et de se multiplier au sein des macrophages, et ainsi de diffuser dans l'ensemble de l'organisme ;
- ces propriétés particulières font que la thérapeutique est, par définition, limitée dans ses effets, que le chien constitue un réservoir important (pour ne pas dire LE réservoir de leishmanies), susceptible à tout moment de faire des rechutes.

Encadré 49. Caractères morphologiques et biologiques de Leishmania infantum

Définition taxinomique simplifiée

Ce parasite est :
- un Sarcomastigophora (existence de flagelle ou de pseudopodes) FLAGELLÉ :
  - présence de flagelle(s) ;
  - parasites le pus souvent extracellulaires ;
- de la famille des TRYPANOSOMATIDÉS : un flagelle ;
- caractérisé par :
  - l'absence de forme trypomastigote ;
  - l'existence de forme amastigote chez le vertébré ;
  - de formes promastigotes chez l'arthropode vecteur.

Morphologie *(photos 66, 67 et 68)*

En culture

En culture et chez le vecteur, la leishmanie se présente sous forme promastigote :
- fusiforme, allongée, elle mesure 15 à 20 µm de longueur ;
- ou plus trapue, plus courte (forme haptomonas) ;
- elle est munie d'un flagelle développé avec une portion libre importante ;
- d'un kinétosome en position postéronucléaire ;
- la membrane ondulante est absente.

En lésion

En lésion, chez le sujet parasité, quelle qu'en soit l'espèce, la leishmanie apparaît :
- sous une forme dépourvue de flagelle : c'est la forme amastigote ;
- ou cryptomastigote (car en fait, il existe mais il est difficilement visible) ;
- cette forme est arrondie ou ovoïde ;
- de 3-4 µm de diamètre (soit approximativement la moitié d'une hématie) ;
- munie d'un noyau volumineux ;
- d'un kinétosome punctiforme, souvent confondu avec le kinétoplaste volumineux ;
- et d'un flagelle strictement intracytoplasmique appelé rhizoplaste.

Ces leishmanies sont colorables par le May Grünwald Giemsa : cytoplasme violacé, noyau et kinétoplaste rouge sombre : la leishmanie apparaît au microscope optique comme un cercle rouge associé à un petit point de même couleur, le tout entouré d'un halo bleuâtre peu développé qu'est le cytoplasme. C'est cette forme qui est systématiquement observée à partir de prélèvements chez le chien ou chez l'homme.

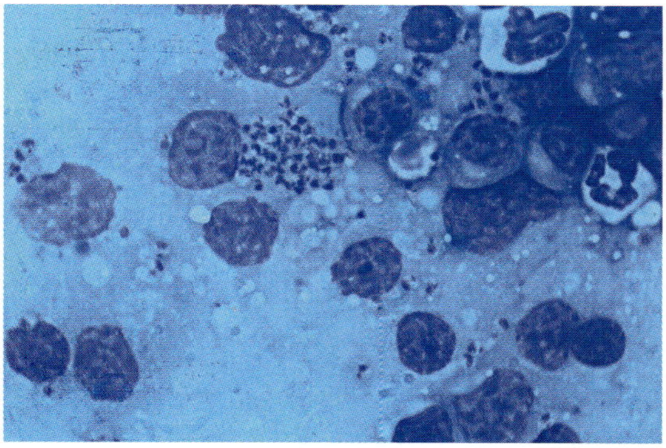

66. Etalement de suc ganglionnaire montrant de nombreuses leishmanies intracellulaires (Gx500).

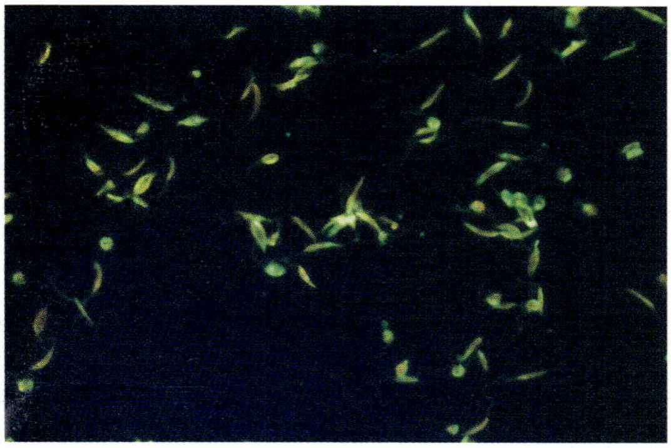

67. Promastigotes de Leishmania infantum *révélés à la faveur d'une réaction d'immunofluorescence : éléments allongés et fusiformes, munis d'un flagelle libre.*

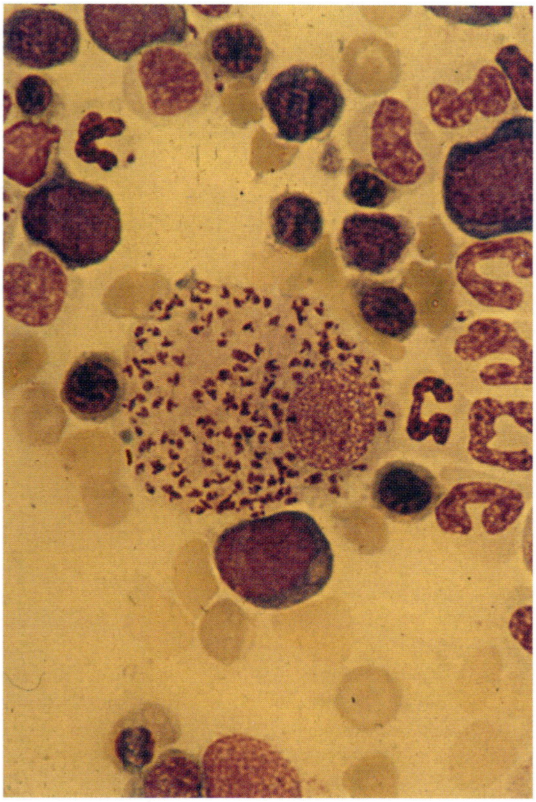

68. Etalement de moelle osseuse coloré au May Grünwald Giemsa : cellule de type macrophage bourrée de leishmanies, éléments arrondis munis d'un noyau volumineux (Gx750).

Seule l'espèce *L. infantum* est importante dans nos régions. Il est à noter que *L. tropica*, responsable d'une leishmaniose purement cutanée (bouton d'Orient sec ou bouton d'Alep) peut affecter le chien au Moyen-Orient. Enfin, *L. braziliensis* et *L. peruviana*, dans le Nouveau Monde, peuvent parasiter le chien et provoquer une leismaniose cutanéomuqueuse. Outre les caractères épidémiologiques, la différence entre ces espèces se fonde sur une analyse enzymologique.

Biologie

Habitat

L'habitat est double, il concerne le chien et le vecteur.

Chez le chien, les leishmanies sont :

- des parasites intracellulaires, même si quelquefois on peut observer, sur des étalements de suc ganglionnaire par exemple, des leishmanies en dehors des cellules : cela est dû à la déchirure de la cellule parasitée, donc fragilisée, lors de la constitution de la présentation ;
- situés dans des vacuoles parasitophores ;
- au sein des cellules du système des phagocytes mononucléés (S.P.M.) : macrophages, histiocytes, cellules de Küppfer et monocytes.

Un certain nombre d'applications, en particulier diagnostiques, en découlent :

- les leishmanies sont observables dans le derme, les ganglions lymphatiques, la moelle osseuse, la rate, le foie, le produit de lavage broncho-alvéolaire... La faible proportion de monocytes parasités observables dans le sang fait que la mise en évidence des leishmanies, par les techniques classiques, chez un animal leishmanien, ne se fera pas par prélèvement de sang trop pauvre en parasites, mais par l'observation de prélèvements riches en cellules du S.P.M. (adénogramme, myélogramme) ;
- les leishmanies sont très largement dispersées dans l'organisme, intéressant potentiellement de nombreux organes et tissus : S.P.M., peau, tube digestif, appareil respiratoire... séquestrées dans divers organes (ganglion, rate) où elles sont difficilement tuées par les médicaments et à partir desquels elles peuvent provo-

quer des rechutes. En outre, cette très large diffusion est à l'origine du caractère polymorphe de la maladie.
Chez le vecteur : les leishmanies évoluent et se multiplient dans le tube digestif de l'insecte selon un cycle évolutif que nous décrirons à propos de la reproduction.

Nutrition et culture

- Les formes promastigotes sont aisément cultivables sur milieu de gelose au sang, en aérobiose, à la température du laboratoire (25°C) : milieu N.N.N. (Nicolle, Novy, McNeal) ;
- Les formes amastigotes sont cultivables au laboratoire en culture axénique : nécessité d'entretenir ces cultures à température plus élevée (30-35°C), en milieu acide (pH 5,5) et en atmosphère à CO^2 (6,5 p. cent). L'intérêt de ces milieux est de pouvoir reproduire l'intégralité du cycle évolutif du parasite (y compris les formes observables chez le vecteur), et d'étudier ainsi d'éventuels leishmanicides. De même, les formes promastigotes peuvent être entretenues au laboratoire en milieu axénique, en dehors de tout apport organique d'origine animale ;
- les leishmanies peuvent être conservées par le froid : à -20°C, -70°C et même en azote liquide grâce à un milieu additionné de glycérol ;
- les leishmanies peuvent être entretenues sur animal de laboratoire : l'espèce de choix est le hamster doré. Les souches de souris C57BL/6 et BALB/c sont sensibles au parasite et permettent d'étudier la pathogénie et les réactions immunitaires de la leishmaniose.

Culture en milieu N.N.N.

- Répartir en tubes de 8 ml le mélange suivant : gélose 1 g, Nacl g, eau distillée 1 000 cc ;
- autoclaver pendant 20 mn à 120°C ;
- faire fondre la gelose au bain-marie, y incorporer 4 ml de sang de lapin prélevé aseptiquement par ponction cardiaque et conservé à raison de 1 ml de citrate à 10 p. cent et 70 000 UI de pénicilline pour 10 cc de sang. Le sang doit être versé lentement et aseptiquement, chaque tube contient ainsi 8 ml de gélose + 1 ml de sang ;
- conserver les tubes inclinés et laisser prendre la gélose ;
- mettre à l'étuve à 37°C pendant 72 h environ pour laisser exsuder ;
- conserver les tubes en position debout, au réfrigérateur ;

L'ensemencement de tels tubes doit être fait aseptiquement, le repiquage tous les 12-15 j environ. Le sang de lapin peut être remplacé par celui d'autres espèces comme le cheval ou le mouton (et même l'homme) à condition de décomplémenter le prélèvement (traiter à 56°C pendant 30 mn).
Cette culture est utile au diagnostic, à l'entretien et au typage des souches de parasites.

Cryoconservation

- Le glycérol doit être autoclavé et ajouté au milieu de culture (par exemple milieu N.N.N.) de telle sorte que la concentration finale en glycérol soit de 7 à 10 p. cent en volume ;
- la congélation doit être progressive : stocker à +4°C au réfrigérateur pendant au moins 1 h ; puis à -20°C pendant 24 h avant de placer le cryotube à -70°C ou en azote liquide ;
- la décongélation doit en revanche être brutale : plonger le cryotube dans un bain-marie à 25°C.

Toutes ces manipulations doivent impérativement être faites avec des cryotubes au risque de faire exploser les tubes en verre lors de ces écarts de température importants.

Multiplication et reproduction

- La multiplication des leishmanies se fait par scissiparité : division de la cellule-mère en deux cellules-filles. Cette multiplication se produit aussi bien pour les formes promastigotes (en culture et chez le vecteur) que pour les formes amastigotes dans la vacuole parasitophore de la cellule qui les abrite : ceci pose le problème de la persistance du parasite et de sa multiplication au sein de cellules chargées de la destruction des agents pathogènes que sont les macrophages ;
- La reproduction sexuée n'est pas connue : elle est fortement suspectée. Des fusions (et peut-être des échanges de matériel nucléaire ?) avec disparition de la membrane cytoplasmique ont été observées chez des promastigotes. Ce phénomène de cytogamie aboutit à la formation d'un zygomastigote. Cette reproduction sexuée a peut-être lieu dans la nature, auquel cas elle se produit vraisemblablement chez le vecteur qui serait ainsi l'hôte définitif ;
- le cycle évolutif fait intervenir :
  - un hôte mammifère parasité hébergeant des formes amastigotes dans les macrophages de la lymphe dermique : il s'agit du chien (de canidés en général : renard, chacal, dingo, etc. selon les régions), du rat noir parfois (*cf. § étiologie-sources de parasites)* ;
  - un hôte arthropode vecteur hébergeant les formes promastigotes dans son tube digestif : psychodidé appartenant au genre *Phlebotomus* dans l'Ancien Monde, *Lutzomyia* pour le Nouveau Monde.

Cycle évolutif des leishmanies *(figure 52)*

- Le cycle évolutif commence par la piqûre d'un hôte parasité par un phlébotome et se termine par l'inoculation de formes infectantes à un hôte réceptif par ce même phlébotome : entre les deux, plusieurs étapes sont nécessaires à la multiplication du parasite et à l'acquisition de son caractère infectant.
- Les amastigotes présents dans les vacuoles parasitophores des macrophages sont ingérés par le phlébotome à la faveur d'une piqûre. La leishmanie est peu représentée dans le sang, en revanche elle est essentiellement présente dans la lymphe dermique : cette localisation du parasite est parfaitement adaptée à la telmophagie du phlébotome. Cette modalité de prise du repas sanguin consiste à provoquer, grâce aux pièces bucca-

Figure 52 - Cycle évolutif des leishmanies.

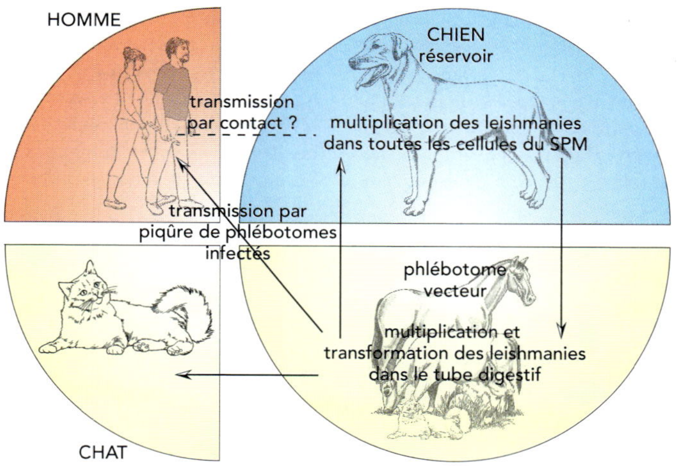

les du phlébotome, la formation d'un mélange de sang et de lymphe (« lac hémolymphatique ») à partir duquel l'insecte se nourrit : c'est le calibre important des pièces perforantes qui provoque la déchirure du derme et par là-même celle des vaisseaux sanguins et lymphatiques. Par opposition, les culicidés (vrais moustiques) munis de pièces buccales extrêmement fines (donc assurant une ponction « pure » de sang, sans dilacération des tissus : solénophagie) n'assurent pas la transmission des leishmanies.

Chez le phlébotome, les amastigotes ingérés restent dans le tube digestif et ne migrent pas en dehors de l'intestin moyen grâce à la fabrication, par les cellules épithéliales de cet intestin, d'une membrane péritrophique, véritable sac dans lequel sont protégées et évoluent les leishmanies. En outre, toute l'évolution se produit dans l'intestin thoracique et abdominal uniquement, sans jamais atteiddre l'intestin postérieur : évolution suprapylorique.

- les amastigotes se transforment en promastigotes procycliques (= en début de cycle) en 12-24 h : éléments courts, ovoïdes, peu mobiles ;
- puis en promastigotes allongés qui se multiplient activement (J2 à J5 après le repas). Ces promastigotes courts puis allongés sont appelés nectomonas ;
- la membrane péritrophique se déchire permettant l'évacuation du sang digéré. Les promastigotes se fixent alors à l'épithélium digestif (surtout dans la partie antérieure du tractus, à proximité de la valve du cardia séparant l'œsophage de l'intestin thoracique) : formes haptomonas, plus courtes qui continuent à se diviser activement puis évoluent en :
- paramastigotes : formes trapues à multiplication lente ;
- enfin en promastigotes métacycliques (= en fin de cycle) infectants, inoculés lors du repas sanguin suivant. Des formes métacycliques ont été observées dans les glandes salivaires de phlébotomes, sans que l'on démontre le caractère constant de cette présence, ni son importance dans la transmission.

Plusieurs éléments de ce cycle évolutif sont à relever car ils sont à la base de faits épidémiologiques essentiels :

- la fixation de la forme haptomonas à l'épithélium digestif repose en partie sur l'existence d'un antigène particulier (L.P.G.: lipophosphoglycan ; cf. pouvoir antigène). Ceci explique qu'il y ait « association » entre une espèce de vecteur et une ou plusieurs espèces de leishmanies. Les espèces leishmaniennes pourvues d'un L.P.G. incapable de s'associer à la molécule correspondante (« lectin-like molecules » des auteurs anglosaxons) de l'épithélium digestif du phlébotome sont éliminées avec le sang digéré ;
- la lyse de la membrane péritrophique est assurée par des enzymes chitinolytiques d'origine leishmanienne. *In vitro*, ces enzymes sont inhibés par l'hémoglobine : ainsi, chez le vecteur, c'est seulement une fois le sang digéré que les leishmanies provoquent la destruction de la membrane et ensuite leur fixation à l'épithélium digestif. Outre ces enzymes chitinolytiques, la leishmanie doit pouvoir résister au processus de digestion proprement dit. Ces deux propriétés (chitinolyse et résistance aux enzymes du phlébotome) sont également à la base de la relation spécifique existant entre le vecteur et le flagellé ;
- le phlébotome infesté présente une altération dans le fonctionnement de son tube digestif : l'insecte sain possède une valve séparant l'œsophage de l'intestin (« le cardia ») qui autorise, lors du repas, l'absorption du sang sans qu'il y ait régurgitation. Le parasitisme des leishmanies lèse cette valve et perturbe son fonctionnement de telle sorte que, lors de la piqûre, absorption et

reflux sont possibles de façon simultanée : ainsi, le sang absorbé se dilue dans le contenu de l'intestin moyen qui abrite des promastigotes, et le mélange qui en résulte peut remonter dans l'œsophage et la trompe : il y alors inoculation de promastigotes infectants à un nouvel hôte ;

- Le phlébotome infesté est un vecteur biologique : il est infestant au terme d'un temps de latence de 15 jours environ (à 15°C), et le reste durant toute sa longévité. Inoculée, la leishmanie adhère, grâce à sa couverture antigènique et à la fraction C3b du complément, au macrophage qui la phagocyte. La transformation de la forme promastigote en forme amastigote intracytoplasmique est la condition *sine qua non* de la survie du parasite. La résistance au sein de la vacuole et la multiplication de la leishmanie provoquent la lyse cellulaire, puis de nouveau la phagocytose par une autre cellule et ainsi sa diffusion dans tout l'organisme.

Les sources directes de parasites sont représentées par les phlébotomes femelles infestés.

Encadré 50. Caractères morphologiques et biologiques des vecteurs : les phlébotomes

Phlebotomus ariasi et *P. perniciosus*

Définition taxinomique simplifiée

Cet insecte appartient :

- à l'ordre des DIPTERES :
  - insectes holométaboles ;
  - munis d'une paire d'ailes ;
- à la famille des PSYCHODIDÉS :
  - nématocère de petite taille : 2-3 mm (allure grêle) ;
  - aux ailes à apex ogival, très poilues ;
  - dont le thorax est bossu et couvert de poils ;
  - et les antennes identiques aux deux sexes, peu poilues.

Morphologie

La femelle présente une paire d'ailes velues, dressées en V sur le dos lorsque le diptère est au repos. De quelques mm de longueur, l'insecte est de coloration jaunâtre, très velu et bossu.

Biologie

Habitat

Les phlébotomes sont de très vaste répartition géographique, et sur notre territoire, intéressent la France jusqu'à la vallée de la Loire, pouvant occasionnellement remonter un peu plus au nord en fonction de la température. Au niveau du foyer d'endémie leishmanienne, le phlébotome a une répartition hétérogène et selon une densité variable (de quelques individus à plusieurs centaines au mètre carré). Cette répartition est conditionnée par les éléments suivants :

- l'importance du vent : les vecteurs sont abondants dans les zones peu ventées, abritées (collines, possibilités d'abris : murs, haies, maisons, végétation), plus rares dans les zones exposées (vallée, bordure de mer) ;
- l'importance de la température et de l'humidité qui conditionnent les possibilités de survie et de reproduction : certaines espèces de phlébotomes sont inféodées aux terriers de rongeurs, abris pour lesquels les variations de température et d'humidité sont faibles ;
- l'importance de la végétation : l'étage de la chênaie mixte est riche en phlébotomes.

Activité

L'activité repose :

- sur la recherche de sang : les espèces en question se nourrissent sur des mammifères, *P. ariasi* recherchant particulièrement le chien, *P. perniciosus* ayant une préférence pour l'homme. Toutefois, ces préférences trophiques ne sont pas exclusives. Les déplacements nécessaires à ces repas pourraient atteindre dans des conditions idéales 1 km, vraisemblablement moins dans la nature ;
- cette activité est concentrée à la période estivale, la survie hivernale étant assurée par les stades larvaires en diapause. Dans des zones favorables plus chaudes, l'activité peut être permanente au cours de l'année ;
- les phlébotomes sont actifs en fin de journée, à la tombée du jour (comportement lucifuge) lorsque la température est moins élevée, et le vent moins violent.

Nutrition

La nutrition est l'hématophagie stricte de type telmophage.

Seules les femelles prennent un repas de sang nécessaire à la reproduction : lors de la piqûre, les pièces buccales forment un lac hémolymphatique (mélange de sang et de lymphe) à partir duquel l'insecte se nourrit. Le repas se déroule sur quelques minutes, est facilement interrompu (plusieurs piqûres sont nécessaires sur le même individu en divers endroits, ou sur des individus différents).

Reproduction

La reproduction est proche de celle des culicidés mais sans stade évolutif aquatique :

- ponte des femelles après un repas, dans des gîtes abrités, humides mais non aqueux ;
- puis apparition de quatre stades larvaires dont la durée de vie peut varier en fonction des conditions extérieures : diapause lors de conditions défavorables, puis un stade nymphal.

Les conditions optimales pour l'habitat, la recherche de nourriture et l'activité de reproduction sont à la base de variations sur la densité et l'activité des populations de phlébotomes, variations qui, elles-mêmes, définissent certains caractères épidémiologiques de la leishmaniose :

- une répartition très hétérogène, focale, à définir au niveau d'un quartier, d'un hameau... caractérisée par des conditions très précises : optimum de 20°C et de 80 p. cent H.R ;
- une répartition fluctuante : des microfoyers apparaissent (extension de zones pavillonnaires), d'autres disparaissent (mise en culture, destruction des murs et des haies, etc.) ;
- l'existence de foyers stables, en extension : zone de résidences secondaires ou zone d'extension des agglomérations où les villas construites en région boisée, abritée, avec une humidité correcte (piscine, pelouse arrosée), une végétation fournie, des murs en pierre, constituent des biotopes très favorables ;
- un pic saisonnier des phlébotomes adultes nombreux en été, la reproduction ayant lieu en automne, les stades préimaginaux assurant la perennité parasitaire durant l'hiver, de telle sorte que les piqûres nécessaires à la prise de repas de sang, donc l'activité vectrice de leishmanies, sont maximales en fin d'été et au cours de l'automne ;
- les sources indirectes sont représentées par :
  - les canidés parasités, c'est à dire les chiens leishmaniens, malades ou cliniquement sains, même après un traitement spécifique, porteurs de leishmanies dans leur lymphe dermique ;
  - les rats en Italie sont également sources ;
  - l'homme, en général, n'est pas source de parasite car la leishmanie est toujours en situation profonde, viscérale. Toutefois, il existe deux exceptions : le malade parasité par un variant enzymatique dermotrope, et le sujet atteint du SIDA : l'immunodépression, en effet, est associée à la présence massive, dans le sang circulant, de parasites (confirmée par des frottis sanguins, positifs dans près d'un cas sur deux !) ;
  - le chat, en l'état actuel des connaissances, n'héberge pas de parasites dans la peau, n'est donc pas source de leishmanies.

La longévité des parasites est égale à celle des phlébotomes (de l'ordre de quelques mois). La leishmanie ne résiste pas dans le milieu extérieur (dans une lymphe en surface de la peau), ce qui fait par exemple que la transmission directe, si elle est possible, est très rare.

PATHOGÉNIE ET IMMUNITÉ

La pathogénie de la leishmaniose canine est fort complexe et, pour de nombreux aspects, encore inconnue. Elle repose sur les caractéristiques antigéniques du parasite et sur les connaissances pathogéniques qu'il est possible d'obtenir à partir des modèles expérimentaux murins et à partir de la leishmaniose humaine.

a. Antigènes majeurs du parasite : gp63 et L.P.G.

La gp63 est une glycoprotéine de PM 63000 qui constitue la glycoprotéine majeure de surface de la leishmanie.

Elle est appelée parfois P.S.P. (promastigote-surface-protéase), terme impropre car, en effet, la gp63 est présente sur les promastigotes et amastigotes de plusieurs espèces de leishmanies, dont *L. infantum*. Elle représente 0,1 p. cent du matériel protéique parasitaire. Elle partage plusieurs propriétés avec d'autres métallo-enzymes et appartient à la famille des métalloprotéinases :

Sur le plan fonctionnel, la gp63 est une protéinase responsable pour certains auteurs de l'invasion de l'organisme par le parasite : la pénétration dans de nombreux types cellulaires, la diffusion tissulaire, la présence des cellules infectées dans le système circulatoire et lymphatique, la transformation d'une forme strictement cutanée en une leishmaniose viscérale... seraient imputables à l'activité protéolytique de cet antigène. En effet, l'utilisation *in vitro* d'anticorps monoclonal anti-gp63 rend la leishmanie sensible au sein de la vacuole parasitophore du macrophage ;

La gp63 est un antigène essentiel impliqué dans le processus d'échappement du parasite au système de défense de l'organisme et dans sa capacité à le coloniser. En outre, la gp63 est l'un des antigènes susceptibles d'induire une réaction immunitaire favorable. Elle est l'un des antigènes majeurs présentés par les cellules présentatrices d'antigène au système immunitaire compétent.

Le L.P.G. ou lipophosphoglycane de surface est une molécule de 9 000 de PM, présent chez certaines espèces de leishmanies (celles appartenant au sous-genre Viannia en sont dépourvues).

Le L.P.G. est présent en 5.10^6 exemplaires sur toute la membrane du parasite, y compris le flagelle. Il caractérise le stade promastigote, alors qu'il est très réduit (absent pour certains auteurs) au stade amastigote. Il possède une partie basale, le radical G.P.I. (glucosyl phosphatidyl inositol), et il est retrouvé dans le surnageant de culture des promastigotes, appelé par certains auteurs « facteur excrété ».

Le L.P.G. serait capable d'inhiber l'activité protéolytique des enzymes digestives du phlébotome.

b. Caractères essentiels

A partir d'études *in vitro* et d'infections expérimentales effectuées chez la souris (le plus souvent avec *L. major*), il est possible de décrire des phases et des caractères essentiels de la leishmaniose :
- Chez la souris, il existe un état de sensibilité *versus* résistance.

c. Chez le chien

Les informations sont plus parcellaires, et parfois non encore vérifiées. Parallèlement à ce qui est établi chez la souris, il est possible de :
- suspecter un état de sensibilité *vs* résistance conditionné par des facteurs d'origine génétique ;
- confirmer cette dualité en relation avec des réponses immunologiques différentes de type Th1 vs Th2, sans qu'il soit possible de démontrer formellement l'existence de ces deux sous-populations ;
- entrevoir les grandes étapes de la maladie à partir des inoculations répétées.

A la suite de ces piqûres itératives de phlébotomes inoculant des promastigotes, en premier lieu, se produit la phagocytose de la leishmanie :
- fixation de la forme promastigote au macrophage grâce à la liaison qui s'établit entre les antigènes parasitaires (gp63) et le récepteur de la fraction 1 du complément (CR3) ;
- phagocytose proprement dite et transformation de la forme promastigote en forme amastigote dans la vacuole parasitophore du macrophage (de la lymphe dermique par exemple).

Cette première phase aboutit à une stimulation du système immunitaire :
- le macrophage joue le rôle de cellule présentatrice d'antigènes (C.P.A.) aux lymphocytes, en particulier aux lymphocytes T auxiliaires (ou « helper » : LyTh) que le macrophage va stimuler grâce à une interleukine (IL-1). La cellule de Langerhans est également une C.P.A., internalisant des antigènes leishmaniens, les exprimant à sa surface : elle migre en direction du ganglion lymphatique satellite où elle présente ces Ag aux lymphocytes ;
- ces LyTh stimulés induisent l'afflux d'autres macrophages (par l'intermédiaire de l'IL-3 et du GM-CSF) qu'ils vont activer par l'interféron IFNγ ;
- les macrophages ainsi activés « montent » une réaction métabolique oxydative aboutissant à la synthèse de radicaux oxygénés toxiques pour la leishmanie : les lysosomes versent leur contenu dans la vacuole parasitophore pour constituer un phagolysosome dans lequel le parasite est lysé ;
- l'ensemble de ce mécanisme est régulé par des lymphocytes T suppresseurs (LyTs) qui consomment l'IL-2, interleukine issue des LyTh et chargée de les stimuler ;
- les LyTh , grâce à l'IL-3, favorisent la stimulation polyclonale des LyB, leur transformation en plasmocytes à l'origine d' anticorps d'isotype M puis G.

Cette situation idéale aboutit à la destruction du parasite :
- la forme promastigote est détruite par l'action des anticorps ;
- la forme amastigote intramacrophagique est lysée par les enzymes lysosomales lors de l'activation du macrophage, activation elle-même induite par certains lymphocytes. Ce schéma répond bien aux règles générales de l'immunité en matière de parasites : immunité à médiation humorale pour les parasites extracellulaires, immunité à médiation cellulaire pour les parasites intracellulaires.

Dans de nombreux cas toutefois, (qu'il s'agisse d'une souche parasite très pathogène ou d'un sujet particulièrement réceptif ?), la leishmanie persiste dans l'organisme et s'y multiplie : comment ? La leishmanie utilise divers mécanismes d'échappement à l'action du système immunitaire chargé de la détruire (études chez la souris ou *in vitro*) :
- l'inoculation de la leishmanie est associée à celle d'un facteur présent dans les glandes salivaires du phlébotome : le L.E.F ou « leishmania enhancing factor » qui inhibe l'action de l'IFNγ, donc freine l'activation du macrophage ;
- la phagocytose est favorisée par l'existence d'antigènes sur la membrane parasitaire capables de se lier à des récepteurs existant sur la membrane macrophagique : la phagocytose en est facilitée. Un Acm dirigé contre la gp63 inhibe ce processus ;
- la leishmanie dans le phagolysosome résiste aux enzymes lysosomales grâce à une sulfoxyde-dismutase (S.O.D.) et une gluthation-transférase, enzymes ayant la propriété de s'opposer aux radicaux oxygénés ;
- la prédominance Th2 autorise cette multiplication et cette diffusion du parasite dans l'organisme : les LyTh2 à l'origine de l'IL-4 inhibent l'action des macrophages et des LyTh1, stimulent les LyB, donc la synthèse d'Ac (l'hétérogénéité observée au sein des LyTh semblerait exister également au sein des LyTc/s) ;
- ces animaux sensibles sont caractérisés par une forte stimulation polyclonale des LyB, due à la persistance du parasite dans le S.P.M. et/ou à des inoculations itératives de parasites : cette stimulation aboutit à une très forte synthèse d'immunoglobulines, synthèse à l'origine de phénomènes pathologiques particuliers :
  - une hyperprotéinémie imputable à une hypergammaglobulinémie, donc un syndrome hyperviscosité comparable à ce que l'on peut observer lors de processus néoplasiques ;
  - la formation de complexes immuns circulants (C.I.C.), de petite taille en début de maladie (excès d'Ag), déposés sur la face externe des capillaires sanguins du

Figure 53 - Pathogénie générale de la réponse immunitaire chez la souris infectée expérimentalement par *L. major.*

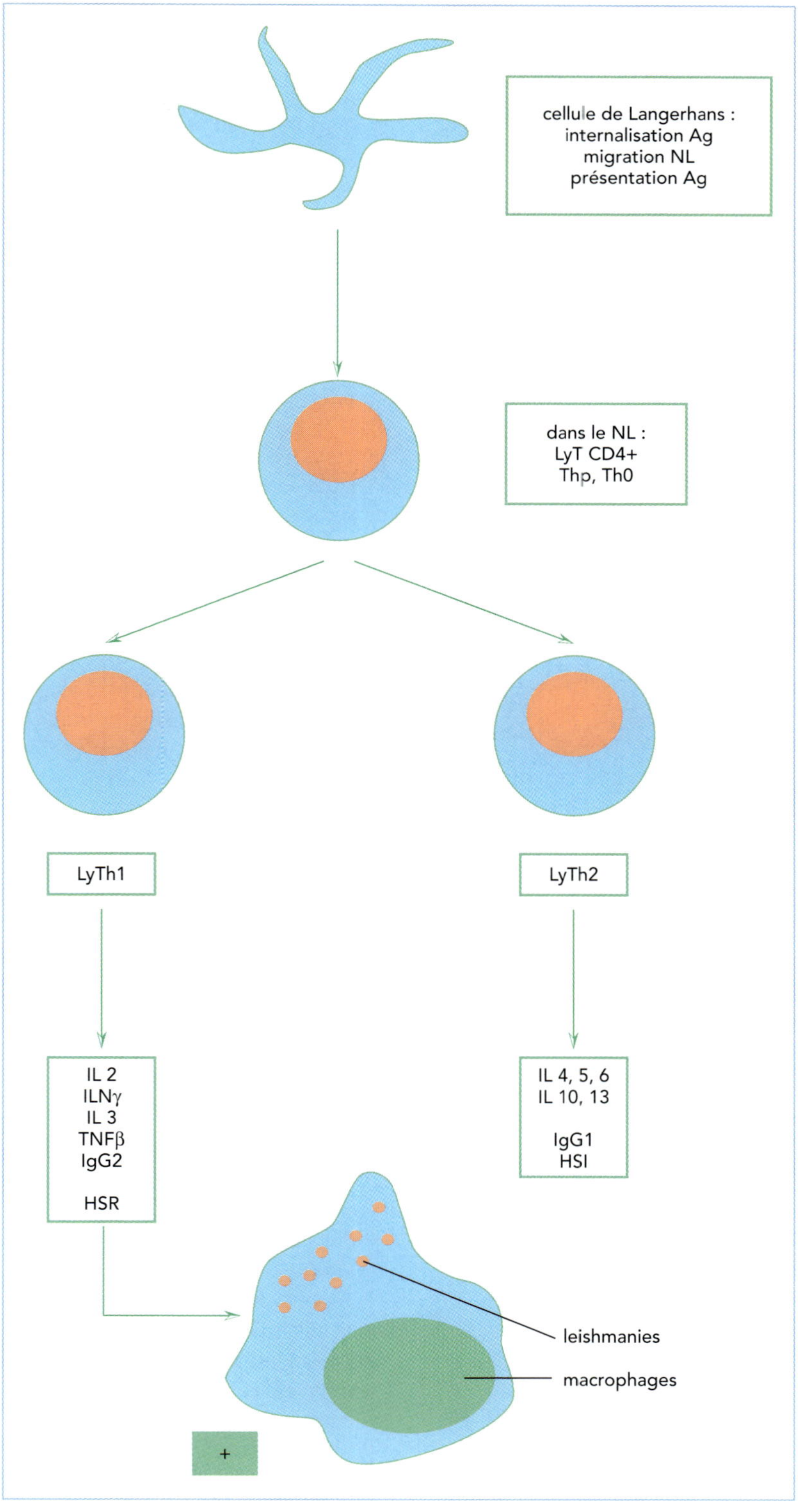

rein, dans l'espace urinaire : protéinurie sans insuffisance rénale cliniquement exprimée ;

- puis, au cours de l'évolution de la maladie, l'excès des Ac aboutit à la formation de C.I.C. de grande taille, arrêtés sur la face interne des capillaires sanguins, provoquant une augmentation d'épaisseur de la membrane basale des néphrons, de la zone mésangiale, d'où une hypertension rénale, une baisse de perfusion rénale, une protéinurie massive provoquant une insuffisance rénale cliniquement exprimée ;
- parmi les Ac synthétisés, existent des autoAc (anti-protéines de stress ou hsp, anti-histones... dans des proportions variables (de 10 à 30 p. cent), d'isotype majeur IgG, sans relation avec l'état clinique de l'animal, ni avec le titre des Ac anti-leishmanies ; le titre des autoAc n'est pas modifié par le traitement.

On peut donc dire qu'il existe une dualité fondamentale en matière de populations lymphocytaires Th : une sous-population conduisant les réactions immunologiques vers une activation cellulaire et une destruction du parasite (les LyTh1), donc associée, sinon à une guérison, du moins à un état d'équilibre satisfaisant entre le parasite et son hôte. Et une autre population responsable d'une stimulation polyclonale des LyB, d'une synthèse très importante d'Ac témoins et d'une persistance intramacrophagique du parasite (les LyTh2), aboutissant à l'évolution fatale de la maladie.

Sur ces bases théoriques et expérimentales, de récentes études effectuées chez le chien ont montré que ce mécanisme général reposant sur la dualité LyTh1/2 était vraisemblable (sans que l'existence même des LyTh1 et LyTh2 soit formellement prouvée) :

- les chiens confrontés au parasite réagissent différemment et peuvent arbitrairement être divisés en deux groupes (études de Pinelli) :
  - animaux « résistants » ou asymptomatiques,
  - animaux malades ou « susceptibles » ;

Toutefois, il ne faudrait pas comprendre que cet état dual soit fixe et immuable : il est possible qu'en fonction du système immunitaire, de l'action d'autres agents pathogènes, cette dualité soit rompue et modifiée (phénomène de « switch » avec passage d'une prédominance Th1 vers Th2). En outre, de nombreux animaux sont caractérisés par un état intermédiaire, un équilibre entre ces deux sous-populations, équilibre qui peut à tout moment être rompu ou modifié, à la faveur d'une autre pathologie ou de l'administration de certains médicaments ;

- les animaux susceptibles présentent une faible réponse lymphocytaire *in vitro* aux antigènes parasitaires, un taux en anticorps très élevé, une réponse à l'injection intradermique de leishmanine très faible. Ces animaux seraient assimilables aux souris présentant une prédominance LyTh2. Ces animaux présentent plus ou moins rapidement un tableau clinique caractéristique, hébergent le parasite en multiplication et sont sources de leishmanies.

Le traitement spécifique, d'ailleurs, modifie cet état de dysimmunité : des animaux naturellement infectés présentent, dans les semaines qui suivent un traitement spécifique, une restauration de leur immunité à médiation cellulaire tant vis-à-vis de certains mitogènes (la concanavaline A, la phytohémagglutinine, substances agissant électivement sur les LyT) que vis-à-vis d'Ag leishmaniens, et parallèlement, une diminution de leur titre en Ac. Tout se passe comme si cette restauration ou cette inversion d'une situation initialement défavorable vers un état meilleur était la conséquence d'une diminution de la charge parasitaire, obtenue grâce à la thérapeutique leishmanicide, permettant ainsi au système immunitaire, initialement submergé, de retrouver un fonctionnement subnormal (démonstration faite chez le chien leishmanien et chez l'homme souffrant de leishmanioses cutanées).

- Les animaux réfractaires à la maladie montrent une bonne réponse lymphocytaire *in vitro*, un taux en anticorps faible, une très forte réponse à l'injection intradermique de leishmanine, de grandes quantités d'IL-2 et de T.N.F. dans le surnageant de culture de cellules mononucléées périphériques. Ces animaux seraient assimilables aux souris qui présentent une prédominance en LyTh1. Ces animaux hébergent le parasite dont ils contrôlent en permanence la multiplication, gardent un état clinique satisfaisant. Toutefois, cette situation peut rapidement évoluer vers la maladie si une immunodépression apparaît.

d. Chez l'animal malade

Chez l'animal malade, les symptômes observés reposent sur la multiplication du parasite intracytoplasmique, la prolifération des cellules du S.P.M. et leur mort, ainsi que sur des phénomènes immunopathologiques.

D'un point de vue très général, on peut retenir :

- une prolifération des cellules du S.P.M., entraînant les adénomégalies et la splénomégalie ;
- une invasion des organes du S.P.M., de la moelle osseuse : ainsi s'expliqueraient l'anémie arégénérative et la thrombocytopénie (hémorragies). Chez des chiens expérimentalement infectés, sont obser-

vées une diminution des plaquettes et de leur capacité à s'agréger, et une augmentation des temps de thrombine et de prothrombine, ainsi que de la quantité des produits de dégradation du fibrinogène ;

- la formation de complexes immuns et l'existence d'une hypersensibilité de type III : glomérulonéphrite, uvéite, ulcères cutanés et muqueux aggravés par des phénomènes d'auto-immunité, atrophie musculaire ;
- la secrétion de T.N.F. en grandes quantités : amaigrissement par augmentation du catabolisme protéique.

En plus de ces éléments pathogéniques très généraux, il convient de développer de façon plus précise quelques manifestations cliniques et lésions, à la lumière de certaines investigations récentes :

- la glomérulonéphrite est quasi-systématique, même si elle ne s'exprime pas toujours cliniquement. Elle repose sur la formation de complexes immuns circulants (CIC). Dans les modèles expérimentaux non leishmaniens, deux situations sont observées à partir desquelles il serait possible d'extrapoler :
  - l'une, caractérisée par des CIC de petite taille et correspondant à un excès d'Ag (situation de début), se traduisant par une insuffisance rénale non exprimée cliniquement et une protéinurie modérée. Cette situation aboutit à une glomérulonéphrite extramembraneuse ;
  - l'autre, caractérisée par des CIC de grande taille, dus à un excès d'Ac et correspondant à une situation pathologique ancienne ; cette situation aboutit à une insuffisance rénale cliniquement exprimée, une protéinurie massive et sur le plan lésionnel, une glomérulonéphrite endomembraneuse. Les CIC sont en effet arrêtés sur la face capillaire de la membrane basale du néphron, diminuant ainsi la capacité de filtration du rein. Ces CIC sont constitués d'IgG, IgM et d'IgA, l'insuffisance rénale étant associée à des taux élevés de CIC.
- L'uvéite repose sur des phénomènes inflammatoires et immunologiques :
  - infiltrat lymphoplasmocytaire et macrophagique, vascularite et thrombus dans les diverses structures de l'œil (procès ciliaires, iris, conduits lacrymaux) ;
  - présence du parasite et dépôts diffus d'IgG dans les mêmes structures ;
  - mise en évidence d'IgG dans l'humeur aqueuse sans relation avec le taux d'immunoglobulines sériques : les uvéites leishmaniennes sont caractérisées par un coefficient de charge immunitaire K ou de Witmer-Desmonts élevé. Ce coefficient est un rapport de deux rapports: a (dans l'humeur aqueuse HA) et b (dans le sérum), tels que :
    a = Ac anti-Li HA / Ac totaux HA, et
    b = Ac anti-Li sérum / Ac totaux sérum
    K = a/b
    La valeur élevée du K (très largement supérieure à 1) démontre le caractère spécifique de l'inflammation et la synthèse locale des Ac spécifiques. Un passage passif des Ac du sérum vers l'humeur aqueuse, à la faveur de l'inflammation, se traduirait alors par un K proche de 1.

- Les processus d'auto-immunité : quelques publications révèlent une séroprévalence variable d'auto-Ac (de 10 à 30 p. cent des chiens leishmaniens, selon les auteurs) par immunofluorescence réalisée sur une lignée cellulaire HEP2 comme Ag. De ces diverses études, il ressort que :
  - ces auto-Ac sont majoritairement des IgG, même si les IgM sont à l'origine des titres les plus élevés ;
  - ces auto-Ac ne sont pas en relation avec l'état clinique de l'animal, ni avec le titre des Ac spécifiques antileishmaniens ;
  - il n'existe pas de négativation spontanée, et les titres peuvent augmenter au cours du temps. En outre, le traitement spécifique semble sans effet sur leur évolution ;
  - enfin, par comparaison avec les autoAc décelés chez le chien lupique (le lupus étant le modèle d'une maladie reposant sur des processus d'auto-immunité), la nature de ces Ac est différente : alors que les Ac dirigés contre les extraits solubles du noyau (E.N.A.) sont très importants en cas de lupus, ils semblent absents lors de leishmaniose. Par ailleurs, chez le chien leishmanien, il est possible de déceler des Ac anti-histones H3 et H4 (études préliminaires en cours de Chabanne et Bourdoiseau, Ecole Nationale Vétérinaire de Lyon).

  L'existence de ces auto-Ac est difficile à interpréter : sont-ils véritablement pathogènes (comme le contestent certains auteurs), participent-ils à l'apparition (ou l'exacerbation) de certaines lésions (ulcères cutanés ?) et de certains troubles (hémorragies ?) ? La détection d'IgG sériques anti-myofibrilles chez le chien leishmanien laisse penser que l'atrophie musculaire serait, au moins en partie, le résultat de processus d'auto-immunité.
- L'immunodépression

Les arguments en la matière sont apparemment contradictoires :

- les observations cliniques ne permettent pas de suspecter une véritable immunodépression telle qu'elle peut être observée lors de certains syndromes chez d'autres espèces : les maladies opportunistes habituellement rencontrées dans ce contexte (mycoses, autres maladies parasitaires, bactériennes, souvent accompagnées de rechute) sont rares. Quelques cas de démodécie sont observés chez des chiens leishmaniens : la rareté des LyT CD3+, habituellement abondants lors de démodécie généralisée, serait imputable à la leishmaniose, cause de l'immunodépression ;
- toutefois, cette immunodépression pourrait exister de manière infra-clinique et rester inapparente en raison de l'instauration d'une thérapeutique qui, outre ses propriétés leishmanicides, restaure une « immunité normale », ou en raison de la mort en quelques semaines de l'animal ;
- des études de cytométrie en flux permettant de quantifier les sous-populations lymphocytaires circulantes montrent bien un effondrement des LyT CD5+ et CD4+ chez les chiens souffrant d'une leishmaniose exprimée cliniquement et évolutive par rapport à des chiens leishmaniens asymptomatiques ou oligosymptomatiques ;
- enfin, l'exploration de l'immunité à médiation cellulaire montre que celle-ci est nettement diminuée chez le chien malade, de manière précoce, avant même l'apparition des manifestations cliniques, aussi bien à l'encontre d'Ag non spécifiques que des Ag leishmaniens, et que cette immunité n'est restaurée que progressivement à la faveur du traitement spécifique. Cette immunodépression est une des premières conséquences de l'infection leishmanienne, s'accentuant avec le temps, et favorisant ensuite la multiplication du parasite et l'apparition des symptômes.

ÉTUDE CLINIQUE

a. L'incubation

L'incubation est très longue, de l'ordre de plusieurs mois. Ceci entraîne deux conséquences :

- pour le clinicien d'abord : la suspicion clinique de leishmaniose ne peut être écartée chez un animal vivant, la plupart du temps ou depuis fort longtemps, en dehors du foyer d'endémie. En effet, le séjour, même bref et ancien, en zone d'endémie, peut être à l'origine de l'infestation de l'animal qui exprimera, hors du foyer et plusieurs mois plus tard, une leishmaniose-maladie. Il est essentiel, lors de suspicion clinique, de connaître l'origine et le mode de vie de l'animal : cas d'un chien ayant séjourné quelques semaines dans le sud de la France, cas d'un animal recueilli, au cours d'un voyage, une ou deux années auparavant, en Espagne ou au Portugal...
- pour l'homme de laboratoire ensuite, pour qui cette incubation constitue un handicap important à l'étude de la maladie expérimentale chez le chien. Il est difficile, au moins pour des raisons économiques, de garder pendant douze à dix-huit mois, des animaux infestés.

b. Les symptômes

Ces symptômes sont très variés, intéressant potentiellement tous les tissus et appareils : la leishmaniose est une maladie protéiforme.

Symptômes généraux

- La fièvre : l'hyperthermie décelable est transitoire (de quelques jours à quelques semaines), modérée (39°C à 39,5°C) et inconstante, de sorte qu'elle ne peut constituer un signe d'appel ;
- l'anémie : elle peut être un motif de consultation (sans aucun autre signe clinique), entraînant fatigue, abattement, surtout si cette anémie est arégénérative en raison de l'invasion de la moelle par le parasite, donc des cellules hématopoïétiques.

Deux symptômes sont beaucoup plus fréquents et caractéristiques de la leishmaniose, qui peuvent, chacun séparément, constituer le motif de consultation :

- l'abattement : le chien est « fatigué », récupère difficilement après un week-end de chasse par exemple, refuse le jeu ou l'exercice. Cet abattement est très fréquent pour ne pas dire systématique, il s'aggrave au cours de la maladie pour aboutir à une véritable prostration ;
- l'amaigrissement : l'amyotrophie intéresse en particulier les muscles des fosses temporales lesquelles deviennent creuses, concaves, conférant ainsi à l'animal « une tête de vieux chien » ***(photo 69)***. Cette fonte musculaire intéresse progressivement toutes les masses musculaires de l'animal, et s'accentue au cours de la maladie : l'évolution aboutit à un véritable état cachectique. Cette fonte musculaire est le résultat de plusieurs processus pathologiques : catabolisme protéique, action pathogène directe du parasite observable dans les biopsies musculaires, processus d'auto-immunité (détection d'Ac anti-myofibrilles), dépôt de complexes immuns circulants ;

Symptômes cutanéo-muqueux

Les symptômes cutanéo-muqueux sont fréquemment rencontrés et relativement caractéristiques de la leishmaniose. Ils intéressent la peau et les différents phanères que sont les poils et les griffes. On observe :

- une calvescence à contour irrégulier, flou, s'agrandissant progressivement et évoluant vers l'alopécie franche, intéressant les faces latérales du tronc et la tête ;
- une lésion cutanée ressemblant, dans une majorité de cas, à celle de la leishmaniose cutanée humaine, assez homogène dans son expression et évoquant un chancre d'inoculation ***(photo 70)***.

Ce chancre siège souvent au niveau :

- de la face (chanfrein, truffe) ;
- de la face interne des pavillons auriculaires, donc, dans des zones dépilées ou faiblement recouvertes de poils. Cette lésion apparaît en moyenne 3 mois après la piqûre et évolue sur une période de six mois de la façon suivante :

- un érythème circulaire de 10 à 15 mm de diamètre, - puis une papule avec érosion centrale, - enfin une lésion ulcérocroûteuse aboutissant à la disparition complète du chancre. Ce chancre est fréquent mais inconstant, transitoire et équivoque ;
- une hyperkératose : épaississement de la couche cornée de l'épiderme à l'origine de lésions pseudo-croûteuses du chanfrein, des coussinets et de la truffe qui paraît fendillée et craquelée ;
- une parakératose, c'est-à-dire un squamosis à l'origine de squames abondantes et de grandes dimensions, brillantes, amiantacées, psoriasiformes : c'est le furfur leishmanien. Ces squames peuvent intéresser tout le corps ou une région particulière comme la région dorsolombaire (« eczéma » d'après les propriétaires), ou la pointe du pavillon auriculaire et constituent souvent un motif de consultation ;
- des ulcères cutanés ***(photos 71, 72, 74, 75, 76)*** apparaissent en tout endroit du corps, mais fréquemment dans les zones de saillies osseuses (vraisemblablement en relation avec les microtraumatismes infligés à répétition lorsque l'animal se couche), les régions interdigitées et la truffe. Ces ulcères sont torpides, saignent facilement, ne cicatrisent pas et laissent ainsi sourdre une lymphe souillée de leishmanies : ceci est bien entendu utile pour le diagnostic direct. Mais ces ulcères peuvent

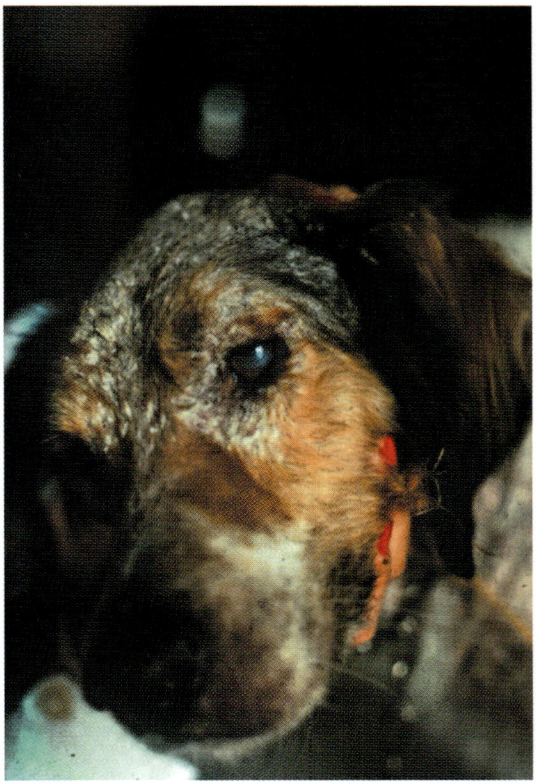

69. Chien leishmanien : "tête de vieux chien", aspect dû à la fonte musculaire ; squames nombreuses uvéite.

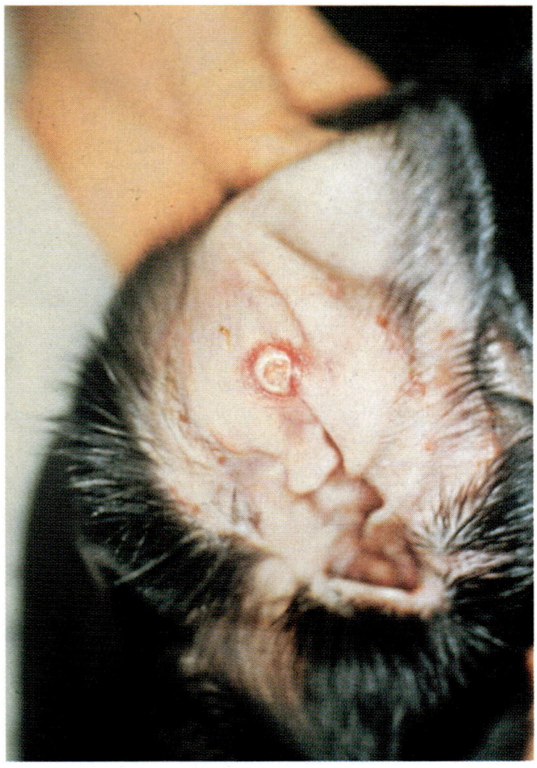

70. Chien leishmanien : chancre d'inoculation sur la face interne d'un pavillon auriculaire (photo Dr. P. Denerolle).

être à l'origine d'une transmission directe et sont donc à prendre en considération lors de la décision thérapeutique.

Ces lésions cutanées, parfois multiples et très étendues ne sont pas prurigineuses : aucune lésion de grattage n'est observée, l'animal au cours de sa consultation ne se lèche pas, ne se mordille pas.

- des ulcères muqueux qui saignent facilement : hémorragie digestive, épistaxis fréquente, difficile à contrôler, nécessitant une hospitalisation. Ulcères de la muqueuse buccale, associés parfois à des nodules observables sur les bords libres de la langue ;
- la formation de granulomes volumineux, indolores, palpables, déformant l'aspect de l'animal et conduisant à l'exérèse chirurgicale *(cf. leishmaniose nodulaire, chapitre 3)*. Ces nodules peuvent augmenter rapidement de volume (en quelques jours) et de façon concomitante d'une hyperthermie, puis régresser. Ils ne sont pas nécessairement accompagnés des lésions cutanées précédemment décrites, comme l'alopécie ou le squamosis.

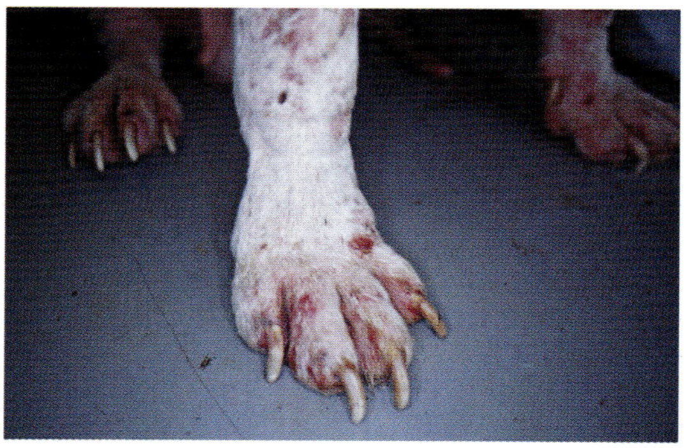

71. Ulcères cutanés et onychogryphose chez un chien leishmanien.

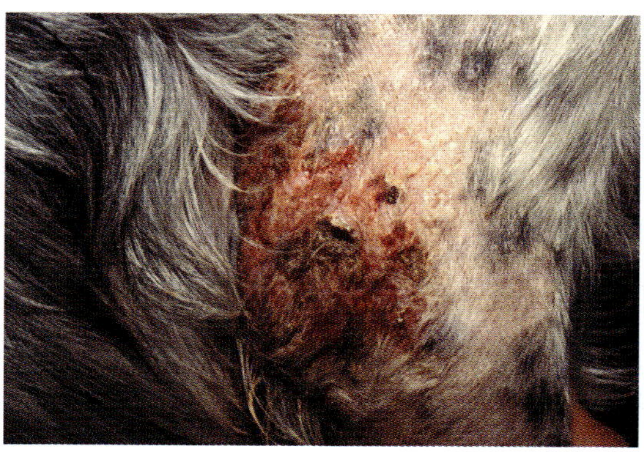

72. Ulcère cutané observable dans les zones de saillie osseuse (ici l'olécrâne) chez un chien leishmanien.

Symptômes intéressant le SPM

Les symptômes qui intéressent le système des phagocytes mononucléés sont :

- l'atteinte des nœuds lymphatiques qui sont hypertrophiés, indolores, mobiles et non adhérents ***(photo 73)***, à partir desquels il est possible de révéler le parasite *(cf. diagnostic)* : cette adénomégalie intéresse en particulier les nœuds lymphatiques superficiels (préscapulaires, poplités), elle est donc décelable lors de la consultation ;
- une splénomégalie peut être observée chez le chien, mais ce symptôme est inconstant et souvent modéré, en tout cas beaucoup moins marqué que chez l'homme.

Symptômes oculaires

Les symptômes oculaires sont :

- une conjonctivite bilatérale, associée à une hyperhémie (rougeur intense, vasodilatation), un chémosis bilatéral transitoire (la conjonctive peut faire saillie sous la paupière), ou une conjonctivite granulomateuse assez caractéristique mais rare : néoformations arrondies siégeant au bord libre des paupières ou de la membrane nictitante appelées « leishmaniomes », disparaissant assez vite (en quelques jours) sans laisser de séquelles ;

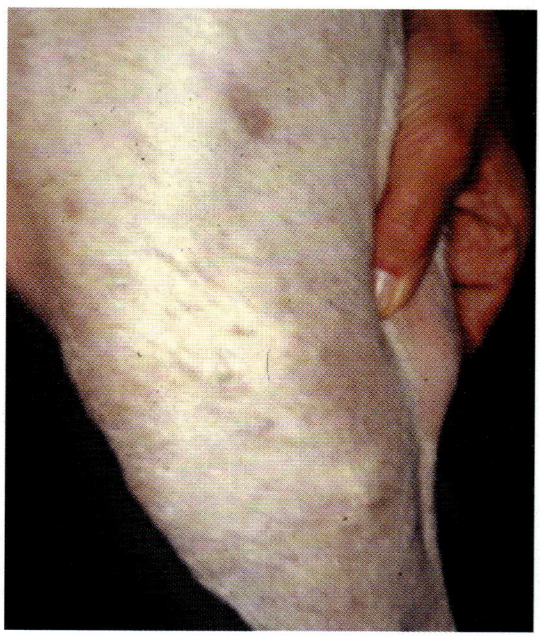

73. Hypertrophie d'un ganglion lymphatique poplité chez un chien leishmanien.

- une kératite : l'inflammation de la cornée est rarement isolée. En revanche, on observe plus souvent une kérato-uvéite. La kératite est le plus souvent stromale avec un processus de néovascularisation ;
- l'uvéite leishmanienne est majoritairement antérieure et non granulomateuse : iris œdémateux (dans la forme granulomateuse plus rare, l'iris est irrégulier, bosselé, avec des nodules pouvant faire saillie dans la chambre antérieure), en myosis, humeur aqueuse trouble, photophobie, blépharospasme, néovascularisation cornéenne profonde… Elle est sans rapport avec l'état clinique général de l'animal, et son intensité est sans liaison avec le titre obtenu en sérologie ou le taux de protéinémie. En revanche, l'uvéite leishmanienne est toujours associée à un taux élevé en protéines (de l'ordre de 20 g/l dont au moins 10 p. cent de gammaglobulines, par rapport à des valeurs normales de 4 g/l). La complication la plus grave est l'apparition d'un glaucome.

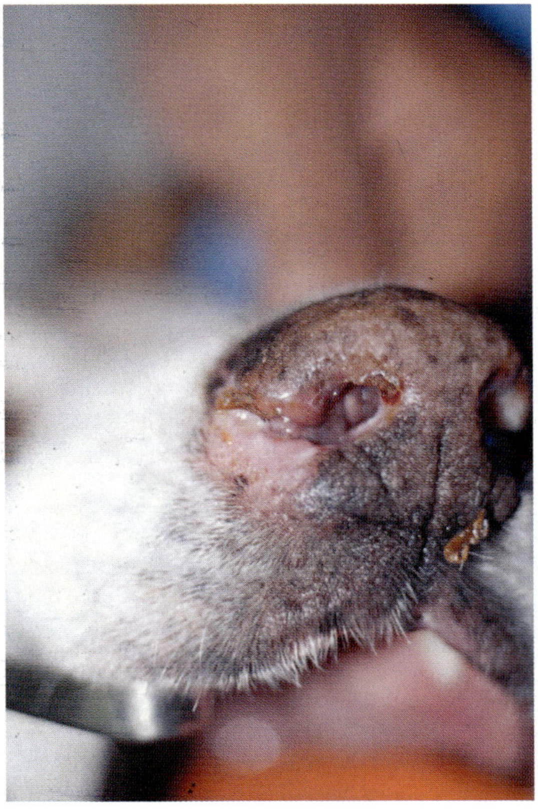

74. Lésions de la truffe chez un chien leishmanien : décoloration et ulcère débutant au coin interne supérieur de la narine droite (photo Dr. L. Chabanne).

Symptômes de l'appareil urinaire

Les symptômes de l'appareil urinaire sont :
- une polyuro-polydipsie amenant le praticien à effectuer une prise d'urine et à constater une protéinurie ;
- l'insuffisance rénale repose sur une glomérulonéphrite, quasi-constante et qui doit être confirmée et appréciée dans sa gravité (urémie et créatininémie)

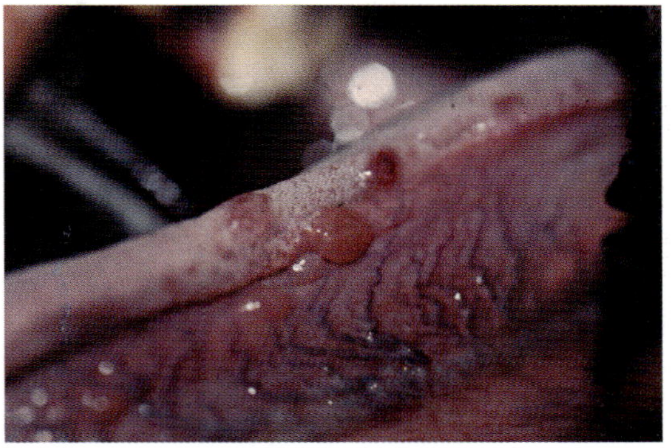

75. Nodules et ulcères sur le bord libre de la langue d'un chien leishmanien (photo Dr. L. Chabanne).

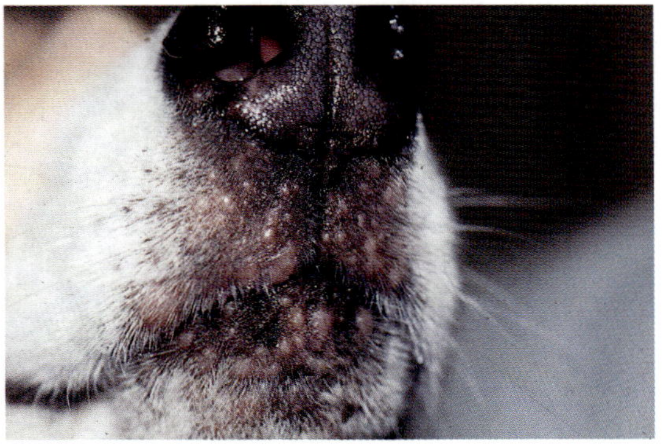

76. Nodules et ulcère labial chez un chien leishmanien (photo Dr. L. Chabanne).

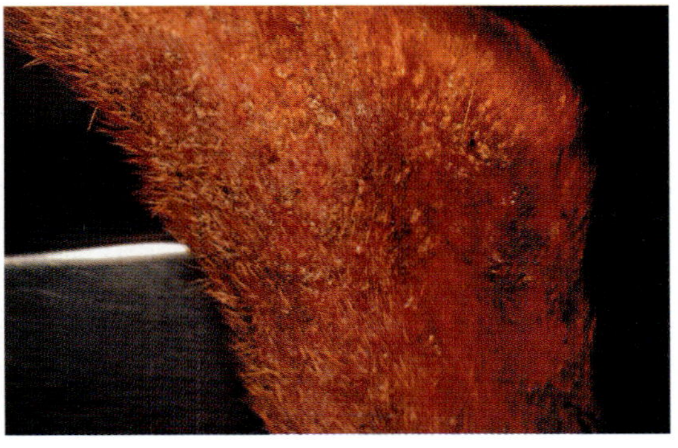

77. Forme pustuleuse de la leishmaniose (photo Dr. P. Denerolle).

car elle constitue un élément essentiel du pronostic. Elle peut être à l'origine de l'euthanasie de l'animal. Elle est responsable de la mort des chiens leishmaniens.

Symptômes digestifs

Les symptômes digestifs notés sont une entérite diarrhéique plus ou moins hémorragique (selon le nombre et la localisation des ulcères muqueux), une colite chronique (augmentation notable de la défécation, ténesme, présence de mucus et de sang).

Modification sanguine

Les modifications sanguines concernent les modifications humorales et cellulaires.

- **modifications humorales :** le taux global de protéines sériques est toujours augmenté au cours de la phase d'état de la leishmaniose (70 p. cent des cas présentent des taux supérieurs à 80 g/l). Cette augmentation des protéines sanguines repose essentiellement sur celle des gammaglobulines, associée à une diminution de l'albumine et étant à l'origine de tests diagnostiques importants ;
- **modifications cellulaires :** on observe parfois une anémie. Elle n'est pas systématique, peut être très discrète et révélée à la faveur des examens complémentaires (anémie normochrome et régénérative). Elle peut constituer le motif de la consultation : animal asthénique, « fatigué » et ne présentant par ailleurs aucun autre symptôme (anémie arégénérative lorsque la moelle osseuse est touchée). Cette anémie, quelle qu'en soit l'origine, peut être accusée par les hémorragies répétées au sein de l'organisme, hémorragies dues à la présence des ulcères (surtout muqueux) et à la thrombocytopénie. Il semble exister, chez le chien leishmanien, une réaction inflammatoire médullaire associée à une hypoplasie érythroïde et un blocage du métabolisme du fer, éléments contribuant gravement à l'instauration, ou à l'aggravation, d'une anémie arégénérative d'origine inflammatoire.

La population leucocytaire est également perturbée : leucocytose en début de maladie, leucopénie plus tardive (due vraisemblablement à l'invasion de la moelle osseuse) imputable à une lymphopénie. Il est fréquent d'observer une monocytose.

Troubles ostéo-articulaires

Les troubles ostéo-articulaires notés sont :

- une polyarthrite souvent bilatérale (poignets, jarrets), entraînant une gêne locomotrice, une difficulté du lever, des boiteries, associés à une arthralgie et à un œdème. Les images radiologiques peuvent révéler une atteinte osseuse et articulaire importante : ostéolyse, aires de destruction osseuse bornées par une ostéosclérose, disparition de surfaces articulaires ;
- une synovite et un œdème des articulations (coudes, carpes, tarses) avec douleur, associés ou non à une image radiographique érosive : il est possible de mettre en évidence le parasite dans le liquide synovial ;
- ces manifestations ne sont pas systématiquement accompagnées des manifestations générales et/ou cutanées.

L'ensemble de ce tableau clinique évolue sur plusieurs semaines ou plusieurs mois : lente dégradation de l'état général, amaigrissement progressif aboutissant à une cachexie, abattement évoluant vers la prostration, alopécie extensive, urémie... L'issue de ce processus étant toujours fatale. Quelquefois, il a été noté des évolutions foudroyantes, en quelques jours, chez de très jeunes animaux, mais cette évolution reste exceptionnelle.

Il est essentiel de retenir de ce tableau clinique les éléments suivants :

- le chien leishmanien est souvent présenté à la consultation pour des lésions cutanées (furfur, alopécie) non prurigineuses, associées à un amaigrissement, un abattement et une polyadénomégalie ***(tableau 86)*** ;
- ce tableau clinique est d'évolution lente, parfois très lente, toujours d'issue fatale en l'absence de traitement. L'échéance peut être différée selon l'importance de la glomérulonéphrite ;
- il n'est pas nécessaire d'observer la totalité ou la majorité des symptômes préalablement décrits pour évoquer une leishmaniose. Ceux-ci peuvent s'associer entre eux selon toutes les combinaisons possibles ; un seul de ces symptômes peut être présent et constituer le motif de consultation ;
- il n'est pas rare d'observer, après un traitement spécifique bien conduit et ayant abouti à des données sérologiques et biologiques satisfaisantes, une rechute : abattement, squamosis, épistaxis... toute manifestation précédemment décrite pouvant être observée.

c. Lésions

Les lésions de la leishmaniose canine découlent de la multiplication et de la résistance du parasite au sein des cellules du système des phagocytes mononucléés. Elles se confondent avec les symptômes pour ce qui concerne le revêtement cutanéomuqueux. Outre la maigreur et l'anémie, la leishmaniose provoque :

- une hépatomégalie et une splénomégalie : pulpe rouge, friable, plus molle...
- l'invasion du S.P.M. (nœuds lymphatiques et moelle osseuse) avec une hyperplasie considérable des macrophages, une perturbation profonde de l'architecture des tissus (impossibilité de retrouver la distinction de la pulpe rouge et de la pulpe blanche de la rate) ;
- la formation de nodules périvasculaires constitués de macrophages dans le derme, associée à une adénite sébacée granulomateuse ;
- une glomérulonéphrite par dépôt de complexes immuns (augmentation de la membrane basale glomérulaire, prolifération des cellules mésangiales...).

d. Diagnostic

Diagnostic clinique

Le diagnostic clinique est établi à partir :
- de faits épidémiologiques : chien d'extérieur, âgé de plusieurs mois, vivant, ayant vécu ou ayant fait un séjour (même bref) dans un foyer leishmanien ;
- de symptômes : toute combinaison des symptômes généraux et des différents appareils est observable en matière de leishmaniose : l'épistaxis, la fatigue ou l'amaigrissement, une adénomégalie même unique doivent faire suspecter la maladie.

Tableau 86 - Fréquence relative (en p. cent) des divers symptômes observés et cités dans la littérature.

	[1] 125 cas	[2] 95 cas	[3] 158 cas
symptômes généraux abattement amaigrissement anorexie	67	70	
symptômes cutanés	82	89	50
squamosis	67		64
ulcères	33		34
nodules	17		2
pustulose	2		2
onychogryphose			31
adénomégalie	71	90	65
insuffisance rénale	23	32	
splénomégalie	17	15	10
épistaxis	10	37	6
uvéite	5		
diarrhée hémorragique	2	12	4

[1] DENEROLLE P. Leishmaniose canine : difficultés du diagnostic et du traitement (125 cas). Prat. Méd. Chir. An. comp., 1996, **31**, 137-145.
[2] SLAPPENDEL R J. Canine leishmaniasis: a review based on 95 cases in the Netherlands. Vet. Quarterly, 1988, **10**, 1-16.
[3] KOUTINAS A F, POLIZOPOULOU Z S, SARIDOMICHELAKIS M N, ARGYRIADIS D, FYTIANOU A, PELVRAKI K G. Clinical considerations on canine visceral leishmaniasis in Greece: a retrospective study of 158 cases (1989 - 1996). J. Am. Anim. Hosp. Assoc., 1999, **35**, 376-383.

Diagnostic différentiel

Il est donc nécessaire de recourir à un diagnostic différentiel. D'autres pathologies intéressent en effet la peau et les muqueuses :
- les teignes : alopécies plutôt circulaires, non prurigineuses, non spécifiques, zoonosiques, sans dégradation de l'état général. Les poils en périphérie des lésions s'arrachent facilement. L'examen direct et la mise en culture permettent de confirmer l'hypothèse ;
- la démodécie : alopécie associée à de la séborrhée, non prurigineuse, intéressant la face et les antérieurs, observée surtout chez les chiens de moins de 2 ans. Le raclage cutané met en évidence de nombreux parasites ;
- certaines maladies auto-immunes : lupus et pemphigus caractérisés par des lésions croûteuses, ulcératives, intéressant la peau et les muqueuses de façon symétrique (et la truffe), confirmées par des biopsies ;

- de polyadénomégalies : hyperplasies réactionnelles, processus cancéreux, pyodermites profondes, pyodémodécies, lupus érythémateux disséminé, migrations de larves de nématodes (ankylostomes, rhabditidés) ;
- de l'épistaxis : aspergillose, linguatulose, ankylostomose, ehrlichiose, troubles de la coagulation, intoxications, tumeurs sinusonasales.

Diagnostic expérimental

Il est nécessaire de recourir à un diagnostic expérimental fondé sur la mise en évidence du parasite (méthodes directes) ou des modifications qu'il a provoquées (méthodes indirectes).

Mise en évidence du parasite

La mise en évidence du parasite peut être effectuée :
- **à partir d'un étalement de suc ganglionnaire *(photo 66)***, de moelle osseuse ***(photo 68)***, de lymphe dermique récoltée par la technique du copeau cutané, d'un raclage conjonctival, lame qu'il convient ensuite de colorer selon la technique de May-Grünwald - Giemsa (ou de coloration rapide). Il est nécessaire d'effectuer une lecture attentive de la totalité de la lame : toutefois, il n'est pas toujours possible d'affirmer l'existence de leishmanies dans la mesure où celles-ci sont peu nombreuses, ou peu caractéristiques au sein des vacuoles parasitophores (la sensibilité de la cytologie ganglionnaire est

de l'ordre de 85 p. cent). On peut alors recourir à une technique de marquage.

Les techniques de mise en évidence du parasite sont à la fois des techniques relativement simples, faciles d'exécution, et permettant d'établir un diagnostic de certitude : elles sont donc à privilégier dans le cadre d'une consultation, même si elles peuvent prendre du temps, si leur lecture est délicate, et si l'absence de parasites ne permet pas d'exclure une leishmaniose :

- marquage immunohistochimique : les pièces biopsiques (peau, ganglion) à partir desquelles l'analyse histologique classique est suspecte, peuvent être traitées de nouveau afin de faire des lames sur lesquelles pourra être pratiquée une technique de marquage et de coloration à la peroxydase, confirmant, par une coloration spéciale, l'existence du parasite ;
- mise en culture en milieu N.N.N. : cette technique *(encadré consacré au parasite : culture des leishmanies)* peut être un complément intéressant à la mise en évidence du parasite. Malheureusement, elle ne permet pas d'établir un diagnostic de certitude dans un délai compatible avec la clinique ;

- méthodes indirectes non spécifiques :
  - numération-formule : anémie (régénérative ou non), leucopénie, thrombocytopénie, parfois monocytose. Les résultats sont parfois contradictoires selon les publications (leucocytose vs leucopénie, lymphocytose vs lymphopénie) : il semble en fait que l'augmentation des lymphocytes soit observée en début de maladie, leur diminution en dessous des valeurs normales plutôt en fin d'évolution ;
  - électrophorèse des protéines : observation d'un bloc ß3-γ globulines (« en pain de sucre ») associée à une hyperprotéinémie (> 60 g/l) ;
  - réaction de formol-leucogélification traduisant l'inversion du rapport albumine-globulines : l'addition de 2 gouttes de formol pur dans 1 ml de sérum provoque la gélification et l'opalescence du sérum en moins de 1 h. Cette réaction n'est pas spécifique et se révèle positive lors de cachexie, de processsus cancéreux, d'ankylostomose… lors de tout processus aboutissant à une hyperprotéinémie ;
  - mise en évidence d'Ac anti-dérivés de l'acide sialique par une méthode ELISA : à partir d'acide sialique utilisé sous la forme d'extrait de glande salivaire sous-maxillaire bovine, une réaction ELISA est réalisée permettant la mise en évidence d'Ac anti-acide sialique dans le sérum du chien (sensibilité de 96,6 p. cent, spécificité de 75 p. cent), l'acide sialique étant un dérivé de composés glycidiques membranaires. Le taux de ces Ac augmente proportionnellement avec l'apparition des symptômes, est détectable avant l'apparition de ceux-ci, diminue lors de l'instauration d'une thérapeutique spécifique efficace, réaugmente lors de rechute.
- dans la pratique courante, on a recours à la sérologie : méthodes indirectes spécifiques.

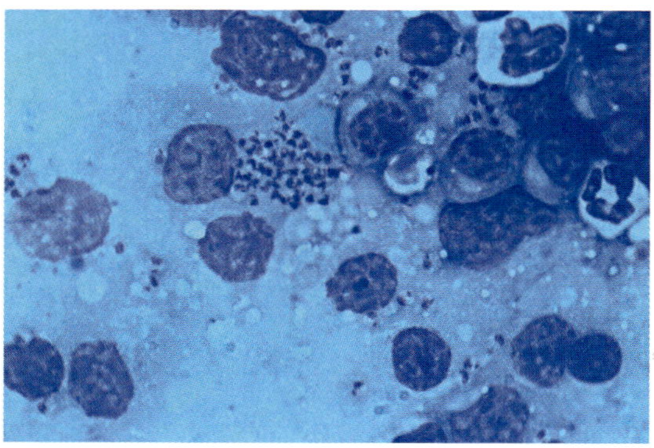

66. Etalement de suc ganglionnaire montrant de nombreuses leishmanies intracellulaires (Gx500).

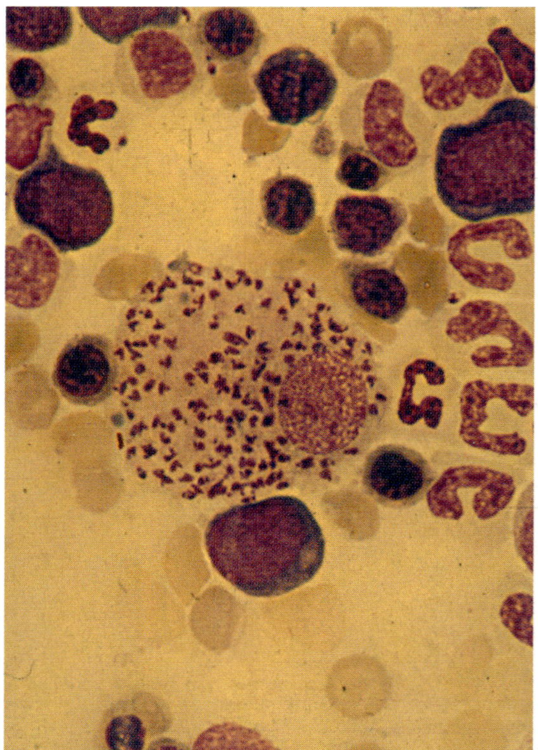

68. Etalement de moelle osseuse coloré au May Grünwald Giemsa : cellule de type macrophage bourrée de leishmanies, éléments arrondis munis d'un noyau volumineux (Gx750).

- c'est la méthode d'immunofluorescence indirecte, ***(photo 67)*** : on détecte les anticorps anti-leishmanies présents dans le sérum de l'animal suspect, détectés par un conjugué spécifique (anti-chien) fluorescent. Le seuil est fixé par chaque laboratoire, il est habituellement de 1/80. Au-delà du seuil, l'animal est considéré comme positif, en dessous comme indemne, à la valeur-seuil, il est conseillé de refaire une deuxième sérologie 15 j plus tard. Cette technique d'IFI est considérée comme la technique de référence en matière de leishmaniose (encadré IFI).

L'IFI utilise comme antigène des promastigotes de culture entretenus au laboratoire ou commercialisés (*Leishmania* spot IF® bio-Mérieux ; Fluoleish® Biovetotest). Cette réaction est sensible (10-2 µg/ ml d'Ac, soit une sensibilité de 95 p. cent). La réaction est spécifique (pas de réaction croisée avec d'autres parasites). Dans un certain nombre de cas (qu'il n'est pas possible de préciser pour le moment), la sérologie pourrait être négative en IFI alors que l'on observe la leishmanie sur des étalements : cette réaction faussement négative reposerait sur une immunodépression causée par le parasite et entraînant une synthèse d'anticorps trop faible pour être détectés, à la façon de ce qui se passe en matière de SIDA chez l'homme.. Il est possible de réaliser une immunofluorescence indirecte sur des amastigotes de leishmanies (donc avec des Ag différents). Cette IFIa

Méthode d'immunofluorescence indirecte (IFI) (schéma général de l'IFI, figure 3, chapitre 1) sur promastigotes (IFIp)

Principe

L'immunofluorescence indirecte utilise comme antigènes des formes promastigotes de culture (entretenues au laboratoire en milieu N.N.N. et repiquées régulièrement) ou des lames toutes prêtes et commercialisées (Leishmania-Spot IF, ref.7 593 1, bio-Mérieux 69280 Marcy l'Étoile ; lames vendues avec le kit Fluoleish® du laboratoire Bio-Véto-Test : 285 av. de Rome, Z.A. Jean-Monnet-Sud, 83500 La Seyne/mer).

Technique

- Les lames stockées au congélateur et recouvertes d'antigènes fixés sont mises à sécher à la température du laboratoire.
- Elles sont fixées et délipidées pendant 10 mn dans un bain d'acétone.
- Pour chaque sérum, on prépare les dilutions suivantes: 1/40, 1/80, 1/160, 1/320, 1/640, 1/1280, et 1/2560 dans du tampon à pH 7,2 préparé de la façon suivante :
  - NaCl..........8,5 g
  - PO4HNa2...2,8 g
  - PO4H2Na...0,3 g
  - eau distillée ou permutée 1 l
- Ces dilutions de sérum sont réparties sur la lame qui est ensuite placée à l'étuve à 37°C en atmosphère humide pendant 30 mn ;
- les lames sont lavées dans deux bains successifs de tampon à pH 7,2, durant 5 mn à chaque fois ;
- elles sont séchées devant un ventilateur, puis reçoivent le conjugué fluorescent (globuline anti-immuno-globu-line G de chien préparée sur lapin et marquée à la fluorescéine : Fluoline-dog bio-Mérieux réf 7 570 1 ; conjugué du même laboratoire Bio-Véto-Test). L'utilisation malencontreuse d'un conjugué anti-immunoglobulines humaines, Fluoline-H, ne peut donner bien évidemment que des résultats faussement négatifs ;
- les préparations sont de nouveau placées en atmosphère humide pendant 30 mn à 37°C ;
- on procède de nouveau à deux lavages dans des bains dans le tampon à pH 7,2, durant 5 mn chacun ;
- on plonge les préparations dans un bain de bleu d'Evans dilué au 1/10 000e pendant 10 mn à la température ordinaire ;
- on procède de nouveau à des lavages identiques à l'issue desquels les lames sont séchées puis recouvertes d'une lamelle montée sur une goutte de glycérine tamponnée à pH 7,2 ;
- les préparations sont examinées au microscope en lumière ultra-violette.

Interprétation

- Le résultat est donné selon le titre maximal pour lequel est observée une positivité. Ce titre est à comparer au titre-seuil fourni par chaque laboratoire (il serait préférable d'ailleurs de donner les résultats en UI par rapport à un sérum positif étalon).
- Le seuil est fixé par chaque laboratoire, mais il est habituellement de 1/80. Au-delà du seuil, le résultat est considéré comme positif, en-dessous comme négatif, et à la valeur-seuil, il est conseillé de refaire une deuxième sérologie 15 j plus tard. Cette technique d'IFI est considérée comme la technique de référence en matière de leishmaniose. Un tel résultat doit ensuite être interprété par le clinicien dans le contexte épidémiologique et clinique de l'animal consulté.

Pour en savoir plus

DAENINCKX F. Etude comparative, en immunofluorescence indirecte, des formes promastigote et amastigote de *Leishmania infantum*. Thèse Méd. Vét., Univ Lyon I, 1998.

FERNANDEZ-PEREZ FJ, MENDEZ S, DE LA FUENTE C, GOMEZ-MUNOZ MT, CUQUERELLA M, ALUNDA JM. Short report: improved diagnosis and follow-up of canine leishmaniasis using amastigote-based indirect immunofluorescence. Am.J. Trop. Med. Hyg., 1999, 61, 652-653.

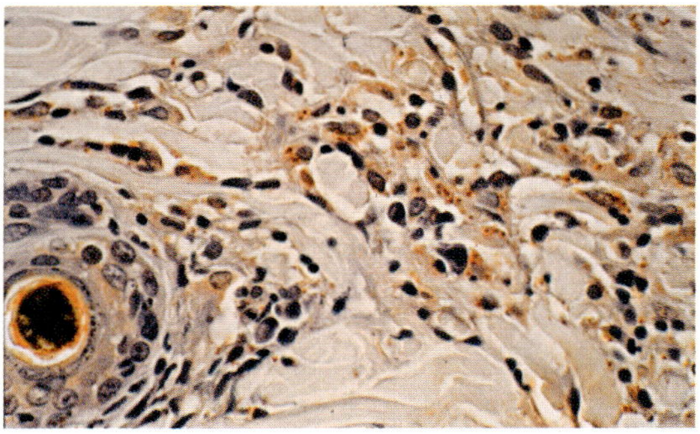

78. Marquage immunohistochimique à la peroxydase de leishmanies dans le derme : éléments marron doré (Gx500).

69367 Lyon Cedex 07, diffusion assurée par Mérial : 29 av. T. Garnier, 69348 Lyon Cedex 07) (encadré).

- Dans le cadre d'une enquête épidémiologique amenée à traiter plusieurs centaines de sérum, il est utile de recourir à la méthode ELISA : l'antigène est un surnageant d'une culture de promastigotes ultrasonés et centrifugés. La réaction est de même sensibilité que l'IFI, la spécificité dépend de la qualité de l'antigène préparé par le laboratoire. En outre, cette réaction n'est pas standardisée. Il existe toutefois une réaction de type ELISA semi-quantitative (encadré).

Réaction d'agglutination

Principe

Cette réaction repose sur l'agglutination de particules de latex recouvertes de l'antigène leishmanien : les immunoglobulines (surtout des IgM, mais également des IgG) créent un réseau, grâce à leurs liaisons pentavalentes, visible à l'œil nu sous la forme de petits grains jaunes. Le seuil retenu est en général de 1/20, la réaction est réalisable avec le sérum ou le plasma. La sensibilité est de 95 p. cent, la spécificité de 94 p. cent.

Technique

- Dilution du sérum au 1/20e;
- sur une lame, verser une goutte de l'échantillon puis une goutte de suspension de latex ;
- mélanger chaque puits avec un agitateur, imprimer à la lame un mouvement de va-et-vient pendant 5 mn ;
- effectuer la lecture par comparaison à un contrôle positif et un contrôle négatif préparés selon les mêmes conditions ;
- le contrôle négatif présente un voile jaune homogène ; le contrôle positif une agglutination représentée par de petits grains jaunes et un fin liséré sur le bord réactionnel correspondant au depôt d'agglutinats. Une loupe facilite considérablement la lecture ;
- si le résultat est positif, le sérum doit être repris selon une méthode quantitative selon le même principe et à partir du prélèvement au 1/20^{E}.

Dereure et al. démontrent, à partir d'un échantillon de plus de 1 000 sérums, une sensibilité de 93 p. cent et une spécificité de 97 p. cent, avec un test d'agglutination sur billes de latex entourées d'Ag leishmaniens préparés au laboratoire. Ces chiffres en accord avec ceux d'autres publications prouvent l'intérêt de cette méthode en tant que test de dépistage adapté aux conditions de terrain vu la simplicité et le coût de la technique.

Technique de marquage et de coloration par la peroxydase ***(photo 78)***

A partir des lames standard préparées comme pour une coloration classique, provenant de pièces biopsiques conservées dans le formol du commerce,
- procéder à un déparaffinage puis une réhydratation en P.B.S. ;
- couvrir la lame de « tissu conditionner » pendant 5 mn (solution fournie dans la plupart des kits d'immunomarquage et permettant d'obtenir le blocage non spécifique de divers sites) ;
- rejeter le « tissu conditionner », puis couvrir à l'aide de l'AcI (anticorps primaire) : sérum de chien leishmanien considéré comme positif en immnunofluorescence indirecte, dilué au 1/500, pendant 1 h, en atmosphère humide, à la température de la pièce ;
- double rinçage dans le P.B.S. pendant 5 mn ;
- couvrir la lame avec l'AcII : IgG de lapin anti-chien conjuguée à la peroxydase, diluée au 1/500, pendant 30 mn ;
- double rinçage dans le P.B.S. pendant 5 mn ;
- le substrat utilisé est la diaminobenzidine (D.A.B.) sur laquelle la peroxydase va agir et induire une réaction colorée : diluer la pastille de D.A.B. dans 5 ml d'eau distillée + 5 gouttes de tampon + 1 goutte d'eau oxygénée et couvrir la lame avec ce mélange pendant 15 mn ;
- rincer dans le P.B.S. pendant 5 mn, puis à l'eau courante pendant 5 mn ;
- des lames-contrôles sont réalisées : l'AcI remplacé par le P.B.S. pour une lame, l'AcII par le P.B.S. pour une autre lame, les deux Ac par du P.B.S. pour une troisième.

La fixation des Ac anti-leishmanies (AcI issus du sérum hyperpositif) permet de retenir les AcII - peroxydase, celle-ci permettant alors de révéler les leishmanies sous une couleur marron doré.

Pour en savoir plus

BOURDOISEAU G, MARCHAL T, MAGNOL JP. Immunohistochemical detection of *Leishmania infantum* in formalin-fixed, paraffin embedded sections in canine skin and lymph nodes. J. Vet. Diag. Invest., 1997, 9, 439-440.

- Certaines réactions comme la fixation du complément ou l'hémagglutination sont à rejeter en raison de leur mauvaise qualité. Certaines techniques (immunoblot, P.C.R.) pourront peut-être constituer des méthodes diagnostiques dans un proche avenir, mais ne sont pas pour le moment des méthodes diagnostiques de routine (encadré).

Il est bien entendu intéressant de comparer ces diverses méthodes sérologiques selon plusieurs critères que l'on peut présenter en deux groupes :

- critères inhérents à la technique : sensibilité, spécificité, précocité, intérêt dans le suivi des animaux traités, facilité de lecture, coût...
- critères inhérents à l'animal suspect et à sa situation épidémiologique et clinique. Plusieurs cas peuvent se présenter : cas du chien ayant fait un

Technique du copeau cutané

(Théoriquement en toute région du corps, y compris celle apparemment saine), couper un petit copeau de peau, fragment superficiel du revêtement cutané, sans faire apparaître si possible de sang. Ce copeau est ensuite appliqué sur une lame dégraissée pour constituer des calques qui seront ensuite colorés.

Réactions d'immunodiffusion associées à une réaction colorée ou immunochromatographie rapide (I.C.R.) ***(figure 54)***

Principe

Le dépôt sur une membrane adéquate de sérum de chien leishmanien permet aux Ac spécifiques (anti-leishmanies) et non spécifiques de rentrer en contact avec des Ac anti-chien associés à une substance colorée : se forment alors des complexes Ac chien-Ac anti-chien associés à un colorant. Ces complexes migrent dans la membrane et rencontrent d'abord une bande d'Ag leishmaniens qui arrêtent alors les Ac spécifiques, le reste des Ac (non spécifiques) migrant jusqu'à une deuxième bande.

Technique
(cf. notice de chaque test)

Interprétation

- Ne peuvent être interprétés que les tests présentant, au niveau de la deuxième bande, une réaction colorée, traduisant la fixation correcte des Ac du chien au complexe coloré et leur bonne migration : témoin +. A défaut, le test n'est pas interprétable ;

- Si existe une bande colorée identique à la bande témoin, le résultat est considéré comme positif ;

- Si cette bande n'existe pas, le résultat est considéré comme négatif.

Figure 54 - Principe et description de l'immunodiffusion

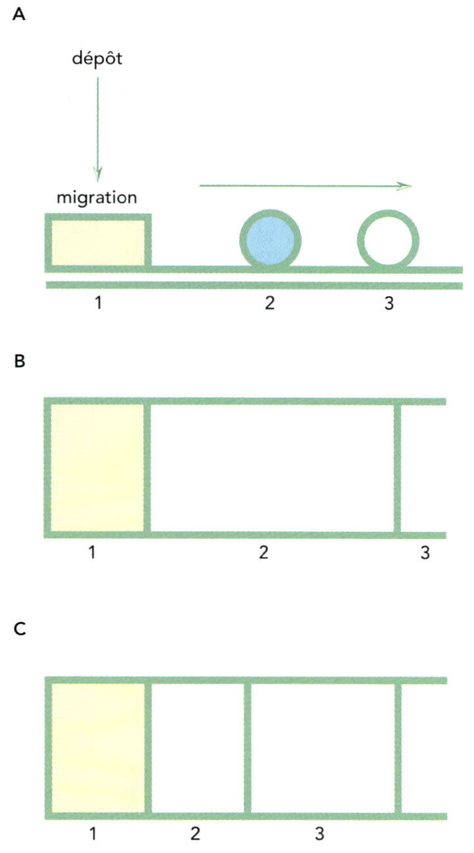

A - dispositif vu de profil
1 : lieu du dépôt du prélèvement (sang, sérum ou plasma), où se conjuguent les immunoglobulines de chien à des anticorps conjugués à un indicateur coloré ;
2 : lieu où sont présents les Ag leishmaniens (bande-résultat) ;
3 : lieu où se concentrent les Ac de chien non spécifiques (bande-témoin).

B - dispositif vu de dessus
Le résultat est interprétable : il existe une bande-témoin prouvant que la fixation des Ac de chien avec les anti-chien conjugués s'est bien effectuée. L'absence de ligne colorée identique en 2 signifie que le prélèvement testé est dépourvu d'Ac anti-leishmanies (au seuil de détection du kit) : "résultat négatif".

C - dispositif vu de dessus
Le résultat est interprétable : il existe une bande-témoin prouvant que la fixation des Ac de chien avec les anti-chien conjugués s'est bien effectuée. L'existence d'une ligne colorée identique à la bande-témoin indique la présence d'Ac spécifiques dans l'échantillon testé : "résultat positif".

court séjour en zone d'endémie et examiné plusieurs semaines plus tard en zone saine, du chien vivant en permanence dans le foyer d'endémie, ou du chien ayant fait l'objet d'un traitement spécifique et pour lequel il est intéressant de noter l'évolution sérologique, du chien en situation de rechute… Peu d'études sérologiques comparatives ont été pratiquées au sein d'effectifs importants représentatifs de la population canine dans son ensemble :

- **certains travaux concernent un suivi sérologique effectué selon diverses techniques chez des chiens expérimentalement infectés** (le plus souvent après administration par la voie intra-veineuse de plusieurs millions à plusieurs dizaines de millions de promastigotes) puis traités *(cf. publication de Riera et al.)* :
  - alors que la culture à partir de ponctions ganglionnaires se révèle positive dans un délai de 8 à 20 semaines après l'infection expérimentale, les réactions de type ELISA ou dot-ELISA révèlent des Ac 4 à 12 semaines après l'infection d'épreuve et le western-blot 10 à 19 semaines plus tard ***(encadré)*** ;
  - il n'est pas possible d'extrapoler ces données chiffrées à des infections naturelles car il s'agit alors d'inoculations répétées, pluri-quotidiennes au cours de la belle saison chez des chiens très différents (habitat, mode de vie, race, longueur du poil…).
- Plus intéressants sont les travaux de terrain fondés sur des enquêtes épidémiologiques ou sur l'analyse de sérums récoltés dans divers laboratoires **à partir de chiens naturellement infectés.** Les études sont nombreuses et les résultats sont présentés dans les tableaux suivants en fonction de la méthode retenue.

Trois techniques peuvent être abordées :
- selon l'agglutination (directe, indirecte) ;
- selon l'ELISA ;
- enfin, selon le principe de l'immunochromatographie rapide (I.C.R.).

- Pour ce qui concerne les réactions d'agglutination ***(tableau 87)***, il est possible de retenir comme avantages :
  - la simplicité de la technique permettant la

Technique d'amplification génique (P.C.R. : polymerase chain reaction)

- Le principe est simple : il s'agit de recourir à des amplifications répétées de fragment spécifique du génome du parasite permettant ensuite de visualiser (selon une électrophorèse) le matériel génique ainsi amplifié. La P.C.R. permet donc la mise en évidence, à partir d'un prélèvement suspect (moelle osseuse, biopsie cutanée), de très petites quantités d'ADN de leishmanie indétectables selon les techniques classiques.

- La réalisation repose sur :
- la dénaturation de l'ADN parasitaire par la chaleur (90°C) rendant ainsi l'ADN sous une forme monocaténaire ;
- l'utilisation d'amorces (« primers »), commercialisées (SP176 et SP177), spécifiques d'une séquence particulière de l'ADN parasitaire recherché : zone de 120 paires de bases de l'ADN circulaire kinétoplastique conservée au sein des différentes espèces de leishmanies.

  Ces amorces se fixent sur les extrémités de la zone considérée ;
- l'amplification de la zone spécifique par l'action d'une ADN polymérase utilisable à haute température (90°C) : la Taq issue d'une bactérie *Thermophilus aquaticus*. Cette amplification répétée une trentaine de fois fournit une quantité d'ADN parasitaire susceptible d'être révélée par électrophorèse.

- Cette technique est très sensible (45 positifs sur 46 chiens infectés) et spécifique (pas de faux positifs décelés parmi 41 chiens sains) selon les travaux de Roura X et al. (résultats très voisins selon Ashford : sensibilité et spécificité de 100 p. cent sur un effectif respectif de 25 et 35 chiens). Toutefois, elle est sophistiquée, nécessitant un laboratoire équipé et du personnel spécialisé et expérimenté, le risque principal étant d'amplifier du matériel parasitaire présent dans l'environnement et d'obtenir ainsi des faux positifs. En outre, un résultat positif ne signifie que la présence de matériel parasitaire dans le prélèvement testé. Comme tout examen complémentaire, son résultat doit être intégré aux données épidémiologiques et cliniques de l'animal suspect pour être correctement interprété. Elle constitue un excellent outil de recherche, de suivi expérimental d'animaux traités, mais ne peut être retenue comme outil diagnostique de routine en médecine vétérinaire.

Pour en savoir plus

ASHFORD DA, BOZZA M, FREIRE M, MIRANDA JC, SHERLOCK I, EULALIO C, LOPES U, FERNANDES O, DEGRAVE W, BARKER RH Jr, BADARO R, DAVID JR. Comparison of the polymerase chain reaction and serology for detection of canine visceral leishmaniasis. Am. J. trop. Med. Hyg., 1995, 53, 251-255.

RODGERS MR, POPPER SJ, WIRTH DF. Amplification of kinetoplast DNA as a tool in the detection and diagnosis of *Leishmania*. Exp. Parasitol., 1990, 71, 267-275.

ROURA X, SANCHEZ A, FERRER L. Diagnosis of canine leishmaniasis by a polymerase chain reaction technique. Vet. Rec., 1999, 144, 262-264.

ROURA X, FONDEVILA D, SANCHEZ A, FERRER L. Detection of *Leishmania* infection in paraffin-embedded skin biopsies of dogs using polymerase chain reaction. J. Vet. Diagn. Invest., 1999, 11, 385-387.

Tableau 87 - Résultats publiés et obtenus à partir des techniques d'agglutination.

technique	publication	échantillon	méthode de référence	sensibilité en p. cent	spécificité en p. cent
HA	[1]	88 dont :	mise en culture		
		26 polyΣ	du parasite	100	
		15 oligoΣ		100	
		11 aΣ		100	
		15 sains			100
		21 autres Π			100
AD	[2]	34 chiens +	mise en évidence	100	
			du parasite +IFI		
	[3]	296 dont :	mise en évidence		
		44 chiens +	du parasite ± IFI	100	
		38 sains	et ELISA		98,8
		214 autres Π			
	[4]	113 dont :	mise en évidence		
		22 chiens +	du parasite	95,45	
		80 sains			100
		11 autres Π			
	[5]	*220 dont :	mise en évidence		
		38 chiens +	du parasite	100	
		182 ≠			98,9
	[6]	20 +	mise en évidence	100	
		12 sains	du parasite		95
		8 autres Π	± autre sérologie		
AL	[7]	110 dont :	IFI		
		? chiens +		95,6	
		20 autres Σ			94
		? chiens sains			
	[8]	100 dont :	IFI		
		60 chiens +		82	
		40 sains			98
	[9]	1035 sérums	IFI	93,4	98,9

agglutination directe : AD ; hémagglutination : HA ; sur billes de latex : AL ; polyΣ : chiens leishmaniens polysymptomatiques ; aΣ : leishmaniens asymptomatiques ; oligoΣ : leishmaniens oligosymptomatiques ; chiens + : chiens confirmés comme leishmaniens ; autres P : chiens souffrant d'autres pathologies que la leishmaniose.

Références :

[1] MANCIANTI F, MECIANI N. Specific serodiagnosis of canine leishmaniasis by indirect immunofluorescence, indirect hemagglutination and counterimmunoelectrophoresis. Am. J. Vet. Res., 1988, **49**, 1409-1411.
[2] de KORTE P M, HARITH A E, DEREURE J, HUIGEN E, FAUCHERRE V, van der KAAY H J. Introduction of an improved direct agglutination test for the detection of *Leishmania infantum* infection in southern France. Parasitol. Res., 1990, **76**, 526-530.
[3] OSKAM L, SLAPPENDEL R J, BEIJER E G, KROON N C, van INGEN C W, OZENSOY S, OZBEL Y, TERPSTRA W J. Dog-DAT: a direct agglutination test using stabilized, freeze-dried antigen for the serodiagnosis of canine visceral leishmaniasis. FEMS immunology and medical microbiology, 1996, **16**, 235-239.
[4] NEOGY AB, VOULDOUKIS I, SILVA OA, TSELENTIS Y, LASCOMBE JC, SEGALEN T, RZEPKA D, MONJOUR L. Serodiagnosis and screening of canine visceral leishmaniasis in an endemic area of Corsica: applicability of a direct agglutination test and immunoblot analysis. Am. J. Trop. Med. Hyg., 1992, **47**, 772-777.
[5] el HARITH A, SLAPPENDEL R J, REITER I, van KNAZPEN F, de KORTE P, HUIGEN E, KOLK A H. Application of a direct agglutination test for detection of specific anti-*Leishmania* antibodies in the canine reservoir. J. Clin. Microbiol., 1989, **27**, 2252-2257.
* les sérums sont traités préalablement au 2-mercapto-éthanol puis incubés à 37°C, ce traitement éliminant ou cassant la plupart des IgM, immunoglobulines très agglutinantes du fait de leur caractère pentavalent.
[6] VERCAMMEN F, BERKVENS D, LE RAY D, JACQUET D, VERVOORT T. Development of a slide ELISA for canine leishmaniasis and comparison with four serological tests. Vet. Rec., 1997, **141**, 328-330.
[7] GREZEL D, PAPIEROK G, LEMESRE J L, GEVREY J, TCHIKAYA T, BLANC C. Etude d'un nouveau diagnostic sérologique rapide de la leishmaniose canine par agglutination au latex. in N° spécial leishmaniose, Médecine et armées, 1994, **22**, 99-100.
[8] RIVO G, POGGI M, MIGNONNE W. Utilisation d'un test d'agglutination au latex pour le diagnostic sérologique de la leishmaniose canine. Instituto zooprofilattico sperimentale del Piemonte Liguria e valle d'Aosta.
[9] DEREURE J, LANOTTE G, PRATLONG F, GOUVERNET J, MAJHOUR J, BELAZZOUG S, KHIAMI A, RAGEH HA, JARRY D, PERIERES J, RIOUX JA. Leishmaniose canine à *Leishmania infantum* : intérêt et réalisation du test au latex. Applications en éco-épidémiologie. Bull. Soc. Pathol. Exo., 1998, **91**, 300-305.

réalisation d'enquêtes de terrain ou l'analyse du prélèvement dans le cadre de la consultation ;

- la précocité en raison de la mise en évidence des IgM, immunoglobulines très agglutinantes car pentavalentes. Or, ces IgM sont présentes précocément avant les IgG ;
- une bonne spécificité (en général supérieure à 95 p. cent), donc un faible nombre de résultats faussement positifs, écartant avec une bonne probabilité les animaux souffrant d'une maladie voisine (processus d'auto-immunité, babésiose...).

En revanche, les inconvénients portent sur :

- la difficulté de lecture concernant l'agglutination sur lame ;
- l'existence de faux négatifs (faible sensibilité de l'ordre de 85 p. cent parfois) ;

Technique de ponction ganglionnaire : ponction d'un ganglion superficiel (le poplité en général)

Après un rasage et une désinfection de la région,
- Le ganglion isolé entre les doigts de la main gauche est ponctionné à l'aide d'une aiguille de diamètre réduit à moyen (0,6 à 0,8 mm) reliée à une seringue tenue dans la main droite : dilacération de la pulpe, aspiration du contenu dans le fût de l'aiguille à l'aide de la seringue. On relâche l'aspiration provoquée par le piston, on dégage l'aiguille du ganglion, toujours reliée à la seringue. L'aspiration ne doit pas faire apparaître de sang ni de matériel dans la seringue, l'échantillon à analyser devant être maintenu dans le fût de l'aiguille ;
- on désolidarise l'aiguille et la seringue afin de remplir d'air la seringue et de chasser le contenu de l'aiguille sur une lame préalablement dégraissée. L'étalement doit se faire immédiatement après la ponction, au risque d'une coagulation de l'échantillon. Il est réalisé par l'étalement entre deux lames disposées en croix, technique mieux adaptée que la préparation à la manière d'un frottis sanguin, du fait du caractère épais du matériel prélevé. Cet examen est en principe indolore et ne nécessite pas d'anesthésie. Les lames séchées et identifiées peuvent être envoyées telles quelles à un laboratoire d'analyses, ou être colorées (M.G.G.) afin d'être lues.

Méthode ELISA semi-quantitative : ViraCHEK® Leishmania (laboratoire Synbiotics commercialisé par Mérial).

Principe

Cette technique est fondée sur le principe des réactions ELISA, c'est-à-dire l'apparition d'une réaction colorée visible à l'œil nu ou par mesure des densités optiques.
Cette couleur bleue est la conséquence de :
- l'action du conjugué (protéine A couplée à la peroxydase) sur un substrat initialement incolore ;
- ce conjugué se fixant lui-même sur les Ac présents éventuellement dans le prélèvement ;
- ces derniers ayant la capacité de se fixer sur le fond de la cupule renfermant un Ag leishmanien.

L'intérêt de cette présentation est de fournir un résultat rapide, facile de lecture et semi-quantitatif.

Technique

Elle peut être réalisée à partir de différents prélèvements : sang total, sérum, plasma. Ces prélèvements peuvent être conservés à +4°C pendant une semaine, congelés à -20°C au-delà de ce délai. Ils doivent être ramenés à la température du laboratoire (environ 20°C) avant leur utilisation.
La technique doit être réalisée selon le plan suivant :
- identifier les cupules de la plaque pour les témoins (positifs : positif faible = TP1 et positif fort = TP2 ; négatif : TN) et le ou les échantillons à tester (E1 à E13) ;
- refermer à l'aide d'une barrette les cupules non utilisées ;
- verser 2 gouttes de diluant du conjugué dans chaque cupule ;
- puis 1 goutte de conjugué dans chaque cupule ;
- 1 goutte de TN dans la cupule TN ;
- 1 goutte de TP1 dans TP1 ;
- 1 goutte de TP2 dans TP2 ;
- distribuer à l'aide de la pipette prévue 5 µl de l'échantillon à tester dans la cupule E1 ;
- homogénéiser, laisser incuber à température ambiante pendant dix minutes, vider le contenu des cupules, absorber le liquide résiduel avec un papier filtre, réaliser 5 lavages successifs par un jet violent de tampon de lavage fourni, sans hésiter à remplir totalement les cupules utilisées ;
- distribuer 5 gouttes de tampon substrat par cupule ;
- laisser incuber 5 mn à température ambiante.

Interprétation

L'interprétation n'est possible que si le TN n'est pas coloré, le TP1 coloré en bleu pâle, le TP2 en bleu foncé. Dans le cas contraire, ne pas conclure et recommencer la manipulation.
Tout peut être lu à l'œil nu, ou par mesure de densité optique :
- pas de couleur pour E1 : négatif ;
- E1 coloré de façon moins intense que TP1 : douteux ;
- E1 coloré de façon identique à TP1 : positif + ;
- E1 coloré de façon supérieure à TP1 : positif ++ ;
- E1 coloré de façon supérieure à TP2 : positif +++.

- les réactions d'agglutination ne sont donc pas *a priori* à retenir en zones d'endémie, de foyers stables au sein desquels la prévalence est élevée et les formes atypiques nombreuses, de sorte qu'en ces régions, les confrères exigent au contraire une sensibilité élevée ; la nécessité de recourir à une analyse quantitative lors de résultat positif (résultat exprimé sous forme d'un titre correspondant à la dernière dilution du sérum présentant une réaction positive), le titre pouvant ensuite servir de référence pour le suivi de l'animal au cours de la thérapeutique spécifique ou en situation de rechute.
- Pour ce qui concerne les réactions de type ELISA ***(tableau 88)*, les avantages sont importants :**
  - hautes sensibilité et spécificité, parfois supérieures à celles obtenues avec l'IFI ;
  - lecture à caractère objectif lorsqu'elle est effectuée par un lecteur automatique ;
  - traitement rapide de quantités importantes de prélèvements, ce qui permet de réaliser à un coût modéré des enquêtes épidémiologiques.
- L'inconvénient essentiel réside dans l'impossibilité d'effectuer des comparaisons entre les différents résultats obtenus selon une méthode, *a fortiori* entre les différentes méthodes pour plusieurs raisons :
- les Ag utilisés peuvent être préparés par les laboratoires de diagnostic pour leurs propres besoins, à partir d'une souche de terrain, et sont par conséquent différents dans leur nature et leur titre. Ils devraient être standardisés ;
  - les conjugués sont parfois différents (anti-Ig, anti-IgM, anti-IgG), ainsi que les enzymes et les substrats correspondants (phosphatase alcaline ou peroxydase agissant respectivement sur des substrats à base de p.nitro-phényl-phosphate : coloration jaune, et d'ortho-phényl-diamine : coloration noire).

Tableau 88 - Résultats publiés et obtenus à partir des techniques de type ELISA : chiens + : chiens confirmés comme leishmaniens ; autres P : chiens souffrant d'autres pathologies que la leishmaniose.

technique	publication	échantillon	méthode de référence	sensibilité en p. cent	spécificité en p. cent
dot-ELISA	[1]	31 +	mise en évidence du parasite	90 avec un titre de 1/800, 100 avec 1/400	100
	[2]	153 dont :	autres réactions sérologiques		
		40 chiens +,		100	
		26 sains			100
		87 autres Π			100
	[3]	130	moelle osseuse	97	100
	[4]	235 dont :	IFI		
		149 +		91,9	
		75 sains			86
		11 autres Π			
ELISA en plaques :	[5]	40 dont	mise en évidence		
		20 +	du parasite	100	
		12 sains	± autre sérologie		100
		8 autres Π			100
	[6]	290 dont :	IFI		
		186 +		99,5	
		104 sains			97,1
	[7]	?	IFI	95	90

[1] FISA R, GALLEGO M, RIERA C, AISA MJ, VALLS D, SERRA T ; de COLMENARES M, CASTILLEJO S, PORTUS M. Serologic diagnosis of canine leishmaniasis by dot-ELISA. J. Vet. Diag. Investi., 1997, **9**, 50-55.
[2] VERCAMMEN F, BERKVENS D, BRANDT J, VANSTEENKISTE W. A sensitive and specific 30-min dot-ELISA for the detection of anti-leishmania antibodies in the dog. Vet. Parasitol., 1998, **79**, 221-228.
[3] DIETZE R, FALQUETO A, VALLI L C, RODRIQUES TP, BOULOS M, COREY R. Diagnosis of canine visceral leishmaniasis with a dot-enzyme-linked immunosorbent assay. Am. J. Trop. Med. Hyg., 1995, **53**, 40-42.
[4] MANCIANTI F, PEDONESE F, POLI A. Evaluation of dot enzyme-linked immunosorbent assay (dot-ELISA) for the serodiagnosis of canine leishmaniosis as compared with indirect immunofluorescent assay. Vet. Parasitol., 1996, **65**, 1-9.
[5] VERCAMMEN F, BERKVENS D, LE RAY D, JACQUET D, VERVOORT T. Development of a slide ELISA for canine leishmaniasis and comparison with four serological tests. Vet. Rec., 1997, **141**, 328-330.
[6] MANCIANTI F, FALCONE ML, GIANNELLI C, POLI A. Comparison between an enzyme-linked immunosorbent assay using a detergent-soluble Leishmania infantum antigen and indirect immunofluorescence for the diagnosis of canine leishmaniosis. Vet. Parasitol., 1995, **59**, 13-21.
[7] test ViraChek® elisa semi-quantitatif : la plaquette ne précise pas la publication sur laquelle elle s'appuie.

Tableau 89 - Résultats publiés et obtenus à partir des techniques de type immunodiffusion rapide : chien + : chiens confirmés comme leishmaniens ; autres P : chiens souffrant d'autres pathologies que la leishmaniose.

technique	publication	échantillon	méthode de référence	sensibilité en p. cent	spécificité en p. cent
ID	[1]	127 dont : 52 chiens + 75 sains	autres méthodes sérologiques	93	98
		chiens en zone d'endémie	ELISA IFI ID		93,5 100 98
		chiens en zone indemne	ELISA IFI ID	100 100 100	
	[2]	chiens de zones endémique et saine	IFI	99	90

[1] BERNADINA WE, DE LUNA R, OLIVA G, CIARAMELLA P. An immunodiffusion assay for the detection of canine leishmaniasis due to infection with *Leishmania infantum*. Vet. Parasitol., 1997, **73**, 207-213. Chaque lot de chiens (leishmaniens ou sains) est divisé en deux sous-groupes : animaux provenant de la zone d'endémie, animaux vivant en zone indemne. En zone d'endémie, la sensibilité de l'ID est moins bonne ou identique par rapport à celles obtenues avec l'IFI et l'ELISA (93 p. cent contre respectivement 93 et 100).
[2] test Witness® de Synbiotics® commercialisé par Merial® : la plaquette donne les chiffres de sensibilité et de spécificité sans préciser la publication sur laquelle elle s'appuie.

- pour ce qui concerne les réactions de type I.C.R. (immunochromatographie rapide) ou ID (immunodiffusion) : ***tableau 89***, les résultats sont limités du fait du caractère récent de ces techniques.

Pour en savoir plus sur les techniques sérologiques d'une façon générale ou sur d'autres techniques...

BERRAHAL F, MARY C, ROZE M, BERENGER A, ESCOFFIER K, LAMOUROUX D, DUNAN S. Canine leishmaniasis: identification of asymptomatic carriers by polymerase chain reaction and immunoblotting. Am. J. Trop. Med. hyg., 1996, 55, 273-277.
RIERA C, VALLADARES JE, GALLEGO M, AISA MJ, CASTILLEJO S, FISA R, RIBAS N, CARRIO J, ALBEROLA J, ARBOIX M. Serological and parasitological follow-up in dogs experimentally infected with *Leishmania infantum* and treated with meglumine antimoniate. Vet. Parasitol., 1999, 84, 33-47.

e. Pronostic

C'est est un élément-clé de la consultation : le diagnostic confirmé, l'évolution lente vers un état pitoyable et de grande fatigue conduit le propriétaire à poser la question de l'euthanasie. Celle-ci ou la décision thérapeutique ne peut être que le résultat d'un bilan clinique et biologique complet de l'animal.

Le premier élément à prendre en considération est d'évaluer le risque zoonosique (même s'il est minime) de transmission directe par l'intermédiaire des ulcères cutanés : un chien couvert de plaies, au sein d'une famille où vivent des enfants, constitue un danger faible mais pas nul. Avertir le propriétaire de ce risque équivaut dans la très grande majorité des cas à l'euthanasie. Il appartient au vétérinaire d'apprécier ce risque par un examen attentif de la totalité du revêtement cutané.

Des critères biologiques doivent également être retenus :

- ceux concernant le fonctionnement rénal : la glomérulonéphrite est systématique dans la leishmaniose et le traitement instauré est néphrotoxique. La mesure de l'urémie et de la créatininémie, avant tout traitement et au cours de celui-ci, est donc obligatoire ;

- concernant le caractère fonctionnel de la moelle osseuse : l'invasion des cellules-souches ne peut conduire qu'à une anémie arégénérative et une thrombocytopénie fatales. Un myélogramme, au vu de la numération globulaire, peut être très utile.

Certains éléments recueillis avec les commémoratifs peuvent préciser le pronostic : l'âge de l'animal, l'ancienneté de la maladie. Il importe de savoir s'il s'agit du premier accès de leishmaniose ou d'une rechute de pronostic plus réservé.

Enfin, en raison du coût du traitement et de sa durée, de la nécessité de recourir à des examens complémentaires onéreux et répétés, le critère économique peut parfois constituer un facteur limitant pour certains propriétaires.

La présentation de Glucantime®,destinée à l'homme, renferme 1 500 mg par ampoule. Si l'on retient une posologie de base de 100 mg/kg, une ampoule convient donc pour l'administration à un chien de 15 kg. Le traitement comportant au minimum 20 injections, il est nécessaire d'utiliser 20 ampoules (4 boîtes), soit un coût de 320 F pour l'achat du médicament (prix du Vidal 1998).

Tous ces éléments doivent être évalués avec précision, parfois plusieurs fois au cours de la maladie. C'est la prise en compte globale de tous ces éléments, y compris les risques zoonosiques, expliqués par le vétérinaire au propriétaire, qui conduit celui-ci à une décision thérapeutique ou à une euthanasie. Quoi qu'il en soit, du fait du caractère systémique du parasite, le pronostic doit toujours être réservé.

MÉTHODES DE LUTTE

a. Traitement

Le traitement est double, à la fois spécifique et symptomatique.

- Les molécules utilisables sont présentées dans le ***tableau 90***. Actuellement, pour diverses raisons exposées dans les paragraphes ci-dessous, la meilleure thérapeutique est l'association Glucantime® - Zyloric® associée à un suivi biologique (en particulier rénal) strict.

La miltefosine est un médicament utilisé chez l'homme tant pour la leishmaniose cutanée que viscérale, et mériterait d'être testée chez le chien *(cf. § zoonose)*.

Tableau 90 - Liste des médicaments cités dans la littérature pour le traitement de la leishmaniose canine.

molécule	nom déposé	administration
antimoniate de méglumine	Glucantime®	100 mg/kg/j, tous les j pendant 20 à 30 j, SC
allopurinol	Zyloric®	30 mg/kg/j en 2 prises, p.o
amphotéricine B	Fungizone®	0,5-0,8 mg/kg IV rapide, 2 fois/semaine
	AmBisome®	
pentamidine	Lomidine®	4 mg/kg un j sur 2 15 à 20 inj. en IM
kétoconazole	Kétofungol®	30 mg/kg/j en 3 prises, p.o pendant plusieurs semaines
quinolones : enrofloxacine	Baytril®	10 mg/kg/j, p.o, n semaines
marbofloxacine	Marbocyl®	?
autres quinolones		?

- La thérapeutique complémentaire est tout aussi importante :
  - réanimation rénale (perfusions) en fonction des constantes d'urémie et de créatininémie qu'il est nécessaire de connaître avant toute thérapeutique et au cours de celle-ci, afin le cas échéant, de surseoir au traitement. L'utilisation de corticoïdes en tant qu'immunodépresseurs, diminuant ainsi la synthèse des Ac et la formation des complexes immuns, se révèle positive dans les cas d'insuffisance rénale : prednisone 1 à 2 mg/kg/j, pendant au moins une semaine, puis éventuellement de façon prolongée à doses progressivement décroissantes, associée à une surveillance clinique et biologique de l'insuffisance ;
  - soins cutanés : antiseptiques, antiséborrhéiques...
  - thérapeutiques particulières lors d'atteintes oculaires : en effet, l'uvéite leishmanienne rétrocède mal au traitement spécifique. Il convient d'utiliser les corticoïdes sous forme de topique (collyre, pommade, gel, préférables lors d'uvéite antérieure mais qui nécessitent des instillations répétées) ou par injection sous-conjonctivale de corticoïdes-retard. Cette dernière toutefois peut être à l'origine des effets secondaires non négligeables (immunodépression, répercussion hépatique et adrénalienne...). Notre confrère M. Roze constate fréquemment une complication locale qu'est la formation d'un granulome.
- Une fois la thérapeutique spécifique et complémentaire décidées et prescrites, reste à tenter de diminuer les risques de rechute : en effet, diverses études démontrent que le parasite persiste dans l'organisme (dans la moelle, la rate ?) et qu'il peut donc, à la faveur d'un dysfonctionnment immunitaire (?), se multiplier et provoquer de nouveau un accès clinique. Ces rechutes sont graves, assombrissant le pronostic, aggravant l'insuffisance rénale.

En l'état actuel des connaissances, seul le Zyloric® peut être utilisé de façon bénéfique (même si des études complémentaires doivent être menées afin préciser le protocole exact) : Ginel et al. ont démontré qu'au terme d'une cure thérapeutique classique (Glucantime® 100 mg/kg/j SC, 20 j de traitement suivis d'une interruption de 10 j, puis suivis d'une seconde cure à la même dose de 10 j, et Zyloric® 30 mg/kg/j, p.o, durant 3 mois), un « traitement de maintien » à base du Zyloric 20 mg/kg/j, une semaine par mois, a permis de n'observer aucune rechute alors que les animaux sans pression d'allopurinol présentaient un taux de rechute de 86 p. cent dans les 14 mois suivants *(cf. chimioprophylaxie).*

Cette thérapeutique fondée sur l'utilisation d'un leishmaniostatique ne dispense pas du suivi clinique, biologique et sérologique de l'animal tel qu'il a été défini dans le paragraphe consacré au pronostic, dans la mesure où, quel que soit le protocole retenu, y compris l'association Glucantime® + Zyloric®, il n'est pas possible actuellement d'obtenir une stérilisation parasitologique : l'animal, malgré un état clinique satisfaisant et des constantes hématologiques, sérologiques et biologiques correctes, reste porteur du parasite (en particulier dans la moelle osseuse) il est donc sujet à des rechutes.

Ceci est démontré par plusieurs études, dont les travaux de Roura et al. qui révèlent, par une technique P.C.R. appliquée sur des prélèvements de moelle osseuse provenant de chiens traités avec l'association Glucantime (80 mg/kg/j, IM, 30 j) - Zyloric (10 mg/kg, 2 fois/j, p.o, 6 mois), la présence de matériel génétique parasitaire chez sept chiens sur seize.

b. Prophylaxie

Chimioprophylaxie générale

Les mesures prophylactiques sont peu nombreuses. La chimioprophylaxie générale fondée sur l'utilisation de leishmanicides n'est pas envisageable chez le chien : elle nécessiterait des administrations répétées à l'ensemble des chiens soumis à la piqûre des phlébotomes dans une région donnée. Ceci, pratiquement, n'est pas réalisable. Les administrations ponctuelles de glucantime, selon des doses, des fréquences, des voies et des rythmes qui ne sont fondés sur aucune étude, pratiquées pourtant largement, sont non seulement inefficaces *(cf. propriétés pharmacologiques du glucantime)* mais dangereuses dans la mesure où elles laissent croire au propriétaire du chien une quelconque efficacité ou protection à l'encontre du parasite. Cela est faux, mais également augmentent les risques d'apparition ou de développement de souches chimiorésistantes. On sait en effet, à l'image de ce qui se passe chez les helminthes ou les arthropodes, que l'administration intermittente, à des doses faibles de substances antiparasitaires à l'encontre de parasites qui se multiplient rapidement, constitue un cadre propice à l'apparition de résistances. De tels « protocoles » fantaisistes et empiriques doivent donc être totalement abandonnés et proscrits.

Deux études laissent entrevoir toutefois quelques perspectives et fournissent des informations intéressantes :

- Alvar et al. traitent six animaux (deux chiens « asymptomatiques » ou apparemment sains cliniquement, deux « oligosymptomatiques », deux « polysymptomatiques » c'est-à-dire exprimant de nombreux symptômes de la maladie, tous positifs en sérologie) selon le protocole associant le Glucantime® (40 mg/kg/j, par la voie IM, pendant 20 j) et le Zyloric® (20 mg/kg/j, p.o, durant 30 j). Le suivi clinique, sérologique, hématologique, parasitologique (mise en évidence du parasite et mise en culture) et entomologique (phlébotomes nourris sur les chiens avant et au cours du traitement, puis disséqués) met en évidence les faits suivants :
  - l'infection des phlébotomes démontrée par l'observation de promastigotes se réalise indépendamment de l'état clinique de l'animal, ce qui prouve que les chiens apparemment sains ou en état clinique satisfaisant contribuent, comme leurs congénères exprimant de nombreux symptômes caractéristiques, à l'entretien et au développement du foyer. Ceci confirme la nécessité, dans une perspective de prophylaxie, de considérer la totalité de la population canine, indépendamment de l'état clinique ;
  - en revanche, les phlébotomes ne sont pas infectés (donc infectants) lorsqu'ils se nourrissent durant les quatre mois suivant la fin de la cure thérapeutique. Ceci signifie que celle-ci pourrait contribuer, si elle était appliquée à une large échelle, à stériliser les sources de parasites pour les vecteurs.
- Ginel et al. *(cf. § précédent consacré à la thérapeutique spécifique visant à diminuer les risques de rechute)* démontrent l'intérêt du suivi thérapeutique à base de Zyloric® (20 mg/kg/j, p.o, une semaine par mois), après une induction classique à base de Glucantime® (100 mg/kg/j, SC, durant une première cure de vingt jours, suivi d'une interruption de dix jours, puis d'une seconde cure à la même dose durant dix jours) et de Zyloric® (30 mg/kg/j, p.o, durant trois mois). Ceci corrobore nos propres résultats obtenus par une étude comparative portant sur 96 chiens (Denerolle et al.).

Toutefois, le Zyloric®, s'il diminue les risques de rechute, ne stérilise pas l'animal sur le plan parasitaire comme le démontrent les travaux de Cavaliero et al. : dix chiens traités à l'allopurinol à la dose de

Antimoniate de méglumine : Glucantime®

Présentation chimique

Le glucantime est un dérivé stibié pentavalent.

Mode d'action - Efficacité

Le mode d'action exact n'est pas connu. Toutefois, le produit est leishmanicide.

Son absorption digestive est très faible, d'où la nécessité de l'administrer selon une voie parentérale. La pharmacologie de cette molécule est étudiée depuis peu et il est démontré que la demi-vie de la molécule est de 20 mn après une administration par la voie intra-veineuse (IV), 42 mn après une injection intramusculaire (IM) et 120 mn après une injection sous-cutanée (SC). La concentration maximale est atteinte 90 à 120 mn après une IM, 210 à 240 mn après une administration SC.

La voie IV est caractérisée sur le plan pharmacologique par trois phases successives : une très courte correspondant à la distribution de la molécule dans les tissus et organes (foie, rate...), puis une décroissance rapide (transformation du stibié pentavalent en composé trivalent dans le foie), et enfin, une décroissance lente de la concentration plasmatique (excrétion rénale du composé trivalent).

Les voies IM et SC sont approximativement identiques en ce qui concerne les concentrations plasmatiques : à la différence de la voie IV, il n'existe pas de phase rapide de diffusion dans l'organisme, et la seconde phase est plus lente.

Plus de 80 p. cent de l'antimoine administré est excrété dans les urines dans les neuf premières heures.

A la différence de ce qui a été préconisé pendant longtemps, à savoir une forte dose (200 à 300 mg/kg) toutes les 48 h, il est préférable d'administrer des doses plus basses (100 mg/kg) par la voie SC tous les jours, voire 50 à 75 mg/kg matin et soir : ce schéma thérapeutique permet d'obtenir une concentration plasmatique efficace, plus étalée dans le temps et sans « fenêtre » au cours de laquelle le parasite n'est plus soumis à l'action leishmanicide de la molécule.

Les injections quotidiennes doivent être pratiquées durant au moins vingt jours, (certains auteurs conseillent trente jours). Le schéma consistant à pratiquer des cures de dix jours séparées par des intervalles de dix jours est également conseillé sans avoir démontré une efficacité supérieure : on peut même s'interroger sur l'intérêt d'un tel schéma puisqu'il est bien démontré que l'efficacité maximale est obtenue avec des cures thérapeutiques prolongées non interrompues.

Toxicité - Innocuité

Le glucantime n'est malheureusement pas dénué d'effets secondaires ou toxiques :

- une stibio-intolérance manifeste dès les premières injections, caractérisée par une hyperthermie, une tachycardie, des troubles digestifs, une torpeur et des douleurs musculaires et articulaires. Ces manifestations sont réversibles, disparaissant à l'arrêt provisoire du traitement ;
- une stibiotoxicité : troubles rénaux, pancréatiques (augmentation des taux d'amylase et de lipase) et cardiaques, atteinte de l'état général et polynévrites. Or l'insuffisance rénale est systématique en matière de leishmaniose, et cliniquement exprimée ou non, elle constitue un obstacle important à l'instauration du traitement, dans la mesure où l'excrétion du médicament est essentiellement urinaire. L'exploration du fonctionnement rénal est obligatoire avant toute thérapeutique, une créatininémie et une urémie pouvant interdire ou surseoir une thérapeutique stibiée.

Présentation commerciale

La présentation commercialisée renferme 1,5 g d'antimoniate par ampoule de 5 ml.

Avantages - Inconvénients

Si le glucantime reste la molécule de base pour la thérapeutique leishmanicide, toutefois, sa néphrotoxicité constitue un obstacle majeur : il est souvent nécessaire de recourir à une thérapeutique de réanimation rénale (perfusion, corticoïdes afin limiter la formation des complexes immuns circulants) avant d'entreprendre la thérapeutique spécifique.

En outre, ont été relevés des échecs thérapeutiques, en relation avec un dysfonctionnement immunitaire ou avec l'appartion de chimiorésistance :

- des expériences chez la souris expérimentalement infectée démontrent la nécessité d'un système immunitaire fonctionnel qui agit en synergie avec le médicament pour obtenir une guérison clinique (les résultats étant différents chez des souris artificiellement immunodéprimées et des souris « normales » infectées par la même dose de parasites et traitées selon le même protocole) ;
- Gramiccia et al. prélèvent, par ponction ganglionnaire, des leishmanies chez des chiens naturellement infectés, avant et après traitement au glucantime. Avec ces ponctions, ils infectent différents lots de souris sensibles au sein desquels une souris est sacrifiée selon un calendrier précis, afin de détecter la présence du parasite dans le foie du rongeur. Cette étude démontre une bonne efficacité sur l'ensemble des souches avant le traitement des chiens, une diminution de la sensibilité après le traitement stibié.

Pour en savoir plus

BELLOLI C, CECI L, CARLI S, TASSI P, MONTESISSA C, DE NATALE G, MARCOTRIGIANO G, ORMAS P. Disposition of antimony and aminosidine in dogs after administration separately and together: implications for therapy of leishmaniasis. Res. Vet. Science, 1995, 58, 123-127.

GRADONI L, MAROLI M, GRAMICCIA M, MANCIANTI F. *Leishmania infantum* infection rates in *Phlebotomus perniciosus* fed on naturally infected dogs under antimonial treatment. Med. Vet. Entomology, 1987, 1, 339-342.

GRAMICCIA M, GRADONI L, ORSINI S. Decreased sensitivity to meglumine antimoniate (Glucantime®) of Leishmania infantum isolated from dogs after several courses of drug treatment. Ann. Trop. Med. Parasitol., 1992, 86, 613-620.
SLAPPENDEL RJ, TESKE E. The effect of intravenous or subcutaneous administration of meglumine antimonate (Glucantime®) in dogs with leishmaniasis. A randomized clinical trial. Vet. Quarterly, 1997, 19, 10-13.
VALLADARES JE, ALBEROLA J, ESTEBAN M, ARBOIX M. Disposition of antimony after the administration of N-methylglucamine antimoniate to dogs. Vet. Rec., 1996, 138, 181-183.
VALLADARES JE, RIERA C, ALBEROLA J, GALLEGO M, PORTUS M, CRISTOFOL C, FRANQUELO C, ARBOIX M. Pharmacokinetics of meglumine antimoniate after administration of a multiple dose in dogs experimentally infected with *Leishmania infantum*. Vet. Parasitol., 1998, 75, 33-40.

Pentamidine (Lomidine®)

Présentation chimique

La pentamidine est une diamidine aromatique.

Mode d'action - Efficacité

La pentamidine inhibe la glycolyse aérobie du parasite en provoquant une hypoglycémie chez l'hôte parasité. En outre, elle inhibe la synthèse de l'ADN et perturbe la synthèse des protéines.
Cette molécule injectée par voie parentérale disparaît très rapidement du sang circulant pour se fixer dans les tissus de l'organisme (surtout le foie). Son excrétion est essentiellement rénale. Elle est à la fois leishmanicide, piroplasmicide et trypanocide : elle est utilisée à la dose de 4 mg/kg par la voie intramusculaire stricte, un jour sur deux, jusqu'à 20 injections.

Toxicité - Innocuité

La toxicité est double :

- **locale :** l'aiguille servant à ponctionner le liquide doit être changée avant de procéder à l'injection, au risque de souiller la peau et le tissu conjonctif sous-cutané au niveau desquels se produira alors une nécrose importante : formation dans les 48 h d'un abcès contenant le produit injecté non résorbé, entraînant une boiterie et une douleur, puis une destruction tissulaire quantitativement importante et cicatrisant lentement ;
- **générale :** toxicité rénale (augmentation de la créatininémie), sanguine (neutropénie), cardiaque (tachycardie), pancréatique (hypoglycémie précoce réversible, puis hyperglycémie tardive (ir)réversible avec l'instauration d'un diabète sucré).

L'administration intraveineuse du produit n'a pas montré une efficacité supérieure et peut entraîner en outre des effets indésirables : tachycardie, hypotension, vomissements.

Présentation commerciale

La dose de 4 mg/kg correspond à l'administration de 1 ml de solution commercialisée (Lomidine®) pour 10 kg de poids.

Avantages - Inconvénients

La pentamidine ne présente pas d'avantages majeurs par rapport au glucantime, y compris en l'y associant. Les risques de nécrose locale ne sont pas négligeables. Elle peut toutefois constituer un médicament de réserve dans le cas où le clinicien serait confronté à une souche de leishmanie stibio-résistante.

Tableau 91 - Résultats obtenus selon le protocole thérapeutique de Denerolle et al.

critères	lot 1	lot 2	lot 3
nombre total de chiens traités	**45**	40	11
nombre de guérisons	**37 (82 p. cent)**	22 (55 p. cent)	2 (18 p. cent)
échecs :	**8 (18 p. cent)**	18 (45 p. cent)	9 (82 p. cent)
- morts	**3 (7 p. cent)**	12 (30 p. cent)	nd
- rechutes	**5 (11 p. cent)**	6 (15 p. cent)	nd
- mauvais état général	**0**	0	9 (82 p. cent)
uvéite	**0**	3	0
séronégativation	**6 (14 p. cent)**	12 (30 p. cent)	1 (9 p. cent)
survie :			
- 2 ans	**27 (60 p. cent)**	12 (30 p. cent)	2 (18 p. cent)
- 3 ans	**7 (15,5 p. cent)**	5 (12,5 p. cent)	nd
- 5 ans	**3 (7 p. cent)**	5 (12,5 p. cent)	nd

10 mg/kg/j, p.o durant deux à vingt-quatre mois, retrouvent pour neuf d'entre eux un état clinique satisfaisant mais associé à la mise en évidence du parasite après mise en culture ou technique P.C.R. à partir de ponction ganglionnaire ou de prélèvement de sang périphérique.

Outre les simples mesures de protection de l'animal vis-à-vis des piqûres de phlébotomes, il est utile de maintenir le chien à l'intérieur des habitations, surtout le soir.

Les insecticides

Il est utile de recourir à une pression insecticide régulière, répétée, constante, afin de diminuer le plus possible les piqûres infestantes. Un collier à base de deltaméthrine (Scalibor®) a démontré une efficacité prophylactique prometteuse en la matière : l'effet létal et anti-gorgement est perceptible dès la deuxième semaine après la pose du collier et au moins jusqu'à la semaine 34, soit huit mois environ. Reste à confirmer ces premiers résultats sur des effectifs plus importants et soumis à de

Allopurinol (Zyloric®)

Présentation chimique

L'allopurinol est une pyralopyrimidine, analogue de l'uracile, base pyrimidique.

Mode d'action - Efficacité

Tous les protozoaires sont dépendants de leur hôte pour l'acquisition des bases nécessaires à leur survie et à leur multiplication, comme éléments indispensables à la constitution de l'acide ribonucléique : l'allopurinol prenant la place des bases interdit la synthèse d'un ARN normal et peut donc être utilisé comme leishmaniostatique, effet confirmé *in vitro* et *in vivo* chez la souris.
La dose leishmaniostatique chez le chien est de 15 mg/kg matin et soir, p.o.

Toxicité - Innocuité

Des doses de 270 mg/kg/j ont provoqué chez le chien la formation de concrétions de xanthine à l'origine de lésions tubulaires graves (l'allopurinol inhibant l'enzyme, la xanthine-oxydase, responsable de la dégradation de la xanthine). L'administration de doses thérapeutiques usuelles (30 mg/kg/j) pendant un an n'a provoqué aucun trouble. Toutefois, à l'instar de ce qui existe chez l'homme, il a été décrit un accident de photosensibilisation réversible à l'arrêt de l'administration du produit.

Présentation commerciale

Il n'existe pas de présentation vétérinaire. On a donc recours à la présentation destinée à l'homme (donc en dehors de toute AMM) : comprimés de 100, 200 ou 300 mg.

Avantages - Inconvénients

Outre son effet leishmaniostatique et son innocuité, l'allopurinol présente deux intérêts majeurs :
- celui de pouvoir être associé au glucantime et d'obtenir ainsi de meilleurs résultats que ceux obtenus avec le glucantime seul ;
- celui de diminuer les risques de rechute.

Dans une étude portant sur 96 chiens naturellement infectés, Denerolle et al. utilisent trois protocoles thérapeutiques différents :
- un lot (lot 1) traité au glucantime (100 mg/kg/j SC, durant un mois) associé à l'allopurinol (15 mg/kg matin et soir) puis à l'allopurinol seul pendant 8 mois supplémentaires ;
- un lot (lot 2) traité au glucantime seul selon les indications du fabricant (200 mg/kg/j, toutes les 48 h, jusqu'à des durées de trois mois) ;
- un lot (lot 3) traité à l'allopurinol seul (15 mg/kg matin et soir, pendant au moins quatre semaines).

Les résultats sont portés dans le ***tableau 91***. Le traitement à l'allopurinol seul a du être arrêté et remplacé par le traitement classique devant l'absence de résultats positifs, sans que les chiens concernés n'aient été réintroduits dans l'effectif.
Cette étude démontre l'intérêt de l'association du glucantime administré quotidiennement et de l'allopurinol à la fois dans le pourcentage de guérison clinique et la diminution du nombre de rechutes.
Cette association Glucantime® - Zyloric® (respectivement 100 mg/kg/j SC + 15 mg/kg matin et soir, p.o) constitue à l'heure actuelle le protocole thérapeutique optimal qui doit être retenu, exception faite des cas d'insuffisance rénale qui doivent recevoir le traitement symptomatique approprié associé au Zyloric seul dès le premier jour.

Pour en savoir plus

ALVAR J, MOLINA R, SAN ANDRÉS M, TESOURO M, NIETO J, VITUTIA M, GONZALEZ F, SAN ANDRÉS MD, BOGGIO J, RODRIGUEZ F, SAINZ A, ESCACENAS C. Canine leishmaniasis: clinical, parasitological and entomological follow-up after chemotherapy. Annals of Trop. Med. Parasitol, 1994, 88, 371-378.
CANIOT V. L'intérêt du Zyloric® dans le traitement de la leishmaniose canine. A propos de 32 cas. Thèse Doct. Vet., Lyon I, 1997, n°2, 82.
DENEROLLE P, BOURDOISEAU G. Combination allopurinol and antimony treatment versus antimony alone and alloputinol alone in the treatment of canine leishmaniasis (96 cases). J. Vet. Int. Med., 1999, 13, 413-415.
GINEL PJ, LUCENA R, LOPEZ R, MOLLEDA JM. Use of allopurinol for maintenance of remission in dogs with leishmaniasis. J. Small An. Pract., 1998, 39, 271-274.

fortes pressions parasitaires, et en procédant à des comparaisons avec d'autres molécules déjà utilisées chez le chien.

ASPECT ZOONOSIQUE

Définitions et aspect clinique

Les leishmanioses humaines se divisent en leishmanioses cutanées (LC), cutanéomuqueuses (LCM) et viscérales (LV) : ***tableau 92***. Parmi ces dernières, les médecins distinguent la LV à *L. infantum*, très largement répandue (Asie, Moyen-Orient, bassin méditerranéen, Afrique et Amérique du Sud et centrale où le parasite est parfois appelé L. chagasi), la LV à *L. donovani* ou kala-azar (Inde, Chine, Moyen-Orient et Afrique de l'Est) et la LV à L. archibaldi uniquement en Afrique de l'Est.

D'une façon globale, les LV intéressent 47 pays répartis sur 4 continents, près de 200 millions de sujets exposés et 100 000 nouveaux cas par an à l'échelle du globe.

Sur le plan épidémiologique, la LV méditerranéenne n'est plus, depuis quelques années, une maladie de l'enfant (comme l'indique le nom d'espèce du parasite), mais de l'adulte, en raison des nouveaux facteurs d'immunodépression apparus récemment : syndrome d'immunodéficience acquise, traitements immunosuppresseurs pour les greffes, corticoïdes et anticancéreux... favorisant l'émergence de leishmaniose chez des sujets infectés et qui, en raison de leur état pathologique ou d'un élément iatrogénique, ne contrôlent pas la multiplication du parasite.

En outre, son incidence est élevée : Bassenne et al. ont montré que dans le foyer des Cévennes, l'incidence de 0,039 pour la période 1933-1972 est passée à 0,24 pour 100 000 habitants pour la période 1973-1993. En outre, la proportion des enfants est de 54 p. cent, elle n'est donc plus prépondérante. Le foyer cévenol repose sur la présence de *P. ariasi*, vecteur essentiellement rural, et son développe-

Kétoconazole (Kétofungol®)

Cette molécule a été présentée dans le paragraphe consacré aux teignes *(cf. chapitre 2)*.

Fondamentalement, comme tous les imidazolés, elle inhibe la synthèse de l'ergostérol, molécule essentielle de la paroi des champignons (et des bactéries Gram +). Cette inhibition est elle-même la conséquence de l'affinité du kétoconazole pour le cytochrome P 450, co-enzyme de la stérol-déméthylase nécessaire à la synthèse de l'ergostérol. Il en résulte l'incapacité pour certains protozoaires (et les champignons) de fabriquer une membrane cellulaire.

Malgré le fait qu'elle soit citée à plusieurs reprises dans la littérature consacrée à la leishmaniose, cette molécule ne présente pas d'efficacité notable à l'encontre des leishmanies.

Quinolones

Présentation chimique

Ces substances sont des composés organiques artificiels dérivés de la quinolone.

Mode d'action - Efficacité

Les quinolones bloquent la réplication et la transcription de l'ADN en inhibant l'action d'une enzyme : l'ADN-gyrase (ou topo-isomérase II), métallo-enzyme à magnésium, responsable du sur-enroulement des chaînes d'ADN dans l'espace. Elles sont ainsi bactéricides, accessoirement leishmanicides.

Cette propriété a été observée *in vitro* et à propos de leishmanioses cutanées humaines.

L'enrofloxacine (Baytril®), à la dose de 10 mg/kg/j, p.o a montré une certaine efficacité : amélioration clinique notable, augmentation de poids, reprise de l'appétit, diminution des titres en Ac, mais semble sans effet sur les ulcères cutanés. En outre, après une amélioration clinique spectaculaire, il n'est pas rare d'observer une rechute deux mois après le début du traitement.

Les autres quinolones (marbofloxacine ayant une AMM chez le chien: Marbocyl® ; les présentations destinées à l'homme) méritent d'être testées. Toutefois, toutes ces quinolones doivent faire l'objet d'études cliniques de terrain avec un suivi biologique, parasitologique et sérologique afin de définir précisément leur posologie.

Toxicité - Innocuité

L'ADN-gyrase des bactéries étant très différente de celle des mammifères, les quinolones sont très faiblement toxiques chez ces espèces (indice thérapeutique de l'ordre de 400). Ceci constitue une propriété très intéressante, en raison de l'absence de néphrotoxicité.

Avantages - Inconvénients

Ces divers aspects doivent être définis à la faveur d'études cliniques approfondies.

Pour en savoir plus

CESTER CC, SCNEIDER M, TOUTAIN PL. Comparative kinetics of two orally administered fluoroquinolones in dog: enrofloxacin versus marbofloxacin. Rev. Méd. Vét., 1996, 147, 703-716.

ment est antérieur à l'apparition du SIDA : il serait la conséquence de l'augmentation de la population canine qui constitue le réservoir de parasites : chiens de garde des villas construites dans un biotope favorable, meutes de chiens de chasse. En revanche, le foyer provençal est différent : caractère urbain plus marqué reposant sur l'activité de *P. perniciosus*, vecteur péri-urbain, touchant une population citadine à risques croissants du fait d'une médicalisation parfois très poussée et de l'apparition du SIDA (augmentation des cas de co-infection *Leishmania infantum*-HIV).

Pour ce qui concerne le continent européen et plus particulièrement la région méditerranéenne, il existe deux leishmanioses :

- une leishmaniose cutanée bénigne due à des variants enzymatiques de *L. infantum* (MON 11, 29 et 33) ou forme sèche (clou d'Alep, bouton d'Orient) ;

- une leishmaniose viscérale méditerranéenne, leishmaniose viscérale ou splénique infantile due majoritairement au zymodème MON 1 de *L. infantum*, accessoirement aux zymodèmes MON-24, 29 et 33.

Amphotéricine B (Fungizone®, AmBisome®)

Présentation chimique

L'amphotéricine B est un antibiotique heptaène produit par *Streptomyces nodosus*.

Mode d'action - Efficacité

L'amphotéricine B se fixe de façon irréversible à l'ergostérol constitutif de la membrane du parasite (champignons et leishmanies), altérant ainsi les fonctions de perméabilité de celle-ci, provoquant la fuite du potassium intracellulaire, et la mort du parasite. Selon la concentration utilisée, l'amphotéricine B est fongistatique ou fongicide.

Expérimentalement, cette molécule a également des propriétés immunostimulantes : activation des macrophages et des monocytes, augmentation des phénomènes oxydatifs, stimulation de l'excrétion de certaines interleukines...

L'amphotéricine peut être utilisée chez le chien de deux façons :

- par la voie intra-veineuse stricte, à raison de 0,5 à 0,8 mg/kg, injectée en 5 à 30 s, deux à trois fois par semaine jusqu'à une dose totale de 10 mg/kg ;
- par la voie orale sous la forme liposomiale (AmBisome®) : cette présentation permet d'obtenir une meilleure efficacité due au fait que le macrophage phagocyte ces vésicules lipidiques, accentuant ainsi le contact entre le principe actif et le parasite. Ceci autorise une dose plus faible, donc une toxicité diminuée.

Toxicité - Innocuité

L'amphotéricine B est néphrotoxique (vasoconstriction entraînant une diminution de la perfusion rénale et de la filtration glomérulaire). Ceci nécessite de surseoir la thérapeutique dès que la créatininémie est supérieure à 25 mg/l (ou 220 µmol/l). La dose maximale autorisée est de 8-10 mg/kg.

Présentation commerciale

L'amphotéricine B est un médicament de médecine humaine : Fungizone®, dont il faut retenir la présentation destinée à l'usage parentéral (flacon de 50 mg à mélanger à 10 ml d'eau pour préparation injectable, ou dans 10 ml de sérum glucosé à 5 p. cent à pH > 4,2). Ce médicament n'est utilisé, en médecine humaine, qu'en milieu hospitalier sous surveillance médicale stricte.

Les formes liposomales ne sont actuellement pas délivrées par les pharmacies, mais retenues à un usage hospitalier strict et délivrées uniquement par les pharmacies des hôpitaux.

Avantages - Inconvénients

La toxicité de l'amphotéricine B limite son usage à des animaux dont le fonctionnement rénal est correct, ce qui est rarement le cas en matière de leishmaniose. En outre, son utilisation chez le chien leishmanien non insuffisant rénal doit être faite sous contrôle médical (dosages réguliers de la créatininémie) et par la voie intraveineuse stricte ce qui interdit son utilisation par le propriétaire. Pour ces raisons, l'amphotéricine B ne présente pas d'avantages par rapport à l'association Glucantime® - Zyloric®.

Quant à la forme liposomiale, il est maintenant clairement établi que cette présentation, efficace, peu toxique, pratique d'utilisation, doit être réservée au traitement de l'homme, en particulier de l'enfant : traitement satisfaisant, moins lourd, ne nécessitant qu'une hospitalisation de courte durée. Devant le risque croissant d'apparition de chimio-résistance, le vétérinaire, agent de santé publique, doit de ne pas favoriser de tels risques par une utilisation irraisonnée d'une telle présentation qui reste, à l'heure actuelle, le traitement de choix des sujets leishmaniens dans les pays industrialisés.

Pour en savoir plus...

DAVIDSON RN, DI MARTINO L, GRADONI L, GIACCHINO R, RUSSO R, GAETA GB, PEMPINELLO R, SCOTT S, RAIMONDI F, CASCIO A, PRESTILEO T, CALDEIRA L, WILKINSON RJ, BRYCESON ADM. Liposomal amphotericin B (AmBisome) in Medditerranean visceral leishmaniasis: a multi-centre trial. Quarterly J of Med., 1994, 87, 75-81.

LAMOTHE J. Essai de traitement de la leishmaniose canine par l'amphotéricine B (39 cas). Prat. Méd. Chir. An. Comp., 1997, 32, 133-141.

Tableau 92 - Leishmanioses humaines.

types de leishmanioses	observables dans l'Ancien Monde*	dans le Nouveau Monde**
leishmanioses cutanées : LC	*L. tropica* *L. major* *L. æthiopica* *L. infantum*	complexe *L. braziliensis* complexe *L. mexicana*
leishmanioses cutanéomuqueuses : LCM		*L. braziliensis*
leishmanioses cutanées disséminées : LCD	*L. æthiopica*	*L. amazonensis*
leishmanioses viscérales : LV	*L. infantum* *L. donovani*	*L. infantum = chagasi*

* transmises par le genre *Phlebotomus*
** transmises par le genre *Lutzomyia*
LC (appelées parfois d'une façon générale : «boutons d'Orient» pour l'Ancien Monde) :
[1] *L. tropica* est responsable de la forme urbaine sèche observable au Moyen-Orient et en Afrique du Nord : incubation de quelques semaines, puis apparition en régions du corps non protégées, découvertes, de papule(s) érythémateuse(s), peu prurigineuse(s), ulcérée(s) ; évolution spontanée vers la guérison en quelques mois, en laissant parfois une cicatrice ; réservoirs : homme et chien ;
[2] *L. major* est responsable de la forme rurale humide, observable en Afrique du nord, au Moyen Orient et en Asie ; incubation plus courte, inflammation beaucoup plus marquée avec lymphangite et adénomégalies satellites ; réservoirs : rongeurs ;
[3] *L. æthiopica* : Afrique de l'Est, formes papulonodulaires non ulcérées, diffuses, étendues ;
[4] *L. infantum* : agent de la LV et de formes cutanées en Europe du Sud et en Afrique du Nord ;
[5] les leishmanioses cutanées du Nouveau Monde sont sud-américaines et proches cliniquement des formes de l'Ancien Monde, mais peuvent parfois être extensives et mutilantes (cf. ulcères des chicleros ou des gommiers : atteinte auriculaire et du cartilage sous-jacent).
LCM : leishmanioses sud-américaines (espundia) évoluant en deux phases : leishmaniose cutanée humide du visage évoluant spontanément vers la guérison en un an puis, chez un tiers des sujets, après une latence variable, apparition de lésions muqueuses nasales (avec destruction de la cloison nasale : «nez de tapir»), buccales, pharyngée et laryngée avec mutilations importantes et surinfections bactériennes graves ;
LCD : plaques et nodules diffus, disséminés sur le tronc et le visage, non ulcérés, lépromatoïdes, sans atteinte viscérale, chez des sujets présentant une immunodépression cellulaire (en particulier SIDA). Il existe également des formes plus rares : leishmaniose cutanée récidivante à *L. tropica*, leishmaniose cutanée post kala-azar à *L. infantum ;*
LV : leishmanioses viscérales ou kala-azar (indien, africain, américain et méditerranéen) : splénomégalie, pancytopénie, asthénie, couleur jaune citron puis noir de la peau (en sanskrit, kala-azar = maladie noire), fièvre très irrégulière dans le temps et en intensité («fièvre folle»), cachexie, mort.

L'apparition du SIDA a transformé l'épidémiologie et la symptomatologie de la LV : augmentation des facteurs de risque et de la proportion des sujets adultes qui représentent 75 p. cent des cas totaux de leishmaniose viscérale (50 à 60 p. cent d'entre eux étant HIV+), multiplication des deux agents pathogènes au sein des cellules permissives que sont les macrophages. Au mois de novembre 1995, la France recensait 127 cas cumulés publiés de co-infection LV-SIDA (données OMS) : ces cas sont d'ailleurs, au niveau européen, majoritairement du sud de l'Europe (Espagne: 450 ; Italie : 130), intéressent des jeunes hommes toxicomanes (âgés environ de 30 ans) et ayant contracté le HIV lors d'échanges de seringues.

Ces données épidémiologiques amènent les auteurs à envisager plusieurs hypothèses de transmission du parasite et d'apparition de la maladie :

- Première hypothèse : l'infection leishmanienne précède l'infection HIV, ce qui explique la répartition géographique. Les sujets vivant en zone d'endémie sont exposés aux piqûres de phlébotomes infectés, présentent une intradermo-réaction positive à la leishmanine, puis secondairement, à la faveur d'une immunodépression (par exemple le développement d'un SIDA) expriment alors une leishmaniose. Ceci est un exemple typique de parasitose opportuniste ;

- La deuxième hypothèse est inverse : le sujet HIV+ (plus fréquemment d'ailleurs HIV1), infecté à la faveur d'échanges de seringues souillées, est ensuite parasité par des leishmanies transmises par les phlébotomes et développe une leishmaniose clinique dès que son taux de CD4+ est inférieur à 200/ml ;

- il existe une troisième hypothèse à l'origine d'un cycle évolutif tout à fait particulier : il est possible d'envisager une transmission purement mécanique des leishmanies par l'intermédiaire des seringues dans la mesure où, chez les patients fortement immunodéprimés, les leishmanies sont présentes en grandes quantités dans le sang périphérique (50 p. cent des frottis sont positifs chez les co-infectés HIV-leishmanie).

Cliniquement, la LV humaine se caractérise par la triade : pancytopénie, hépatosplénomégalie (la rate atteint un volume très important, déforme l'abdomen, peut descendre dans le petit bassin), fièvre « folle » (car irrégulière dans le temps et en intensité). L'asthénie et l'amaigrissement évoluant sans traitement vers une cachexie extrême, la pâleur et l'anémie sont de règles. Les perturbations sanguines sont significatives : anémie, thrombopénie, leucopénie, hypergamma-globulinémie.

Chez l'individu immunodéprimé, le tableau clinique est différent pour plusieurs raisons : d'abord parce que la LV est le plus souvent secondaire au SIDA, ensuite parce qu'elle est associée aux autres maladies opportunistes (mycoses, toxoplasmose, cryptosporidiose...). Les formes cutanées, digestives, sont fréquentes.

Le diagnostic repose sur des considérations épidémiologiques, la mise en évidence du parasite (sang, moelle osseuse, ganglion... soit directement, soit après mise en culture) et la sérologie (malgré les faux négatifs chez l'immunodéprimé).

Le traitement fait appel aux antimoniés (glucantime : 20 mg/kg/j durant 3-4 semaines), en association avec l'allopurinol, éventuellement à l'amphotéricine B. Récemment, plusieurs publications font état de l'efficacité de la miltéfosine en matière de leishmaniose viscérale humaine : cet anticancéreux est administré par la voie orale à la dose de 100-150 mg par jour durant quatre semaines. Outre son efficacité, ce médicament pourrait être très intéressant en raison de sa tolérance acceptable (pas de toxicité hématologique ni rénale, troubles intestinaux passagers), de sa facilité d'administration et de son intérêt sur les leishmanies résistantes au Glucantime®.

Pour en savoir plus

BENDERITTER T, CASANOVA P, NASHKIDACHVILI L, QUILICI M. Glomerulonephritis in dogs with canine leishmaniasis. Ann. of Trop. Med. and Parasitol., 1988, 82, 335-341.

BOURDOISEAU G, DENEROLLE P. Traitement de la leishmaniose canine: actualités. Rev. Méd. Vét., 2000, 151, 395-400.

BOURDOISEAU G, MARCHAL T, MAGNOL J P. Immunohistochemical detection of *Leishmania infantum* in formalin-fixed, paraffin-embedded sections in canine skin and lymph nodes. J. Vet. Diag. Investig., 1997, 9, 439-440.

BOURDOISEAU G, BONNEFONT C, MAGNOL J P, SAINT ANDRÉ I, CHABANNE L. Lymphocyte subsets abnormalities in canine leishmaniasis. Vet. Immunol. immunopathol., 1997, 56, 345-352.

BOURDOISEAU G, BONNEFONT C, HOAREAU E, BOEHRINGER C, STOLLE T, CHABANNE L. Specific IgG1 and IgG2 antibody and lymphocyte subset responses in naturally *Leishmania infantum* - infected treated and untreated dogs. Vet. Immunol. Immunopathol. 1997, 59, 21-30.

BURACCO P, ABATE O, GUGLIELMINO R, MORELLO E. Osteomyelitis and arthrosynovitis associated with Leishmania donovani infection in a dog. J. of Small Animal Practice, 1997, 38, 29-30.

CAVALIERO T, ARNOLD P, MATHIS A, GLAUS T, HOFMANN-LEHMANN R, DEPLAZES P. Clinical, serologic and parasitologic follow-up after long-term allopurinol therapy of dogs naturally infected with *Leishmania infantum*. J. Vet. Int. Med., 1999, 13, 330-334.

CHABAUD F. Les réservoirs sauvages de la leishmaniose dans le sud de l'Europe. Essai de mise en évidence d'un réservoir vulpin dans le département des Alpes-Maritimes. Thèse Doct Vét., 1990, Faculté de Médecine de Nantes, 70pp.

CHATTERJEE M, BANETH G, JAFFE C L, SHARMA V, MANDAL C. Diagnostic and prognostic potential of antibodies againts O-acetylated sialic acids in canine visceral leishmaniasis. Vet. Immunol. Immunopathol., 1999, 70, 55-65.

DAVOUST B. (1994) Épidémiologie de l'ehrlichiose, de la leishmaniose et de la dirofilariose canine. A propos de la situation actuelle dans les effectifs de l'armée française. Rev. Méd. Vét., 145, 249-256.

DAVOUST B, TOGA I, DUNAN S, QUILICI M. Leishmaniose dans les effectifs canins militaires. Méd. et Armées, 1994, 22, 33-38.

DENEROLLE P. Leishmaniose canine: difficultés du diagnostic et du traitement (125 cas). Prat. Méd. Chir. An. Comp., 1996, 31, 137-145.

DEPLAZES P, SMITH N C, ARNOLD P, LUTZ H, ECKERT J. Specific IgG1 and IgG2 antibody responses of dogs to *Leishmania infantum* and other parasites. Parasite Immunol., 1995,17, 451-458.

FERRER L, RABANAL R, FONDEVILA D, RAMOS J A, DOMINGO M. Skin lesions in canine leishmaniasis.J. Small Anim. Pract., 1988, 29, 381-388.

FERRER L, FONDEVILA D, MARCO A, PUMAROLA M. Atypical nodular leishmaniasis in two dogs. Vet. Rec., 1990, 126, 90.

FONT A, GINES C, CLOSA J M, MASCORT J. Visceral leishmaniasis and disseminated intravascular coagulation in a dog. J. Am. Vet. Med. Assoc., 1994, 204, 1043-1044.

FONT A, ROURA X, FONDEVILA D, CLOSA J M, MASCORT J, FERRER L. Canine mucosal leishmaniasis.J. Am. Anim. Hosp. Assoc., 1996, 32, 131-137.

GARCIA-ALONZO M, BLANCO A, REINA D, SERRANO F J, ALONSO C, NIETO C G. Immunopathology of the uveitis in canine leishmaniasis. Parasite Immunol., 1996, 18, 617-623.

GARCIA-ALONZO M, NIETO C G, BLANCO A, REQUENA J M, ALONSO C, NAVARETTEI. Presence of antibodies in the aqueous humour and cerebrospinal fluid during Leishmania infections in dogs. Pathological features at the central nervous system. Parasite Immunol.,1996, 18, 539-546.

KEENAN C M, HENDRICKS L D, LIGHTNER L, WEBSTER H K, JOHNSON A J. Visceral leishmaniasis in the German Shepherd dog. I. Infection, clinical disease and clinical pathology. Vet. Pathol., 1984, 21, 74-79.

KEENAN C M, HENDRICKS L D, LIGHTNER L, JOHNSON A J. Visceral leishmaniasis in the German Shepherd dog. II. Pathology. Vet. Pathol., 1984, 21, 80-86.

KILLICK-KENDRICK R, KILLICK-KENDRICK M, FOCHEUX C, DEREURE J, PUECH M P, CADIERGUES M C. Protection of dogs from bites of phlebotomine sandflies by deltamethrin collars for control of canine leishmaniasis. Med. Vet. Entomol., 1997, 11, 105-111.

KOUTINAS A F, SCOTT D W, KANTOS V, LEKKAS S. Skin lesions in canine leishmaniasis (Kala-Azar) : a clinical and histopathological study on 22 spontaneous cases in Greece. Vet. Dermatol., 1993, 3, 121-130.

KOUTINAS A F, POLIZOPOULOU Z S, SARIDOMICHELAKIS M N, ARGYRIADIS D, FYTIANOU A, PELVRAKI K G. Clinical considerations on canine visceral leishmaniasis in Greece: a

retrospective study of 158 cases (1989 - 1996). J. Am. Anim. Hosp. Assoc., 1999, 35, 376-383.
LOPEZ R, LUCENA R, NOVALES M, GINEL P J, MARTIN E, MOLLEDA J M. Circulating immune complexes and renal function in canine leishmaniasis. J.Vet. Med.B, 1996, 43, 469-474.
LUCENA R, GINEL P J, LOPEZ R, NOVALES M, MARTIN E, MOLLEDA J M.(1996) Antinuclear antibodies in dogs with leishmaniasis. J.Vet. Med. A, 1996, 43, 255-259.
MARTY P, LE FICHOUX Y. Épidémiologie de la leishmaniose dans le sud de la France. Prat. Méd. Chir. Anim. Comp., 1988, 23, 11-15.
MARTY P, OZON C, RAHAL A, GARI-TOUSSANT M, LELIÈVRE A, IZRI M A, HAAS P, LE FICHOUX Y. Leishmaniose dans les Alpes-Maritimes. Caractéristiques épidémiologiques actuelles. Méd. et Armées,1994, 22, 29-31.
NIETO C G, VINUELAS J, BLANCO A, GARCIA-ALONSO M, VERDUGO S G, NAVARRETE I. Detection of *Leishmania infantum* amastigotes in canine choroid plexus. Vet. Rec., 1996, 139, 346-347.
OZON C, MARTY P, VEYSSIÈRE C, HAAS P, LE FICHOUX Y. Résultats d'une enquête sur la leishmaniose canine effectuée pendant une courte période chez les vétérinaires praticiens des Alpes-Maritimes. Prat. Méd. Chir. Anim. Comp., 1995, 30, 199-201.
PINELLI E, KILLICK-KENDRICK R, WAGENAAR J, BERNADINA W, DEL REAL G, RUITENBERG J. Cellular and humoral immune responses in dogs experimentally and naturally infected with *Leishmania infantum.* Infection and Immunity, 1994, 62, 229-235.
PINELLI E, RUTTEN V P M G, LANGELAAR M, RUITENBERG E J. Expression of surface molecules on canine macrophages after in vitro infection with *Leishmania infantum.* Vet. Immunol. Immunopathol., 1996, 54, 347-348.
PRATS N, FERRER L. A possible mechanism in the pathogenesis of cutaneous lesions in canine leishmaniasis. Letter in Vet. Rec., 1995, 137, 103-104.
RHALEM A, SAHIBI H, LASRI S, JAFFE C L. Analysis of immune responses in dogs with canine visceral leishmaniasis before, and after, drug treatment. Vet. Immunol. Immunopathol., 1999, 71, 69-76.
RIERA C, VALLADARES J E. Viable Leishmania infantum in urine and semen in experimentally infected dogs. Letter to the Editor, Parasitol. Today, 1996, 12, 412.
RIGAL C, GASTELLU J, GEVREY J. Une forme sous-cutanée nodulaire de leishmaniose canine. Sci. Vét. Méd. Comp., 1983, 85, 41-43.
RIOUX J A, ALBARET J L, HOUIN R, DEDET J P, LANOTTE G. Ecologie des leishmanioses dans le sud de la France. 2. Le réservoir sylvatique. Infestation spontanée du renard (Vulpes vulpes L.). Ann. Parasitol. Hum. Comp., 1968, 43, 421-428.
RODES D, ACENA M C, GASCON M. Etude cytologique et biochimique du fer médullaire chez les chiens atteints de leishmaniose et sa relation avec des paramètres sanguins et sériques. Rev. Méd. Vét., 1999, 150, 965-974.
ROURA X, SANCHEZ A, FERRER L. Diagnosis of canine leishmaniasis by a polymerase chain reaction technique. Vet. Rec., 1999, 144, 262-264.
ROZE M. Manifestations conjonctivales et cornéennes de la leishmaniose. Prat. Méd. Chir. Anim. Comp., 1988, 23, 245-254.
ROZE M. Manifestations oculaires de la leishmaniose canine: étude sérologique. Rec. Méd. Vét., 1990, 166, 37-43.
SAINT ANDRÉ MARCHAL I, MARCHAL T, MOORE P F, MAGNOL J P, BOURDOISEAU G. Ingection of canine Langerhans cells and interdigitating dendritic cells by Leishmania infantum in spontaneous canine leishmaniasis. Rev. Méd. Vét., 1997, 148, 29-36.
SLAPPENDEL R J. Canine leishmaniasis. A review based on 95 cases in the Netherlands. Vet. Q., 1988, 10, 1-16.
SPRENG D. Leishmanial polyarthritis in two dogs. J. Small Anim. Pract., 1993, 34, 559-563.
VALLADARES J E, DE GOPEGUI R R, RIERA C, ALBEROLA J, GALLEGO M, ESPADA Y, PORTUS M, ARBOIX M. Study of hæmostatic disorders in experimentally induced leishmaniasis in Beagle dogs. Research in Vet. Sci., 1998, 64, 195-198.
VAMVAKIDIS C D, KOUTINAS A F, KANAKOUDIS G, GEORGIADIS G, SARIDOMICHELAKIS M. Masticatory and skeletal muscle myositis in canine leishmaniasis (Leishmania infantum). Vet. Rec., 2000, 146, 698-703.
VIDOR E, BISSUEL G, DUBREUL N, LECOINTRE O, MOREAU Y. Enquête épidémiologique prospective par suivi de cohorte concernant la leishmaniose canine. (I). Description de l'échantillon sondé. Rev. Méd. Vét, 1990, 141, 997-1003.
VIDOR E, DEREURE J, PRATLONG F, DUBREUIL N, BISSUEL G, MOREAU Y, RIOUX J A. Le chancre d'inoculation dans la leishmaniose canine à *Leishmania infantum* : étude d'une cohorte en région cévenole. Prat. Méd. Chir. Anim. Comp., 1991, 26, 133-137.
WOLSCHRIJN C F, MEYER H P, HAZEWINKEL H AW, WOLVEKAMP W T C. Destructive polyarthritis in a dog with leishmaniasis. J. Small Anim. Pract., 1996, 37, 601-603.

La toxoplasmose

DÉFINITION

La toxoplasmose est une protozoose infectieuse, inoculable due à la multiplication et à l'action pathogène d'un protozoaire, *Toxoplasma gondii*, dans de nombreuses cellules de l'organisme, dont les cellules du système des phagocytes mononucléés. Toutefois, la localisation du parasite et le stade pathogène amènent à définir deux entités différentes selon les plans clinique, épidémiologique et de la santé publique :

- **une coccidiose toxoplasmique,** comparable aux autres coccidioses intestinales, due à la multiplication sexuée et à l'action pathogène du parasite dans les entérocytes du chat uniquement, aboutissant à la formation, puis à l'excrétion d'ookystes simples dans les fèces. Cette forme ne concerne pas le chien chez qui l'on n'observe jamais d'ookystes fécaux de toxoplasme ;
- **une toxoplasmose *sensu stricto*** due à la multiplication et à l'action pathogène du même parasite, sous forme tachyzoïtique puis bradyzoïtique, en localisations exentérales (au sein de toute cellule, sauf le globule rouge), chez de nombreuses espèces animales (dont le chat et le chien) et chez l'homme.

Cette protozoose est importante pour diverses raisons :

- parce qu'elle est responsable, chez les animaux de production, d'avortements, donc de pertes économiques ;

- accessoirement parce qu'elle peut être à l'origine de cas médicaux graves chez l'animal, assez rares chez le chien ;
- mais essentiellement, parce que la toxoplasmose est une zoonose. En France, la prévalence sérologique chez la femme est environ de 50 p. cent : le risque de toxoplasmose congénitale (avortements, malformations, atteintes du système nerveux central), la gravité des cas cliniques et l'incidence de la toxoplasmose récurrente chez le sujet immunodéprimé confèrent à cette maladie un caractère de zoonose majeure pour laquelle le vétérinaire assume ses responsabilités dans le domaine de la santé publique *(cf. aspect zoonosique).*

ÉPIDÉMIOLOGIE

Comme espèce responsable d'une coccidiose intestinale, le toxoplasme est spécifique : son développement et sa reproduction sexuée ne sont observables que chez les félidés, en particulier le chat.

En revanche, le toxoplasme, sous ses formes de reproduction asexuée (bradyzoïtes et tachyzoïtes), est très ubiquiste, et il est observable chez de très nombreuses espèces animales domestiques et sauvages : rongeurs et lagomorphes, ruminants (particulièrement le mouton), équidés, suidés, carnivores (dont le chat et le chien), ainsi que les oiseaux, les reptiles, les batraciens et les poissons. Enfin, il intéresse l'espèce humaine.

Les modes de contamination d'un sujet naïf (tant humain qu'animal) découlent du cycle évolutif du parasite. Retenons que le chien est un hôte intermédiaire pour le toxoplasme, c'est-à-dire abritant uniquement des formes capables de reproduction asexuée disséminées dans son organisme ; théoriquement, il peut exprimer une toxoplasmose - maladie :
- à la suite de la capture de proies infestées (rongeurs), ou de la consommation de viande parasitée (mouton, bœuf…) : ces modes d'infection sont responsables de la toxoplasmose acquise (sous-entendu après la naissance) ;
- *in utero :* responsable de la toxoplasmose congénitale ;
- hébergeant le parasite sous forme bradyzoïtique, dans des kystes quiescents dans son organisme, l'animal peut être sujet à une toxoplasmose récurrente due à une réactivation du cycle.

LE PARASITE *Toxoplasma gondii*

Parasite non spécifique sous ses formes végétatives, le toxoplasme, chez le chien, se multiplie activement dans de nombreuses cellules de l'organisme (tachyzoïte). Il est responsable de l'apparition de symptômes (toxoplasmose-maladie), puis sous l'effet d'une réaction immunitaire, ralentit sa multiplication (bradyzoïte), à l'origine de la toxoplasmose-infection.

PATHOGÉNIE ET IMMUNITÉ

a. Pathogénie

Le parasite se multiplie sous forme tachyzoïtique, puis persiste dans l'organisme sous forme bradyzoïtique. Le pouvoir pathogène du toxoplasme réside sur plusieurs modalités : le problème fondamental est la capacité du toxoplasme à résister et à se multiplier au sein de cellules chargées de la destruction des agents pathogènes. Le toxoplasme y parvient grâce à plusieurs phénomènes d'évasion :
- par soustraction à l'action du système immunitaire, le toxoplasme se localise en des organes et tissus pauvres en cellules phagocytaires : le système nerveux central, l'œil ;
- par protection sous forme kystique, la paroi étant constituée à la fois de la membrane cellulaire et des dépôts de complexes immuns ;
- par inhibition de l'acidification du phagosome de la cellule parasitée, de la fusion phagosome-lysosome par la disposition des mitochondries autour de la paroi du phagosome.

Lors de la mort de la cellule parasitée, les tachyzoïtes sont libérés, phagocytés par une autre cellule, et disséminés ainsi dans tout l'organisme : ainsi, cette mort cellulaire se traduit macroscopiquement par des lésions de nécrose tissulaire, lésions qu'il est possible d'observer par exemple dans le placenta. Ce sont précisément ces lésions de nécrose qui autorisent le passage du parasite au fœtus. Toutefois, au sein de ces principes très généraux du pouvoir pathogène, il existe des variations entre les diverses souches de toxoplasme isolées. Ceci est dû à plusieurs facteurs :
- en particulier, il existe une relation étroite entre la pathogénicité d'une souche et son aptitude à la kystogénèse : plus la souche a la capacité à former des kystes rapidement, plus son pouvoir pathogène est faible. A l'inverse, plus la tachyschizogonie est intense et prolongée, plus le pouvoir pathogène est élevé ;
- le système immunitaire de l'hôte intervient indirectement dans l'expression du pouvoir pathogène : en effet, le passage de la forme pseudokystique

Encadré 51. Caractères morphologiques et biologiques de Toxoplasma gondii

Définition taxinomique simplifiée

Ce parasite est :
- un APICOMPLEXA : caractérisé par l'existence à un pôle d'un complexe d'organites ;
- de la famille des Sarcocystidés (Toxoplasmatidés pour certains auteurs) ;
- ou de la sous-famille des Toxoplasmatinés de la famille des ISOSPORIDÉS :
  - coccidies dixènes ;
  - dont les formes rejetées peuvent être des sporocystes ;
  - renfermant quatre sporozoïtes.

Le genre *Toxoplasma* est caractérisé par une sporogonie exogène, un cycle évolutif facultativement dixène et des kystes polyzoïques (c'est-à-dire renfermant un grand nombre de bradyzoïtes, à la différence des kystes du genre *Cystoisospora*).

Morphologie

Chez le chien, ne sont observables que les stades de multiplication asexuée :
- le bradyzoïte, responsable de la formation du kyste ; - le tachyzoïte, responsable de la formation du pseudokyste. Ces deux stades ne sont pas discernables morphologiquement, ils se distinguent par leur vitesse de multiplication (le bradyzoïte étant une forme de multiplication ralentie, le tachyzoïte une forme de multiplication accélérmée) et par les modifications morphologiques de la cellule qui les abrite.

Caractères communs au bradyzoïte et au tachyzoïte

Ces stades, ainsi que les sporozoïtes (observables au sein de l'ookyste sporulé, dans le milieu extérieur) sont réunis sous le terme de germes infectieux :
- éléments en croissant (« toxon » : arc) :
  - de 5-6 µm x 2-3 µm ;
  - présentant deux extrémités différentes : l'une amincie, abritant le complexe apical ;
  - l'autre plus arrondie, considérée comme postérieure ;
  - un noyau occupant le tiers de la cellule.

Le complexe apical des Apicomplexa est un ensemble d'organites individualisés :
- le conoïde, formation tronconique surmontée d'un ou de deux anneaux polaires, constitué d'éléments fibrillaires disposés en spirale enroulée dans le sens des aiguilles d'une montre. Le conoïde exerce une action mécanique permettant la pénétration intracellulaire ;
- les rhoptries en forme de massues, fixées à la base du conoïde par leur extrémité antérieure amincie. Ils élaborent des enzymes protéolytiques favorisant l'action du conoïde ;
- les micronèmes, tubes spiralés à activité secrétoire. Les micronèmes et les rhoptries sont parfois désignés sous le terme de corps denses.

La coloration au Giemsa fait apparaître le cytoplasme en violet foncé, le noyau en rouge.

Caractères distinctifs

- Le tachyzoïte est :
  - la forme de multiplication rapide du parasite, responsable de l'expression clinique de la toxoplasmose, en début de maladie ;
  - observable dans une vacuole parasitophore de la cellule-hôte (> 100/cellule) ;
  - qu'ils ne remplissent pas en totalité ;
  - la cellule-hôte n'est pas déformée, présente un noyau bien net ;
  - et constitue le pseudokyste (15-30 µm) ;
  - le noyau du tachyzoïte occupe une place centrale au sein de la cellule.
- Le bradyzoïte est :
  - l'élément qui fait suite au premier, forme quiescente, de multiplication ralentie ;
  - au sein d'une cellule-hôte déformée, (la vacuole parasitophore a disparu) ;
  - dont le noyau est aplati, en périphérie, plaqué contre la paroi ;
  - et constitue le kyste (60-100 µm), élément de résistance et de persistance du parasite dans l'organisme, pour lequel la paroi est mince (≠ de *Neospora* pour lequel la paroi est épaisse, > 4 µm). Cette paroi est le résultat d'une réaction Ag-Ac.
- Le bradyzoïte est caractérisé par la position excentrée du noyau.

Biologie

Habitat

A la différence des formes de reproduction sexuée, spécifiquement observables dans les entérocytes, les bradyzoïtes et les tachyzoïtes n'ont aucune spécificité de cellule : ils sont observables en particulier dans les cellules du système des phagocytes mononucléés (monocytes, histiocytes, macrophages), mais aussi dans les cellules épithéliales, les fibroblastes, les hépatocytes, les pneumocytes, les neurones… Ils ne parasitent en revanche jamais les globules rouges.

Reproduction (figure 55)

Le cycle évolutif du toxoplasme est très complexe. Fondamentalement, ce parasite est un dixène facultatif, pouvant se reproduire uniquement chez un hôte (le chat) et être monoxène strict, ou passer par des hôtes intermédiaires (dixène).

Le cycle

Le cycle monoxène (n'intéresse pas le chien)

Il s'agit d'un cycle superposable à celui que nous avons précédemment exposé à propos des coccidies du genre *Isospora,* se déroulant selon deux phases, exogène et endogène. Toutefois, ce cycle ne concerne que LE CHAT et n'est jamais observé chez le chien.

- **phase endogène :** brièvement, se déroulent, chez le chat, une schizogonie puis une gamétogonie au sein

Figure 55 - Cycles évolutifs du toxoplasme.

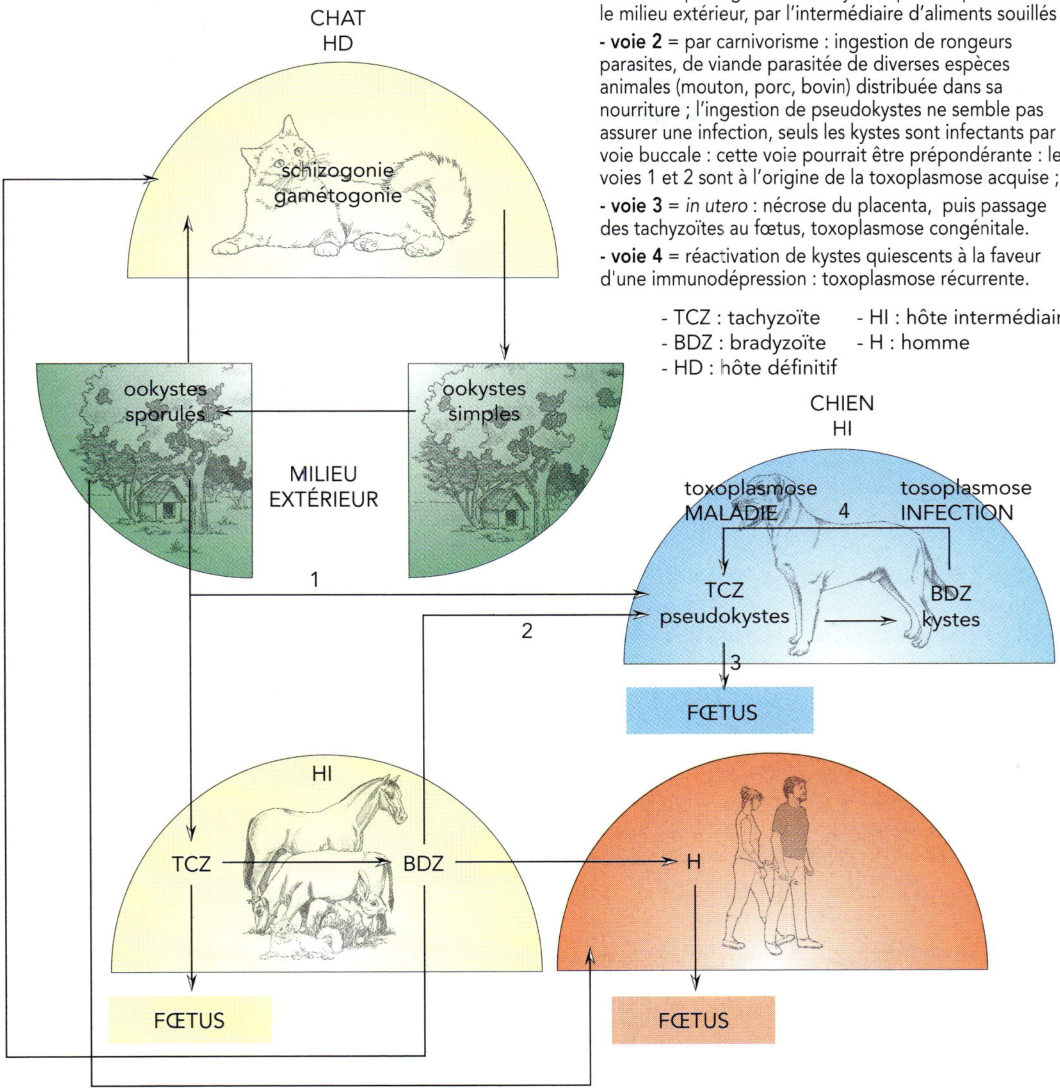

Modes de contamination du chien :

- **voie 1** = par ingestion d'ookystes sporulés présents dans le milieu extérieur, par l'intermédiaire d'aliments souillés ;
- **voie 2** = par carnivorisme : ingestion de rongeurs parasites, de viande parasitée de diverses espèces animales (mouton, porc, bovin) distribuée dans sa nourriture ; l'ingestion de pseudokystes ne semble pas assurer une infection, seuls les kystes sont infectants par la voie buccale : cette voie pourrait être prépondérante : les voies 1 et 2 sont à l'origine de la toxoplasmose acquise ;
- **voie 3** = *in utero* : nécrose du placenta, puis passage des tachyzoïtes au fœtus, toxoplasmose congénitale.
- **voie 4** = réactivation de kystes quiescents à la faveur d'une immunodépression : toxoplasmose récurrente.

- TCZ : tachyzoïte
- BDZ : bradyzoïte
- HD : hôte définitif
- HI : hôte intermédiaire
- H : homme

des entérocytes, pouvant être à l'origine d'une entérite diarrhéique non caractéristique et bénigne, et aboutissant à l'émission, dans les matières fécales, d'ookystes simples, non infectants, non discernables morphologiquement des ookystes des autres genres de coccidies ;
- **phase exogène :** dans le milieu extérieur, ces ookystes subissent une sporogonie pour devenir infectants ou sporulés, très résistants dans le milieu extérieur et susceptibles d'infecter un autre chat, ou un hôte intermédiaire.

La période prépatente est différente selon le mode de contamination : 5-6 j si le chat a ingéré une proie infestée (cas du carnivorisme, ce qui est le plus fréquent), plus longue, de 15 à 20 j, si le chat a ingéré des ookystes sporulés. Dans les deux cas, à la suite de la contamination, la période patente, c'est-à-dire la durée de l'excrétion ookystale, est de 10 à 15 j, mais diminue au fur et à mesure des ré-infections successives.

Cycle dixène (intéressant le chien)

Les caractères du cycle dixène sont les suivants :
- l'intervention d'hôtes intermédiaires (HI) dans le cycle évolutif du toxoplasme est facultative, le cycle pouvant se dérouler exclusivement chez le chat HD ;
- l'HI s'infeste de trois façons :

- soit en ingérant des aliments ou de l'eau souillés d'ookystes infectants ;
- soit en ingérant un HI porteur de kystes, donc par carnivorisme : cette éventualité est vraisemblablement la plus probable chez le chien, lors de la consommation de proies infectées (rongeurs par exemple) ou de viande peu cuite ou crue ;
- soit *in utero*, lorsque les tachyzoïtes infectants contaminent une femelle gestante non immune : l'absence d'immunité autorise le passage des tachyzoïtes vers les fœtus : toxoplasmose congénitale. Ce passage ne se produit pas par la voie sanguine, mais par suite de la nécrose placentaire, favorisant ainsi le passage des tachyzoïtes.

- l'HI, porteur de kystes, est à son tour potentiellement source de parasites pour l'HD (le chat) ou pour un autre HI, de la même espèce ou non, susceptible d'ingérer le premier. Le chien, strictement HI, est un cul-de-sac dans la mesure où il n'est pas ingéré par un autre carnivore ;
- si le chat est le seul hôte définitif, il peut également être HI, c'est-à-dire qu'il peut à la fois présenter une coccidiose toxoplasmique et une toxoplasmose : en effet, il présente les formes asexuées dans les entérocytes, et des pseudokystes puis des kystes disséminés dans son organisme. Le chat peut alors, à partir de ces kystes quiescents « réactivés », présenter de nouveau un cycle entéral à l'origine d'une excrétion renouvelée d'ookystes. C'est le phénomène de récurrence, induit par une autre coccidiose (en particulier à Isospora felis), par une autre maladie (virus leucémogène) ou une immunodépression iatrogénique.

Caractères antigéniques

Il est possible de définir trois types d'Ag :
- des Ag de surface ou membranaires (SAG pour Ag de surface), dont le plus important est une glycoprotéine de 30kDa : gp30, présent chez le tachyzoïte, rejeté dans les cellules-hôtes lors de la pénétration du tachyzoïte ;
- des Ag cytoplasmiques, en particulier contenus dans des granules denses : GRA ;
- des Ag ES (excrétés-secrétés).

La structure antigénique est en partie commune entre les sporozoïtes, les tachyzoïtes et les bradyzoïtes.

à la forme kystique (donc à une forme non ou peu pathogène) est la conséquence de l'acquisition par l'hôte d'un état d'immunité, en particulier la synthèse de l'INF-γ.

b. Immunité

Si l'immunité en matière de toxoplasmose est bien étudiée chez l'homme, la souris et le chat, elle l'est beaucoup moins chez le chien et toute extrapolation doit être faite avec une grande prudence.

L'immunité est d'abord de nature humorale. Elle repose sur :
- des IgM dans un premier temps, qui disparaissent en quelques semaines. Elles ne traversent pas le placenta et ne peuvent donc assurer une protection des fœtus. L'absence d'immunité chez une femelle gravide expose les fœtus à une contamination par les tachyzoïtes capables de franchir la barrière placentaire de par les lésions de nécrose qu'ils provoquent ;
- puis des IgG, plus tardives, évoluent en plateau, persistent durant plusieurs années, et ne disparaissent pas totalement. Ces IgG peuvent traverser le placenta, assurer une protection efficace des fœtus : c'est pourquoi l'ingestion de germes infectieux n'entraîne pas de conséquences pathologiques particulières chez une femelle séropositive, capable, grâce à ces Ac et au complément, de lyser le parasite. Toutefois, ces IgG en collaboration avec la fraction 3 du complément sont efficaces à l'encontre des formes libres et tachyzoïtiques du parasite, inefficaces à l'encontre des pseudokystes et des kystes.

Des expérimentations sur des sujets immunodéprimés ou le recours à des Ac anti-Ig démontrent qu'il existe également une immunité à médiation cellulaire, dont le rôle en matière de protection est primordial :
- la présence des IgG chez les sidéens signifient le risque d'une toxoplasmose grave sous la forme d'une rechute (puisqu'ils hébergent déjà le parasite), alors que la séronégativation chez ces mêmes sujets signifie un risque de primo-infection. La neurotoxoplasmose est observée chez les sujets sidéens sérologiquement positifs (risque très élevé chez les sujets dont le titre en positivité anti-toxoplasme est supérieur à 150 UI en ELISA). Elle n'est pas observée chez les sidéens séronégatifs en toxoplasme : ceci démontre bien le rôle bénéfique d'une immunité à médiation lymphocytaire T, médiation effondrée en CD4 chez les sujets atteints du SIDA ;
- cette immunité repose sur la participation de LyT capables d'activer le macrophage dont le métabolisme oxydatif permet la destruction du toxoplasme. Le rôle-clé est tenu par l'INF-g, capable d'assurer la maturation des LyT CD8+, la stimulation des LyT CD4+ de type 1, de lyser les tachyzoïtes et de favoriser la formation des kystes à partir des pseudokystes ;
- plus récemment, la réalisation de greffes rénales chez le chien, suivies de l'instauration d'un traitement immunodépresseur, a provoqué l'apparition de toxoplasmose aiguë mortelle à expression clinique respiratoire. Dans le cas décrit, le rein greffé se révélant, après autopsie, indemne de parasites, il

est vraisemblable que l'origine de l'infection réside dans la réactivation de kystes à bradyzoïtes chez le receveur, « réveil » dû à la baisse de l'immunité à médiation cellulaire, d'origine iatrogénique.

ÉTUDE CLINIQUE

a. Symptômes et lésions

Dans la majorité des cas, l'infection toxoplasmique ne se traduit par aucun symptôme ou s'exprime de façon modérée et équivoque : adénomégalie discrète.

Si l'infection se produit chez une chienne gestante non immune, les tachyzoïtes ont la possibilité de traverser le placenta et de contaminer les fœtus : mort fœtale en début de gestation, avortement, naissance de fœtus malformés, mortinatalité des chiots avant l'âge de 2 mois présentant un tableau de septicémie ;

- **chez le chien adulte non immun,** le tableau clinique est très varié et il est possible d'observer :

  - **des formes respiratoires :** bronchopneumonies banales associées à une fièvre irrégulière, de la toux et une dyspnée. Les lésions consistent en des foyers disséminés de nécrose miliaire sous forme de taches blanches à contours irréguliers et de faible taille ;

  - **des formes nerveuses** évoquant une maladie de Carré (en sachant qu'en outre, dans quelques cas, celle-ci est associée à une toxoplasmose, le virus de la maladie favorisant la multiplication du parasite) : atteintes centrales (encéphalite) et périphériques (polyradiculonévrites) provoquant crises convulsives et épileptiformes, parésie, paralysies et myoclonies. Toutefois, il est très difficile d'attribuer au toxoplasme le rôle unique (ou prépondérant) dans l'apparition et l'évolution de tels cas cliniques. En effet, le tableau est très proche de celui d'une maladie de Carré (parfois associée) et depuis, des cas attribués au toxoplasme sont en fait imputables à *Neospora caninum*. Dubey et al. signalent une diminution des cas de toxoplasmose canine confirmés au fur et à mesure de l'augmentation de la vaccination contre la maladie de Carré.

    L'observation de multiples pseudokystes dans l'organisme (encéphale, cervelet, moelle épinière, racine des nerfs, muscles striés…) ne permet pas de conclure sur le rôle initial (ou prépondérant) du parasite.

  - **des formes atypiques** (associées ou non aux formes pulmonaires et nerveuses) : digestives (gastrite, hépatite et/ou pancréatite nécrosantes aiguës mortelles), oculaires, qui sont rares chez le chien (à la différence de ce qui est observé chez le chat) : choriorétinite avec remaniement pigmentaire.

Récemment, une forme de toxoplasmose aiguë a été décrite chez le chien après instauration d'un traitement immunosuppresseur rendu nécessaire après une greffe rénale (cyclosporine, prednisone et aziathropine). Trois semaines après l'intervention, le chien présente une toux, un syndrome fébrile et une dégradation de l'état général dus à une pneumonie interstitielle, confirmée par l'observation dans le liquide de lavage broncho-alvéolaire, de tachyzoïtes caractéristiques.

b. Diagnostic

Le diagnostic n'est jamais possible par les données cliniques dans la mesure où le tableau clinique est très équivoque. Il doit donc reposer sur une confirmation de laboratoire ;
De nombreuses méthodes sont utilisables pour confirmer une suspicion de toxoplasmose chez le chien : méthodes directes visant à mettre en évidence le parasite, méthodes indirectes fondées sur la sérologie *(cf encadrés ci-après)*.

Méthodes directes de mise en évidence du parasite

Le parasite étant susceptible de se multiplier dans de nombreux tissus et appareils, il est possible, lors de toxoplasmose évolutive, associée à une expression clinique, de mettre en évidence le parasite sous sa forme de multiplication (tachyzoïte) : suc ganglionnaire, moelle osseuse, liquide de lavage broncho-alvéolaire, liquide céphalo-rachidien, tissu musculaire… à partir desquels, après centrifugation et coloration, on peut observer des tachyzoïtes. Le prélèvement peut être inoculé par la voie intra-péritonéale à un animal sensible (souris) chez qui, trois à cinq jours plus tard, l'observation de liquide d'ascite permet de révéler de très nombreux tachyzoïtes ;

Méthodes sérologiques

Les méthodes sérologiques visent, soit à mettre en évidence des Ac (Ig totales, IgM ou IgG) à l'aide d'Ag figurés ou solubles, soit à mettre en évidence des Ag ***(tableaux 93, 94, 95) (cf encadré ci-dessous).***
Toutefois, malgré une spécificité et une sensibilité souvent très satisfaisantes, ces réactions sérologiques doivent être interprétées et remises dans le contexte clinique. Pour cela, il importe de suivre certaines règles :

- ces techniques ne permettent de mettre en évidence que des Ac (ou des Ag). Elles détectent les Ig au-delà d'un certain seuil, et parfois de façon quantitative. La présence d'Ac signifie que l'animal est rentré en contact avec le parasite et a établi à son encontre une réaction immunologique à médiation humorale. Elle n'est pas synonyme de toxoplasmose-maladie mais uniquement de toxoplasmose-infection ;
- seules la cinétique ou une double réaction sérologique sur les Ig totales d'abord, puis révélant uniquement les IgG ensuite, permettent de déceler une toxoplasmose évolutive :
  - si les résultats sérologiques concernant des prélèvements effectués à 15 jours d'intervalle au minimum révèlent une différence significative dans le titre ou le nombre d'unités internationales, alors il est possible de suspecter, dans un contexte clinique évocateur, un processus infectieux d'étiologie toxoplasmique ;
  - de la même manière, si les titres du sérum de l'animal suspect, d'abord non traité puis traité par le 2-mercaptoéthanol (qui « casse » les IgM) se révèlent significativement très différents, il est alors possible d'imputer cette différence à une forte teneur en IgM, donc à une toxoplasmose évolutive et/ou récente *(cf. précocité et disparition rapide des IgM, apparition tardive et persistance des IgG : § pathogénie) ;*
- les Ig, quel que soit l'isotype, ne sont pas détectables avant le quinzième jour qui suit la contamination, de sorte qu'il est possible d'observer approximativement la cinétique suivante :
  - les IgM de S2* à S6 selon une courbe en cloche : pas de détection avant S2, quantités inférieures au seuil de détection après S8. Leur détection de manière significative témoigne donc d'une infection aiguë et/ou récente ;
  - les IgG augmentant progressivement et lentement à partir de S2, pour atteindre un pic légèrement différé (un peu plus tardif) par rapport à celui des IgM, suivi d'une décroissance régulière et très faible, de sorte que ces IgG sont détectables pendant plusieurs années et témoignent d'une infection ancienne ;
  - les IgA ne présentent pas d'intérêt diagnostique (détection à partir de S4-S5).
- La toxoplasmose-maladie est donc, dans un contexte épidémiologique et clinique évocateur, associée à un taux élevé et significatif d'IgM, ou à

* S = semaine

Tableau 92 - Réactions sérologiques utilisables pour la mise en évidence d'Ac (1) : avec des Ag figurés.

nature de la réaction utilisée	Ag utilisé	Isotype d'Ig détectées
Dye test	suspension de tachyzoïtes vivants	IgG + IgM
IFI	suspension de tachyzoïtes formolés	IgG + IgM IgM
agglutination directe et ISAGA	tachyzoïtes formolés	IgG + IgM IgM
dot-ELISA	tachyzoïtes sur disque de nitrocellulose	IgG + IgM

Tableau 94 - Réactions sérologiques utilisables pour la mise en évidence d'Ac (2) : avec des Ag solubles (Ag cytoplasmiques et/ou membranaires).

nature de la réaction utilisée	Ag utilisé	Isotype d'Ig détectées
hémagglutination indirecte ou passive	Ag total sur GR de moutons	IgG + IgM IgG
agglutination directe	Ag sur particules de latex	IgG + IgM
ELISA	Ag obtenus après ultrasonication	IgG + IgM IgM
ELISA double sandwich		IgM
ELISA immunocapture		IgG

« Dye test » ou épreuve de coloration de Sabin-Feldman

- Cette méthode repose sur le principe de lyse des tachyzoïtes vivants par des Ac lytiques présents dans le sérum à tester, en l'occurence essentiellement des IgG dirigées contre des Ag de la paroi du parasite. Les tachyzoïtes en voie de lyse ne prennent pas la coloration par le bleu de méthylène.
- Elle suppose l'utilisation du complément apporté par un sérum d'enfant (sérum frais ou conservé à -80°C) et du sérum à tester préalablement décomplémenté par un chauffage à 56°C pendant 30 mn afin de détruire le complément tout en respectant les Ig. Le résultat est exprimé en UI par ml par rapport à un sérum de référence.
- Cette épreuve est très sensible, spécifique, fidèle et comparative, de sorte qu'elle est considérée comme la méthode sérologique de référence. Elle peut être utilisée quelle que soit l'origine du sérum à tester (humain ou animal). Toutefois, elle est lourde et nécessite l'entretien d'une souche de tachyzoïtes (liquide d'ascite de souris infectée) et l'utilisation de complément fourni par un sérum de sujet neuf, c'est-à-dire d'un enfant.

une augmentation importante du taux d'Ig totales, ou à une séroconversion (passage d'un résultat sérologique négatif à un résultat positif).

c. Pronostic

Le pronostic d'une toxoplasmose évolutive est toujours réservé car éminemment variable en fonction de multiples facteurs : âge et état immunitaire du sujet, autres pathologies associées, système concerné (les formes nerveuses étant les plus graves).

Tableau 95 - Réactions sérologiques utilisables pour la mise en évidence des Ag.

nature de la réaction utilisée	principe
détection des immuns complexes	réaction ELISA
PCR	amplification

Tableau 96 - Thérapeutique spécifique de la toxoplasmose.

principe actif (N.D.)	posologie
clindamycine : Antirobe®	10 à 40 mg/kg/j, en 2-4 fractions, p.o durant 2 semaines au minimum

MÉTHODES DE LUTTE

a. Traitement

Le traitement spécifique de la toxoplasmose-maladie fait appel à une molécule susceptible d'arrêter la multiplication tachyzoïtique et de diffuser dans l'ensemble de l'organisme après son absorption intestinale ***(tableau 96)*** : la clindamycine, hors AMM puisque cette molécule n'a pas d'indication toxoplasmose. Les diverses formes cliniques (respiratoires, nerveuses...) nécessitent un traitement symptomatique complémentaire.

*Réaction dot-ELISA (Enzyme linked immunosorbent assay) ou ELISA en point **(figure 57)***

L'Ag est constitué de tachyzoïtes dont on imprègne un disque de nitrocellulose. Si le sérum testé renferme des Ac susceptibles de se fixer sur le parasite, des Ig conjuguées à un enzyme susceptible d'induire une transformation d'un substrat (donc une réaction colorée) sont alors retenues et la positivité de la réaction se traduit par des points bleus.

Immunofluorescence indirecte

- Le principe de cette réaction a déjà été exposé *(cf. gale sarcoptique, leishmaniose)*. En général, les Ag utilisés sont des tachyzoïtes formolés, sur lesquels se fixent des IgG et des IgM. Il est possible d'utiliser des Ac dirigés contre les IgM (ou les IgG) conjugués à la fluorescéine, ou de traiter dans un premier temps le sérum total, puis dans un second temps, le sérum traité au 2-mercapto-éthanol qui supprime les IgM. Il est impératif de recourir à des Ac conjugués spécifiques (« anti-chien ») au risque d'obtenir des faux négatifs *(cf. Ag : Toxo-Spot IF et conjugués « anti-chien » commercialisés par bio-Mérieux)*.

- Elle repose sur la capacité des Ig fixées sur les parasites à se lier entre elles (IgG, IgA, et surtout IgM, plus agglutinantes que les premières), constituant ainsi un réseau visible à l'œil nu. L'absence (ou une quantité insuffisante) d'Ac ne permet pas la constitution de ce voile, et les parasites sédimentent dans la cupule pour former un anneau.

- Elle suppose un support en plastique (cupule ou plaque à 96 puits pour la microméthode).

- On peut utiliser le sérum non traité (réparti selon des dilutions successives sur la première rangée de la plaque) et le sérum traité par le 2-mercapto-éthanol dilué de la même manière et réparti sur la seconde rangée de la plaque. La réaction peut être moins sensible que l'IFI (dans la mesure où il existe des IgM non spécifiques, « naturelles »), sauf si l'on utilise un toxoplasme sensibilisé, ayant subi au préalable un traitement enzymatique, que l'on trouve dans la trousse *Toxoscreen* de bio-Mérieux et sur lequel se fixent des IgG.

Cette technique donne une bonne corrélation avec le Dye-test et très facile à réaliser (microméthode) et peut être retenue quelle que soit l'espèce incriminée (humaine et animale).

Le résultat est donné en titre d'Ac (16, 32, 64, 128... jusqu'à 4 096) correspondant à l'inverse de la plus forte dilution qui entraîne une agglutination. Ex : sérum positif, titre 256, la réaction positive étant visible jusqu'à la dilution 1/256 ***(figure 56)***.

Cette réaction repose sur la fixation des IgM présentes dans le sérum analysé éprouvé sur des Ac anti-chaine μ (dits anti-μ) présents dans le fond de la cupule. Ce contact, suivi de lavage, est révélé par l'addition de tachyzoïtes agglutinés, donc visibles, par les IgM ainsi retenues *(cf. Toxo-ISAGA® bio-Mérieux)*.

Figure 56 - Réaction d'agglutination directe ou réaction de Fulton et Turk.

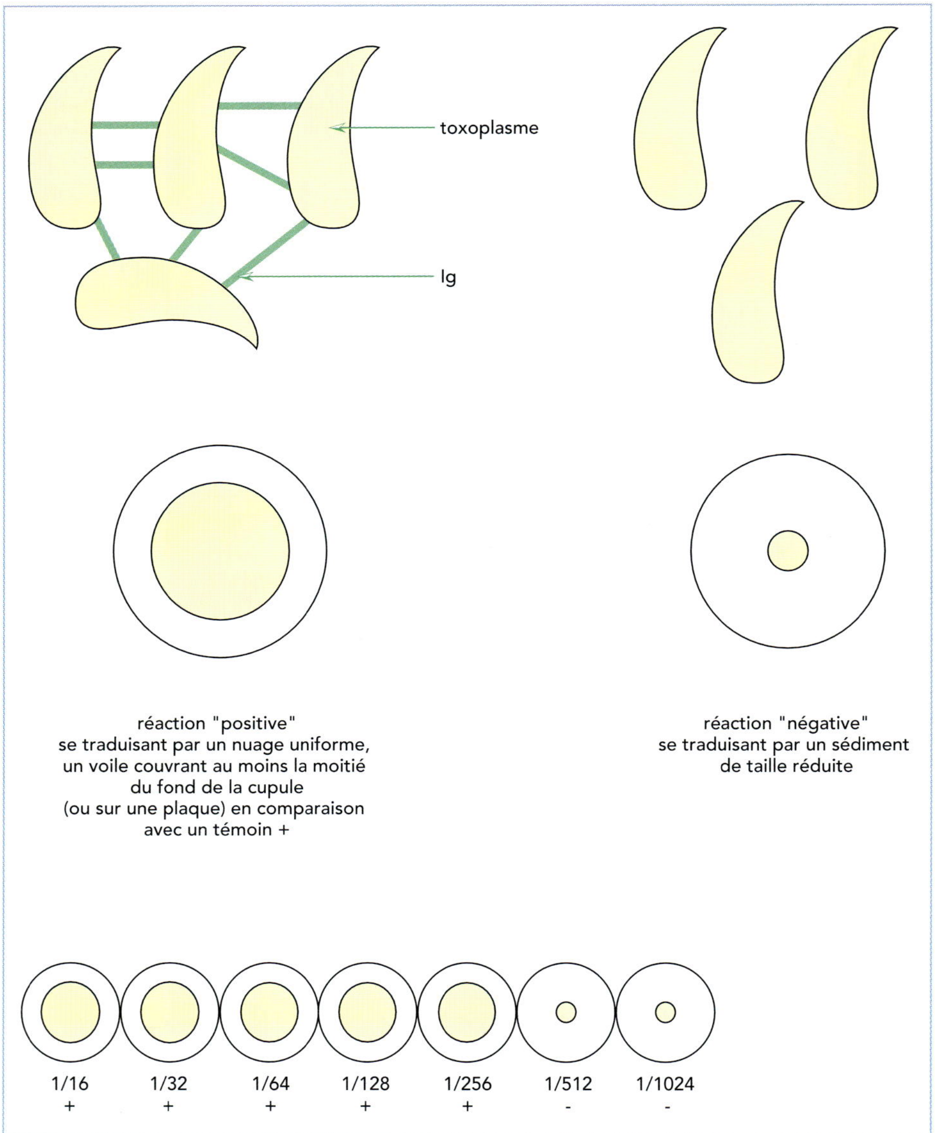

Réaction d'hémagglutination indirecte (en plaques de 96 puits)

L'hémagglutination indirecte (HAI) ou hémagglutination passive (HAP) est réalisée avec des hématies de mouton formolées et recouvertes d'Ag totaux (cytoplasmiques et membranaires). Le principe est identique à celui retenu dans le cadre de l'hémagglutination directe : l'absence d'Ig dans le sérum testé entraîne un dépôt des hématies dans le fond de la cupule, alors que la présence d'Ig induit la formation d'un réseau de globules rouges reliés entre eux par les Ac : formation d'un nuage homogène et étendu. Il est possible de traiter le sérum par le 2-ME afin d'éliminer les IgM et de procéder à une comparaison, avant traitement au 2-ME (Ig totales) et après (IgG). L'interprétation est possible en comparant à un témoin négatif et un témoin positif (cf. trousse laboratoire Fumouze Toxo-HAI®, Toxo-HA® kit bio-Mérieux).

Le titre est donné par la première dilution présentant un anneau large et périphérique.

Réaction d'agglutination au latex sur lame

Le principe est identique, les Ag totaux (membranaires et cytoplasmiques) étant présentés par l'intermédiaire de particules de latex, qui permettent de détecter à la fois des IgG et des IgM en utilisant le 2-ME. (Toxolatex® Fumouze). Pour éviter des éventuels phénomènes de zone liés à une forte concentration d'IgG spécifiques, il est conseillé de commencer avec un sérum dilué au 1/5.

Réaction ELISA *(enzyme linked immunosorbent assay) (figure 57)*

Le principe de cette réaction a déjà été présenté : Ag semblables aux précédents ou issus d'une ultra-sonication à partir d'une souche entretenue au laboratoire, Ac conjugués à un enzyme (phosphatase alcaline ou peroxydase) susceptible d'agir sur un substrat et d'induire une réaction colorée. Elle permet de révéler des Ig totales.

Des variantes ont été conçues selon le principe du « sandwich » ou de « l'immunocapture » :

- ELISA sandwich pour la détection des IgG (Toxo-IgG EIA-Kit bio-Mérieux) :
  - puits dont le fond (?) abrite des Ag toxoplasmiques ;
  - fixation des IgG du sérum testé ;
  - révélées par des anti-IgG conjugués à une phosphatase alcaline ;
  - induit, en agissant sur le p-nitrophényl phosphate, une coloration jaune.
- ELISA immunocapture pour la détection des IgM (Toxo-IgM EIA-Kit bio-Mérieux : puits dont le fond (?) abrite des Ac monoclonaux anti-chaîne µ des IgM humaines) et dont le principe interdit *a priori* son utilisation chez une espèce différente, à savoir le chien.

Il est possible de détecter, dans le sérum, des Ag dans les complexes immuns formés avec les Ac spécifiques du sujet : principe de la réaction ELISA utilisant un anti-sérum renfermant des anti-IgG conjuguées à un enzyme susceptible d'agir sur un substrat donné et d'induire une réaction colorée.

Cas particuliers de prélèvements intéressant l'humeur aqueuse (HA) ou le liquide céphalo-rachidien (L.C.R.)

Lors d'uvéite ou de manifestations nerveuses faisant suspecter une méningo-encéphalite, il est possible de procéder à une détection d'Ac dans ces liquides physiologiques. Toutefois, l'inflammation et la modification des propriétés de la barrière hémato-méningée (ou hémato-oculaire), lors de tout processus infectieux, font que le passage passif des Ac sériques est possible, risquant alors d'induire un résultat faussement positif.

On peut, pour prouver l'étiologie toxoplasmique d'une uvéite ou d'une encéphalite, quantifier le coefficient C de Desmonts-Witmer qui permet de comparer la charge immunitaire de l'humeur aqueuse (ou du L.C.R.) et celle du sérum :

- C = (Igs HA / Igt HA) / (Igs S / Igt S) ou (Igs LCR / Igt LCR) / (Igs S / Igt S)
- Igs : immunoglobulines spécifiques ;
- Igt : immunoglobulines totales ;
- HA : humeur aqueuse ;
- L.C.R. : liquide céphalo-rachidien ;
- S : sérum.

Si le coefficient est largement supérieur à 1, cela signe une forte quantité d'immunoglobulines anti-toxoplasme par rapport à celles présentes dans le sérum, imputable à une production locale d'Ig et non au passage passif du sérum dans l'humeur aqueuse (ou le L.C.R.).

Figure 57 - Réaction dot-ELISA (*Enzyme linked immunosorbent assay*) ou ELISA en point.

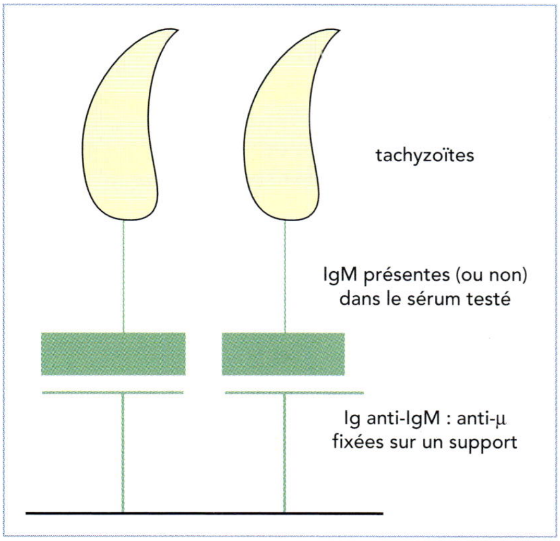

b. Prophylaxie

Les diverses mesures prophylactiques découlent directement du cycle évolutif définissant les sources de contamination :

- **le chat,** source récurrente d'ookystes toxoplasmiques disséminés dans le milieu extérieur (la consommation d'aliments souillés ou d'eau renfermant des ookystes sporulés contamine le chien) : il est pratiquement impossible d'intervenir efficacement à l'encontre de cette excrétion, pour plusieurs raisons :
  - la coccidiose toxoplasmique chez le chat est le plus souvent asymptomatique, parfois associée à une entérite diarrhéique toujours banale ;
  - l'excrétion des ookystes est différée par rapport à l'éventuelle symptomatologie, elle est massive et récurrente : au terme de la période patente, l'excrétion ookystale, normalement tarie, peut reprendre à tout moment, en particulier lors

d'immunodépression ou lors de pathologie infectieuse ou parasitaire associée ;

- les anti-coccidiens (sulfamides) ne sont actifs que sur les formes pathogènes qui précèdent l'apparition des ookystes (schizontes et gamontes) et non sur les ookystes. En outre, ces médicaments ne peuvent être administrés en permanence ;

- **la consommation de viande** (crue ou peu cuite) de mammifères herbivores (surtout le mouton), omnivores, et d'oiseaux constitue, par l'intermédiaire des kystes, une source beaucoup plus importante : le recours à une alimentation industrielle ou de viandes très cuites peut empêcher une telle contamination.

ASPECT ZOONOSIQUE

Définition et importance

La toxoplasmose est une des zoonoses majeures pour laquelle il existe en France un programme officiel de prévention. Les résultats de nombreuses enquêtes épidémiologiques fondées sur la sérologie et les cas cliniques sont les suivants :

- à la différence de nombreux pays anglo-saxons, la séroprévalence en France est particulièrement élevée chez les jeunes adultes, en particulier chez les femmes en âge de procréer (moyenne nationale légèrement supérieure à 50 p. cent d'après une enquête effectuée en 1995) ;

- cette séroprévalence augmente régulièrement avec l'âge, particularité liée au mode de contamination fondée sur la consommation de kystes musculaires présents chez les animaux de boucherie. La contamination humaine est davantage en relation avec les habitudes alimentaires (d'où la différence significative avec un pays comme l'Angleterre où la viande est consommée habituellement très cuite et pour lequel la séroprévalence est très nettement inférieure) qu'avec la présence d'un chat dans le foyer ***(tableau 97)*** ;

Tableau 97 - Séroprévalence comparée selon le type d'exposition au sein d'une population de femmes en âge de procréer (in CARME B *et al.*).

facteur d'exposition	effectif testé	séroprévalence en p. cent
présence d'un chat	212	64
absence de chat	671	66
consommation de :		
- viande crue ou peu cuite	546	67
- viande très cuite	337	43

Modes de contamination

L'homme se contamine de trois façons :

- par la consommation de viande crue ou peu cuite, source essentielle de parasites : les kystes musculaires restent viables et infectants jusqu'à 68 jours à +4°C, ils sont en revanche sensibles à la congélation, à la salaison et à une température minimale de 67°C pendant trois minutes (viande de mouton essentiellement, mais aussi celle du bœuf, de la chèvre, du porc, du cheval et du poulet) ;

- par la consommation d'aliments (ou d'eau) souillés d'ookystes sporulés, dans le cadre en particulier d'un foyer où vit un chat ;

- *in utero,* lors d'une primo-infection d'une femme enceinte : la toxoplasmose congénitale en France concerne un à trois cas pour mille naissances.

L'origine de la toxoplasmose observée chez les immunodéprimés (sujets sidéens) semble être davantage la conséquence d'une réactivation de kystes quiescents que d'une véritable ré-infection. En revanche, chez les sujets greffés, dans un article relatant la survenue de toxoplasmose chez trente et un patients ayant reçu une greffe rénale, le greffon est impliqué comme source de parasites pour dix sujets, la réactivation d'une infection inapparente chez deux sujets, la source ne pouvant être identifiée chez les dix-neuf patients restants.

Le chien n'est donc pas source de toxoplasme pour l'homme : il n'excrète pas d'ookystes dans le milieu extérieur, la cynophagie n'existe pas en France. L'existence d'un chien dans un foyer où vit une femme enceinte sérologiquement négative ou un sujet immunodéprimé ne représente donc aucun danger.

Aspects cliniques

La toxoplasmose est importante médicalement lors de deux situations :

- lors de séroconversion chez une femme enceinte, reposant alors sur une contamination exogène responsable d'une primo-infection : toxoplasmose congénitale ;

- lors d'immunodépression induisant une réactivation endogène de kystes latents : toxoplasmose récurrente.

La toxoplasmose congénitale repose sur une primo-infection responsable de la formation de micro-abcès placentaires qui vont secondairement rompre la barrière fœto-placentaire et atteindre le fœtus. La fréquence et la gravité de cette atteinte dépendent de la date d'infection maternelle et du traitement mis en œuvre : la fréquence est d'autant plus grande que la grossesse est avancée, la gravité d'autant plus sévère que l'infection est précoce, de sorte que la période la plus dangereuse, associant fréquence élevée et gravité, se situe entre la dixième et la vingt-quatrième semaine d'aménorrhée (correspondant donc au deuxième trimestre de la grossesse).

Dans le premier tiers de la grossesse (avant S10), l'atteinte est caractérisée par un tropisme cérébral : hydrocéphalie due à une obstruction de l'acqueduc de Sylvius, calcifications intracrâniennes responsables de séquelles à évolution tardive, atteinte oculaire consistant en une chorio-rétinite, retards psychomoteurs. Cette forme grave diminue régulièrement en fréquence en raison de l'instauration de traitement efficace lors de séroconversion.

La toxoplasmose récurrente s'observe à la suite d'une immunodépression, soit iatrogénique (traitement instauré à la faveur d'une greffe d'organe, traitement corticoïde, immunodépresseur, antimitotique lors d'hémopathies malignes, de maladie de Hodgkin…), soit d'origine virale (SIDA).

Lors de greffe de moelle allogénique qui nécessite une irradiation corporelle du receveur, la toxoplasmose est une complication redoutable dans les trois à six mois suivant la greffe : toxoplasmose cérébrale, multiviscérale avec une décroissance du titre sérologique en Ac spécifiques et en revanche une parasitémie fréquente. Il semblerait que cette toxoplasmose soit la conséquence d'une réactivation de kystes quiescents présents chez le receveur et antérieurs à l'irradiation, ce qui apparente cette forme à la toxoplasmose cérébrale observée chez les malades atteints du SIDA.

Au cours des transplantations d'organes, les risques semblent moindres : toutefois, on observe des « réactivations sérologiques » concomitantes du traitement immunodépresseur, rarement associées à des manifestations cliniques : le cas le plus fréquent repose sur la transplantation de cœur ou cœur-poumons provenant d'un donneur sérologiquement positif à un receveur non immun, modalité comparable à une toxoplasmose congénitale et différente de la précédente.

Au cours de l'infection par le HIV, la chute de l'immunité à médiation cellulaire est en relation directe avec le développement et la multiplication du parasite (risque notable dès un taux de LyT CD4+ inférieur à 100/mm^3) responsable d'une encéphalite abcédée et parfois d'une toxoplasmose disséminée.

Traitement

La spiramycine, longtemps utilisée, est désormais abandonnée au profit de l'association pyriméthamine-sulfadiazine, administrée respectivement de façon quotidienne pendant deux mois puis trois fois par semaine pendant dix mois, et tous les jours pendant un an.

Prophylaxie

Le décret 92-143 du 14 février 1992 impose le dépistage sérologique chez toute femme enceinte. Les diverses situations sont présentées dans le ***tableau 98***.

- **Lors de situation 1 :** une trace sérologique associée à une absence (ou un taux indétectable) d'IgM traduit l'existence d'une immunité résiduelle efficace et l'absence de ré-infection ou de ré-activation de kystes quiescents. C'est donc une situation favorable, une contamination au cours de la grossesse étant contrôlable et non dangereuse pour le fœtus ;
- **lors de situation 2** : les deux résultats sérologiques obtenus à trois semaines d'intervalle démontrent une augmentation du titre d'Ac, en particulier des IgM, signe d'une toxoplasmose évolutive qui nécessite une surveillance clinique, échographique et biologique et l'instauration d'un traitement ;
- **lors de situation 3 :** l'absence d'Ac montre que le sujet n'a jamais rencontré le parasite, ou n'a pas manifesté à son encontre une réaction immunitaire efficace. Dans ce cas, une contamination au cours de la grossesse expose le fœtus à une atteinte grave. Cette situation nécessite une surveillance sérologique mensuelle et l'instauration d'une hygiène générale stricte (cuisson des viandes et abats : le beefsteak saignant, le tartare, la fondue bourguignonne, les brochettes, les méchouis et les côtelettes sont interdits. En revanche, la congélation à -5°C pendant 48 h, ou à

Tableau 98 - Résultats sérologiques observables chez la femme enceinte (in BOUVENOT et al).

prélèvements et dates	résultats sérologiques IgG	IgM	situation
J0	< 200 UI	-	1
J21	< 200 UI	-	
J0	50 UI	+	2
J21	3000 UI	+++	
J0	-	-	3
J21	-	-	

-20°C pendant 24 h est suffisante), lavage attentif des légumes (salade), des fruits (fraises) et crudités, lavage régulier et soigné des mains au moins avant chaque repas, nécessité de confier le chat du foyer à une tierce personne, à défaut, ne pas s'en occuper, ne pas nettoyer le bac à déjections qui doit être désinfecté tous les jours avec de l'eau bouillante par une tierce personne.

Pour en savoir plus

BERNSTEEN L, GREGORY CR, ARONSON LR, LIRTZMAN RA, BRUMMER DG. Acute toxoplasmosis following renal transplantation in three cats and a dog. J. Am. Vet. Med. Assoc., 1999, 215, 1123-1126.

DUBEY JP. Toxoplasmosis. Vet. Clin. North Am., 1987, 17, 1389-1404.

DUBEY JP, LAPPIN MR. Toxoplasmosis and neosporosis, chap 80, 493-509 pp, in Infectious diseases of the dog and the cat, 2nd ed., Saunders.

EUZEBY J. Protozoologie médicale et comparée, vol II, 1987, Fond. M. Mérieux.

FONTAINE JJ, BOURDEAU P, LEMARCHAND-BLUM F, PARODI AL. Observation d'une toxoplasmose évolutive mortelle chez un chien et un chat. Rec. Méd. Vét., 1986, 162, 453-462.

JONGH O, CLERC B. Immunopathologie en ophtalmologie des animaux de compagnie : 2e partie. Point Vét., 1992, 24, 41-48.

RHYAN J, DUBEY JP. Toxoplasmosis in an adult dog with hepatic necrosis and associated tissue cysts and tachyzoites. Canine Pract., 1992, 17, 6-10.

WILSON M, WARE DA, JURANEK DD. Serologic aspects of toxoplasmosis. J. Am. Vet. Med. Assoc., 1990, 196, 277-280.

WYERS M. Les lésions de la toxoplasmose chez les carnivores domestiques. An. Comp., 1973, 34, 373-383.

(sur la toxoplasmose humaine)

AMBROIRE-THOMAS P, PELLOUX H. Toxoplasmosis - congenital and in immunocompromised pateints : a parallel. Parasitol. Today, 1993, 9, 61-63.

BERREBI A, BESSIERES MH, ROLLAND M, SARRAMON MF, BLOOM MC, SEGUELA JP. La toxoplasmose congénitale : approche diagnostique et conduite à tenir actuelle. Concours médical, 1992 (14/11), 114-135.

BESSIRERES MH, BERREBI A, ROLLAND M. Dépistage et prévention de la toxoplasmose materno-fœtale. Rev. Prat., 1996, 10, 36-43.

BOUVENOT G, DEVULDER B, GUILLEVIN L, QUENEAU P, SCHAEFFER A. Pathologie médicale, tome 2, Immunopathologie, allergologie, maladies infectieuses, parasitologie, gériatrie. Ed. Masson, 1995, 466.

CARME B, LENNE E, TIRARD V, HAYETTE MP, GONDRY J. Étude épidémiologique de la toxoplasmose chez les femmes enceintes à Amiens (Picardie). Nécessité d'une enquête nationale. Bull. Epid. Hebd., 1994, n°38, 173-174.

CARME B, TIRARD-FLEURY V. La toxoplasmose chez la femme enceinte en France: séroprévalence, taux de séroconversion et niveau de connaissance des mesures préventives. Tendances 1965-1995. Méd. Mal. Infect., 1996, 26, 431-436.

COUVREUR J. Le problème de la toxoplasmose congénitale. Presse médicale, 1999, 28, 753-757.

DUPOUY-CAMET J, GAVINET MF, PAUGAM A, TOURTE SCHAEFER C. Mode de contamination, incidence et prévalence de la toxoplasmose. Méd. Mal. Infect., 1993, 23, 139-147.

LEPORT C, DEROUIN F, MORLAT P, CHENE G, VILDÉ JL. Toxoplasmose chez les patients immunodéprimés. Apport de la connaissance de l'infection toxoplasmique. Méd. Mal. Infect., 1996, 26, 437-440.

La protothécose

DÉFINITION

La protothécose est une maladie due à l'action pathogène et au développement, dans divers tissus et organes, d'espèces d'algues vertes dégénérées du genre Prototheca. A partir d'une localisation digestive ou cutanée, le parasite peut disséminer dans l'organisme, et provoquer l'apparition de tableaux cliniques très variés.

L'agent pathogène étant une algue (ou proche de certaines algues), certains auteurs désignent la maladie sous le terme de pseudomycose ou paramycose ; il conviendrait mieux de parler de phycose.

ÉPIDÉMIOLOGIE

Maladie rare, cosmopolite, la protothécose est observée chez le chien, le chat, les ruminants et l'homme, et de nombreuses espèces sauvages (cerf, castor, chauve-souris, serpents, poissons, batraciens…). Toutefois, il ne s'agit vraisemblablement pas d'une véritable zoonose dans la mesure où la contamination humaine procède du milieu extérieur souillé et non de l'animal.

Observée avec une particulière fréquence chez le chien de race Colley (réceptivité particulière ?), fréquemment de sexe femelle, elle peut être le résultat d'une immunodépression (déficit de l'immunité à médiation cellulaire, défaut de chimiotactisme des neutrophiles). Elle est le plus souvent la conséquence d'une inoculation soit digestive, soit cutanée.

LE PARASITE *Prototheca zopfii, Prototheca wickerhamii* ***(encadré 52)***

CLINIQUE

Symptômes

Les quelques publications concernant la protothécose permettent de distinguer plusieurs aspects cliniques :

- une protothécose cutanée, due uniquement à *P. wickerhamii* pour certains auteurs : nodules, plaques érythémateuses, d'évolution lente, se développant durant plusieurs semaines à plusieurs mois, pouvant s'ulcérer, se nécroser, donner des exsudats très abondants se desséchant en croûtes, localisés sur la tête, le chanfrein (avec déformation faciale), aux extrémités, au scrotum, parfois associés à une adénomégalie satellite ;

- une protothécose digestive : diarrhée hémorragique intermittente associée à une dégradation de l'état général et un amaigrissement (colite) ;
- une protothécose disséminée (due à l'une des deux espèces) à partir d'un foyer primaire cutané, sous-cutané ou digestif, par la voie sanguine et/ou lymphatique, pour laquelle les manifestations cliniques sont extrêmement variables selon l'organe concerné :
  - formes oculaires fréquentes (environ deux tiers des cas aux États-Unis) : cécité, parfois d'apparition brutale, uni- puis bi-latérale, due à une choriorétinite, leucocorie, décollement rétinien, glaucome. Ces formes peuvent toutefois apparaître d'emblée, sans manifestation digestive prodromique, et évoluer ensuite vers la généralisation ;
  - formes nerveuses (40 p. cent des cas) : ataxie, incoordination, parésie, surdité ;
  - atteintes musculaires, cardiaques (valvulaires et myocardiques), hépatiques, pancréatiques, rénales, cutanéomuqueuses (pavillons auriculaires et muqueuse nasale, jetage mucopurulent, épistaxis).

Toutes les combinaisons sont possibles entre ces diverses formes localisées et pouvant toutes évoluer vers la dissémination. Ces formes disséminées sont les plus fréquentes chez le chien, et dues, pour la majorité d'entre elles, à *P. zopfii*.

b. Lésions

Il s'agit le plus souvent d'infiltrats lymphoplasmocytaires périvasculaires, de granulomes au sein desquels il est possible d'observer des sporocystes renfermant plusieurs endospores, ou des éléments sphériques isolés sans image de bourgeonnement.

c. Diagnostic

Le diagnostic clinique repose sur des examens complémentaires, les tableaux cliniques étant trop équivoques et variés :

- en premier lieu, la biopsie ou l'exérèse de la lésion lorsque cela est possible : mise en évidence après coloration d'un granulome ou pyogranulome avec des éléments morphologiquement compatibles avec le genre *Prototheca*, isolés ou au sein de cellules géantes. Il est alors nécessaire d'effectuer un diagnostic différentiel avec *Cryptococcus* (existence d'une capsule) et *Candida* (forme levure typique avec bourgeonnement) ;

Encadré 52. Caractères morphologiques et biologiques essentiels de Prototheca zopfii et P. wickerhamii

Définition taxinomique simplifiée

Le genre *Prototheca* est d'affinité incertaine. Il s'agit d'un mutant achlorophyllien (donc hétérotrophe) d'une espèce d'algue verte du genre *Chlorella*, c'est-à-dire de l'embranchement des Chlorophytes et du règne des Protistes. Le genre *Chlorella* appartient à la famille des Chlorellacées : algues vertes ne possédant qu'une multiplication asexuée par autospores (spores à l'intérieur de cellules sphériques et issues de la division du noyau, cf. multiplication).

Morphologie *(tableau 99)*

Chez l'animal, à partir de prélèvements et de biopsies, on observe :

- des éléments unicellulaires :
  - sphériques ou ovoïdes : jusqu'à 20 µm de diamètre,
  - dépourvus de plastes chlorophylliens (≠ *Chlorella*) ;
  - dont le cytoplasme est granuleux et basophile ;
  - dont le noyau est petit et central ;
  - dont la paroi fine est non chitinisée (≠ champignons) ,
  - et dont la face interne présente des nodules ;
- des éléments équivalents à des sporocystes renfermant quelques dizaines d'endospores issues de divisions nucléaires puis cytoplasmiques.

Ces parasites ne fixent pas (ou peu) l'hématoxyline-éosine ou l'imprégnation argentique (≠ champignons), mais sont colorables par le bleu lactique ou le P.A.S. Les différences morphologiques entre les deux espèces sont minimes, et la diagnose fait appel à des caractères culturaux et biochimiques.

Biologie

Habitat

Ces espèces sont observées dans le milieu extérieur : sol, eaux de ruissellement, stagnantes, exsudats de diverses espèces végétales (tilleuls, bouleaux, ormes, pommes de terre), dans le contenu digestif d'amphibien…

Chez l'animal, les localisations les plus fréquentes sont le tube digestif (colon), puis le derme, à partir desquelles le parasite serait disséminé dans l'organisme par le sang et/ou la lymphe : ganglions lymphatiques, œil, rein, foie, cœur, tube digestif, système nerveux central…

En laboratoire, ces espèces sont cultivables sur milieu de Sabouraud sans actidione, à 27°C : colonies blanc crémeux, ivoire, humides ou sèches en 72 h en moyenne.

Reproduction

La multiplication est uniquement asexuée ***(figure 58)*** : au sein d'un sporocyste, se produisent des divisions nucléaires puis cytoplasmiques aboutissant à la formation de quelques dizaines d'endospores.

- dans le cas d'uvéite, l'humeur aqueuse ponctionnée présente un population de polynucléaires abondants, souvent dégénérés et renfermant le parasite ;
- le culot de sédimentation des urines permet dans quelques cas de mettre en évidence le parasite ;
- la mise en culture à partir d'une cytoponction, d'une pièce biopsique (muqueuse digestive après endoscopie, humeur vitrée…), des urines, sur milieu de Sabouraud confirmant la suspicion de l'anatomopathologiste et autorisant une diagnose spécifique (développement d'une colonie en deux à sept jours).

d. Pronostic

Le pronostic est toujours réservé en raison des risques de dissémination du parasite dans l'organisme, élément extrêmement péjoratif.

MÉTHODES DE LUTTE

a. Traitement

Le traitement repose sur deux principes :
- l'intervention chirurgicale lorsqu'elle est possible, avec une exérèse très large de la lésion concernée. Elle conditionne la réussite du traitement de la protohécose localisée, surtout cutanée et sous-cutanée ;
- même dans le cas d'une protothécose apparemment strictement localisée suivie d'une intervention chirurgicale, une chimiothérapie est nécessaire, soit pour éviter la dissémination si elle ne s'est pas déjà produite, soit pour tenter de la contrôler ***(tableau 100)***. L'arrêt de la thérapeutique doit être décidé en fonction de l'amélioration clinique et après des

Figure 58 - Cycle évolutif du genre *Prototheca sp.*

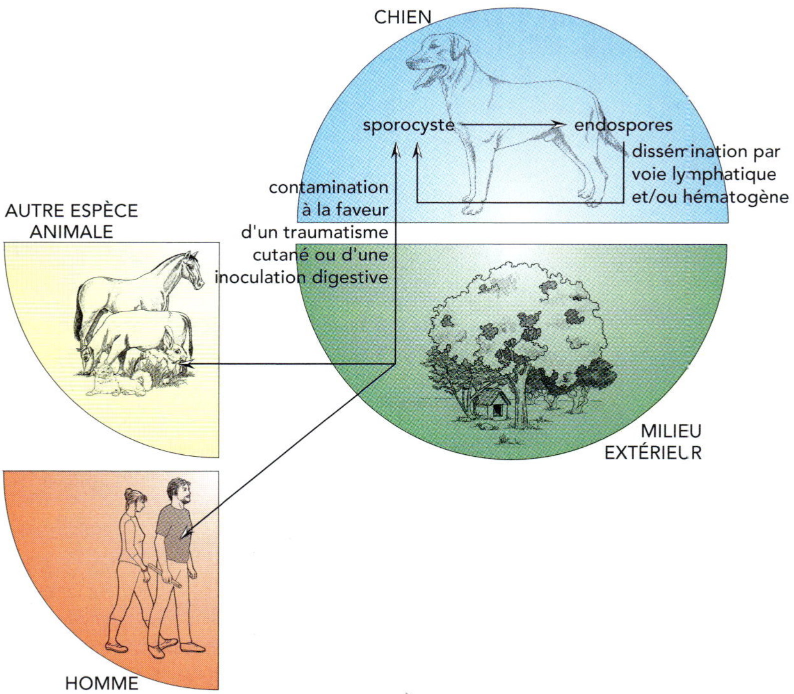

Tableau 99 - Différences morphologiques et culturales entre *P. zopfii* et *P. wickerhamii.*

critères	*Prototheca zopfii*	*Prototheca wickerhamii*
forme des cellules parasites	sphérique, ovoïde ou cylindrique	sphérique
dimensions	jusqu'à 15-20 µm	jusqu'à 10 µm
aspect des colonies	plissé ou rugueux	crèmeux, de blanc à brun
assimilation de sucre	glucose +	fructose +, tréhalose +
assimilation de l'acétate de Na	+	-

Tableau 100 - Thérapeutique citée pour le traitement de la protothécose.

molécules citées	posologie	remarques
amphotéricine B	dose intiale 0,25, puis 0,5 mg/kg voie IV, à 48 h min d'intervalle, durant plusieurs semaines	cf. thérapeutique leishmaniose
tétracycline	20 mg/kg, p.o, 8 semaines	
kétoconazole	10 mg/kg/j, p.o, plusieurs semaines	cf. thérapeutique teignes
itraconazole	10 mg/kg/j, idem	
fluconazole	5 mg/kg, p.o ou IV	

Le clotrimazole cité comme efficace ne serait actif qu'à l'encontre de *P. wickerhamii*, espèce la moins fréquemment impliquée chez le chien, et ne peut être envisagé que lors de formes cutanées localisées (applications topiques).

examens complémentaires prouvant l'éradication du parasite (biopsie, culture).
Le choix de la molécule est fondé sur l'existence d'une AMM chez le chien, les propriétés toxiques de la molécule et la forme clinique de la protothécose : localisée, disséminée, atteinte du système nerveux central (tenir compte alors de la capacité de la molécule à franchir la barrière hémato-méningée : fluconazole, itraconazole, ou non : kétoconazole).

ASPECT ZOONOSIQUE

La protothécose, décrite chez l'homme, n'est pas une zoonose dans la mesure où il n'existe pas de contamination humaine à partir de l'animal (ou *vice-versa*), mais à partir du milieu extérieur souillé. Les formes cliniques décrites concernent :
- la peau et le tissu conjonctif sous-cutané, surtout des membres inférieurs (en relation avec des blessures souillées) : papules et plaques érythémateuses, ulcérées, avec adénomégalie satellite ;
- l'articulation du coude : bursite olécrânienne ;
- l'ensemble de l'organisme chez les individus immunodéprimés.

Pour en savoir plus

BLOGG JR, SYKES JE. Sudden blindness associated with protothecosis in a dog. Aust. Vet. J., 1995, 72, 147-149.
DECHERVOIS I, PLASSIART G. Protothécose cutanéo-nasale chez un chien. Prat. Méd. Chir. An. Comp., 1998, 33, 145-152.
FONT RL, HOOK SR. Metastatic protothecal retinitis in a dog. Electron microscopic observations. Vet. Pathol., 1984, 21, 61-66.
GINEL PJ, PEREZ J, MOLLEDA JM, LUCENA R, MOZOS E. Cutaneous protothecosis in a dog. Vet. Rec., 1997, 140, 651-653.
McARTNEY L, RYCROFT AN, HAMMIL J. Cutaneous protothecosis in the dog : first confirmed case in britain. Vet. Rec., 1988, 123, 494-496.
MIGAKI G, FONT RL, SAUER RM, KAPLAN W, MILLER RL. Canine protothecosis: review of the literature and report of an additional case. J. Am. Vet. Med. Assoc., 1982, 181, 794-797.
SCHULTZE AE, RONG RD, MORGAN RV, PATTON CS. Clinical, cytologic and histopathologic manifestations of protothecosis in two dogs. Vet. Ophtalmology, 1998, 1, 239-243.
VAN KRUININGEN HJ, GARNER FM, SCHIEFER B. Protothecosis in a dog. Path. Vet., 1969, 6, 348-354.

L'encéphalitozoonose

DÉFINITION

L'encéphalitozoonose est une maladie infectieuse due à l'action pathogène d'un protozoaire microsporidie : *Encephalitozoon cuniculi*. Parfois latente, cette maladie s'exprime habituellement par des manifestations nerveuses, locomotrices et rénales.

ÉPIDÉMIOLOGIE

Le parasite est observé chez de nombreuses espèces animales : carnivores (chien, renard, chat), rongeurs muridés (rat, souris), lagomorphes (lapin domestique, lapin de garenne), primates (singe écureuil, singe Rhésus) et l'espèce humaine. En fait, des études immunologiques (western-blot), électrophorétiques et moléculaires (étude de l'A.R.N. ribosomal) ont montré l'existence de trois souches différentes au tropisme particulier :
- souche I, se développant chez le lapin uniquement ;
- souche II, chez la souris ;
- la souche III chez les autres espèces, dont l'homme et le chien.

La très grande résistance de la spore dans le milieu extérieur (jusqu'à plusieurs mois de suite en milieu humide) et le mode de contamination (par ingestion, léchage de matériel souillé et par voie transplacentaire) expliquent la fréquence particulière de cette maladie en chenil et dans toute collectivité canine.
La prévalence n'est pas connue avec précision : diverses enquêtes sérologiques ont montré l'existence de microfoyers (jusqu'à 20 p. cent d'animaux présentant des traces sérologiques), mais il s'agit d'animaux qui sont rentrés en contact avec le parasite, sans expression clinique, et vivant dans des conditions particulières de confinement et de promiscuité

propices à la contamination. Les chiffres sont vraisemblablement plus faibles chez des animaux isolés.

LE PARASITE *Encephalitozoon cuniculi* *(encadré 53)*

CLINIQUE

a. Symptômes

- Les animaux porteurs sains existent (forme inapparente) : animaux présentant des traces sérologiques, sans aucune expression clinique, en particulier chez le chien adulte ou âgé. Ces animaux n'en sont pas moins potentiellement dangereux car ils peuvent contaminer leurs congénères ou leur portée.
- Une forme aiguë est observable chez le chiot et le jeune chien : agressivité, morsures, aboiement modifié, cécité, convulsions, puis dégradation de l'état général avec insuffisance rénale, coma et évolution vers la mort en quelques semaines. La contamination est vraisemblablement transplacentaire, ces cas sont plus fréquemment observés au sein de portées.
- Une forme chronique est observée chez le chien adulte, associant troubles nerveux, locomoteurs et généraux : incoordination motrice, ataxie, parésie puis paralysie, insuffisance rénale accompagnée d'anémie normochrome et normocytaire, hématurie, protéinorachie. La mort peut survenir en quelques semaines ou en quelques mois.

b. Lésions

Les lésions intéressent de nombreux tissus et organes :

- l'encéphale et la moelle : lésions de méningo-encéphalite non suppurée (granulomes, encéphalomalacie focale due aux altérations artérielles et à la nécrose fibrinoïde des artérioles) et de vascularite (manchons périvasculaires lymphocytaires) ; thrombose des vaisseaux méningés de la moelle épinière ;
- les reins : granulomes, foyers de nécrose, pétéchies, infarctus aboutissant à une néphrite interstitielle et tubulaire ;
- lésions non caractéristiques (œdème, pétéchies, nécrose…) en divers organes : foie (hépatomégalie), cœur (péricardite fibrineuse, dégénérescence myocardique), intestin, rate (splénomégalie), poumons (œdème), placenta (placentite granulomateuse et nécrotique).

c. Diagnostic

Le diagnostic clinique est très difficile : symptômes trop discrets, équivoques. L'examen de l'animal (association d'une encéphalite et d'une néphrite), dans un contexte épidémiologique évocateur (chenil, âge du sujet, atteinte d'une portée), ne peut aboutir qu'à une suspicion.
Le diagnostic différentiel doit évoquer obligatoirement la rage, les autres encéphalites infectieuses (maladie de Carré, toxoplasmose), les intoxications.

Le diagnostic expérimental repose sur :
- la mise en évidence des spores :

Figure 59 - Cycle évolutif de *Encephalitozoon cuniculi.*

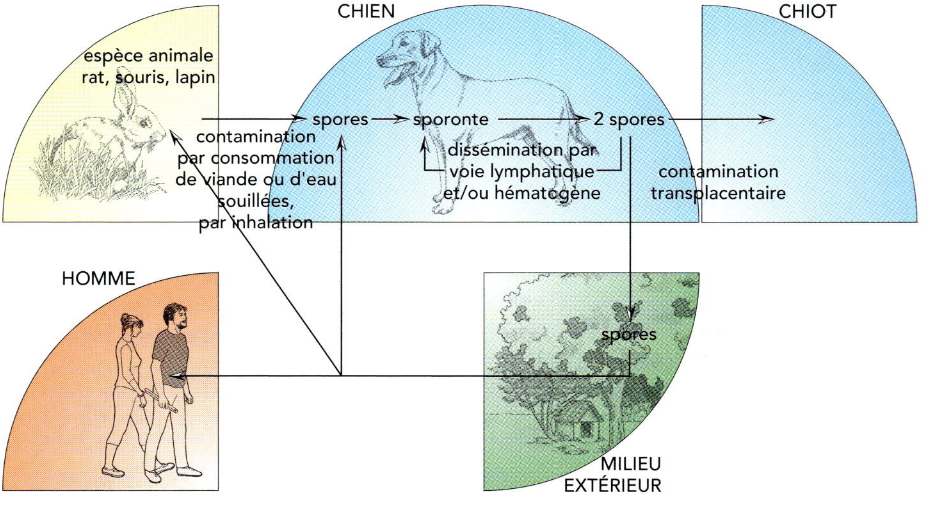

- dans les urines : recueil des urines par sondage, centrifugation (2 000 t/mn pendant 15 mn), réalisation d'étalements à partir du culot, fixation par l'alcool à 95° pendant 1 h, coloration par la méthode Ziehl ou examen sur fond noir (encre de Chine) ;
- dans le liquide céphalo-rachidien (L.C.R.) ;
- à partir des mêmes prélèvements suivis d'une mise en culture au laboratoire ou après inoculation à l'animal de laboratoire ;

- des réactions sérologiques :
  - l'immunofluorescence indirecte (IFI, principe ***figure 3***), l'ELISA et l'agglutination sur Ag figuré (spores du parasite) ont été mises au point chez le lapin expérimentalement infecté ;
  - l'extrapolation à l'espèce canine n'a pas été officiellement et pratiquement réalisée, il conviendrait par conséquent de valider les tests au préalable avant d'envisager une exploitation diagnostique fiable. L'agglutination n'utilisant aucun réactif spécifique serait utilisable chez le chien.

Encadré 53. Caractères morphologiques et biologiques de E. cuniculi

Définition taxinomique simplifiée

E. cuniculi est un PROTOZOAIRE
- du phylum des *Microspora* :
  - protozoaires parasites obligatoires ;
  - de petite taille (< 10 µm) ;
  - caractérisés par la production de spores unicellulaires complexes ;
- de la famille des GLUGÉIDÉS
  - définie par l'absence de vésicule sporophore (vésicule au sein de laquelle se développe le sporonte ou pansporoblaste, de sorte que le sporonte se divise directement au sein de la cellule-hôte) ;
  - et la naissance, à partir du sporonte, de deux spores.

Morphologie

Chez l'animal, la spore est un élément :
- de forme sphérique ou ovoïde, de 2 µm x 1 µm ;
- munie d'une paroi épaisse, chitineuse, constituée de deux membranes, et abritant :
  - le sporoplasme dense et uninucléé, non protégé par une membrane ;
  - un filament polaire, spiralé, très long, fixé à la face interne du pôle apical ;
  - un sac polaire, ou vacuole antérieure ou polaroplaste, lamellaire, capable de se gonfler ;
  - et une vacuole postérieure.

Ces spores, toujours intracellulaires, peuvent être isolées ou regroupées en pseudokystes de 10 à 50 µm dans des macrophages, au sein d'une vacuole parasitophore. Elles sont colorables par le Gram et le Ziehl (spores acido-alcoolo-résistantes) et par l'hématéine-éosine. Elles sont naturellement fluorescentes en lumière de Wood sur des préparations fraîches, non fixées.

Biologie

Habitat

Encephalitozoon cuniculi est un parasite obligatoire intracellulaire, observé dans la vacuole parasitophore de nombreuses cellules : endothéliales, musculaires, hépatiques, nerveuses, gliales, épithéliales des tubes urinifères et du système des phagocytes mononucléés (macrophages, monocytes). Cette espèce est cultivable sur cellules de foie, de rein, de poumons de nombreuses espèces animales.

Nutrition

Dépourvue de mitochondries, la spore se nourrit aux détriments du cytoplasme de la cellule-hôte.

Reproduction

Le cycle évolutif est monoxène (***figure 59***).
- La contamination se réalise selon plusieurs voies :
  - **la voie orale :** ingestion des spores par léchage de substrats souillés d'urines contaminées, lors de tétées de mamelles souillées, de consommation d'aliments ou d'eau souillés dans les mêmes conditions. En effet, la spore est résistante au moins quatre semaines dans le milieu extérieur, même sec. Egalement par ingestion de proies parasitées (rat, souris, lapin) ;
  - **la voie nasale** a été démontrée chez le lapin, est suspectée chez le chien ;
  - **la voie transplacentaire** est prouvée chez le chien, le renard bleu et les singes, mais controversée chez l'animal de laboratoire ;
  - **la voie coïtale** est suspectée dans la mesure où le parasite a été observé dans le sperme de taureau, mais non démontrée chez le chien.

Au niveau de la muqueuse, la spore évagine son filament polaire dont l'extrémité pénètre une cellule épithéliale. Le sporoplasme pénètre alors le cytoplasme de la cellule, puis subit une phase de schizogonie (formation de sporontes distinguables des sporoplasmes par une paroi plus épaisse, au sein desquels se produit une division aboutissant à la formation de deux spores immédiatement infectantes).

Selon la localisation tissulaire, la diffusion dans la totalité de l'organisme est ensuite assurée par la voie sanguine et/ou lymphatique (monocytes et macrophages parasités). L'élimination dans le milieu extérieur se produit généralement par l'émission des urines infectantes, ou après la mort de l'animal par la décomposition du cadavre ou la consommation de celui-ci par un carnivore.

Le diagnostic nécropsique reste le seul diagnostic de certitude, fondé sur l'observation des lésions précédemment décrites et du parasite.

d. Pronostic

Le pronostic est très mauvais dès l'apparition des manifestations nerveuses et générales, signe de la dissémination du parasite.

MÉTHODES DE LUTTE

a. Traitement

Aucun traitement efficace n'est reconnu chez le chien. Il est possible toutefois de tester certaines molécules qui, chez d'autres espèces, ont démontré une relative efficacité :

- la fumagilline (antibiotique : Fumidil® B) est efficace à l'encontre de *Nosema apis*, responsable de la nosémose ou microsporidiose des abeilles, et *in vitro* contre *Encephalitozoon*. Malheureusement, cette molécule se révèle toxique lors d'une utilisation systémique chez les mammifères. Elle ne pourrait être utilisée que sous la forme de topique (guérison d'une kératite humaine à *Encephalitozoon*) ;
- chez l'homme sidéen, l'albendazole serait efficace lors d'encéphalitozoonoses digestives à *E. intestinalis* et *E. cuniculi*. Son utilisation pour traiter le chien souffrant d'encéphalitozoonose n'a pas été testée ;
- *in vitro* et chez l'homme, les sulfamides, le triméthoprime ou la pyriméthamine en association avec l'albendazole ont montré une efficacité relative lors d'encéphalitozoonose disséminée.

b. Prophylaxie

Les mesures de prophylaxie sont simples :

- **hygiène alimentaire :** recourir à une alimentation industrielle ou à des viandes très cuites ;
- **dépistage des animaux porteurs du parasite et élimination** de tels sujets (en particulier des reproducteurs entretenus dans un élevage ou un chenil) ;
- **hygiène générale :** destruction des rongeurs, nettoyage des sols, élimination régulière et destruction des fèces et des déjections (utilisation du feu, du phénol à 2 p. cent, du formol à 10 p. cent, de températures supérieures à 20°C pendant plusieurs semaines).

ASPECT ZOONOSIQUE

Les microsporidies (et les microsporidioses correspondantes) sont décrites chez l'homme : *E. intestinalis, E. hellem* fréquemment impliquées chez les sujets immunodéprimés par le virus HIV, ainsi que la souche III de *E. cuniculi.*

Malgré le nom faussement évocateur du caractère zoonosique, la microsporidiose canine n'est pas, jusqu'à démonstration contraire, une zoonose dans la mesure où la transmission chien-homme ou vice-versa n'a pas été démontrée. Toutefois, il importe d'avertir le propriétaire, l'éleveur ou l'animalier en situation d'immunodéficience amené à entretenir un chien porteur du parasite ou souffrant de la maladie, des risques potentiels.

Les microsporidioses humaines se caractérisent par des manifestations intestinales, diarrhéiques, cachectisantes, chroniques et généralement apyrétiques.

Pour en savoir plus

DERAEDT S, MOLINA JM. Les microsporidioses en pathologie humaine. Med. Mal. Infect., 1995, 25, 570-576.

DIDIER PJ, DIDIER ES, SNOWDEN K, SHADDUCK JA. Encephalitozoonosis, in Infectious diseases of the dog and the cat, Greene C E, 2nd Edition 1998, chap 75, 465-470.

GEVREY J. Encéphalitozoonose des carnivores domestiques. Rec. Méd. Vét., 1993, 169, 477-481.

Mycoses disséminées

DÉFINITION

Les mycoses disséminées sont des maladies infectieuses dues à diverses espèces de champignons (saprobiotes ou parasites) susceptibles d'envahir l'organisme par voie hématogène et/ou lymphatique, à partir de diverses localisations primaires (cutanée, sous-cutanée, digestive, pulmonaire...). Elles sont donc toujours profondes et s'opposent aux mycoses superficielles (dermatomycoses, mycoses de certaines muqueuses : digestive, oculaire, génitale ; otites, kératites mycosiques).

Elles sont à distinguer, d'une part, de mycoses systémiques qui intéressent un système particulier (système nerveux, système des phagocytes mononucléés) et qui peuvent, par la suite devenir disséminées, et d'autre part, des mycoses septicémiques caractérisées par la mise en évidence et en culture du champignon à partir d'un prélèvement de sang.

ÉPIDÉMIOLOGIE

Nombreuses et variées, ces mycoses présentent des caractères épidémiologiques très différents : cosmopolites ou limitées à un continent, souvent très ubiquistes mais reposant, très fréquemment sur un caractère d'immunodépression : à ce titre, de nombreuses publications décrivant des mycoses systémiques et disséminées concernent le berger allemand chez lequel il est possible de mettre en évidence une immunodépression (tests intradermiques, prolifération *in vitro* de cellules mononucléées vis-à-vis de certains mitogènes...). Il est vraisemblable que cette insuffisance d'immunité à médiation cellulaire soit antérieure à la mycose, et donc en soit la cause, et non la conséquence.

LES PARASITES

Ils sont très nombreux et sont présentés dans le ***tableau 101*** et ***l'encadré 54***.

CLINIQUE

a. Symptômes et lésions

Par définition, les symptômes des mycoses disséminées sont extrêmement variés. Pour la clarté de l'exposé, nous distinguerons les aspergilloses des autres mycoses parce qu'elles sont fréquentes et bien décrites dans la littérature.

Aspergilloses

Les aspergilloses disséminées se caractérisent par la grande fréquence des atteintes vertébrales, l'existence de nombreux foyers granulomateux dans de nombreux tissus et organes et une atteinte plus ou moins profonde de l'état général (anorexie, fièvre modérée et inconstante, polyurie-polydipsie) :

- des atteintes osseuses consistant en :
  - la destruction de corps vertébraux et des disques intervertébraux, avec protrusion de matériel nécrosé dans le canal vertébral et manifestations douloureuses, la compression de la moelle entraînant, selon la région de la colonne intéressée, un déficit neurologique, une parésie et une paralysie d'un ou de plusieurs membres, une atrophie musculaire. Cette localisation vertébrale semble être la localisation la plus fréquente ;
  - une atteinte des sternèbres ;
  - une ostéomyélite (fémur, tibia) : destruction de la moelle osseuse, lyse osseuse, minéralisation dans les tissus mous avoisinants ;
- des lésions hépatiques, spléniques (microabcès, infarctus), pulmonaires, des ganglions lymphatiques (mésentériques, médiastinaux) ;
- des atteintes rénales, vésicales et prostatiques : vomissements, abattement, anorexie, déshydratation, valeurs sanguines modifiées (hyperurémie, hypercréatininémie, hyperprotéinémie imputable à une hypergammaglobulinémie), protéinurie, pyurie, augmentation de volume et douleur prostatiques. Les reins présentent de nombreux abcès médullaires (nécrose centrale, neutrophiles et macrophages en périphérie), des infarctus, une néphrite pyogranulomateuse et des hyphes mycéliens dans la paroi des vaisseaux rénaux et prostatiques ;
- d'une invasion du système nerveux central : tétraparésie, convulsions, crises épileptiformes, déficit des nerfs crâniens, nystagmus. Les lésions consistent en une vascularite pyogranulomateuse méningée ;
- des atteintes oculaires : rétinite, panophtalmie, absence de réflexes pupillaires, myosis, opacification de l'humeur vitrée ;
- des myosites : atteinte du myocarde (sans que ne soient décelés de troubles cardiaques proprement dits), des muscles striés, du diaphragme ;
- des lésions digestives : colite, ulcère gastrique ;
- une pathologie utérine : pyomètre, hyperplasie endométriale à caractère pyogranulomateux avec mise en évidence des hyphes mycéliens dans la paroi utérine.

La mortalité est presque systématique, la thérapeutique est en effet trop tardive et ne permet pas de

Tableau 101 - Liste (non exhaustive et simplifiée) des espèces de champignons agents de mycoses disséminées en zone tempérée européenne.

groupe de champignons	mycose	espèces de champignons impliquées	
Ascomycètes	aspergillose	*Aspergillus sp*	cf. chap. 5 cardiopneumo-aspergillose rhinosinusale
	pæcilomycose pseudallescheriose	*Pæcilomyces* *Pseudallescheria boydii*	
Basidiomycètes	cryptococcose	*Cryptococcus neoformans*	cf. chap. 14 neurologie
	candidose	*Candida albicans* *Candida tropicalis*	
Deutéromycètes = *Fungi imperfecti*	phæohyphomycose hyalohyphomycose : acremoniose	dématiacées moniliacées : *Acremonium*	cf. chap. 3 dermatologie

Encadré 54. Caractères morphologiques et biologiques essentiels des champignons impliqués dans les mycoses disséminées

Aspergillus sp.

Ce genre a été présenté à propos de la rhinosinusite aspergillaire (cf. chap cardiopneumologie). L'espèce fréquemment impliquée dans l'aspergillose disséminée est *A. terreus* (25 sur 31 cas répertoriés), *A. deflectus* (4 cas), *A. flavipes* et *A. fumigatus* (1 cas chacun) pour laquelle les caractères morphologiques essentiels sont présentés dans le ***tableau 102.***
En culture, *A. terreus* donne des colonies veloutées ou floconneuses, à surface plane ou parcourue de sillons rayonnants, de couleur cannelle à brun en surface et jaune terne ou brun au *verso.* Il est important de noter la capacité de cette espèce à former des spores latérales, globuleuses, isolées ou groupées, sessiles ou peu pédiculées, et à paroi épaisse et de grande taille (7 µm) : ces éléments, aleuriospores appelées macrospores, peuvent également apparaître en lésion et ont la capacité à être embolisés dans les vaisseaux sanguins et/ou lymphatiques. La localisation des lésions (reins, rate, épiphyses vertébrales, os longs) suggère que celles-ci se développent dans les zones de stase sanguine et/ou de micro-embolisation, facteurs-clés responsables de l'apparition de foyers métastatiques.

Pseudallescheria Boydii

Définition taxinomique simplifiée

Ce champignon appartient :
- à la classe des ASCOMYCÈTES :
  - les filaments sont septés ;
  - la reproduction sexuée repose sur des ascospores ;
- de la famille des MICROASCACÉES caractérisée par :
  - un ascocarpe brun de type périthèce, c'est-à-dire globuleux et ouvert à une extrémité ;
  - et des ascospores lisses et colorées.

Morphologie

- En culture :
  - colonies duveteuses, *recto* blanc-gris, *verso* brun ;
  - ascocarpe sans ouverture (exception) et noir ;
  - conidies ovoïdes, de 4-7 µm, à paroi épaisse et à base tronquée.
- Chez l'animal :
  - filaments irréguliers, septés, à paroi épaisse,
  - et chlamydospores (chlamydoconidies).

Biologie

Cette espèce est très couramment observée sur le sol, les végétaux, occasionnellement parasite des animaux et de l'homme.

Crytococcus neoformans

Cette espèce est décrite dans le chapitre consacré à la neurologie.

Candida albicans, tropicalis

Ces espèces ont été décrites dans le chapitre consacré aux candidoses cutanées.

DÉMATIACÉES

Les dématiacées constituent une famille des deutéromycètes responsable des phæohyphomycoses décrites dans le chapitre consacré la dermatologie.

MONILIACÉES

Définition taxinomique simplifiée

Ces champignons appartiennent :
- à la classe des DEUTEROMYCÈTES :
  - les filaments sont septés ;
  - la reproduction sexuée est inconnue ;
- de la famille des MONILIACÉES caractérisée par :
  - des filaments dépourvus de pigments, hyalins (≠ Dématiacées : « champignons noirs »),
  - des aleurioconidies, des phialoconidies et des arthroconidies.

Les genres impliqués sont :
- *Acremonium (= Cephalosporium)* :
  - phialoconidies agglomérées par une substance gluante ;
  - constituant ainsi des boules au sommet des phialides.
- *Pæcilomyces* :
  - la forme assurant la reproduction sexuée de ce genre est connue (forme téléomorphe), ce qui normalement devrait positionner ce genre au sein des Ascomycètes, voisin des *aspergillus* ;
  - toutefois, la forme parasite connue de ce genre (forme anamorphe), présente au sein des lésions, est l'élément observé par le clinicien ce qui, traditionnellement, maintient ce genre au sein des Deuteromycètes ;
  - il est caractérisé par des phialides isolées ou regroupées en pinceau, avec une base renflée et une extrémité fine, à l'origine de phialoconidies disposées en ligne presque droite, en chaîne.

Morphologie

Acremonium est caractérisé par des colonies à surface plane, d'abord duveteuses, puis glabres et humides, blanc-rosé au *verso* et blanc au *recto*, sur milieu de Sabouraud à 30°C. En lésion, au sein de nodules granulomateux, on observe un abondant mycélium stérile, sans conidies.
Pæcilomyces variotii, espèce décrite chez le chien, donne, sur milieu de Sabouraud, des conidiophores typiques et des formations globuleuses évoquant les macrospores d'aspergillus, également observables en lésion.
Les moniliacées sont responsables chez l'animal et chez l'homme des mycétomes à grains blancs.

restaurer le fonctionnement rénal dont l'insuffisance aboutit à une urémie fatale.

Il semble que les aspergilloses disséminées soient particulièrement fréquentes chez le Berger allemand (plus de 80 p. cent des cas), plutôt jeune (de 2 à 7 ans) et de sexe femelle (plus de 70 p. cent des cas), peut-être en relation avec une déficience de l'immunité à médiation cellulaire (à l'origine par exemple de la cellulite idiopathique). Excepté une anomalie dans la production et/ou la conformation normale des IgA, aucun autre facteur d'immunodépression n'a, à ce jour, été formellement identifié, même si l'utilisation d'antibiotiques et de corticoïdes est décrite dans un certain nombre de cas. Le faible nombre de LyT observés dans la majorité des granulomes doit vraisemblablement être en relation avec une faible production de lymphokines susceptibles d'activer le macrophage, et ainsi de contribuer à la persistance, à la multiplication et à la dissémination du parasite.

La porte d'entrée des spores d'*aspergillus* est classiquement décrite comme respiratoire : elle est probable en raison de la fréquence des aspergilloses rhinosinusales, toutefois, elle n'est certainement pas systématique car les aspergilloses disséminées sont rarement conséquentes à une rhinite aspergillaire, et parce que les autopsies mettent rarement en évidence le champignon dans le parenchyme pulmonaire ou dans les ganglions lymphatiques médiastinaux. La contamination pourrait être alors digestive (atteinte des ganglions mésentériques décrite dans certaines publications).

La pseudallescheriose

La pseudallescheriose est exceptionnelle chez le chien : dégradation lente de l'état général, prostration, fièvre intermittente, troubles locomoteurs non caractéristiques, uvéite bilatérale, adénomégalie, ostéomyélites, atteinte pluriviscérale (foie, reins, rate) et sous-cutanée par des mycétomes.

Le diagnostic est fondé sur des exérèses/biopsies, mises en culture, et analyses nécropsiques. Le traitement ferait appel aux molécules développées ci-dessous.

Tableau 102 - Caractères morphologiques *in vitro* de *A. terreus* par comparaison avec *A. fumigatus.*

critères retenus	*A. fumigatus*	*A.terreus*
couleur de la colonie	vert sombre	brun orangé
conidiophore	lisse, 300 µm	lisse, 100-250 µm
métule	absent	présent
tête aspergillaire	phialides parallèles au filament et sur les 2/3 de la tête	phialides sur 2 rangs
phialospore	échinulée	lisse

La cryptococcose

La cryptococcose est développée dans le chapitre consacré aux maladies du système nerveux, localisation élective du parasite. En plus de celle-ci, il faut noter :
- des atteintes oculaires (choriorétinite, hémorragies rétiniennes, névrite optique aboutissant à la cécité) ;
- des ulcérations cutanées mutliples ;
- une gastrite évoquant un carcinome ; une atteinte pluriviscérale : observation de granulomes dans les ganglions lymphatiques, le foie, la rate, les reins, la glande thyroïde, la prostate et le myocarde ;
- des atteintes respiratoires : rhinite, moins fréquents que chez le chat, pneumonie avec hypertrophie des ganglions médiastinaux.

Les hyalohyphomycoses

Les hyalohyphomycoses (mycoses dues à des représentants de la famille des Moniliacées, champignons non pigmentés) et les phæohyphomycoses (mycoses dues aux représentants de la famille des Dématiacées : champignons dont les filaments, les poroconidies, et par conséquent les cultures, sont pigmentés) sont peu fréquentes et dues à des espèces parasites très nombreuses ***(tableau 103)***. Les localisations les plus fréquentes sont : outre la peau et le tissu sous-cutané, le système nerveux central (encéphale), les ganglions lymphatiques et la rate, l'œil (uvéite), les os et la moelle osseuse.

b. Diagnostic

Le diagnostic clinique est quasi-impossible : le caractère disséminé et protéiforme de la clinique nécessite un diagnostic différentiel complexe (en particulier avec des septicémies et des ostéomyélites bactériennes à *Staphylococcus aureus*, des processus néoplasiques) nécessitant une confirmation expérimentale. Celle-ci est fondée sur :
- **la mise en évidence du parasite :**
  - dans les urines : très fréquemment lors d'aspergilloses, même en l'absence de symptômes d'insuffisance rénale, il est possible d'observer des hyphes mycéliens dans le culot de sédimentation des urines. Cette observation peut être complétée par une mise en culture sur milieu de Sabouraud, ce qui permet en outre une diagnose spécifique ;
  - dans les liquides physiologiques ou pathologiques et divers tissus : écoulement nasal, liquide d'épanchement thoracique et péritonéal, suc gan-

Tableau 103 - Liste non exhaustive des espèces parasites responsables de hyalohyphomycoses et de phæohyphomycoses disséminées.

	hyalohyphomycoses : F. Moniliacées	phæohyphomycoses : F. Dématiacées
espèces citées dans la littérature	*Acremonium sp* *Pæcilomyces sp* *Fusarium sp* *Chrysosporium sp* *Geotrichum sp*	*Bipolaris (Drechslera) spicifera* *Cladosporium bantanium* *Curvularia geniculatum* *Phialemonium obovatum*

glionnaire, liquide céphalo-rachidien, humeur aqueuse, liquide synovial, moelle osseuse ;

- **la mise en culture, la cytologie et l'histopathologie** à partir des mêmes prélèvements, des pièces biopsiques ou d'exérèse. Toutefois, ceci nécessite deux précautions importantes :
  - que le prélèvement ait été effectué de façon stérile, les *aspergillus* étant des contaminants usuels (ne pas hésiter à recourir à une cystocentèse plutôt qu'à un sondage urinaire) ;
  - que l'interprétation du résultat soit effectué avec une grande prudence. La mise en évidence du parasite doit en effet obligatoirement être remise dans son contexte épidémioclinique, et le développement d'une colonie évocatrice étant souvent différé et parfois tardif par rapport à l'urgence médicale ;
- **la sérologie** pour certaines mycoses *(cf. techniques développées dans l'aspergillose rhinos inusale et la cryptococcose)* : ces méthodes malheureusement présentent trop de faux positifs (la mise en évidence d'Ac anti-aspergillus n'est pas une preuve d'une aspergillose-maladie) et de faux négatifs (l'immunodépression suspectée pourrait également induire une très faible réponse en Ac, en dessous du seuil détectable).

C'est l'ensemble de ces éléments (épidémiologie ; symptômes : atteintes osseuses et viscérales, fièvre, néphrite, dégradation de l'état général ; examens complémentaires) qui permet d'orienter le diagnostic vers une suspicion, puis une confirmation de mycose disséminée (*a fortiori* l'examen nécropsique certifiant l'existence d'une mycose et le caractère disséminé de celle-ci).

c. Pronostic

Le pronostic est toujours très réservé en raison de l'existence quasi-systématique d'une néphrite, des difficultés diagnostiques et thérapeutiques.

MÉTHODES DE LUTTE

a. Traitement

Les antifongiques susceptibles de diffuser largement dans la totalité de l'organisme (y compris dans le système nerveux central) ne sont pas très nombreux.

- Le kétoconazole présente l'avantage d'avoir une AMM chien *(cf. présentation développée dans le chapitre consacré aux teignes).*

Toutefois, il présente deux inconvénients : la nécessité de prescrire ce médicament durant de nombreuses semaines peut révéler, surtout chez un animal affaibli, une hépatotoxicité (anorexie, vomissements, augmentation du taux des transaminases) qui nécessite parfois l'interruption du traitement. En outre, il ne diffuse pratiquement pas dans le S.N.C., alors que des cas de guérison ont été décrits lors de mycoses cutanées et sous-cutanées profondes.

- L'itraconazole, molécule voisine (Sporanox®, médicament de médecine humaine), diffuse bien dans les tissus graisseux et son absorption est facilitée lors de son administration avec un repas. Même si sa diffusion dans le S.N.C. semble meilleure que celle du kétoconazole, les résultats obtenus sont insuffisants.
- Le fluconazole (Triflucan®, médicament de médecine humaine) semble présenter la meilleure diffusion (y compris dans le S.N.C. et le liquide céphalo-rachidien) et produire moins d'effets toxiques (digestifs). Les cas de guérison clinique chez le chien sont anecdotiques, confirmés et publiés pour la cryptococcose féline ;
- l'amphotéricine B *(cf. chapitre leishmaniose)*, molécule efficace, à administrer par la voie intraveineuse stricte, au rythme de trois fois/semaine, malheureusement néphrotoxique. L'association amphotéricine B-dérivés azolés est contre-indiquée dans la mesure où leur action est antagoniste : la première agit sur la paroi du champignon renfermant l'ergostérol dont les dérivés azolés inhibent la synthèse. Cette molécule s'utilise strictement par la voie intra-veineuse : soit selon une administration

rapide (0,25-0,5 mg/kg dilué dans 30-120 ml d'une solution de dextrose à 5 p. cent, en 10-15 minutes), soit plus lente (0,25-0,5 mg/kg dilué dans 250-1 000 ml de la même solution en 4-6 h).

L'amphotéricine B est active à l'encontre de *Blastomyces dermatitidis*, *Histoplasma capsulatum*, *Cryptococcus neoformans*, *Coccidioides immitis*, *Candida sp*, *Aspergillus sp*, *Sporothrix schenckii*, *Fusarium sp*...

- La flucytosine (Ancotil®, médicament de médecine humaine) agit par l'intermédiaire de son métabolite : le 5-fluoro-uracile qui s'incorpore à l'A.R.N. du champignon en le rendant non fonctionnel. Par son action assez sélective, cette molécule est peu toxique chez les mammifères. En revanche, les phénomènes de chimiorésistance sont fréquents, surtout si cette molécule est utilisée seule. Il est par conséquent souhaitable d'utiliser la flucytosine en association soit avec l'amphotéricine B, soit avec les dérivés azolés.

Tous ces médicaments doivent :

- être utilisés sous surveillance biologique régulière : numération-formule, paramètres des fonctionnements hépatique et rénal, analyse d'urines, dans la mesure où certains sont notoirement toxiques et où le sujet traité souffre de capacités de détoxification réduites ;
- être prescrits sur des longues durées, de l'ordre de plusieurs mois, au moins deux mois après l'obtention d'une restauration de l'état clinique associé à des mises en culture et/ou des résultats sérologiques négatifs ***(tableau 104)***.

Il importe également de garder à l'esprit les risques potentiels d'apparition de chimiorésistance à l'encontre de certaines de ces molécules utilisées pour traiter, en milieu hospitalier, des sujets souvent immunodéficients ou malades graves et chroniques souffrant de mycoses opportunistes ou nosocomiales. Leur utilisation inconsidérée chez le chien est donc à proscrire (en particulier l'amphotéricine B incorporée à des liposomes, qui diminue la toxicité et augmente la concentration dans les macrophages parasités, elle est à réserver pour le traitement à domicile des sujets humains leishmaniens).

b. Prophylaxie

La prophylaxie est impossible à mettre en œuvre : ces diverses espèces de champignons sont saprobies, présents de façon importante dans le milieu extérieur (sol, végétaux, eaux, tube digestif et peau de nombreuses espèces animales...).

Il conviendrait en revanche d'intervenir sur les conditions qui favorisent la multiplication et l'action pathogène de ces diverses espèces : facteurs d'immunodépression (malheureusement inconnus ou imprécis chez le chien), iatrogéniques (abus de corticoïdes et d'antibiotiques).

Tableau 104 - Utilisation des antifongiques lors de mycoses disséminées.

molécule	posologie	
kétoconazole	de 10 à 20 mg/kg/j en deux prises avec un repas	cf. chap. teignes
itraconazole	de 10 à 20 mg/kg/j, p.o	
fluconazole	5 mg/kg matin et soir, p.o	
amphotéricine B	dose intiale 0,25, puis 0,5 mg/kg voie IV, à 48 h min d'intervalle	cf. chap. leishmaniose
flucytosine	75 mg/kg matin et soir, p.o	

ASPECT ZOONOSIQUE

Ces mycoses ne sont pas des zoonoses, l'homme se contaminant, comme le chien, à partir du milieu extérieur souillée et non à partir de l'animal. La transmission du parasite d'un chien à l'homme (ou vice-versa) n'a jamais été démontrée.

Toutefois, l'euthanasie doit être envisagée avec le propriétaire d'un animal souffrant d'une mycose disséminée due à une espèce potentiellement pathogène si le chien est amené à côtoyer un sujet immunodéprimé : le milieu ambiant peut alors être particulièrement souillé, augmentant considérablement les risques de contamination du patient.

Pour en savoir plus

- sur les aspergilloses

BUTTERWORTH SJ, BARR FJ, PEARSON GR, DAY MJ. Multiple discospondylitis associated with *Aspergillus species* infection in a dog. Vet. Rec., 1995, 136, 38-41.

GELATT KN, CHRISMAN CL, SAMUELSON DA, SHELL LG, BUERGELT CD. Ocular and systemic aspergillosis in a dog. J. Am. An. Hosp. Assoc., 1991, 27, 427-431.

KAUFMAN AC, GREENE CE, SELCER BA, STYLES ME, MAHAFFEY EA. Systemic aspergillosis in a dog and treatment with hamycin. J. Am. An. Hosp. Assoc., 1994, 30, 132-136.

KELLY SE, SHAW SE, CLARK WT. Long-term survival of four dogs with disseminated *Aspergillus terreus* infection treated with itraconazole. Aust. Vet. J., 1995, 72, 311-313.

MOORE AH, HANNA FY. Mycotic osteomyelitis in a dog following nasal aspergillosis. Vet. Rec., 1995, 137, 349-350.

PASTOR J, PUMAROLA M, CUENCA R, LAVIN S. Systemic aspergillosis in a dog. Vet. Rec., 1993, 132, 412-413.

PEREZ J, MOZOS E, CHACON F, DE LARA M, PANIAGUA J, DAY MJ. Disseminated aspergillosis in a dog: an immunohistochemical study. J. Comp. Path., 1996, 115, 191-196.

PONCELET L, BELAYAT F, LOSSON B, GRAUWELS M, BALLIGAND M. Méningo-encéphalite granulomateuse à *Aspergillus sp.* chez une chienne Airedale Terrier de un an. Ann. Méd. Vét., 1998, 142, 255-258.

THOMA R, HILBE M, WOLFF C, VON WERTHERN C, POSPISCHIL A. Three dogs with systemic aspergillosis. Eur. J. Vet. Pathology, 1999, 5, 33-36.
WILSON SM, ODEON A. Disseminated *Aspergillus terreus* infection in a dog. J. Am. An. Hosp. Assoc., 1992, 28, 447-450.

- *sur la pseudallescheriose*

ALLISON N, McDONALD RK, GUIST SR, BENTINCK-SMITH J. Eumycotic mycetoma caused by Pseudallescheria boydii in a dog. J. Am. vet. Méd. Assoc., 1989, 194, 797-799.
BASZLER T, CHANDLER FW, BERTOY RW, SMITH CW, WHITELEY HE. Disseminated pseudallescheriasis in a dog. Vet. Pathol., 1988, 25, 95-97.
- sur la cryptococcose : cf. *chapitre neurologie*
GELATT KN, McGILL D, PERMAN V. Ocular and systemic crytpococcosis in a dog. J. Am. Vet. Med. Assoc., 1973, 162, 370-375.
LICHTENSTEIGER CA, HILF LE. Atypical cryptococcal lymphadenitis in a dog. Vet. Pathol., 1994, 31, 493-496.
VAN DER GAAG I, VAN NIEL MHF, BELSHAW BE, WOLVEKAMP WTC. Gastric granulomatous crytpococcosis mimicking gastric carcinoma in a dog. Vet. Quarterly, 1991, 13, 185-190.

- *sur les autres mycoses disséminées*

BERNAYS ME, PEIFFER RL. Ocular infections with dematiaceous fungi in two cats and a dog. J. Am. Vet. Med. Assoc., 1998, 213, 507-509.
GREENE CE. Infectious diseases of the dog and cat. 2nd Ed., Saunders, 1998, section III chap 56 à 68, pp 349-430.
de JAHAM C, PARADIS M, PAPICH MG. Traditional antifungal dermatologic agents. Comp. Cont. Educ., 2000, 22, 461-468.
LITTMAN MP, GOLDSCHMIDT MH. Systemic paecilomycosis in a dog. J. Am. Vet. Med. Assoc., 1987, 191, 445-447.
MARCH PA, KNOWLES K, DILLAVOU CL, JAKOWSKI R, FREDEN G. Diagnosis, treatment, and temporary remission of disseminated paecilomycosis in a viszla. J. Am. An. Hosp. Assoc., 1996, 32, 509-514.
RODRIGUEZ F, FERNANDEZ A, ESPINOSA DE LOS MONTEROS A, WOHLSEIN P, JENSEN HE. Acute disseminated candidiasis in a puppy associated with parvoviral infection. Vet. Rec., 1998, 142, 434-436.
SIMPSON KW, KHAN KNM, PODELL M, JOHNSON SE, WILKIE DA. Systemic mycosis caused by Acremonium sp in a dog. J. Am. Vet. Med. ASSoc., 1993, 203, 1296-1299.
SMITH AN, SPENCER JA, STRINGFELLOW JS, VYGANTAS KR, WELCH JA. Disseminated infection with *Phialemonium obovatum* in a german Shepherd dog. J. Am. vet. Med. Assoc., 2000, 216, 708-712.

Larva migrans ascaridiennes

DÉFINITION

Les *Larva Migrans* Ascaridiennes (L.M.A.) regroupent l'ensemble des manifestations cliniques dues à l'action pathogène des larves d'ascaris en migration dans l'organisme. Le cycle évolutif parfois complexe est à l'origine de localisations très variées, et de la formation de granulomes au sein de nombreux viscères : il s'agit donc d'helminthoses à localisations multiples, dont certaines erratiques. Ces manifestations précèdent l'apparition et le développement des ascaris adultes dans la lumière intestinale, leur localisation élective. L'espèce en cause est *Toxocara canis.*

ÉPIDÉMIOLOGIE

Tous les chiens sont sensibles à ce parasite. Toutefois, ces L.M.A. sont observables chez le chiot et le jeune adulte, l'immunité induite par les premières infestations étant à l'origine du rejet du parasite *(cf. ascaridoses imaginales dans le chapitre gastro-entérologie).*

LE PARASITE larve de stade 2 de *Toxocara canis* ***(encadré 55)***

CLINIQUE

a. Symptôme

Les symptômes sont directement issus des cycles évolutifs précédemment décrits :

- **chez le chiot,** il est possible d'observer successivement :
  - une « pneumonie ascaridienne » caractérisée par une dyspnée et une toux sèche et quinteuse, sans syndrome pyrétique (sauf lors de complications infectieuses ou de maladies bactériennes ou virales associées) ;
  - puis des symptômes généraux : retard de croissance, déficit pondéral... (cf. ascaridose imaginale), dus à l'installation des parasites adultes dans la lumière intestinale ;
- **chez le jeune adulte,** la forme classique est oligosymptomatique, donnant un mauvais état général, un amaigrissement modéré, pouvant facilement passer inaperçue ;
- **chez le chiot et le jeune chien,** il est possible d'observer divers tableaux cliniques reposant sur la localisation erratique de nombreuses larves :
  - des manifestations nerveuses et locomotrices : parésie, paralysie, incoordination motrice, convulsions et crises épileptiformes (observations nécropsiques personnelles faites à l'Ecole Nationale Vétérinaire de Lyon) ;
  - des manifestations oculaires : uvéite, rétinite, disparition des réflexes oculaires reposant à la fois sur des lésions hémorragiques, granulomateuses et nécrotiques.

b. Lésions

La lésion fondamentale est un granulome au sein duquel est observable une larve, ou des fragments

Encadré 55. Caractères morphologiques et biologiques de la larve de stade 2 de Toxocara canis

Définition taxinomique simplifiée *(encadré 32)*

Morphologie

La larve de stade 2 :

- mesure en moyenne 400 µm de longueur ;
- est munie d'une bouche de petite taille et trilabiée ;
- précédant un œsophage de longueur correspondant au 1/3 de la longueur totale ;
- et terminé par un petit bulbe.

Biologie

Localisations

Elles sont la conséquence du cycle évolutif :

- de type trachéal chez le jeune : d'où des larves dans le foie, les artérioles et les alvéoles pulmonaires, la trachée. Les localisations erratiques sont également nombreuses : viscère abdominal (pancréas, rate), ganglions lymphatiques, méninges…
- de type somatique chez le jeune adulte : d'où une distribution des larves dans l'organisme : foie, artérioles pulmonaires, reins, tissu adipeux péri-mammaire, paroi utérine et digestive, myocarde, rétine, système nerveux central, tissu musculaire… En ces localisations, la larve est située au sein d'un granulome, à l'état quiescent : pas de migration, besoins métaboliques très réduits.

Cycle

Le premier type de cycle aboutit, après la remontée de l'arbre aérifère et la déglutition, au développement des ascaris adultes dans la lumière intestinale. Pour le cycle somatique, c'est seulement lors de l'œstrus, lors de la fin de la gestation et du début de l'allaitement que les larves enkystées, quiescentes, reprennent leur migration pour gagner le fœtus et le chiot lors des tétées.

de celle-ci plus ou moins en voie de dégénérescence ou de lyse. Ces granulomes sont observables en particulier dans le foie (et parfois tous les organes abdominaux), les méninges et la rétine.

c. Diagnostic

Il est difficile, la symptomatologie étant très équivoque. Il est utile de considérer que tout chien jeune, même vermifugé, est parasité par des ascaris et héberge des larves en migration dans l'organisme : un tableau clinique évocateur doit obligatoirement susciter divers examens complémentaires.

❑ une numération-formule, révélant une forte hyper-éosinophilie : la migration profonde, dans la totalité de l'organisme, de larves de nématodes, susceptibles de muer, est à l'origine d'une augmentation très importante de la population éosinophilique, en particulier dans le sang ;

- une coproscopie qui se révèle très souvent positive, quelques larves issues d'infestations précoces ayant eu la possibilité de donner des adultes dans la lumière intestinale ;

Larva migrans chez l'homme

Prévalence sérologique

- très variable d'un pays à l'autre et d'une région à l'autre,
- elle établit toujours une relation avec le mode de vie, les conditions d'hygiène et très souvent, avec la présence d'animaux non vermifugés vivant dans la famille ou susceptibles d'infester l'environnement (jardin, aire de jeux, potager) ;
- elle est plus importante en milieu rural ;
- pour certains auteurs, elle concerne de façon prépondérante les enfants : dans une enquête portant sur 196 cas, l'âge moyen des malades était de 9 ans et 6 mois. Ce caractère juvénile des LV n'est pas confirmé par toutes les études ;
- elle ne présente pas de caractère professionnel (éleveurs, vétérinaires… ce qui n'est pas le cas avec le tæniasis échinococcique) dans la mesure où le contact direct avec les animaux ne constitue pas un facteur de risque ;
- elle est en moyenne de l'ordre de 5 p. cent en France et constitue l'helminthose humaine la plus fréquente dans les pays industrialisés : Magnaval et al., dans une enquête portant sur 859 sérums tout-venant de la région Midi-Pyrénées, décèlent un taux de positivité de 5,6 p. cent.

Modes de contamination

L'homme se contamine par l'ingestion d'œufs larvés (L2) infestants et selon diverses modalités :

- la contamination est essentiellement d'origine tellurique : par consommation de terre chez l'enfant (géophagie dans les aires de jeu, bacs à sable quasi-systématiquement contaminés dans les agglomérations) et par l'intermédiaire des mains souillées à partir d'un sol contaminé. C'est un cas qui se produit fréquemment dans un milieu où vit un chiot (ou un chien) non vermifugé ;
- elle peut être assurée par la consommation de légumes provenant d'un potager où les chiens ont la possibilité de déféquer : l'habitude qu'ont les chiens de disperser leur fèces par des mouvements alternatifs de leurs postérieurs augmente sensiblement les risques de contamination ;

- la contamination peut se produire à la suite de la consommation de végétaux sauvages contaminés, ou très accessoirement, par la consommation d'abats d'agneau ou de veau peu cuits (hôtes capables de stocker dans le foie des larves infestantes).

Ce qui est important à retenir, c'est le fait que le chien n'est pas directement dangereux pour l'homme puisque les œufs fécaux ne sont pas infestants et ne peuvent le devenir qu'au terme d'une évolution dans le milieu extérieur qui nécessite, dans des conditions optimales, au moins 48 h. Le cas est donc totalement différent du tæniasis échinococcique pour lequel les œufs émis par le chien sont, eux, immédiatement infestants : dans ce cas, la manipulation de l'animal est potentiellement dangereuse. En revanche, les conditions en surface de la peau ou dans la fourrure de l'animal ne permettent pratiquement pas une évolution favorable des œufs d'ascaris.

Clinique

Plusieurs formes sont possibles :

-une forme clinique très discrète, silencieuse, caractérisée par une fatigue modérée et une hyperéosinophilie irrégulière ou absente ;

- un syndrome de *larva migrans* viscéral (LMV) : c'est le cas classique d'un enfant vivant en milieu à hygiène défectueuse et en contact avec un chien non ou insuffisamment vermifugé. Ce syndrome est beaucoup plus bruyant chez l'enfant que chez l'adulte et consiste en :
  - une asthénie intense et prolongée ; une anorexie,
  - des troubles digestifs répétés non caractéristiques : nausée, diarrhée ;
  - une hépatomégalie et des douleurs abdominales ;
  - une fièvre (en général hyperthermie supérieure à 39°C) ;
  - des manifestations urticariennes, des myalgies ;
  - un syndrome asthmatiforme, dit syndrome de Loeffler caractérisé par des infiltrats alvéolaires migrateurs, et des quintes de toux ;
  - une hyperéosinophilie marquée et constante (toujours supérieure à 400/mm^3) ;
  - et une hyper-globulinémie ;

- un syndrome de *larva migrans* oculaire (LMO) : uvéite, granulome rétinien. Il semble que, lorsque le nombre de larves infestantes ingérées augmente, les risques d'un syndrome de LMV augmente et celui d'un LMO diminue ;

- éventuellement d'autres formes : toxocarose nerveuse, relation toxocarose-atopie (la toxocarose aurait un effet amplificateur sur les manifestations allergiques des sujets atopiques), syndrome associant asthénie-urticaire-gastralgie-hyperéosinophilie.

Outre les caractères épidémiologiques (présence de chiens, hygiène défectueuse...), le diagnostic est confirmé par l'hyperéosinophilie (les autres maladies parasitaires éosinophilogènes chez l'homme sont l'hypodermose, le tæniasis, la trichinellose et la fasciolose en période d'invasion), et le dosage des IgG et IgE totales.

- le tableau de pneumonie, l'échec aux thérapeutiques classiques (antibiotiques, corticoïdes) peut parfois pousser le clinicien à réaliser une endoscopie afin procéder à une analyse du liquide de lavage broncho-alvéolaire : celle-ci révèle une éosinophilie marquée et parfois, des larves de nématodes.

MÉTHODES DE LUTTE

a. Traitement

Le traitement est double :

- **spécifique :** il fera appel aux anthelminthiques larvicides et capables de diffuser largement dans l'organisme ***(tableau 105)***. Aucun anthelminthique actuellement n'est efficace à l'encontre des larves enkystées : seules celles qui sont en migration sont sensibles ;
- **symtomatique :** les corticoïdes sont souvent nécessaires afin de diminer les phénomènes inflammatoires et allergiques.

b. Prophylaxie

La prophylaxie repose sur les mesures déjà citées à propos des ascaridoses imaginales *(cf. gastro-entérologie).*

Tableau 105 - Anthelminthiques actifs à l'encontre des larves d'ascaris.

molécules	posologie	remarques
fenbendazole : Panacur® 250	50 mg/kg/j, 3 j, p.o	AMM ascaridose larvaire non toxique
autres benzimidazoles	doses larvicides (quelques dizaines de mg/kg, plusieurs jours de suite)	pas d'AMM non toxiques
ivermectine	0,2 mg/kg SC plusieurs injections	pas d'AMM toxicité
autres endectocides	?	pas d'AMM

Pour en savoir plus

BAIXENCH MT, MAGNAVAL JF, DORCHIES P. Epidémiologie de la toxocarose chez les étudiants de l'ecole nationale vétérinaire de Toulouse. Rev. Méd. Vét., 1992, 143, 749-752.
MAGNAVAL JF, GLICKMAN LT, DORCHIES P. La toxocarose, une zoonose helminthique majeure. Rev. Méd. Vét., 1994, 145, 611-627.
NOZAIS JP. A propos d'une épidémie familiale de *Larva migrans* viscérale ascaridienne. Méd. Mal. Infect., 1997, 27, 611-614.
de WAZIÈRES B. Hyperéosinophilie. Orientation diagnostique. Revue du Praticien., 1997, 47, 1129-1136.

MALADIES PARASITAIRES DU SYSTÈME NERVEUX ET DU SYSTÈME LOCOMOTEUR

5

Les maladies parasitaires du système nerveux central (SNC) et du système locomoteur sont associées en une seule partie en raison de certains symptômes communs (locomoteurs en particulier). Celles du SNC sont très proches de celles observées dans la partie précédente dans la mesure où la dissémination de l'espèce parasite par l'intermédiaire des cellules du système des phagocytes mononucléés est le plus souvent responsable de l'atteinte du SNC. C'est la raison pour laquelle on retrouve, pour une part, les mêmes maladies.

Quelques espèces parasites peuvent être exceptionnellement observées dans les organes et tissus du système locomoteur : tissu musculaire et tissu osseux, y compris les articulations ***(tableau 112)***.

Tableau 112 - Liste non exhaustive de parasites du système locomoteur.

espèces parasites du tissu musculaire strié	*Trichinella spiralis* *Toxoplasma gondii* *Neospora caninum*
espèces parasites du tissu osseux	champignons
espèces parasites des articulations ou responsables d'arthralgies	*Leishmania infantum*

Sommaire de la partie 5

Méningo-encéphalomyélite toxoplasmique

INTRODUCTION

Les parasites capables de se développer et/ou de se multiplier au sein du système nerveux de façon élective, sont peu nombreux. Il s'agit d'organismes microscopiques, protozoaires et champignons.

Dans cette catégorie, doivent être cités :
- le toxoplasme, mais dont la localisation multiviscérale nous fait développer la toxoplasmose dans le chapitre consacré aux maladies du S.P.M. ;
- *Neospora caninum*, parasite du système nerveux central et périphérique, parfois responsable d'une néosporose générale, disséminée. Toutefois, la localisation des kystes à bradyzoïtes dans le système nerveux et la paralysie des membres postérieurs nous incitent à placer la néosporose dans le chapitre de neurologie ;
- le cryptocoque, observable dans quelques viscères, mais dont la localisation encéphalique et méningée est fréquente.

En plus de ces trois cas, sont susceptibles d'être observées d'autres espèces parasites, de manière anecdotique car cette localisation est erratique, exceptionnelle : larves d'helminthes en migration.

DÉFINITION

Toxoplasma gondii est capable de se multiplier dans le système nerveux central : encéphale et méninges, moelle épinière, provoquant l'apparition progressive de tableaux cliniques variés.

ÉPIDÉMIOLOGIE

L'épidémiologie de cette neurotoxoplasmose n'est pas établie dans la mesure où ces formes cliniques sont peu nombreuses : l'immunodépression est fortement suspectée sans qu'elle soit systématiquement démontrée et identifiée. Rappelons que le chien peut se contaminer selon trois modalités :
- *in utero,* contamination responsable de la toxoplasmose congénitale ;
- après ingestion d'ookystes sporulés souillant l'eau ou la nourriture ;
- par consommation de viande parasitée (mouton, bœuf...) renfermant des kystes à bradyzoïtes.

Le parasite a été décrit précédemment ***(encadré 51)*** : l'hypothèse classiquement avancée est que la neurotoxoplasmose, à l'image de ce qui se passe chez le sujet sidéen, serait la conséquence du réveil des kystes à bradyzoïtes localisés dans le système nerveux central.

CLINIQUE

Cliniquement, le tableau est très varié et équivoque, et repose sur :

- une encéphalite à l'origine de troubles locomoteurs et de crises convulsives, épileptiformes ;
- des polyradiculonévrites entraînant une parésie, une paralysie et des myoclonies ;
- des déficits moteurs plus ou moins accusés entraînant une atrophie musculaire. Des symptômes généraux tels que la fièvre, une adénomégalie, une pneumonie, des myalgies... sont parfois présents.

Il est toutefois difficile d'attribuer au toxoplasme seul la responsabilité de ces tableaux cliniques dans la mesure où l'expression clinique est très proche de celle de la maladie de Carré, et où les deux agents pathogènes peuvent être associés, le virus (par une immunodépression ?) ayant favorisé la multiplication du protozoaire. Dubey et al. signalent une diminution des cas de toxoplasmose canine confirmés au fur et à mesure de l'augmentation de la vaccination contre la maladie de Carré. Enfin, la toxoplasmose a été, durant plusieurs décennies, le diagnostic présumé de nombreuses encéphalites mortelles pour lesquelles, par la suite, a été avancé celui de néosporose.

L'observation de multiples pseudokystes dans l'organisme (encéphale, cervelet, moelle épinière, racine des nerfs rachidiens, muscles striés...) ne permet pas de conclure sur le rôle initial (ou prépondérant) du parasite. La neurotoxoplasmose se caractérise par des lésions multifocales : infiltrat de cellules inflammatoires (majoritairement des cellules mononucléées), œdème, nécrose, hémorragies, dégénérescence neuronale.

DIAGNOSTIC

Le diagnostic repose sur les mêmes principes que ceux cités précédemment :

- des modifications biologiques inconstantes et équivoques : leucocytose, forte proportion de cellules blanches et augmentation du taux de protéines dans le liquide céphalo-rachidien ;
- des méthodes indirectes fondées sur la sérologie, auxquelles il est préférable de retenir la mise en évidence du parasite (sous forme tachyzoïtique) dans les pièces biopsiques ou nécropsiques.

Le traitement et les mesures de prophylaxie ont été développés dans le chapitre consacré à la toxoplasmose. Rappelons ici que le chien n'est qu'un hôte intermédiaire, n'excrète jamais d'ookystes et ne peut donc constituer une source de parasites pour l'homme. ❐

Pour en savoir plus

FENNER WR. Diseases of the brain. Chap 82. in Textbook of veterinary internal medicine. S. Ettinger, E. C. Feldman, vol 1, Saunders Comp., 1995, 578-629.

LE COUTEUR RA, CHILD G. Diseases of the spinal cord. Chap 83. in Textbook of veterinary internal medicine. S. Ettinger, E. C. Feldman, vol 1, Saunders Comp., 1995, 629-696.

La néosporose

DÉFINITION

La néosporose est une protozoose infectieuse, inoculable, due au développement, à la multiplication et à l'action pathogène d'un *Apicomplexa*: *Neospora caninum.* A l'instar de la toxoplasmose avec laquelle la néosporose partage de nombreux points communs, il importe, pour la compréhension de cette nouvelle entité clinique, de distinguer deux aspects :

- la maladie provoquée par le parasite susceptible de reproduction sexuée dans la muqueuse intestinale du chien qui joue ainsi le rôle d'hôte définitif. On pourrait alors évoquer la coccidiose à *Neospora*, tout comme on évoque la coccidiose à *Toxoplasma* chez le chat. Cette coccidiose est, en l'état actuel des connaissances, le résultat d'infections expérimentales, apparemment non symptomatiques : elle doit être théoriquement incorporée aux coccidioses intestinales décrites dans le chapitre consacré à la gastro-entérologie ;
- la maladie provoquée par le parasite capable de reproduction asexuée au sein de diverses cellules, en particulier les neurones, que l'on doit désigner sous le terme de néosporose, à intégrer dans le chapitre consacré à la neurologie.

Fréquemment, si les symptômes observables sont de nature neurologique, en fait, la néosporose est une maladie disséminée, intéressant le système nerveux (central et périphérique), musculaire, digestif...

ÉPIDÉMIOLOGIE

La description initiale concernant la néosporose remonte à 1984, publication de Bjerkas et al., auteurs norvégiens faisant état d'un parasite proche du toxoplasme et responsable de parésie chez trois portées de chiots de race Boxer : six chiots développent une ataxie et une faiblesse des membres postérieurs entre l'âge de 2 et 6 mois. L'enquête sérologique ne révèle aucune trace à l'encontre du toxoplasme. Indépendamment, en 1988, Dubey et al. décrivent un protozoaire responsable d'une série de cas cliniques superposables à ceux relevant de la toxoplasmose, et qu'ils dénomment par le binome *Neospora caninum.*

Ultérieurement, on a pu démontrer que le parasite mis en évidence en Norvège était *Neospora caninum*, et que des prélèvements conservés issus de cadavres de chiens considérés comme morts de toxoplasmose, étaient en fait parasités par *Neospora.*

Neospora est un parasite décrit, outre le chien, chez les bovins (il y est responsable d'avortements fréquents en certains pays), les ovins, les caprins, les cervidés, le cheval. Des infections expérimentales par les voies sous-cutanée, intramusculaire, intrapéritonéale et intraveineuse ont pu être réalisées chez les rongeurs (rat, souris, gerbille), le lapin, le chat et le singe macaque rhésus. Aucun cas clinique spontané n'a été décrit chez l'homme, y compris immunodéprimé, alors qu'il a été possible de déceler parfois une trace sérologique.

La prévalence de la néosporose n'est pas connue avec précision :

- d'abord, parce que le parasite est de connaissance récente et que les tests de dépistage sont établis depuis peu ;
- ensuite, parce que les quelques enquêtes épidémiologiques effectuées sur le continent européen sont encore parcellaires (hormis en Grande-Bretagne). Elles concernent surtout les bovins et ne s'appuient que sur la détection d'Ac. Il s'agit donc d'enquêtes séro-épidémiologiques traduisant le contact entre ces animaux et le parasite et non l'importance de la néosporose en tant que maladie ;
- enfin, parce que les enquêtes chez le chien sont encore plus rares et qu'il s'agit plutôt de descriptions isolées concernant un élevage ou une portée de chiots, et non pas une population-échantillon représentative de l'espèce.

En Europe, le parasite est décrit chez le chien en Grande-Bretagne, au Danemark, aux Pays-Bas, en Suède, en Norvège, en Irlande, en Italie, en Belgique, en Hongrie, en Allemagne et en France. Il existe également aux Etats-Unis, au Canada, en Afrique du Sud, au Japon. La prévalence sérologique et/ou parasitologique chez les bovins est très importante aux Etats-unis, au Canada, en Nouvelle-Zélande et en Australie (responsable jusqu'à 20 p. cent des avortements !).

En France, quelques enquêtes ont été publiées :

- l'une porte sur une population de vaches ayant avorté entre mars et août 1996 dans les départements de l'Orne et de la Saône-et-Loire, révélant respectivement 25,7 et 13,7 p. cent de sérums positifs selon une méthode ELISA (Klein et al., 1997) ;
- une autre enquête est effectuée au sein d'un troupeau de race normande et croisé-holstein, dont plus de 10 p. cent des vaches avortent depuis quinze années entre le quatrième et le neuvième mois de gestation. L'enquête sérologique révèle une séroprévalence de 16 p. cent sur l'ensemble du cheptel, 25 p. cent sur le cheptel purement normand (Journel et al., 1999) ;
- dans l'ouest de la France, une enquête sérologique portant sur 1 022 bovins révèle, selon le passé pathologique (avortements, troubles de la reproduction) et l'origine géographique, des taux allant de 15 à 45 p. cent (Pitel et al.) ;
- parmi 67 sérums de cheval adressés à Caen pour recherche de rhinopneumonie, 28 p. cent sont positifs en agglutination (Pronost et al., 1999).

Aucune enquête sérologique de large échelle et publiée n'a été effectuée chez le chien dans notre pays. En revanche, deux enquêtes chez le chien ont été réalisées dans des pays voisins :

- l'une en Belgique, portant sur 300 sérums et révélant, selon une méthode d'immunofluorescence

Encadré 56. Caractères morphologiques et biologiques essentiels de Neospora caninum

Définition taxinomique simplifiée

Ce parasite est :
- un APICOMPLEXA : caractérisé par l'existence à un pôle d'un complexe d'organites ;
- de la famille des SARCOCYSTIDÉS (Toxoplasmatidés pour certains auteurs) ;
  - coccidies dixènes ;
  - dont les formes rejetées peuvent être des sporocystes ;
  - renfermant quatre sporozoïtes.

Morphologie

Trois éléments sont susceptibles d'être observés chez le chien :
- l'ookyste non sporulé, observé dans les fèces à la suite d'une infection expérimentale *(cf. cycle évolutif)*. Cet ookyste est le résultat d'une reproduction sexuée siégeant au niveau de la muqueuse intestinale, processus responsable de la coccidiose à *Neospora* et non de la néosporose. En outre, aucune étude ne permet de confirmer et d'apprécier le rôle du chien, dans la nature, comme source de parasites. Cet ookyste est de 10 µm environ de diamètre, soit environ la moitié de l'ookyste de *Isospora ohioensis,* le tiers de l'ookyste de *Isospora canis* ;
- le tachyzoïte, élément de réplication rapide : ovoïde ou globuleux, de 3-7 x 1-5 µm ;
- le bradyzoïte, stade de réplication lente : 6-8 x 1-2 µm.

Il est possible de différencier le kyste néosporique du kyste toxoplasmique (le premier présente une paroi épaisse : 3-4 µm, < 1 µm pour le second).

En microscopie électronique, il est possible d'observer quelques différences par rapport au toxoplasme ***(tableau 106)*** concernant les organites constitutifs du complexe apical *(cf. description à propos du toxoplasme, **encadré 51**)*.

indirecte, une séroprévalence de 11 p. cent, augmentant régulièrement avec l'âge, mais sans prédisposition de sexe ou de race;

Tableau 106 - Différences morphologiques entre *Neospora caninum* et *Toxoplasma gondii.*

organites constitutifs du complexe apical	*Neospora caninum*	*Toxoplasma gondii*
rhoptries	8-12	4-8
micronèmes antérieurs	nombreux	rares
micronèmes postérieurs	rares	?
corps denses	nombreux	rares
micropores	rares	nombreux
paroi du kyste à bradyzoïtes	4 µm	1 µm

- l'autre en Angleterre portant sur 163 chiens vivant en zone urbaine et révélant une séroprévalence de 12,9 p. cent selon l'I.F.I., sans aucun symptôme évocateur, ni aucune relation avec la prévalence toxoplasmique.

Il est donc vraisemblable que le parasite « circule » au sein de la population canine en France selon des taux similaires. Les quelques cas cliniques décrits et les enquêtes effectuées au sein du cheptel bovin tendent, en tout cas, à le démontrer.

D'après les cas cliniques et enquêtes publiés, il ressort les éléments épidémiologiques suivants:

- la néosporose intéresse de façon prépondérante (92 p. cent des cas) les chiens jeunes, âgés de quelques semaines (moins de trois mois pour la

Biologie

Localisations

- Le tachyzoïte est observable dans de nombreuses cellules: neurones, macrophages, fibroblastes, cellules endothéliales vasculaires, myocytes de nombreuses masses musculaires, cellules épithéliales tubulaires rénales, hépatocytes, cellules de la rate et des ganglions lymphatiques. Le tachyzoïte est observé dans le cytoplasme cellulaire, parfois au sein d'une vacuole parasitophore (jusqu'à 100/cellule);
- le bradyzoïte peut être uniquement observé dans le système nerveux central (encéphale, moelle épinière) et périphérique (nerfs) et l'œil, sous forme de kystes à paroi épaisse (100 µm).

Cycle évolutif (figure 60)

Ce cycle n'est pas totalement connu. Toutefois:

- il est probable qu'il s'apparente au cycle des coccidies dixènes, circulant entre un hôte définitif carnivore, et des hôtes intermédiaires consommés par les premiers. Au sein de ce cycle, le carnivore, à l'instar du chat en matière de toxoplasmose, souffrirait à la fois de coccidiose néosporique (en tant qu'hôte définitif) et de néosporose (en tant qu'hôte intermédiaire). Le cycle asexué (multiplication du parasite sous forme tachyzoïtique) précéderait le cycle sexué (gamétogonie aboutissant à la formation d'ookystes dans la lumière intestinale);
- expérimentalement, le chien est considéré comme HD:
  - des souris immunodéprimées par des injections de corticostéroïdes sont infectées expérimentalement par une souche bovine de *Neospora caninum.* L'infection expérimentale de ces souris est confirmée par examens histologiques, marquage immunohistochimique, examen en microscopie électronique et par P.C.R. *(polymerase chain reaction)*;
  - la moelle épinière, la peau et les muscles de ces souris sont distribués à quatre chiens durant trois jours consécutifs, les mêmes tissus de souris saines à des chiens témoins;
  - les matières fécales des chiens sont récoltées quotidiennement durant trente jours;
  - des ookystes sphériques, non sporulés, mesurant 10 µm de diamètre environ, sont observés dans les fèces des chiens contaminés. Artificiellement, ces ookystes sporulent en un à trois jours pour renfermer deux sporocystes, chacun abritant quatre sporozoïtes. Ces ookystes sont indiscernables morphologiquement de ceux du toxoplasme;
  - de tels ookystes infestants distribués à des souris immunodéprimées confèrent à celles-ci une néosporose évolutive: détection d'Ac, observation des parasites selon les mêmes techniques précédentes dans de nombreux tissus.
  - une telle expérimentation est reprise sur deux chiens, dont l'un reçoit 100 mg d'acétate de méthylprednisolone par la voie intramusculaire plusieurs fois avant et après l'ingestion de moelle de souris infestées:
  - les ookystes sont observés dans les fèces de J5 à J10 inclus après l'absorption, et les Ac (IgG) à J35 par immunofluorescence indirecte (au 1/200) chez le chien immunodéprimé. La période prépatente, dans les conditions naturelles, serait donc d'environ cinq jours;
  - de J6 à J9, sans détection d'Ac chez le chien non immunodéprimé. L'excrétion des ookystes y est quantitativement moins importante et d'une durée plus limitée;
  - ces deux animaux expérimentalement infectés ne révèlent la présence d'aucun parasite dans les prélèvements tissulaires effectués après leur euthanasie, quelle que soit la méthode retenue (histologie classique, immunohistochimie), même si des lésions macroscopiques évocatrices sont relevées;
- il semblerait que seule une infection à partir des bradyzoïtes puisse assurer un cycle complet chez le chien aboutissant à l'excrétion d'ookystes fécaux.

majorité d'entre eux) : les cas issus d'une transmission congénitale sont les plus graves ;
- cette transmission verticale est possible durant plusieurs gestations successives, et à la différence de la toxoplasmose, l'infection précédant la conception et la gestation ne prévient pas de la contamination fœtale. Le traitement d'une chienne gestante (à base de triméthoprime/sulfonamide) est également sans effet ;
- au sein d'une portée, tous les chiots ne sont pas infectés et ne présentent pas la maladie (certains étant apparemment indemnes), et les chiots malades sont atteints de façon variable (forme modérée à mortelle) ;
- les formes observées chez les chiots sont d'un pronostic d'autant plus pessimiste que l'infection chez la mère a été précoce, en début de gestation : l'infection expérimentale d'une chienne gestante de 35 jours va provoquer une mortinatalité (en trois jours), et le développement apparemment normal des autres chiots. Toutefois, l'administration, à ces chiots et à leur mère, de corticoïdes à des doses immunodépressives entraîne l'apparition d'une néosporose généralisée mortelle ;
- même si les cas cliniques peuvent être observés dès les premiers jours de la vie, la majorité des cas de néosporose s'observe entre la quatrième et la dixième semaine ;

Figure 60 - Cycle évolutif supposé de *Neospora caninum*.

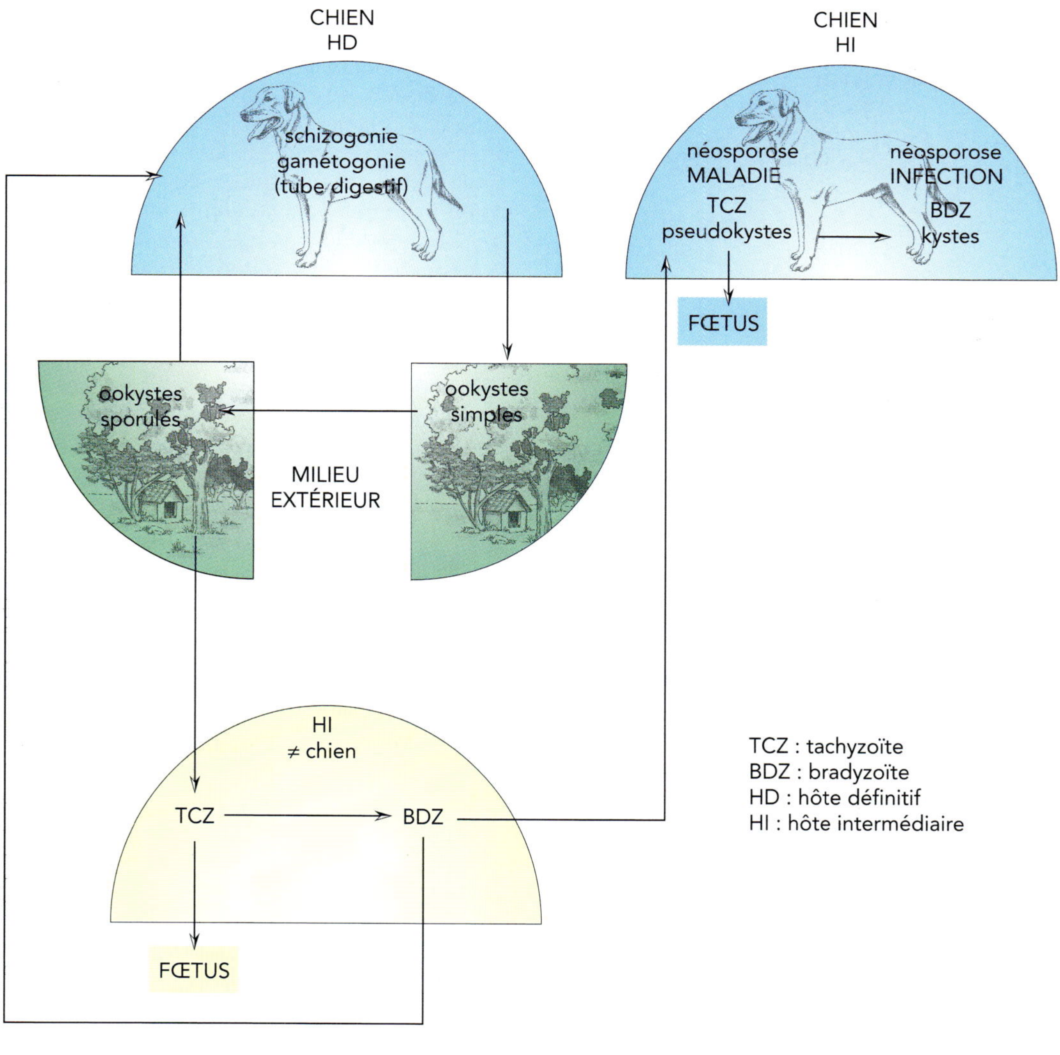

- la transmission horizontale est soupçonnée en raison de la séroconversion observée et de l'augmentation de la séroprévalence avec l'âge des animaux ;
- les formes observées chez le chien adulte sont cliniquement différentes, moins caractéristiques, souvent disséminées. Il n'est pas possible de définir chez l'adulte l'origine de la maladie : soit infection classique d'un individu au préalable sain, soit réactivation à partir de kystes quiescents disséminés à la faveur d'une immunodépression.

LE PARASITE *Neospora caninum*

- *Neospora caninum* est un parasite morphologiquement et biologiquement très proche du toxoplasme, mais que l'on peut distinguer de celui-ci au microscope optique sous la forme kystique, et plus facilement par la sérologie, la communauté antigénique entre les deux espèces n'étant pas totale ;
- parasite de nombreuses espèces animales, son cycle évolutif n'est pas connu avec précision, mais il semble qu'il soit superposable à celui du toxoplasme : le chien serait hôte définitif du parasite et hôte intermédiaire ;
- la transmission est essentiellement verticale.

CLINIQUE

a. Symptômes et manifestations

Plusieurs formes cliniques ont été décrites, intéressant des sujets très jeunes ou adultes, voire âgés, caractérisées essentiellement par des manifestations nerveuses (d'où la place de la néosporose au sein de ce chapitre).

Une forme classique chez le jeune

Une forme classique, typique et fréquente chez le chiot ou le chien âgé de quelques semaines (moins de 4 mois pour la majorité d'entre eux), à la suite d'une infection congénitale ***(tableau 107)*** :

- au sein de la portée, quelques individus présentent une parésie progressive des membres postérieurs (beaucoup plus rarement les antérieurs), souvent maintenus en hyperextension rigide (flexion forcée impossible), donnant à l'animal la position dite « du phoque », se déplaçant uniquement ou essentiellement par les membres antérieurs (« démarche en saut de lapin »). Cette parésie est due à l'atteinte des neurones moteurs et des muscles, conduisant à une contracture (association d'une polyradiculonévrite et d'une myosite).
- cette manifestation de parésie est la plus typique et la plus fréquente (plus de 80 p. cent des cas observés chez les chiens de moins de 1 an). Cette paraparésie est associée à une diminution des mouvements spontanés de la queue, de la sensibilité périnéale et d'une incontinence rectale et vésicale.
- elle évolue en paralysie ascendante (atteinte des membres thoraciques), une « faiblesse cervicale » ou au contraire une rigidité cervicale, et des manifestations d'encéphalite : dysphagie, difficultés de préhension des aliments, paralysie de la mâchoire, troubles locomoteurs, mouvements en cercle, nystagmus, convulsions, aboutissant, dans la grande majorité des cas, à la mort ;
- ce tableau clinique peut évoluer sur plusieurs mois : dans une description portant sur neuf chiots labrador, les auteurs décrivent un chiot mort-né, un mort à l'âge de 3 semaines pour faiblesse musculaire et diarrhée (ainsi qu'une euthanasie pour les mêmes raisons), une autre euthanasie sur un chiot âgé de 5 semaines pour parésie postérieure, et sur un chiot âgé de 5 mois pour une ataxie évolutive ;
- quelques chiens (environ 10 p. cent) présentent un tableau de septicémie (pneumonie, encéphalite, myocardite, adénomégalie, associées à l'observation du parasite dans de nombreux tissus et organes : système lymphatique, foie, rate, pancréas, système nerveux central et périphérique) provoquant une mortinatalité élevée ;
  - des manifestations atypiques, non associées aux symptômes nerveux et généraux, ont été décrites :
  - des manifestations oculaires : nystagmus, anisocorie, absence de réflexes pupillaires ;
  - une myocardite provoquant une mort soudaine, sans symptômes préalables évocateurs, le diagnostic étant confirmé par l'autopsie démontrant une atteinte importante du myocarde et de nombreux autres organes.

Tableau 107 - Symptômes observés chez le jeune chien (< 1 an) atteint de néosporose, classés selon une fréquence décroissante [d'après RUEHLMANN D et al., JAAHA, 1995, 31, 174-183].

symptômes	pourcentage
paraparésie	88
mortinatalité due à une pneumonie, une myocardite et une encéphalite	10
nystagmus	2
« mental depression »	2
port de tête inclinée	2
convulsions	2
anisocorie	1
mouvements de cercle	1
fièvre, vomissements associés à une pancréatite	1

Une forme clinique chez le chien

Des formes cliniques pouvant être observées chez le chien adulte ***(tableau 108)*** avec :

- des signes neurologiques et musculaires divers : difficultés de préhension des aliments, de déglutition, paralysie de la mâchoire, flaccidité de telle ou telle masse musculaire ;
- des signes d'insuffisance cardiaque, reposant sur une myocardite et pouvant aboutir à une mort soudaine ;
- des formes cutanées, *a priori* jamais observées chez le jeune, décrites dans le chapitre consacré à la dermatologie parasitaire.

b. Lésions

Les lésions consistent en :

- une atteinte multifocale du système nerveux central : nécrose, décoloration de la substance blanche et grise, gliose, nombreux foyers de petites dimensions (1 à 3 mm de diamètre). Ces lésions intéressent la moelle épinière en divers segments (lombaire, thoracique...) reposant sur un infiltrat lymphoplasmocytaire abondant, et des kystes caractéristiques ;
- une polymyosite diffuse, intéressant parfois de nombreuses masses musculaires (muscles squelettiques, muscles lisses, myocarde) nécrose cellulaire et infiltrat lymphoplasmocytaire ;
- une atteinte polyviscérale : foie, rate, poumons, ganglions lymphatiques.

c. Diagnostic

Diagnostic clinique

Le diagnostic de néosporose ne peut être que suspecté lors de la consultation sur les ou certains des éléments suivants :

- une atteinte neurologique caractérisée par une parésie, éventuellement une paralysie des membres postérieurs, maintenus en hyperextension. L'ensemble du tableau neurologique évoque une affection de type motoneurone périphérique ;

Tableau 108 - Symptômes observés chez le chien adulte (> 1 an) atteint de néosporose, classés selon une fréquence décroissante [d'après RUEHLMANN D et al., JAAHA, 1995, 31, 174-183].

symptômes	pourcentage
paraparésie	56
infections disséminées	15
atteinte cérébelleuse	11
convulsions	11

- une mortinatalité non caractéristique au sein d'une portée ;
- un tableau de septicémie ou de maladie disséminée, avec atteinte polyviscérale (hépatique, musculaire dont cardiaque, nerveuse...) ;
- des anomalies biologiques inconstantes et équivoques : leucocytose, anémie, augmentation des enzymes d'origine musculaire et hépatique.

Aussi convient-il d'envisager devant un tel tableau plusieurs hyptohèses : myopathies congénitales, dystrophies musculaires, neuropathies congénitales, polyradiculonévrites, polymyosites, dermatomyosites, maladie de Carré, toxoplasmose...

Diagnostic de laboratoire

Le diagnostic doit donc être confirmé par :

- la mise en évidence du parasite dans le produit de lavage broncho-alvéolaire, dans le résultat d'une cytoponction, dans le liquide céphalo-rachidien et dans toute pièce biopsique : observation des formes tachyzoïtiques peu discernables du toxoplasme, les kystes à bradyzoïtes (à paroi épaisse 4 µm, plus caractéristiques) étant à localisation exclusivement nerveuse (encéphale, moelle épinière) ou oculaire (rétine) ;
- cette suspicion fondée sur une lecture histologique peut être confirmée par un marquage spécifique immunohistochimique utilisant des Ac monoclonaux anti-*Neospora,* ou un sérum polyclonal obtenu chez l'animal de laboratoire ;
- ou par une sérologie fondée sur deux méthodes :
  - l'immunofluorescence indirecte (cf. principe défini dans le chapitre consacré à la gale sarcoptique). Le titre seuil serait de 1/400 ;
  - l'agglutination indirecte (proposée par le laboratoire Vétoquinol) faite sur le sérum ou sur le liquide céphalo-rachidien ***(encadré ci-après).***

Le test immuno-enzymatique semi-quantitatif commercialisé par IDEXX (HerChek® anti-*Neospora*) est utilisable chez les bovins (conjugué anti-bovin couplé à la peroxydase) : il ne peut être utilisé chez le chien. De même avec le test commercialisé par la société MAST.

d. Pronostic

Le pronostic est toujours mauvais, soit parce que la néosporose peut évoluer sous une forme disséminée, soit parce que la récupération fonctionnelle des membres paralysés est quasi systématiquement nulle, aboutissant à un animal grabataire, ou à locomotion très difficile, le handicap définitif pouvant être incompatible avec une vie normale.

Agglutination directe

Cette méthode repose sur l'observation à l'œil nu d'un agglutinat en voile des parasites (tachyzoïtes ?) par les Ac présents dans le prélèvement correspondant. En revanche, l'absence d'Ac provoque le dépôt, dans le fond de la cupule, des tachyzoïtes.

Elle suppose :
- la réalisation d'un prélèvement de sang sur tube sec afin de recueillir le sérum ;
- la constitution de contrôles témoins : positif et négatif ;
- la dilution du sérum à tester : 1/20, 1/40, 1/80, 1/160 et 1/320. Pour cela, il est nécessaire, au préalable, de préparer le tampon de dilution des échantillons (T.D.E.) : ajouter à 15 ml de T.D.E., 210 µl de 2-mercapto-éthanol, substance toxique qui casse les IgM ;
- la dilution de l'Ag au 1/5, soit 120 µl d'Ag dans 480 µl de tampon de dilution des Ag (T.D.A.).

Chaque cupule de la plaque à 96 puits est identifiée :
- ligne A : cupules A1 et A2 pour le contrôle négatif ;
- ligne B : cupules B1 à B6 pour le contrôle positif dilué de 1/20 à 1/320 ;
- lignes C, D, E... : lignes pour les échantillons.

On procède la façon suivante :
- distribution du T.D.E. dilué :
  - 50 µl dans A1 et A2 ;
  - 100 µl dans B1, 50 µl dans B2 à B5 ;
  - 100 µl dans C1, 50 µl dans C2 à C5 ;
- distribution du contrôle + :
  - 5 µl dans B1 ;
  - puis passage de 50 µl de B1 à B2, de 50 µl de B2 à B3, idem de B3 à B4, de B4 à B5, et enfin de B5 à B6, de sorte que nous obtenons ainsi une dilution du contrôle positif au 1/20 (B1), 1/4 (B2), 1/80 (B3), 1/160 (B4), 1/320 (B5), le B6 n'étant pas utilisé ;
- distribution de l'échantillon :
  - 5 µl dans C1,
  - puis passage de 50 µl de C1 à C2, et de la même manière que précédemment de C2 à C5, C6 n'étant pas utilisé, de sorte que notre sérum est dilué au 1/20 (C1), 1/40 (C2), 1/80 (C3), 1/160 (C4) et 1/320 (C5) ;
- distribution de l'Ag :
  - 50 µl dans A1 et A2,
  - 50 µl dans B2 à B5,
  - et dans C2 à C5.

La plaque couverte est laissée dans une étuve à 30°C pendant une nuit.

La lecture ne peut être réalisée que si le contrôle positif montre un voile troublant la cupule, le contrôle négatif un liquide clair et une sédimentation des parasites dans le fond de la cupule. Sous ces conditions, l'échantillon révélant un titre de positivité supérieur au 1/80 est considéré comme positif, c'est-à-dire renfermant, au-delà du seuil de 1/80, des Ac d'isotype IgG.

Cela étant, l'interprétation reste délicate :
- le recul chez le chien est insuffisant pour permettre de trancher définitivement pour la valeur seuil ;
- on a pu observer des chiots souffrant de néosporose avec des taux sérologiques très faibles voire négatifs.

Il est par conséquent nécessaire de recourir à deux analyses séparées de 15 jours, ou d'associer à une sérologie la mise en évidence du parasite.

Il semblerait que la frontière définissant un bon/mauvais pronostic soit l'apparition d'une paraplégie avec hyperextension des membres postérieurs.

MÉTHODES DE LUTTE

a. Traitement

Le traitement spécifique fait appel à quelques molécules présentées dans le ***tableau 109***.

b. Prophylaxie

Les mesures de prophylaxie ne peuvent être définies avec précison dans la mesure où le cycle évolutif et épidémiologique n'est pas connu avec certitude. Il est démontré en revanche, que la transmission chez le chien, comme chez les bovins, est verticale. Ce qui nécessite de retirer de la reproduction les chiennes ayant donné naissance à des portées infectées.

Dans le cas d'une chienne ayant donné naissance à des chiots infectés, il est possible, lors d'une gestation ultérieure, de recourir à un traitement préventif : clindamycine à 7 mg/kg, deux fois par jour, du

Tableau 109 - Molécules utilisables pour le traitement de la néosporose.

molécules	conditions d'utilisation
clindamycine : Antirobe®	7,5 - 18,5 mg/kg, p.o 2 fois/j durant 2-4 semaines
triméthoprime - sulfadiazine : Amphoprim® inj. Borgal® 7,5p.cent inj.	15-30 mg/kg, deux fois/j durant 2-4 semaines
pyriméthamine - sulfadiazine	0,25-0,5 mg/kg, 15-30 mg/kg, deux fois/j durant 2-4 semaines

15e jour minimum au 25e jour de gestation (période de passage du parasite au travers de la barrière placentaire ?) pour éviter une contamination fœtale.

Aucun aspect zoonosique n'est décrit, y compris chez des sujets immunodéprimés. Toutefois, une récente enquête sérologique effectuée au sein de 1 029 sérums provenant de donneurs de sang, 69 (soit près de 7 p. cent) de ces sérums étaient positifs en I.F.I., dont 50 négatifs en toxoplasmose, démontrant ainsi la distinction formelle entre les deux infections. ❒

Pour en savoir plus

Anonyme. Neospora threatens livestock, dogs. AVMA News, J. Am. Vet. Med. Assoc., 1993, 202, 15-20.
BARBER JS, VAN HAM L, POLIS I, TREES AJ. Seroprevalence of antibodies to Neospora caninum in Belgian dogs. J. Small An. Pract., 1997, 38, 15-16.
BARBER JS, PAYNE-JOHNSON CE, TREES AJ. Distribution of Neospora caninum within the central nervous system and other tissues of six dogs with clinical neosporosis. J. Small An. Pract., 1996, 37, 568-574.
COCHRANE SM, DUBEY JP. Neosporosis in a golden retriever dog from Ontario. Can. Vet. J., 1993, 34, 232-233.
COLE RA, LINDSAY DS, BLAGBURN BL, SORJONEN DC, DUBEY JP. Vertical transmission of Neospora caninum in dogs. J. Parasitol., 1995, 81, 208-211.
DUBEY JP. Recent advances in Neopsora and neosporosis. Vet. Parasitol., 1999, 84, 349-367.
DUBEY JP, LINDSAY DS. A review of Neopsora caninum and neosporosis. Vet. Parasitol., 1996, 67, 1-59.
GRAHAM DA, CALVERT V, WHYTE M, MARKS J. Absence of serological evidence for human Neospora caninum infection. Vet. Rec., 1999, 144, 672-673.
GUILLOT J, ESCRIOU C, FRITZ D. La néosporose canine. Point Vét., 2000, 31, 305-311.
HAY WH, SHELL LG, LINDSAY DS, DUBEY JP. Diagnosis and treatment of Neospora caninum infection in a dog. J. Am. Vet. Med. Assoc., 1990, 197, 87-89.
JOURNEL C, TAINTURIER D, PITEL PH, CHATAGNON G. Neospora caninum : étude d'un élevage contaminé, quelques hypothèses de transmission. Point vét., 1999, 30, 397-404.
KLEIN F, HIETALA SK, BERTHET H, VERY P, GRADINARU D. Neospora caninum : enquête sérologique sur les avortements des bovins normands et charolais. Point Vét., 1997, 28, 1283-1286.
KNOWLER C, WHEELER SJ. Neospora caninum infection in three dogs. J. Small An. Pract., 1995, 36, 172-177.
LINDSAY DS, DUBEY JP, DUNCAN RB. Confirmation that the dog is a definitive host for Neospora caninum. Vet. Parasitol., 1999, 82, 327-333.
LINDSAY DS, DUBEY JP, McALLISTER M. Neospora caninum and the potential for parasite transmission. Comp. Cont. Educ., 1999, 21, 317-321.
LOSSON B, BOURDOISEAU G. Neopsora caninum, un nouvel agent abortif chez les bovins. Bull. GTV., 2000, 107-114.
McALLISTER MM. Uncovering the biology and epidemiology of Neospora caninum. Parasitol. Today, 1999, 15, 216-217.
McALLISTER MM, DUBEY JP, LINDSAY DS, JOLLEY WR, WILLS RA, McGUIRE AM. Dogs are defintive hosts of Neospora caninum. Int. J. of Parasitol., 1998, 28, 1473-1478.
de MEERSCHMAN F, LOSSON B. Neospora caninum et la néosporose : biologie et description de la maladie chez le chien. Ann. Méd. Vét., 1998, 142, 247-253.
ODIN M, DUBEY JP. Sudden death associated with Neospora caninum myocarditis in a dog. J. Am. Vet. Med. Assoc., 1993, 203, 831-833.
PITEL PH, PRONOST S, LEGENDRE MF, CHATAGNON G, TAINTURIER D, FORTIER G. Infection des bovins par Neospora caninum : deux années d'observation dans l'ouest de la France. Point Vét., 2000, 31, 145-150.
PLUYE A. Un cas de néosporose chez un chiot. Prat. Méd. Chir. An. Comp., 1999, 34, 597-602.
REICHEL MP, THORNTON RN, MORGAN PL, MILLS RJM, SCHARES G. Neosporosis in a pup. N. Z. Vet. J., 1998, 46, 106-110.
RUEHLMANN D, PODELL M, OGLESBEE M, DUBEY JP. Canine neosporosis : a case report and literature review. J. Am. An. Hosp. Assoc., 1995, 31, 174-183.
TREES AJ, GUY F, TENNANT BJ, BALFOUR AH, DUBEY JP. Prevalence of antibodies to Neospora caninum in a population of urban dogs in england. Vet. Rec., 1993, 132, 125-126.
TRANAS J, HEINZEN RA, WEISS LM, McALLISTER MM. Serological evidence of human infection with the protozoan Neospora caninum. Clin. Diagn. Lab. Immunol., 1999, 6, 765-767.
WOUDA W, de JONGH JK, van KNAPEN F, WALVOORT HC. Neospora caninum as a cause of paralysis in littermate pups. Tijdschrift voor Diergeneeskunde, 1993, 118, 397-401.

Cryptococcose

DÉFINITION

La cryptococcose est une mycose profonde, infectieuse, due à la multiplication et à l'action pathogène d'une levure saprobie : *Cryptococcus neoformans*, responsable chez le chien de formes cliniques variées, fréquemment méningo-encéphalitiques, mais aussi pulmonaires et disséminées.

ÉPIDÉMIOLOGIE

Le cryptocoque est une levure abondante dans le milieu extérieur, saprobie, de très large répartition géographique. Elle est fréquemment isolée dans les fientes (en particulier de pigeon), les oiseaux, fréquemment porteurs sains, assurant ainsi sa dissémination.

Observée chez de nombreuses espèces de mammifères chez qui elle peut être pathogène (ruminants, équidés, rongeurs…), elle est fréquente chez le chat (formes cliniques rhinosinusales, pulmonaires, cutanées, disséminées), plus rare chez le chien. Elle intéresse l'homme, en particulier les sujets immunodéprimés, sans avoir pour autant un caractère zoonosique : en effet, l'homme se contamine à partir d'un milieu extérieur souillé (maisons, granges, locaux divers dans lesquels les oiseaux ont pu pénétrer), sans transmission entre l'homme et l'animal (exemple de pseudozoonose).

Chez le chien, les cas décrits ne permettent pas de dégager des caractères épidémiologiques absolus : pas de prédisposition raciale ou sexuelle, fréquence importante chez les jeunes adultes, et lors d'immunodépression (même si celle-ci n'est souvent avancée que comme une hypothèse pathogénique, l'identification de la cause immunodépressive n'est réalisée que dans 6 p. cent des cas). Elle se présente souvent chez cette espèce sous la forme d'une méningo-encéphalite, d'où la place de la cryptococcose dans le chapitre de la neurologie.

LE PARASITE *Cryptococcus neoformans*

De ***l'encadré 57,*** il convient de retenir les éléments suivants :

- le cryptocoque est un champignon très largement répandu dans la nature, et chez les animaux sains (jusqu'à 14 p. cent des chiens sains sont porteurs du champignon dans les cavités nasales et les sinus, sans expression clinique). Seuls certains d'entre eux développent une cryptococcose ;
- la mise en évidence du parasite doit être faite dans des tissus profonds, ou associée à une antigénémie élevée, pour confirmer une cryptococcose-maladie, et non une simple infestation avec une trace sérologique ;
- la cryptococcose repose sur une défaillance, une « insuffisance fonctionnelle » du système immunitaire. Si l'atteinte du système nerveux central reste prépondérante, la dissémination du parasite (atteinte respiratoire...) reste fréquente.

PATHOGÉNIE ET IMMUNITÉ

a. Pathogénie

La pathogénie n'est pas connue avec précision chez le chien. Il est possible toutefois de rassembler des données issues de la médecine humaine et d'infections expérimentales de l'animal de laboratoire :

- la contamination semble presque toujours s'effectuer par la voie respiratoire (les voies digestive, sous-cutanée sont possibles mais exceptionnelles) : l'inhalation de spores peu ou non capsulées (les parasites munis d'une capsule très épaisse ont une taille trop grande pour être inhalés et se développer dans les alvéoles pulmonaires) est suivie d'une phagocytose par les macrophages alvéolaires, puis du contrôle de l'infection dans la plupart des cas. Le cryptocoque peut régénérer dans l'appareil respiratoire une nouvelle capsule épaisse, se multiplier lors d'une immunité à médiation cellulaire déficiente, être véhiculé au système nerveux central par la voie hématogène (ou à partir des sinus, via l'éthmoïde) ;
- toutefois, si la virulence des cryptocoques varie avec les souches, le pouvoir pathogène est toujours lié à l'existence et à l'épaisseur de la capsule, les souches mutantes qui en sont dépourvues n'étant pas pathogènes ;
- la capsule, par l'intermédiaire de certains de ses constituants, inhibe la phagocytose : des souches mutantes non encapsulées redeviennent pathogènes, si, à leur milieu de culture, on rajoute des polyosides capsulaires ;
- ces polyosides ont la capacité d'inhiber l'action lytique des macrophages, autorisant ainsi la persistance, la multiplication et la dissémination du champignon au sein de l'organisme. En outre, l'Ag majeur qu'est le glucuronoxylomannane : G.X.M.,

Encadré 57. Caractères morphologiques et biologiques de Cryptococcus neoformans

Définition taxinomique simplifiée

Le cryptocoque est un champignon appartenant à :

- la classe des BASIDIOMYCÈTES :
  - champignons caractérisés par la production de basidiospores, spores sexuées ;
  - formées à l'extrémité de basides, elles-mêmes disposées sur un basidiocarpe ;
- la famille des FILOBASIDIELLACÉES, unique famille ;
  - renfermant un genre, une espèce : *Filobasidiella neoformans* ;
  - connue sous deux « variétés » : *F. neoformans var. neoformans*, agent des crytpococcoses animales et humaines, *F. neoformans var. bacillispora* plus rarement responsable de cryptococcoses humaines et animales. Le nom de cryptocoque désigne la levure (anamorphe ou forme imparfaite, capable seulement de reproduction asexuée), celui de *Filobasidiella* le télomorphe (forme parfaite) capable de reproduc-

Figure 61 - Cycle évolutif de *Cryptococcus neoformans.*

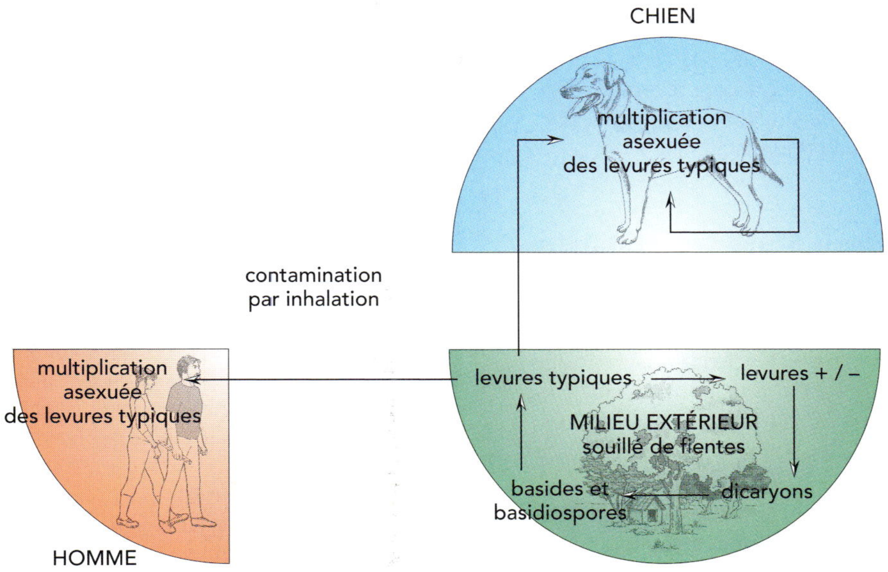

tion sexuée dans le milieu extérieur. *A Filobasidiella neoformans var. neoformans* correspond l'anamorphe *C. neoformans var. neoformans*; et à *F. neoformans var. bacillispora* correspond *C. neoformans var. gattii.*

Morphologie

Le cryptocoque est un champignon monomorphe, levuriforme:
- levures isolées, arrondies, ovoïdes;
- de 4-7 µm de diamètre (parfois beaucoup plus);
- à bourgeonnement unique (col étroit avec la levure-mère);
- enveloppée d'une capsule épaisse (4-10 µm).

Les cultures sur milieu de Sabouraud (température optimale: 32°C) sont blanchâtres, inhibées par la cycloheximide.

Biologie

La levure (variété neoformans)

Elle est saprobie, largement répandue dans le milieu extérieur, en particulier dans les locaux souillés de fientes d'oiseaux, et dans les premières voies digestives du pigeon. Dans le milieu extérieur, cette capsule permet au champignon de résister au processus de dessiccation (de l'ordre de deux ans dans des conditions d'humidité moyenne). Chez les oiseaux, c'est vraisemblablement la température élevée qui interdit la multiplication du parasite. Il est isolé également chez des chiens sains, en particulier dans les sinus et les cavités nasales.

La variété *gattii* est tropicale (forêt d'eucalyptus en Australie).

La reproduction est sexuée et asexuée (figure 61)

- au laboratoire, sur milieu adéquat, (et probablement dans le milieu extérieur), le champignon peut développer une reproduction sexuée à partir de deux levures «opposées» (+ et -):
  - formation de dicaryons (c'est-à-dire au sein d'un mycélium cloisonné, apparition de cellules pouvant abriter deux noyaux), donnant à leur extrémité des bandes:
  - ces basides (renflement) au sein desquelles se déroulent une méïose et des mitoses successives qui donnent naissance à quatre chaînettes d'éléments haploïdes, les basidiospores. Celles-ci se transforment rapidement des levures typiques, encapsulées, capables de bourgeonner;
- chez l'animal (et chez l'homme), seule la reproduction asexuée par bourgeonnement simple se produit: multiplication et dissémination, le plus souvent à partir de l'appareil respiratoire (contamination par inhalation).

Quatre sérotypes ont été définis:
- A et D, correspondant à la variété neoformans de *F. neoformans*;
- B et C, correspondant à la variété gattii de *F. neoformans.*

Dans nos régions, ce sont les sérotypes A et D qui sont rencontrés tant chez l'homme que chez l'animal.

Le pouvoir pathogène repose sur l'existence de la capsule: selon le milieu dans lequel le champignon se développe, la capsule est plus ou moins épaisse, alors qu'elle est toujours présente et importante dans les lésions de cryptococcose.

est doué de propriétés faiblement immunigènes et inhibitrices de l'activité macrophagique;
- toutefois, l'action pathogène précise du champignon n'est pas déterminée:
  - action toxique, par diffusion dans les tissus lésés, d'Ag fongiques dont une endotoxine suspectée?
  - action histolytique et/ou mécanique?

b. Immunité

Elle est essentiellement à médiation cellulaire, en particulier liée à l'activité des LyT CD4+, ce qui expliquerait la fréquence particulière de la cryptococcose chez les sujets sidéens déficitaires en une telle sous-population (mais les données à propos du rôle des LyT CD4+ sont contradictoires, vraisemblablement en raison du paradigme Th1/Th2).

Cette immunité repose sur:
- la capacité des macrophages alvéolaires à phagocyter et à lyser les parasites. En effet, la plupart des cas semblent débuter par une infection pulmonaire, peu exprimée cliniquement, d'évolution lente, pouvant apparemment (au moins chez la souris) guérir spontanément. En revanche, dans le cas où cette capacité est déficiente, le foyer pulmonaire s'installe, se développe et est à l'origine d'une méningo-encéphalite;
- la capacité de phagocytose est en partie liée à l'activité du complément et d'Ac opsonisants qui, de façon synergique, fixent le parasite sur la membrane du macrophage, facilitant ainsi sa phagocytose. Les cryptocoques de certaines souches, par la nature de leurs Ag capsulaires et par l'épaisseur de leur capsule, sont peu ou difficilement phagocytés: même en l'absence d'Ac, les cryptocoques à capsule mince peuvent être détruits;
- les cellules NK jouent un rôle important: leur carence ou leur inhibition par un Ac monoclonal favorise la dissémination du parasite.

Il est nécessaire d'être extrêmement prudent pour extrapoler au chien ces données obtenues chez l'animal de laboratoire. En outre, ces mécanismes sont essentiellement connus pour ce qui concerne le territoire pulmonaire: or, ils sont infiniment moins efficaces dans le système nerveux central et le liquide céphalo-rachidien, où la multiplication des parasites est ainsi plus facile.

CLINIQUE

a. Symptômes

La cryptococcose du S.N.C. se caractérise par une méningo-encéphalite diffuse ou focale, parfois granulomateuse, entraînant l'apparition d'un tableau clinique très varié:
- **des manifestations nerveuses et locomotrices:** port de tête modifié, paralysie faciale, parésie, paralysie ou tétraplégie, ataxie, mouvements en cercle, difficultés d'orientation, convulsions, hyperesthésie cervicale, épilepsie;
- **des troubles et des lésions oculaires:** nystagmus, chorio-rétinite granulomateuse, hémorragie rétinienne, décollement rétinien, œdème de la papille, névrite optique (mydriase, absence de réflexe pupillaire), cécité parfois d'apparition brutale;
- parfois d'autres symptômes signant la dissémination du parasite: fièvre, adénomégalies, manifestations respiratoires (toux, dyspnée, pneumonies par fausses déglutitions), digestives (vomissements), cutanées et muqueuses (nez, face, babines, cavité buccale, matrice des griffes), osseuses.

Dans une étude portant sur 28 chiens, Jacobs GJ. et al. décèlent 21 atteintes du système nerveux central, 18 atteintes oculaires, le reste concernant d'autres appareils ou des manifestations générales.

b. Le diagnostic

Il est difficile, et doit se fonder sur les étapes classiques.

Diagnostic clinique

Le diagnostic clinique est fondé sur:
- les symptômes: manifestations variées de méningo-encéphalite, d'évolution plutôt lente, associée à des atteintes oculaires, parfois à des manifestations respiratoires et générales: 50 p. cent des cas de méningo-encéphalite cryptococcique révèlent une atteinte pulmonaire ou sinusale à l'autopsie, sans que des symptômes évocateurs soient toujours observables;
- l'anamnèse: existence de manifestations nerveuses s'aggravant et/ou s'intensifiant depuis plusieurs jours ou semaines, de crises épileptiformes ne rétrocédant pas, ou de façon insuffisante, à l'administration d'anti-épileptiques (phénobarbital...), sans historique de traumatisme ou d'hypothèse d'intoxication.

Diagnostic différentiel

Le diagnostic différentiel doit être effectué avec:
- les autres méningo-encéphalites: bactériennes, virales (maladie de Carré, rage), fongiques (aspergillose, mycoses tropicales), helminthiques (larves en migration), néosporose et toxoplasmose;
- les processus tumoraux, traumatiques, inflammatoires (méningo-encéphalite granulomateuse, encéphalopathies métaboliques), toxiques.

Diagnostic expérimental

Le diagnostic expérimental est indispensable. Il est fondé soit sur des examens biologiques, soit sur la mise en évidence du parasite (ou de ses Ag), soit sur la sérologie :

- des examens biologiques : l'anémie et la leucocytose (sans hyperéosinophilie) sont couramment observées. Le liquide céphalo-rachidien présente des modifications parfois importantes : augmentation du taux de protéines (jusqu'à 5 g/l ; normale : 250 mg/l) et des cellules de la lignée blanche, surtout des polynucléaires neutrophiles (plusieurs milliers/µl ; normale : quelques cellules/µl), et parfois des globules rouges (normale : < 30/µl) ;
- la mise en évidence du parasite :
  - à partir du liquide céphalo-rachidien : une fraction du prélèvement, après centrifugation, est observée après addition d'une goutte d'encre de Chine, permettant de révéler la capsule qui apparaît, sur un fond noir, comme un halo clair, non coloré ;
  - à partir d'autres prélèvements : liquide de lavage broncho-alvéolaire, de l'humeur aqueuse, des urines, du liquide synovial, de biopsies diverses…
  - l'autre fraction du même prélèvement peut être mise en culture sur milieu de Sabouraud, sans chlorhexidine, mis à l'étuve à 37°C, ce qui nécessite d'indiquer au laboratoire d'analyses, la suspicion clinique et la demande exacte de la recherche : développement en quelques jours d'une colonie blanc-crèmeux, qui montre au microscope des levures arrondies, encapsulées et bourgeonnantes. Toutefois, l'inconvénient de cette méthode est la nécessité de recueillir une grande quantité de L.C.R. pour l'ensemencement, ce qui est souvent difficile ;
- recherche de l'antigénémie fondée sur des techniques très proches de celles utilisées pour la recherche d'Ac : réaction d'agglutination indirecte (Crypto-LA test laboratoire Fumouze, 110-114 rue V. Hugo, 92300 Levallois-Perret, 01 49 39 56 00) *(encadrés ci-après)* ;
- la recherche d'Ac est réalisable selon les techniques classiques de sérologie. Elles ne présentent toutefois que très peu d'intérêt dans la mesure où un résultat positif ne traduit que le contact de l'organisme (et du système immunitaire) avec le parasite : il n'est donc pas théoriquement possible de discerner un porteur sain d'un malade.

Toutefois, le dosage quantitatif des Ac peut présenter un intérêt pour le suivi de l'animal traité : une augmentation du titre d'Ac (et une baisse de l'antigénémie) est de bon pronostic. L'un quelconque des résultats positifs obtenus (mise en culture, antigénémie, observation directe du parasite) suffit à confirmer le diagnostic.

c. Pronostic

Le pronostic est toujours sombre pour plusieurs raisons :

- d'abord parce que les lésions du système nerveux central peuvent être à l'origine de déficits moteurs et sensitifs irréversibles ;
- ensuite, parce que les perspectives thérapeutiques restent limitées ;
- enfin, parce que l'atteinte méningée et/ou encéphalique est, dans la majorité des cas, associée à une atteinte polyviscérale. Outre l'amélioration clinique, l'absence de parasite dans les semaines qui suivent l'arrêt du traitement, la diminution de l'antigénémie dans le L.C.R., accessoirement l'augmentation du titre d'Ac sont de bon pronostic.

MÉTHODES DE LUTTE

a. Traitement

Molécules

Il est spécifique et fondé sur l'utilisation des molécules présentées dans le ***tableau 110.***

- **l'amphotéricine B** a été présentée dans le chapitre consacré à la leishmaniose *(cf. chapitre maladies du S.P.M.).* Elle doit être administrée jusqu'à une dose cumulée maximale de 8-10 mg/kg. Outre son administration délicate, sa néphrotoxicité limite son utilisation, ainsi que sa faible diffusion au travers de la barrière hémato-méningée. Pour les mêmes raisons que celles exposées à propos de la leishmaniose, il convient de réserver les présentations à base de complexes lipidiques renfermant de l'amphotéricine B à un usage hospitalier strict.

Une récente publication fait état de la possibilité d'administrer l'amphotéricine B par la voie souscutanée : à la dose de 0,5-0,8 mg/kg, diluée dans 500 ml d'une solution renfermant 2,5 p. cent de dextrose, à raison de 2-3 fois par semaine, sans apparemment entraîner toxicité et nécrose locale particulières.

- **Les dérivés imidazolés** agissent par inhibition du système cytochrome P-450, indispensable à la synthèse de l'ergostérol à partir du lanostérol, élément constitutif de la paroi du champignon. La modification des propriétés de la membrane entraîne des

Agglutination indirecte pour la recherche des Ag de cryptocoques

Cette technique repose sur la capacité de certaines immunoglobulines à agglutiner les Ag correspondants, et à former ainsi un réseau visible à l'œil nu. Il s'agit là de détecter la présence éventuelle des Ag cryptococciques dans le prélèvement grâce à des globulines fixées sur des billes de latex.

Elle suppose :

- une récolte correcte du prélèvement : sérum (sang prélevé sur tube sec) ou L.C.R., stérile, non trouble, que l'on peut conserver au froid si l'examen est différé. Il serait théoriquement possible de pratiquer l'analyse sur un prélèvement d'humeur aqueuse ;
- un pré-traitement obligatoire de l'échantillon par un bain-marie de 30 mn à 56°C afin de l'inactiver (décomplémentation) ;
- l'échantillon (50 µl) est mis en contact, dans des cupules respectives,
- avec des billes de latex recouvertes d'immunoglobulines de lapin dirigées contre des Ag de cryptocoques (« latex réactif »),
- avec des billes de latex recouvertes d'immunoglobulines de lapin non immunisé (« latex contrôle ») ;
  - de la même manière, on prépare le contrôle positif et le contrôle négatif ;
  - dans le cas d'un résultat positif, l'échantillon peut être repris selon les dilutions classiques dans le diluant fourni, donnant ainsi un résultat quantitatif : le résultat est donné par la plus grande dilution présentant une agglutination. Cet aspect quantitatif est intéressant pour le suivi de l'animal traité, la baisse de l'antigénémie (et parallèlement, l'augmentation du titre en Ac) étant de bon pronostic.

Il est possible d'avoir quelques résultats faux positifs (immunoglobulines non spécifiques) lors de maladie chronique (maladies à médiation immune comme le lupus, affections hépatiques...) et lors d'infestation à *Trichosporon sp.* La sensibilité de la réaction est supérieure à 95 p. cent. Les faux négatifs sont en particuliers observés en début d'infection. Lors de neurocryptococcose, les titres de positivité du liquide céphalo-rachidien sont en général plus élevés que ceux obtenus à partir du sérum.

fuites du cytoplasme vers le milieu extérieur, et la mort du parasite. Ce mode d'action est à l'origine d'une hépatotoxicité, aggravée par la durée très importante des traitements, ce qui nécessite, obligatoirement, le dosage régulier des transaminases hépatiques.

La différence essentielle entre les trois dérivés imidazolés utilisables est leur capacité à diffuser dans l'organisme, et particulièrement, dans le liquide céphalo-rachidien et l'humeur aqueuse : à ce titre, il semble que le fluconazole soit le plus intéressant.

- **Le kétoconazole** (Kétofungol®) a été présenté dans le chapitre consacré aux teignes (cf. dermatologie). L'intérêt de cette molécule semble limité dans la mesure où elle diffuse mal ou peu dans le système nerveux central, acceptable dans le cas de cryptococcose strictement cutanée après plusieurs mois de traitement.
- **L'itraconazole** (Sporanox®)

Cette molécule de médecine humaine est active à l'encontre de nombreuses espèces de champignons : outre le cryptocoque, *Blastomyces dermatittidis, Histoplasma capsulatum, Coccidioides immitis, Paracoccidioides brasiliensis*, le genre *Candida et Sporothrix schenckii.*

L'itraconazole en capsule (forme commercialisée en France) et en suspension doit être administrée avec la nourriture, alors que la solution orale peut l'être chez un animal à jeun. Elle ne doit pas être administrée chez la chienne gestante. Son administration doit obligatoirement être associée à une surveillance étroite du fonctionnement hépatique (dosage mensuel des transaminases hépatiques).

Tableau 110 - Molécules antifongiques utilisables dans le cas de méningo-encéphalite cryptococcique.

molécules	posologie	avantages et inconvénients
amphotéricine B	0,25-0,5 mg/kg, IV 3 fois/semaine	administration IV stricte néphrotoxicité faible diffusion dans le SNC
kétoconazole	30 mg/kg, p.o durant n semaines	hépatotoxicité embryotoxicité ?
itraconazole	10-20 mg/kg/j, p.o durant n semaines	
fluconazole	5-15 mg/kg/j, p.o, en 2 prises quotidiennes durant n semaines	

Cette molécule a démontré son efficacité dans les cas de cryptococcose féline dans une proportion d'au moins 50 p. cent.

- **Le fluconazole** (Triflucan®)

Cette molécule a été testée avec succès à la dose de 10 mg/kg/j, par la voie orale, des doses initiales plus importantes étant parfois conseillées (jusqu'à 15 mg/kg/j) mais associées souvent à des phénomènes d'intolérance (anorexie, vomissements, pertes de poids, augmentation des transaminases hépatiques) qui rétrocèdent rapidement à la diminution de la dose administrée. Il est conseillé de fractionner cette administration en deux prises, la demi-vie du médicament chez le chien étant de 14 heures.

La diffusion dans l'organisme est très bonne (le rapport L.C.R./sérum est de 60 à 80 p. cent).

Le traitement doit être poursuivi durant plusieurs semaines (20, 25 à 30 semaines sans interruption), au moins un mois après une restauration clinique satisfaisante, l'obtention de prélèvements stériles, et une négativation de l'antigénémie.

Traitement symptomatique

Le traitement symptomatique est essentiel:

- utilisation des anti-convulsivants, des diurétiques (pour diminuer les phénomènes œdémateux méningés et cérébraux);
- utilisation discutée (en tout cas modérée) des corticoïdes afin de diminuer les phénomènes inflammatoires sans atteindre les capacités du système immunitaire (prednisone, p.o, 1 mg/kg/j);
- instillation de collyre à l'atropine à 1 p. cent toutes les 12 heures.

b. Prophylaxie

Il n'existe pas de mesures prophylactiques efficaces dans la mesure où la levure est largement saprobie, les animaux parfois porteurs sains et les causes de l'immunodépression ou de la dissémination du parasite dans l'organisme mal connues.

ASPECT ZOONOSIQUE

La cryptococcose n'est pas une zoonose, l'homme ne se contaminant pas à partir de l'animal mais à partir du milieu extérieur souillé. Toutefois, co-responsable de santé publique, le vétérinaire peut avoir un rôle à tenir.

La cryptococcose humaine est en augmentation croissante, ceci étant en relation étroite avec les cas d'immunodépression virale (SIDA), iatrogénique (transplantation) ou due à une autre pathologie (hémopathie, cancer). La contamination est essentiellement par la voie respiratoire. Les cas européens sont dus à la variété *neoformans*, ce qui correspond aux sérotypes A et D.

Les formes cliniques sont variées:

- pulmonaires: pneumopathie interstitielle avec fièvre, toux, parfois associée à une pneumocystose;
- méningées: fièvre, céphalées, paralysie des nerfs crâniens, baisse de l'acuité visuelle, crises convulsives, nausées, vomissements, coma;
- cutanées: maculo-papules érythémateuses, nodules, ulcères;
- disséminées: moelle osseuse, ganglions lymphatiques, foie, rate, tube digestif, œil, prostate, tissu osseux, cœur... ❒

Pour en savoir plus

JACOBS GJ, MEDLEAU L. Cryptococcosis. chap 61, in GREENE C E. Infectious diseases of the dog and cat. 383-390.

JACOBS GJ, GREENE CE, MEDLEAU L. Cryptococcose chez le chat et chez le chien. Waltham Focus, 1998, 8, 21-27.

JERGENS AE, WHEELER CA, COLLIER LL. Cryptococcosis involving the eye and central nervous system of a dog. J. Am. Vet. Med. Assoc., 1986, 189, 302-304.

LICHTENSTEIGER CA, HILF LE. Atypical cryptococcal lymphadenitis in a dog. Vet. Pathol., 1994, 31, 493-496.

MALIK R, McPETRIE R, WIGNEY DI, CRAIG AJ, LOVE DN. A latex cryptococcal antigen agglutination test for diagnosis and monitoring of therapy for cryptococcosis. Aust. Vet. J., 1996, 74, 358-364.

PALMER AC, HERRTAGE ME, KAPLAN W. Cryptococcal infection of the central nervous system of a dog in the United Kingdom. J. Small An. Pract., 1981, 22, 579-586.

- l'amphotéricine B

MALIK R, CRAIG AJ, WIGNEY DI, MARTIN P, LOVE DN. Combination chemotherapy of canine and feline crytpococcosis using subcutaneously administered amphotericin B. Aust. Vet. J., 1996, 73, 124-128.

- l'itraconazole

MARTIN S. Itraconazole. Comp. Cont. Educ., 1999, 21, 145-147.

MEDLEAU L, JACOBS GJ, MARKS MA. Itraconazole for the treatment of cryptococcosis in cats. J. Vet. Int. Med., 1995, 9, 39-42.

- le fluconazole

TICHES D, VITE CH, DAYRELL-HART B, STEINBERG SA, GROSS S, LEXA F. A case of canine central nervous system cryptococcosis: management with fluconazole. J. Am. An. Hosp. Assoc., 1998, 34, 145-151.

- sur l'aspect zoonose

DROMER F, RONIN O, DUPONT B. Données épidémiologiques du centre de référence sur la cryptococcose en France. Méd. Mal. Infect., 1994, 24, 576-579.

Helminthoses larvaires

DÉFINITION

Quelques espèces d'helminthes sont susceptibles, à la faveur de leur migration, de gagner le système nerveux central (S.N.C.). Une telle localisation est rare, anecdotique, résultat d'un parasitisme massif ou d'une migration aléatoire, erratique. Elle n'en est pas moins à l'origine de troubles nerveux importants et sévères.

Une telle liste ne peut être exhaustive, certaines espèces ayant déjà été étudiées dans cet ouvrage en fonction de la localisation «habituelle» du parasite.

LES PARASITES *(tableau 111)*

Il est important de retenir, pour chaque espèce citée, les circonstances particulières conduisant à l'infestation de l'animal d'abord, à l'atteinte du système nerveux central ensuite. D'une façon générale, on ne connaît pas les mécanismes permettant à l'helminthe de gagner le canal rachidien ou l'encéphale: s'agit-il d'un défaut anatomique pré-existant favorisant le passage de larves en migration, ou d'un mécanisme actif de la part du parasite, permettant à celui-ci de franchir l'obstacle anatomique?

- **pour les *larva migrans* ascaridiennes,** il s'agit du résultat d'une migration somatique, intéressant la totalité de l'organisme, qui se produit chez les individus pubères, donc adultes (les animaux impubères autorisant un cycle dit trachéal). Les chiens présentant des larves d'ascaris dans le S.N.C. présentent également des granulomes digestifs, pulmonaires, génitaux, mammaires... *(cf.* Larva Migrans *Ascaridiennes).* Les modalités d'infestation de tels animaux ne sont pas fondamentalement différentes de celles des autres chiens: ingestion d'œufs larvés (abritant des L2) présents dans le milieu extérieur;
- **pour le cas de la microfilariose à *D. immitis*,** les manifestations nerveuses sont imputables à l'embolie des microfilaires dans les capillaires encéphaliques et médullaires: aucune raison particulière ne semble présider à cette localisation, ni l'importance du parasitisme, ni les caractéristiques de l'animal;
- **pour le cas de l'ankylostomose larvaire à *Ankylostoma caninum*,** les éléments épidémiologiques ne sont pas différents de ceux évoqués à propos de l'ankylostomose imaginale: régions chaudes (sud de la France), prévalence élevée en collectivités, infestation par l'ingestion de larves ou par contact avec un sol souillé;
- **pour le cas de la neurocysticercose** (larve cysticerque de *Tænia solium*: *Cysticercus cellulosæ*), quelques cas sont observés dans les régions d'endémie du tæniasis humain à *T. solium* et de la cysticercose porcine: régions non européennes surtout (Amérique centrale et du Sud, Afrique, Madagascar), mais également en Espagne, au Portugal et dans les DOM-TOM, comme l'île de la Réunion. «Normalement» parasite de l'homme et du porc, cette espèce est observable «accidentellement» chez le chien *(**encadré 58**)*.

PATHOGÉNIE

Les parasites exercent, en cette localisation nerveuse, une action inflammatoire et mécanique (par compression de certains territoires encéphaliques), favorisent la formation de thrombus et des lésions d'ischémie (microfilaires).

CLINIQUE

Ces neuroparasitoses se traduisent par:
- des troubles locomoteurs: incoordination motrice, impossibilité de suivre une ligne droite, de garder une posture normale dans l'espace sans une aide, nécessité d'un appui permanent (mur, jambes du propriétaire...), parésie, paralysie, tétraplégie;
- des troubles sensitifs: hypo-esthésie, hyperesthésie;
- un port de tête anormal, un nystagmus;
- des crises convulsives, épileptiformes;
- un état de tuphos évoluant vers le coma.

La suspicion est fondée sur l'origine de l'animal (vie dans une zone d'endémie: territoires et départements d'outre-mer, zones où sévit la cysticercose

Tableau 111 - Espèces parasites susceptibles d'être observées dans le système nerveux central.

espèce parasite	classe	chapitre à consulter
larve de *Toxocara canis*	nematode	cf. gastro-entérologie
larve de *Ankylostoma caninum*		cf. gastro-entérologie
microfilaire de *Dirofilaria immitis*		cf. cardio-pneumologie
larve de *Tænia solium*	cestode	

porcine, zones où sévit la dirofilariose cardiaque), son âge, le contexte général.

Le diagnostic ne peut être confirmé que :
- sur des modifications biologiques : hyperéosinophilie (très marquée lors de larva migrans ascaridiennes, de neurocysticercose), protéinorachie augmentée ;
- à partir d'une réaction sérologique utilisée chez l'homme (ELISA, soit sur le sérum, soit sur le liquide céphalo-rachidien) mais dont la validité n'a pas été confirmée chez le chien. Chez l'homme, cette réaction en matière de neurocysticercose est malheureusement entachée de résultats faussement négatifs à cause de la calcification du cysticerque. Elle n'a donc de valeur que lors de positivité ;
- sur l'observation d'images radiographiques, réalisées par scanner ou par résonance magnétique qui permettent de visualiser les microcalcifications et les microkystes disséminés.

MÉTHODES DE LUTTE

a. Traitement

Le traitement fait appel à :

- l'albendazole : 1,25 mg/kg/j, p.o durant un mois. L'activité des autres benzimidazoles liée à la

Encadré 58. Caractères morphologiques et biologiques essentiels des parasites susceptibles d'être observés dans le système nerveux. Les larves de Toxocara canis, *d'*Ankylostoma caninum *et les microfilaires de* Dirofilaria immitis *ont été présentées dans les chapitres de gastro-entérologie et de cardiopneumologie correspondants.*

Caractères de la larve cysticerque de *Tænia solium.*

Définition taxinomique simplifiée

La larve cysticerque de *Tænia solium* porte un binome différent : *Cysticercus cellulosæ* (contrairement aux règles internationales de la nomenclature zoologique qui exigent que les divers stades de développement d'une espèce portent tous le même nom). La position taxinomique est fondée sur les caractères morphologiques observables chez l'adulte. Cette espèce est un plathelminthe de la classe des CESTODES et de la famille des TÆNIIDÉS ***(encadré 37)***.

Morphologie

La larve est de type cysticerque :
- vésicule ovoïde, à paroi mince, translucide ;
- de 1 cm pour le grand axe sur 5 mm pour le petit axe ;
- munie d'une invagination céphalique, unique, en position équatoriale ;
- abritant un scolex armé d'une double couronne de crochets en poignard.

Biologie

Habitat

Le cysticerque parasite « habituellement » le porc chez qui il est observable dans le tissu musculaire strié (localisation élective), mais aussi en de nombreuses localisations erratiques : tissu conjonctif, œil, encéphale... La larve peut être observée chez d'autres espèces (mouton, chien... et l'homme) chez lesquelles elle montre une affinité marquée pour le S.N.C. : méninges, ventricules, encéphale, cervelet ; accessoirement l'œil, les muscles et le tissu conjonctif sous-cutané.

Reproduction (figure 62)

Fondamentalement, comme chez la quasi-totalité des cestodes, le cycle est dixène :
- l'homme est hôte définitif, abritant le ténia adulte dans la lumière intestinale, souffrant donc d'un tæniasis et éliminant les segments ovigères dans ses fèces ;
- le porc, hôte intermédiaire, après ingestion de ces segments, est parasité par la larve cysticerque dans le tissu musculaire : cysticercose musculaire ou ladrerie. C'est la consommation de viande peu cuite qui assure la contamination humaine.

Ce cycle est donc parfaitement superposable au couple tæniasis à *T. saginata*-cysticercose bovine à *C. bovis* : cycle dixène obligatoire et zoonosique. Toutefois, deux modalités particulières peuvent se présenter : - celle pour laquelle l'homme est hôte intermédiaire, - le cycle dans lequel peuvent intervenir d'autres espèces animales, dont le chien.
- l'homme peut être atteint de cysticercose selon trois modes de transmissions :
  - n°1 dans le schéma du cycle : par libération des embryons dans la lumière intestinale à partir des oncosphères, œufs eux-mêmes issus des segments ovigères d'un ténia adulte, lysés dans l'intestin, puis migrant par la voie lymphatique en diverses localisations de l'organisme : l'homme est alors à la fois HD et HI ;
  - n°2 : par port à la bouche de doigts souillés « des œufs anaux », œufs de tenia libérés à la marge de l'anus par écrasement d'un segment ovigère (« maladie des mains sales ») : l'homme est également dans ce cas HD et HI ;
  - n°3 : Enfin, par l'ingestion d'aliments souillés d'oncosphères ;
- le chien, habituellement non concerné par le cycle évolutif habituel, peut être HI après l'ingestion d'aliments ou de terre souillés d'œufs de ténia.

Figure 62 - Cycle évolutif de *Tænia solium* - *Cysticercus cellulosæ.*

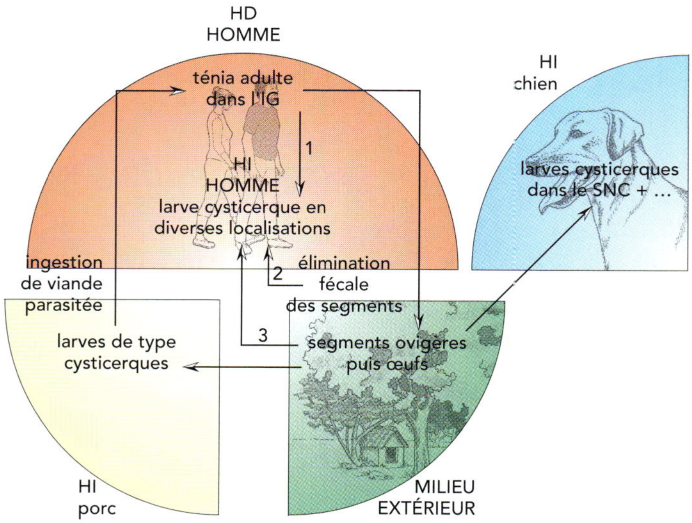

capacité de la molécule à franchir la barrière hémato-méningée n'est pas démontrée ;

- aux corticoïdes en vue de diminuer les phénomènes œdémateux et inflammatoires : prednisone 0,5-1 mg/kg/j, p.o, puis par doses dégressives et par jours alternés.

b. Prophylaxie

Les mesures de prophylaxie sont celles qui président à la prophylaxie de la cysticercose musculaire porcine et du tæniasis humain :

- hygiène générale, assainissement des eaux, des égouts ;
- inspection sanitaire aux abattoirs des carcasses de porc ;
- traitement des sujets atteints de tæniasis avec destruction du parasite.

ASPECT ZOONOSIQUE

Le « couple » tæniasis-cysticercose musculaire porcine est une zoonose obligatoire, au même titre que celui du tæniasis-cysticercose musculaire bovine. Toutefois, dans le premier cas, l'homme peut être HD et HI, souffrir d'un tæniasis banal (« ver solitaire ») et d'une neurocysticercose.

Dans certaines zones endémiques (île de la Réunion par exemple, Madagascar, Mexique, sud de l'Amérique du Nord, nombreux pays asiatiques), la cysticercose est envisagée systématiquement devant toute atteinte rétinienne, toute pathologie neuro-musculaire (calcification musculaire des membres inférieurs présente dans 95 p. cent des cas), toute crise épileptique ou épileptiforme, tout trouble méningé ou encéphalique persistant ne rétrocédant pas à l'antibiothérapie (céphalée, vertiges, chutes, diplopie...). Seule une minorité de patients hébergent également la forme adulte du parasite. La sérologie en ELISA ne se révèle positive que chez 50 p. cent des patients parasités.

L'albendazole en cure de 8 jours à raison de 15 mg/kg/j associée à une corticothérapie et un traitement anticomitial est la solution de choix. ❒

Pour en savoir plus...

BUBACK JL, SCHULZ KS, WALKER MA, SNOWDEN KF. Magnetic resonance imaging of the brain for diagnosis of neurocysticercosis in a dog. L. Am. Vet. Med. Assoc., 1996, 208, 1846-1848.
PAROLA P, KONE-PAULT I, ADICEAM P, GIRE C, BREGIGEON M, BROSSET C, RAYBAUD C, GARNIER JM. Epilepsie révélant une neurocysticercose. Presse Médicale, 1998, 27, 307-309.
POLYDOR JP, BOUILLANT-LINET E, DANDELOT JB. La cysticercose, une des neuroparasitoses les plus fréquentes au monde. Revue du praticien, 1993, 7, 55-58.
ROUSSEAU MC, GUILLOTEL B, DELMONT J. Neurocysticercose dans le Sud-Est de la France entre 1988 et 1998. Presse Méd., 1999, 28, 2141-2144.

Quelques parasites sont observables dans le tissu musculaire strié : la trichine (ci-dessous), le toxoplasme (chapitre 13) et neospora caninum (chapitre 14). Rappelons simplement ici la possibilité d'observer, dans le tissu musculaire strié, des kystes renfermant des bradyzoïtes de Toxoplasma gondii et de Neospora caninum, espèces préalablement développées dans l'étude des parasites du S.P.M. et du S.N.C.

1. Maladie parasitaire du tissu musculaire strié : *la trichinellose* *(ou trichinose)*

DÉFINITION

La trichinellose est une helminthose non contagieuse, due au développement, à la migration et à l'action pathogène d'un nématode : *Trichinella spiralis*. La trichinellose est appelée couramment trichinose, du fait qu'autrefois, le nom du parasite était *Trichina*, nom qui a dû être abandonné en raison de l'antériorité de ce terme déjà attribué à une autre espèce.

ÉPIDÉMIOLOGIE

La trichine est une espèce non spécifique, rencontrée chez les rongeurs (rat gris, rat musqué, ragondin), les suidés (porc, sanglier), le cheval (et potentiellement tous les herbivores), divers carnivores (renard, loup et chien ; chat ; mustelidés et viverridés), et l'homme, affectant ainsi toute espèce mammifère carnivore ou omnivore susceptible de consommer de la viande. En France, la trichinose est rencontrée chez le cheval d'importation, le sanglier, viandes susceptibles d'infester l'homme, et accessoirement le chien.

La trichinose n'a pas de répartition géographique particulière, si ce n'est qu'elle est centrée sur un ou quelques foyers endémiques à partir d'espèces animales sauvages (le sanglier par exemple). Elle est cosmopolite, même si des variétés (ou sous-espèces) présentent des distributions particulières *(cf. taxinomie)*.

Les cas de trichinose canine sont trop rares pour que l'on puisse dégager des caractères de réceptivité particuliers. *A priori,* tout chien ingérant de la viande infestée est susceptible d'exprimer une trichinellose, même si certains auteurs (J. Gevrey) ont démontré l'existence de chiens disséminateurs de larves infestantes dans leurs fèces, à la suite de la consommation de proies ou de viande parasitées (chien de chasse, de ferme, de troupeau). Sept pour cent des renards sont infestés dans l'est de la France et la région lyonnaise, 38 p. cent en Italie du Nord. L'importance de la trichinose n'est pas strictement vétérinaire dans la mesure où les cas cliniques exprimés chez l'animal sont assez peu fréquents et rarement mortels. Elle est en revanche essentielle de par son caractère zoonosique : cas cliniques graves, pouvant être mortels, atteignant d'emblée plusieurs personnes (anadémie).

LE PARASITE *Trichinella spiralis*

De l'***encadré 59***, il est important de retenir les éléments suivants :

- le cycle évolutif particulier est tel que chaque sujet parasité est à la fois hôte définitif (hébergeant l'adulte dans l'intestin grêle) et hôte intermédiaire (hébergeant la larve dans le tissu musculaire strié) ;
- le chien peut être sujet malade et sujet disséminateur du parasite dans le milieu extérieur par ses matières fécales.

PATHOGÉNIE ET IMMUNITÉ

a. Pathogénie

On ne dispose pratiquement pas d'informations propres au chien, alors que celles enregistrées à partir des cas humains et surtout des infestations expérimentales de l'animal de laboratoire sont plus nombreuses :

- il existe une variation dans le pouvoir pathogène entre les souches telles qu'elles ont été présentées précédemment. Toutefois, il existe aussi une variation dans la réceptivité, au moins chez la souris, réceptivité en relation avec la plus ou moins grande capacité de l'animal à expulser rapidement le parasite de son tube digestif (souche murine à phénotype «expulsion lente» vs souche à «expulsion rapide», beaucoup moins réceptive). Cette capacité est donc de nature génétique (en rapport avec les Ag du complexe majeur d'histocompatibilité). C'est la combinaison des deux variations qui est à la base d'une expression clinique très variée;

Encadré 59. Caractères morphologiques et biologiques de Trichinella spiralis

Définition taxinomique simplifiée

Trichinella spiralis est un helminthe:

- de la classe des NÉMATODES: vers ronds dépourvus de trompe épineuse,
- de la famille des TRICHINELLIDÉS:
  - ver caractérisé par une partie antérieure amincie;
  - sans que le corps soit totalement divisé en deux parties;
  - femelle vivipare.

Au sein de cette espèce, existent dix taxons différents, identifiés par leurs capacités de croisement, leur aptitude à la reproduction chez un hôte donné, leur profil enzymatique, l'analyse électrophorétique de leurs protéines larvaires et de leur ADN. Deux taxons intéressent la France: T1, correspondant à *T. spiralis spiralis stricto sensu*, très pathogène chez l'homme et les muridés, et T3 constituant la sous-espèce *T. spiralis britovi*, peu pathogène pour l'homme. Le taxon T4 correspond à *T. pseudospiralis* qui n'intéresse pas le chien.

Morphologie

L'adulte

- le parasite est un ver de très petites dimensions:
  - quelques mm de longueur (1-2: mâle; 3-4 mm: femelle);
  - environ 50 µm de diamètre en avant ;
  - environ 100-150 µm de diamètre en arrière ;
- le mâle est dépourvu de spicules;
- la bouche est munie d'un petit stylet et l'œsophage occupe le tiers de la longueur totale.

La larve

de stade 1 arrivée à maturité (L1 musculaire):

- est enroulée en spirale ;
- de 0,8-1 mm de longueur ;
- sur 30 µm de diamètre.

Dans sa forme caractéristique, c'est-à-dire spiralée, la larve est située au sein d'un kyste macroscopiquement invisible (600-800 µm), en citron, dont la paroi est double: membrane interne formée par la fibre musculaire, membrane externe issue d'une réaction inflammatoire (macrophages, polynucléaires éosinophiles) et de fibroblastes. A chacun des pôles de ce kyste, on observe des amas de cellules adipeuses provenant de la dégénérescence de la fibre parasitée.

Biologie

Habitat

- L'adulte est parasite de l'intestin grêle (duodénum et jéjunum);
- les larves, en fonction du cycle évolutif, occupent des positions variées. Successivement: l'intestin, le sang et la lymphe, les poumons, le cœur gauche (pour ce que l'on appelle les «larves nouveau-nées»: L1nn), puis le tissu musculaire strié, à l'intérieur des fibres musculaires que les larves ont pénétrées («larves musculaires»: Lm): muscles superficiels, peauciers, diaphragme, biceps…

Nutrition

Les divers stades parasites se nourrissent des cellules qu'ils atteignent. En particulier, les larves transforment les fibres musculaires en «cellules nourricières», véritable placenta assurant la vie parasitaire: en effet, la cellule aux propriétés contractiles devient une cellule fournissant des protéines et qui ne meurt pas de son parasitisme. Cette transformation cellulaire nécessite trois semaines.

Cycle évolutif (figure 63)

Deux faits caractérisent le cycle évolutif de la trichine:

- la transmission d'un individu à l'autre se fait par la consommation de viande parasitée, intéressant en premier chef les omnivores et les carnivores;
- chaque individu parasité héberge la trichine adulte dans l'intestin (de façon provisoire): il est à ce titre hôte définitif, et les larves dans le tissu musculaire strié: il est alors hôte intermédiaire. Le cycle est dit auto-hétéroxène.

Le déroulement est le suivant:

- à la suite de la consommation de viande parasitée (c'est-à-dire hébergeant des larves mûres infestantes), des adultes matures apparaissent 36 h après l'infestation. Les femelles donnent naissance aux larves de stade 1 immatures à J5;
- celles-ci traversent la paroi intestinale et migrent soit par la voie lymphatique, soit par la voie sanguine, soit directement par la voie tissulaire;
- elles arrivent dans le cœur droit, les poumons, puis par la circulation de retour, gagnent en quelques heures les diverses masses musculaires striées, particulièrement irriguées, seule localisation pour laquelle les larves accomplissent leur complet développement:
  - transformation de la fibre musculaire en cellule nourricière ;

• acquisition d'une paroi, résultat d'une réaction inflammatoire, aboutissant à la formation du kyste caractéristique au sein duquel il est possible d'observer la larve spiralée (vers la 5e semaine);
- d'autres larves peuvent parvenir dans l'encéphale, le foie... localisations dans lesquelles les larves n'acquièrent pas la maturité, et souvent dégénèrent totalement;
- les larves musculaires sont infestantes pour un autre sujet, de la même espèce ou non, avant même la formation de la capsule et qu'elles ne soient visibles sous leur forme spiralée, de sorte que dès J17-J20 après l'ingestion de viande parasitée, la transmission peut être assurée.

Les espèces hôtes 1 et 2 présentées dans le cycle évolutif sont les suivantes:
- rongeurs: rat *(R. norvegicus)* chez qui le parasite peut être entretenu par cannibalisme, à l'origine d'un cycle épidémiologique qualifié de domestique;
- suidés: sanglier *(S. scrofa)* fréquemment infesté en France;
- herbivores: cheval.

D'autres espèces peuvent intervenir:
❐ le porc, espèce importante dans certaines régions, chez laquelle la transmission est entretenue par la caudophagie et la distribution des déchets d'abattoir, (espèce qui ne semble pas intervenir dans le cycle épidémiologique en France);
❐ des espèces animales sauvages variées selon la région: renard, ours... responsables d'un cycle féral.

Dans ce contexte épidémiologique, le chien peut s'infester de diverses façons ***(figure 64)***:
- par la consommation de rongeurs sauvages (vivants ou non): carnivorisme;
- par la consommation de viandes parasitées distribuées: sanglier, cheval.

A propos de cette dernière espèce, se pose la question de la nature des modalités de l'infestation. Plusieurs hypothèses peuvent être avancées: consommation d'aliments préparés à partir d'un concasseur souillé, ingestion de rongeurs vivants, pica poussant les animaux à ingérer des matières souillées, ou des insectes renfermant dans leur tube digestif des larves viables, ingestion d'herbes souillées de fèces d'animaux ayant évacué dans celles-ci des larves infestantes libres ou encore encapsulées dans des débris musculaires. A ce titre, le chien peut être un hôte capable de dissémination dans le milieu extérieur de larves infestantes à partir de la consommation de viandes, de carcasses, de cadavres ou de proies infestés: l'infestation expérimentale de chiens par la trichine est suivie du rejet dans les fèces de kystes et de larves libres qui sont infestants pour un mouton et peuvent demeurer viables durant huit jours dans les fèces (J. Gevrey).

Figure 63 - Cycle évolutif de *Trichinella spiralis.*

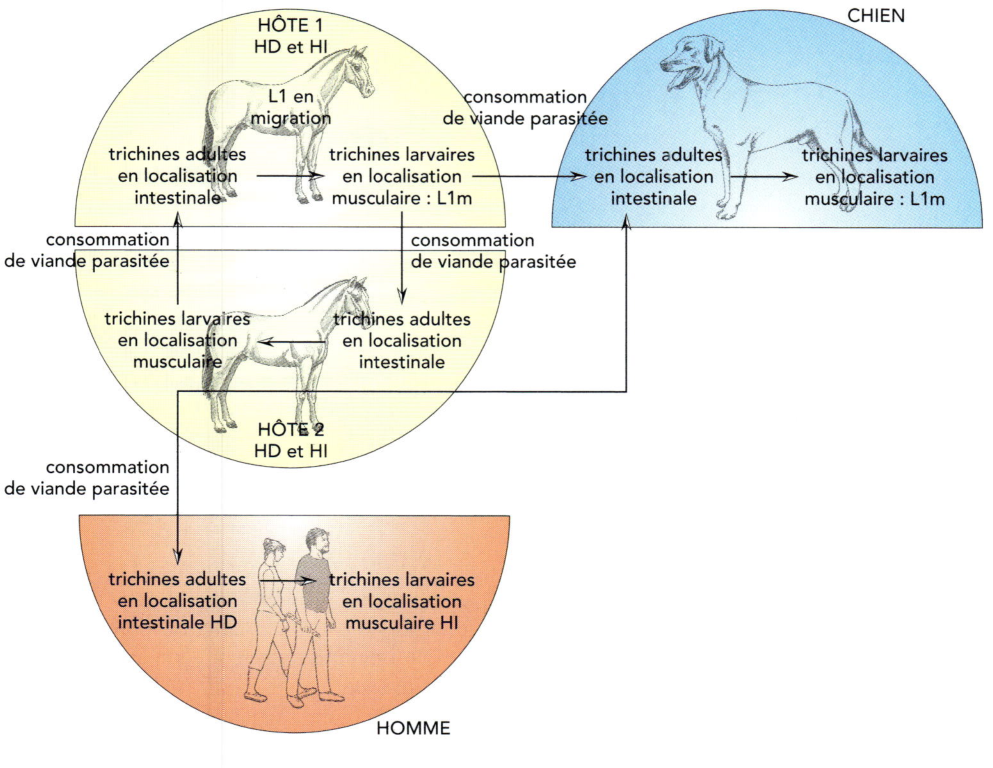

Figure 64 - Cycles épidémiologiques de la trichinose.

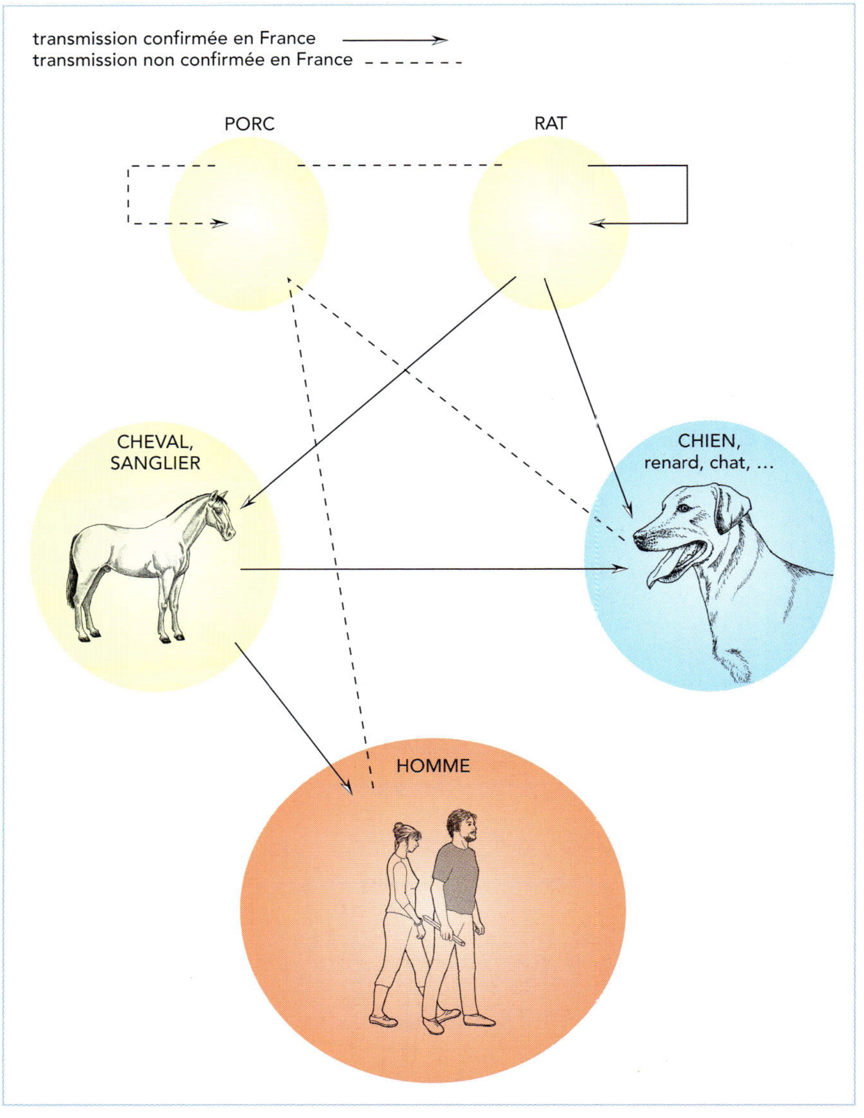

- ce pouvoir pathogène s'exerce essentiellement selon une modalité immunologique, à la fois immunodépressive et responsable de phénomènes d'hypersensibilité :
- chez la souris, le parasitisme de *T. spiralis* diminue la réponse immunitaire à médiation cellulaire : diminution de la production de l'IL2 (et/ou de sa capacité à se fixer sur ses récepteurs lymphocytaires), du nombre de LyTh, entraînant une baisse de la réponse immunologique vis-à-vis d'Ag inoculés (hématies d'une autre espèce animale par exemple) ou vis-à-vis d'une greffe ;
- toutefois, paradoxalement, les phénomènes d'hypersensibilité sont bien connus, en particulier chez l'homme, chez qui les manifestations œdémateuses de la face (« maladie des grosses têtes ») sont imputables à ces mécanismes.

b. Immunité

L'immunité est une immunité à médiation cellulaire de façon prépondérante, résultat d'une sollicitation antigénique propre à chaque stade évolutif du parasite : stade intestinal, stade en migration et stade musculaire :

- les expériences de dépression de la réponse immunitaire à médiation cellulaire (injection de sérum anti-LyT par exemple) inhibe l'expulsion du parasite chez la souris. Les cellules responsables de cette réponse sont les LyTh1, efficaces par l'intermédiaire de l'INF-γ, puis les LyTh2 qui, via l'IL3 et IL4, activent les plasmocytes responsables de la synthèse des Ac ;
- c'est pourquoi ces deux modalités de l'immunité se complètent et ne s'opposent pas :
  - intervention des IgA contre les stades intestinaux sur lesquels ces Ac se fixent et favorisent ensuite l'action des cellules inflammatoires ;
  - et des IgG contre les stades en migration et les larves musculaires par l'intermédiaire d'une cytotoxicité dépendante des Ac et reposant sur l'activité des éosinophiles : altération de la cuticule larvaire, action du complément ;
  - toutefois, outre l'hétérogénéité des souches de trichines, il existe également une hétérogénéité dans la capacité des individus à répondre à l'agression : les individus « mauvais répondeurs » sont caractérisés par un nombre de parasites musculaires élevé et un taux en Ac important, en comparaison à des individus « bons répondeurs ».

CLINIQUE

a. Symptômes

Maladie peu fréquente chez le chien, les descriptions cliniques de la trichinose sont rares, plus souvent issues d'infestations expérimentales que naturelles.

Dans la plupart des cas, elle est asymptomatique, soit parce que l'infestation a été quantitativement modérée (l'infestation expérimentale du chien à partir de 6000 larves ne donne aucun symptôme : *cf. publication de J. Gevrey*), soit parce que l'animal a pu établir une immunité efficace à l'encontre du parasite.

Il est possible toutefois de retrouver, dans quelques cas, les deux phases caractéristiques de la maladie : phase digestive et phase musculaire.

Phase digestive

La phase digestive est caractérisée par :
- une diarrhée profuse, pouvant devenir hémorragique ;
- des vomissements ;
- elle est accompagnée de troubles généraux parfois intenses : coliques, fièvre, déshydratation, inappétence et polydipsie, associés à un abattement souvent marqué. Des troubles cardiaques sont décrits : arythmie, bradycardie ;
- quelques modifications sanguines peuvent être notées : hyperprotéinémie, hyperéosinophilie, augmentation du taux de créatine-kinase.

Cette phase est concomitante de l'installation et du développement des trichines adultes et de la migration des premières larves au travers de la muqueuse intestinale.

Elle est précoce (8 à 15 jours après l'ingestion de viande parasitée) et transitoire : elle disparait dès la mort des trichines adultes, en deux à trois semaines. Elle peut être très discrète au point de passer totalement inaperçue.

- La phase intestinale est définie par des lésions d'entérite catarrhale non caractéristique : abondant mucus, pétéchies, fusion des entérocytes en un syncitium au sein duquel se développent les parasites, atrophie des villosités, infiltrat de la lamina propria par des cellules inflammatoires (éosinophiles, macrophages) et lymphocytes.

Phase musculaire

La phase musculaire, plus tardive, peut néanmoins débuter en fin de phase précédente et par conséquent se superposer en partie à celle-ci, ou au contraire, être très éloignée de celle-ci de plusieurs années. Elle repose fondamentalement :
- sur une myosite diffuse, intéressant plusieurs masses musculaires, en particulier celles nécessaires à la locomotion : difficultés de déplacement, myalgies, démarche hésitante, incapacité du maintien de la station debout. Les réflexes de proprioception, la perception de la douleur, la miction et la défécation sont normaux ;
- sur une myosite localisée intéressant : les masséters entraînant des difficultés de la mastication et de la dysphagie. Des muscles superficiels (encolure, épaule…) au sein desquels se développe une masse adhérente attirant l'attention du propriétaire ;
- les lésions musculaires ne sont pas visibles à l'œil nu : kystes de 600-800 µm au maximum, caractérisés par leur forme en citron, la présence de lobules graisseux aux extrémités, une larve spiralée typique. Toutefois, ces kystes sont soumis à des processus d'involution : dégénérescence, calcification.

b. Diagnostic

Le diagnostic est difficile en raison de la symptomatologie parfois discrète et non caractéristique et de l'absence de méthodes de confirmation simples.

Diagnostic clinique

Le diagnostic clinique repose sur :
- des éléments épidémiologiques : chien dont le mode de vie favorise la consommation de viandes parasitées (chien de chasse, de ferme). Potentiellement, tout chien est exposé à l'infestation du fait de l'existence de rongeurs parasités. En outre, en fonction des circonstances de la contamination, plusieurs chiens sont souvent infestés ;
- des symptômes : phase intestinale suivie de la phase musculaire, mais la première peut passer inaperçue, les deux phases peuvent en partie se superposer et la phase musculaire n'est pas caractéristique.

La confusion peut être en particulier, faite respectivement avec :
- une intoxication, une entérite infectieuse (salmonellose, parvovirose...), une coccidiose à Sarcocystis...
- toute pathologie musculaire (myasthénie) ou nerveuse.

Diagnostic différentiel

Il est donc nécessaire de recourir à un diagnostic expérimental fondé sur :
- **la coproscopie** susceptible de mettre en évidence des larves de stade 1. Toutefois, cette méthode n'est valable que durant une fraction de la phase intestinale correspondant à la période patente. En outre, le transit digestif considérablement accéléré peut aboutir à des résultats faussement négatifs ;
- **des méthodes sérologiques :** méthode ELISA et immuno-empreinte *(western-blott)*, méthodes non commercialisées en France et non adaptées au chien, issues de méthodes utilisées chez l'homme et le porc. La cinétique des Ac chez le chien n'est pas parfaitement connue : chez les autres espèces, la séropositivité en ELISA débute vers le 15-20e jour, atteint un maximum vers le 40-50e jour, et persiste durant plusieurs mois ;
- **l'analyse histopathologique** de pièces biopsiques : elle permet de révéler ces kystes caractéristiques, à la condition que l'exérèse soit aisément réalisable (muscles superficiels ou facilement accessibles). Toutefois, la confusion avec des larves d'ankylostomes ou d'ascaris en localisation musculaire est possible : larves de plus petites dimensions munies d'ailes latérales à l'extrémité antérieure.

MÉTHODES DE LUTTE

a. Traitement

Le traitement se heurte à plusieurs difficultés :
- la nécessité d'un diagnostic précoce ;
- le recours à un traitement symptomatique relativement d'urgence : antiseptiques et pansements intestinaux, réhydratation, antibiotiques. L'utilisation de corticoïdes est conseillée dans la mesure où ils diminuent les risques de réactions anaphylactiques, l'apparition des œdèmes ;
- l'utilisation des molécules larvicides : benzimidazoles (à une dose de l'ordre de plusieurs dizaines de mg/kg/j afin d'augmenter considérablement leur absorption intestinale et leur bonne diffusion, p.o, durant une à plusieurs semaines) actifs sur les adultes et les larves en migration, peu sur les larves enkystées, la paroi protégeant le parasite. L'albendazole a démontré une efficacité acceptable mais à des doses difficilement tolérées (50 mg/kg/j, 7 jours). Il serait préférable de tester des molécules mieux tolérées comme le fenbendazole ou l'oxfendazole ;
- l'ivermectine et la milbémycine oxime n'ont pas donné de résultats probants.

b. Prophylaxie

La prophylaxie repose sur les mesures générales qui sont définies à l'encontre de cette zoonose, en particulier pour les espèces animales destinées à la consommation humaine (porc, cheval, sanglier) : dépistage *ante mortem*, diagnostic *post mortem* par trichinoscopie ou par digestion pepsique, réglementation impliquant la destruction des carcasses parasitées sans possibilité de récupération.

Pour ce qui concerne le chien exposé à des risques d'infestation, il est conseillé de :
- distribuer une viande cuite « à cœur » (c'est-à-dire à une température voisine de 70°C). Toutefois, cette précaution est rarement prise, en particulier avec la viande de sanglier consommée par l'homme, légèrement grillée ;
- lutter contre les rongeurs.

ASPECT ZOONOSIQUE

En France, le nombre de cas de trichinose semblerait en augmentation, après avoir été considérée comme une maladie tendant à la disparition, en raison de l'efficacité des mesures sanitaires prises en abattoir. L'élément nouveau est le rôle joué par le cheval, jusqu'alors considéré comme négligeable : tous les cas cités dans le ***tableau 113*** sont issus de la consommation de viande de cheval ou de sanglier.

Cliniquement, après une incubation très variable (de quelques jours à plus de quinze), surviennent :

- une fièvre élevée (>39°C) et une diarrhée,
- un œdème de la face (en particulier des paupières), symptôme assez caractéristique de la trichinose humaine, qui a valu à la maladie le nom de « maladie des grosses têtes ». Cet œdème peut s'étendre à d'autres territoires (poumons) ;
- puis des myalgies (dès J15) entraînant une symptomatologie variable en fonction de la masse musculaire concernée : dysphagie, dysphonie, trismus ;
- et des symptômes variables : adénomégalie, troubles oculaires (photophobie, diplopie), respiratoires (dyspnée, syndrome asthmatiforme), nerveux (céphalées, vertiges, aphasie, paraplégie : neurotrichinose due à la présence des larves dans les capillaires cérébraux et méningés), cardiaques (arythmie, myocardite), cutanés (urticaire). L'hyperéosinophilie débute dès J15, est maximale à la semaine 5, pour diminuer vers la semaine 10 : elle est toujours observée et souvent très élevée ;
- en général, survient la phase chronique correspondant à l'enkystement des larves.

Tableau 113 - Nombre de cas de trichinose humaine diagnostiqués en France.

année	nombre de cas
1952	4
1976	265
1977	4
1981	3
1983	20
1985	1328
1991	31
1993	28

Les infestations totalement asymptomatiques sont possibles (faible quantité de larves ingérées, souche peu pathogène, immunité solide). Le diagnostic est fondé sur :

- des éléments épidémiologiques : simultanéité de plusieurs cas cliniquement suspects ayant tous ingéré une viande de même origine (participation au même repas, achat dans la même boucherie...) ;
- des modifications sanguines : hyperéosinophilie, augmentation du taux de créatine-phosphokinase. Des symptômes évocateurs : fièvre, troubles digestifs et musculaires ;
- une confirmation sérologique : la positivité débute à partir de la troisième semaine, existe chez 95 p. cent des cas à la semaine 8. Une analyse histopathologique de pièce biopsiques.

Le traitement repose sur l'administration de thiabendazole ou d'albendazole (Zentel®), et de corticoïdes dans les formes graves. □

Pour en savoir plus

ANCELLE T. La trichinose du cheval : une énigme à rebondissements. Cahiers Santé 1991, 1, 144-154.

BOWMAN DD, DARRIGRAND RA, FRONGILLO MK, BARR SC, FLANDERS JA, CARBONE LG. Treatment of experimentally induced trichinosis in dogs and cats. Am. J. Vet. Res., 1993, 54, 1303-1305.

EUZEBY J. Une vieille anthropozoonose toujours actuelle : la trichinose (= trichinellose). Rev. Med. Vét., 1994, 145, 795-818.

EUZEBY J. Les parasites des viandes. Epidémiologie, physiopathologie, incidences zoonosiques. Ed. Lavoisier, 1997.

EUZEBY J. Epidémiologie générale de la trichinose - Place de l'homme dans les cycles épidémiologiques. Méd. Mal. Infect., 1999, 29, 663-681.

GEVREY J. Trichinellose ovine. Rôle épidémiologique potentiel du chien. Bull. Soc. F. Parasitol., 1989, 7, 47-54.

GUERAUD JM, CONTET PM, CARLIER E. Un cas de trichinellose du chien dans le département du Cher : intérêt épidémiologique. Point Vét., 1994, 26, 811-812.

LINDBERG R, BORNSTEIN S, LANDERHOLM A, ZAKRISSON G. Canine trichinosis with signs of neuromuscular disease. J. Small An. Pract., 1991, 32, 194-197.

RICE L, FRONGILLO MK, RANDOLPH JF. Trichinosis in a dog. J. Am. Vet. Med. Assoc., 1990, 197, 480-482.

2. Maladie parasitaire du tissu osseux

Quelques espèces parasites ont la capacité de provoquer l'apparition d'ostéomyélites, espèces déjà citées dans le cadre des mycoses disséminées :

- soit avec des espèces non européennes : *Blastomyces dermatitidis*, responsable d'atteintes des os longs du squelette appendiculaire dans les régions épiphysaires ; atteintes vertébrales avec *Coccidioides immitis* ;

- dans nos régions : diverses espèces du genre *Aspergillus*, en particulier *A. terreus* : ostéolyse plus ou moins étendue des cavités nasales, ostéomyélite (fémur, tibia), spondylite, discospondylite (associée à des déficits locomoteurs variés), néoformations périostiées.

De telles atteintes sont quasi-systématiquement des localisations particulières d'une mycose disséminée, de sorte que les sujets atteints souffrent également de pneumonies ou d'autres pathologies variées. Le diagnostic repose uniquement sur une biopsie osseuse suivie d'une mise en culture. Le traitement ne diffère pas de celui des mycoses disséminées précédemment exposé.

3. Arthrites et/ou arthralgies d'origine parasitaire

DÉFINITION

Il n'existe pas d'espèces parasites strictement inféodées aux articulations qui seraient ainsi leur localisation élective. Toutefois, certaines d'entre elles peuvent être responsables de pathologies articulaires, selon deux modalités :

- soit par leur capacité à se développer, parmi de nombreuses localisations, dans le liquide synovial, avec parfois une atteinte osseuse et/ou des surfaces articulaires : arthrite *sensu stricto*. C'est la cas de diverses espèces de champignons et de la leishmanie en situation intra-macrophagique ;

- soit par l'apparition de manifestations œdémateuses, inflammatoires et douloureuses de diverses articulations sans que le parasite ne soit identifié au sein même de l'articulation proprement dite *(cf. hepatozoonose)*. La spirocercose, par exemple, peut être à l'origine d'œdèmes des extrémités, de douleurs osseuses, mais sans atteinte articulaire.

Les espèces parasites et les caractères épidémiologiques correspondants ont déjà été décrits dans les chapitres correspondants : maladies du S.P.M. (mycoses, leishmaniose), et du sang (hépatozoonose).

CLINIQUE

a. Manifestations

Les manifestations cliniques sont peu caractéristiques :

- troubles locomoteurs : gêne ou hésitation au déplacement, douleur franche intéressant telle articulation précise, souvent unique. De tels troubles doivent être localisés précisément (quelle(s) articulation(s) concernée(s) ?), ainsi que leur ancienneté, leur chronicité et le caractère ambulatoire éventuel ;
- manifestations locales : œdème articulaire, arthralgie, adénomégalie ;
- atteinte de l'état général ou autres pathologies : pneumonies, troubles nerveux et oculaires, lésions cutanées…

b. Diagnostic

Le diagnostic est complexe. Il est fondé sur l'examen clinique approfondi de l'animal dans son

ensemble et sur des examens complémentaires parfois nombreux :
- exploration des diverses fonctions de l'organisme apparues anormales ou perturbées : numération-formule, électrophorèse des protéines, analyse d'urines, radiographies pulmonaires, examens ophtalmologiques, nerveux...
- radiographies articulaires, ponction de liquide synovial et analyse cytologique, mise en culture.

A propos de la leishmaniose, nous avons observé plusieurs cas de polyarthrite leishmanienne se présentant de la façon suivante :
- animal présentant une polyarthrite (poignets, coudes, tarses) qui entraînait une boiterie chronique (depuis parfois plusieurs mois) : articulations parfois douloureuses, tuméfiées, œdémateuses. La thérapeutique antalgique et anti-inflammatoire classique n'était pas suivie d'effet ;
- l'état général n'est pas systématiquement et gravement altéré : fatigue, difficulté à récupérer après un effort, amaigrissement, anémie.

Le diagnostic est établi sur des considérations :
- épidémiologiques : chien vivant ou ayant vécu en zone d'endémie ;
- cliniques : symptômes généraux, lésions cutanées...
- radiographiques : dans la majorité des cas, l'arthrite leishmanienne est non érosive, à l'image des arthrites réactionnelles, inflammatoires. Elle peut toutefois exceptionnellement être érosive, comme lors de l'arthrite rhumatoïde ;
- cytologiques et parasitologiques : l'observation du liquide synovial met en évidence les leishmanies, sur une trame protéique, au sein de macrophages ;
- hématologiques et sérologiques : l'électrophorèse des protéines et la détection d'Ac confirment la suspicion diagnostique.

Le mécanisme pathogénique avancé est l'instauration d'une hypersensibilité de type III (formation de complexes immuns), altérant la membrane synoviale et laissant ainsi aux parasites la possibilité d'envahir l'articulation et de s'y multiplier.

c. Traitement

Le traitement fait appel aux mêmes principes et aux mêmes molécules que ceux présentés dans le chapitre consacré à la leishmaniose.

Des arthrites fongiques sont décrites avec les mêmes espèces que celles responsables des atteintes, disséminées, vertébrales, pulmonaires... en particulier avec les espèces du genre *Aspergillus*.

La démarche diagnostique est fondée sur :
- l'exploration des troubles locomoteurs ;
- la radiographie, la ponction des ganglions, du liquide synovial suivie d'une mise en culture qui, seule, permet l'identification de l'espèce responsable.

L'atteinte articulaire signe quasi-obligatoirement une maladie disséminée à partir d'un foyer le plus souvent respiratoire, l'inoculation du champignon dans l'articulation étant possible mais exceptionnelle (cas de Sprothrix ?). Le traitement fait appel aux mêmes molécules antifongiques que celles décrites dans le chapitre consacré aux mycoses profondes. ❐

Pour en savoir plus

BLAVIER A, CHABANNE L, BOURDOISEAU G, CADORÉ JL. Manifestations articulaires au cours de l'infection leishmanienne chez le chien. A propos de deux cas. Communication 26e Congrès mondial vétérinaire, Lyon, sept 1999.

MALADIE PARASITAIRE DE L'APPAREIL URINAIRE

6

Les maladies parasitaires de l'appareil urinaire sont rares :
- à la fois sur le plan du nombre : seules la dioctophymose et la capillariose peuvent être citées ;
- et sur le plan de leur prévalence respective : maladies rencontrées de façon épisodique, elles restent relativement exceptionnelles.

Sommaire de la partie 6

La dioctophymose

DÉFINITION

La dioctophymose est une helminthose due au développement dans le rein et à l'action pathogène d'un nématode : *Dioctophyme renale,* contracté à la suite de l'ingestion de poissons parasités.

ÉPIDÉMIOLOGIE

Le dioctophyme est un parasite de mammifères piscivores : mustelidés (putois, furet, loutre...), canidés (chien, loup, renard), félidés (chat), exceptionnellement chez des herbivores (équidés, ruminants) et omnivores (suidés), et l'homme : le parasite est éventuellement zoonosique.

Parasite cosmopolite, il est décrit en France, en particulier dans les régions où existent des pièces d'eau (étangs, mares) qui constituent la source de parasite et le centre de petits foyers d'endémie. La dioctophymose est une helminthose sporadique et rare.

Tout chien est réceptif. Le caractère épidémiologique essentiel est la consommation de poissons crus ou peu cuits parasités.

LE PARASITE *Dioctophyme renale*

De ***l'encadré 60,*** il est essentiel de retenir :

- l'infestation par la consommation de poisson cru ou peu cuit (accessoirement par l'ingestion d'annélides, d'écrevisses parasitées), ce qui explique les caractères épidémiologiques et la répartition géographique de la dioctophymose ;
- la destruction du parenchyme rénal, l'élimination des œufs dans les urines, ce qui sera à la base d'une méthode diagnostique.

PATHOGÉNIE

L'action pathogène du parasite semble reposer uniquement sur ses propriétés histophages, entraînant la destruction du parenchyme rénal. Si cette destruction est incomplète et compensée par l'autre rein, l'infestation peut être asymptomatique. Sinon, se développe un tableau clinique d'insuffisance rénale.

CLINIQUE

a. Symptômes

La dioctophymose peut être asymptomatique *(cf. pathogénie).* Cependant, il est possible d'observer :
- une hématurie, inconstante, irrégulière puis constante : urines teintées, émission de petits caillots de sang ; souvent associée à des troubles de la miction : dysurie, pollakiurie ;
- des douleurs abdominales simulant une péritonite ;
- des symptômes généraux : amaigrissement, apathie, polydipsie ;
- des symptômes nerveux : manifestations d'agressivité simulant la rage, dues à la douleur abdominale, associées à une parésie puis une paralysie ;
- la phase terminale est caractérisée par une insuffisance rénale décompensée : anorexie, polydipsie, vomissements systématiques, ulcères muqueux, modifications sanguines (urémie et créatininémie élevées) et urinaires (protéinurie).

b. Lésions

Les lésions consistent en une destruction du parenchyme rénal au profit du parasite logé dans un sac dont la paroi correspond à la capsule rénale.

c. Diagnostic

Le diagnostic clinique est impossible, et se confond avec une insuffisance rénale induisant un syndrome urémique, éventuellement avec la spirocercose simulant une crise rabiforme. Toutefois, l'étiologie parasitaire peut être confirmée :

- sur une image échographique ou radiographique révélant la présence d'un élément vermiforme de

Encadré 60. Caractères morphologiques et biologiques essentiels de Dioctophyme renale

Définition taxinomique simplifiée

Le dioctophyme est un helminthe appartenant à :
- la classe des NÉMATODES :
  - ver rond ;
  - dépourvu de trompe épineuse ;
- la famille des DIOCTOPHYMATIDÉS :
  - œsophage normalement développé ;
  - extrémité postérieure du mâle formant une cloche ;
  - et munie d'un seul spicule.

Morphologie

Adulte

L'adulte est caractérisé par :
- sa taille : c'est le « géant des nématodes » :
  - mâle : 10-30 cm de longueur sur 3-4 mm de diamètre ;
  - femelle : 20-100 cm (!) de longueur sur 5-12 mm de diamètre ;
- sa couleur rouge à l'état frais ;
- son extrémité antérieure entourée de six papilles ovalaires ;
- son extrémité postérieure (chez le mâle) portant :
  - une bourse copulatrice en cloche, dépourvue de côtes, flottante ;
  - munie d'un spicule unique.

b. Œuf

L'œuf est ovoïde, mesurant 80 µm sur 50 µm :
- en forme de tonnelet ;
- à coque épaisse, ponctuée, sauf aux 2 extrémités ;
- renfermant 2 blastomères.

Biologie

Habitat

- Le parasite adulte est localisé électivement dans le rein (le plus fréquemment le rein droit) : d'abord dans le bassinet rénal, puis au détriment du parenchyme rénal, qu'il finit par détruire : le parasite est, en phase terminale, logé dans un sac fibreux, vestige de la capsule rénale.
- Exceptionnellement, le parasite peut être observé dans le rein gauche, dans l'urètre, l'uretère, le foie, l'ovaire, la cavité abdominale et le tissu conjonctif sous-cutané.

Nutrition

Le parasite se nourrit du sang et du parenchyme rénal.

Reproduction

Le cycle évolutif du dioctophyme est diphasique et dixène ***(figure 65)***.

- **Phase exogène :**
  - la phase débute par l'émission des œufs dans les urines d'un mammifère parasité. Leur développement n'est possible que s'ils sont émis dans l'eau douce, à une température optimale de 20-25°C ;
  - en un ou sept mois, selon les conditions extérieures, apparaît dans l'œuf une larve L1 ;
  - cette L1 n'éclôt que chez l'HI, annélide à aspect de sangsue, de quelques millimètres de longueur, parasite d'écrevisses, pour se développer jusqu'au stade L3 ;
  - ces annélides parasitées peuvent être ingérées par diverses espèces de poissons (poisson-chat ou silure), jouant ainsi le rôle d'hôtes paraténiques (accumulation dans leur organisme de L3 qui n'évoluent pas mais restent infestantes pour l'HD).
- **Phase endogène :**
  - cette phase débute par l'ingestion de l'annélide, de l'écrevisse parasitée par l'annélide, ou du poisson hôte paraténique ;
  - la larve migre au travers de la cavité péritonéale pour traverser la capsule et se développer en adulte dans le rein après une période pré-patente assez longue (environ cinq mois).

taille importante, dans la cavité péritonéale ou au détriment du rein ;

- sur la réalisation et la lecture du culot urinaire : mise en évidence des œufs caractéristiques, si présence d'une femelle parasite fécondée.

d. Pronostic

Le pronostic est très réservé et ne peut être défini que sur l'exploration de la fonction rénale prise dans son ensemble :

- soit la présence et le développement du parasite n'ont compromis que le fonctionnement d'un seul rein (insuffisance compensée) et le pronostic n'est pas trop défavorable ;
- soit l'insuffisance est largement décompensée, et le pronostic se heurtera aux limites de la thérapeutique classique de réanimation rénale.

MÉTHODES DE LUTTE

a. Traitement

Le traitement repose sur trois axes :

- **une néphrectomie unilatérale** (et l'exérèse du parasite) si l'état général de l'animal n'est pas trop altéré et si la physiologie rénale ne compromet pas les possibilités de réanimation post-chirurgicale ;
- **un traitement anthelminthique** pourrait être envisagé (benzimidazoles à haute dose et de

Figure 65 - Cycle évolutif du dioctophyme.

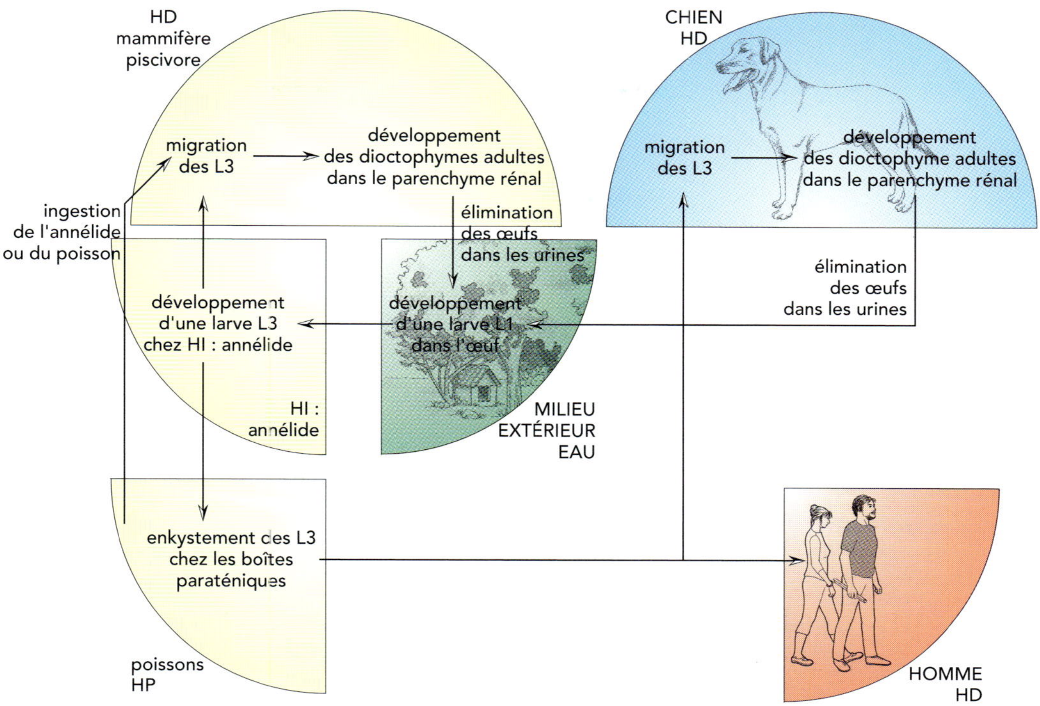

manière prolongée). Si ce traitement pouvait entraîner la mort du parasite, il serait toutefois nécessaire de recourir à une laparotomie en vue d'apprécier les lésions rénales, les adhérences péritonéales et de procéder à l'exérèse du parasite;

- **un traitement symptomatique** en vue d'éviter l'instauration ou l'aggravation d'une insuffisance rénale débutante: perfusion, diurétiques.

b. Prophylaxie

La prophylaxie repose sur la distribution au chien d'aliments industriels.

Pour en savoir plus

DUMONTELLE H. Un cas rare d'hématurie chez le chien. Action Vét., 1988, n°1033, 12-13.
EUZEBY J. Les maladies vermineuses des animaux domestiques et leurs incidences sur la pathologie humaine. Tome 1, fascicule 2, Ed. Vigot, 1963, 451-473.

La capillariose vésicale

DÉFINITION

La capillariose vésicale est une helminthose due au développement et à l'action pathogène d'un nématode, *Capillaria plica*, dans la vessie.

ÉPIDÉMIOLOGIE

Capilaria plica est un parasite de canidés : chien, renard, le chat étant parasité par une espèce différente : *Capillaria felis cati*. Il s'agit, au moins en Europe, de cas sporadiques, isolés, observés chez quelques individus, alors qu'aux États-Unis, l'infestation est observée au sein de chenils.

LE PARASITE *Capillaria plica* *(**encadré 61**)*

CLINIQUE

a. Symptômes

La symptomatologie n'est pas caractéristique et se limite à des troubles urinaires : hématurie, pollakiurie intermittentes, répétées, devenant chroniques.

b. Diagnostic

Le diagnostic ne peut être confirmé que par l'observation des œufs caractéristiques après réalisation d'un culot urinaire, après sondage.

Encadré 61. Caractères morphologiques et biologiques de Capillaria plica

Définition taxinomique simplifiée

Capillaria plica est :
- un NÉMATODE : ver rond dépourvu de trompe épineuse ;
- de la famille des CAPILLARIIDÉS caractérisée par :
  - une partie antérieure rétrécie et effilée ;
  - abritant un œsophage constitué d'une rangée de cellules : les stichocytes ;
  - et une partie postérieure plus longue et plus large que la partie antérieure.

Le genre *Capillaria* est parfois appelé *Pearsonema.*

Morphologie

Adulte

L'adulte est un parasite de 15-60 mm de longueur

Œuf

L'œuf est sub-ovoïde, à bords parallèles, de 60 sur 30 µm, renferme une seule cellule ; chaque pôle présente un bouchon caractéristique, la coque est incolore.

Biologie

Habitat

Le parasite est observé dans la vessie, l'extrémité antérieure enfoncée dans la sous-muqueuse, parfois dans la portion terminale des uretères.

Reproduction

Le cycle est dixène *(**figure 66**)* :

- les œufs sont émis dans les urines au terme d'une période prépatente de deux mois. Ils évoluent dans le milieu extérieur jusqu'au stade d'œuf larvé renfermant une larve de stade 1 ;
- ces œufs sont ingérés par un hôte intermédiaire (ver de terre) chez qui la L1 évolue en L3 infestante, l'ingestion de l'hôte intermédiaire assurant l'infestation de l'hôte définitif. La migration chez le chien n'est pas connue de façon précise.

Figure 66 - Cycle évolutif de *Capillaria plica.*

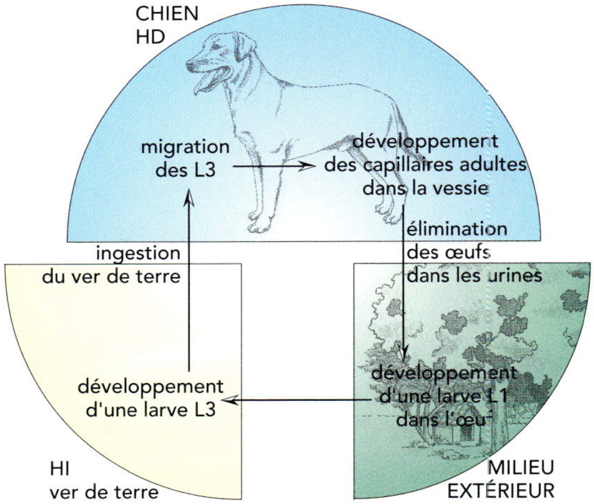

MÉTHODES DE LUTTE

a. Traitement

Le traitement n'est pas établi avec certitude et mériterait d'être confirmé sur un effectif plus large : le fenbendazole à doses élevées (50 mg/kg) durant plusieurs jours serait efficace. L'ivermectine à 0,2 mg/kg SC l'est également.

b. Prophylaxie

La prophylaxie est illusoire et reposerait sur la lutte contre les vers de terre. ❐

Pour en savoir plus

EUZEBY J. Les maladies vermineuses des animaux domestiques et leurs incidences sur la pathologie humaine. 1961. Ed. Vigot, tome 1, fascicule 1, 56-57.

7

La parasitologie clinique, comme toute discipline médicale, a pour finalité d'abord la santé publique, ensuite l'amélioration de l'état général de nos patients. Pour cela, elle s'appuie sur des exmamens complémentaires qui viennent confirmer (ou infirmer) les hypothèses cliniques préalablement formulées : on oublie trop souvent en la matière les examens complémentaires simples, c'est-à-dire faciles de réalisation et d'interprétation, permettant à moindre coût de fournir, au cours de la consultation, un diagnostic de certitude. La coproscopie et la biopsie cutanée en sont de parfaits exemples.

Le diagnostic confirmé, reste à envisager les possibilités thérapeutiques : il nous a semblé utile de rassembler, sous une forme pratique et facile, les informations essentielles des principaux médicaments antiparasitaires classés selon leur nom commercial, les principes actifs les plus importants étant développés dans le texte au fur et à mesure des différents chapitres.

L'aspect zoonosique, abordé de façon détaillée pour chaque maladie, est capital dans la mesure où il constitue l'une des préoccupations majeures du propriétaire de l'animal qui, avant « l'avenir » de son compagnon, veut être rassuré sur l'éventuelle exposition de ses proches. C'est pourquoi, pour chaque espèce parasite zoonosique, nous avons schématisé les diverses modalités de la contamination humaine, soit à partir du milieu extérieur, soit à partir de diverses espèces animales, soit à partir du chien, en utilisant les mêmes représentations et les mêmes couleurs que celles utilisées pour les cycles évolutifs.

Sommaire de la partie 7

1. La coproscopie

DÉFINITION

La coproscopie se définit comme l'examen des matières fécales, qu'il s'agisse d'un examen à l'œil nu (coproscopie macroscopique), ou d'un examen au microscope d'un fragment du prélèvement, préalablement enrichi ou non (coproscopie microscopique directe ou après enrichissement).

Le but d'un examen coproscopique en parasitologie est de mettre en évidence d'éventuels éléments parasitaires de dissémination (œufs, larves, ookystes, sporocystes) et d'en effectuer la diagnose, l'observation et la reconnaissance permettant alors de confirmer un diagnostic.

Comme pour tout examen complémentaire, il convient de:

- réaliser un prélèvement;
- pratiquer l'analyse selon une méthode particulière choisie en fonction des hypothèses avancées par le clinicien;
- observer, effectuer la diagnose;
- établir le résultat qu'il convient d'interpréter.

INDICATIONS

L'examen coproscopique est indiqué dans les cas suivants:

- toute affection du tube digestif, quelles qu'en soient l'origine, l'ancienneté, la localisation ou la nature: vomissements, diarrhée, malabsorption, dysphagie, régurgitations;
- les affections de l'appareil respiratoire;
- de l'appareil circulatoire (parasites de l'artère pulmonaire) et de la peau (le léchage pouvant conduire à une élimination fécale de parasites cutanés comme le sarcopte);
- et par extension, de l'appareil urinaire pour lequel il est possible, par sédimentation, de mettre en évidence les éléments parasitaires disséminés par les urines.

RÉALISATION ET CONSERVATION DU PRÉLÈVEMENT

Celui-ci doit être représentatif, suffisant et peu souillé, c'est-à-dire:

- supérieur à un poids de 5 g. Il peut consister en plusieurs prélèvements effectués au cours de la journée. Il convient, si possible, d'éviter toute souillure de terre et de gravier, ce qui peut gêner la technique, compliquer et fausser la lecture (observation de faux positifs comme les larves de nématodes libres). L'idéal est de récolter les fèces intrarectales ou dès leur émission, et de les conserver dans un bocal en verre (propre, non stérile) ou en plastique, ou une boîte de Pétri;
- le prélèvement peut être conservé à une température de +4°C, c'est-à-dire dans un réfrigérateur durant plusieurs jours, le froid bloquant toute évolution potentielle des éléments de dissémination (arrêt des divisions cellulaires). Le formol peut être ajouté au prélèvement, permettant d'obtenir le même résultat. Toutefois il interdit toute coproculture ultérieure, les formes disséminées ne pouvant reprendre leur évolution.

Tout prélèvement doit être identifié et associé à une feuille de commémoratifs rassemblant les informations suivantes: date, caractéristiques propres de l'animal, hypothèses diagnostiques envisagées, troubles observés, traitements éventuels.

EXAMENS COPROSCOPIQUES

Fondamentalement, il est nécessaire de recourir à deux examens complémentaires obligatoires, la réalisation de l'un ne dispensant en aucune façon de la réalisation de l'autre. En effet, chacun d'entre eux met en évidence des éléments parasites de dissémination différents.

a. Examen coproscopique macroscopique

L'examen coproscopique macroscopique doit systématiquement être réalisé afin de détecter des formes de dissémination de grande taille (supérieure à quelques millimètres) qui échapperaient à l'observation microscopique : parasites entiers (trichures, ascaridés, ankylostomes), segments ovigères de cestodes. Parmi ceux-ci, peuvent se trouver des segments d'échinocoques, potentiellement dangereux pour l'homme.
Ceci implique de la part des manipulateurs, de respecter les règles d'hygiène élémentaire et de porter des gants jetables.

b. Examens coproscopiques microscopiques *(tableau 114, figure 67)*

Les examens coprocoscopiques microscopiques sont de nature différente et peuvent être présentés en deux groupes :
- **examen direct** *(encadré)* ;
- **examens après enrichissement** *(encadré)* **:**
  - soit après sédimentation simple, ou selon des techniques particulières (technique de Telemann, technique de Baermann) ;
  - soit après flottation.

RÉSULTATS - INTERPRÉTATION

Théoriquement, l'observation d'un seul élément correspondant à une forme de dissémination connue, signe l'existence de parasites adultes au sein de l'organisme, confirmant ainsi une suspicion de maladie parasitaire. Toutefois, il existe des résultats faussement négatifs et faussement positifs.

a. Résultats faussement positifs

Il s'agit de l'observation d'éléments parasitaires trouvés dans les fèces à la suite de leur ingestion passive, en l'absence d'un véritable parasitisme : cas de pseudoparasitisme, par exemple :
- des œufs de *Fasciola hepatica* (grande douve) et de *Dicrocœlium lanceolatum* (petite douve) ingérés passivement à la faveur de la consommation de viscères parasités (foies de ruminants) ou d'aliments industriels préparés à partir de ces viscères ;
- des œufs de trichuridés de rongeurs ingérés par consommation des proies parasitées, œufs très proches morphologiquement de ceux des trichures du chien ;
- d'œufs et de kystes ingérés passivement lors de coprophagie ou lors de consommation d'aliments

Examen direct

- Cet examen consiste à prélever une quantité de matières fécales susceptible d'être observée directement au microscope (écrasement dans une goutte d'eau, pose d'une lamelle).

- Les avantages sont évidents : simplicité, rapidité. Toutefois, cet examen ne prend de valeur que dans le cas de parasites très prolifiques, capables d'éliminer des quantités très importantes de formes de dissémination et de façon régulière. Ceci peut être le cas avec une ascaridose : cet examen peut être réalisé, lors de suspicion clinique, chez le chiot, à la faveur de la consultation motivée par les premières vaccinations par exemple, et lors d'angiostrongylose (communication orale de confrères exerçant en zone d'endémie).

En revanche, il existe de nombreux faux négatifs en raison de la trop faible quantité examinée.

Tableau 114 - Examens microscopiques. Principe, avantages et inconvénients.

méthodes utilisées	principe	avantages et inconvénients
examen direct	examen d'une petite quantité issue du prélèvement	facile, immédiat, simple fiable si parasites très prolifiques
examen après enrichissement : - par sédimentation simple	examen du culot	facile, rapide, simple lecture difficile
- par sédimentation selon la technique de Telemann		facile lecture facilitée par l'absence de graisses
- par sédimentation selon la technique de Baermann		facile utile pour la détection des larves
- par flottation	examen du surnageant	très fiable, plus lourd à réaliser

souillés de fèces de carnivores (cas des chiots ingérant les matières fécales de leur mère, ou léchant le sol et les gamelles souillés).
Il est nécessaire de confirmer un tel pseudoparasitisme en procédant à un second examen coproscopique quelques jours plus tard, en ayant pris la peine de supprimer de telles sources de « pseudo-parasites » : recourir à une alimentation industrielle stricte (croquettes par exemple) ou ménagère stricte, garder les animaux à la maison en permanence, ou à défaut les hospitaliser, avec nettoyage de la cage, de la niche, du panier... En cas de véritable pseudoparasitisme, le second examen se révèle évidemment négatif ;
- d'espèces saprobies du tube digestif comme *Candida albicans* qu'il est donc tout à fait normal d'observer ;
- d'espèces non parasites provenant du milieu extérieur (surtout dans le cas de prélèvement mal

Tableau 115 - Liquides de forte densité utilisables.

solutions utilisables	densité
iodo-mercurate de potassium*	1,44
sulfate de magnésium à 35 p. cent à saturation dans l'eau	1,28
sulfate de zinc à 33 p. cent à saturation dans l'eau	1,18
chlorure de sodium à 25 p. cent à saturation dans l'eau	1,15

* 150 g de bi-iodure de mercure + 110 g d'iodure de potassium dans 400 ml d'eau

Figure 67 - Démarche pour l'examen coproscopique.

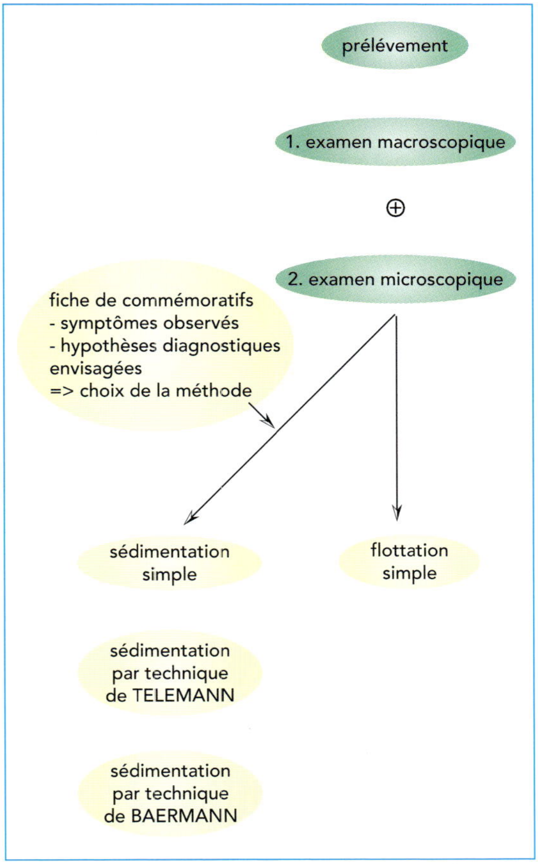

Examens après enrichissement

Par sédimentation simple

Cette technique repose sur le principe physique de la sédimentation, c'est-à-dire le dépôt, dans le fond d'un tube, des éléments de densité supérieure à celle du liquide de dilution du prélèvement (eau d = 1).

Elle suppose la dilution préalable du prélèvement dans de l'eau (à raison de 1 gr de fèces pour 10 ml). Cette sédimentation peut être accélérée par une centrifugation (1 500 t/mn x 2-3 mn). On élimine le surnageant, on examine le culot.

Cette méthode est simple et facile d'exécution.

En revanche, elle présente des inconvénients importants :
- difficulté de la lecture, le culot étant constitué d'un mélange de fibres et de globules graisseux qui gênent l'observation des éléments parasitaires et compliquent la diagnose ;
- risque d'obtenir des faux négatifs : les fèces de chien sont souvent très grasses, d'où une rétention possible des éléments de dissémination assez légers par les matières grasses.

Méthode de Telemann

Cette méthode repose sur le principe de sédimentation associé à une élimination des matières lipidiques et alimentaires encore présentes dans le prélèvement par addition de solvants :

Elle suppose :
- la mise en suspension de 1 gr de fèces dans 5 ml d'acide acétique à 5 p. cent ;
- l'addition de 5 ml d'éther ;
- une agitation vigoureuse ;
- un temps de latence pour obtenir la sédimentation ;
- temps que l'on peut réduire par une centrifugation (1 500 t/mn x 2-3 mn) ;

- une élimination du surnageant ;
- l'examen du culot.

Par rapport à la méthode précédente de simple sédimentation, l'élimination des matières grasses et protéiques facilite la lecture.

Méthode de Baermann *(figure 67)*

Cette méthode est destinée à l'observation des larves de nématodes.

Elle repose sur l'hygrotropisme positif et le phototropisme négatif des larves : dans les conditions naturelles, celles-ci sont sensibles à la dessiccation (résistance inférieure à 1 h en milieu sec). Au laboratoire, si le prélèvement fécal est, à la fois, soumis d'un côté à une déshydratation et, de l'autre, mis en contact avec de l'eau, les larves présentes tendent spontanément à migrer vers la zone la plus humide. Cette méthode présente l'avantage d'être plus sensible que la technique classique.
Cette méthode sera donc retenue lors de suspicion d'angiostrongylose ou d'oslérose.

Elle suppose
- d'effectuer un prélèvement de matières fécales fraîchement émises, ou récoltées dans le rectum (au moins 5 g). Les fèces récoltées sur le sol sont en général souillées de larves de nématodes libres qu'il convient de distinguer de larves de nématodes parasites ;
- de placer ces fèces dans un entonnoir dont le fond est tapissé d'une compresse, elle-même en contact avec de l'eau : au terme d'une dizaine d'heures (par exemple la nuit séparant le jour de préparation du prélèvement et du matériel et celui de la lecture), on recueille le premier volume d'eau, en bas de la tubulure ;
- d'examiner ce volume entre lame et lamelle au microscope. Toutefois, l'absence de larves ne permet pas d'exclure une suspicion de maladie parasitaire correspondante (irrégularité de la ponte, transit digestif variable), et l'observation de larves de nématodes doit être associée à une diagnose différentielle, entre les diverses espèces de nématodes d'une part, entre les espèces parasites et les nématodes libres d'autre part.

Par flottation

Cette méthode repose sur le principe inverse de la sédimentation : les éléments de dissémination, immergés dans un liquide de forte densité, donc plus légers que celui-ci, se retrouvent en surface, dans la partie supérieure du tube. C'est donc ici le surnageant qu'il convient d'examiner.

Elle suppose :
- le choix d'un liquide de dilution de très forte densité (> 1) : solution portée à saturation, comme l'iodo-mercurate de potassium, solution de d = 1,44 ***(tableau 115)*** ;
- la dilution de 1 gr de fèces dans 10 ml de liquide. Ce mélange est effectué dans un tube à essai, susceptible d'être incorporé dans une centrifugeuse, recouvert d'une lamelle porte-objet. Il est essentiel de disposer convenablement cette lamelle : en contact avec la partie supérieure du liquide, avec le ménisque le plus convexe possible. De cette façon, celui-ci adhère directement à la face inférieure de la lamelle, en évitant soigneusement les bulles d'air qui empêcheraient les formes parasitaires d'adhérer à la lamelle ;
- de laisser se constituer la séparation des éléments parasitaires au sein de la solution : 15 mn au repos à la température de la pièce, ou plus rapidement par centrifugation à 1 500 t/mn pendant 2-3 mn ;
- puis de récolter la lamelle avec la goutte de liquide sur sa face inférieure ;
- de déposer le tout sur une lame porte-objet, et d'observer au microscope.

L'iodo-mercurate de potassium présente l'avantage d'être un liquide de très forte densité, permettant ainsi de recueillir TOUS les éléments parasitaires présents. En revanche, ce liquide est polluant, toxique, corrosif : il doit être régénéré (ou éliminé selon les procédures requises pour les liquides toxiques), être manipulé avec précaution (port de gants, de lunettes, éviter tout contact avec du matériel précieux ou difficilement remplaçable, en particulier le microscope). Sa très forte densité entraîne une déformation des œufs de parasites en raison de la mise en jeu des forces osmotiques entre le contenu de la forme de dissémination et le milieu, déformation qui peut ainsi gêner la diagnose.

D'autres méthodes plus spécifiques peuvent être utilisées pour mettre en évidence telle ou telle forme de dissémination :
- la méthode de Ziehl-Neelsen modifiée pour la mise en évidence des cryptosporidies *(cf. chapitre de gastro-entérologie) ;*
- la méthode dite M.I.F. (Tube MIF express®, labo Express 4 rue de Seine, BP 46, 91171 Viry Chatillon cedex) : cette méthode est utilisée pour la mise en évidence de certains protozoaires digestifs (Trichomonas, Giardia) : vider dans un tube à hémolyse le flacon de lugol (donc d'iode), puis la solution MF (merthiolate-formol), mélanger, y ajouter un petit pois de matières fécales, mélanger. Examiner la couche superficielle du sédiment après 15 mn : les formes flagellées sont colorées (cytoplasme en rose, noyau en brun).

effectué): nématodes libres du sol par exemple pour lesquels la diagnose différentielle par rapport aux espèces parasites est délicate.

b. Résultats faussement négatifs

Il s'agit de la non-observation d'éléments de dissémination alors que l'animal est effectivement parasité. Diverses hypothèses peuvent être envisagées:

- **des erreurs** concernant la réalisation du prélèvement: insuffisant, non représentatif, trop diarrhéique... entraînant une dilution excessive des éléments dans l'échantillon traité; ou concernant sa conservation: prélèvement soumis à une dessiccation;
- **une élimination irrégulière** des formes de dissémination, due elle-même à diverses causes: une ponte irrégulière des parasites, une faible élimination digestive au profit d'une autre voie (larves de Oslerus osleri davantage expectorées que dégluties), une accélération du transit digestif et une augmentation des liquides éliminés (cas de diarrhée profuse);
- **le caractère immature** du parasite responsable de la maladie: adulte sexuellement immature, absence de fécondation (parasite unique: cas du dioctophyme; stade pathogène sous une forme pseudokystique: cas de la toxoplasmose), larve (*larva migrans*). Le prélèvement peut également avoir été effectué au cours de la période pré-patente de la maladie qui, par définition, précède l'apparition de la phase de reproduction sexuée: cas des coccidioses pour lesquelles les symptômes sont la conséquence des schizontes et des gamontes, stades antérieurs à la fécondation et à la production d'ookystes;
- **l'action du système immunitaire** de l'hôte entraînant une stérilisation des femelles adultes, une diminution de la ponte et de l'éclosion des larves;
- **l'action d'une molécule anthelminthique** (éventuellement prescrite pour une autre raison, à l'insu du praticien, au titre d'une prophylaxie de routine), par exemple les benzimidazoles qui inhibent la ponte des nématodes.

c. Interprétation

L'interprétation, c'est-à-dire la diagnose des éléments parasitaires observés, fait appel à divers critères ***(tableaux 116, 117 et 118)***:

Tableau 116 - Inventaire non exhaustif des diverses formes de dissémination susceptibles d'être observées dans les fèces.

groupes de parasites selon l'appareil concerné	espèces parasites	nature de la forme de dissémination
TUBE DIGESTIF		
- lumière et paroi du tube digestif	*Spirocerca lupi*	œuf embryonné
. estomac	*Toxocara canis*	œuf simple
. intestin grêle	*Toxascaris leonina*	œuf simple
	Ankylostoma caninum	œuf (morula), L1
	Uncinaria stenocephala	œuf (morula)
	Strongyloides stercoralis	œuf larvé, L1
	Tænia sp	segment, oncosphère
	Mesocestoides sp	segment
	Echinococcus sp	segment, oncosphère
	Dipylidium caninum	segment, capsule ovifère
	Diphyllobothrium latum	œuf simple
	Isospora sp	ookyste simple
	Sarcocystis sp	sporocyste sporulé
	Cryptosporidium parvum	ookyste sporulé
	Neospora caninum	ookyste simple
	Giardia intestinalis	trophozoïte, kyste
	Trichuris vulpis	œuf simple
. gros intestin	*Entamœba histolytica*	trophozoïte, kyste
	Balantidium coli	kyste
- foie	Opistorchiidés	œuf simple
APPAREIL RESPIRATOIRE		
- cavités nasales, larynx	*Linguatula rhinaria*	œuf embryonné
- trachée, bronches	*Oslerus osleri*	œuf larvé, L1
	Crenosoma vulpis	L1
	Capillaria aerophila	œuf simple
- alvéoles, artère pulmonaire	*Angiostrongylus vasorum*	L1
	Filaroides sp	L1

Tableau 117 - Critères d'aide à la diagnose des formes de dissémination observées dans les fèces: œuf, kyste, ookyste, sporocyste (sauf les larves: cf. tableau 115 et les segments ovigères de cestodes: *cf. chapitre tæniasis en gastro-entérologie*).

CONTENU TAILLE	une cellule = œuf simple	quelques cellules = morula	kyste ou ookyste	embryon ou larve
< 10 µm			*Cryptosporidium*** *Giardia sp*** *Entamœba sp***	
10-50 µm			*Isospora canis** *Isospora sp** *Sarcocystis sp** *Balantidium sp**	*Spirocerca lupi* *Tænia sp*** *Echinococcus sp*** *Mesocestoides sp*** *Dipylidium sp***
50-100 µm	*Toxocara canis*** *Toxascaris leonina*** *Diphyllobothrium sp** *Trichuris vulpis** *Capillaria sp**	*Ankylostoma sp** *Uncinaria sp** *Strongyloides sp**		

*: rectangulaire
**: ovoïde ou ellipsoïde
***: rond ou globuleux

Tableau 118 - Caractères morphologiques différentiels des larves de nématodes susceptibles d'être observées par examen coproscopique microscopique.

espèce parasite	caractères morphologiques différentiels			
	longueur totale	œsophage	extrémité antérieure	extrémité distale
Angiostrongylus vasorum	350 µm	strongyloïde	bouton	double ondulation
Oslerus osleri	230-260 µm	rhabditoïde		queue en S
Crenosoma vulpis	260-330 µm	strongyloïde		effilée, droite
Strongyloides stercoralis	280-310 µm	rhabditoïde		fine, pointue
nématodes libres	> 300 µm	rhabditoïde	stoma réfringent	rectiligne, effilée

- **la forme**: rectangulaire, ovoïde ou ellipsoïde, rond ou globuleux;
- **la paroi**: épaisse, mince, pluristratifiée, alvéolée, striée, operculée, munie de renflements polaires;
- **le contenu**: simple, pluricellulaire, embryonné, syncitial, larvaire;
- **les dimensions**: la dimension retenue dans le ***tableau 117*** concerne ce que l'on appelle «le grand axe», c'est-à-dire la plus grande dimension ou le diamètre;
- **éventuellement la couleur**: jaune, brun…

Pour en savoir plus

BOURDOISEAU G. L'examen coproscopique en parasitologie. Point Vét., 1994, 26, 447-453.
EUZEBY J. Diagnostic expérimental des helminthoses animales (tomes 1 et 2). Ed. Informations techniques des services vétérinaires, 1982.
LEGER N, PESSON B, FERTE H, KRISTENSEN A. Guide pratique de parasitologie vétérinaire. Ed. Centre national des biologistes, 58.

2. La biopsie cutanée

DÉFINITION

La biopsie cutanée consiste à prélever, puis examiner un fragment de peau représentatif du processus pathologique motivant la consultation, à des fins d'analyse histopathologique. Comme tout examen complémentaire, la biopsie doit:
- être motivée, c'est-à-dire s'appuyant sur des arguments épidémiologiques et cliniques amenant à suspecter telle ou telle hypothèse diagnostique;
- respecter certaines règles techniques;
- être identifiée et accompagnée d'une feuille de commémoratifs;
- être interprétée.

INDICATIONS

D'ores et déjà, alors que la biopsie est un examen complémentaire précieux, parfois même indispensable lors de certaines suspicions (processus tumoral, maladies à médiation immunologique...), elle est de peu d'intérêt dans la plupart des maladies parasitaires. Elle peut toutefois être utile :
- **pour confirmer une hypothèse parasitaire** pour laquelle la mise en évidence du parasite ou un autre examen complémentaire s'avère délicat, infructueux ou moins rapide:
  - cas de la démodécie localisée aux extrémités, chez des chiens à peau très épaisse, pour lesquels le raclage cutané répété s'est révélé infructueux alors que l'hypothèse démodécique est solide, lors de pyodémodécie (la cellulite et l'effondrement des parois folliculaires font que les parasites se dispersent au sein du derme, diminuant ainsi les chances de les isoler par le raclage);
  - cas de certaines dermatophyties pour lesquelles l'examen direct et en lumière de Wood se révèlent négatifs, la mise en culture nécessitant un délai trop long: la biopsie a valeur diagnostique dans des délais raisonnables et peut être mise en œuvre lors d'une forte suspicion clinique, lors de kérions. En outre, la mise en culture ne peut être positive que si les champignons prélevés sont encore vivants, critère non indispensable pour l'histologie;
- **cas des ulcères cutanés et nodules évocateurs d'une leishmaniose** (ou d'une néoplasie), avec des résultats sérologiques douteux: cas des lésions localisées (langue, truffe, coussinets plantaires, nodules sous-cutanés).
- **parce que l'on envisage plusieurs processus pathologiques associés,** surajoutés (dont l'un d'origine parasitaire) et que la biopsie permet d'éviter la multiplication des examens complémentaires:
  - cas de la dermatite à *Malassezia* associée à une atopie, une dysplasie épidermique...

En revanche, la biopsie est de peu d'intérêt lors de suspicion de:
- **gale sarcoptique:** la mise en évidence du parasite est déjà difficile par la technique du raclage cutané, les chances de l'observer sont encore plus faibles par la biopsie. Seuls des éléments évocateurs sont notés par l'anatomopathologiste: amas de polynucléaires éosinophiles dans le derme;
- **D.A.P.P.** pour laquelle on observera des indices d'une dermatite par hypersensibilité (infiltrat périvasculaire) sans pouvoir en préciser l'origine.

RÉALISATION, MÉTHODE

De nombreux ouvrages et publications décrivent la méthode de prélèvement. Rappelons brièvement les principes de base à respecter ***(encadré)***.

Méthodes de biopsie cutanée: deux grandes méthodes peuvent être retenues :

- soit par un trépan ou «biopsy-punch» de six millimètres de diamètre ;
- soit selon la technique chirurgicale dite « en côte de melon»;

après anesthésie locale, ou générale: selon le comportement de l'animal, la localisation des lésions (les extrémités, la queue, la face, la truffe, les pavillons auriculaires nécessitent une anesthésie générale);
- repérer le site à biopsier: ne pas hésiter à multiplier les prélèvements, **effectuer obligatoirement une biopsie par type de lésion** (une pour une dermatite pustuleuse, une pour un ulcère...);

- couper les poils aux ciseaux, **veiller à ne pas détruire les lésions les plus superficielles, à ne pas enlever les squames, les croûtes, les vésicules, les pustules…** importantes à observer et à analyser par l'anatomopathologiste ;
- procéder à l'anesthésie locale si nécessaire : injection en sous-cutanée d'un anesthésique local. Appliquer fermement le trépan perpendiculairement à la peau, tourner **dans le même sens** jusqu'à ce que toute résistance disparaisse, ce qui correspond au contact du trépan avec l'hypoderme ;
- retirer le trépan délicatement, couper ce qui relie le prélèvement à l'hypoderme, récolter la pièce biopsique, la rouler délicatement sur une compresse afin d'éponger le sang, la conserver dans un flacon de formol d'une dimension telle que **l'ouverture** du flacon **permette de recueillir le prélèvement sans dommages.**

A l'inverse, pour bien comprendre l'importance des gestes, de la technique proprement dite et de la conservation du prélèvement, toutes conditions fondamentales à respecter pour l'obtention de résultats fiables, reprenons les propos et écrits du Pr. J.-P. Magnol illustrant tout ce qu'il ne faut pas faire : *« Pour que votre biopsie soit parfaitement inutile »* :

« - *« tapez au hasard »*, de préférence dans des lésions anciennes, bien remaniées, excoriées par le grattage ;
- décapez énergiquement la surface à biopsier de façon à supprimer squames, croûtes, bulles, microabcès ;
- injectez votre anesthésique local, non en sous-cutané strict, mais en intradermique de façon à dilacérer les structures ;
- après forage par le punch, saisissez, grâce à la pince, le fragment biopsique en son milieu et serrez fortement de façon à bien écraser les structures ;
- laissez votre fragment biopsique séjourner le plus longtemps possible à l'air libre, sur une gaze, de façon à ce qu'il se dessèche et se recroqueville ;
- plongez le ensuite dans un liquide fixateur durcissant (Bouin par exemple) et laissez mijoter tranquillement ;
- envoyez le tout à un médium si vous n'avez ni le temps ni l'envie de rédiger des commémoratifs détaillés. »

3. Examens sérologiques

DÉFINITION

Les examens sérologiques consistent à mettre en évidence, dans le sérum des animaux suspects de telle ou telle maladie, les marqueurs spécifiques de celle-ci : la plupart du temps des Ac, parfois des Ag. Chaque examen est défini par la nature du marqueur (Ac ou Ag), la technique utilisée (agglutination, IFI, ELISA…), le seuil retenu par le laboratoire (dilution donnée ou nombre d'unités internationales) et le résultat obtenu à partir du prélèvement fourni (sang, sérum, plasma, sang total). Il est possible d'extrapoler certaines de ces techniques à d'autres prélèvements (liquide céphalo-rachidien, humeur aqueuse, matières fécales).

INDICATIONS

Le principe de cette recherche est simple : la mise en évidence, au-delà d'un certain seuil, d'une quantité donnée d'Ac spécifiques (ou de tel Ag) signe la rencontre entre le système immunitaire de l'animal en question et l'espèce parasite suspectée (ou la présence obligatoire de celle-ci). Ces examens constituent donc un indice supplémentaire permettant, dans un contexte épidémiologique et clinique donné, de conforter telle ou telle hypothèse diagnostique.

Les diverses maladies parasitaires pour lesquelles un examen sérologique est possible sont rassemblées dans le ***tableau 119*** : l'intérêt respectif de chaque méthode est détaillé dans le chapitre correspondant à la maladie donnée.

INTERPRÉTATION

D'une façon générale, la réaction ne peut être interprétée :
- **qu'à la condition** d'avoir respecté les indications concernant la nature et la conservation du prélèvement, le déroulement opératoire (temps, procédé proprement dit) indiqué par le laboratoire producteur ;
- **que si les témoins négatif** et positif soient conformes ;
- **en ayant les plus grandes réserves** si la réaction utilisée, mise au point pour une ou des espèces données, est extrapolée à l'espèce canine sans que la réaction ait été validée par des tests publiés et confirmés.

Toute réaction sérologique mettant en évidence des Ac peut donner trois résultats :

- **une réaction qualifiée de «positive»** lorsque la quantité d'Ac détectés dépasse le seuil reconnu par le laboratoire: ceci signifie **que le chien est rentré en contact avec le parasite** et a élaboré à son encontre une réaction immunologique de nature humorale. Il convient, soit d'identifier l'isotype des Ac en question (IgG ou IgM), soit d'effectuer une cinétique (différence significative du taux d'Ac issus de deux prélèvements effectués à quinze jours d'intervalle) pour apprécier le caractère ancien (trace sérologique) ou récent de l'infestation;

C'est seulement dans un contexte épidémiologique et clinique évocateur, qu'une réaction sérologique dite positive peut amener le clinicien, et lui seul, à conclure à l'existence d'une maladie confirmée.

- **une réaction dite «douteuse»** dont le titre est égal au seuil défini par le laboratoire: il convient de répéter la réaction à partir d'un prélèvement effectué 15 jours plus tard afin de distinguer une trace sérologique d'une infestation ancienne (auquel cas il n'y a pratiquement pas de différence entre les deux résultats) et le début d'une maladie évolutive (différence significative entre les deux analyses);
- **une réaction dite «négative»,** c'est-à-dire pour laquelle il n'y pas eu détection d'Ac. Deux possibilités: soit les Ac sont totalement absents (cas d'une absence de contact entre le chien et le parasite: «individu naïf»), soit ceux-ci sont en quantité inférieure au seuil détectable par la technique employée (cas d'une infestation très ancienne pour laquelle les Ac sont en quantité infime, ou cas d'une infestation débutante).

Dans tous les cas, l'examen clinique, c'est-à-dire la démarche permettant de formuler une hypothèse, au terme d'une consultation complète, fondée sur la récolte des commémoratifs et l'examen complet de l'animal, prime sur les résultats biologiques. En cas de discordance, un autre examen complémentaire doit être demandé, si possible fondé sur une méthode différente, ou sur deux méthodes complémentaires (réaction sérologique et recherche du parasite par exemple).

Le diagnostic reste la décision ultime du clinicien, et de lui seul.

Tableau 119 - Liste non exhaustive des divers examens sérologiques à visée diagnostique par maladie classée par ordre alphabétique.

maladie	réactions sérologiques disponibles	nature du prélèvement	mise en évidence	laboratoire
amibiase	agglutination au latex avec coloration	sérum	Ac	Fumouze
	hémagglutination indirecte	sérum	Ac	Fumouze
aspergillose rhinosinusale	hémagglutination indirecte	sérum	Ac	Fumouze
candidose	hémagglutination indirecte	sérum	Ac	Fumouze
cryptococcose	agglutination au latex	sérum, LCR	Ag	Fumouze
cryptosporidiose	ELISA	fèces	Ag	Vétoquinol Mérial Biotrin
dirofilariose cardiaque	ELISA	sérum, plasma, parfois sang	Ag	Idexx Synbiotics
giardiose	ELISA	fèces	Ag	Alexon Biotrin
leishmaniose	IFI	sérum	Ac	bioMérieux BVT
	agglutination sur latex	sérum	Ac	BVT
	immunodiffusion	sérum	Ac	BVT Vétoquinol
	ELISA	sang, sérum, plasma	Ac	Synbiotics
néosporose	agglutination	sérum	Ac	Vétoquinol
toxoplasmose	IFI agglutination directe agglutination sur latex agglutination ISAGA hémagglutination indirecte ELISA	sérum	Ac	bioMérieux bioMérieux Fumouze bioMérieux Fumouze bioMérieux Fumouze

19 MALADIES PARASITAIRES ZOONOSIQUES

D'une façon générale, il est important, lorsque l'on est confronté aux risques de transmission d'un agent pathogène à l'homme, de prévenir le propriétaire (à la fois sur les modes de transmission du parasite, sur les conséquences de celle-ci) et de prendre les mesures thérapeutiques et prophylactiques nécessaires : le vétérinaire est, **avant son rôle strictement médical, un agent de la santé publique**.

Pour chaque espèce parasite développée dans cet ouvrage, il a été représenté, le cycle évolutif selon un schéma constant :

- le chien est représenté par un quart ou un demi-cercle bleu ;
- le milieu extérieur par un quart ou un demi-cercle vert ;
- les autres espèces animales, quel que soit leur rôle dans la transmission du parasite, par un quart ou un demi-cercle jaune ;
- et l'homme par un quart ou un demi-cercle orange.

La transmission proprement-dite à l'homme est représentée par une flèche orange.

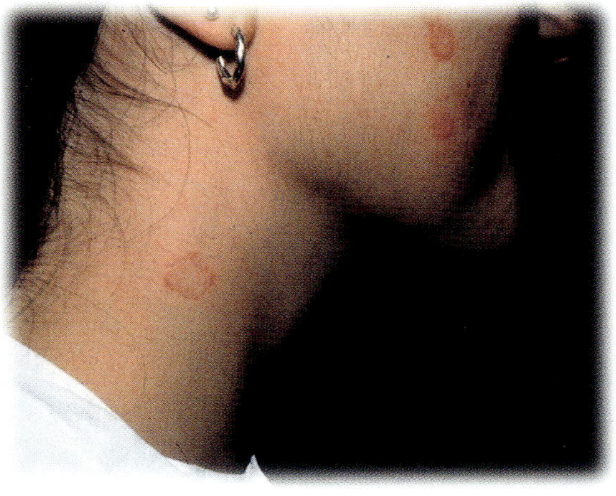

Tableau 112 - Liste des principaux parasites cutanés (ou à l'origine de maladies à expression cutanée) transmissibles à l'homme

espèces parasites/ maladies parasitaires correspondantes	**cycle évolutif schématisé**	**formes cliniques chez l'homme nature de la transmission mesures à prendre**
Cheyletiella yasguri cheyletiellose	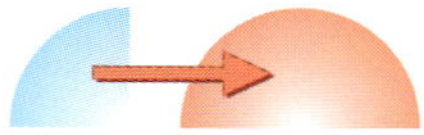	prurigo chez l'homme transmission directe traiter l'animal suffit
Ctenocephalides felis pulicose	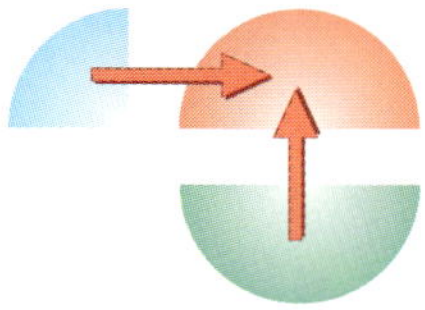	prurigo chez l'homme traiter l'animal et le milieu extérieur traiter les autres animaux
Dirofilaria repens filariose	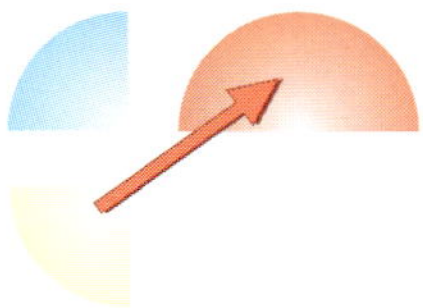	nodules en diverses régions du corps transmission par piqûre de moustiques surtout méditerranéenne lutte contre les moustiques
Leishmania infantum Leishmaniose	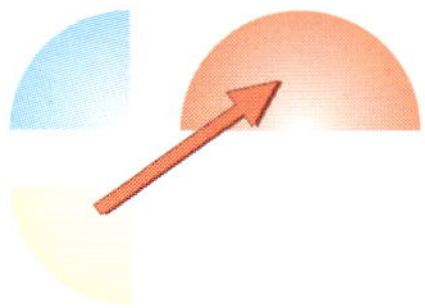	ZOONOSE MAJEURE transmission par piqûre de phlébotomes
Microsporum canis Teigne microsporique	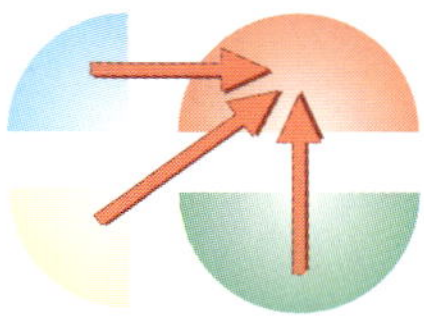	herpès circiné transmission par contact traiter les animaux et le milieu
Sarcoptes scabiei Gale sarcoptique	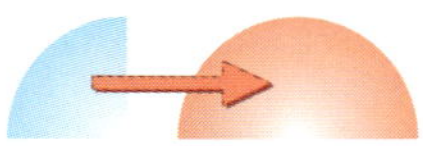	hémizoonose prurigo traiter l'animal
Thrombicula autumnalis aoûtat	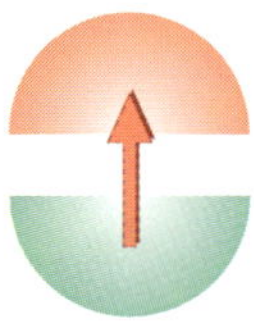	pseudozoonose prurigo éviter le milieu infesté

Tableau 113 - Liste des principaux parasites du tube digestif transmissibles à l'homme

espèces parasites/ maladies parasitaires correspondantes	**cycle évolutif schématisé**	**formes cliniques chez l'homme nature de la transmission mesures à prendre**
Alaria alata trématodose intestinale	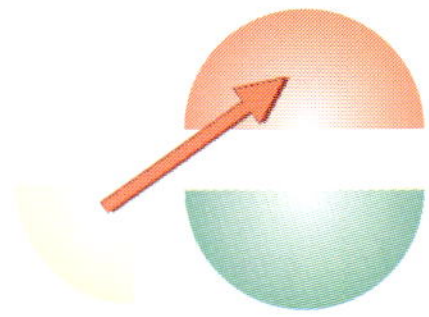	zoonose par consommation d'amphibiens ou de viande de porc zoonose rare
Ankylostoma caninum ankylostomose	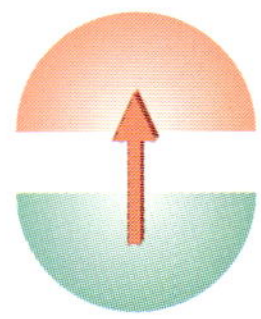	larva migrans cutanée transmission par contact avec un sol souillé
Diphyllobothrium latum teniasis bothriocéphalique	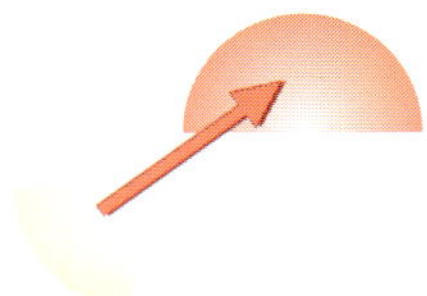	anémie transmission par ingestion de poisson
Dipylidium caninum teniasis banal	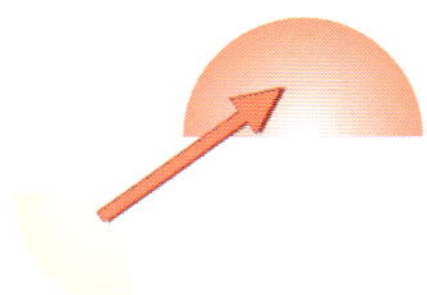	rare transmission par ingestion de puce
Echinococcus granulosus *Teniasis echinococcique*	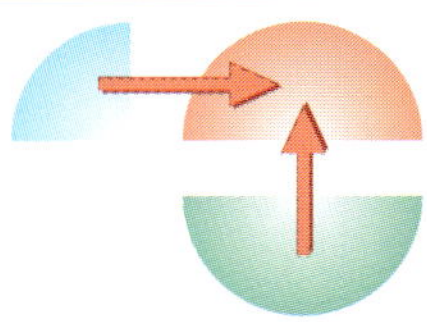	ZOONOSE MAJEURE kyste hydatique transmission par ingestion des embryophores d'échinocoques immédiatement infestants (contact avec le chien ou un milieu extérieur souillé)
Spirocerca lupi Spirocercose	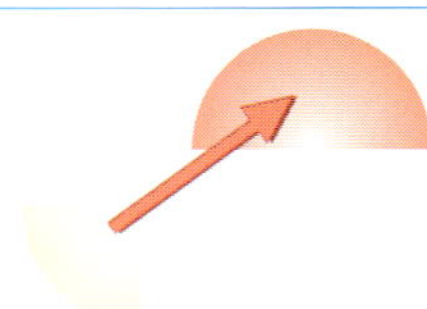	zoonose rare transmission par ingestion d'HI ou HP
Strongyloides stercoralis strongyloïdose	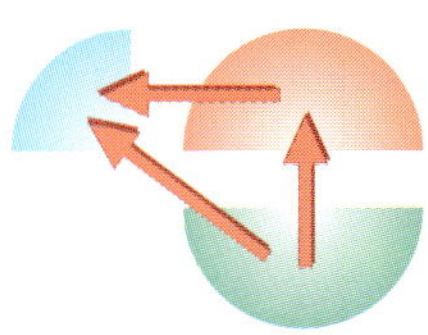	transmission par contact avec le sol souillé ou par ingestion d'aliments souillés de L3 l'homme est source de parasites pour le chien
Toxocara canis Toxocarose	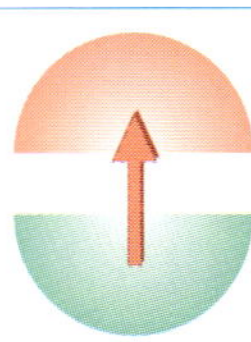	zoonose grave à formes cliniques variées par ingestion d'œufs larvés présents dans le milieu

20

Les médicaments cités dans cet ouvrage et qui sont des anti-parasitaires majeurs sont présentés ici sous une forme différente, plus synthétique, par l'intermédiaire d'un tableau à quatre cases, récapitulant les principales propriétés, les indications et les contre-indications de la molécule :

A la différence de la présentation retenue dans les chapitres précédents,

- les produits sont présentés ici par leur nom commercial, afin que le praticien, familiarisé avec un nom de produit, ou ayant oublié le principe actif, puisse rapidement retrouver les informations essentielles ;
- les doses présentées correspondent à la présentation commercialisée, par exemple 1 cp/10 kg, ou 1 ml/kg, et non à la quantité de principe actif.

Il est parfois nécessaire de compléter le tableau par un commentaire sur le médicament concernant son utilisation, ses avantages et inconvénients, ou toute information utile non fournie dans la notice.

Tableau 111 - Tableau schématique utilisé pour présenter les principaux antiparasitaires.

NOM COMMERCIAL nom chimique	POSOLOGIE dose voie(s) administration rythme
INDICATIONS dans le cadre de l'AMM hors indications de l'AMM sans AMM pour le chien	CONTRE-INDICATIONS, TOXICITÉ Effets secondaires Précautions

A

ACAREXANE® lindane	à utiliser en solution diluée (au max. 1‰) 2 fois/semaine au max : 1 amp./0,5 l ou 10 ml/0,5 l ; usage externe
insecticide, acaricide utilisé dans le cadre de lutte contre les ectoparasitoses sauf la démodécie traitement et protection (forte rémanence)	produit **toxique, polluant, dangereux** éviter chez les très jeunes, femelles gestantes sujets débilités ; ne pas associer à d'autres insecticides-acaricides ; précautions : pièce aérée, port de gants

Le lindane reste, malgré ses inconvénients notables, un principe actif fort utile pour ses propriétés acaricides et insecticides, sa grande efficacité pour le traitement des gales et la prévention contre les piqûres de tiques.

ADVANTAGE® chien imidaclopride pulicide traitement et prévention	*spot-on* (présentations adaptées au poids): Advantage 40: < 4 kg Advantage 100: 4-10 kg Advantage 250: 10-25 kg ne pas traiter les chiots de moins de 8 semaines; pas d'effet toxique chez la chienne gestante ou en lactation; conditions de sécurité excellentes

ASCAPIPERAZINE® citrate de pipérazine ascarifuge	solution buvable: 1 ml/kg, 2 fois à 12 h renouveler aucune toxicité; propriétés ascarifuges: évitent la lyse des *ascaris* et les risques de choc anaphylactique; à retenir chez les chiots

ASCATÈNE® niclosamide + tartrate de pyrantel ascaricide, ankylostomicide ténicide	1 cp/4 kg n'est pas actif sur tous les cestodes; difficultés d'administration chez les chiens lourds

ASUNTOL® 50 coumaphos pulicoses, phtirioses infestations par les tiques	sachet de poudre de 15 g dans 5 l d'eau: solution à 3‰ à appliquer sur le corps sans rinçage risques d'intoxication aux organophosphorés si surdosage; ne pas utiliser chez des sujets fragiles, affaiblis, les femelles gestantes ou avec d'autres antiparasitaires

B

BIOCANI-TIQUE® amitraze protection contre les tiques traitement de la démodécie	collier pas de durée d'action précisée; le collier est en outre d'efficacité très variable; risque d'intoxication

Le traitement de la démodécie par l'amitraze sous la forme de collier a été rapportée par certains auteurs. Toutefois, une telle présentation ne pourrait être retenue que dans le cas de démodécie sèche localisée, forme clinique qui est suivie d'auto-guérison dans 50 % des cas !! en revanche, la présentation du collier est dangereuse dans la mesure où il peut être ingéré et responsable ainsi d'une intoxication.

BIOZOOL® « S » sumithrine pulicose	shampooing sans rinçage renouveler 8 jours plus tard la présentation n'est pas adaptée à une protection efficace et durable, de manière pratique

La présentation shampooing désigne normalement une application limitée dans le temps d'un principe actif associé à un émulsionnant, et suivie d'un rinçage. Or, cette présentation est appelée shampooing et n'est pas suivie de rinçage. En outre, la présentation n'est pas adaptée à une protection durable (renouvellements trop nombreux) ni à des chiens de grande taille ou turbulents.

BUCCALOX® niclosamide + lévamisole ascaricide, ankylostomicide ténicide	1 cp/5 kg sans dépasser 6 cp administrer à jeun le lévamisole n'a pas un index thérapeutique très élevé, la niclosamide n'est pas un cestodicide de spectre large

C

CARBESIA® imidocarbe traitement et prévention de la babésiose hors indication AMM : hépatozoonose	0,25 ml/10 kg, IM ou SC : traitement 0,5 ml/10 kg, IM ou SC : prophylaxie vomissements

L'imidocarbe représente actuellement le meilleur produit piroplasmicide utilisable chez le chien, vu son efficacité et les inconvénients mineurs qu'il provoque. Toutefois, il ne doit pas être surdosé ou injecté de façon répétée et rapprochée.

CARBYL® carbaryl pulicose, phtirioses infestation par les tiques	poudre (à 5 %) à épandre sur l'animal au moins 2 fois/semaine les carbamates ne sont pas dénués de toxicité, en outre les applications des poudres sont fastidieuses et ne sont possibles que chez le chien docile

CARDOMEC® ivermectine prévention de la dirofilariose cardiaque	6 µg/kg, p.o, 1 comp. 1 fois/mois vérifier que le chien n'est pas atteint de dirofilariose ; utilisable chez toutes les races et les femelles gestantes

A cette dose et selon ce protocole, l'ivermectine est dénuée de toute toxicité, y compris chez des chiens de race sensible. En revanche, selon cette posologie, le Cardomec® n'est pas efficace contre d'autres espèces parasites.

CITRATE de PIPÉRAZINE COOPHAVET citrate de pipérazine ascarifuge	préparation à mélanger à l'eau de boisson à raison « de 2 à 3 g/10 kg, soit 2 à 3 g/l d'eau de boisson » aucune toxicité ; propriétés ascarifuges évitent la lyse des ascaris et les risques de choc anaphylactique ; à retenir chez les chiots

CLEMENT® insecticide poudre carbaryl pulicoses, phtirioses infestation par les tiques	poudre (à 5 %) à épandre sur l'animal au moins 1 fois/semaine les carbamates ne sont pas dénués de toxicité, en outre les applications des poudres sont fastidieuses et ne sont possibles que chez le chien docile

CLEMENT® insecticide spray dichlorvos + fenitrothion pulicoses, phtirioses infestation par les tiques	pulvérisation tous les 10 jours risque d'intoxication avec les organophosphorés, molécules toxiques, surtout avec la vaporisation, qui ne permet pas une utilisation précise rapportée au poids

CLEMIDERM® lindane + sulfanilamide lésions cutanées d'origine infectieuse ou parasitaire	« crème dermique » à appliquer 1 à 2 fois/jour pendant cinq à huit jours risque d'intoxication avec le lindane à la suite du léchage

La présentation et les indications de cette présentation sont très étonnantes puisque l'application d'une crème (apparemment sans tonte) renfermant du lindane et un sulfamide pourrait traiter les dermites « d'origine infectieuse ou parasitaire » (c'est-à-dire les pyodermites, les pulicoses) !! Le médicament est conseillé dans le cas de gale sarcoptique !! Aucun commentaire !

COFAGALE® roténone traitement « des gales locales »	émulsion à usage externe, à diluer pour les « gales généralisées », à utiliser pur pour « les gales localisées »

Il serait intéressant de connaître la définition des « gales localisées et généralisées » ! Aucun commentaire.

collier antiparasitaire BIOCANINA diazinon pulicoses, phtirioses infestation par les tiques	collier risques inhérents aux organophosphorés ne pas utiliser chez le chiot de moins de 3 mois ou chez l'animal affaibli

collier antiparasitaire CLEMENT diazinon pulicoses, phtirioses infestation par les tiques	collier efficace pendant quatre mois risques inhérents aux organophosphorés

collier antiparasitaire VIRBAC diazinon pulicoses infestation par les tiques	collier efficace pendant quatre mois risques inhérents aux organophosphorés

collier insecticide BIOCANINA I.S propoxur pulicoses, phtirioses infestation par les tiques	collier risques inhérents aux carbamates

CYCLIO® pyriproxyfène contre les puces	*spot-on* petit chien (<6 kg) *spot-on* chien moyen (6-15 kg) *spot-on* grand chien (15-30 kg) administration trimestrielle action ovicide, larvicide, pupicide, modérément adulticide pas de toxicité

D

DEFENDOG® spray perméthrine (cf. pyréthroïdes) insecticide et acaricide	aérosol : 5 pressions par kg tous les mois (tiques), tous les 2 mois (puces) ne pas utiliser chez le chiot de moins de 3 mois et les animaux en mauvais état général

Les pyréthrinoïdes restent des molécules intéressantes en raison de leur puissant effet insecticide et effet knock-down *important, donc très utiles en matière de traitement de la DAPP. Attention aux risques d'intoxication avec les pyréthroïdes, surtout avec la perméthrine en spray, chez les chiots ou chiens de petit format.*

DERMOGINE® griséofulvine actif contre les agents de teignes	20 mg/kg soit 1 g de dermogine pour 5 kg durant trois-quatre semaines ne pas utiliser chez les femelles allaitantes

La griséofulvine est un médicament caractérisé par son spectre strictement anti-dermatophytes et son mode d'action fongistatique, ce qui limite son administration au traitement des teignes et nécessite une prescription prolongée.

DIAZADIP® dimpylate actifs contre les agents de gales et les poux	solution à diluer à raison de 8-10 ml/l d'eau usage externe précautions inhérentes à l'utilisation des organophosphorés

DIMPYGAL® dimpylate contre les tiques, les agents de gales, les poux et les puces	solution à diluer à raison de 1 cuillerée à café dans un 1/2 l d'eau ; usage externe précautions inhérentes à l'utilisation des organophosphorés

DOG-NET® spot perméthrine contre les puces et les tiques	solution *spot-on* à verser en un point du dos à raison de 1 dose (si < 5 kg), 2 doses (si > 15 kg) tous les mois faible toxicité

Les pyréthrinoïdes restent des molécules intéressantes en raison de leur puissant effet insecticide et effet knock-down *important, donc très utiles en matière de traitement de la DAPP. Attention aux risques d'intoxication avec les pyréthroïdes, surtout avec la perméthrine, chez les chiots ou chiens de petit format.*

DOLTHÈNE® oxfendazole	11,3 mg/kg/j, x 3 j, p.o, mélangé à la nourriture ou administré isolément
contre les ascaris, les ankylostomes, les trichures, *Tænia hydatigena, Dipylidium caninum* hors indications de l'AMM : giardiose, oslérose, autres nématodoses y compris *larva migrans* à doses élevées	ne pas administrer chez les femelles gravides à moins de 3 semaines de la mise bas

DOVENIX® nitroxinil	10 mg/kg SC ou 15 mg/kg p.o solution injectable
contre les ankylostomes	marge de sécurité moyenne

Le Dovenix® reste intéressant en matière d'helminthoses dues à des nématodes hématophages et des trématodes en raison de sa présentation injectable, permettant ainsi de traiter des effectifs.

DRONCIT® praziquantel	5 mg/kg p.o ou SC comprimé ou solution injectable
contre tous les cestodes quels que soient leur espèce et leur stade	les injections supérieures à 3 ml doivent être faites en deux points séparés

Le Droncit® est actuellement le meilleur cestodicide en raison de son spectre, de son efficacité, de son innocuité et de sa facilité d'administration (per os *et injectable).*

DRONTAL® P praziquantel + febantel + pyrantel	un comprimé pour 10 kg
contre les ascaris, les ankylostomes, les trichures et tous les cestodes	ne pas administrer aux femelles gravides 4 semaines avant la mise-bas

Actuellement, les grandes qualités du praziquantel associées à l'effet de synergie du febantel et du pyrantel permettent d'atteindre pratiquement la quasi-totalité des helminthes digestifs du chien dans d'excellentes conditions de sécurité.

DUOWIN® perméthrine + pyriproxyfène	solution à pulvériser : 5 pressions pour 3 kg protection de 6 semaines contre les puces, 4 semaines contre les tiques
contre les puces et les tiques	ne pas utiliser chez les chiots de moins de 2 mois

DUOWIN® contact perméthrine + pyriproxyfène	verser le contenu sur la ligne dorso-lombaire (« *line-on* »), quantité variable selon le poids
contre les puces et les tiques	ne pas utiliser chez les chiots de moins de 2 mois et les chiens de moins de 2 kg

E

ECTO-DERM® tétraméthrine	appliquer un tampon de coton imbibé au contact de chaque tique
contre les tiques	

La présentation ne permet que d'éliminer les tiques fixées, et ne constitue pas une mesure prophylactique.

ECTODEX® amitraze	à utiliser en solution diluée (0,5 ‰) 2 fois/sem. x 4, puis 1/sem. x 4 : 10 ml de sol./l d'eau, usage externe
traitement de la démodécie hors indication AMM : contre les autres acariens	produit toxique (α2-adrenergique), contre-indiqué chez le sujet diabétique ; précaution : port de gants, pièce aérée

L'amitraze reste le principe actif de base possédant une AMM pour le traitement de la démodécie malgré le caractère fastidieux de son application et les risques de toxicité. Il peut, hors indication de l'AMM, être utilisé pour le traitement de la gale sarcoptique et en prévention contre les tiques.

ECTOSKIN® bioalléthrine contre les puces et les tiques	utiliser comme un shampooing, faire mousser, rincer et sécher pas chez les chiots de moins de 3 mois

La présentation shampooing reste d'efficacité médiocre à l'encontre des ectoparasites en raison de l'élimination du produit lors du rinçage.

F

FLUBENOL® pâte flubendazole contre les ascaris, les ankylostomes, les trichures, le genre *Tænia*	1 ml de pâte pour 2 kg/j, pendant deux jours contre les ascaris et les ankylostomes trois jours contre les trichures et les ténias

FRONTLINE® spot-on chien fipronil traitement et prévention à l'encontre des puces et des tiques hors indication de l'AMM: otacariose	*spot-on* S: chien de 2-10 kg *spot-on* M: chien de 10-20 kg *spot-on* L: chien de 20-40 kg à utiliser tous les mois (tiques), tous les 2 mois (puces) excellentes conditions de sécurité pas de contre-indications

FRONTLINE® spray pompe fipronil contre les puces et les tiques hors indication de l'AMM: cheyletiellose, thrombiculose, gale sarcoptique, phtiriose	flacon de 100 ml délivrant 0,5 ml par pulvérisation flacon de 250 ml ou 500 ml délivrant 1,5 ml par pulvérisation 3 ml de solution par kg tous les mois (tiques) à 2-3 mois (puces) excellentes conditions de sécurité pas de contre-indications

G

GLUCANTIME® antimoniate de méglumine traitement de la leishmaniose canine	ampoule de 5 ml renfermant 1 500 mg de prinicipe actif, solution injectable le protocole présenté par le laboratoire est d'environ 1 ml de solution par kg, 20 fois à 48 h d'intervalle

Les connaissances de pharmacologie et les diverses études thérapeutiques comparatives permettent d'affirmer que le meilleur protocole consiste à utiliser le glucantime à raison de 100 mg/kg (soit, en fonction de la présentation commercialisée : 1 ml de la solution pour 3 kg de poids), tous les jours par la voie sous-cutanée pendant vingt à trente jours, associé au Zyloric® (allopurinol) : 15 mg/kg matin et soir. La présentation destinée à l'homme est de même concentration : 1 500 mg par ampoule.

I

IMAVERAL® énilconazole contre les agents de teignes hors AMM: contre les levures *Candida, Malassezia*	flacons de 100 ml et 1 000 ml à diluer à raison de 20 ml de la solution pour 1 l d'eau, appliquer largement 4 fois à 3-4 jours d'intervalle, sans rincer grande efficacité fongicide contre les dermatophytes dans d'excellentes conditions de sécurité

IMMITICIDE® mélarsomine traitement de la dirofilariose cardiaque	2,5 mg/kg soit 1 ml/10 kg, par voie IM stricte, 2 fois à 24 h à adapter selon le stade de la maladie produit toxique ne pas administrer en cas de syndrome de la veine-cave ; utiliser selon les précautions d'usage

K

KETOFUNGOL® 50, 200 kétoconazole contre les teignes, hors AMM : contre *Malassezia pachydermatis* et certains agents de mycoses profondes	cp à 50 mg ou à 200 mg 10 mg/kg pendant plusieurs semaines, p.o soit 1 cp Ketofungol 50/5 kg ou 1 cp Ketofungol 200/20 kg hépatotoxique
KILTIX® propoxur + fluméthrine contre les puces et les tiques	collier petit chien : 3-8 kg chien moyen : 8-20 kg grand chien : plus de 20 kg l'association carbamate - pyréthroïde permet d'élargir le spectre aux puces et tiques

L

LINDACANIN® lindane contre les puces, poux, tiques et agents de gales	2 cuillerées à café dans 1 l d'eau à appliquer sur la totalité du corps ne pas appliquer chez les animaux de moins de 3 mois et les femelles gestantes

Les mêmes précautions sont à prendre que celles indiquées avec les autres présentations renfermant du lindane : produit acaricide et insecticide mais polluant, toxique et dangereux. Le lindane n'est pas efficace contre le demodex.

LOMIDINE® pentamidine actif contre les leishmanies, les piroplasmes hors indication de l'AMM : contre les trypanosomes	4 mg/kg soit 1 ml pour 10 kg par la voie IM stricte et profonde injection douloureuse et à l'origine d'abcès

Le protocole leishmanicide fait appel à des cures d'injections effectuées toutes les 48 h, de manière progressive (de 2 à 4 mg/kg), protocole qui n'a pas démontré une efficacité supérieure (y compris en association avec le glucantime) à l'association Glucantime® - Zyloric®.
En matière de piroplasmose, il est généralement nécessaire de renouveler l'injection 48 h plus tard.

LOPATOL® 100 et 500 nitroscanate contre les ascaris, les ankylostomes et les cestodes sauf les échinocoques	1 cp Lopatol® 100 pour 2 kg 1 cp Lopatol® 500 pour 10 kg, soit une dose de base de 50 mg/kg, administrer en une fois avec un léger repas large spectre et excellentes conditions de sécurité
Lotion insecticide BIOCANINA tétraméthrine contre les puces, tiques, poux et aoûtats	lotion à pulvériser sur le pelage

O

OXOPIRVÉDINE® phénamidine + oxomémazine contre les piroplasmes	solution injectable renfermant 15 mg de principe actif par ml 1 ml/kg par la voie SC peut provoquer des vomissements (malgré l'oxomémazine), injection irritante localement

P

PANACUR® 250 chien fenbendazole contre les ascaris, les ankylostomes, les trichures et le genre *Tænia* hors indications de l'AMM : contre l'oslérose, l'angiostrongylose, diverses nématodoses profondes y compris les *larva migrans*, la giardiose	cp à 250 mg dose de base : 50 mg/kg/j, p.o soit 1 cp pour 5 kg durant trois jours large spectre et excellentes conditions de sécurité
PERHELMIN® niclosamide + tartrate de pyrantel contre les *ascaris*, les ankylostomes et le genre *Tænia*	1 cp pour 4-6 kg, p.o
PIRODOG® Ag solubles inactivés de *Babesia canis* + saponine vaccin contre la piroplasmose	2 inj. SC à 3 semaines d'intervalle, à partir de 5 mois d'âge pas chez les femelles gravides, pas avec les autres valences vaccinales (sauf rage, leptospirose)
PLATIVERS® praziquantel cestodicide	1 cp/10 kg (dose de base : 5 mg/kg) mêmes indications et précautions que le Droncit®
POLYINSECTOL® chiens roténone contre les puces, poux et tiques	poudrer à raison de 1-3 applications par semaine
POLYVERKAN® niclosamide + oxibendazole contre les ascaris, les ankylostomes et le genre *Tænia*	1 sucre pour 5 kg
POLYVERPAT® niclosamide + pyrantel contre les ascaris, les ankylostomes et le genre *Tænia* et *Dipylidium*	graduation en fonction du poids
Poudre insecticide MOUREAU carbaryl contre les puces, poux et tiques	poudrage 1 à 2 fois par semaine ne pas traiter les animaux de moins de un mois

Poudre insecticide vétérinaire VÉTOQUINOL carbaryl contre les puces, poux et tiques	traiter deux fois à 7-10 j d'intervalle
PRÉVENPUCE® bendiocarbe contre les puces	collier actif durant quatre mois
PRÉVENTEF® diazinon = dimpylate contre les puces	collier actif durant cinq mois pour les puces, quatre mois pour les tiques
PRÉVENTIC® amitraze contre les tiques, contre la démodécie sèche localisée	collier actif durant quatre mois
PROGRAM® P, M, G lufénuron traitement contre les puces	un cp par mois P si < 7 kg, M de 7 à 20 kg, G si 20-40 kg, 2 cp G si > 40 kg aucune toxicité ni contre-indication
PUCE-STOP® direct perméthrine contre les puces et les tiques	spray assurant une protection de 15 j précautions d'usage avec les pyréthrinoïdes
PULVEX shampooing perméthrine contre les puces, poux, aoûtats, tiques	utiliser comme un shampooing précautions d'usage avec les pyréthrinoïdes peu rémanent et peu pratique en raison de la présentation
PULVEX® spot perméthrine contre les puces et tiques	*spot-on* efficace durant quatre semaines *spot-on* de surface, non systémique 1 dose si chien < 15 kg 2 doses si chien > 15 kg précautions d'usage avec les pyréthrinoïdes *spot-on* de surface, non absorbé par la peau
PULVO-INSECTOL bioalléthrine contre les puces, poux, aoûtats, tiques	spray efficace pendant trois à quinze jours précautions d'usage avec les pyréthrinoïdes
PUSTIKAN® cythioate contre les puces, poux, aoûtats, tiques	1 ml/5 kg, 2 fois/semaine insecticide systémique précautions inhérentes aux organophosphorés, contre-indiqué chez les femelles gestantes, mode d'action systémique

R

Le Rintal® (febantel) a été un médicament longtemps prescrit chez le chien comme nématodicide (surtout à l'encontre des trichures), il n'est plus présenté dans le DMV 99.

S

SCALIBOR® collier deltaméthrine	collier insecticide
contre les tiques pendant six mois a démontré un certain effet à l'encontre des phlébotomes, pour la prophylaxie de la leishmaniose	précautions d'usage des pyréthroïdes ne pas utiliser chez le chiot de moins de 7 semaines

N'a pas d'indication puces dans l'AMM, même s'il est vraisemblable d'envisager une certaine activité.

SCANIL® nitroscanate	comprimé à 100 ou 500 mg
contre les *ascaris*, les ankylostomes, les cestodes sauf les échinocoques	à administrer avec une légère ration alimentaire

SEPANTEL® 5 canin SEPANTEL® 25 canin SEPANTEL® 50 canin pamoate de pyrantel	comprimé à 5, 25 ou 50 mg
contre les *ascaris*	aucune toxicité en raison de la non-absorption digestive du médicament

Shampooing antiparasitaire pour chien au lindane THEKAN lindane	utiliser comme un shampooing : faire mousser puis rincer
contre les ectoparasites : puces, poux et tiques	faible efficacité en raison de la présentation

Shampooing insecticide BIOCANINA hexachlorocyclohexane	utiliser comme un shampooing : faire mousser puis rincer
contre les puces, poux et tiques	faible efficacité en raison de la présentation

Shampooing mousse insecticide BIOCANINA bioalléthrine + pipéronyl butoxyde	aérosol générateur de mousse
contre les puces, poux et tiques	précautions d'usage vis-à-vis des pyréthroïdes

Spray antiparasitaire à la bioalléthrine et au pipéronyl butoxyde THÉKAN	à utiliser comme un spray
contre les puces, poux, tiques et aoûtats	ne pas utiliser chez les jeunes de moins de 2 mois

STROMITEN® chats et chiens nains STROMITEN® chiens niclosamide + lévamisole	comprimé à 180 mg et 4 mg respectivement, comprimé à 720 mg et 16 mg respectivement
contre les ascaris, les ankylostomes, les cestodes sauf les échinocoques	la niclosamide n'est pas active (ou peu active) contre le *Dipylidium* et les échinocoques, le lévamisole a un faible index thérapeutique

STRONGHOLD® selamectine	*spot-on* adapté en fonction du poids du chien : < 2,5 kg ; 2,6-5 kg ; 5,2-10 kg ; 10,1-20 kg ; 20,1-40 kg
contre les puces, le sarcopte et les ascaris adultes en prévention de la dirofilariose cardiaque	à administrer une fois par mois contre les puces et la dirofilaire, 2 fois à 1 mois contre le sarcopte ne pas administrer chez les animaux de moins de 6 semaines

STRONGID® chien pâte orale STRONGID® chiot pâte orale pamoate de pyrantel	pâte orale : strongid® chiot jusqu'à 4 kg, au-delà strongid® chien
contre les *ascaris* et les ankylostomes	à administrer avec une légère ration alimentaire

T

TELKAN® mébendazole	comprimés
contre les *ascaris*, les ankylostomes, les trichures et les *tænias*	pas de précaution particulière

TELMIN® KH mébendazole	comprimés à administrer 2 (ascaris) ou 5 j (autres parasites)
contre les *ascaris*, les ankylostomes, les trichures et les *tænias*, y compris l'échinocoque	pas de contre-indication

TETRATIC® tétrachlorvinphos	collier
contre les puces, tiques et poux	précautions d'usage avec les organophosphorés, ne pas utiliser chez le chiot de moins de 3 mois

TIGAL® poudre carbaryl	saupoudrer sur la totalité du corps
contre les puces, poux et tiques	précautions d'usage avec les carbamates

TIGUVON® antipuces chien 20 % fenthion	verser le contenu d'une pipette entre les épaules de l'animal, à adapter en fonction du poids
contre les puces	précautions d'usage avec les organophosphorés, ne pas utiliser chez les chiens de moins de 4 mois, véritable systémique (absorption percutanée)

TIQUANIS® dichlorvos + fénitrothion	aérosol à utiliser tous les 10 j environ
contre les puces, poux et tiques	précautions avec les organophosphorés

V

VECTOCYT® cythioate	solution buvable à raison de 1 ml/5 kg
contre les puces	précautions d'usage avec les organophosphorés, ne pas administrer aux femelles gestantes, aux chiens de moins de 9 semaines, insecticide systémique

VERMI-PIPER® pipérazine	solution buvable
ascarifuge	pas de contre-indications, actif uniquement contre les *ascaris* adultes

VETACAR ® A lindane	solution à diluer à raison de 10 ml/5 l d'eau usage externe
contre les puces, tiques, poux et le sarcopte	organochloré, produit toxique, polluant

VETICIDE® lindane	solution à diluer à raison de 4 cuillerées à soupe pour 10 l d'eau, appliquer l'émulsion sur la totalité du corps
contre les puces, poux et tiques, le sarcopte	produit toxique, polluant

GLOSSAIRE

Bradyzoïte

Stade de multiplication lente de protozoaires *apicomplexa* au sein de cellules de l'hôte aboutissant à la formation de kystes.

Dixène

Qualifie un cycle évolutif (ou une espèce parasite) nécessitant deux hôtes différents pour s'accomplir (ou se reproduire). Parfois désigné par le terme de dihétéroxène *(ex: la plupart des ténias).*

Gamétogonie

Phase du cycle évolutif de certains protozoaires caractérisée par la formation de gamontes aboutissant à celle des gamètes: phase de reproduction qui s'accomplit, par définition, chez l'hôte définitif.

Hémizoonose

Zoonose particulière dans la mesure où la transmission n'est pas réciproque, n'existe que de l'animal à l'homme *(ex: la gale sarcoptique).*

Hôte définitif

Espèce chez laquelle le parasite accomplit une reproduction sexuée: formation de gamètes, puis d'un œuf.

Hôte intermédiaire

Espèce chez laquelle le parasite accomplit une multiplication.

Hôte paraténique

Espèce chez laquelle le parasite, sous une forme larvaire et infestante, s'accumule sans évolution ni multiplication, de sorte que cet hôte assure la dissémination du parasite, et son ingestion une contamination massive *(ex: cf. spirocerque).*

Mérogonie

Synonyme de schizogonie. Phase du cycle évolutif de certains protozoaires caractérisée par une multiplication asexuée aboutissant à la formation de méronts (= schizontes), eux-mêmes producteurs de germes infectieux appelés mérozoïtes (= schizozoïtes).

Monoxène

Qualifie un cycle évolutif (ou une espèce parasite) nécessitant un seul hôte pour s'accomplir (ou se reproduire). Le parasite n'est observé que chez une seule espèce.

Permanent

Qualifie une espèce parasite pour laquelle tous les stades sont parasites, susceptibles d'être observés chez l'animal *(ex: pou).*

Pseudozoonose

Maladie décrite chez l'homme et l'animal mais dépourvue de possibilité de transmission de l'un à l'autre et simulant une zoonose. Les deux se contaminent à partir d'un milieu extérieur souillé: cryptococcose, aspergillose…

Schizogonie

Synonyme de mérogonie. Phase du cycle évolutif de certains protozoaires caractérisée par une multiplication asexuée aboutissant à la formation de schizontes (= mérontes), eux-mêmes producteurs de schizozoïtes (mérozoïtes).

Sporogonie

Phase du cycle évolutif de certains protozoaires pendant laquelle le zygote, initialement simple, se divise en quelques cellules et devient infestant ou sporulé, renfermant des germes infectieux ou sporozoïtes capables d'assurer l'infection.

Tachyzoïte

Stade de multiplication rapide de protozoaires *apicomplexa* au sein de cellules de l'hôte, aboutissant à la formation de pseudokystes.

Trixène

Qualifie un cycle évolutif (ou une espèce parasite) nécessitant trois hôtes différents pour s'accomplir (ou se reproduire).

Zoonose

Maladie ou infection transmissible naturellement des animaux vertébrés à l'homme et *vice versa* (OMS, 1967). Depuis, le caractère de réciprocité n'est pas obligatoire (hémizoonose).

Index

A

B

C

PG = présentation générale

D

E

F

G

H

I

K

L

M

Q-R

S

T

U-Z

Index iconographique

Infographie et mise en page
Nordcompo 7, rue de Fives B.P. 123 59653 Villeneuve d'Ascq Cedex
Photogravure
Aventi Ecole Nationale Vétérinaire de Lyon et Imprimerie Nouvelle Normandie

Achevé d'imprimé en novembre 2000 sur les presses
de l'Imprimerie Nouvelle Normandie
24, rue Haëmers B.P. 14
76191 Yvetot cedex

ISBN n°2-9516046-0-2
Dépôt légal : novembre 2000